方剂类方现代研究

主　编　段金廒　范欣生　宿树兰

副主编　刘　培　唐于平　尹　莲　詹华强　董婷霞　尚尔鑫
郭建明　朱　悦　王佩娟　许慧琴　徐　立　周永学

编　委（按姓氏拼音排序）

白　钢　鲍邢杰　卞雅莉　曹　程　陈　婷　陈建伟
陈文星　崔文霞　邓海山　丁安伟　段金廒　董婷霞
范欣生　郭建明　郭立玮　郭　盛　洪　敏　候鹏飞
华浩明　华永庆　黄　芳　黄美艳　黄晓晨　蒋辰雪
孔令东　李　炜　李文林　李　育　李振皓　刘春美
刘　洪　刘　立　刘　培　陆启滨　陆　茵　马宏跃
马世平　欧阳臻　钱大玮　瞿　融　尚尔鑫　时　乐
史乙伟　宿树兰　孙世发　谈　勇　唐于平　陶　静
陶伟伟　王爱云　王佩娟　王团结　王言才　王振中
魏丹丹　肖　平　徐　立　许惠琴　叶　亮　尹　莲
余　黎　禹良艳　詹华强　詹　臻　张畅斌　张　旭
赵新慧　周　卫　朱华旭　朱　敏　朱　悦　朱振华

人民卫生出版社
·北　京·

图书在版编目（CIP）数据

方剂类方现代研究 / 段金廒，范欣生，宿树兰主编.
—北京：人民卫生出版社，2021.1
ISBN 978-7-117-30981-3

Ⅰ. ①方… Ⅱ. ①段… ②范… ③宿… Ⅲ. ①方剂学
-研究 Ⅳ. ①R289

中国版本图书馆 CIP 数据核字（2020）第 268985 号

人卫智网	www.ipmph.com	医学教育、学术、考试、健康，购书智慧智能综合服务平台
人卫官网	www.pmph.com	人卫官方资讯发布平台

方剂类方现代研究

Fangji Leifang Xiandaiyanjiu

主　　编：段金廒　范欣生　宿树兰
出版发行：人民卫生出版社（中继线 010-59780011）
地　　址：北京市朝阳区潘家园南里 19 号
邮　　编：100021
E - mail：pmph @ pmph.com
购书热线：010-59787592　010-59787584　010-65264830
印　　刷：北京铭成印刷有限公司
经　　销：新华书店
开　　本：787 × 1092　1/16　　印张：46
字　　数：1119 千字
版　　次：2021 年 1 月第 1 版
印　　次：2021 年 2 月第 1 次印刷
标准书号：ISBN 978-7-117-30981-3
定　　价：159.00 元
打击盗版举报电话：010-59787491　E-mail：WQ @ pmph.com
质量问题联系电话：010-59787234　E-mail：zhiliang @ pmph.com

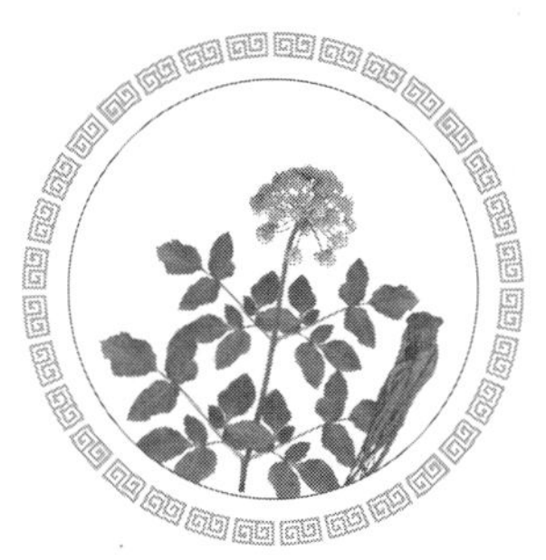

序

方剂是中医药防治疾病的重要用药形式，是我国传统中医用药的优势和特色，是中医学和中药学之间的重要桥梁。方药重在理法，理法方药完整统一是中医辨证论治的重要内容，是指导临床用药的重要依据。方剂类方体系是认知中医组方思想和辨证方法的门径之一。

类方反映了中医变通的思想，“加减修和”的衍化方法，积累了根据辨证原则产生的一系列加减衍化的模式和系列，以及应证而设的药味加减规律。类方核心方（或称基本方）多是传统名方，其配伍规律是方剂研究的重要内容。类方病证关联研究是临床与基础相联结的切入点。

段金廒教授与范欣生、宿树兰教授及其团队在长期的科研和教学实践中，逐渐形成和发展了经典方剂类方理论并有所创新，取得了丰硕的研究成果，历时数年，编著而成《方剂类方现代研究》。该专著既有理论和方法技术体系的创新，又有内容丰富、实践性强的方剂类方研究实例，为我国方剂配伍理论和科学内涵的进一步丰富和完善做出了重要贡献。

《方剂类方现代研究》一书是由段金廒教授领衔，组织若干从事经典方剂类方研究的专家学者共同编著的学术著作。该书围绕方剂分类与类方源流、类方研究思路、类方研究方法与技术等方面，并以四物汤类方、三拗汤类方、二妙丸类方等经典方剂类方的功效物质基础研究、功效机制揭示、生物学机制等为示范展开详细论述。

该书的出版具有时代特色，又具有重要的应用价值和示范意义。该书是这个领域的创新之作，相信将为该领域的科学研究、学科建设和人才培养做出重要贡献。

予玫余香，欣然为序！

中国工程院院士
天津中医药大学校长　张伯礼
2020年夏

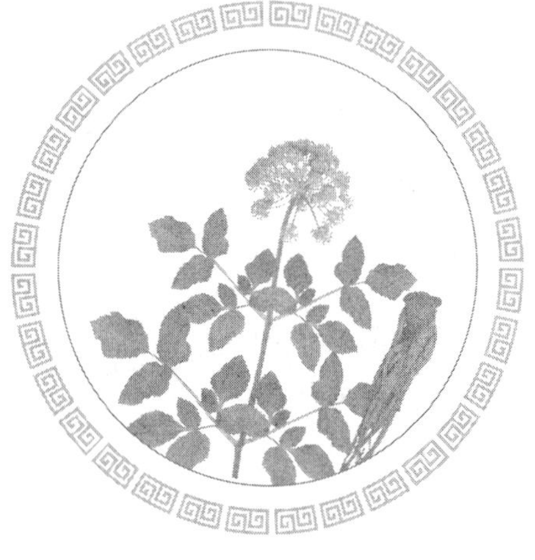

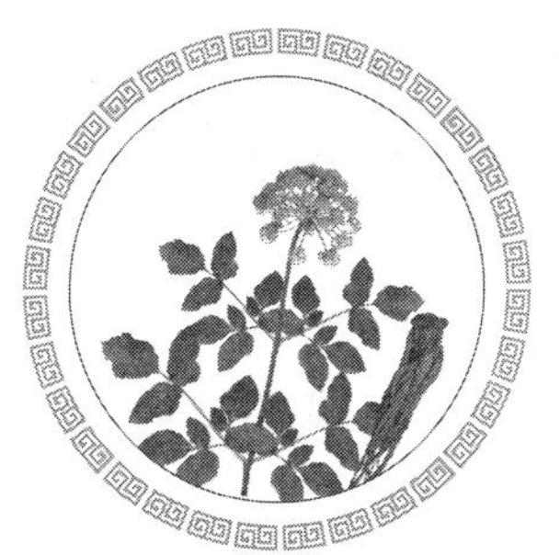

前　言

方剂是中医临床用药的主要形式，是依据药性理论和功能主治，按照君、臣、佐、使的配伍法则将中药组合成为一个有层次、有结构的有机整体，是我国传统中医用药的优势和特色。方剂类方体系是认知中医组方思想和辨证方法的门径之一。类方存在基本的共性规律，又存在各异性，这种共性规律和各异性蕴含着深刻的配伍规律和巧妙的加减化裁方法。基于方剂类方具有药物组成、方剂结构、配伍模式和主治病证等方面的共同特征，因而研究类方有利于发现其配伍与应用规律。类方研究通过基本方的典型性与衍化方的系统性来研究方剂的配伍与类方体系衍化规律，揭示类方配伍效应机制与物质基础。

随着现代科学技术的快速发展，尤其是药理学、医学生物学、化学、数学、计算机科学技术向方剂研究领域的渗透，方剂研究的现代化进程进一步加快。近年来，本项目组围绕方剂配伍规律这一关键科学问题开展了配伍关系、配伍效应、物质基础等研究工作，不仅证实了方剂组成的合理性及中药配伍应用的优越性，而且在方剂科学内涵上有了一些重要发现，形成了各具特点的研究模式，在阐述方剂科学内涵和创制中药新药方面发挥了重要作用。

《方剂类方现代研究》是由项目组长期从事方剂类方科学研究的专家学者和从事中医临床实践的医生等专业技术人员等共同编写而成，为国内外相关领域的第一部专著。因此，该书是实践性较强的应用基础性学术专著，既有理论方面的探索创新，又有丰富的实践成果。本书内容围绕方剂分类与类方源流、类方研究思路、类方研究方法与技术三方面，并以四物汤类方、三拗汤类方、二妙丸类方等经典方剂类方的功效物质基础研究、功效机制揭示、生物学机制等为示范展开详细论述。本书基于以方类方的思想，既反映了依据相似甚至相同的证候而设立的相似甚至相同的治法，又反映了随证候的变化派生出的衍化方之间的差异。随证候差别而进行调整的组方规律对临床辨证施治具有重要意义。以方识证，以方测证，从方剂配伍与方剂临床实践的相关性研究入手，探讨方与证之间的相应模式及变化规律，通过方剂的功效和作用机制认识方剂与证候之间的动态关系，如基本方和衍化方对某一疾病的不同模型，或同一模型的不同病理状态进行干预的比较研究等，可为揭示类方衍化规律提供科学依据。

本书分为上、中、下三篇，共十五章。上篇包括三章：第一章为方剂主要分类与类方源流，由范欣生牵头编写；第二章为方剂类方现代研究思路，由段金廒、范欣生、宿树兰、刘培、唐于平编写；第三章为方剂类方研究方法与技术，由段金廒、宿树兰、刘培、范欣生、钱大玮、唐于平编写。中篇包括四章：第四章为四物汤类方治疗不同证型原发性痛经的方 - 证 - 病关联研究，由段金廒、宿树兰、刘培等编写；第五章为三拗汤类方宣肺效应、效应机制及物质基础研究，由范欣生、唐于平、朱华旭等编写；第六章为二妙丸类方治疗代谢病的效应机制及物质基础研究，由尹莲组织编写；第七章为定志丸类方功效物质基础与生物学机制研究，由朱悦组织编写。下篇包括八章：第八章为解表剂类方研究进展，由唐于平、宿树兰组织编写；第九章为泻下剂类方研究进展，由刘培组织编写；第十章为和解剂类方研究进展，由朱悦组织编写；第十一章为清热剂类方研究进展，由朱华旭、魏丹丹组织编写；第十二章为温里剂类方研究进展，由肖平组织编写；第十三章为补益剂类方研究进展，由郭盛组织编写；第十四章为祛痰剂类方研究进展，由朱悦、刘培组织编写；第十五章为祛湿剂类方研究进展，由范欣生、刘洪组织编写。全书由段金廒、范欣生、宿树兰审改定稿。

本书可作为从事方剂研究、类方现代研究的科研人员、技术人员，中医临床医生，以及高等院校、科研院所有关专业师生（尤其是博士研究生和硕士研究生）和关注中医方剂类方研究进展与发展的各界人士的参考书。

本书为国内外第一部针对经典方剂类方的研究思路与方法的专著，限于编者对相关领域和行业发展的认识水平，书中可能存在错误，恳请广大读者不吝赐教。

段金廒　范欣生　宿树兰

2020 年 9 月于金陵

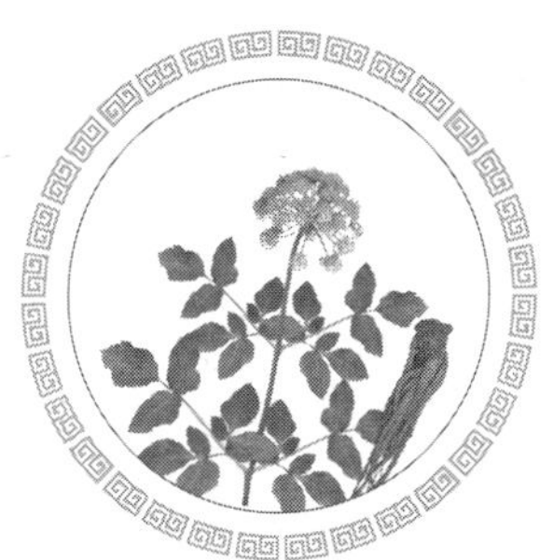

目　录

上篇　总　　论

下篇　类方研究进展

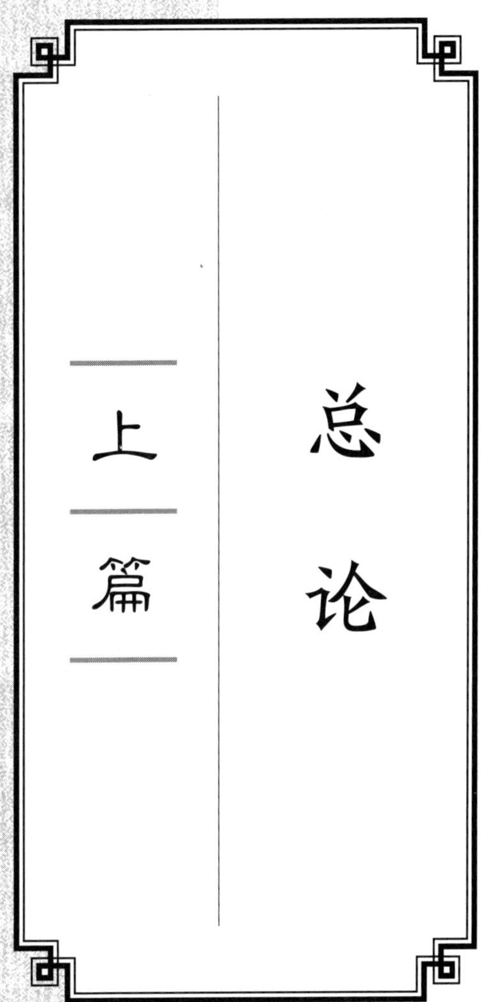
总论
上篇

第一章 方剂主要分类与类方源流

中医方剂形成历史悠久,历代医药学家在广泛实践的基础上,形成了丰富有效的众多方剂,是祖国医学宝库中的瑰宝。方剂数量极多,历代医家对于方剂有多种分类方法,便于临证遣药组方。

第一节　方剂分类方法

中医在历史发展中,累积的有效方剂不计其数,方书浩瀚,加之一方可以多用,一方常兼几法,形成了方剂的复杂系统。历代医家对于方剂的分类,各有取义,繁简不一,形成了多种分类体系。

一、按病证分类

方剂按病证分类可追溯到汉代以前,特点是便于临床以病索方。病证分类法包括了以脏腑病证或以病因等分类方剂的不同方法。1973 年底在湖南省长沙市马王堆三号汉墓中出土的《五十二病方》将所载方剂按 52 种病证分类,这一分类方法是最古老、最常用的方剂分类方法。

1. 病证分类　按病证分类的方书可追溯到《五十二病方》,该书记载了 52 种疾病,医方 283 首,涉及内、外、妇、儿、五官等科,但组方简单,部分病名、药名现已无从查考。汉代《伤寒杂病论》,唐代《外台秘要》,宋代《太平圣惠方》,明代《普济方》,清代《张氏医通》《兰台轨范》等,均为病证分类的代表作。

2. 病因分类　代表性方书如宋代《三因极一病证方论》(中寒、中湿、中风),清代《张氏医通》(伤寒、暑、湿、燥、火、伤饮食、劳倦)。

3. 脏腑分类　代表性方书如《备急千金要方》《古今图书集成医部全录》。

二、按方剂组成分类

这种分类方法,尤其是以方类方的方法适用于归纳组成和治法具有共性的类方研究。

1. 以"七方"为代表的组成分类　"七方"说始于《黄帝内经》。《素问·至真要大论》云:"君一臣二,制之小也。君一臣三佐五,制之中也。君一臣三佐九,制之大也";"君一臣二,奇之制也。君二臣四,偶之制也。君二臣三,奇之制也。君二臣六,偶之制也";"补上治上制以缓,补下治下制以急,急则气味厚,缓则气味薄";"近而奇偶,制小其服;远而奇偶,制大其服。大则数少,小则数多,多则九之,少则二之。奇之不去则偶之,是谓重方。"这是"七方"说的最早记载。从《素问·至真要大论》所述内容来分析,是根据病邪的微甚、病位的表里、病势的轻重、体质的强弱以及治疗的需要,概括地说明制方的方法,并不是为了方剂分类而设。金代成无己在《伤寒明理论》中说:"制方之用,大、小、缓、急、奇、偶、复七方是也",明确提出"七方"的名称,并将《黄帝内经》的"重"改为"复",于是后人引申"七方"为最早的方剂分类法。成氏虽倡"七方"之说,但除了在分析方剂时有所引用外,其所著《伤寒明理论》中也未按"七方"分类。"七方"应当是古代的一种组方理论,此分类方法对临床实际的指导意义尚存不足,后世较少采用。

2. 以"祖剂"为代表的以方类方组成分类　明人施沛认为"仲景之书,最为群方之祖",其所编著的《祖剂》言"首冠素灵二方,次载伊尹汤液一方,以为宗。而后悉以仲景之方为祖,其《局方》二陈、四物、四君子等汤,以类附焉"。如李东垣之补中益气汤,朱丹溪之越鞠丸等,"诚发前人所未发,虽曰自我作古,可也"。选《黄帝内经》《伤寒论》《金匮要略》《太平惠民和剂局方》以及后世医家的部分基础方剂,冠以祖方,用以归纳其他同类方剂。清代《张氏医通》除仿前人多种分类法外,另编一卷"方祖",选古方 34 首为主,各附衍化方若干首。这种分类方法,对归纳病机、治法共性的类方研究具有较好的作用,但往往忽略了方剂始见先后,不能推本溯源。例如以二陈汤为祖方,将唐代温胆汤反作附方,与施氏溯本追源之意大相径庭。

3. 以药类方的组成分类方法

(1) 以主药类方:清代吴槐绶《南阳药证汇解》将 161 味药物分为 5 大类,每一类下以主药为纲,按照以药统方的形式,对《伤寒论》《金匮要略》方进行分类。近代恽铁樵在《论药集》以主药为纲,如"太阳证药"列桂枝、麻黄等,并在药后列有用方。

(2) 以药对类方:这是近年才出现的类方分类法,这种分类法按在方中发挥核心作用的临床常用药对进行分类,如麻杏类方即是含有麻黄、杏仁,并且以麻黄、杏仁为主要药物组成的一类方剂,对于只有 2 味药物的方剂来说,药对即是主方,因此以药对类方也可以看作是以主方类方的一种特殊形式。

三、按功用(治法)分类

方剂的功用与其所体现的治法相一致,以治法分类方剂的方法是以早期功用分类为基础逐渐发展成熟的,这种方法始于"十剂"说。清代程钟龄以八法为纲,"以法统方",是对治法分类方剂的理论总结。

1. 十剂分类　该分类方法始于北齐徐之才《药对》,但原书已佚。据《本草纲目·序例》记载,"徐之才曰:药有宣、通、补、泄、轻、重、涩、滑、燥、湿十种",并于"宣可去壅""通可去滞""补可去弱""泄可去闭""轻可去实""重可去怯""滑可去著""涩可去脱""燥可去湿""湿可去枯"之下,各举数药为例。这原是针对药物按功用分类的一种方法。宋代赵佶《圣济经》于每种之后加一"剂"字,如《圣济经·审剂》云:"故郁而不散为壅,以宣剂散之。"金代成无己在《伤寒明理论》中说:"制方之体,宣、通、补、泄、轻、重、滑、涩、燥、湿十剂是也。"其后方书中有十剂这个名称。但对十剂分类,还不足以完全概括临床常用方药,所以后世各家又有增益，如《本草衍义》于十剂外增加寒、热二剂，明代缪仲淳增加升、降二剂，明代徐思鹤的《医家全书》列二十四剂。方书中除清代陈修园《时方歌括》载方 108 首是按上述十二剂分类外，其余尚不多见。

2. 八阵分类　明代张景岳鉴于“古方之散列于诸家者，既多且杂，或互见于各门，或彼此之重复”，因而“类为八阵，曰补、和、攻、散、寒、热、固、因”。并在《景岳全书·新方八略引》中说：“补方之制，补其虚也”；“和方之制，和其不和者也”；“攻方之制，攻其实也”；“用散者，散表证也”；“寒方之制，为清火也，为除热也”；“热方之制，为除寒也”；“固方之制，固其泄也”；“因方之制，因其可因者也。凡病有相同者，皆按证而用之，是谓因方。”张氏选集古方 1 516 首，自制新方 186 首，皆按八阵分类。此外，为便于专科临证运用，又另列妇人、小儿、痘疹、外科四大门类，作为补充。可见，张氏的八阵分类方法是对原有功用（治法）分类方法的进一步完善和发展。

3. 八法分类　清代程钟龄在《医学心悟》中提出：“论治病之方，则又以汗、和、下、消、吐、清、温、补八法尽之”，提出了“以法统方”的思想，也是对治法分类方剂的理论总结。

四、综合分类

清初汪昂著《医方集解》，设立综合分类，既以法统方，又结合方剂功用和证治病因，并照顾到所治专科特点，分为补养、发表、涌吐、攻里、表里、和解、理气、理血、祛风、祛寒、清暑、利湿、润燥、泻火、除痰、消导、收涩、杀虫、明目、痈疡、经产、救急 22 类。这种分类法，实用性强，被后世多数医家所推崇，如清代吴仪洛的《成方切用》《成方便读》都采用汪氏的分类方法。

五、其他现代分类

近代以来，特别是新中国成立以后，方剂学迅速发展，疗效可靠而安全的法定处方、协定处方等新创方不断涌现，在方剂学的分类中也产生了与现代疾病分类相结合、检索方便适宜的分类形式。

1. 按西医病名分类　近代由于西医的传入，中西交融汇通的影响表现在各个方面，如按西医的分科对方剂进行分类、在方剂组方思想与模式中掺杂西医理论、在方论和方名中中西名词混杂、药物剂量的中西合用，以及引进新剂型等方面，如在方论中比较普遍的用中药化学成分、药理作用来解释方剂功效。按照西医的疾病分科进行分类的方法，在中西医汇通派医家的著作中较为多见。如丁福保的《中西医方会通》(1910 年）按呼吸器病、消化器病、神经系病、传染病、全身病、皮肤病、泌尿生殖器病、目病耳病、外科各病、妇科各病分类，每类疾病下分为各个病名，病下列出方剂；叶橘泉《近世内科国药处方集》(1935 年）将方剂按呼吸系统病、神经系统病、传染病、泌尿系统病、新陈代谢病、循环系统病、运动系统病、物理病、中毒病、维生素缺乏病、腺病等分列；李克蕙等编著的《验方辑要》(1936 年）也采用了类似的方剂分类法。这种新型的方剂分类法，引入现代医学知识的，尤其是将西医病名用于方剂的适应证中，扩大了已有方剂的使用范围，开后世以西医疾病分科为中医方剂分类之先河，现代的一些教材、中西医结合类方书及综合性著作中均遵从此法。

2. 按照拼音或笔画分类　随着现代方剂学的发展，重新编辑的古今医方、验方、方书辞典及其他方剂工具书大量涌现，其中尤以南京中医药大学主编的《中医方剂大辞典》最具代表性，此书分 11 个分册，共 1 800 万字，收录历代方剂 96 592 首，汇集了古今方剂学研究的成果，填补了自明初《普济方》问世以来缺少大型方书的空白。由于内容浩瀚，目录以方名字首笔划为序，最后一册为全书索引和病证检方索引，从而解决检方的难题，为读者全面了解方剂提供了极大的便利。

随着中医学的全面发展，方剂学的分类方法也不断丰富完善，其独特优势将会进一步得到发挥，并对人类的健康做出新的贡献。

第二节　以方类方的源流

以方类方的类方系列，主要是传统名方繁衍发展而成的方剂系统，是历代医家应用古方的精华，对临床组方用药、加减变化具有指导意义。类方是在药物组成上具有一定相似性的方剂的集合，是针对常见病证而形成的一群方剂。在同一组类方中一般有一个制方较早的基础方剂，称之为基本方，亦称为核心方或祖方。其他方剂多由该主方剂发展衍化而成一类类方。这些衍化方的形成过程是比较复杂，是在秉承古方精华的基础上，基于中医基础理论、制方原理和临床作用相联系的产物。

一、类方源流与衍化特点

唐代孙思邈《千金翼方》中用“方证同条、比类相附”的方法将《伤寒论》方证撰成两卷，但仅在太阳篇以方类证，并以方带法分为用桂枝汤法、用麻黄汤法、用青龙汤法、用柴胡汤法、用承气汤法、用陷胸汤法等六法，余者则为以经分证和杂疗法。宋代朱肱《活人书》卷第十二至十五，以《伤寒论》113 方为主，分别汇集仲景有关条文，使病证方药密切配合，可谓以方类证的典范。明代施沛的《祖剂》，主要以仲景方为祖，将后世用药相近的方剂同类相附，归为一系，从而研究每类方剂的学术思想和用药的变化。清代张璐的《张氏医通》有一卷为“祖方”，选古方 36 首，附衍方 391 首。徐大椿延续了这一思路，并把它引入了《伤寒论》研究，因而有《伤寒论类方》传世。

1.《祖剂》　为施沛所著。施沛(1585—1661 年)，字沛然，华亭人。《祖剂》四卷，以张仲景之方为主，宋元以后时方以类附录。全书共收历代名方 837 首。其中论祖方 71 首，衍方 800 余首。施沛将历代名方分为“宗方”“祖方”“类方”三类，其他为衍化方。认为祖方是源，衍化方是流，衍化方是由祖方发展而来的。从《祖剂·小叙》中引成聊摄谓：“自古诸方历岁浸远，难可考详。惟仲景之书，最为群方之祖。”“兹所集首冠《素》《灵》二方，次载伊芳尹《汤液》一方以为宗，而后悉以仲景之方为祖。其《局方》二陈、四物、四君子等汤以类附焉。”

2.《张氏医通》　为张璐所著。张璐(1617—1700 年)，字种玉，号石顽，长洲人。《张氏医通·祖方》又称“祖方”为“方祖”。其云：“夫字有字母，方有方祖。自伊尹汤液，一脉相传，与释氏传灯无异。苟能推源于此，自然心手合辙，谅非时师所能测识也。”“字有字母，方有方祖。”方剂虽有单方一类，但还是以多味药组成的复方为大多数，一方之中包含单味药、药对、药组，最后合而成方。牢记祖方并灵活运用，因时为变，随机应变，是创立新方的基础。每一类方剂，先列祖方，后列由祖方化裁而成的经方、时方，称为“子方”。子方一般含有祖方中的主要药物及某一功用。

3.《伤寒论类方》 为清代著名医学家徐大椿所著。徐氏名大椿，字灵胎，晚号洄溪，生于康熙三十二年(1693年)，卒于乾隆三十六年(1771年)，江苏吴江(今江苏省苏州市)人，是清代中叶极有影响的著名医家。《伤寒论》一书，向被中医界奉为圭臬，尊称经典，后世为之注释者不下数百家。徐氏一改前人的研究方法，不类经而类方，根据方剂的组方原则、性质异同，并参酌病机及其临床体会，重新编排分类，遂命名为《伤寒论类方》。《伤寒论类方》共四卷，将《伤寒论》113方分为12类。除杂法方类外，每类各有一个主方，计11个主方。分析其方证，可见病位病性，析其方药，可见治法：桂枝汤类、麻黄汤类、葛根汤、柴胡汤、栀子汤等，另将六经脉证附于后。在每一类方剂之下，列该类方剂证治诸条。如桂枝汤类下，首列桂枝汤主治诸证；次列桂枝加附子、加桂、去芍等19方的证候。其他汤类，莫不如此。方以类从，证随方列，使学者可以随方求证，按证选方，便于临床运用。各方各条之中，又有夹注及按语，多为作者的研究心得，其在辨证施治与方解等方面，每有独特的发挥。

庆云阁《医学摘粹·伤寒十六证类方·自叙》云："余读徐氏《伤寒类方》，见其从流溯源，芟除一切葛藤，颇觉精简可取。但彼就方分类，而表里寒热虚实并未分焉。"表里寒热虚实未分之言，实欠妥当。崔文成认为徐氏对类方的排列，正是先分清主方证病位的表里上下、病性的寒热虚实阴阳，而后确定类方次序的，同时，主方还体现了相应的治疗大法。如桂枝汤证，主要证候是头痛发热，汗出恶风，脉浮弱，病机为风邪外袭，卫气有邪，致营卫不和，病位在表，病性属阳热，桂枝汤解肌祛邪，调和营卫，是解肌之主方。麻黄汤证，主要证候是头身腰骨节疼痛，无汗恶风，喘而胸满，脉浮紧，病机为寒邪外束，营卫俱伤，肺气不舒，病位在表，且兼及上焦肺，病性属阳热实，麻黄汤发汗解表，宣肺平喘，为发汗之主方。葛根汤证，主要证候是项背强几几，无汗恶风，自下利，病机为寒邪外束，经腧不利，是太阳将入阳明之证，病位在表且兼及胃肠，病性属阳热实，葛根汤解表而散经腧之邪，为解肌发汗止利之主方。小柴胡汤证，主要证候是往来寒热，胸胁苦满，呕不欲食，脉弦，病机为正衰邪入，正邪分争，病位在半表半里及胸胁，病性为邪盛正衰，虚实错杂，小柴胡汤和解表里，扶正祛邪，为和解之主方。

书中每方之次第为：首列方名，次方药，次煎服法，次原文适应证。注文则以夹注、按语的形式出现。如小柴胡汤，首列方名，次列药物组成及煎服法，并简要注明组方意义及煎服法的道理。夹注曰："此汤除大枣共二十八两，较今称亦五两六钱零，虽分三服，亦为重剂。盖少阳介于两阳之间，须兼顾三经，故药不宜轻。去渣再煎者，此方乃和解之剂，再煎则药性和合，能使经气相融，不复往来出入。古圣不但用药之(至)妙，其煎法俱有精义。"再列加减法，并注明病情药性。如注"若咳者去人参大枣生姜，加五味子半升、干姜二两"云："古方治嗽，五味干姜必同用，一以散寒邪，一以敛正气，从无单用五味治嗽之法，后人不知用必有害，况伤热、劳怯、火呛，与此处寒饮犯肺之证又大不相同，乃独用五味，收敛风火痰涎，深入肺脏，永难救疗矣！"

该书将主方证的病位病性进行比较，按由表入里，由上而下，由热变寒，由实转虚，由阳至阴的顺序，将主方依次排列。由于主方是每一类方的代表方(基础方)，故主方之次序亦即其类方的次序。依次是：桂枝汤类一，麻黄汤类二，葛根汤类三，柴胡汤类四，栀子豉汤类五，承气汤类六，泻心汤类七，白虎汤类八，五苓散类九，四逆汤类十，理中汤类十一。同时，11个主方也体现了相应病位病性方面的治法，反映了伤寒病变辨治的一般规律。

如此以方类证，将《伤寒论》原文按方证重新组合，汇集在相应的方剂下，使病证方药密切结合，比较完整地反映出113方方证的辨证要点、病变机制以及方剂的组方意义、应用原则和随证加减的方法，以体现仲景方药证治配伍特点，便于临床应用。

《四库全书总目提要》称其“使方以类从，证随方列，使人可按证以求方，而不必循经以求证”，反映出伤寒病变在病位上由表入里、从上而下，在病性上由热变寒、由实转虚、由阳至阴的一般规律和相应的治疗大法；方以类从，使同类方证进行比较，揭示了仲景辨证论治、随证立方的组方用药法度；以方类证，使病证方药密切配合，体现了仲景方药的妙用。徐氏类方方法广为后世医家所宗，例如左季云《伤寒论类方汇参》、任应秋《伤寒论证治类诠》、樊天徒《伤寒论方解》、张志民《伤寒论方运用法》、刘渡舟《新编伤寒论类方》等，使《伤寒论》的类方研究形成了一大流派。

二、类方研究意义

吴仪洛云：“医贵通变，药在合宜，苟执一定之方，以应无穷之证，未免实实虚虚，损不足而益有余，反致杀人者多矣。”后世医家尊崇原方，创制新方，由古至今，层出不穷。

经典方剂的类方体系是中医方剂组方理论的重要组成部分，反映了中医辨证组方思想和方法。按照中医辨证思维认识类方、解读方剂并指导复方研究，可以体现方-证-病结合的特色。通过运用现代科学技术，揭示经典方剂类方效应、效应途径、效应基础（有效组分和有效成分）间内在联系，有利于更全面地揭示临床用方的辨证特点，科学阐释中医药配伍理论。因此，比较分析类方共有规律与各异性，并由此切入揭示组方配伍规律无疑是一条值得尝试的有效途径。

黄煌等认为类方研究的实质是医学研究的实证化，即尊重前人的临床经验与事实。他认为规定方证是中医规范化的基础，方证研究便于理解药性及方义，方证的研究使《伤寒论》研究走出了传统的以经解经的圈子，而直接面对临床，强调中医学的实践性。

范欣生等分析了类方研究在方剂现代研究中的重要性，认为类方研究有益于方剂复杂体的系统认知，有益于对方剂组成原则等核心问题的理解，通过探讨类方组成的灵活性可以为研创新药建立基础。按照中医理性思维认识类方、解读方剂并指导复方研究，将会为复方研究提供一些比较好的研究途径。类方研究的优势在于，类方核心组成的结构稳定性提供了可参照的基础，同时，一系列加减衍化的效应，以及作用靶点上的异同形象地演示了配伍和变化的基本面貌。从类方出发研究复方配伍规律已经越来越受到重视。

类方的研究内容主要包括祖方与衍方的源流关系、类方的核心药物与边缘药物、类方的核心方剂与边缘方剂、类方与类方证群相关、类方的核心症状与边缘症状等，并可据此进行证候的规范化研究。近年来类方研究重点逐渐从源流考证、临床应用经验探讨，发展到类方量效关系、君臣佐使、药性理论、有效物质基础等方面的基础研究。

参考文献

[1] 许济群. 方剂学[M]. 上海：上海科学技术出版社，1985.
[2] 黄帝内经素问[M]. 北京：人民卫生出版社，2011.
[3] 成无己. 伤寒明理论[M]. 北京：中国中医药出版社，2009.

[4] 陈藏器 . 本草拾遗[M]. 芜湖:皖南医学院,1983.
[5] 赵佶 . 圣济经[M]. 北京:人民卫生出版社,1990.
[6] 张介宾 . 景岳全书[M]. 北京:人民卫生出版社,1991.
[7] 吴槐绶 . 南阳药证汇解[M]. 上海:上海三联书店,1990.
[8] 程国彭 . 医学心悟[M]. 沈阳:辽宁科学技术出版社,1997.
[9] 汪昂 . 医方集解[M]. 北京:中国中医药出版社,1997.
[10] 丁福保 . 中西医方会通[M]. 北京:商务印书馆,1929.
[11] 叶桔泉 . 近世内科国药处方集[M]. 上海:千顷堂书局,1943.
[12] 李克蕙 . 验方辑要[M]. 南京:中央国医馆,1936.
[13] 彭怀仁 . 中医方剂大辞典[M]. 北京:人民卫生出版社,1993.
[14] 孙思邈 . 千金翼方[M]. 沈阳:辽宁科学技术出版社,1997:81.
[15] 朱肱 . 活人书[M]. 北京:人民卫生出版社,1993.
[16] 施沛 . 祖剂[M]. 北京:人民卫生出版社,1987.
[17] 张璐 . 张氏医通[M]. 北京:中国中医药出版社,1995.
[18] 王永炎,王燕萍,于智敏 . "祖方学派"考释[J]. 天津中医药,2013,30(11):641-643.
[19] 崔文成,徐国仟 .《伤寒论类方》编次特点[J]. 山东中医学院学报,1990,14(5):52-56.
[20] 李加璞,侯钦丰 . 读《伤寒论类方》札记[J]. 山东中医学院学报,1984,8(3):22-26.
[21] 朱彦 . 类方衍化关系自动发现研究[D]. 北京:中国中医科学院,2016.
[22] 蒋辉 . 方剂分类理论的研究[D]. 成都:成都中医药大学,2017.
[23] 赵则阔,李春晖,杨具洁,等 . 论方剂的分类[J]. 广州中医药大学学报,2019,36(5):746-751.
[24] 秦雪梅,刘晓节,周文霞,等 . 新形势 新策略—经典中药方剂研究新思路[J]. 中国药理学与毒理学杂志,2019,33(5):321-326.

第二章 方剂类方现代研究思路

方剂现代研究是当前中医药传承精华、守正创新的重要内容之一，充分应用现代科技创新技术、科学阐释方剂临床疗效的内在本质及组方规律，以指导临床并研创中药新药是其基本任务。而方剂类方现代研究是对方剂复杂体系的认知途径，是认识中医组方思想和辨证方法科学依据的门径之一，按照中医理性思维认识类方、解读方剂并指导临床应用，将会为方剂现代研究提供有效的途径。在不断的研究与实践中，逐渐形成了较为系统的类方研究思路，主要包括类方配伍规律、衍化规律研究思路，体现共性和各异性的类方功效物质基础、量效关系研究思路等，为深入阐释中医药治疗疾病的科学内涵提供了重要支撑。

第一节 基于类方共性的不同层面探讨中医类方配伍规律

近年来，类方研究关注病证相关配伍效应的科学阐释，在三拗汤类方、四物汤类方、二妙丸类方研究的基础上，对类方研究的思路和方法进行了探索，提出类方研究中存在 4 个层面上的共性问题，包括类方病证关联研究的认识、类方基本方配伍特点典型性的认识、类方衍化的共性和差异性的特点、类方效应物质基础辨识等，为阐释类方配伍规律进行探索。

一、类方病证关联研究

类方病证关联研究是临床与基础相联结的切入点。

以方类方的分类特点是“方证同条，比类相附”。明《祖剂》序中有谓：“惟仲景之书，最为群方之祖。……古人用药，简要精专。”故而“兹所集，首冠素灵二方、次载伊尹汤液一方以为宗。而后悉以仲景之方为祖，其局方二陈、四物、四君子等汤，以类附焉”。徐大椿《伤寒论类方》，进一步明确了“随其病之千变万化”而“从流溯源”的类方意义和类方方法。可见类方是以《黄帝内经》方为宗，仲景方为祖，《太平惠民和剂局方》及后世“发前人未发者”的部分基础方剂为基本方，“以类附焉”，统概众多其他同类方剂，形成从方剂渊源、配伍结构类方以应对病证变化的系统法则和认知方剂的途径。如《伤寒论》的麻黄汤类方、桂枝汤类方，唐《仙授理伤续断秘方》四物汤、宋《太平惠民和剂局方》二陈汤、四君子汤等类方。段苦寒认为，类方就是传统名方繁衍发展而成的方剂系统，是历代名医应用古方的精华，是指导临床组方用药、加减变化的规矩与准绳。

以方名证，方证相应。医家对病证的治疗，有法可依、有规律可循，所谓据证立法、以法统方，根据治法的要求选用方剂及加减药物。顾武君认为“方证辨证是《伤寒论》辨证论治体系的主要组成部分，是在六经、八纲、脏腑等辨证基础上的进一步具体深化，使辨证和论治相统一”。在类方研究中，类方与类方证群相关是一个重要研究内容，揭示方剂如何随临床证候的细微差别而进行细微调整的规律，反映了异病同治、同病异治的特点，是方证相关理论的现实意义。其中主证、兼证，核心症状、边缘症状，也丰富了证规范化研究的内容。

类方病证关联研究需要多学科方法学支持。各类方的主治涉及病、症、证各层次的内容，形成主治类方证群和围绕核心方的系列方剂，即药物组成上具有相似性的方剂的集合。类方所涉及知识体系异常丰富，需要在传统研究方法的基础上进行多学科结合研究，将历史与现今的理论、临床和实验的相关信息统括其中，达到知识发现的目的。

数据挖掘方法在类方病证关联研究中受到关注。其原因首先在于方剂信息量特别巨大，是集中医之理、法、方、药为一体的不同维度的数据集合，数据之间交相关联，知识集约程度高。现代《中医方剂大辞典》收载了 9 万多首历代方剂，据不完全统计，历代医家所创方剂多达 16 万首以上，加上目前国内外大量新创制的复方，蔚为大观。面对如此庞大的数目，以纲系目的有系统、有效地研究和利用实为重要，这在技术上只有数据挖掘才能应付和处理。其次，“方 - 药 - 证 - 病”的关系，表现出方药与病证多层关联、组合、对应的非线性思维的特点，以及方与方、方与药、药与药、药与剂量交叉错综联系形成的配伍效应。对方剂特征、关系、聚类、趋向、偏差和特例现象的深层多维分析，可以达到高层次的知识整合，发现其隐含的配伍规则、模式和规律，揭示中医辨证论治中治疗原则、治法、遣药组方、配伍宜忌等综合性的思维方式和原则。

就此为出发点，本课题组与南京大学计算机软件应用国家重点实验室合作建立了嵌入数据挖掘功能的关联型方剂数据库，分别以类方、病证为对象，对关联规则、对应分析、聚类分析、回归分析方法在方剂配伍中的适用性进行分析。例如利用关联规则的频繁项集探寻方剂中的主药、高频药对、高频药组、核心药群，以及它们之间的相关联系。对应分析可用于方证相关研究，方就其本质来说是各种药物的组合，证有时指病情的整体性概括，即病机的提取，如寒哮、热哮等，在类方研究中证也被认为是具体用药的指征。方、证为含有多种分类值的两组变量，一般方法多侧重于揭示两变量间的关联，难以直接显示变量各分类之间的内在联系，而对应分析正是解决该类问题的一种基于图形分析的直观有效的多元分析方法。由此得出关联规则在方剂数据挖掘研究的应用中的优势体现在提取核心药物及揭示配伍关系；而对应分析的优势在于能以直观的形象展示方证的对应关系及其内在联系，聚类分析能够使大量数据根据其自身特点自动分类，便于理解研究。针对方剂复杂科学体系的特点，尤其是方剂效应评价多靶点的特征，提高挖掘技术的针对性和适用性，对集成方剂文献信息、评价方剂效应以及中医药知识的发现具有重要意义。

二、类方核心方研究

类方核心方或称基本方多是传统名方，其配伍规律是方剂研究的重要内容。

核心 / 基本方 - 复方衍化模式，是方剂扩展丰富的特殊形式。基本方是由单方到复方的一个关键点，是类方形成过程中的基础因素。在一些组方清晰、准确反映方剂基本结构的基础上可衍化为多个复方，如在麻黄汤的基础上形成的类方有麻杏石甘汤、大青龙汤、小青龙汤、麻黄附子细辛汤、麻黄附子甘草汤等多个方剂。针对某一病机的基本方因其所针对的主证的不同，可以是一个也可以是几个。基本方和加减衍化方在病机立法及用药等方面存在着紧密的内部联系，寻求同类方之间的内部规律，可以深入挖掘立方主旨及加减变化规律，临证时针对千变万化的病情，就能既有一定之方，又有变化之法，灵活化裁而不离立方之主旨。这一"变化之门径"不仅有助于指导成方加减，而且可以进一步做到"师其法不泥其方"，从而在遣药组方中有所发展，有所创新。

类方主证是评价配伍效应的主要出发点。核心方针对某一病机，组成精炼、配伍关系严谨，疗效确切，因此其配伍效应是研究的重点。方剂功效描述是针对证的效应描述，"伤寒中风，有柴胡证，但见一证便是，不必悉具。"这是仲景揭示的方证辨证的又一原则，同样也是进行配伍效应研究的指导思想。如《太平惠民和剂局方·卷二》三拗汤（甘草、麻黄、杏仁各等分）所治为外感风寒之邪，以致毛窍闭塞，肺气不宣，病位在肺。从文献中收集所述症状，将涉及的适应指征 13 个症状作单因素分析，有 7 个症状具有显著性意义，为咳嗽、喘急、鼻塞、声重、多痰、气短、语音不出，可以认为是其主要症状，喘急和咳嗽的显著性意义最高。其他 6 个可以看成是其次要症状。在疾病层次上包括了风寒伤肺的感冒、支气管哮喘、支气管炎、上呼吸道感染、慢性咽炎、咳嗽变异性哮喘等多种疾病。因此在实验模型上的效应评价可以包括多种疾病为对象，不必用一病一方来局限研究视野。

类方核心方的剖析主要指方剂配伍关系与效应而言。关于方剂的药物组织规律的理论，包括方剂用药品味、君臣佐使构成、剂量配比、药物间相互影响等内容，段富津教授认为，"方剂的理论核心问题就是组方原则即君臣佐使的配伍关系"。徐大椿《医学源流论》中有云："方之于药，似合而实离也。或用以专攻，或用以兼治，或以相辅者，或相反者，或相用者，或相制者。故方之既成，能使药各全其性，亦能使药各失其性。"类方配伍研究有助于深入认识方剂的核心问题，阐明历代医家总结出的遣药组方的基本规律，揭示建立在方证相应基础上的方剂效应和效应途径。

在实验研究中，由于对象模型的选择与临床存在一定差距，需要多方面考量其观察指标是否能够确切反映组方精神，建立适合于中医药药效学评价模式、模型、方法和技术是关键的环节。近年来中药配伍的研究有了较大的进展，单味药、药对、复方、拆方等的研究呈迅速增长的趋势，研究的水平也从整体动物、器官组织水平延伸到血清药理、细胞、分子水平以及组学方法研究传统名方的作用机制及新功效，在配伍研究中呈现出创新思维的研究模式。徐强通过对四逆散（柴胡 6g、枳实 6g、芍药 6g、炙甘草 6g）的系统研究，从整体到细胞和分子水平，从全方到药对配伍，从单体成分的配伍到成分的特异性剔除等多个角度叙述了四逆散的作用，在此基础上提出并总结了系统研究思路，包括方剂效应的多指标评价，主要成分的含量、分工及与活性的关系，药对配伍与成分配伍相结合、成分配伍与剔除相结合等，特别是中药成分的特异性剔除系首次尝试，从四逆散中分别特异性地剔除了柴胡皂苷、芍药苷、柚皮苷和甘草酸，通过观察剔除后活性的改变，了解成分在方中承担的角色，为配伍规律和成分间相互作用的研究打下基础，对于其他中药和方剂研究亦具有指导意义。课题组对四物汤类方从协同角度出发进行核心方药对研究，以归芎系列组方中当归、川芎药对不同配伍比例与制备方法所得样品为研究对象，采用离体子宫收缩和血小板聚集的生物效应评价方法，评价当归、川芎不同配伍比例与制备方法对生物效应的影响，从而对类方的效应基础进行深入的阐述。

在君臣佐使配伍规律研究基础上，药性与功效的关系研究也十分重要，其中图示化方法挖掘性味归经与功效的关系，比较直观实用。

三、类方共性和差异性效应研究

类方反映了中医变通的思想，“加减修和”的衍化方法，积累了根据辨证原则产生的一系列加减衍化的模式和系列，以及应证而设的药味加减规律。《类聚方·凡例》所言：“以类就位，其方之用与药之能，可得而言矣”。类方大多是在同一方基础上随证情变化加减而成，类方间的药物组成与配伍具有一定的相似性和基本证治，这是类方形成的基础。清王旭高(1798—1862年)《退思集类方歌注》在徐大椿分类法基础上，将《伤寒论》《金匮要略》及后人附方分为24种，附以后世加减方，从而“使人从流溯源，知夫熔古化新之妙”，即在掌握仲景立方主旨及加减变化规律的同时，通过后世加减方，达到熔古化新的目的。类方这种开放性特点，也是根据现代疾病诊治需要进行方剂效应评价的一个显著特点。

类方的核心基本方决定了共性效应基础，在一个基本方的基础上进行药量、药味，加减化裁，又形成了在共性基础上的个性差异。这种共性规律和各异性蕴含着深刻的配伍规律以及巧妙的加减化裁方法。通过对基本方及加减衍化方的分类比较，可以了解类方在病机、立法、用药等方面的异同之处，制方用药主旨及同一类方之间的内在规律性。这类方剂与其相对应的基本方的主治病机略有不同，是在病机变化不大的情况下，根据证候的变化进行加减而成。如果病情复杂、病机变化，可以由两个或多个基本方相组合而成复方，八珍汤由补血基本方四物汤和补气基本方四君子汤组合而达气血双补之功；增液承气汤由增液汤和调味承气汤两个基本方组配而能攻补兼施，增液通便；柴胡陷胸汤是由小柴胡汤和小陷胸汤两个基本方组成。更为复杂的情况或形成更多的组合加减，如清瘟败毒饮是由黄连解毒汤、白虎汤和犀角地黄汤三方加减而成。这在效应评价上就要立足于基本病机，从复杂的证候中分清主次，明确病变的重点所在，同样体现抓主证的原则。

类方研究的优势在于类方核心组成的结构稳定性提供了可参照的基础，同时一系列加减衍化的效应，以及作用靶点上的异同则形象地演示了配伍和变化的基本面貌。从类方出发研究复方配伍规律已经越来越受到重视。近几年来类方研究，除了从源流考证、临床应用经验等进行探讨外，也进行类方量效关系、君臣佐使、药性理论、有效物质基础等方面的基础研究，尤其在二妙丸、三拗汤、四物汤类方研究，提供了一些以类方为实例的研究复方配伍规律的新思路与方法，为“方-药-证-病”相应以及方剂配伍规律研究提供了依据。例如以三拗汤类方三拗汤、五拗汤(麻黄、杏仁、甘草、桔梗、荆芥，《医方大成》卷二引《澹寮集验秘方》)、七拗汤(麻黄、杏仁、甘草、石膏、半夏、五味子、细茶，《摄生众妙方》卷六)、三拗汤加味方(麻黄、杏仁、甘草、细辛)为对象，分别用卵蛋白(OVA)致敏哮喘模型、合胞病毒(RSV)诱发哮喘模型、内毒素(LPA)诱发哮喘模型，以气道阻力、行为学特征、气道灌洗液(BALF)中嗜酸性粒细胞(EOS)、气道炎症、肺组织中主要炎症细胞聚集、BALF及血清炎症因子白介素4(IL-4)、白介素5(IL-5)、干扰素γ(IFN-γ)水平及相关基因表达，以及气道上皮细胞的保护作用等为生物效应指标探讨了类方之间的共性特点和衍化性差异。以不同证型痛经的四物汤类方为研究对象，分别从离体子宫收缩、环氧化酶2(COX-2)活性、血小板聚集等层面评价四物汤及其衍化方的生物效应，探讨了基本方及其衍化方的不同作用特点。离体子宫收缩实验结果表明，四物汤各衍化方对离体子宫收缩的抑制作用均表现出一定程度的增强，与动物整体实验结果相一致，其中香附四物汤抑制作用最强；COX-2 酶抑制活性实验结果表明芩连四物汤、少腹逐瘀汤及香附四物汤对 COX-2 酶抑制作用显著增强，其中芩连四物汤活性最为突出；体外血小板聚集实验结果表明桃红四物汤活性明显增强，与其临床用于血瘀明显兼血虚型痛经及其养血活血、逐瘀功效相一致。结果表明各衍化方针对痛经的不同病理环节产生了不同的效应特点。

类方比较涉及诸多指标的特征表述，要求在比较方法学上进行完善。方剂与化学药物相比有其特殊性，作用温和广泛，作用靶点较多，少量的几个指标难以全面真实地反映治疗效果，这也是研究者在评价方剂效应时普遍发现的问题。因此方剂的药效评价通常设置大量的药理指标，或通过整体、离体、细胞、分子等不同层面进行评价。

四、类方效应物质基础辨识研究

从效应基础的角度，用现代科学方法揭示类方配伍理论的科学内涵，可以达到进一步改进处方、精简处方、研究开发新药及指导临床科学用药的目的。

物质基础研究进展较快，比较有代表性的是方剂组分配伍理论和方法的进展。中药的药效组分是中药各类成分按照自然配比形成的比例组合。组分配伍以传统中医药理论为指导，以标准化的药效组分为对象进行中药配伍研究。通过现代科技解决配伍的物质基础难以明确的问题，以代谢组学、蛋白质组学等方法对组分及其配伍进行生物学表征研究，明晰中药组分及配伍的作用机制。通过配伍过程中药效组分的物质变化与药理的相互关系的研究阐明配伍的药效物质基础。

在类方效应基础研究中提出的思路是将类方中具体方剂看作一个整体，采用现代分离提取方法，将其分离成各个有效成分群，每个有效成分群为化学性质相近的化合物群，是某个方剂中含某类化合物的总和。同时基于生物效应评价与化学物质分离分析相结合的实验筛选和整体关联计算分析的有效成分群辨识技术，相互补充，开展有效成分群辨识、验证的系统研究。这种思路的基础是基于方剂是一个复杂体系，效应物质基础应该是能够在整体动物、组织器官、细胞亚细胞及分子生物学不同水平发挥效应的化学部分和化学成分，能够针对病证产生多靶点、协同作用效果的作用。在效应基础研究中，通常所用的拆方研究是否会拆去一些协同、拮抗或复合作用尚需证实，但在笔者前期类方物质基础研究中发现，单味药的化学成分可以在复方中检测到，但也有部分检测不到，同时也可能还会出现一些新的成分。

为了阐述中医方剂的复杂性和整体性，有必要在中药方剂各药味和有效成分之间再增加一个层次，也就是类方中具有相近化学性质的一大类化合物（药效成分群），即将某个中药复方看作一个整体，根据其所含不同种类药材，结合各药材已知的药理知识，采用现代分离提取方法，将其分离成各个有效部分，每个有效部分为化学性质相近的化合物群。一个复杂的中药复方（可能有数百种化学成分）往往可以分为几种或十几种有效部分，是复方中所有药味含某类化合物的总和。有效部分分离时须考虑各复方中各药味的已知化学成分的药理作用，以往所做的这个复方的药理研究，结合该复方中君臣佐使药味的作用，有目的地将分离所得各部分进行整体动物实验、组织器官、细胞亚细胞及分子生物学 4 个药理水平上的药效和作用机制研究，从而确定出君臣佐使有效部分及配伍规律。

方剂效应物质是一个复杂化学体系，这种复杂的化学系统给方剂的深入研究带来了极大的困难和挑战。迄今为止方剂中已经明确其药效的物质基础，已涵盖了中药成分结构分类的各个类型。中药复方是多成分经多途径的协同作用，有效成分的协同、相加作用表现出临床相关疗效的方药君、臣、佐、使的成分主次关系，需以全方为重点目标物进行研究，从而构建研究用中药复方样品制备的标准化方法；有效组分或成分的解析层次也是从“全方提取物→提取物、组分→成分”的互动过程，解析出复方的有效物质，从而追寻出活性成分甚至新药前体物。在方法上探索了正向分离-逆向剔除相结合的中药样品制备分离方法，包括在线色谱分离与活性筛选联用技术、分子印迹技术、溶剂萃取与柱色谱等定向剔除技术。

综上所述，类方研究有助于对方剂复杂体系的科学阐释，为中医临床治疗提供指导和科学依据，是中医药现代化发展的关键内容之一，是揭示配伍规律、创新方药研究的一个重要途径。类方基本方的典型性和衍化方的系统性是类方体系的基本特点，类方 4 个层面的研究还在探索阶段。毋庸置疑，类方研究有别于单个方剂的研究，其研究必须建立在与临床实践相结合的病-证关联基础上，准确反映其辨证规律和效应特点。

类方病-证关联研究是临床与基础相联结的切入点，也是类方研究的关键。类方研究是一个多层面的复杂工程，整体性和系统性是类方研究有别于一般研究的关键所在，这也正是临床类方研究的难点，需要整体性投入。类方研究在临床上的特点是非孤立地看待一病一方，临床研究需要从方-证-病的关联中，在方剂理论指导下，通过方-证及其衍化的特点，采用多中心和循证医学方法，中西医结合、基础和临床结合的方法，整体关注理、法、方、药的动态变化。

类方基础研究也有别于个别方剂实验研究，阐述类方核心方稳定的配伍结构和系列方的衍化规律，其共性和差异性比较，以及作用靶点的特异性，需要思路的创新和研究方法的创新，充分应用现代信息学、系统生物学等多学科协同合作。从前期实践来看，有些问题需要在今后的研究中加以关注和解决。例如类方核心方和其他类方的效应、物质基础的异同性，在病-证相关的评价体系中，不同效应成分群对应疗效，证-症有交叉，需要深入地进行效应网络、机制探讨。

类方物质基础的揭示，更注重以全方为重点目标物的研究，注重多成分、多途径的协同作用，形成多层次解析的互动过程。越来越多的研究提示，类方衍化模式是方剂扩展丰富的特殊形式，而类方共性和差异性比较、类方效应物质基础发现方面的许多研究成果，则使方剂研究从缤纷繁复进入条理井然的系统中，深化了对方剂复杂体系的认知，为发现相关疾病的新药研究提供了基础条件，将为中医药现代化做出更大贡献。

参考文献

[1] 范欣生，段金廒，孙世发，等. 类方研究在方剂现代研究中的意义探析[J]. 世界科学技术—中医药现代化，2007，9(6)：17-21.

[2] 范欣生，段金廒，丁安伟，等. 类方研究的四个层面[J]. 中国中西医结合杂志，2010，30(3)：246-251.

[3] 冯里，徐立，范欣生，等. 三拗汤及类方挥发油对卵蛋白致敏哮喘豚鼠模型的效应评价[J]. 中国实验方剂学杂志，2009，15(5)：35-38.

[4] 华永庆，段金廒，宿树兰，等. 用于不同证型痛经的四物汤类方生物效应评价(Ⅰ)[J]. 中国药科大学学

报,2008,39(1):72-76.
[5] 李欣,尹莲,段金廒,等.二妙丸类方抗湿热证痛风有效部位群指纹图谱比较研究[J].中国中药杂志,2008,33(16):1971-1975.
[6] 施沛.祖剂[M].上海:上海古籍书店,1983.
[7] 蔺道人.仙授理伤续断秘方[M].北京:人民卫生出版社,2006.
[8] 刘建勋,任建勋,林成仁.中药复方功效的研究与发展[J].中国中药杂志,2016,41(6):971-975.
[9] 段苦寒.中医类方辞典[M].天津:天津大学出版社,1995.
[10] 顾武军.《伤寒论》方证辨证探析[J].南京中医药大学学报,1995,11(2):20-22.
[11] 倪项根.段富津论方剂的组方原则[J].上海中医药杂志,2006,40(9):60-61.
[12] 徐大椿.徐大椿医书全集[M].北京:中国中医药出版社,1999.
[13] 徐强.中药成分在方剂中的作用及其研究思路[J].中国天然药物杂志,2006,4(5):327-329.
[14] 尚尔鑫,范欣生,段金廒,等.方剂性味归经配伍规律的图形化知识挖掘研究[J].世界科学技术—中医药现代化,2008,10(1):39-44.
[15] 朱彦,高博,崔蒙.类方衍化关系内涵分析及形式化表达[J].世界中医药,2017,12(4):2809-2813.
[16] 张颖,童黄锦,俞晶华,等.三拗汤类方对哮喘小鼠气道反应炎症的影响[J].中西医结合学报,2009,7(4):354-359.
[17] 范欣生,尚尔鑫,王崇峻,等.方剂研究中数据挖掘方法的适用性探讨[J].南京中医药大学学报,2008,24(6):379-382.
[18] 杨捷.影响四物汤及其类方功效的诸因素研究[D].成都:成都中医药大学,2017.
[19] 陈萌,张冬梅,刘敏,等.仲景经方命名演变规律解析[J].国医论坛,2016,31(5):6-8.
[20] 唐于平,段金廒,丁安伟,等.中医方剂物质基础现代研究的策略[J].世界科学技术—中医药现代化,2007,9(5):20-24.

第二节 基于药味-药对-方剂-类方渐进剖析探讨类方衍化的思路

方剂组成不是药物的堆砌,也不是将药效相加,而是依据病情需要,在辨证立法的基础上,按照一定的组方原则,选择适当药物组合。方剂配伍是在君臣佐使理论、药性配伍理论等指导下遣方用药。药对与方剂的关系研究是方剂配伍规律揭示的重要途径。药对的组成方式是两药药性在某种程度上的吻合,以药对为切入点开展方剂配伍规律研究是一个较新的研究方向和有效途径。

一、基于药材-药对-基本方-类方的方剂组成结构与衍化关系

方剂配伍蕴涵着病证-结构-剂量-物质-功效五要素关联规律。因此,从药材、药对、基本方/方剂、类方逐层深入,并结合病证、结构、剂量、物质、功效等因素,层层递进地开展方药研究,才能更深层次地揭示类方的共有规律与各异性。针对方剂类方组成结构的复杂性及其表征临床功效的物质组分和整合效应特点,以药味、药对、基本方、类方组成结构及其衍化关系的揭示为切入点,建立适宜于方剂类方功效物质成分群在体内外动态变化及其代谢特征的多元集成分析方法技术,结合生物信息学等方法建立了适宜的多变量分析数学模型和药物相互作用的评价方法等,揭示经典方剂类方的功效物质及其配伍衍化特点,为方剂类方复杂功效物质的阐明提供示范性研究与实践。

例如围绕四物汤类方及其组方药对与药味,在中医药理论指导下运用现代科学技术与

方法，开展较为系统的基础研究工作，建立从药材 - 药对 - 方剂 / 基本方 - 类方为研究主线、以方剂五要素为核心的类方体系现代研究模式和技术体系，探讨药对生物效应、物质基础、作用机制与方剂及类方之间的关联关系，为从组方基本单元入手揭示方剂配伍的科学内涵提供了一条新的途径（图 2-1）。

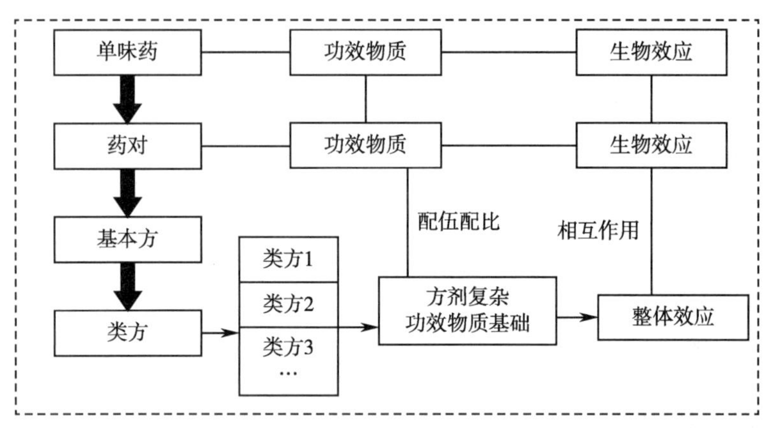

图 2-1 基于药材 - 药对 - 基本方 - 类方的方剂类方研究模式

二、基于方 - 证 - 病的类方组成结构与衍化特点

类方是方剂研究的重要形式，古往今来类方的衍化极其复杂。类方是在临床实践的历史发展过程中，在基本方基础上根据辨证原则进行一系列加减衍化而形成的系列方。通过以方类方，对主要组成药物或主要配伍关系相同、组方结构相似的一类方剂进行较为系统的分析研究，进一步理解方剂理法证治的思想。通过基本方与衍化方的对应关系，可推其演变，求其法度，掌握类方的配伍变化规律。中医方剂类方研究体现了中医方 - 证 - 病结合的研究特色，针对方剂研究的复杂性和整体性特点，以系统论思想与复杂性科学理论为指导，在深入分析中医历代文献和临床应用特点的基础上，以系统生物学、生物信息学等方法和手段，探索类方方 - 证 - 病相关联的现代研究思路，揭示其复杂效应物质 - 生物效应 - 配伍规律的共有规律与各异性，为现代方药研究提供新的研究途径、研究思路与方法借鉴。

例如以治疗妇科血瘀证痛经的四物汤类方为例说明方 - 证 - 病的相关性，基于四物汤类方治疗妇科血瘀证的临床实践和传统与现代医学对妇科血瘀证痛经发病机制的认识，探讨方 - 证 - 病的相关性（图 2-2）。

三、从方剂药对基本单元探讨类方配伍特点的研究思路

药对是临床上常用的相对固定的两味药物配伍形式，是方剂组成的核心和基本结构，是连接中药和方剂的重要桥梁，具有组成相对简单便于展开科学研究的优势。药对的组成具有一定规律和丰富的科学内涵。

药对配伍与方剂关系密切，药对配伍作用研究对于方剂配伍规律研究具有引导价值，药

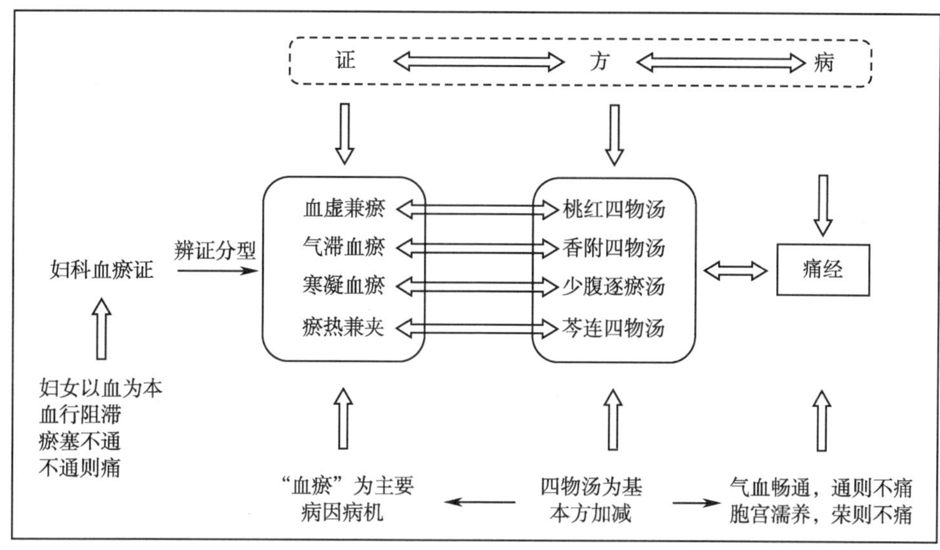

图 2-2　基于方 - 证 - 病关联的四物汤类方研究思路与逻辑关系

对配伍理论可在一定程度上说明方剂配伍关系。药对配伍作用及其与方剂作用的关系研究有助于剖析方剂配伍机制及其治疗疾病的作用机制。

1. 药对配伍组合的理论基础　药对是方剂配伍的最小组方单元，是中医临床用药的优效性组合，是历代医家长期医疗实践的经验总结和精华所在。它依据中药药性（四气五味、升降沉浮）等配伍理论形成的两味药相对固定、相辅相成或相反相成的有机组合，形成方剂的配伍基础。药对配伍组合的临床应用学术渊源，上溯《神农本草经》之七情，两药配伍效应上便记载药“有相须者，有相使者，有相畏者，有相恶者，有相反者，有相杀者”。在运用方式及禁忌上，经文建议“当用相须、相使者良，勿用相恶、相反者”。而在使用有毒药物时，经文则曰：“若有毒宜制，可用相畏、相杀者，不尔，勿合用也。”这一药对应用原则言简意赅，指导了千百年的中医从业者，在临床应用中发挥着积极的作用。

《伤寒论》中药对应用体现了仲景适证化裁、灵活加减的用药特点。据统计，东汉张仲景，《伤寒论》《金匮要略》中载有药对 147 对。由《雷公药对》与后来的《桐君药录》合订而成的《药对》，其主要内容为“论其佐使相须”。南北朝时期出现的《徐之才药对》在《雷公药对》的基础上，对药对的组成法则增加了“性毒相反”，亦可谓是完善药对理论的一种有效补充。

《施今墨对药》详细地介绍了近代名医施今墨临床常用药对，包括每对药的组成、单味功用、伍用功能、主治病症、常用剂量及临证经验。施氏继承和发扬并重，有其独创的药对组成法则：①相互协助以增药力；②相互制约而展其长；③两药合用另生其他作用；④有沟通作用。近代名医秦伯未在《谦斋医学讲稿》中曾言：“……这种药物的配伍，主要是前人经验的积累，有根据，有理论，不是随便凑合的。通过适当配伍，能加强药物的效能，扩大治疗的范围，值得我们重视。”

可见，药对是古今医家长期医疗实践的经验总结，具有丰富的内容和奥妙的内涵，有待深入研究与应用。对其进行整理使之赋予现代科学内涵，是一项重要而又意义深远的工作。

2. 药对配伍组合特点及现代认识　依据药对配伍原则，两药配伍后在药效上起到相互促进、相互制约、相互依赖、相互转化的作用。现对两药配伍组合作用特点及其现代认识进行归纳分析，为现代研究提供有意义的引导。

（1）协同增效的配伍组合特点：两药味在性味、功能上相似，配伍后可促进原有疗效的增强，表现在药对功效优于其中任一单味药。活血化瘀药对配伍多属此类，如乳香配没药，乳香辛苦性温，气香窜，偏入气分而善于调气，止痛力强。没药苦平，气淡薄偏入血分，而长于散瘀，破血力大。二药合用，气血并治，相得益彰，功增效宏。桃仁配红花，桃仁苦甘而平，入心肝、大肠经，有破血祛瘀、润燥滑肠之功；红花辛温，入心肝经，有活血通经、祛瘀止痛之功，二药皆有活血化瘀之力，同入心肝二经，然红花质轻升浮，走外达上，通经达络，长于祛在经在上之瘀血，而桃仁质重沉降，偏入里善走下焦，长于破脏腑瘀血，相须配伍后，祛瘀之力增强。

（2）药对配伍组合协同增效的现代研究：研究表明柴胡、白芍配伍后具有解痉作用与镇痛作用；桂枝、白芍配伍后具有镇痛、抗炎作用，且桂枝、白芍配伍后在镇痛作用方面具有协同作用。金银花、连翘配伍前后抗炎、解热活性研究结果表明：金银花、连翘单用水煎剂抗炎作用不明显，金银花 - 连翘药对 1∶1 抗炎作用最强；解热作用的研究表明除连翘单用水煎剂外，金银花和银翘药对不同配伍比例的水煎剂对酵母菌致热大鼠均具有明显的解热作用，退热作用持续至给药后 2 小时，尤以金银花 - 连翘药对 1∶1 的解热作用效果最明显，提示两药配伍后抗炎、解热活性增强。当归 - 川芎不同配比药对挥发性成分与其抑制小鼠离体子宫平滑肌收缩效应的相关性评价结果表明：不同配比当归 - 川芎药对挥发油对小鼠离体子宫收缩效应强度不同，以当归 - 川芎（2∶1）效应最佳。

血府逐瘀汤中川芎 - 赤芍药对合用及单用对大鼠高脂血症的影响结果表明，两药合用及单用均可明显降低血清胆固醇、甘油三酯及低密度脂蛋白水平；但两药合用可显著降低高脂大鼠血清中丙二醛活性，增加一氧化氮的释放，而川芎和赤芍分别单用则无影响，提示两药在抗氧化及保护血管内皮细胞功能方面产生协同作用。又如复方丹参方是经过多年临床实践验证有效的治疗冠心病的方剂，其中丹参 - 三七药对发挥了主要的药效作用；利用冠脉结扎犬造成急性心肌缺血模型对方中丹参和三七的最佳配比进行了实验研究，结果表明，丹参、三七配伍后的效用强于各单味药物，且配伍存在最佳比例，尤以 10∶6、10∶3 两组的作用为突出。二妙散由黄柏和苍术组成，两者一清一燥，两者配伍后对于细胞免疫应答所致的炎症反应有抑制作用，且协同作用显著。

乳香 - 没药药对不同配比对无水乙醇致小鼠胃溃疡的保护作用结果表明：乳香组、乳香 - 没药（3∶1）组、乳香 - 没药（2∶2）组、乳香 - 没药（1∶3）组和西咪替丁片组均能显著降低无水乙醇致胃溃疡模型的溃疡指数，提高溃疡抑制率，具有显著性差异。其中乳香 - 没药（2∶2）组作用最强，说明乳香 - 没药配伍抗无水乙醇致胃溃疡作用存在最佳配比。

（3）药对配伍组合对有效成分的影响研究：白芍与柴胡不同比例配伍对有效成分煎出的影响结果表明：白芍配伍柴胡，芍药苷煎出量均高于白芍单煎，平均提高 12.68%，其中白芍与柴胡 2∶1 配伍比例芍药苷煎出量最大，说明白芍配伍柴胡有利于芍药苷煎出。研究表明黄连与肉桂配伍后，黄连各生物碱成分明显下降，在不同的配伍比例中肉桂含量越高，黄连各生物碱含量降低越大。大黄 - 附子药对不同配伍比例大黄中化学成分（大黄酚、大黄素、大黄酸、芦荟大黄素和大黄素甲醚）的总体变化差异明显，配伍比例 1∶1 时与单味大黄的化学成分含量总体差异最大。红花 - 甘草共煎煮后产生的化学成分动态变化进行研究表明：红花与甘草配伍后出现化学成分含量明显变化的有两个成分，即甘草查耳酮 A 和甘草查耳酮 B。该研究印证了红花与甘草配伍后共煎煮的化学成分不同于单味药化学成分的简单加和，在配伍后共煎煮过程中发生了化学成分的变化，各成分由此产生不同于单味药化学成分简单加和的相互比例和各自的浓度范围。

黄连、吴茱萸两药配伍时对挥发油成分的影响结果表明，在挥发油鉴定的 50 种成分中，两药配伍后多数低分子量的挥发油含量有所下降，部分挥发油含量增幅显著，同时有少数成分存在于单味药水提液中而在共煎液中几乎未能检测到，另有个别成分存在于共煎液中而在单味药水提液中几乎未检测到。该研究提示黄连 - 吴茱萸药对配伍后挥发油成分的变化，在煎煮过程发生了增溶作用以及可能存在一定的化学反应导致个别成分发生改变，为该药对配伍规律的研究提供了一定的实验依据。黄连中主要化学组分溶出率的变化规律结果表明：8 种组分中 1 种组分的溶出率保持相对稳定；6 种组分与黄连比例成线性关系；另外检出 1 种新组分，它与黄连比例成非线性关系。黄芩与柴胡不同比例配伍对有效成分煎出的影响结果显示，黄芩配伍柴胡时其黄芩苷煎出量均比黄芩单煎高，平均提高 15.3%，其中黄芩与柴胡以 2∶1 配比时黄芩苷煎出量最大，说明黄芩配伍柴胡有利于黄芩苷煎出。

吴茱萸 - 当归药对中主要成分随吴茱萸当归配比变化呈现一定的溶出规律，吴茱萸与当归的 9 个配伍比例中，随着吴茱萸比例的增加，阿魏酸溶出率逐渐增高，以 6∶4 配伍组含量较高，且其后含量增加趋于平稳，与《金匮要略》温经汤配伍比例相符合。

(4) 药对配伍组合对有效成分生物利用度影响的研究：肉桂与当归配伍后对当归中阿魏酸生物利用度的影响结果表明：阿魏酸在小鼠体内的药代学过程符合一室模型，肉桂与当归配伍后中阿魏酸的平均相对生物利用度为提高。肉桂复方与单药当归的 C_{max}，$AUC_{0-\infty}$存在差异，而 t_{max} 无差异。该研究提示温里药肉桂与活血药当归配伍，能提高当归主要效应成分阿魏酸的生物利用度，从效应成分生物利用度的角度揭示了活血温里药配伍的科学内涵。药对配伍对黄连中盐酸小檗碱的药代动力学进行研究，结果显示，黄连和药对配伍均能使盐酸小檗碱单体的吸收加快，消除加快。房室模型拟合分析，发现盐酸小檗碱单体、黄连、黄连药对三者均为一房室模型，即体内分布过程没有显著性差异。黄连总碱大鼠小肠吸收特性及黄连肉桂配伍对黄连总碱小肠吸收的影响结果表明：黄连水煎液中总碱成分具有与小檗碱类似的 P- 糖蛋白底物转运特性：总碱在大鼠小肠的摄取和转运具有浓度及时间依赖性；总生物碱的转运明显受到转运方向的影响，从浆膜面到黏膜面的转运明显大于从黏膜面到浆膜面。黄连与肉桂在一定配比范围内，黄连总碱的小肠吸收呈现明显增加趋势，以黄连总碱为指标，两者配伍对黄连总碱的吸收存在最佳配比关系，提示小肠吸收和药物间化学反应共同影响黄连 - 肉桂药对的配伍作用。

3. 药对配伍组合在方剂配伍中的作用研究　该方面的研究是方剂配伍规律揭示的重要落脚点，但目前真正开展该方面研究工作的相对较少。裴妙荣等对酸碱药对“大黄 - 黄柏”的酸（碱）性成分在大黄硝石汤中的变化规律进行了探讨，通过系统研究大黄附子汤中酸性成分与碱性成分的配伍变化情况，探求酸碱对药间的相互影响及在方剂中的变化规律，并推断大黄酸与乌头碱形成复盐的结构等。目前关于药对在方剂配伍中的影响，包括对化学成分影响、效应变化的影响、药对对全方作用的贡献和意义，以及药对在方剂配伍中的作用机制研究涉及较少，而正是这些内容决定着方剂配伍科学内涵的科学诠释。因此，应重视药对研究，尤其是重视药对配伍在方剂配伍中的地位和作用，从单味药 - 药对 - 基本方 - 类方逐层深入地阐明方剂配伍规律与作用机制。

药对是中医临床特殊的用药形式，它遵循药性特征、依据配伍理论形成了相对固定、相辅相成或相反相成的有机组合。如七情（相须配伍：相互协同以提高疗效；相使配伍：主辅配伍以提高疗效；相杀相畏配伍：相互制约其毒性等），性味（寒热配伍、辛苦配伍、酸甘配伍等），以及升降沉浮、表里散敛、补泻动静等。药对组成简单却具备配伍的基本特征，体现了中医遣方用药的特色优势，具有内在的组合变化规律与丰富奥妙的科学内涵。

针对药对各个层次包括药对配伍、组合规律、临床应用等的理论研究，通过分析古代医家运用药对的临床经验，探讨古代医家用药用方的特点及药对相辅相成、相反相成的作用规律；同时，应用现代科学技术从多层面、多角度对药对组成结构、剂量配伍、物质基础、生物效应等进行关联研究，揭示药对的配伍作用及机制，寻求发挥最佳作用的用药剂量比例，以更好地发挥药物的治疗效果，更有利于指导临床用药、减毒增效，以深化中药七情相须、相使等配伍关系；通过药对在方剂中的地位和关联关系探讨，客观认识和深化理解方剂配伍规律，有利于提高中医临床用方用药的准确性和有效性。因此，我们应基于中药药性理论，遵循药对七情和合配伍原则，采用现代数据挖掘技术分析归纳药对配伍及组成规律的科学内涵；借助现代生物学、药理学等多学科方法和手段开展组成药味、药对配伍效应与效应物质的关联研究；运用生物信息学、化学、生物学、计算机分析技术等阐明中药药对组成结构-剂量配伍-物质基础与功效的关联规律，以及药对在方剂中的贡献与作用机制。

四、基于药物相互作用的类方协同增效研究思路

1. 方药配伍相互作用及其机制研究策略　中药的合理配伍是组成方剂的基础，中药通过配伍组合，发挥协同增效（功效拓展或增强）或配伍减毒（减轻或消除副作用）等作用。类方是药物组成上具有相似性的方剂的集合，类方研究的关键是要抓住类方之间的相似性与差异性。没有相似性，也就无所谓类方之“类”，而差异性正是类方中每一具体方剂的个性。类方的研究既要阐明其相似性这一规律性的东西，又要比较各方的差异，还要揭示造成这些相似性和差异性的根本原因，即类方主治类群的相似性和差异性，以及类方如何随主治证候的细微差别而进行细微调整的规律。药物相互作用研究为此类研究提供方法。

在药物相互作用研究中，一般先体外试验预测相互作用的可能性，后体内试验进一步确证药物相互作用的结果，其重点是药动学研究。与多数化学药物相比，中药的多组分、多靶点特性决定了药物相互作用及其机制更为复杂。中药成分复杂，且受产地、采收、加工、炮制、煎煮等多种因素影响，使得药味性质发生变化或药效发生改变。中药配伍后，药效成分在体内发生量和质的变化，影响其疗效和主治证候。配伍对体内过程的影响表现在：改变药效物质的药代动力学行为；影响药效物质的代谢途径，产生不同的代谢产物；诱导和抑制药物代谢酶，从而显著改变药物的药理活性。此外，基于细胞和分子层面研究方药配伍主要是为了揭示其配伍效应变化的相关机制，是合理设计配伍给药的方案和获得最佳疗效的关键。

因此，基于药物相互作用，从中药物质基础、药效学、药动学、细胞分子生物学不同角度揭示方药配伍相互作用及其机制，对类方元之间的相似性与差异性的揭示具有积极的价值（图 2-3）。

2. 药物相互作用与方药配伍的关系　配伍是中医用药的基本形式。“药有个性之所长，方有合群之妙用”，恰当地说明了配伍是药物的综合性能，而这一综合性能的基础是药物“个性之特长”，亦即“药物的偏性”。药物的偏性包括性、味、归经、升降沉浮及有毒无毒等

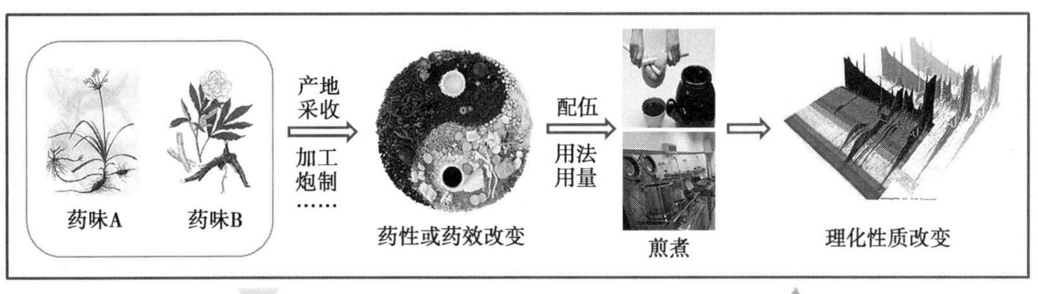

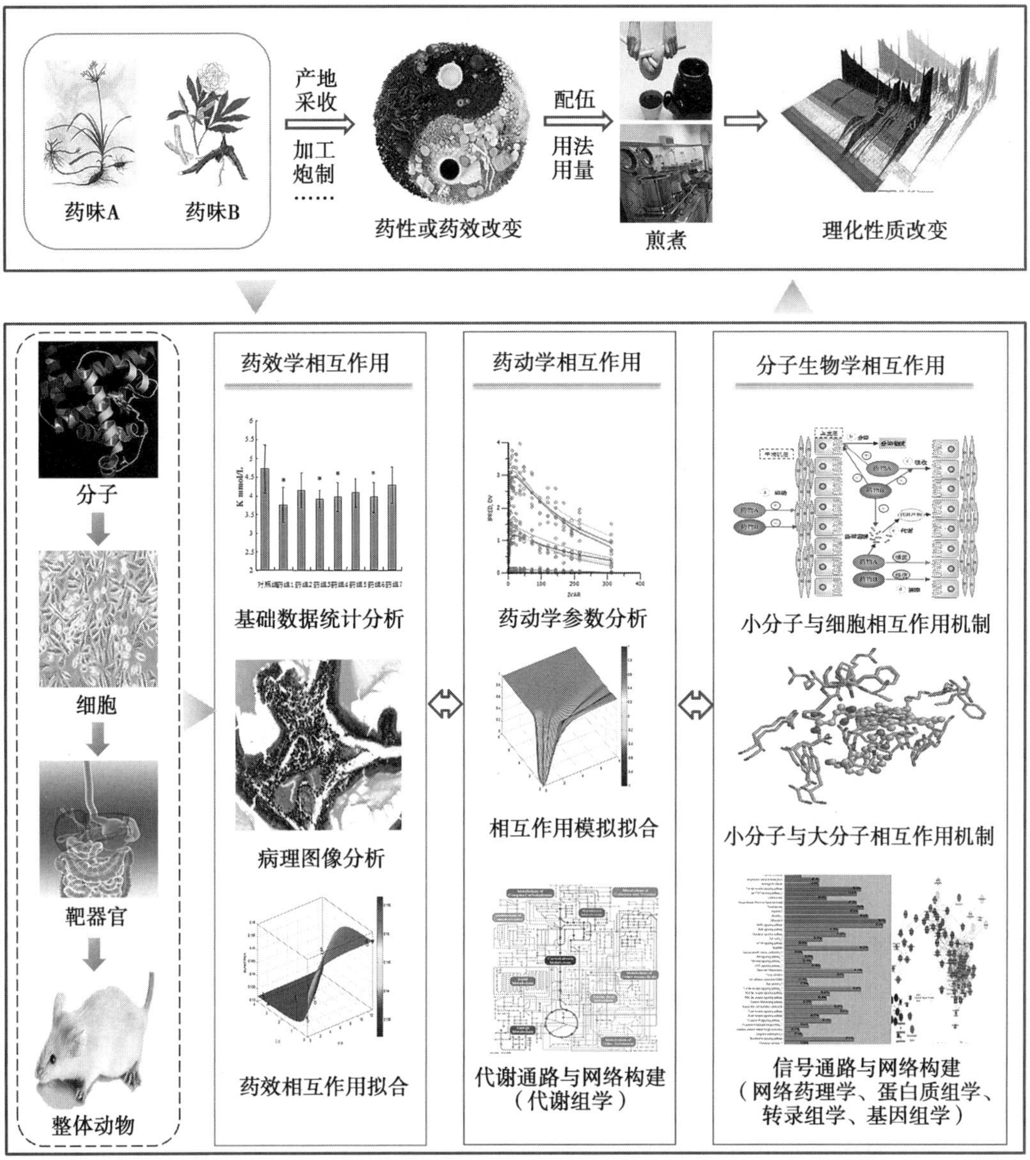

图 2-3　方药配伍相互作用及其机制研究策略

方面。中药配伍过程中药物之间可能会产生相互作用，药物的这些相互作用有些是有利于治疗的，有些则不利于治疗。药物配伍后发生相互作用，若出现减毒增效作用，则正是我们所希望的；而若出现疗效降低或毒性反应而影响治疗，甚至危及患者安全的，则属配伍禁忌，在临床用药过程中应特别注意。

（1）协同作用：即两种或两种以上药物合并使用，能使药物原有的作用增强。协同作用又可分为相加作用和相乘作用。相加作用是指两药的作用等于两药单独作用之和，而相乘作用则表现为两药的作用大于两药单独作用之和。药物的协同作用在临床上具有重要意义，例如四物汤中补血药与活血药配伍，补血而不滞血，和血而不伤血，临床尤宜用于血虚血滞之证。实验研究证明该方具有改善外周血象、促进骨髓造血、升高肝/脾指数、促进血管生成、改善红细胞膜 ATP 酶活力的综合效果；同时也对妇女特异性生理物质具有影响，可不同程度地降低血瘀模型的全血黏度、红细胞沉降率、血细胞比容、延长凝血酶时间（TT）等；同时可以改善妇女内分泌紊乱的情况。

据证而成的四物汤方剂系统是一个涉及药味、剂量、剂型加减变化的开放系统，其化裁均为在养血和血基础上以血虚、血结、血闭、血寒、血热、行血、止血酌情增减。血虚兼有血瘀之证者，常加以活血化瘀药，如延胡索、桃仁、红花等。血虚兼有气滞证者，常加以理气药，如香附、陈皮等药物。血虚兼热邪或热毒之证者，常加以清热解毒药，如选用黄芩、黄连、栀子、金银花、连翘等药物。此外，若血寒，经期腰腹疼痛，可酌加炮姜、桂枝、吴茱萸、枳壳、香附、桑寄生、续断等药物。若气虚而不摄血，可加党参、黄芪、白术。但类方在总体效应上具有共同点，如香附四物汤、桃红四物汤、芩连四物汤均具有不同程度的改善血液流变性、抑制二磷酸腺苷（ADP）、血小板活化因子（PAF）诱导的血小板聚集作用以及抗凝血酶活性等，其作用机制与调控血管内皮细胞分泌的相关因子 ET、NO、PGI_2 等密切相关，对活血化瘀有协同增效作用。

又如二妙丸、三妙丸、四妙丸、四妙加味方为一组类方，二妙丸由黄柏、苍术组成，治疗下焦湿热证；瘀偏重者，加牛膝，成三妙丸；湿偏重者，再加生薏苡仁，成四妙丸。四妙中苍术苦温燥湿，黄柏苦寒，入下焦而祛湿热毒邪，牛膝活血化瘀通络，且能补肝肾强筋骨，薏苡仁祛湿热而利筋络。现代药理研究表明：该类方中祛湿药对降尿酸起重要作用；清热药对抗急性痛风炎症起重要作用。黄柏清热解毒效应物质基础在二妙、四妙加味方中含量增加，在三妙、四妙方中减少，与二妙丸类方的功效相关。二妙、四妙加味方临床用于炎症急性期，三妙、四妙用于炎症慢性期，临床应用三妙、四妙方中黄柏的用量少于二妙方，以减弱清热抗炎的功效。苍术燥湿物质基础在三妙、四妙方中有所增加，与加强活血利湿的功效相关。

（2）拮抗作用：两种药理作用相反的药物同时使用，使作用减弱或消失，称为拮抗作用。中药“七情”中相恶、相畏、相杀的配伍就是利用药物之间的相互拮抗来减少毒副作用或降低乃至丧失原有的功效。药物间产生拮抗作用的原因一方面可能是因为药物之间的相互作用，改变了药物的理化性质，从而降低了药物的药理活性；另一方面，药物也可通过影响机体对药物的吸收、分布、代谢或排泄过程，从而降低或消除其他药物的作用。如麻黄与石膏配伍，麻黄的药理作用就受石膏的影响。麻黄→机体产热增加→皮肤血流量增大→散热（出汗）。麻黄 + 石膏→机体产热减少→皮肤血流量减少→肾血流量增大（利尿）。

（3）增加毒性或副作用：某些药物合用后，能增加毒性或副作用，则不宜配伍使用或慎用。中药“十八反”“十九畏”配伍禁忌即属此类。研究表明瓜蒌、白及、半夏、贝母与乌头配伍后由于对 CYP3A 和 CYP1A2 的抑制作用减缓了毒性成分乌头碱的代谢速率并提高其血药浓度，产生心脏和神经系统的毒性，与抑制 CYP1A2、CYP3A1 酶活性和抑制转录后蛋白质表达有关。研究证实甘遂可能通过诱导大鼠 CYP2E1 的表达与活性上升，促使其所含的前致癌物质和前毒物转化为致癌物和毒物，导致对机体的毒性作用。海藻、大戟、甘遂、芫花与甘草配伍后甘草酸通过核受体 PXR 产生对 CYP3A 的诱导作用，受 PKC 途径调节，诱导 CYP3A 的 mRNA 表达和酶活力。药物配合应用的情况是复杂多样的，临床上应根据病情需要酌情处理，并应注意因配伍引起的不良反应或毒副作用。

五、基于现代生物学的类方功效与效应机制研究思路

近年来随着对系统生物学、生物网络、药物作用靶点与生物网络关系研究的不断深入，

对药物微观作用机制有了更为深刻的认识，发现许多单一化学成分、具有明确靶点的化学药物从生物调控网络的角度是多靶点的。中医方剂所含功效成分复杂，多种功效成分通过多途径、多环节和多靶点表现出综合或整合效应，其作用机制亦十分复杂。因此，基于系统生物学、网络生物学以及“Omics”等学科领域前沿进展，本课题组提出从临床病证特点的角度出发，基于现代生物学方法探讨类方功效 - 生物效应机制的研究思路，以阐释方剂复杂系统与人体复杂系统的相互作用、功效特点与整合调节作用机制。

1. 中医临床病证特点与现代生物学相结合的类方功效与机制研究意义　中医方剂是中医药防治疾病的主要临床用药形式，中医方剂的临床疗效与作用机制、功效与功效物质基础、中医病证的现代生物学基础等均亟待集成多学科领域的现代科学方法和技术，以此系统的阐释中医药防病治病的科学本质。

课题组基于临床回归临床的指导思想，提出从临床病证特点的角度出发，基于现代生物学方法探讨类方功效 - 生物效应 - 作用机制的研究思路。通过采用现代科学方法和技术如分子生物学、药理学、植物化学、生物信息学、计算机技术等，构建能够体现中医药复杂作用特点、病证结合的生物效应评价模型、方法和技术体系，规范、有效地服务于中医临床，促进合理用药，为国内外相关研究提供了技术支撑和研究示范。

应用现代生物学方法和技术，尤其是能够反映整体思想的组学、生物网络等，可对中医药防治疾病的整合效应进行科学的、综合的表征与评价，获得多层次信息，以科学认识中医药的效应及效应机制，有助于阐明方剂配伍组方原理与功效表征的作用机制，为提高临床疗效和指导临床合理用药提供重要的科学依据。利用最新的分子生物学方法和技术，从微观角度揭示方剂功效成分群作用于机体病证的分子靶标、调控的信号通路等，以及与整体效应的关联性等，从而实现从微观到宏观的研究思路，探索中医药现代化研究的思路，提高我国中医药研究水平。

2. 基于病证结合动物模型的类方研究　中医证候动物模型是连接中医临床和中医药现代研究的桥梁与纽带，是深化证候物质基础认识、阐明中药方剂作用机制不可或缺的技术环节。而方证相应理论为中医证候的现代研究提供了理论支撑，通过方证相应和以方测证反映方与证相关联的必然性，为疾病的中医方证研究提供方法学支撑。方证的对应关系有助于发现方与证相对应的现代病理、生理模型与药理学的结合点，从而构建客观反映临床病证特点的病证结合动物模型。

自 20 世纪 60 年代以来，对中医证候模型研究进行了广泛的探索，取得了一定的进展。中医动物模型已涉及八纲辨证、脏腑辨证，建立了百余种证的动物模型，形成了证候动物模型研究思路如病因型模型、症状型模型、病理型模型和病因病理叠加型模型等。然而，证候动物模型的不足使得中医证候本质研究进入了瓶颈。目前，病证结合动物模型的创建尚处于试验性、探索性阶段，尚缺少标准的模型评价体系。

课题组依据传统医学对疾病证候的认识以及现代医学对疾病发病机制的认识，构建了与证候、疾病相关的证候动物模型、疾病动物模型和病证结合动物模型；构建了与病证相关的整体、组织器官、细胞、分子水平生物模型。其评价指标体系包括与病证相关的各层次水平的多指标体系，包括了神经 - 内分泌 - 免疫系统（N-E-I）的相关病理因子，为系统地揭示中医方剂防治疾病的功效、功效物质以及作用机制提供了客观的评价体系。

依据传统医学对不同证候原发性痛经的认识以及现代医学对原发性痛经的发病机制的

认识，构建了与血瘀证相关的模式生物证候模型，评价指标体系包括血液流变学、内分泌激素水平、致炎因子、疼痛指标等；构建了与痛经相关的整体、组织器官、细胞、分子水平生物模型。效应评价体系包括神经 - 内分泌 - 免疫 - 血液系统（N-E-I-B）生物网络中相关的病理因子。建立的相关生物效应评价技术平台主要包括：①以补血活血功效相关的评价体系，包括与血瘀证相关的血液流变学评价方法（在体动物子宫微血流评价、体外抑制 ADP/PAF 诱导的血小板聚集评价等）、血虚动物模型等。②与痛经相关的效应评价体系，包括整体动物原发性痛经模型、离体子宫收缩评价平台、COX-2 酶抑制剂筛选评价模型、离体卵巢细胞增殖及对雌激素影响的评价模型、对雌激素报告基因的调控分子模型、T 淋巴细胞生长特异性免疫功能评价模型、巨噬细胞吞噬功能非特异性免疫功能评价模型等。③与炎症相关的效应评价体系（整体动物炎症模型、体外抗自由基反应评价等）。

3. 基于神经 - 内分泌 - 免疫系统的类方作用机制研究　随着现代生命科学研究的迅速发展，医学界对人体生理功能整体调节方式的探索备受关注。神经内分泌免疫网络（neuroendocrine-immune network，NEI）在整体水平上调节机体的正常生理功能，对于维持机体稳态具有重要意义，这一医学理念与中医药整体观、辨证观以及平衡观不谋而合。神经内分泌系统与免疫系统之间通过共有的信号分子和受体实现信息传递，构成复杂的神经内分泌免疫网络，在整体水平维持机体的稳态。

研究证实，中医经典方剂、单味中药或中药单体成分对 NEI 调节网络具有整体调节作用，如六味地黄丸、补中益气汤、肾气丸、左归丸、右归丸、逍遥散、四逆散、柴胡加龙骨牡蛎汤等对 NEI 调节网络均具有调节作用。目前，研究较为集中和深入的生物碱类、黄酮类、多糖类以及皂苷类等中药单体成分如人参皂苷、枸杞多糖等，也被证实可通过对 NEI 调节网络的调控而发挥抗应激损伤的效应。因此，神经内分泌免疫研究将有助于阐明病证的发病机制，为疾病的防治提供新思路并揭示中医方剂的作用机制。

本课题组基于方剂类方体系多成分、多靶点的作用特点，提出类方体系作用于神经 - 内分泌 - 免疫网络的不同层次、不同环节的整合调控及作用机制的研究思路。例如，通过四物汤及其衍化方用于不同证型原发性痛经较为系统的生物学研究，发现四物汤类方养血活血功效主要表现为调节血液系统、内分泌系统及免疫系统的功能，阐释了“女子以血为本”所表征的系列生物学指标及其科学内涵，阐明四物汤及其衍化方调控下丘脑 - 垂体 - 卵巢 - 子宫轴的生物学机制。

当归芍药散通过调节神经 - 内分泌 - 免疫网络而间接影响下丘脑 / 垂体内分泌中枢的效应物质基础研究，发现当归芍药散的功效成分群及其影响机体产生的生物大分子对离体培养的下丘脑 / 垂体细胞分泌 GnRH、LH、FSH 的影响，明确了当归芍药散调节神经内分泌作用的可能机制；并揭示当归芍药散直接或者通过 NEI 网络间接影响下丘脑 / 垂体的功能，从而调控机体的内分泌功能的机制及效应物质。

因此，基于神经 - 内分泌 - 免疫网络探讨方剂类方的效应物质基础及作用机制具有重要意义，也为研究调节神经内分泌系统功能的中医方剂类方研究提供了新的思路和方法。

4. 基于组学方法和技术的类方功效 - 生物效应机制　方剂具有多组分、多靶点、代谢途径复杂等特点，其作用机制复杂多样，是方剂研究的难点也是热点。随着系统生物学、组学方法技术的迅速发展，各种组学方法和技术引入到中医药研究中来，为方剂类方的生物效应、作用机制及其作用靶点的揭示与阐明提供了重要的技术支撑，对于阐释方剂类方方 - 证 -

病相应的科学内涵具有重要意义。

人类基因组计划完成之后，生命科学研究的热点已逐渐从解析生命的全套遗传信息转移到基因的功能和几个“组学”研究，如以基因、mRNA、蛋白质、代谢产物为研究对象的基因组学（genomics）、转录组学（transcriptomics）、蛋白质组学（proteomics）、代谢组学（metabolomics）等，并进一步提出系统生物学概念，系统生物学包括转录组、蛋白质组和代谢组学分析等分子生物学研究，涉及数学分析、计算机应用、模型建立和仿真等诸多方面的研究内容。组学主要包括基因组学、转录组学、蛋白质组学及代谢组学，其研究标志着后基因组时代的到来。同时，组学技术的应用也促进了中医药研究的发展。

系统生物学是通过对细胞所有组分的定量描述从而在系统水平上了解生命活动的一门新型交叉学科。它以功能基因组学和蛋白质组学为基础，以各种经典和新萌生的技术为重要工具，包括实验观察和数学建模的反复迭代过程，通过数学模型来描述和预测生物系统的动态行为。

蛋白质组学是系统生物学的重要基础和组成部分之一，它与传统的蛋白质化学不同之处在于它是在生物体或其细胞的整体蛋白质水平上进行研究，从机体或细胞的蛋白质整体活动来阐明生命活动的基本规律。蛋白质组学在证候实质、中医方剂作用机制等方面应用较为广泛，并取得了一定的研究进展。证候整体、即时和动态的复杂特性与新兴蛋白质组学的特征尤为相似，两者之间有着某种内在联系和对应关系。蛋白质组学为科学地解释中医理论实质提供了可能，成为连接现代医学和传统医学相互关系的纽带。

代谢组学（metabonomics）的兴起从系统层面提供了将多层次、多维度数据进行整合分析、用现代科学语言表述中医药特性的方法。代谢组学通过检测和量化一个生物整体代谢过程随时间变化的内在规律，建立内在和外在因素影响下，整体代谢的变化轨迹，反映某种病理/生理过程中所发生的一系列生物事件，从而发现其生物学本质。代谢组学已应用于评价实验动物模型和外源物产生的一系列代谢过程和作用机制、靶器官的效应、组织损伤等方面，其应用涵盖疾病诊断、新药研发、模型识别和确证研究、新生物标志物的发现、新药筛选、安全性评价和作用机制以及中医证候本质研究等。

5. 基于生物网络信息的类方整体调节作用机制　网络是复杂生物系统的表现方式，网络的复杂性本质上就是“关系”的复杂性。现代中医药研究中，不少学者曾对 NEI、分子网络调节和细胞因子网络等问题进行了思考和研究，提示中医药现代研究需突破单生物学指标的局限，充分考虑机体内部复杂的相互联系。近年来系统生物学的兴起，海量数据获取技术如组学，尤其是计算分析能力和系统建模等方法的迅速发展，给生物网络赋予了丰富的、实质性的内涵，并迅速成为国际生命科学与医学研究新的热点。

2004 年 Barabasi 等提出了“网络生物学”，同年 *Cell* 首次刊登了人类的蛋白质相互作用网络。系统生物学以建立可预测、可预防和个体化的新的医学诊疗体系为目的，其中基因表达调控网络、蛋白质 - 蛋白质相互作用网络、信号转导网络以及代谢网络等生物网络的研究则是阐释系统的重要途径。同时，计算与实验相交融的系统生物学研究策略和生物信息学方法，在生物网络的研究中正发挥着越来越主要的作用，成为生命科学和医学研究从“还原论”走向“系统论”以及从“描述性”转为“预测性”的一个重要标志。

李梢等提出了从生物网络的角度探索“病”与“证”，“证”与“病”是中西方观察生命与健康的两种理论与经验体系，两者难以直接拼合。若从生物系统及生物网络的角度切入研究，则有可能为“病”与“证”的衔接提供桥梁，并促进两者各自的发展。在生物网络的层面上，“病”与“证”有互通之可能。此外，从该角度还可分析方剂中所蕴含的协同作用及其作用机制。

例如，课题组基于代谢组学与生物网络信息探讨了四物汤类方用于不同证候原发性痛经的作用途径与作用机制，揭示了妇科血瘀证原发性痛经的体内代谢机制，以及类方干预机制，从小分子代谢水平体现方 - 证 - 病相应，为临床诊治及创新中药新药研发提供了重要依据与参考（图 2-4）。

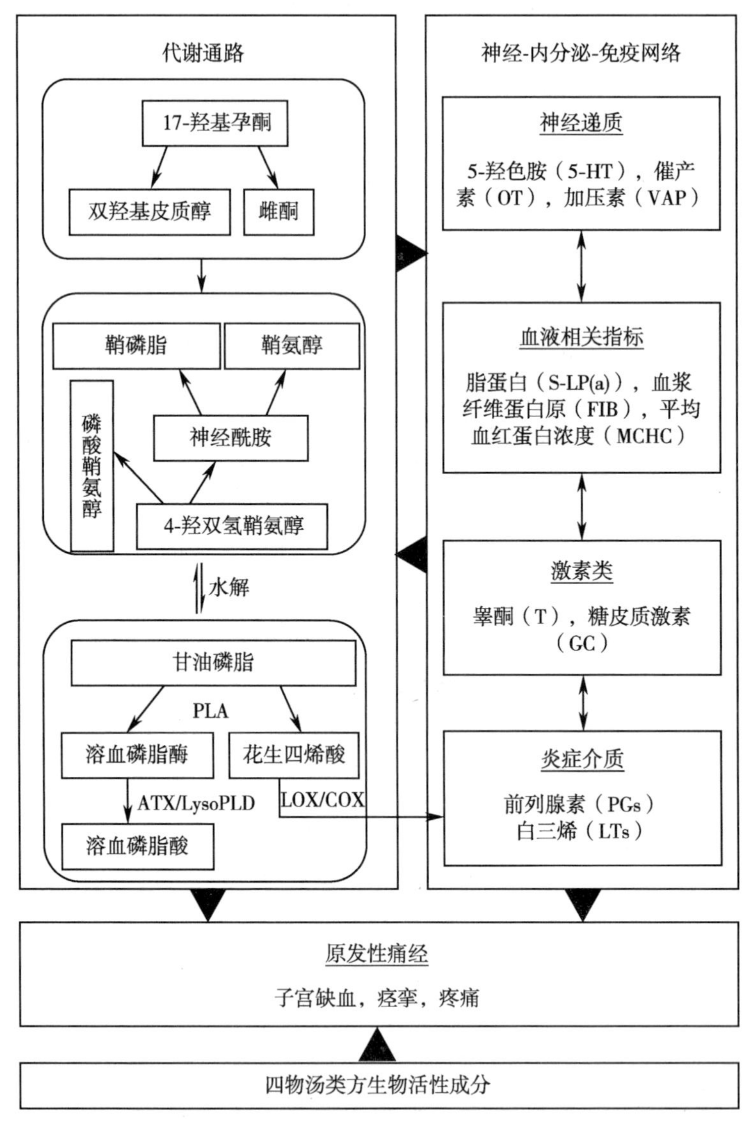

图 2-4 基于“组学”的类方生物体内作用机制分析框架图

参考文献

[1] 王曼华,孙化萍,梁建卫.经方药对配伍理论研究概况[J].辽宁中医药大学学报,2008,10(1):59-60.
[2] 宿树兰,华永庆,段金廒,等.当归-川芎挥发性成分与其抗子宫痉挛活性相关性分析[J].中国实验方剂学杂志,2009,15(2):64-67.
[3] 裴妙荣,段秀俊,裴香萍.酸碱对药大黄与黄柏在大黄硝石汤中配伍的化学研究[J].中国中药杂志,2009,34(17):23-26.
[4] 邢斌,曾林蕊,周纪芗.类方研究的思路与方法[J].上海中医药大学学报,2004,18(2):17-18.
[5] 范欣生,段金廒,孙世发,等.类方在复方研究中的意义[J].世界科学技术—中医药现代化,2007,9(6):17-21.
[6] 段金廒,陆茵,陈建伟,等.方剂现代研究的思路与方法[J].南京中医药大学学报,2006,22(1):1-4.
[7] 段金廒,宿树兰,丁安伟,等.方剂复杂效应物质的研究思路与方法[J].中国药科大学学报,2006,37(专刊):59-64.
[8] 陆茵,段金廒,丁安伟,等.应用新技术研究方剂药效物质基础的思路与方法[J].世界科学技术——中医药现代化,2005,17(6):19-23.
[9] 陆茵.利用系统生物学开展方证对应研究的思路和方法[J].中药药理与临床,2007,23(5):231-233.
[10] 尹莲.二妙丸系列类方作用规律的相关性探讨[J].中国实验方剂学杂志,2007,13(8):71-73.
[11] 杜冠华.中药复方有效成分组学研究[J].中成药,2002,24(11):878-880.
[12] 唐于平,段金廒,丁安伟,等.中医方剂物质基础现代研究的策略[J].世界科学技术—中医药现代化,2007,9(5):20-24.
[13] 罗国安,梁琼麟,刘清飞,等.整合化学物质组学的整体系统生物学——中药复方配伍和作用机理研究的整体方法论[J].世界科学技术—中医药现代化,2007,9(1):10-16.
[14] 韩旭华,牛欣,杨学智.方剂药效物质系统与单味药成分之间的非线性关系[J].中华中医药杂志,2006,21(5):289-291.
[15] 范欣生,段金廒,丁安伟,等.类方研究的四个层面[J].中国中西医结合杂志,2010,30(3):246-251.
[16] 范欣生,陈菲,刘培,等.四物汤类方养血调经配伍功效探析[J].世界科学技术—中医药现代化,2013,15(2):177-182.
[17] 尹莲,徐立,时乐,等.基于二妙丸类方探讨主从方类方配伍规律的研究思路与方法[J].世界科学技术—中医药现代化,2010,12(5):679-683.
[18] 周远,苏式兵.中药复方配伍的研究方法及其进展[J].中国实验方剂学杂志,2019,25(23):202-208.
[19] 段金廒,宿树兰,刘培,等.中医方剂现代研究的实践与思考——方剂功效物质组学的构想与建立[J].世界科学技术—中医药现代化,2013,15(2):159-166.
[20] 段金廒,刘培,宿树兰,等.基于方剂功效物质组学的四物汤类方用于妇科血瘀证原发性痛经的方-证-病关联规律分析[J].世界科学技术—中医药现代化,2013,15(2):167-176.
[21] 段金廒,范欣生,宿树兰,等.中药及方剂量效关系的研究进展与思考[J].南京中医药大学学报,2009,25(4):241-245.
[22] SU S L,DUAN J A,WANG P J,et al. Metabolomic study of biochemical changes in the plasma and urine of primary dysmenorrhea patients using UPLC-MS coupled with a pattern recognition approach[J]. Journal of Proteome Research,2013,12(2):852-865.
[23] LIU P,DUAN J A,WANG P J,et al. Biomarkers of primary dysmenorrhea and herbal formula intervention:an exploratory metabonomics study of blood plasma and urine[J]. Molecular BioSystems,2013,9(1):77-87.
[24] MA HY,HONG M,DUAN J A,et al. Altered cytokine gene expression in peripheral blood monocytes across the menstrual cycle in primary dysmenorrhea:a case-control study[J]. PLoS One,2013,8(2):e55200.
[25] 华永庆,段金廒,朱荃,等.缩宫素诱导的小鼠离体痛经模型的实验方法研究[J].中国药理学通报,

2008,24(4):489-493.

[26] 华永庆,段金廒,王言才,等. 小鼠离体子宫收缩模型定量药理学研究[J]. 中国药理学通报,2008,25(11):1727-1530.

[27] 宿树兰,段金廒,王团结,等. 少腹逐瘀汤对寒凝血瘀大鼠模型血液流变性及卵巢功能的影响[J]. 中国实验方剂学杂志,2008,14(12):14-16.

[28] 张畅斌,陆茵,段金廒,等. 四物汤及其加减方对痛经模型小鼠干预作用的研究[J]. 药学与临床研究,2007,15(6):459-461.

[29] 朱敏,段金廒,唐于平,等. 采用化学药物联合致小鼠血虚模型评价四物汤及其配伍组成的作用特点[J]. 中国中药杂志,2011,36(18):2543-2547.

[30] 刘培,宿树兰,周卫,等. 香附四物汤与四物汤对急性血瘀模型大鼠血液流变性及卵巢功能的影响[J]. 中国实验方剂学杂志,2010,16(8):124-127.

[31] 华永庆,段金廒,宿树兰,等. 用于不同证型痛经的四物汤类方生物效应评价(Ⅰ)[J]. 中国药科大学学报,2008,39(1):72-76.

[32] 刘立,马宏跃,段金廒,等. 凝血酶时间法的改进及对四物汤类方筛选研究[J]. 中国实验方剂学杂志,2009,15(4):68-71.

[33] 禹良艳,华永庆,朱敏,等. 四物汤及其组成药对对大鼠卵巢颗粒细胞增殖的影响[J]. 中国实验方剂学杂志,2011,17(6):141-144.

[34] SU S L,HUA Y Q,Duan J A,et al. Inhibitory effects of active fraction and its main components of Shaofu Zhuyu decoction on uterus contraction [J]. The American Journal of Chinese Medicine,2010,38(4):777-787.

[35] LIU L,MA H Y,TANG Y P,et al. Discovery of estrogen receptor α modulators from natural compounds in Si-Wu-Tang series decoctions using estrogen-responsive MCF-7 breast cancer cells[J]. Bioorganic & Medicinal Chemistry Letters,2012,22(1):154-163.

[36] LIU P,DUAN J A,HUA Y Q,et al. Effects of Xiang-Fu-Si-Wu decoction and its main components for dysmenorrhea on uterus contraction [J]. Journal of Ethnopharmacology,2011,133(2):591-597.

[37] SU S L,HUA Y Q,DUAN J A,et al. Hypothesis of active components in volatile oil from a Chinese herbs formulation, 'Shao-Fu-Zhu-Yu Decoction',using GC-MS and Chemometrics [J]. Journal of Separation Science,2008,31(6):1085-1091.

[38] SU S L,GUO J M,Duan J A,et al. Ultra-performance liquid chromatography-tandem mass spectrometry analysis of the bioactive components and their metabolites of Shaofu Zhuyu decoction active extract in rat plasma[J].Journal of Chromatography B,2010,878(3-4):355-362.

[39] SU S L,YU L,HUA Y Q,et al. Screening and analysis of potential bioactive components from Shaofu Zhuyu decoction,using human umbilical vein endothelial cell extract and high performance liquid chromatography coupled with Q-TOF/MS spectrometry [J]. Biomedicine Chromatography,2008,22:1385-1392.

[40] 朱振华,尚尔鑫,段金廒,等. 中药方剂化学成分液质联用分析中标准质谱库的建立和应用[J]. 分析化学,2010,38(11):1588-1592.

[41] 宿树兰,段金廒,赵新慧,等. 四物汤及衍化方香附四物汤挥发性成分与子宫平滑肌收缩效应相关性分析[J]. 世界科学技术—中医药现代化,2008,10(2):50-57.

[42] 陈海锦,陈子珺,都广礼. 中药复方配伍规律的现代研究进展[J]. 中华中医药学刊,2018,36(12):2835-2841.

第三节　基于功效物质组学的方剂类方研究思路

方剂功效物质组学是研究有效组合体的组成及其相互关系以及与生物系统相互作用的方法学体系。作为对新的概念和研究方法的探讨,研究者提出了结构性的功效表征 - 效应信息群 - 功效物质组 - 作用机制的研究策略与相应方法技术体系。基于整体观和辨证论治原则有效关联中医临床功效、生物效应及效应物质的关系，建立了功效物质组及功效物质组学的方法学体系，为符合中医临床特点的方剂复杂效应物质基础研究提供了研究思路和方法技术支撑，有助于从功效物质层面深化认识经典方剂及其衍化类方的配伍关系与衍化规律的共性和差异，对中医临床应用具有指导意义，为基于方剂创新药物的发现提供引导。

一、方剂功效物质组学提出的背景与意义

方剂功效是复杂化学物质经多途径的相互作用而表现出来的综合效应。方药配伍效应是其在人体内作用的有次序的整体调节效应。方剂功效物质基础难以归结为某一特定有效成分，其作用机制也难以归结为作用于某一特异性靶点，而是多元效应成分通过多靶点、多环节整合调节作用的结果。成分间、靶点间、环节间组成密切联系、相互协同与制约的复杂关系。

方剂现代研究是揭示临床医家遣药组方发挥功效的时代要求，也是中药新药创制的重要源泉与途径。目前，对于方剂物质基础研究策略与方法主要有以下几方面：杜冠华教授提出的有效成分组学研究策略，罗国安教授提出的化学物质组学及相应的方法体系，梁鑫淼教授提出的本草物质组的设想与建议等，以及中药化学组学、借鉴先导化合物发现和分离单一有效成分开发植物药、方剂优化配伍等研究思路和方法。这些研究有力地推动了方剂现代研究的研究，但这些研究多从实验动物的整体、器官组织、细胞、分子水平获得的有效物质群，缺乏与临床功效的密切关联和对中医基本理论方证相关、病证统一的科学系统阐释。

本课题组在前期已提出以系统论思想和复杂性科学理论为指导，以系统生物学、生物信息学为研究方法和技术支撑的方剂复杂效应物质 - 生物效应 - 配伍规律以及方 - 证 - 病的研究模式，提出方剂效应物质系统是指由引起方剂特定功效的有效物质构成的系统，是方剂发挥作用的物质基础。以系统生物学研究方法为技术支撑，探求方剂复杂效应物质的科学内涵；运用生物信息学手段分析方 - 证 - 病间的相关性，以揭示中医辨证 - 功效物质 - 临床疗效间的内在规律。

在深入研究和实践的基础上，本课题组提出方剂功效物质组学（formulae efficacy chemomics）的概念、内容及其方法技术体系。功效物质组（formulae efficacy chemome）是指基于中医药理论和复杂性科学理论，与某一特定中医功效相关的化学物质的有效组合体。其内涵是研究有效组合体的组成及其相互关系以及与生物体系相互作用的方法学体系。方剂功效物质组是针对一定病证和功效的有效物质组合体。同时在四物汤类方、三拗汤类方研究中进行了探索性应用研究，有效关联了中医临床功效、生物效应及功效物质的关系，从而建立了功效物质组及功效物质组学的方法学体系，为符合中医药特点的方剂物质基础研究提供了新的理念和方法技术体系。

二、方剂功效物质组学提出的理论基础

（一）中医药配伍理论是方剂功效物质组学提出的指导思想

方剂是中医临床的主要用药形式，是在中医整体观念和辨证施治原则的指导下，依据药性理论和功能主治，按照君、臣、佐、使的配伍法则，将中药组合而成的有结构、有层次的有机整体，对病证发挥整体调控的治疗效应。功效是中药作用于机体后，对人体的生理功能和病理变化产生不同的调节效应；功效配伍是临床最基本和最重要的配伍理论，依据辨证论治理

念，选择合适的药物组成方剂，调整人体功能的偏盛偏衰。

中医方剂的功效物质不单纯是每味中药功效物质的简单相加，因此不能孤立地去研究方剂组方药味，而是从方剂整体性出发进行研究。基于此理论，方剂功效物质组的研究设计就是把方剂作为一个整体进行研究，首先依据方剂的功效特点将方剂的功效进行规范和拆分，结合数据挖掘方法分析，确定不同功效及其特征属性；然后对规范的方剂功效进行效应表征，规范和明确某一功效的特定效应信息群；进一步发现与某一特定效应信息群（功效）相应的物质组以及该物质组与生物体相互作用的关系，最终阐明方剂多元功效的功效物质组群。该方法体系充分体现了方剂对人体的多途径、多靶点整合调节效应，符合中医整体性的作用特点。

在方剂现代研究中引入功效物质组的概念，有利于全面认识中医药配伍理论和方剂复杂的多成分、多靶点作用的治疗模式，摆脱简单化的方剂研究模式，使中医方剂现代研究更符合方剂组方理论和临床功效特点，最终阐明方剂临床疗效的治疗原理。同时，应用现代医学的理论体系阐释方剂治疗作用机制，以促进传统中医药配伍理论的发展。

（二）系统论和复杂性科学是方剂功效物质组学提出的理论基础

方剂配伍体现了系统思想，即方剂的整体性、组方药味的相互联系、方剂配伍的有序性、方剂与机体作用的动态性以及方剂作用的整体性等。因此，方剂配伍构成一个复杂系统，方剂复杂系统与人体复杂系统相互作用，通过多靶点、多环节、多层次地调节疾病过程中的病理生理变化而达到治疗疾病的目的。故现有的基于单一、散在的成分或组分的评价方法，药效与成分相关的研究模式，难以有效地表达方剂内在的病 - 证 - 效与功效成分群之间的关联关系，难以反映方剂的多途径、多靶点、多成分综合整体效应。因此，开展基于复杂系统生物学的系统研究已成为发展趋势。“组学”方法和技术与中医药理念相一致，可用于基于整体系统观的方剂功效物质基础研究。

方剂复杂功效物质既具有自身组成结构、内部结构和功能行为的复杂性，又表现出与人体相互作用时功效 - 物质 - 效应变化的复杂性。因此，欲阐明方剂复杂功效物质必须在复杂性科学理论指导下进行研究。中医临床用药遵循“有是证，用是方”的基本原则，那么方剂功效物质也应有其相应明确的适应证，从而使方证更加明确、临床疗效更加显著，同时阐明同一方剂对于“同证不同病”治疗的深刻内涵。由此可见，方剂功效物质组的提出与中医用药方 - 证相应的基本原则相一致。方剂功效物质组的阐明是指导中医临床有效用药的前提，也是方剂由药材饮片配伍到功效物质组配伍的基础。

系统生物学通过整合生物系统中诸多相互作用的组分来研究复杂生物过程的机制，如研究一个生物系统中所有组成成分（基因、mRNA、蛋白质、代谢物、生物小分子等）的构成以及在特定条件下这些组分间的相互关系，并分析这一生物系统在某种或某些因素干预下在一定时间内的动力学过程及其规律。因此，它是一个由下而上的系统组合，即在充分研究基因及生物大小分子结构和功能基础上的一种系统分析和组合。组学技术主要包括基因组（genomics）、蛋白质组（proteomics）和代谢组（metabolomics）等研究技术，它们互补为用，可以从不同的角度和层面研究生物体（包括人体）的生命活动状态，以及外在干预因素作用下的内在机制。

（三）药物相互作用理论是方剂功效物质组学构建的重要支撑

方剂配伍是针对中医病证的整体目标而设，配伍的各组方药味之间通过相互作用、协调补充而发挥整体功效。在方剂配伍关系中，各组方药味融为一体，相互作用、相互影响而对方剂的整体效应产生不同于单味药功效的综合效应，即协同效应、叠加效应和拮抗效应，从而发挥增效减毒的目的，其实质是方剂功效物质之间的相互作用以及与机体间的相互作用。因此，基于药物相互作用理论构建的方剂功效物质组学，不仅对方剂配伍本身的功效物质组的组成、结构、相互关系进行研究，更强调方剂功效物质组进入生物体后各功效成分间的相互作用以及在体内吸收、转运、分布、代谢、排泄、对机体内环境的干扰等环节的影响，客观表征方剂功效物质组及其作用过程。

功效物质组是基于中医药理论和系统生物学方法技术，密切结合中医临床功效与应用特点而提出的新概念和研究体系，旨在全面地解析与某一特定中医功效相关的化学物质的有效组合体的物质组成、结构和功能，构建功效物质库，以及阐述方剂功效物质组的多组分、多环节、多靶点的整合调节效应与机制，从而阐释中医方 - 证 - 病关联关系。

三、方剂功效物质组(学)的内涵与外延

(一)方剂功效物质组学的内涵

与生命科学领域的其他组学方法相似，方剂功效物质组学(formulae efficacy chemomics)是研究功效物质组的组成及其相互关系以及与生物系统相互作用的方法学体系。现有的化学物质组学、有效成分组学无疑是中药复杂物质研究的有效手段之一，一定程度上促进了中药复方(方剂)现代研究的深入和发展，但尚缺乏与中医临床功效的密切关联。归根结底，方剂现代研究起源于临床、回归于临床。因此，方剂功效物质组学的提出是基于临床功效，表征临床功效的效应信息群，研究与效应信息群相对应的物质组，从而揭示与功效相关联的物质组的方法学体系。功效物质组是指与某一特定中医功效相关联的化学物质的有效组合体。

方剂功效物质组学的研究是在中医药理论、复杂科学理论的指导下，在系统生物学方法技术支撑下，从整体功效 - 效应信息群表征 - 功效物质组优化 - 网络生物学干预 - 作用机制阐明，通过有组织、有层次、有结构的系统化、逐步深化的研究策略，阐明方剂功效物质组学的科学内涵。因此，功效物质组的研究可分为 4 个研究层次，即功效的效应信息群客观表征、与效应信息群相对应的物质组的发现与优化、功效物质组的验证与应用、基于方剂功效物质组的方 - 证 - 病关联分析。

(二)方剂功效物质组学的研究层次

方剂功效物质组学研究的主要任务就是在方剂化学成分中寻找与中医功效相对应的物质组，并利用功效物质组进行方剂物质基础与方 - 证 - 病关系研究。方剂功效物质组是方剂所有化学成分的一个子集，这些成分整体作用于人体后针对特定病证发挥一定的中医功效。方剂功效物质组中的成分应具有“完备性”，即功效物质组中包含有发挥特定功效所需的全部成分，可能具有不同的结构类型或理化性质及存在形态。此外，还应具有“必要性”，即组中的每一个成分都是发挥该功效所必需的，或者直接作用于机体产生作用或者与其他成分发生相互作用共同产生作用。因此，寻找功效物质组的过程也就是建立中医功效和化学成分间联系的过程。这个过程可以简单地表示为功效 - 生物活性 - 物质组三个步骤，这也是寻找功效物质组的基本思路。

1. 中医功效的效应信息群客观表征　方剂功效描述是其作用于人体后产生的宏观作用的归纳总结。一方面，一首针对特定病证的方剂通常具有多个相互联系的功效，每个功效

的作用部位、强度、特点都有所不同，显然一首方剂应有对应于不同功效的多个功效物质组。另一方面，针对不同病证的方剂很可能有相同文字描述的功效，但各方剂功效的作用特点不同，也应具有不同的功效物质组。因此中医功效应该是一个相互联系的多层次结构，相互间的关系可能有并列、因果、包含等。同时每一个功效还应该具有若干关键属性，如作用部位、强度、适应证型等。不同层次、不同属性的功效即使具有相同的文字描述其功效物质组也不相同，应分别进行研究。如活血化瘀功效，可分为“活血”和“化瘀”两个功效，每个功效还应该具有部位、强度等属性。因此为了找到准确的方剂功效物质组，必须对中医功效表述进行标准化的细分和定位，使其每个描述都具有明确的特征含义。

在准确定位功效后，还需建立中医功效与生物活性或临床指标间的联系。目前，国内方剂研究所采用的临床和药效学标准基本模拟西药药理学，即用多指标体系来解释方剂的药效，与中医功效并无直接联系。建立中医功效与现有指标体系间的关系是寻找功效物质组的必需过程。这个过程可以通过两种方式实现。

(1) 基于临床信息的功效与临床指标联系的建立：中医功效是用来描述方剂作用于人体后产生的综合效果，在临床上筛选具有相似病证的临床患者，全面收集患者的各项化验指标和体征以及服药治疗后的指标变化，在各类病证间进行纵向和横向的比较，以确定与功效相关的指标。举例来说，若某一方剂具有 A 和 B 两个功效，作用于患者后引起指标 Ea 和 Eb 发生改变，则 Ea 与 Eb 应对应于 A 和 B，但还无法确定 A 与 Ea 间的对应关系。若另一方剂包含 A 和 C 两个功效，会引起 Ea 和 Ec 两个指标变化，则两个方剂相比较就可以确定功效 A 与指标 Ea 存在对应关系。该方法需要对大量临床数据进行比较分析。

(2) 基于动物模型的功效与生物活性关系建立：相对于临床患者，目前还很难在实验动物上复制出特定的证模型，也就无法确定指标变化。利用中医方证对应的原理，选择经典名方，若作用于动物模型后可引起某指标的显著变化，就可以证明该指标与该方的功效相关。

2. 功效物质组的发现与优化　物质组是不同化学成分依据特定比例组成的成分组合，是微观领域上定义的现代科学概念。物质组中的各成分可能已知也可能未知，其结构类型和存在形式也可能多种多样。各成分间应具有一定的逻辑联系，或对人体发挥相互联系的不同作用，或成分间具有特定的相互作用关系。各成分的含量或浓度也应具有一定的范围或比例。

从临床或动物模型上可获得与功效相关的指标体系，但直接用于指引物质组的发现还存在困难，需要根据目前先进的各种组学、系统生物学认识将各指标变化进一步转化为适合成分筛选的组织、细胞或分子水平的生物活性，用于进行物质组发现。

功效物质组是在中医理论和复杂性科学理论指导下提出的，需要针对已知的中医功效、方剂或有效部位的效应、效应物质进行较为深入的研究，进一步管理、交流、共享、总结产生的大量数据，因此建立相关的数据库是必不可少的，这将大幅提高科研效率。

为系统全面地关联活性 - 化学成分，需尽可能多地对中药方剂中的成分进行定性和定量分析。目前，中药成分的分析方法主要有气相色谱法（GC）、高效液相色谱法（HPLC）、气相色谱 - 质谱联用（GC/MS）、高效液相 - 质谱联用（LC/MS）等。

3. 功效物质组的验证研究　“功效”和“物质组”分属两个不同的领域，无法产生直接的联系，必须通过“生物效应”这一桥梁才能相互联系。一方面，宏观的中医功效在人体上可表现为一系列不同的效应指标；另一方面，物质组中各成分也具有不同的生物效应，物质组作为一个整体也可产生生物效应。因此，生物效应可连接功效和物质组两个宏观和微观概念，是方剂功效物质组中隐含的、不可缺少的组成部分。

对于功效物质组的研究，考虑到研究内容的复杂性，可以根据研究的需要，构建支撑技术平台，按照多层次的研究逐步深入。方剂功效物质组学的主要任务就是寻找方剂中能够代表特定功效的化学成分的组合，也就是功效物质组。其基本思路是首先对中医功效进行细分，然后通过临床资料和实验研究建立特定功效与生物效应间的联系，最后则是以这些生物效应为导向寻找方剂功效物质组。

4. 基于方剂功效物质组的方 - 证 - 病关联分析　功效物质组强调方 - 证 - 病的统一。方剂强调配伍关系，依据各药味的个性之长，发挥“合群之妙用”。其中君药针对主病或主证或主因起主要治疗作用，在方剂组成中不可缺少。臣药协助君药加强治疗作用的药物或针对重要的兼病或兼证起主要治疗作用。佐药配合君、臣药以加强治疗作用或直接治疗次要兼症；或用以消除或减弱君、臣药的毒性，或制约其峻烈之性；或与君药性味相反而又能在治疗中起相成作用。使药则引导方中诸药达到病所或调和方中诸药。因此，方剂功效物质组有其层次和结构，即针对主证证候或主病病理因子的主要功效物质组；针对次（兼）证证候或兼病病理因子的辅助功效物质组。

方剂功效物质组既包含中医功效又包含方剂物质基础，恰好联系了中医理论与实验研究两个方面。利用功效与生物活性间的关系，可发现中医的证、病的治疗特点和内在机制，通过系统生物学研究的辅助，还有助于解释不同病证的生物学机制。功效物质组可以较好地解释方剂对证型和疾病的不同作用效果和关系，更好地解释方剂治疗疾病的机制和内在过程。

四、方剂功效物质组的研究思路与方法体系

方剂功效物质组的技术体系大体上也可分为四部分：中医功效的规范和分类，基于现代系统生物学的中医功效的生物学表征，多指标生物活性为导向的功效物质组的发现和验证，方 - 证 - 病关联分析。

（一）中医方剂功效的规范细分

中医功效的规范和细分是寻找功效物质组的前提和基础。但在中医古今论述中这部分内容并不系统完善，还需要专业人员在中医理论的指导下仔细分析不同方剂的功效特点，结合数据挖掘方法分析，最终准确定位不同功效及其特征属性。

1. 基于临床和文献资料的中医功效分类和模式识别技术　全面收集关于方剂功效的相关论述，选取有代表性的方剂分析功效特点，借助于现代模式识别技术构建多层次的功效分类模型。依据计算机辅助决策技术筛选特征的功效属性，比较不同方剂功效的相同点和特异点，规范功效的描述，完善每个功效的特征属性值。

基本过程如下：

(1) 收集具有相似功效描述的一类方剂，进行初步的用词规范。

(2) 根据方剂的主治病证、药物组成、治法治则等信息尽可能丰富功效描述，提出尽可能多的属性特征。

(3) 对方剂进行随机分组，借助专家经验，指出任意两张方剂在功效上的相同点和不

同点。

(4) 调整方剂和专家的随机分组,重复上一步,直至任意两张方剂都采集到足够的异同属性。

(5) 对方剂信息进行聚类分析、模式识别及决策树分析,从众多属性中挑选出最恰当的分类属性。

(6) 依据关键属性对方剂功效进行分类和细分。

(7) 选取其他功效方剂,不断重复以上过程,丰富完善功效的准确定位。

2. 基于模型动物的方证功效对应技术　选取与目标功效相关的经典名方,将其应用于不同动物模型上。经过历史验证经典名方已确定可对特定病证产生疗效,反映在动物模型上,若方剂可引起某模型动物指标的显著改善,则这些指标可能与该方剂功效相关。若某方剂对模型动物无作用,则该模型反映的指标变化均不属于该方剂功效。经过多张方剂、多种模型的比较,通过分析方剂和模型指标的异同点就可确定功效与指标间的联系。

(二) 中医功效与生物活性的对应

从临床或模型动物上获得的指标大都比较宏观,难以在实验中大量重复以引导功效物质组的发现。利用先进的生物学技术,将指标转化为更高通量的细胞或分子水平,可有效提高筛选速度和精度。

1. 基因组学、蛋白组学、代谢组学等生物标志物发现　生物活性指标的变化必然会反映在基因、蛋白、代谢物等分子水平上。利用已知的组学数据库,分析各指标可能对应的靶标或标志物,通过相应组学实验发现特征生物标志物。以生物标志物为关键节点,分别向上游和下游进行扩展,进行分子通路研究。依据通路研究,确定适合于筛选的细胞或分子水平指标。

2. 基于网络药理学的通路分析　基于网络药理学的研究成果,从发现的活性指标为起点,在数据库的帮助下在相关网络上逆向分析产生这些指标变化可能的通路,选择通路上的关键节点作为筛选标准。

(三) 生物活性导向的功效物质组发现

建立功效与生物活性之间的联系后,应用现代高效筛选技术从方剂化学成分中发现具有特定活性组合的化学成分集合,经过验证后可作为方剂功效物质组。可能包含以下几种子技术:

1. 基于数学模型的功效物质组发现技术　中医功效是对方剂作用于人体后产生的各种效应作用的综合体现,其对应的生物活性通常有很多。而方剂中的化学成分更是数量巨大。在多成分、多活性条件下寻找与特定功效相对应的化学成分组合通常都需要数学模型的帮助。

假设某一功效对应的生物活性组合如下式所示:

$$E=\{e_1,e_2,\cdots,e_i,\cdots,e_n\}$$

其中 E 表示中医功效,e_i 代表不同的生物活性,该功效与 n 个生物活性的整体相对应。假设方剂中所有化学成分为 C,则有

$$C=\{c_1,c_2,\cdots,c_j,\cdots,c_m\}$$

其中 c_j 代表不同化学成分种类和含量,共有 m 种。通常情况下 m 值都非常巨大。其中不同化学成分又具有各自不同的生物活性,可用以下成分与活性关系矩阵表示:

$$P=\begin{bmatrix} p_{11} & p_{12} & \cdots & p_{1n} \\ p_{21} & \ddots & & \vdots \\ \vdots & & p_{ij} & \vdots \\ p_{m_1} & p_{m_2} & \cdots & p_{m_n} \end{bmatrix}$$

其中 p_{ij} 代表第成分 i 在活性 j 上的效应强度。常常情况下 P 都是一个行数较多的系数矩阵，寻找功效物质组的问题可以归结为求解系数矩阵 P，是 P 中的一个子阵满足预定的功效 - 活性关系条件。

2. 高通量的化学成分分析鉴定和活性筛选技术　寻找功效物质组的过程不仅需要解决大规模化学成分分析鉴定的问题，而且需要高速大通量的生物活性测试。基于以上要求，研究者开发了基于液质联用数据库的中药及天然产物快速鉴定技术，在高效率的 UPLC 上通过 2~3 次进样分析自动完成成分鉴定，准确率在 90% 以上。同时建立高通量高内涵筛选体系，以实现大规模的生物活性筛选。

3. 基于定向剔除的功效物质组验证技术　功效物质组中的成分应具有完备性和必要性，即每个成分都有其独特的作用，都必不可少。采用定向剔除技术，有目的地剔除功效物质组中的特定成分，观察剔除成分后的物质组作用于人体或动物模型上是否会取得原有功效。若不能保持原有功效，则证明该成分应是功效物质组中的一部分，不可缺少。反之，则证明该成分不属于功效物质组，既没有独立作用，又不与其他成分发生相互作用。

4. 药物相互作用研究　在功效物质组中，必然存在着大量的相互作用关系。研究这些相互作用关系对于分析功效物质组的内在结构具有很大的帮助。由于功效物质组中成分较多，功效所对应的生物活性也比较分散，需要高效率、低重复的实验设计和模型评价方法。研究者基于响应面方法开发了系列相互作用评价方法，所需实验数少，信息量高，可在任意剂量、任意比例下分析协同或拮抗关系，同时给出各自的剂量范围。

5. 四物汤类方功效物质组的揭示　本课题组在对四物汤类方研究与实践的基础上，初步揭示了发挥补血功效的功效物质组为 36 个成分的有效组合，分别源于君药、佐药；发挥活血功效的功效物质组为 37 个成分的有效组合，分别源于君药、臣药、佐药；发挥调经功效的功效物质组为 42 个成分的有效组合，分别源于君药、臣药、佐药；发挥止痛功效的功效物质组为 42 个成分的有效组合，分别源于君药、臣药、佐药。可见，功效物质组的组成同样具有复杂性，其结构层次与方剂配伍结构相一致。例如，研究发现少腹逐瘀汤调经止痛 10 个功效成分群、活血化瘀 16 个功效成分群、温经散寒 6 个功效成分群，其中调经止痛功效成分群可调控 MAPK 信号通路的关键激酶而发挥其功效（图 2-5）。

（四）基于功效物质组的方 - 证 - 病关联分析方法体系

方剂功效物质组学的研究本身就包含了方证病间的关系研究。方剂功效可与人体系列效应指标或生物活性相关联，同时方剂功效也对应着特征证型或疾病。根据方证对应的原理，方剂功效恰好是证型或疾病的关键点。同时基于功效物质组，还可将多成分多功效的物质组依据功效不同拆分成相对完整的不同功效物质组。将代表单一功效的物质组给予患者或实验动物，有利于进一步理解证型和疾病的发生发展特点，以多个功效物质组代表方剂作用于患者的证型和疾病，观察证病的各项指标变化，有助于阐明中医方剂的治疗过程及内在机制。

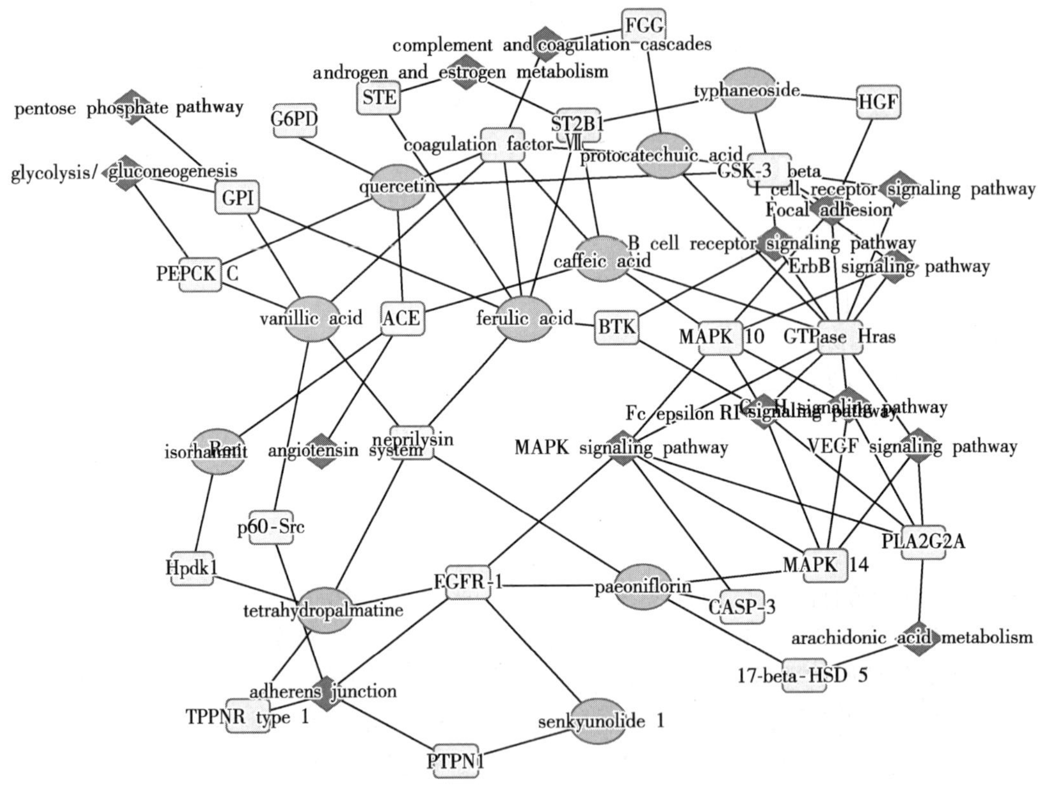

图 2-5 少腹逐瘀汤调经止痛功效成分及其调控网络靶标

随着人类基因组计划的实施与完成，蛋白组学、代谢组学、基因组学等组学研究相继产生并得到快速发展。各种组学的研究思路和方法不断地被运用到中医药现代化研究中，形成了以复杂科学思路和方法推进中医药现代化的良好趋势。

传统方剂功效复杂多样，化学物质组成极其复杂，依据中医药配伍理论及系统生物学方法技术，将其结构、层次、相互关系及其作用机制等进行阐明，有利于方剂功效及其治疗原理的阐释。功效物质组学可针对方剂的某一特定功效，表征其效应信息群、功效物质组以及与生物体相互作用机制等，从而揭示方剂君臣佐使功效物质组。方剂功效物质组学作为一种创新的组学研究方法，为从传统功效角度出发探索复杂方剂系统的物质基础提供了切实可行的方法学平台，有着广泛的应用前景。功效物质组学不仅对构成方剂的化学物质组进行研究，而且注重与功效相关联，与机体相互作用相一致，因此，符合传统中医整体观和辨证论治的思维方式。

参考文献

[1] 段金廒，宿树兰，丁安伟，等．方剂复杂效应物质的研究思路与方法[J]．中国药科大学学报，2006，37(suppl)：59-64.

[2] 杜冠华．中药复方有效成分组学研究[J]．中成药，2002，24(11)：56-58.

[3] 罗国安,梁琼麟,张荣利,等. 化学物质组学与中药方剂研究——兼析清开灵复方物质基础研究[J]. 世界科学技术—中医药现代化,2006,8(1):6-15.

[4] 罗国安,梁琼麟,刘清飞,等. 整合化学物质组学的整体系统生物学——中药复方配伍和作用机理研究的整体方法论[J]. 世界科学技术—中医药现代化,2007,9(1):10-16.

[5] 梁鑫淼,钱旭红,惠永正.《本草物质组计划》的设想与建议[J]. 世界科学技术—中医药现代化,2007,9(5):1-6.

[6] 张继稳,陈立兵,葛卫红,等. 中药物质组相关概念释义[J]. 世界科学技术—中医药现代化,2008,10(2):1-4.

[7] 王升启."中药化学组学"与"中药基因组学"[J]. 首都医药,2001,8(6):19-20.

[8] 朱振华. 基于四物汤类方功效物质组学方法的建立及其应用[D]. 南京,南京中医药大学,2011.

[9] 张礼和. 我对中药复方有效成分研究的一些看法[J]. 化学进展,1999,11(2):186-188.

[10] 丘瑞香,孟君. 中药复方物质基础研究的思考[J]. 中国中西医结合杂志,2002,22(5):388-389.

[11] 毕肖林,马世堂,狄留庆,等. 中药药效物质筛选与辨识的研究思路及进展[J]. 中草药,2018,49(22):5229-5234.

[12] 王耘,张燕玲,史新元,等. 中药功效网络的构建及应用[J]. 世界科学技术—中医药现代化,2008,10(5):105-108.

[13] 华永庆,段金廒,宿树兰,等. 用于不同证型痛经的四物汤类方生物效应评价(I)[J]. 中国药科大学学报,2008,39(1):72-76.

[14] 王喜军,张爱华,孙晖,等. 基于中医方证代谢组学的中医证候精准诊断及方剂疗效精准评价[J]. 世界科学技术 - 中医药现代化,2017,19(1):30-34.

[15] ZHU M,TANG Y,DUAN J A,et al. Roles of paeoniflorin and senkyunolide I in SiWu decoction on antiplatelet and anticoagulation activities [J]. Journal of Seperation Science,2010,33(21):3335-3340.

[16] LIU P,DUAN J A,HUA Y Q,et al. Effects of xiang-fu-si-wu decoction and its main components for dysmenorrhea on uterus contraction [J]. Journal of Ethnopharmacology,2011,133(2):591-597.

[17] SU S L,DUAN J A,WANG P J,et al. Metabolomic study of biochemical changes in the plasma and urine of primary dysmenorrhea patients using UPLC-MS coupled with a pattern recognition approach [J]. Journal of Proteome Research,2013,12(2):852-865.

[18] LIU P,DUAN J A,WANG P J,et al. Biomarkers of primary dysmenorrhea and herbal formula intervention:an exploratory metabonomics study of blood plasma and urine [J]. Molecules Biosystem,2013,9(1):77-87.

[19] SU S L,GUO J M,DUAN J A,et al. Ultra-performance liquid chromatography-tandem mass spectrometry analysis of the bioactive components and their metabolites of Shaofu Zhuyu decoction active extract in rat plasma [J]. Journal of Chromatography B,2010,878(3-4):355-362.

[20] SU S L,CUI W X,ZHOU W,et al. Chemical fingerprinting and quantitative constituent analysis of Siwu decoction categorized formulae by UPLC-QTOF/MS/MS and HPLC-DAD [J]. Chinese Medicine,2013,8(1):1-15.

第四节　基于中医方药量效特征的类方研究思路

方剂是中医辨证施治的主要形式,是中医药独特优势的具体体现,是防病治病的物质基础,方药用量是制约临床疗效的重要因素。方药量效关系不仅具有一般药物的共有属性,又具有中医药鲜明特征。中医方药用量是中医临床实践经验积累的结晶,蕴涵着丰富的科学内涵,体现了中医临床用药规律,是中医辨证施治、遣方用药和表征疗效的物质基础。方药量效关系研究是科技部《中医药创新发展规划纲要(2010—2016 年)》"中药基础理论研究"

重点开展的目标任务。对中医临床经验积累形成的遣方用药科学内涵的诠释和阐明，是当前中医药领域亟待解决的关键科学问题之一，对于指导临床合理、安全、有效用药，提高临床疗效具有重大的科学价值和现实意义，是当代保障人类健康的客观需要。现代科学技术的快速发展和研究思路的创新，为揭示中医方药量效关系科学内涵提供了有力支撑和获得重大突破的可能。

中药量效关系研究存在诸多谜团，如方药量与效关系存在哪些规律，如何阐述，其科学内涵是什么？影响中药量效关系的关键因素有哪些？如何科学地评价？如何科学合理地选择方药剂量？如何监测及保证方药使用的临床安全性？经过研究量效关系的存在及其初步的表现形式影响中药量效关系的部分关键因素，在如经方剂量的考证和历史变迁等方面均取得了突破性的进展，并初步形成了方药量效关系研究的方法学体系。然而，研究中也仍然存在许多困惑与难题，如方药量效关系研究对形成方药剂量理论的局限性，剂量范围的扩大带来潜在临床用药安全的问题，剂量范围的扩大与药材资源紧缺的矛盾，来自各个层面的海量复杂数据的整合、利用、分析等，都是亟需深入思考和解决的问题。

一、方药量效关系现代研究进展

方药量效关系是中医科学研究的重要课题。方药量效关系的文献与理论研究包括 7 个方面的主要内容：经方本原剂量考证、方药剂量发展变化历史研究、证 - 量 - 效关系研究、方剂结构与量效关系研究、方药量效关系影响因素研究、随证施量原则研究，以及方药临床用量控制策略与方法研究。

(一) 基于中医药文献整理及数据挖掘的方药整体量效关系研究

历代中药用量、功效等均是在不同的方剂中体现出来。针对不同种类的方剂进行数据挖掘研究，分析药物在不同剂型、不同配伍、不同用法、针对不同主治病证等情况下的用量与其发挥功效的关系，是一个较为可行的研究切入点。在丰富的历代文献中发现药物的量效关系，可以更好地理解传统中医学对药物的用药规律，进一步指导中药的临床合理用药，同时也为中药量效关系的现代研究提供研究思路。在建立较完善系统的中药及方剂应用数据库的基础上，将计算机数据挖掘技术与临床疗效及用药特点相结合，探索中药剂量与临床疗效间的变化规律及其评价新方法，能够为临床用药剂量及其疗效的实现提供指导与参考，为揭示中药量效关系的物质基础、药效机制及不良反应机制提供理论依据。

中医不传之秘在于用量，针对《伤寒论》的剂量之争，仝小林等认为，以 1 两约合 15g 在临床应用，往往取效最佳，还原仲景剂量，回归经方本源用量是提高经方临床疗效的重要途径。他强调临证诊病之时，应根据病情病势，选择合理的用量。在治疗重症疑难疾病之时，大剂量用药方能力挽狂澜，而在疾病的稳定期和恢复期则仍要小剂量维持疗效。

尚尔鑫等以《金匮要略》收载方剂为研究对象，分析方剂中各药物的功效，并进行统计分析，绘制量效关系曲线。通过对量效关系曲线的分析，发现方剂中药物常用量相对集中，与其表现的功效具有一定的联系。此外，药物用量还受主治病证、配伍关系、剂型等因素影响。其从药物用量的角度对中药功效的多元化进行了初步的探讨，较为有效地解释了方剂药物的量效关系，为方剂研究提供了新的方法和角度。

(二) 基于效应物质 - 生物效应的方药整体量效关系研究

中药剂量变化与中药药效物质成分密切相关，而中药成分复杂多样，作用机制复杂。中药量效关系的特点主要体现在复杂效应成分产生的整合效应及协同 / 拮抗的整体效应与方剂组方剂量及用量之间的复杂关系。充分运用中药药效学、药理学、化学、药物分析学、药剂学、药物代谢以及生物信息学、计算机技术，有望阐明中药及方剂复杂的量效关系及变化规律。

1. 基于整体效应的方药量效关系研究　方药量效关系是中医学科十分重要的内容之一，是中医科学研究的重要课题。在进行方药量效关系研究时，动物实验是十分重要和必要的手段。中医方药的量效关系与其适应证候、药物剂量、配比、物质基础、观察功效等多种因素相关。

(1) 方药整体量效关系研究：方药的剂量是中医临床经验的积累，对于治疗其相应证候具有合理性；而对于特定效应，可能又存在最佳剂量。中药的剂量大小与其药理效应不一定呈正比关系，某些中药在出现明显效应的治疗量基础上，会处于治疗平台期，甚至药效有所下降。华永庆等建立小鼠原发性痛经模型，采用正交 t 值法进行药味配伍分析，均匀设计法研究药味间剂量配比关系，以痛经小鼠扭体反应潜伏期及次数为主要评价指标，观察当归芍药散及其不同药味组合治疗痛经的作用，为该方重用芍药提供了依据。

(2) 方药有效部位量效关系研究：中药浸膏根据其极性大小又可分为不同的部位，对于中药有效部位的研究近年来显得越来越突出。采用己烯雌酚结合缩宫素致小鼠痛经模型对桃红四物汤各提取部位进行药效筛选并将药效显著部位进行量效关系研究，结果发现桃红四物汤醇提部位以及醇提物中的石油醚部位对痛经模型小鼠有明显的延长潜伏期及抑制疼痛作用。此外，研究表明当归挥发油对正常离体大鼠子宫收缩功能呈双向作用，小剂量（≤20mg/L）略有兴奋作用，大剂量（≥160mg/L）则明显抑制。较大剂量当归挥发油可浓度依赖性地抑制缩宫素诱发的子宫兴奋作用，也可明显抑制高钾引起的子宫收缩。在正常离体大鼠子宫标本中，当归挥发油酸性部位（0~160mg/L）有兴奋作用，仅在 320mg/L 才出现明显的抑制作用；小剂量当归挥发油酚性部位（≤10mg/L）略有兴奋作用，而大剂量（≥20mg/L）表现为抑制作用；当归挥发油中性非酚性部位（10~160mg/L）均表现为抑制作用，其 IC_{50} 为 32.5mg/L，抑制效价强度是挥发油的 3.7 倍。

(3) 方药效应成分量效关系研究：中药及复方化学成分众多，对于其量效关系的研究尚存在很多问题，因此，选用有效成分单体进行研究可得到更直观的药效结果。通过观察麻黄碱、苦杏仁苷、甘草酸硫酸钙对磷酸组胺所致气管环痉挛的舒张效应的量效关系时发现磷酸组胺在 5×10^{-7}~1×10^{-4}mol/L 可引起气管平滑肌呈剂量依赖性收缩，其亲和力指数 =5.27；盐酸麻黄碱、苦杏仁苷甘草酸在一定的浓度范围内均能引起气管张力的显著降低，且呈浓度依赖性；盐酸麻黄碱 EC_{50} 为 1.33×10^{-6}mol/L，苦杏仁苷 EC_{50} 为 2.48×10^{-4}mol/L，甘草酸 EC_{50} 为 1.61×10^{-5}mol/L，硫酸钙对气管环张力无明显影响。以三七总皂苷为模型药物，基于三七总皂苷各成分曲线下面积（$AUC_{0-\infty}$）自定义权重系数的整合药动学研究模型符合经典药代动力学模型特征，所获参数能够最大程度上表征中药的整体规律，为探讨中药多组分整合药代动力学研究提供新思路与方法。

(4) 方药不同配比量效关系研究：方药配伍多种多样，同种药味在不同方剂中配比不同，所呈现的药效作用也会有所不同，本课题组采用小鼠离体子宫收缩模型评价当归 - 川芎不同配比药对挥发性成分的生物效应，采用气相色谱 - 质谱（GC-MS）联用技术对挥发性成分进行分析鉴定，探讨两者的相关性。结果表明不同配比当归 - 川芎药对挥发油对小鼠离体子宫收缩效应强弱依次为：当归 - 川芎(2：1)> 当归 - 川芎(3：1)> 当归 - 川芎(1：1)> 当归 - 川芎(3：2)；GC-MS 分析结果表明对离体子宫收缩效应最佳的当归 - 川芎(2：1)药对挥发油中主要成分的比例关系为：(*Z*) -ligustilide：(*Z*) -3-butylidene phthalide：4，5-dihydro-3-butyl-phthalide：(*E*) -ligustilide：8，9-dehydro- cycloisolongifolene：neocnidilide：(*E*) -3-butylidene phthalide（80.75：4.02：2.07：1.66：0.61：0.53：0.52）。

2. 基于体内过程的方药量效关系研究　药物作用时间受代谢的限制，一般情况下代谢为无生物活性的化合物，大多从尿液或粪便中排泄，小部分可能通过胆汁或其他途径排泄，因此，一般将药物在体内的过程划分为四个期相，即吸收、分布、代谢及排泄。近年来，学者们提出了多种思路对方药体内量效关系进行研究，并取得了一些进展。

(1) 建立血清药理学方法探讨中药药效作用强度与量效、时效关系：中药血清药理学研究方法是以含药血清在体外的药理效应来反映药物在机体内的作用，它与含药血清中的药物浓度直接相关。由于含药血清的血药浓度真实地反映了当时机体的血药浓度，在其他条件一致的情况下，主要与给药剂量有关。在一定范围内，动物给药剂量越多，其吸收进入血液循环的药物就越多，血药浓度就高，因而所取含药血清的体外药理效应就越强。同时，药物进入体内后，不同药物剂量在体内的吸收、分布、代谢、排泄不同，血药浓度达峰时间亦不同，起效时间亦不同。利用含药血清来评价药效，何时能够采集到含药量较高的血清，是一个非常关键的问题。由于血清中确切的药效成分并不清楚，因此应进行时效关系研究，以药效指标来评判给药时间和取血时间的优劣。

(2) 以中药多组分药代动力学整合研究方法探讨中药复杂量效关系规律：基于中药及方剂多组分作用的特点，建立能够定量表征中药方剂整体作用药物代谢动力学行为的整合参数，建立中药方剂整体药物代谢动力学行为的科学表达体系，探讨中药多组分药代整合行为特点与其所引起的效应之间的规律，最终构建符合中药临床量效关系特点的中药复杂组分量效关系研究方法学体系，从而有效指导中药的临床给药方案设计，充分挖掘、发挥中药方剂的优势疗效。采用的方法和技术主要包括：微透析与 UPLC-Q-TOF 联用技术；微透析 -MS 联用技术；在线固相萃取技术（on-line SPE)；超高效液相色谱（UPLC）/UPLC-MS；利用盒式给药方案和多成分同步检测进行中药方剂复杂组分整体药动学研究；利用组合微透析技术，紧密结合药效学评价，进行中药多组分 PK-PD 研究；计算机模拟辅助中药活性成分的药动学研究；高通量、高灵敏度的生物样品中微量药物及超微量药物定量分析技术；体内外药物代谢产物快速鉴定技术；活性代谢产物药物代谢动力学研究技术；肠肝首过效应研究技术等。

(3) 基于代谢组学的方剂量效关系研究：代谢组学研究生物体内所有代谢产物（主要是低分子量代谢物）在疾病或环境刺激等因素扰动下的动态变化，并以此来反映生物体的生理病理变化趋势，进而揭示生物体的生理病理变化实质和机制。换句话说，代谢组学是定量描述生物体的所有内源性代谢物及其对内因和外因变化应答规律的科学。代谢组学强调把人体作为一个完整的系统来研究，从整体观出发考察疾病和药物对人体产生的整体效应，与中医学的整体思想相吻合。因此，代谢组学的研究方法和策略将能够并且已经在中医药的现代研究中发挥重要的作用，它有可能使得几千年来以经验为基础对疾病进行诊断和治疗的中医中药逐步走向科学、客观、准确、定量的现代化诊疗，从而促进中医药事业的长远、健康发展，并有力地推进其国际化进程。

方剂量效关系研究中，首先面临的一个难题就在于缺乏一个既符合中医药自身特点，又能得到现代医学认可的疗效评价手段。中医理论强调“辨证论治”，“证”不仅是中医临床诊断疾病和遣方用药的依据，也是临床评价中医用药有效性和安全性的重要依据。随着基于代谢组学的中医证候实质研究的开展，代谢组学作为中药整体效应评价方法的价值正在逐步得到认识。代谢组学方法是通过认识“证”的内涵（如物质基础）来评价疗效的，因此，它将成为一种定量的、规范统一的、不依赖于医生个人诊疗水平的、能够为现代医学所广泛接受的疗效评价方法。与常规药理学评价方法相比，代谢组学方法具有整体性、动态性的特点，是能够体现中医药特色与优势的疗效评价方法。

基于代谢组学的整体疗效评价方法通过测定内源性代谢物组的变化绘制一定病因下的病理发展过程以及药物干预下向健康平衡状态回归过程的经时变化轨迹。如图 2-6 所示，在一定病因作用下，生物体的代谢物组经病理发展过程逐步演化至疾病状态（实线）。若在病理发展过程中给予药物治疗，则代谢物组的经时变化将偏离原先的轨迹，逐渐回到或接近平衡状态（虚线）。

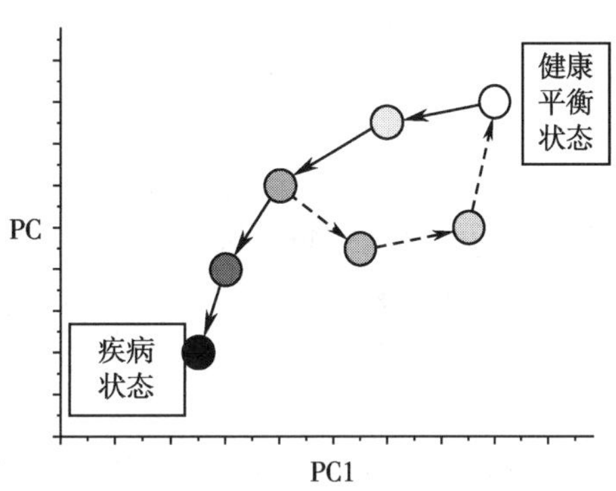

图 2-6　一定病因下的病理过程及药物干预后向健康平衡状态回归过程的经时变化轨迹

方剂量效关系研究可借助上述基于代谢组学的整体疗效评价方法来开展。许多经典方剂，改变其各味药之间的药量配比，则疗效往往不及原方之配比，经药物干预后，其经时变化轨迹将可能出现图 2-7 所示的两种情况。图 2-7（a）表示有一定疗效，但疗效不显著，未能彻底治愈疾病；图 2-7（b）则表示基本没有疗效，不能达到治疗疾病的目的。有的方剂，当其药量配比变化时，可能导致功用发生改变。若将不同剂量配比的方剂用于治疗同一证候的疾病，将产生明显不同的治疗效果，其经时变化轨迹应呈现显著的差异[图 2-8（a）]；而如果将它们分别用于各自适应的“证”，则应分别经由各自的轨迹回归至平衡状态[图 2-8（b）]。

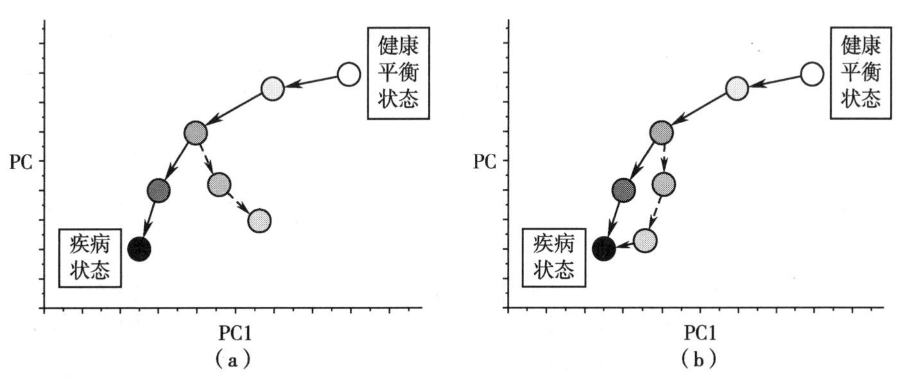

图 2-7　改变经典方剂之原方配比导致疗效下降的经时变化轨迹

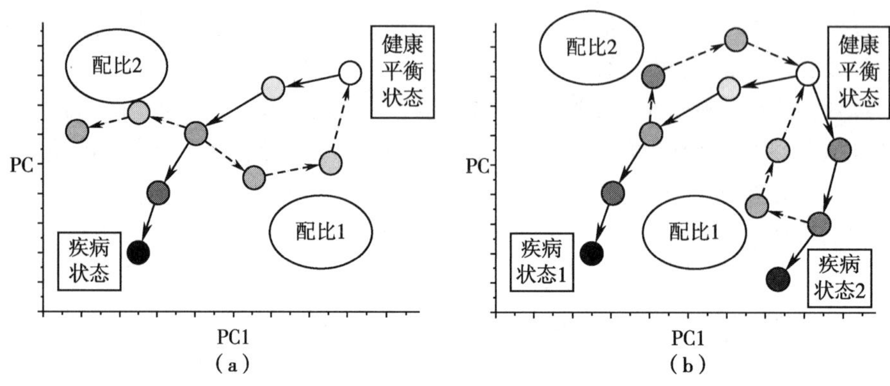

图 2-8 方中剂量变化导致功用改变的经时变化轨迹

方剂配伍减毒也是方剂量效关系研究的热点之一,代谢组学在药物毒性评价方面取得的快速进展为这一课题的研究奠定了较好的基础。利用代谢组学研究药物毒性及其机制的一般思路是,首先通过测定内源性代谢物组的变化,寻找药物毒性的特征代谢模式及其生物标志物,建立药物毒性模型,再进一步推测体内生化过程,阐明药物作用的靶点或受体,从而推断药物的毒性机制。然而,与化学药的毒性评价研究不同的是,方剂配伍减毒的研究目标不仅在于阐明药物的毒性,更重要的是通过组分配伍起到减毒增效的作用,因此其研究内容更加丰富,应通过研究方剂配伍剂量与药物毒性、疗效变化之间的关系,阐释减毒增效的机制。

在运用代谢组学方法评价方剂不同剂量配伍的疗效(包括毒性)差异的基础上,进一步分析其对于内源性代谢物的不同调节作用,并结合系统生物学理论以及常规的药理学、药动学等研究,将能够对方剂的剂量与疗效之间的关系及其物质基础获得深入系统的认识,对方剂的量效关系给出全新的解释。

二、类方量效关系现代研究思路

随着人类对社会环境的适应、对药物的耐受以及疾病谱的改变,客观上要求中医用方用药在继承的基础上不断创新发展,以保证临床的有效性和安全性。目前,关于方药量效关系的研究主要停留在经验积累和个案分析探索阶段,如何科学合理地确定方药最佳用量和适宜剂量范围,揭示有效方药量 - 效间的关联规律及其科学内涵,已成为当前中医药领域亟待解决的关键科学问题,因此,本节提出了有关类方量效关系研究的几条思路。

1. 基于“双相二时段”特征的方药量效关系研究思路 中医方药量效关系是在用药过程中伴随着机体状态的调整和证候转归而实现的临床疗效,具有双相二时段特征(双相:指证候转归取效和疾病指证取效的双相性特征;二时段:指用药过程中表现出的与双相性效应相对应的两阶段时效性特征)。

第一阶段:根据文献研究,确定方剂中药物的最小量与最大量。通过群体药效设计,根据每位患者的具体证候特点,在最小量与最大量之间的剂量范围内遣方用药。观察主要效应指标、症状体征(证候量表)以及一般理化改变,包括代谢组学等。应用非线性混合效应模型的群体药效学分析技术,分析量效关系及其影响因素,确定整方结构不变、总量梯度改变对疾病、证候疗效的影响；方中主要药味用量改变对疾病、证候疗效关系的影响；不同证候特点与病理生理状态对量效关系的影响。

第二阶段：为证候分层对照试验。在第一阶段工作的基础上，结合文献与流行病调查结果，采用方药治疗病证的最佳剂量及其配比，药物配比不变，以最佳剂量为中剂量组，各药剂量同比上浮、下浮作为若干剂量组。针对疾病，分为适应证型组与其他证型组，进行证型分层的前瞻性队列研究，设置效应指标，动态观察方药疗效。通过设定剂量与证型的规范 GCP 研究，进一步验证方药治疗疾病的量效关系及其证候影响作用。

群体设计的药物配比与分层设计的方药总体剂量相结合，通过二次临床试验，客观反映方药治疗病证的临床“量 - 时 - 效”关系，反映虚、实证方药的双相二时段量效特征，科学阐释中医证候及其要素等对临床量效关系的影响，形成中医方药临床处方用药剂量的理论指导和实践指南。

研究模式

依据中医证候特点与“急则治其标，缓则治其本”的治疗原则，中医方药用于虚 / 实证或缓 / 急证，其效应发挥特点各不相同。针对不同效应特点，提出中医方药量效研究模式，用于阐释不同类型方药量效关系的基本特征。

研究模式之一：用于虚证方药量效关系研究模式

研究对象：针对药效作用缓和，有效剂量范围较大，常用于虚 / 缓证的方药，如四物汤、当归补血汤、生脉散等方剂。

基本特征：中医方药量效关系是在用药过中伴随着机体状态的调整和证候转归而实现的临床疗效，具有双相二时段特征。

表征曲线：经典名方组方结构与剂量固定，具有方药双相二时段特征；组方结构不变、同比量变的方药量 - 效关系曲线；方药具有量 - 时 - 效三维曲线表征，是在证候转归基础上，实现疾病指征变化并呈现出相应的量效关系（图 2-9~ 图 2-11）。

研究模式之二：用于实证方药量效关系研究模式

研究对象：针对药效作用强度高，剂量依赖关系明显，常用于实证 / 急证的方药。如茵陈蒿汤、承气汤等。

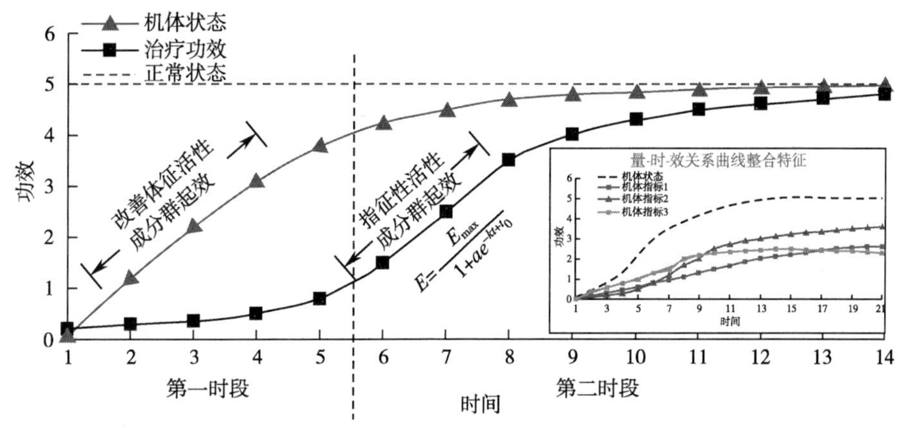

图 2-9　组方结构与剂量固定，虚证方药具有的双相二时段特征曲线

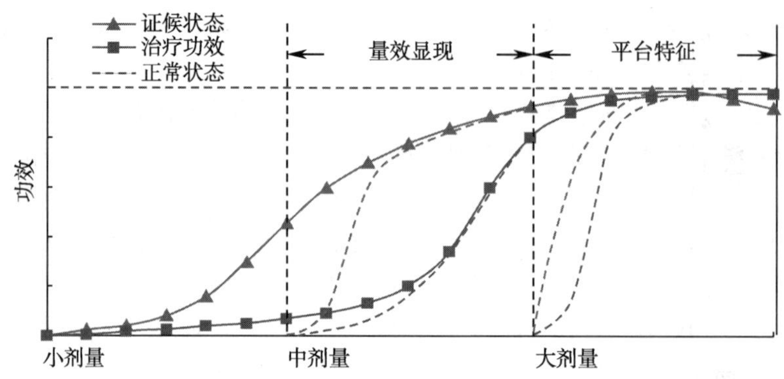

图 2-10 组方结构不变、同比量变，虚证方药具有的量效关系曲线

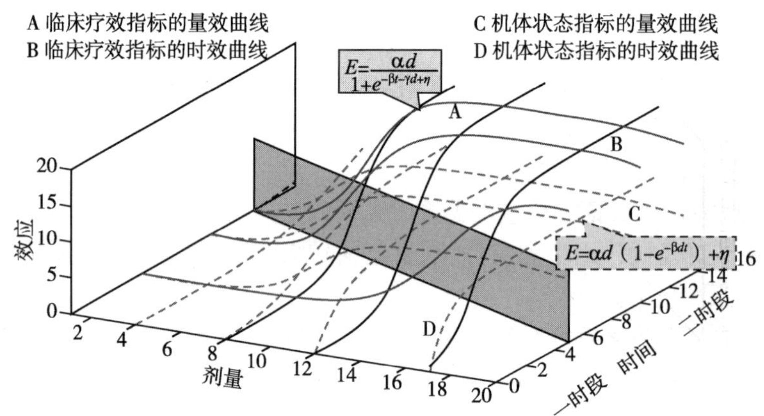

图 2-11 用于虚证方药具有的量 - 时 - 效关系三维曲线图

基本特征：实证方药量效关系也具有双相二时段特征，但与虚证方药双相二时段量效关系的取效特点相反。

表征曲线：经典名方组方结构与剂量固定，具有方药双相二时段特征；组方结构不变、同比量变的方药量 - 效关系曲线；方药具有量 - 时 - 效三维曲线表征，呈现出显著的疾病指征量效关系，随着疗效显现机体状态得到有效改善(图 2-12~ 图 2-14)。

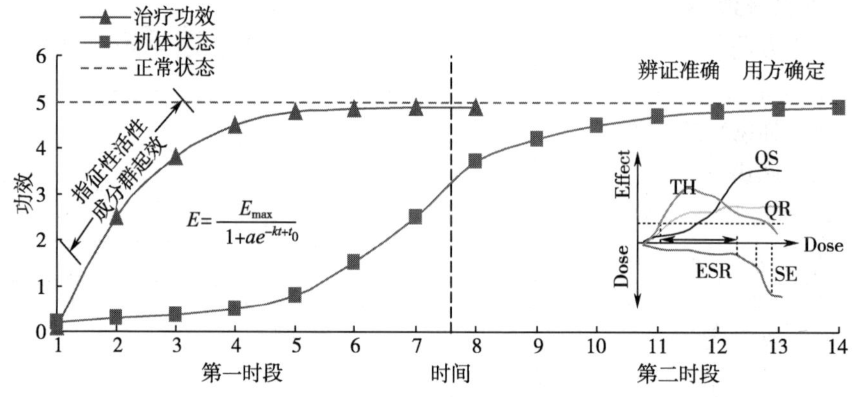

图 2-12 组方结构、剂量固定，实证方药具有的双相二时段特征曲线

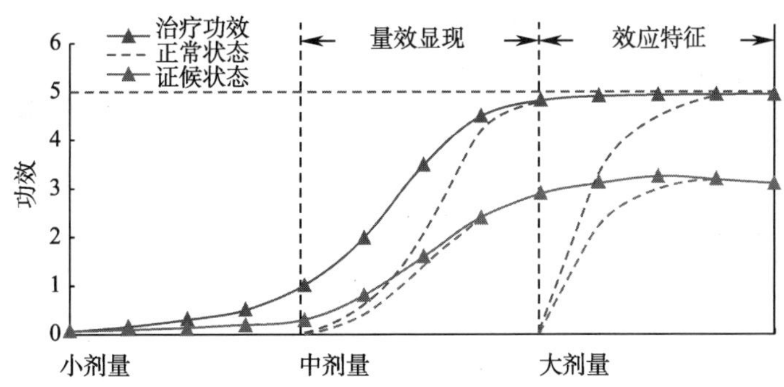

图 2-13　组方结构不变、同比量变，实证方药具有的量效关系曲线

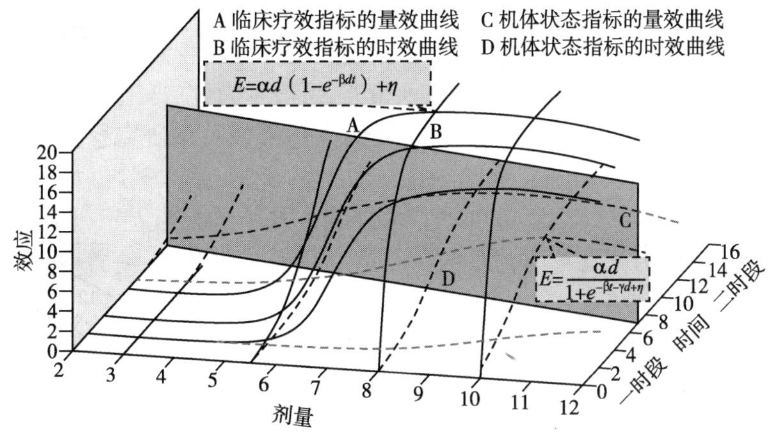

图 2-14　用于实证方药具有的量 - 时 - 效关系三维曲线图

2. 基于“以医为本的随证施量策略”和“以药为本的量效关系规律”的方药量效关系研究思路　方药量效的药学研究很多，据统计，已有 600 余首方剂从化学、药理、药效等方面进行过不同层次的研究。在方剂化学成分分析的基础上，现代研究进一步通过作用的体内过程实现量效关系规律的探索。但这些研究多采用的是化学药研究模式，中药方剂因其自身特点使它的量效关系有异于化学药，完全借用化学药的量效关系研究方法得出的量效关系结论不能全面系统地展示方剂量效关系关联，从而难以指导中医临床用药，提高临床疗效。综上所述，中医方药量效关系研究缺乏成熟模式，目前化学药研究模式和现有的单纯文献、临床研究模式不能完全满足临床需要，亟需探索适合中医药特点的研究模式。

(1) 建立以临床疗效评价为中心、实验研究和文献研究相结合的多学科方药量效关系研究模式：中医治病讲究的是通过理、法、方、药、量、护等环节落实到临床，如果量效关系研究脱离临床，缺乏证、症、病的对应性，则中药量效关系研究就成为了空话。临床研究直接反映了在实际应用中方剂的量效关系，是评价中药用量制定合理性的最佳和最终方法，然而临床疗效评价由于周期长、费用高以及伦理学等问题，很难设立更多的剂量组，全面、系统地展现方药量效关系，故应建立以临床疗效评价为中心，结合药理、药效学研究作为依据，探索最佳剂量范围，阐释“量”和“效”的科学内涵，并以文献研究为基础，总结分析历代中医临床用药经验，凝炼、完善中医方药剂量理论，以指导临床和实验研究。

以临床研究作为桥梁，结合现在的化学药理研究和文献研究，引入现代数学技术方法、计算机技术及数据挖掘技术，以期全面、系统地展现方剂量效关联，建立能够有效沟通“量”与“效”的研究方法将是方药量效关系研究的趋势和必然。

(2) 中医方药剂量理论的系统研究是方药量效关系研究的重要方面：方药剂量是辨证遣方后的重要步骤，是疗效实现的重要影响因素。由于目前中医方药剂量理论缺乏系统、内涵模糊，其对临床实践的指导非常局限，也制约了方药的开发及其产业化。因此，科学地阐释方药量效关系及其影响因素，系统地研究、总结和提炼方药剂量理论对于提高中医方药的临床疗效，指导临床合理选择剂量，安全有效地用药具有重要的意义。

方药剂量理论体系应包含两方面内容。第一，“以药为本体”的剂量理论，反映的是药物与机体作用的客观结果，即阐释方药剂量与病证效应变化关系及其影响因素的作用规律，当证、方确定后，其方药的“量”是决定“效”的关键因素，并有其最佳的剂量范围，可表述为“剂量阈”。第二，“以人为本体”的剂量理论，反映的是医生的主观能动作用，即以医生追求最佳疗效为目的，视病情而调整用量的规律及策略，可概括为“随证施量”。

3. 基于“药味 - 药对 - 方剂 - 类方”为主线的方药量效关系研究思路与方法　药味是中药方剂的基本组成，药对是连接单味中药与方剂的桥梁，是方剂组成的核心和基础，具备了方剂的基本主治功能，体现了方剂的整体疗效。基于单味药入手，从简单到复杂探讨方剂的量效关系，进而为方剂类方的量效关系研究思路提供参考，使方剂量效关系得到逐步阐明。

当归具有养血补血的作用，近年来研究发现当归也具有一定的免疫增强作用。通过建立模型对照组、当归油组、当归多糖低剂量组、当归多糖高剂量组、当归油 + 低剂量当归多糖组、当归油 + 高剂量当归多糖组及正常组，比较各组结直肠癌发病率，肿瘤大小、数目等，免疫组化法检测结直肠黏膜增殖细胞核抗原（PCNA）、环氧化酶 2（COX-2）、诱导型一氧化氮合酶（iNOS）蛋白的表达水平。结果表明，两种当归提取物均具有降低肿瘤发生率及抑制肿瘤发展的作用，以当归油与高剂量的当归多糖配伍对结直肠癌的发生发展抑制作用最强；与模型组相比，各药物组 PCNA、COX-2、iNOS 蛋白表达明显低于模型对照组，当归油 + 高剂量当归多糖组及正常组表达较模型组差异最大。

课题组针对药对的量效关系研究做了很多的工作，如当归 - 黄芪药对、当归 - 川芎药对等。在对当归 - 黄芪药对进行量效关系研究时发现当归 - 黄芪配伍接近一半区域呈现出协同效应，在所测试的比例范围（1 : 5~5 : 1）均有协同效应表现，总体表现为高剂量组的协同作用强于低剂量组，尤其是当归剂量在 10~40g、黄芪剂量在 90~180g 以及当归剂量在 50~100g、黄芪剂量在 20~100g 表现出很强的协同效应（相互作用值为 –1）。在《中华人民共和国药典》（以下简称《中国药典》）规定剂量范围（当归 6~12g，黄芪 9~30g）也均呈现出一定的协同作用，其中当归补血汤（当归 6g，黄芪 30g）亦在此范围内。在对当归 - 川芎药对进行量效关系研究时发现归芎药对配比在 2 : 1 到 1.3 : 1 之间，表现出明显的协同作用（协同作用强度为 –0.9）；当归剂量从 2~3.5g、川芎剂量从 7~9g，表现出拮抗作用（拮抗作用强度为 0.2）；而其他比例并未表现出明显的协同或者拮抗作用。

四物汤由当归、熟地黄、白芍、川芎 4 味药组成，原方主治血虚，月经不调，痛经以及各科疾病属于血虚或血行不畅者。现代研究显示活血化瘀类中药一般都具有抗氧化作用，能够清除超氧阴离子和羟自由基等氧自由基，并且认为这一作用在其保护血管内皮细胞，防止动脉粥样硬化以及扩张微血管等过程中发挥着重要的作用。采用经典的 Fenton 反应产生羟自由基,以水杨酸为羟自由基捕捉剂,用分光光度法测定最大吸收波长 510nm 处的吸光度,检测四物汤及其组方药味、药对对羟自由基的清除能力,结果发现四物汤及组方药在 0.312 5~5mg/ml 浓度下,对羟自由基均有明显的清除作用,其中药味当归的清除率最高。

四物汤由胶艾汤衍化而来,首载于唐代蔺道人《仙授理伤续断秘方》,自宋代《太平惠民和剂局方》始已衍化为治疗妇科疾患的圣方,以补血和血调经止痛为主。历代医家对四物汤在治疗妇科疾病的运用又多有阐述和发挥,经加减变化形成诸多以四物汤为核心的治疗妇女经行腹痛的衍化方,即类方。针对寒凝血瘀证的少腹逐瘀汤、气滞血瘀证的香附四物汤、血虚兼瘀证的桃红四物汤、瘀热兼夹证的芩连四物汤等以治疗不同证候的痛经,体现了方证相应的治疗原则。采用 2,2- 二苯基 -1- 苦肼基(DPPH)自由基清除率法测定四物汤及相关方剂(桃红四物汤、香附四物汤、少腹逐瘀汤及芎䓖汤)与 16 种组方药味及其所含主要芳香酸的抗氧化活性。所选 5 个方剂都具有清除自由基活性的作用,四物汤清除自由基活性最强,芎䓖汤最弱;16 味组方药材中,赤芍、白芍、红花、川芎、木香活性最强,桃仁活性最弱;芳香酸中没食子酸、原儿茶酸、香草酸、咖啡酸、绿原酸对香豆酸和阿魏酸具有明显的清除自由基能力,且表现出明显的量效关系,对羟基苯甲酸、苯甲酸、肉桂酸无明显清除自由基活性。在对基本方四物汤、衍化方桃红四物汤及配伍药对桃仁 - 红花用于妇科血瘀证原发性痛经的作用比较研究时发现在大鼠急性血瘀模型中,5 倍临床剂量的桃红四物汤(22.95g 生药 /kg)可以显著降低低切变率时全血黏度,延长凝血时间;5 倍临床剂量的桃仁 - 红花(6.75g 生药 /kg)可以降低全血黏度、血浆黏度、红细胞沉降率和血细胞比容,延长凝血时间、凝血酶原时间和部分活化凝血活酶时间及降低纤维蛋白原含量;5 倍临床剂量四物汤的(16.2g 生药 /kg)对血液流变各项指标影响不明显;5 倍临床剂量的四物汤、桃红四物汤和桃仁 - 红花对子宫卵巢均有一定的保护作用。在大鼠血虚模型中,等效临床剂量的四物汤(3.24g 生药 /kg)和桃红四物汤(4.59g 生药 /kg)可以显著升高红细胞的数量,显著降低红细胞平均体积,对肝脏指数的恢复有显著的效果;等效临床剂量的四物汤对脾脏有一定的保护作用。等效临床剂量的桃仁 - 红花(1.35g 生药 /kg)可以显著升高白细胞和血小板的数量。在小鼠痛经模型中,等效临床剂量的桃红四物汤(0.665g 生药 /kg)可显著降低扭体次数,这可能与其显著降低子宫组织匀浆中 Ca^{2+} 含量和显著增加 NO 含量有关;等效临床剂量的桃仁 - 红花(0.195g 生药 /kg)可显著降低扭体次数,但机制不明。

剂量作为中医的不传之秘,缺乏系统深入的研究,中医药现代化发展需要解决的问题很多,而在某关键点的突破,有可能带动整个学科的飞跃。作为临床实践经验总结的方药用药剂量对于临床安全有效至关重要,理应受到充分重视。由于历史和技术的局限性,方药量效关系尚不能像西药那样清晰,但基于历代本草记载中剂量的基础理论与用药认识,结合现代科学技术多角度分析方药量效关系的自身特点,阐明剂量变化与临床功效的变化规律及内在机制,可为临床科学合理用药,提高临床疗效提供参考,并揭示方药量效的基础理论和科学内涵。

参考文献

[1] 范欣生,段金廒,王中越,等.中药量效关系特征问题的探讨[J].中华中医药杂志,2009,25(1):270-274.

[2] 姚映芷,尹刚,范欣生.对中药量效关系的理论基础的认识[J].南京中医药大学学报,2009,25(1):5-7.

[3] 肖小河,鄢丹,金城,等.突破中药传统用量局限,提高中医药临床疗效[J].中国中药杂志,2008,33(3):229-232.

[4] 李国春,戴慎.动态聚类分析在中医方剂药量组合规律中的应用[J].中国卫生统计,2006,23(1):63-64,67.

[5] 尚尔鑫,范欣生,唐于平,等.《金匮要略》方药用量与功效变化规律研究[J].南京中医药大学学报,2009,25(1):52-56.

[6] 李文林,段金廒,尚尔鑫,等.基于加权的层次聚类的哮喘方药量-效关系初探[J].南京中医药大学学报,2009,25(1):57-62.

[7] 刘建勋,韩笑,孙宇扬.含药血清药理作用强度与体内给药的量效、时效关系研究[J].中国中药杂志,2006,31(10):829-831.

[8] 李晓宇,郝海平,王广基,等.三七总皂苷多效应成分整合药代动力学研究[J].中国天然药物,2008,6(5):377-381.

[9] 宿树兰,华永庆,段金廒,等.当归-川芎不同配比挥发性成分与其抗子宫痉挛活性相关性分析[J].中国实验方剂学杂志,2009,15(2):64-67.

[10] 唐于平,段金廒,郭盛,等.从药对入手,探讨方剂量效关系现代研究的思路与方法[J].南京中医药大学学报,2009,25(1):50-54.

[11] SU S L,HUA Y Q,DUAN J A,et al. Hypothesis of active components in volatile oil from a Chinese herbs formulation,'Shao-Fu-Zhu-Yu Decoction',using GC-MS and Chemometrics [J]. Journal of Separation Science,2008,31(6):1085-1091.

[12] 华永庆,段金廒,宿树兰,等.用于不同证型痛经的四物汤类方生物效应评价(I)[J].中国药科大学学报,2008,39(1):72-76.

[13] 宿树兰,华永庆,段金廒,等.少腹逐瘀汤对小鼠离体子宫收缩模型的生物效应及物质基础评价[J].中国药科大学学报,2007,38(6):544-548.

[14] 朱敏,唐于平,宿树兰,等.四物汤对小鼠离体子宫收缩模型的生物效应及物质基础评价研究[J].南京中医药大学学报,2008,24(4):245-247.

[15] 傅延龄,蔡坤坐,宋佳.方药量效关系文献与理论研究思考[J].北京中医药大学学报,2010,33(9):601-605.

[16] 赵林华,连凤梅,姬航宇,等.仝小林教授运用不同剂量葛根芩连汤治疗[J].中国实验方剂学杂志,2011,17(4):249-251.

[17] 尚尔鑫,范欣生,段金廒,等.《金匮要略》方药用量与功效变化的探讨[J].南京中医药大学学报,2009,25(1):13-16.

[18] 张仲一,高岚.中药量效关系动物实验观察[J].天津中医学院学报,1994,6(3):31-32.

[19] 华永庆,谢海棠,段金廒,等.当归芍药散治疗痛经的方药量效关系研究[J].中国临床药理学与治疗学,2009,14(5):557-563.

[20] 李鹏,李祥,陈建伟.桃红四物汤对痛经模型小鼠干预作用的研究[J].现代中药研究与实践,2010,24(4):37-39.

[21] 仝小林,何莉莎,赵林华.中医迈向精准时代的思考[J].中医杂志,2016,57(20):1715-1718.

[22] 黄丽萍,杨华永,韦益飞,等.麻杏甘石汤主要有效成分舒张气管环量效关系的研究[J].中药新药与临床药理,2015,26(4):468-471.

[23] 李晓宇，郝海平，王广基，等．三七总皂苷多效应成分整合药代动力学研究[J]. 中国天然药物，2008，6(5)：377-381.
[24] 宿树兰，段金廒，赵新慧，等．四物汤及其衍化方香附四物汤挥发性成分与子宫平滑肌收缩效应相关性分析[J]. 世界科学技术—中医药现代化，2008，10(2)：50-57.
[25] 季梅，丁长松，李鑫，等．中药相对药量及量效关系模型研究[J]. 中国中医药信息杂志，2020，27(6)：84-88.
[26] 朱春胜，聂安政，王笑，等．中药量效关系的研究进展[J]. 中草药，2019，50(7)：1708-1712.
[27] 何莉莎，宋攀，赵林华，等．方药量效关系临床研究概况[J]. 中医杂志，2019，60(1)：80-84.
[28] 黄玉荣，魏广力，龙红，等．钩藤多动合剂的药效作用及用代谢物组学方法研究其生化机制[J]. 中草药，2005，36(3)：398-402.
[29] XIA C H，WANG G J，SUN J G，et al. Simultaneous determination of ginsenoside Rg_1，Re，Rd，Rb_1 and ophiopogonin D in rat plasma by liquid chromatography/electrospray ionization mass spectrometric method and its application to pharmacokinetic study of 'SHEN MA I' injection [J]. Journal of Chromatography B，2008，862(122)：72-78.
[30] 郝海平，王广基．临床前药物代谢动力学关键技术与研究体系[J]. 中国药科大学学报，2008，39(2)：97-102.
[31] 尚尔鑫，范欣生，段金廒，等．《金匮要略》方药用量与功效变化规律研究[J]. 南京中医药大学学报，2009，25(1)：52-56.
[32] 李文林，郭立中，吴勉华，等．层次聚类法对周仲英哮喘病案方药量效关系的研究[J]. 南京中医药大学学报，2009，25(1)：17-20.
[33] 周明眉，刘平，贾伟，等．基于代谢网络变化的中药整体效应评价方法研究[J]. 世界科学技术—中医药现代化，2006，8(6)：113-119.
[34] 马越鸣，程能能，孙瑞元．中药研究中多指标量-效关系的综合分析[J]. 数理医药学杂志，1999，12(2)：108-109.
[35] 段金廒，吴勉华，范欣生，等．中医方药量-效关系科学问题的探讨[J]. 南京中医药大学学报，2010，26(1)：1-6.
[36] 仝小林，王跃生，傅延龄，等．方药量效关系研究思路探讨[J]. 中医杂志，2010，51(11)：965-967.
[37] 安静，赵博琛，吴清，等．当归提取物配伍应用对小鼠结直肠癌的预防作用[J]. 北京中医药大学学报，2014，37(5)：309-313.
[38] 史旭芹，尚尔鑫，唐于平，等．基于响应曲面分析法对当归-黄芪配伍养血补血功效相互作用研究[J]. 药学学报，2012，47(10)：1375-1383.
[39] 黄美艳，唐于平，尚尔鑫，等．基于响应曲面分析法对归芎药对活血效应相互作用研究[J]. 中国药理学通报，2012，28(10)：1407-1413.
[40] 孟宪生，包永睿，王帅，等．复方中药质量标志物的发现与量效色卡可视化技术[J]. 药学学报，2019，54(2)：222-227.
[41] 段金廒，刘培，宿树兰，等. 基于方剂功效物质组学的四物汤类方用于妇科血瘀证原发性痛经的方-证-病关联规律分析[J]. 世界科学技术—中医药现代化，2013，15(2)：167-176.
[42] 唐于平，黄美艳，张彦华，等．四物汤类方与组方药材及其所含主要芳香酸体外抗氧化活性比较与量效关系研究[J]. 中国中西医结合杂志，2012，32(1)：64-67.
[43] 刘立，段金廒，刘培，等．桃红四物汤及配伍药对桃仁-红花与四物汤用于原发性痛经作用的比较研究[J]. 中药药理与临床，2012，28(1)：2-6.
[44] 吴彤，贾春华．中药特色量效关系钩沉[J]. 北京中医药大学学报，2018,41(11)：900-904.

第三章 方剂类方研究方法与技术

类方研究模式以基本方的典型性与衍化方的系统性来研究方剂的配伍与类方体系衍化规律，揭示类方配伍效应机制与物质基础。类方既存在基本的共性规律，又存在各异性。这种共性规律和各异性蕴含着深刻的配伍规律，以及巧妙的加减化裁方法。通过对基本方及衍化方的分类比较，可以了解类方在病机、立法、用药等方面的异同之处，抓住制方用药主旨及同一类方之间的内在规律性。基本方和衍化方对某一疾病的不同模型，或同一模型的不同病理状态进行干预性比较研究。因此，方剂类方的适宜研究方法和技术的运用旨在揭示方剂类方的临床配伍规律、配伍效应、生物学机制以及疗效机制等。

第一节　类方配伍规律的数据挖掘与知识发现研究方法

数据挖掘(data mining)是从大量的数据中，抽取出潜在的有用信息、模式和趋势的过程，在过去的经验基础上预言未来趋势。方剂分析与挖掘针对方剂的高维样本特征，利用数学手段来数量化分析方剂要素、中医证 - 病 - 方 - 药的关系等问题。目前研究虽然提出了一些数据挖掘的方法和模型，但在方剂研究领域应用并不广泛。由于方剂配伍机制的复杂性与处方用药所具有的不确定性和高维特征，需要兼顾方剂的文本特性与数量化特征适应性改良数据挖掘技术。因此揭示方剂配伍的特性与共性知识、结合疗效和实验辨别不同方剂适应证、用药的效应差异，尤其是从认知层面挖掘方剂组方用药的决策规律，还需要进一步深入研究。鉴于此，针对方剂信息表述的"规范性"、信息提取的"准确性"和挖掘技术的"针对性""适用性"等问题，本课题组围绕方剂配伍规律的"知识表示""知识结构"和"知识库构建"，在方剂研究中进行了一些探索。

本节就嵌入数据挖掘功能的关联型数据库，关联规则、对应分析、聚类分析方法应用、图形化知识挖掘以及多指标优化分析方法进行讨论。根据方剂复杂科学体系的特点，以及方剂效应评价多靶点的特征，需要在兼顾方剂文本特性和数量化特征方面丰富技术方法，提高挖掘技术的针对性和适用性，为集成方剂文献信息、评价方剂效应以及达到中医药知识发现的目的发挥更大作用。

一、嵌入数据挖掘功能的关联型数据库

数据库系统在中医药学的现代研究中具有公认的应用前景，利用数据库技术，通过科学合理的构架，如系统的设计思想与系统后台构架，可以为中医特色的临床实践和方药研究提供有效平台。近年来中药和方剂的检索与分析研究成为业内关注的重点，通过数据库系统，可以针对方剂配伍规律研究等关键问题集成多学科的分析方法，达到知识发现的目的。现有中药、方剂类数据库规模各不同，其信息覆盖中医学和中药学，但多以文字描述为主，提供保存和快速查询功能，功能较为单一，因此对以方剂基本要素作为本体结构，使之更易于方剂筛选和配伍研究的数据库建设还有待于进一步深入探讨。

关联型数据库以实现多库交叉检索联接功能及数据挖掘为目标。例如，将方剂数据库与中药数据库相关联形成方药数据库，既包括方剂和中药的相关内容，也包括在此数据库基础上进行数据挖掘等方面的功能。对数据库方剂方面的内容进行检索时，能同时对其所涉及的中药方面的信息进行联接，可以利用关联规则对方剂群进行高频药对、药组等药物归类的类方挖掘，也可以利用基于频繁相集的聚类方法对目标方剂群进行聚类，便于对某类方剂深入理解及研究，寻找其深层规律。

综合集成型方剂数据分析挖掘平台，以关联数据库为基础，综合集成关联规则、决策树、部分可观察马尔可夫决策过程模型等多种数据挖掘技术为手段，针对方剂核心要素、类方共性和差异性、药性权重判别、方 - 证相关、方 - 病关系等不同层次信息，分别进行针对性地分析。与传统的方剂文献研究方法相比，它具有重现性和可移植性，可以为其他类似研究提供方法和参考，有利于建立具有中医药特色的数据挖掘结果评价模式，将数据挖掘结果与方剂生物效应、效应物质基础、生物信息学等多维知识研究模式相结合进行系统评价，为方法学的重现性和数据挖掘结果的适用性评价提供科学依据。

二、经典数据挖掘方法在方剂配伍中的应用

1. 关联规则 关联规则是数据挖掘中的一项重要技术，反映了大量数据中项目集之间的关联或相关联系。方剂配伍中的关联规则挖掘可以分解为以下 3 个问题：

(1) 找出所有频繁项集：根据预定义的最小支持度，找出所有的频繁项集。如对某哮喘类方数据库进行关联规则研究，可得到麻黄 - 杏仁、甘草 - 麻黄、半夏 - 甘草等系列频繁项集。例如，对四物汤类方数据库做关联规则挖掘，可得到川芎 - 当归 - 地黄 - 芍药等频繁项集。

(2) 选定目标频繁项集：可根据研究目的选取目标频繁项集，如对四物汤配伍的情况做关联规则挖掘，可选择川芎 - 当归 - 地黄 - 芍药或其中的两、三味药作为目标频繁项集。也可直接选择支持度最高的项集作为目标频繁项集，如在上例哮喘方的关联规则挖掘中，发现麻黄 - 杏仁是最高频繁项集。

(3) 关联规则的生成：对于目标频繁项集 A，若有频繁项集 BX5，且 support(AGB)/support(A)/min conf，则有关联规则 A|(A-B)。选择上面四物汤类方关联规则挖掘的例子来说明该问题，目标频繁项集 A 为川芎 - 当归 - 地黄 - 芍药，假设其支持度为 0.487 1，频繁项集 B 为延胡索，AGB 支持度为 0.323，所以 Confidence(A|B) =support (AGB) /support (A) = 0.663 1，大于预设的最小置信度 0.3。川芎 - 当归 - 地黄 - 芍药 |(川芎 - 当归 - 地黄 - 芍药 - 延胡索)即为 1 条关联规则。

关联规则是目前应用于方剂研究最经典的一种方法，其应用主要有如下 3 类：

药对的发掘与研究：利用关联规则的频繁项集探寻方剂中的高频药组。如对四物汤类方关联规则分析后发现，香附 - 延胡索是与四物汤配伍治疗痛经频率最高的用药组合，其次是桃仁 - 红花。

以病类方的用药研究：以病为类，搜集方剂建立数据库，然后从中发掘出高频的用药组合。

以证类方的关联规则挖掘：以证为类，搜集方剂，进行关联规则挖掘，找出治疗该类证的用药规律。

关联规则用于方剂配伍研究主要功能是探寻核心药群，以及寻找药物之间的相关联系。

2. 对应分析　在方剂的理论研究中，方证对应是重点研究方向之一。所谓方证对应，就是指对方和证的相应关系的研究，方就其本质来说是各种药物的组合，证有时指病情的整体性概括，即病机的提取，如寒哮、热哮等，有时证也被认为具体用药的指征，如“太阳病，头痛，发热，汗出，恶风，桂枝汤主之”，其中头痛、发热、汗出、恶风即为桂枝汤的用药指征。从数学的角度看，方、证为含有多种分类值的两组变量，一般方法多侧重于揭示两变量间的关联，难以直接显示变量各分类之间的内在联系。而对应分析正是解决该类问题的一种基于图形分析的直观有效的多元分析方法。

对应分析以两变量的交叉列联表为研究对象，利用“降维”的方法，通过图形的方式直观揭示变量不同类别之间的联系，特别适合于多分类型变量的研究。对应分析的基本思想是，首先编制两组变量的交叉列联表，将交叉列联表中的每个数据单元看成两变量在相应类别上的对应点。然后，对应分析将变量及变量之间的联系同时反映在一张二维或三维的散点图，即对应分布图上，并使联系密切的类别点较集中，联系疏远的类别点较分散。最后，通过观察对应分布图就能直观地把握变量类别之间的联系。

3. 聚类分析　聚类分析是将现象分类的一种多元统计分析方法。在研究大量的方剂数据时，分类是个重要的研究手段。例如，若从数据挖掘的角度研究治疗哮喘的用药特点时，对收集的大量历代治疗哮喘的方剂分类是个常见的研究手段。如果按传统人为分类，会有两个弊端，一是工作量太大，二是主观色彩太浓，需要丰富的专业知识，否则得到的分类可能无法正确反映数据的特点。为解决该问题，希望从数据自身出发，充分利用数据自身特点对方剂分类，使诸多有相似性特征的方剂能被分在同一类里，而不相似的方剂能被区分到另一些类中，如可基于所含的药物功效分组，或基于所含药物的性味归经分组，便可采用聚类分析方法。

聚类分析能够将一批样本（或变量）数据根据其诸多特征，按照性质上的亲疏程度在没有先验知识的情况下进行自动分类，产生多个分类结果。同类内部的个体在特征上具有相似性，不同类间个体特征的差异性较大。所谓“没有先验知识”指没有事先指定分类标准，如对麻黄汤里的 4 味药分类，事先不指定诸如“药物是否有宣发功能”或“药物性味是否有辛味”等分类标准。所谓“亲疏程度”指变量特征的总体差异程度，如上例，这里的变量指麻黄、桂枝、杏仁、甘草，变量特征指药物的性味归经等自然属性，或所有药物所含的功效等应用属性。

聚类分析按其分类目的，可分为两大类：R 型聚类和 Q 型聚类。应用于方剂研究时，多选用 Q 型聚类，根据聚类的样品不同，一般分为对方聚类和对药物聚类。如对治疗某病的大量方剂进行研究时，想了解众多方剂的几大类型以推测该病治疗的基本方，可基于方中药物的属性对方聚类。当需要想了解治疗某病的药物种类时，可对类方中所有的药物聚类，可基于药物功效或性味归经。若分析某一个方剂时，可对该方所包含的药物聚类，一般根据药物的性味归经聚类。

关联规则在方剂数据挖掘研究的应用中的优势体现在提取核心药物及揭示配伍关系；而对应分析的优势则在于能以直观形象的二维图，展示方证的对应关系及其内在联系；聚类分析能够使大量数据根据其自身特点自动分类，便于理解研究。但我们应该注意前两种方法所作的分析及对方聚类分析均是以用药频率为基础的，所以在运用时需注意数据的准确性及可靠性，否则会与事实相差甚远。

三、方剂性味归经配伍规律的图形化知识挖掘研究

主要用于治疗不同证型的方剂的药物性味归经配伍规律研究。如分别以用于治疗血虚血瘀证和血虚血瘀兼有血热证的方剂为研究对象，将方剂中的中药分别按性味归经进行分布，应用计算机图形化技术形成分布图，总结分析了不同证型方剂性味归经分布图的共同特征和差异点，与用于各种证型的方剂相对应，研究其配伍规律。通过该方法得到了治疗血虚血瘀证及兼有血热时的不同方剂作用特点，与传统中医理论一致。该方法用于方剂性味归经配伍规律研究，可以将中医理论转化为数字，将图形化技术应用于中药方剂的配伍规律。

中药的药性是药物性质与功能的高度概括，是古人对药物作用于机体后产生寒、热等不同效应的高度概括，是前人反复观察和验证药物对寒热性质疾病的各种治疗作用后，总结概括出来的一种药物作用，其核心内容是四气、五味、归经等。四气，也称为四性，包括寒热温凉 4 种不同的药性，反映了药物对人体阴阳盛衰、寒热变化的作用倾向。五味，即酸、苦、甘、辛、咸，有些还具有淡味或涩味，它是药物真实味道的反映。药物的性味除了表示药物的直观性质外，还被用于描述不同的治疗作用。如“疗寒以热药，疗热以寒药”“寒者热之，热者寒之”；辛味药能发散、行气、行血，甘味药能补益、和中、缓急等。归经是指药物对于机体某部分的选择性作用，即某药对某些脏腑经络有特殊的亲和作用，因而对这些部位的病变起着主要或特殊的治疗作用，药物的归经不同，其治疗作用也不同。归经指明了药物治病的适用范围，也就是说明了药效所在，包含了药物定性定位的概念。药物的性味归经属性基本上反映了药物的不同特点，性味归经不同的药物一般其治疗作用也不同，而性味归经相似的药物则其治疗作用具有一定的相似性。

中药的性味归经基本反映了中药的功效和起效部位，因此有理由认为药物性味的作用主要表现在其各自的归经上，在其他归经上基本没有作用。也就是说，将药物性味代表的功效，作用于归经代表的部位。分别以归经和性味为横纵坐标，可以为方剂中出现的每味中药绘制性味归经分布图（图 3-1）。

与方剂的性味归经属性相似，功效也可以作为中药的一项属性出现在方剂图形中，使二维平面的方剂性味归经图形发展为三维的，包含中药性味、归经、功效属性的方剂表示图形。从图形中可以发现不同方剂的分布特点，更好地研究组成方剂的中药性、味、归经以及功效间的联系。分别以性味、归经及功效作为 X，Y，Z 坐标轴，在三维空间内将方剂表示为数据点图，可以为每类方剂绘制特征分布图（图 3-2）。

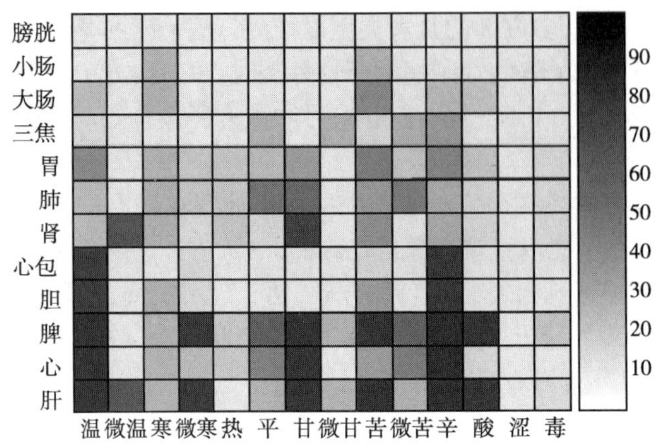

图 3-1 性味归经分布图

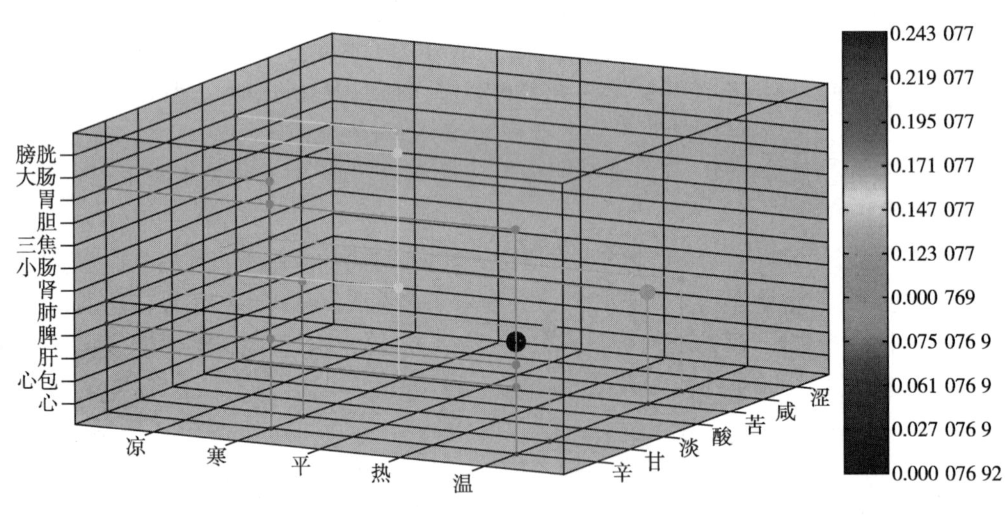

图 3-2 性味归经功效三维图

对于由多味药物组成的方剂，每味药物都对方剂有所贡献。将组成方剂的每味药物的性味归经分布图相重合，就可以得到每张方剂的性味归经分布图。即凡是方中药味中出现的性味归经节点都出现在方剂的分布图中。对各药物性味归经节点的重合部分仍然按照出现一次处理，即只记录各节点“出现”和“不出现”两种状态。绘制出每张方剂的性味归经分布图后，对每类方剂进行统计，计算每个性味归经节点在该类中出现的概率，同样形成性味归经分布图，可以得到每类方剂的特征性味归经分布图，从性味归经的角度代表了这一类方剂的功效特点、作用部位等。图中各节点颜色的深浅代表了该节点出现的概率大小，颜色越深，出现的概率越大。寻找两者的相同部分和不同部分，同样分别表现在性味归经分布图上，如图 3-3 所示。

图形研究更加直观、形象，便于从中发现规律。将方剂组成信息以性味归经的形式表现在图形上，并从中发现了反映方剂配伍规律的特征，为中医方剂理论研究提供了新的研究手段。

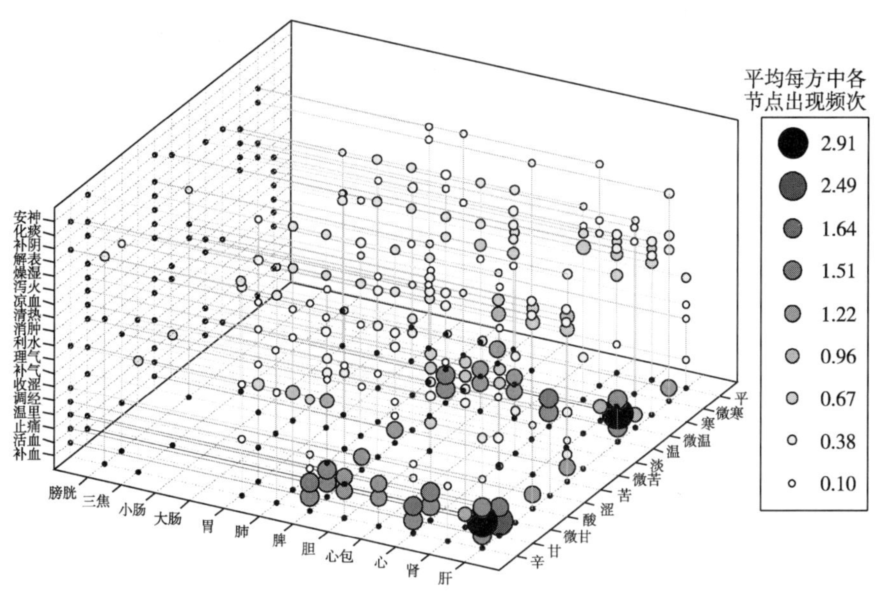

图 3-3　方剂性味归经功效示意

四、多指标优化分析方法比较类方效应

方剂效应评价方法与现代药理评价方法比较，具有中医药特点与特色。通常的指标评价方法是借鉴化学药药效评价方法，将模型组和给药组的相应指标进行 t 检验，通过给药组和模型组之间指标数值差异的显著性与否来评价药效，与模型组差异越大则认为药效越显著。但这种评价方法一定程度上并不适用于中药或方剂的药效评价。其原因首先在于方剂与化学药物相比有其特殊性，即作用温和广泛，作用靶点多，少量的几个指标难以全面真实地反映治疗效果，这也是研究者在评价方剂效应时普遍感到的问题。因此方剂的药效评价通常设置大量的药理指标，或通过整体动物、离体组织器官、细胞、分子等不同层面进行评价。通常的 t 检验只适用于单一或少量指标，除此以外只能根据经验来判断药效优劣，没有相关理论支持，也缺少综合性的、量化的多指标评价方法。其次，t 检验只能给出显著性差异（$P<0.05$）、极显著性差异（$P<0.01$）的结果，无法精确比较不同方药之间的药效差异。最后，各指标间的重要性程度（即权重）无法反映到药效评价中。

为了更好地进行中药方剂的多指标活性评价，本课题组设计了基于概率的综合性评价方法。对模型动物进行给药治疗，实质上就是通过药物对模型动物的调节，使其恢复到正常状态的一个过程。也就是说，最理想的药物应该能使模型动物从疾病状态完全恢复到正常状态。距离正常状态越接近，也就说明该药物的治疗效果越好。因此，我们以给药组各指标与正常动物各指标之间的接近程度作为评价标准。由于动物存在个体差异，其指标一般服从正态分布，我们以正常组和给药组指标具有相同均数的概率来描述两组指标间的接近程度。若两组动物状态相同，则概率值为 1，否则差距越大越接近于 0。各指标均以该概率值表示给药组和正常组间的接近程度。

由于各指标均反映了动物正常状态的一个方面，各指标的整体才能全面反映动物状态，即各指标间互为先决条件。根据统计学中的乘法原理，可以用各概率值的乘积来反映动物的整体状态。为了处理方便，可根据各指标的重要程度，分别对各概率值进行指数权重后取其几何平均数作为反映动物整体状态的综合指标，越接近于 1 表示与正常状态越接近，效果越好。该方法统计学基本原理，具有较为清晰的实际意义，可以全面客观的反映中药复方的多方面活性，适用于中药方剂的药效评价。

综上所述，面对方剂理论体系的复杂性，尤其是海量的信息特点，以及方剂的效应评价多靶点的特征，使得数据挖掘在方剂研究领域中显得越来越重要，提高挖掘技术针对性和适用性，对集成方剂文献信息、评价方剂效应以及中医药知识发现具有重要作用。

参考文献

[1] 范欣生，尚尔鑫，王崇峻，等．方剂研究中数据挖掘方法的实用性探讨[J]. 南京中医药大学学报，2008，24(6)：379-382.

[2] 尚尔鑫，范欣生，段金廒，等．方剂性味归经配伍规律的图形化知识挖掘研究[J]. 世界科学技术—中医药现代化，2008，10(1)：39-44.

[3] 叶亮，范欣生，王崇骏，等．方剂数据挖掘研究常用方法探讨[J]. 医学信息学，2008，21(10)：1734-1737.

[4] 李茹，孙正，王崇骏，等．中药方剂药物属性的组网模型[J]. 智能系统学报．2014，9(2)：148-153.

[5] 孙道平，高原，王崇骏．一种用于中药方剂网络重叠社区发现的改进 COPRA 算法[J]. 南京大学学报(自然科学)，2013，49(4)：1-8.

[6] GAO Y，WANG C J，FAN X S，et al. Chinese medicine formula network analysis for core herbal discovery. Brain Informatics Lecture Notes in Computer Science，2012，7670：255-264.

[7] 周伟，王峰，王崇骏，等．利用效用度挖掘核心药物及配伍规律[J]. 计算机科学与探索，2013，7(11)：994-1001.

[8] 吴地尧，章新友，张玉娇，等．分类算法在中药研究中的应用及其进展[J]. 科学技术与工程，2019,9(35)：1-9.

[9] 吴佳静．中医方剂数据挖掘关键算法[J]. 电子技术与软件工程，2019(22)：166-167.

[10] 王鹏丽，范玉浩，范欣生，等．基于复杂网络方法的泻白散类方配伍规律研究[J]. 中国中药杂志，2017,42(9)：1787-1791.

第二节　类方功效物质基础表征的适宜方法与技术

方剂功效物质基础研究是中医药研究领域关键科学问题之一，是制约中医药现代化的重要瓶颈。针对方剂功效物质研究的复杂性和整体性特点，客观表征方剂及类方的功效物质显得尤为重要。课题组提出以系统论思想与复杂性科学理论为指导，以系统生物学、生物信息学研究方法和手段为支撑，强调运用多学科方法和技术探讨方剂功效物质基础的同时，注重综合分析物质变化 - 生物效应 - 配伍规律三者之间的联系，以及方 - 证 - 病相关性研究模式，为阐明方剂科学内涵提供参考。因此，方剂功效物质基础研究是研究方剂生物效应、作用机制及配伍规律的前提和基础。

一、方剂功效物质基础研究现状、存在问题与研究方法

1. 研究现状回顾　国内外学者针对方剂的效应物质进行了一系列的科学研究，取得了

阶段性成果，不少学者提出了有意义的思路和观点。如周俊提出中药复方天然组合化学库与多靶作用机制；薛燕等提出的中药复方多成分经多途径协同作用的霰弹理论；余亚刚提出中药复方化学成分系统分离与鉴定的三元设计方案；曹治权等提出的中药配位化学理论以及黄熙等提出复方药动学和证治药动学及方剂组织药理学假说；段金廒等就方剂现代研究的一些共性问题提出方剂效应物质基础研究必须在充分尊重和理解中医方剂理论和临床实践指导下，有效促进中医与中药、传统与现代、基础与应用的融会贯通；必须采用现代生物学、生理、病理、药理等现代技术和方法揭示方剂治病疗疾的物质基础；同时较为系统地介绍了方剂配伍规律及生物效应研究、方剂活性物质基础研究、新技术在方剂中的应用、方剂信息资源挖掘与利用等研究框架。陆茵等就方剂物质基础与生物效应研究的一些共性问题，提出应用生物技术领域的若干新技术开展方剂相关研究的一些思路和方法。杜冠华等提出了中药复方有效成分组学概念、研究内容及意义，并介绍了中药复方有效成分组学研究的方法。这些理论的提出与研究工作实践的体会对如何开展方剂复杂效应物质的研究具有一定的启发和理论指导。

目前，方剂效应物质研究主要采用以下几种方法：①通过分析方剂中某个或某些药味的有效成分或指标性成分的变化，以评价方剂的效应物质。袁久荣等测定了四物汤中各药单煎、分煎、合煎液中阿魏酸的含量，表明合煎时各成分间具有增溶效应；严永清等测定了生脉散合煎液中人参皂苷含量低于分煎液，但人参皂苷 Rg_3 和 Rh_1 含量明显高于单味人参水煎剂等。②采用天然药物化学的研究方法，将复方视为一个整体，采用现代各种化学方法和色谱技术对方剂化学成分进行提取分离鉴定和活性评价，该方法有助于了解复方的化学物质基础，通过与单味药化学成分的比较，也有可能发现复方配伍后产生的新成分等。王燕生等从四君子汤复方和单味药白术的水煎液中分得苍术醚、苍术内酯、羟基苍术内酯等 4 种成分，表明四君子汤中白术的主要化学成分没有变化。此外，有学者对小青龙汤、泻心汤类方、四逆汤、白头翁汤、芍药甘草汤、小柴胡汤、六味地黄汤、十全大补汤、二妙散等方剂进行了不同程度的化学研究。③采用色谱联用技术以及智能多柱系统对方剂效应物质谱效相关性进行研究。张子忠等采用反相液相色谱模式，以黄芪、当归以及自制的“当归补血汤”的分离、特征组分识别以及指纹对比的实例分析，介绍了中药配伍分析的多模式多柱色谱系统以及统一分析方法的研究思路。

国外学者尤其是日本学者对汉方研究有着浓厚的兴趣，如田真代一提出中药血清药理学和血清药物化学的研究方法；基于与血清药理学相似的原理，日本学者 Homma 等提出利用药动学方法筛选中药有效成分；对方剂经服用后进入体内代谢后的化学成分进行研究，如 Kano 等人采用 HPLC-DAD-MS 法定性定量分析大鼠服用甘草附子汤后，血中桂皮酸和 6*E*, 12*E*- 十四碳二烯 -8，10- 二炔 -1，3 二醇，结果表明该两个化合物可能是甘草附子汤的活性成分等。

2. 研究现状分析　国内外学者对方剂功效物质基础研究，虽然取得了一些阶段性成果，为进一步深入研究奠定了基础，但同时还存在一些关键问题尚未得到有效解决，主要表现在以下几个方面：

(1) 对方剂的研究始终存在着一种还原、线性、静态的思维定势，难以体现方剂系统功能行为的整体性。

(2) 当前应用中的生物效应评价模型和方法并不能客观评价多系统作用的耦合关系，即方剂本身的复杂系统与人体复杂系统相互作用，以及方剂与临床的互动关系，从而使研究结果陷入支离破碎，难以真正阐明方剂生物效应的实质以及方 - 证 - 病之间的相关性本质。

(3) 脱离中医药理论和临床实践的指导，单纯从某一个或几个成分来阐明方剂效应物质基础及其药理作用，缺乏整体性研究，难以真正阐明方剂效应物质群及其整体综合效应。

(4) 对方剂发挥效应的化学物质动态变化及其效应变化，即对方剂配伍 - 生物效应 - 药物代谢相关性研究相对不足。

3. 系统论思想、复杂性科学及系统生物学、生物信息学的建立与发展为方剂功效物质基础研究提供了新的研究方法和手段

(1) 方剂功效物质的复杂性：复杂系统是信息科学与系统理论近年来的一个重要发展方向，以还原论、经验论及“纯科学”为基础的经典科学正逐步吸收系统论、理性论与人文精神，进而促使了复杂性研究的兴起。中医方剂作为由中药遵循君、臣、佐、使配伍规律组成的、具有一定结构和整合调节作用的整体，是一个充满非线性关系的复杂系统。除具有一般系统论的基本特征外(即整体性、联系性、有序性、动态性和自组织性)，组成方剂的中药既是在传统中医药理论指导下的遣方用药体系，又是一个复杂的化学体系，当方剂与开放的人体复杂系统相互作用时，其非线性特点更增加了方剂功效物质的复杂程度。因此，方剂功效物质决非单味药化学成分的简单加和，而是方剂中全部功效成分群的有机综合。

可见，方剂功效物质的多样性、差异性及其自组织性、整体涌现性等特征，以及方剂内部组成部分间的相互关系、相互作用，方剂与人体之间的动态非线性相互关系和相互作用决定了方剂效应物质是一个复杂系统。因此，方剂功效物质基础的揭示必然基于方剂功效物质组学的理念和方法技术。

(2) 以系统论思想为指导，把握方剂功效物质的研究规律：鉴于方剂功效物质是一个复杂化学系统，其研究思路和方法也应当“把复杂性当作复杂性来处理”。方剂功效物质组是指由引起方剂特定功效的有效物质构成的系统，是方剂发挥作用的物质基础。而方剂功效是对方剂功效物质系统与人体系统相互作用的概况和总结，方剂功效物质不仅包括某些单味药的原型成分，亦包括方剂在加工如煎煮、炮制过程中以及人体内环境条件下形成的有效物质，如人胃肠道及组织器官中的代谢产物等。因此，阐明方剂功效物质应着重从以下几方面开展研究：

1) 以整体观念为指导原则：将方剂整体作为研究对象，利用现代科学理论、方法和技术从不同层次、不同角度进行多元化研究，逐步地、全面地从各环节揭示方剂的作用本质。

2) 重视方剂功效物质系统中各组成部分之间的相互作用研究：通过从组成方剂的功效物质之间非线性相互作用入手，阐明方剂功效物质组成、变化及其与生物效应之间的相关性，阐明方剂复杂功效物质及其相应效应。

3) 重视方剂功效物质组成的动态变化与生物效应变化的相关性：通过对方剂发挥功效的化学物质的动态变化、生物效应变化以及药物代谢等相关研究，揭示方剂作用物质、作用过程及作用机制。

4) 充分利用现代生物信息学方法和技术进行系统分析研究：针对方剂功效物质组成研究的各组相关数据进行分析、归纳，挖掘复杂功效成分群之间、物质与生物效应之间、功效物质与人体作用过程之间的相关规律，从不同层面揭示方剂复杂功效物质。

(3) 以复杂性科学为理论支撑，构建方剂功效物质基础的研究模式：复杂性科学不仅表明了客观事物所具备的自身特有的规定性，而且引起了思维方式的变革，为研究复杂系统提供新的途径和方法。方剂功效物质既具有自身组成结构、内部结构和功能行为的复杂性，又表现出其与人体相互作用时物质 - 效应变化的复杂性。因此，欲阐明方剂复杂功效物质必

须在复杂性科学理论指导下进行研究。

依据中医临床遣方用药方 - 证对应的原则及复杂系统的特点，目前方剂效应物质的研究应针对方剂功效物质的适应证明确化与生物效应科学评价等方面，才可能有所突破，为创制新型中药新药奠定基础。由于中医临床用药遵循“有是证，用是方”的基本原则，方剂效应物质也应有其相应明确的适应证，从而使方证更加明确、临床疗效更加显著，同时阐明同一方剂对于“不同证不同病”“同证不同病”治疗的深刻内涵。不少研究已证明通过方剂加减，可使方证更加明确，临床疗效提高，如治疗不同证型原发性痛经的有效经典方剂，即是在基本方四物汤基础上进行加减化裁形成系列类方。在精制方血府逐瘀胶囊与原方血府逐瘀胶囊治疗冠心病心绞痛的研究中发现，精制方优于原方，但在治疗其他血瘀证方面的疗效可能不如原方。当归芍药散精简方（茯苓：白术：当归 =10：5：3）治疗血管性痴呆疗效优于原方当归芍药散。

(4) 以系统生物学研究方法为技术支撑，探求方剂复杂功效物质的科学内涵

1）中医方剂临床证候的生物效应评价体系：一个临床有效方剂是针对某一适应证而设，因此首先要建立起规范化的证型分类及判定标准，才能真正体现中医辨证施治及其临床疗效的精髓。

在辨证分型规范化的基础上，应用代谢组学、蛋白组学以及基因组学等现代系统生物学理论与技术，对中医证候的本质进行研究，建立证候的信息数据库，从中选择能够反映疾病本质的指标体系以评价方剂的临床疗效，基本明确病理状态下人体的变化即证的本质，从而阐明方剂的内在配伍规律及作用机制，实现方 - 证 - 病的相关性研究。

2）方剂生物模型的效应评价体系：通过对临床中医证候本质的研究及数据挖掘分析，确定反映疾病本质的系列指标群，采用模式生物进行模拟，建立实验室生物效应评价体系。分别从整体动物模型、组织器官模型、细胞亚细胞模型及分子水平四个药理水平建立生物效应评价体系，并结合方剂体内直接作用物质及作用机制探讨，通过对方剂复杂化学物质干预后系列指标的变化，运用计算机分析技术进行分析、统计、归纳，以探讨方剂配伍规律及作用机制，实现物质 - 效应相关性研究。临床疗效评价与生物模型效应评价的有机结合及相互验证是阐明方剂复杂效应物质 - 生物效应 - 作用机制的关键所在，能否建立起符合“证”本质特征的生物模型，直接关系到方剂生物效应的评价及方剂复杂效应物质的阐明。

3）物质基础 - 生物效应 - 配伍规律的系统研究：传统中药复方长期临床应用大多以其汤剂发挥药物的整体综合效应，为了阐明其产生效应的复杂物质基础可将其分解为不同部分，针对不同部分的生物效应及其物质组成进行分析评价，在基本明确各部分有效组分群及相应效应的基础上，通过验证有效组分群与方剂的整体综合效应，或不同有效组分群针对不同“证”的效应指标改变，以系统评价方剂复杂效应物质，进而揭示方剂不同配伍针对同“证”不同病或同病不同“证”的科学内涵。

在基本明确方剂复杂功效物质群化学组成的基础上，对各主要功效组分群的配伍配比及相应生物效应的相关性进行深入探讨，从物质基础、生物效应层面上揭示方剂的内在配伍规律，使方剂配伍规律的研究从药材饮片层面提升到功效组分群及生物效应层面，为创制适应证明确、物质基础清楚、作用机制明确的现代新型中药奠定基础（图 3-4）。

(5) 运用生物信息学手段分析方 - 证 - 病间的相关性，以揭示功效物质 - 中医辨证 - 临床疗效间的内在规律：当前，随着生命科学、信息科学、计算机科学、数学、物理学、医学、化

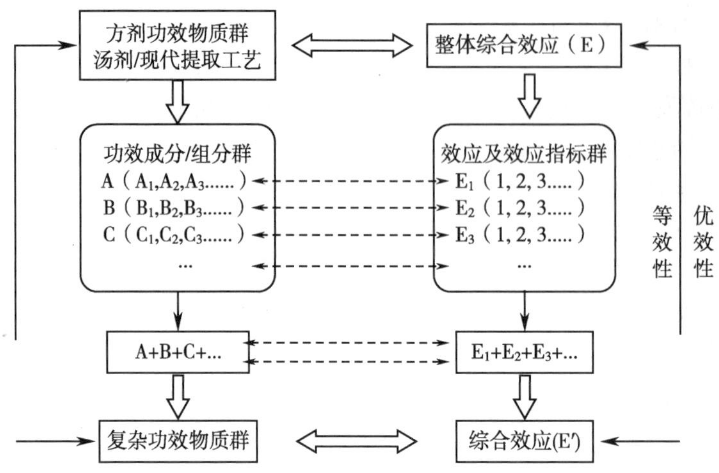

图 3-4 方剂功效物质基础 - 生物效应研究模式图

学、生物学等学科的发展，交叉孕育出一门新的学科，即生物信息学（bioinformatics）。生物信息学是在生命科学研究中，以计算机为工具对生物信息进行储存、检索、分析、处理和综合利用的科学，可以透过海量数据洞察隐藏在数据中的规律。因此，在中医方剂、证候等特色内涵与规律挖掘方面的应用，将对分析方 - 证 - 病间的相关性以及揭示物质基础 - 生物效应 - 配伍规律间的相关规律起到推动作用。

方剂研究是一个复杂的系统，其研究必须在中医药理论以及系统论、复杂性科学、系统生物学等现代前沿学科研究思路和方法的指导下，以方剂的临床疗效为基础，以方剂的生物模型研究为深化，充分体现中医药特色，运用现代先进的科学技术与手段及生物信息学方法，揭示方剂复杂功效物质群与配伍规律及方 - 证 - 病的相关性及其规律。在强调运用多学科方法和技术探讨方剂功效物质的同时，注重综合分析物质变化 - 生物效应 - 配伍规律三者之间的联系，以阐明其作用机制。因此，方剂功效物质组的研究是研究方剂生物效应、作用机制及配伍规律的前提和基础。

通过临床疗效评价体系及生物模型效应评价体系的建立，使方剂效应评价更加客观化、标准化，使方剂效应物质、配伍规律及作用机制研究更接近于客观事实，为创制新型药物及有效回归临床奠定基础，从而推进中医药现代化进程；通过生物信息学的方法和技术，寻求方 - 证 - 病间的相关性，以揭示效应物质 - 生物效应 - 配伍规律间的相关规律。

二、方剂类方功效物质基础研究方法与技术体系

（一）类方功效物质的分离分析方法与技术

1. 方剂功效物质 / 成分群的分离纯化、分析检测技术　方剂功效物质基础（功效组分、功效成分）复杂多样，包括了多种结构类型的化学成分，如挥发性成分、黄酮类成分、生物碱类成分、有机酸类成分、蒽醌类成分、香豆素类成分、木质素类成分、萜类成分、皂苷类成分、生物大分子物质、无机元素等，甚至一些结构类型的化合物已明确其构效关系，如黄酮类成分等。对于各类功效组分 / 功效成分群的分离纯化以及分析检测方法和技术，国内外学者进行了大量研究，并取得一定研究积累。

（1）挥发性化学物质分离 / 检测技术：挥发性物质主要是由单萜、倍半萜 / 苯环类等易挥

发性小分子组成，具有辛温解表、通窍醒神、祛寒止痛等功效，是中药材及其方剂发挥治疗作用的有效成分之一。

传统汤剂中挥发性成分是以芳香水剂的状态存在，受方剂中水溶性成分的促溶、增溶等作用使其在汤剂中的含量增加。经典的蒸馏法能使挥发油得到有效的收集，目前以 SFE 技术、分子蒸馏技术为代表的挥发性成分萃取分离技术，克服了诸多不足。对于挥发性物质分析检测常采用气相色谱法、气相色谱 - 质谱联用技术等方法和手段。

(2) 多酚类化学物质分离 / 检测方法和技术：酚类成分在自然界中存在广泛，主要涉及小分子酚类、黄酮类成分、蒽醌类成分、香豆素类成分、木脂素类成分等。现代研究表明该类型成分具有抗炎、抑菌、抗肿瘤等广泛的药理活性。

目前多酚类成分多采用大孔吸附树脂法、聚酰胺色谱法及硅胶柱层析的方法进行分离纯化，方法较为单一。膜分离技术在中药中的应用克服了许多缺点和不足，该方法以传统汤剂为研究对象，对其中某类或某几类活性物质进行浓缩、富集、纯化，能够一定程度上体现出中医药的整体观念，体现中医用药特色。

(3) 酸碱性化学物质分离 / 检测方法技术：酸碱性化学物质主要包括生物碱类和有机酸类成分。生物碱是一类存在于生物界（主要是植物）中，大多具有显著生物活性的含氮碱性化合物，是中药最主要的一类活性成分；有机酸是具有羧基的化合物（不包括氨基酸），广泛存在于植物体的各部位，尤以果实中为多见。该类化学物质在汤剂中通常以盐的形式存在，使其在水中溶解度增加而增强疗效。

针对酸碱性化学物质的理化性质及可用于分离的特性，通常采用酸碱萃取法、大孔吸附树脂法、离子交换树脂法等进行分离纯化。采用 HPLC、HPLC-MS-MS、CE、CE-MS、离子色谱法、气相色谱法、薄层扫描法等方法进行分析检测。超临界流体色谱更适用于中药生物碱类的分离。

(4) 生物大分子化学物质分离 / 检测方法技术：生物大分子化合物主要包括中药中核酸类、蛋白质（酶）类、多糖类、肽及寡核苷等成分，其分离与纯化早已引起学术界的极大兴趣。色谱技术的广泛应用使药用生物活性大分子、多糖蛋白质、核酸的大规模生产成为可能。目前用于分离生物大分子的方法是高效液相色谱法，其分离介质主要采用大孔径的多孔担体，而忽略了生物大分子的构象、活性等与流动相环境之间的关系。随着现代科技的飞速发展，从天然产物中获得生物活性大分子的手段不断得到提高，如超滤技术、分子排阻色谱、离子交换色谱、亲和色谱、疏水作用色谱等。其中超滤技术是通过膜分子筛分级分离中药大分子活性物质最具应用前景的方法，它不影响成分的活性，又能用于产业化生产。

(5) 无机元素及其有机分子络合物分离 / 检测关键技术：植物中的无机成分多为钾、钠、铵的盐类，它们或与各种有机物质结合存在于细胞中，随着科学的发展和研究的深入，发现不少无机元素具有重要的生理活性与疗效。目前对于中药中无机微量元素多采用原子吸收光谱对其进行定量检测，或采用 ICP-AES、ICP-MS 以及 LC 联用技术等方法进行分析。

(6) 萜类及皂苷类化学物质的分离 / 检测关键技术：该类化学物质是广泛分布于植物界中一类复杂成分，常常具有重要的生物活性。目前多采用大孔吸附树脂法、葡聚糖凝胶色谱法、硅胶层析法进行分离纯化，有些化合物如环烯醚萜类往往在提取、分离纯化过程中结构发生变化。近年来发展起来的逆流色谱技术克服了化合物不可逆吸附以及变性的问题。

2. 化学成分的结构鉴定谱学与 X 射线衍射技术

(1) UV：电子光谱，是分子中电子能级的跃迁，对于分子中含有共轭双键、不饱和羰基结构及芳香体系的化合物的结构鉴定，是一种重要手段。通过测得的紫外光谱所提供的吸收波长和吸收系数及其变化规律可解决结构研究中的有关问题。

（2）IR：红外光是电磁波的一种形式，通过红外光谱吸收峰的波数和吸收强度可推测结构中是否存在某些官能团及官能团所处的化学环境，指纹区的吸收与已知物谱图比较，也可得出化合物结构的相关鉴定信息。在鉴别化合物的异同和光学异构体，立体化学研究和官能团的确定中发挥重要作用。

（3）1D/2D NMR：NMR 谱是化合物分子在磁场中受电磁波的辐射，发生核磁共振，图谱能提供分子中有关氢及碳原子的类型、数目、互相连接方式，周围化学环境以及构型、构象的结构信息。^{1}H-NMR 记录有机分子中各质子在外加磁场中受照射频率作用所产生的不同的共振频率。通过化学位移，裂分情况及积分曲线高度可判断分子中 ^{1}H 的类型，数目及相邻原子或原子团的情况。^{13}C-NMR：提供分子中各种不同类型及化学环境的碳核化学位移，异核偶合常数及弛豫时间。常见的 ^{13}C-NMR 测定技术有 DEPT 谱及 INEPT 谱等。2D-NMR 可解决 1D-NMR 中信号过于复杂，堆积难分辨的情况，常用的有 ^{1}H-^{1}H COSY 谱（反映邻碳氢的偶合关系），^{13}C-^{1}H COSY 谱［包括 HMQC（反映的是直接键连的 C-H 间的偶合关系），HMBC 谱（可高灵敏度检测 ^{13}C-^{1}H 远程偶合）等］，NOESY 和 ROESY 谱（属 NOE 类的二维核磁共振谱，NOE 主要用来确定两个质子在分子立体空间结构中是否距离相近，若存在 NOE 则表示两者接近，NOE 值越大，则两者在空间的距离就越近，NOESY 采用二维方式检测 NOE，显示 ^{1}H 核之间的 NOE 相关，ROESY 是旋转坐标系中的 NOESY）等。

（4）HR-MS：高分辨质谱可以将相对分子质量精确到 0.000 1，可直接得到元素组成及确定的分子式。

（5）X 线：是一种独立的结构分析方法，在样品本身能获得晶型良好的单晶条件下，可以完成天然有机小分子和生物大分子样品的晶体结构测定，定量给出分子立体结构参数。还能完成化合物分子相对构型与绝对构型的测定，特别是在有机化合物分子立体结构中的构型确定、构象分析以及固体化合物样品的晶型与分子排列规律，有机分子的异构体及其含量测定等。

（二）类方功效物质基础发现方法与技术

1. 生物膜萃取 - 色谱联用在线分析技术　包括生物膜提取 - 化学活性成分在线分析技术、在线色谱分离与活性筛选联用技术、分子印迹聚合物分离技术。根据现代生物学认识，在生物体内药物分子只有通过某些生物膜进入特定的细胞或和特定生物膜上的受体结合形成复合物才能发挥相应的活性。药物分子通过生物膜或和膜上受体结合的过程，可以看作是生物膜选择性的将药物分子提取出来的过程。为了发现具有细胞水平活性的中药活性物质，扩展活性物质的活性覆盖范围，针对特定的细胞、特定自由基的相关活性作用，设计了基于生物膜选择性提取和在线分离 - 活性评价的技术以实现细胞水平在线功效物质的快速发现。

（1）生物膜提取 - 化学活性成分在线分析技术：基于生物膜色谱的活性化学成分在线分析技术是在传统在线生物膜色谱技术上改进而来的，中药活性成分快速筛选辨识技术，它以活性生物膜靶标（如细胞、活性细胞膜、模拟生物膜、活性大分子）为固定相，该固定相能够特异性、选择性地与活性成分结合，排除大量无法和生物膜结合的无活性作用成分干扰，通过高分离效能的高效液相色谱及其联用技术，快速地从中药成分中筛选出活性物质（图 3-5）。

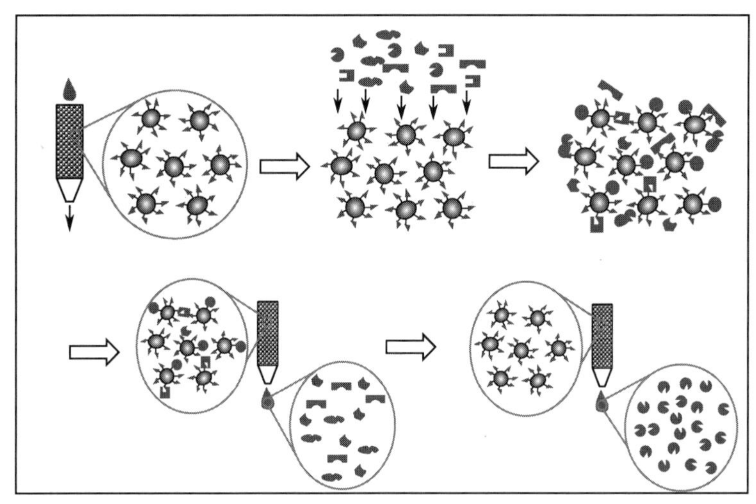

图 3-5　生物膜萃取 - 色谱联用在线分析技术

该方法将活性物质识别、提取与分离分析技术有机结合起来，简便、快速，是研究中药、方剂等复杂对象活性物质的有效手段。

(2) 在线色谱分离与活性筛选联用技术：利用液相色谱高分离效能的优势，将方剂复杂体系成分进行在线色谱分离，通过与在线活性检测体系联用，对洗脱的化学成分进行活性检测，亦可进一步与质谱或 NMR 技术联用，分析相关活性成分特征。例如：将 HPLC 与自由基清除活性反应器（DPPH、ABTS 等体系）联用，利用抗氧化剂常有较强的自由基清除活性原理，使中药提取物的化学成分经 HPLC 洗脱出来即可在线进行自由基清除活性的测定，从而可以直接进行活性化合物的鉴定，该方法简单、快速。亦可以将其与 NMR 等进行联用，实现样品的分离、抗氧化活性成分筛选和结构确认一次完成，实现中药活性成分的快速筛选。

(3) 模拟生物膜（脂质体）平衡透析 - 高效液相色谱联用技术：以中药提取物（有机整体）为对象，采用高效液相色谱技术，分离、分析比较中药、复方提取物直接透析和中药提取物与模拟生物膜（脂质体）混合物透析后所含各种物质峰面积的变化，其中峰面积显著减少的峰即是与模拟生物膜（脂质体）有作用的成分，应用在线 LC/MS 等技术鉴定这些成分，就可从复杂的中药体系中筛选出能与模拟生物膜（脂质体）结合的成分。以当归补血汤及其组分总提取物为对象进行研究，结果显示，当归补血汤直接提取物中有 50 余个峰，通过 HPLC-DAD-ELSD 联用检测生物样品，其中 15 个峰与模拟生物膜具有明显的相互作用，采用 LC-MS 技术和标准品对照的方式，对 15 个成分的结构进行了全部鉴定，并初步做了通透性能力评价，鉴定这些成分中包括藁本内酯、黄芪甲苷、毛蕊异黄酮等，与文献报道当归补血汤中的活性成分具有很好的一致性。

2. 正向分离 - 逆向剔除相结合的方剂功效成分群发现技术　方剂功效物质是多成分经多途径的协同作用，有效成分的协同、相加作用表现出临床相关疗效的方药君、臣、佐、使的成分主次关系。方剂功效物质是一个复杂化学体系，这种复杂的化学系统给方剂的深入研究带来了极大的困难和挑战。迄今为止方剂中已经明确其药效的物质基础，已涵盖了中药成分结构分类的各个类型，如挥发性成分、黄酮类、生物碱类、有机酸类、蒽醌类、香豆素类、木质素类、萜类甾类、皂苷类、多糖多肽等大分子物质、无机元素等。

⑴ 正向分离技术:在方剂研究时必须考虑方剂功效的生物效应,拆方研究很可能拆去一些协同、拮抗或复合作用,需以全方为整体进行研究,通过功效成分 / 组分群解析,从全方提取物→提取物、组分→成分的互动过程,从而阐明方剂功效物质基础。

⑵ 抗体亲和层析特异性剔除技术

单一成分的剔除　合成代表性成分的牛血清白蛋白结合物,用其免疫家兔或小鼠,制备抗该成分的多克隆抗体,必要时,通过免疫小鼠,取脾细胞与骨髓瘤细胞融合,制备单克隆抗体,纯化并制作针对该成分的抗体亲和柱,用此亲和柱处理中药样品,用 HPLC 确认剔除前后特定成分的变化。

多个成分的剔除　制备抗体的程序同上,将中药样品依次通过两个不同成分的亲和层析柱,用 HPLC 确认剔除前后特定成分的变化。根据前面的研究结果,必要时,制备特异性剔除两个以上不同成分组合的样品。

⑶ 分子印迹聚合物分离技术:中药体系是一个复杂的、包括丰富的分子多样性及有效成分的天然组合化学库,其所含的化合物结构类型多样、含量悬殊且许多成分未知,常规的分离材料往往选择性不理想,分离效率低,且容易丢失微量的有效成分,这样就可能错过了发现新的活性成分的机会。因此,如何从复杂的中药体系中分离纯化有效成分成为中药研究的关键问题。以中药活性物质为模板制备的硅胶表面分子印迹聚合物,具有其他分离材料所不具备的强特异性和高选择性,在中药活性成分的分离、分析中具有很好的应用前景。

综合利用分子印迹聚合物分离、分析技术,结合适合中药特点的药效和药理评价方法,设计和制备出具有高度亲和力和高度专属性的硅胶表面分子印迹聚合物材料,丰富和发展针对中药中复杂分子高效分离纯化的新方法;同时建立中药及其复方药效物质结构分析(在线结构解析)、高效、快速的药效评价新技术、新方法。

3. 血清药理学测试中入血成分分析技术　中药血清药理学是在体外实验的基础上加以改进而形成的,是将中药或中药复方经口给动物灌服一定时间后采集动物血液,分离血清,用此含有药物成分的血清进行体外实验的一种实验方法。最大的优点是:不仅能反映药物中可吸收部分的直接作用,而且能反映药物成分在机体作用下形成的代谢产物和药物诱生的机体内源性物质的间接效果,使中药药效研究不局限于整体的功能研究,而是通过体内有效药物的主要存在部位——血清与器官、组织和细胞相互作用,观察局部功能进行观察,排除一些干扰因素的影响,便于应用细胞学和分子生物学手段,从基因、基因产物、药物受体和酶活性等诸方面阐述药物作用机制。血清中所含成分经离心等处理即可进行各种色谱分析,常常应用到 HPLC/DAD/MS、UPLC-MS 等技术。

4. 药效差示血清色谱法　当中药在对证机体内产生药效变化时,机体血清中化学组分数相应的变化差中必定最小范围而最大程度地包含着真正的药效物质基础。该方法首先借助色谱法建立中药对证产生最大药效和最小药效时血清中的化学组分物质谱;然后以差示的方法表达且初步分离出该组方的体内药效物质,并将分离产物用于对证模型,以药效验证结果反馈性调整差示色谱条件,直至确认药效物质;最后结合质谱及核磁共振波谱动态定性、定量中药体内药效物质的变化,并与相应的药效研究结合,进一步确认中药的药效物质基础。该方法借助血瘀证模型,以红花为工具药,以缓解心肌缺血、改善冠脉血流等为效应指标,以红花在对证机体产生最大和最小药效时血清中物质谱的变化差为导向,以色谱、波谱等方法追踪分离和鉴定红花的药效物质。“药效差示血清色谱法”的意义在于以实现中药现代化为目标，利用现代药理、药化、分析等多种新知识、新理论，从研究机体血清化学组分数相应变化差中，寻找药效物质基础，从而为真正揭示方剂药效物质基础研究开创了一个全新局面，为研究创新中药、中药国际化奠定基础。

三、基于体内过程的方剂功效物质基础研究方法

基于 ADME 的方剂功效成分分析技术

方剂（中药复方）多成分、多靶点的作用特点，已得到学术界普遍认可。如何从方剂复杂功效成分群中发现功效成分（群），并阐明其在方剂功效生物效应中的作用，是方剂类方现代研究的关键问题之一。方剂类方可通过高通量的定性、定量分析获得外源性功效物质，但进入机体内的代谢过程及直接效应成分尚需对方剂/类方进入机体内的 ADME 过程进行研究，以明确入血成分（包括原型成分及其代谢产物）以及到达靶器官、靶组织或者靶蛋白的成分，关联其生物效应，进而揭示方剂功效成分群。

方剂功效成分群进入机体后，会出现两种不同的效应，一种是药物对机体产生的生物效应，包括治疗作用和毒副作用，即所谓的药物效应动力学，简称药效学（pharmacodynamic）和毒理学（toxicology）。另一种是机体对药物的作用，包括对药物的吸收（absorption）、分布（distribution）、代谢（metabolism）、排泄（excretion）（ADME），即药物代谢动力学，简称药动学（pharmacokinetic）。体内功效成分分析即是研究中药或方剂在生物体内 ADME 过程中质和量的变化规律，获得功效成分群在体内各种药物代谢动力学参数，以揭示其体内直接作用的功效成分与作用机制探讨。

1. 生物体内 ADME 过程

(1) 吸收过程：中药及方剂功效成分的吸收是指中药成分从给药部位进入血液循环的过程。除注射给药外，其他给药途径（胃肠道给药、呼吸道给药、经皮给药）均存在吸收过程。中药功效成分在到达血液循环之前会选择地通过多层半渗透性细胞膜，口服给药必须经胃肠道吸收和门静脉到肝脏后才进入血液循环。某些口服药物经过肠黏膜吸收以后，通过门静脉进入肝脏，有些药物在首次通过肝脏时，就被灭活代谢，使进入体循环的药量减少，这种现象叫首过效应（first-pass effect）。功效成分从给药部位进入血液循环过程通常用吸收速度和吸收程度来描述。吸收程度通常指生物利用度（bioavailability），即成分由给药部位到达血液循环中的相对量。中药功效成分在胃肠道的吸收是一个复杂过程，受到多种因素影响，如功效成分的理化性质（如脂溶性、通透性）、成分间相互作用、给药剂型、生理条件（如胃排空、肠道通过时间、pH 值）、食物因素、胃肠道疾病等。

(2) 分布过程：中药功效成分的分布是指中药功效成分从机体的一个部位转移到另一个部位的可逆过程。不管哪一种给药途径，成分进入血液之后，随血液分布到机体各组织中，在靶组织发挥药效作用。其分布受机体生理因素及成分理化性质的影响，包括组织血流速率、生理性屏障、成分的脂溶性、成分与血浆蛋白结合情况等。同时，分布影响成分在机体各组织的浓度，对药效和毒性起到关键作用。中药成分首先分布于血流速率快的组织，然后分布到肌肉、皮肤或脂肪等血流速率慢的组织，也有部分成分会与血浆中的蛋白质结合。通常认为，游离成分才能通过生物膜，进入到相应的组织或靶器官而产生效应或进行代谢与排泄。因此，血浆蛋白结合率（rate of plasma protein binding）对成分的分布和代谢会产生影响。

多数情况下，酸性成分与白蛋白结合，碱性成分与 α1- 酸性糖蛋白结合。另外，有些中药成分还可能和血红细胞结合。

(3) 代谢过程：中药功效成分的代谢是指功效成分经吸收、分布后，在血液和组织中发生的生物转化（biotransformation）的过程，生物转化的产物称为代谢产物（metabolites）。其主要有胃肠道、肝脏等代谢方式。

胃肠道代谢　中药绝大多数通过口服吸收而发挥作用。中药功效成分进入胃肠道之后会受到胃液及肠道菌群作用，在胃酸及酶的作用下产生水解、氧化还原等代谢反应，相对分子量减小，极性减弱，脂溶性增强。中药功效成分的肠道代谢主要是利用肠内菌群中特定的酶使之转化，多数成分代谢后被吸收，少部分成分则以原型物直接被吸收。

肠道中药物代谢酶主要分布于成熟的上皮细胞内，其中绒毛尖端活性最强。目前已经在肠道中发现众多代谢酶，如 CYP2C6、CYP2C9、CYP2C19、CYP3A4、CYP3A5 等。许多功效成分为 CYP3A 的底物，可以在肠道内代谢。胃肠道代谢也是造成中药成分口服生物利用度偏低的重要原因之一。

肝脏代谢　肝脏是中药功效成分的主要代谢器官，具有生物转化的功能，可将进入生物体内的成分转化为代谢产物而最终排出体外。肝脏富含Ⅰ相代谢和Ⅱ相代谢所需的各种酶，功效成分首先在Ⅰ相代谢酶的作用下被氧化、还原或水解，然后在Ⅱ相代谢酶的作用下与葡萄糖醛酸、甘氨酸、硫酸等内源性物质结合或经甲基化、乙酰化后，随尿液和粪便排出体外。其中，在参与中药功效成分代谢的Ⅰ相和Ⅱ相代谢酶中，以细胞色素 P450 最为重要。

其他代谢　除胃肠道和肝脏之外，中药功效成分代谢的部位还有血浆、肺、皮肤、肾、鼻黏膜、脑等。随着分子生物学如蛋白质分离纯化技术、免疫抗体标记及 cDNA 技术的发展和应用，越来越多的药物代谢酶在肝以外组织和器官中被发现：如Ⅰ相反应的主要酶系 - 细胞色素 P450 及黄素单加氧酶、过氧化物酶、环氧化物水合酶等；Ⅱ相代谢反应的葡萄糖醛酸转移酶、硫酸转移酶、乙酰化酶、甲基化酶、氨基酸结合酶等。而且有些成分的部分代谢过程仅在肝外的特定组织进行。研究发现，绿原酸在体内的主要代谢产物为绿原酸的类似物，其主要集中在尿液。

中药功效成分在体内代谢过程中会产生活性变化。有些成分本身没有药理活性，而在体内经代谢后形成活性代谢物，又称为前体药物或前药（prodrug），如甘草酸（glycyrrhizin）本身并不能被机体吸收，在肠道菌群的作用下，分解为甘草次酸（glycyrrhetinic acid），被机体吸收而显现其药理活性。

部分中药功效成分在体内代谢后可形成毒性代谢物，对肝、肾等代谢器官造成损害。例如，冰片在体内代谢为樟脑（camphor）而产生一定的毒性；苦杏仁苷（amygdalin）在肠道内水解，其代谢产物氢氰酸具有毒性。

(4) 排泄过程：中药功效成分的排泄是指中药成分及其代谢产物经机体的排泄或分泌器官排出体外的过程。其主要排泄途径为肾脏排泄（renal excretion）和胆汁排泄（biliary excretion），其他组织器官如肺、皮肤也参与某些成分的排泄。排泄过程的特点是：①多数成分和代谢产物的排泄属于被动转运，少数成分属于主动转运；②在排泄或分泌器官中成分或代谢产物浓度较高时既具有治疗价值，同时也会造成某种程度的不良反应；③各类成分的主要排泄器官功能障碍时均能引起排泄速度减慢，产生蓄积、血药浓度增加，从而导致中毒，此时应注意调整用药剂量或给药时间间隔。

2. 体内分析生物样本类型 常用的生物样品主要有血样、尿样、脏器组织和粪便等，此外，尚可选用唾液、乳汁、胆汁、羊水、泪液等作为分析样品。生物样品采集后，注意冷藏或冷冻保存，冷冻样品测定时需临时解冻，解冻后样品应一次性测定完毕，避免反复冻融。如果样品不能一次性测定完毕，则应以小体积分装贮存，每次按计划取一定数量进行测定。冷冻温度一般为 -20℃，特殊情况下需在 -40~-80℃贮存。

(1) 血样：所采集的血样应代表整体血药浓度，宜在血液中分布均匀后取样。多采用静脉采血方法。根据血中药物浓度和分析方法灵敏度要求，一般每次采血 1~5ml，且以采血量不超过动物总血量十分之一为宜。静脉取血时，通常直接将注射器针头插入静脉血管内抽取，抽取血液移至试管或其他容器时，注意不要用力压出，最好取下针头后轻轻推出，以防血细胞破裂使血浆或血清带有红色。对于动物实验，直接从动脉或心脏取血最为理想。常见动物及人的采血量、采血方法见表 3-1。

表 3-1 常见动物及人的采血量和采血方法

类别	总血液量 / 体重 /%	采血量	采血方法
小鼠	5.4~8.2	多量（全血）	心脏穿刺，断头
		中量（0.1~0.2ml）	眼窝静脉丛穿刺
		少量（数滴）	尾尖取血
大鼠	4.0~5.3	多量（全血）	心脏穿刺，断头
		中量（1.0~1.5ml）	眼窝静脉丛穿刺
		少量（0.3~0.5ml）	尾尖取血
田鼠	5.0~5.8	多量（全血）	心脏穿刺，断头
		中量（0.5~1.0ml）	眼窝静脉丛穿刺
		少量（数滴）	足静脉穿刺
豚鼠	4.5~8.3	多量（全血）	心脏穿刺
		中量（3.0~5.0ml）	心脏穿刺
		少量（数滴）	足静脉穿刺
兔	4.5~8.1	多量（全血）	颈动脉穿刺
		中量（10~15ml）	心脏穿刺
		少量（3.0~5.0ml）	耳静脉穿刺
犬	5.0~8.5	5~10ml	前肢皮下静脉，后肢小隐静脉
人	7.0~8.0	5ml 左右	前臂静脉

血样包括全血、血浆和血清，以血浆最为常用。血浆、血清的化学成分与组织液相近，内含药物直接与组织液接触并达到平衡，测定血浆或血清中的药物浓度比全血中的药物浓度更能反映作用部位药物浓度的变化，与药物的临床治疗作用有较好的对应关系。

血浆 血浆（plasma）是将采集的静脉血液置于含有抗凝剂的离心管中，混合后，以 2 500~3 000r/min 离心 5~10 分钟使血浆与血细胞分离，所得淡黄色上清液。血浆的量约为全血的 50%~60%。若血浆中含有的抗凝剂对药物浓度测定有影响时，则应使用血清样品。

常用肝素作为抗凝剂。肝素是一种含硫酸的黏多糖，多用其钠盐和钾盐。肝素能阻止凝血酶原转化为凝血酶，从而抑制纤维蛋白原转化为纤维蛋白。肝素是体内正常生理成分，因此不会改变血样的化学组成进而引起药物的变化。通常每1ml血液加入肝素0.1~0.2mg或20IU左右(1mg相当于126IU)。方法:取血前取适量肝素钠溶液,置试管等容器内,旋转试管,使肝素钠溶液均匀分布在容器壁上,干燥后加入血样,立即轻轻旋摇即可。其他抗凝剂是一些能与血液中的Ca^{2+}结合的试剂,如EDTA、枸橼酸盐等,因其能引起被测组分发生变化或干扰某些药物的测定,所以不常使用。

血清　血清(serum)是将采集的静脉血液置离心管中,放置30分钟到1小时,再用2 500~3 000r/min离心5~10分钟,上层澄清的淡黄色液体即为血清。血清为全血20%~40%。血浆和血清可任意选用,现有文献、资料报道的血药浓度,一般均为血浆或血清中的药物总浓度(即游离型药物和结合型药物的浓度之和)。血浆和血清都需要在采血后及时分离,最迟不超过2小时,分离后再置冰箱中保存。

全血　全血(whole blood)是将采集的血液置于含有抗凝剂的试管中,不经离心操作,保持血浆和血细胞混合在一起。全血样品可冷冻贮存或直接分析。全血样品放置或自贮存处取出解冻之后,可明显分为上、下两层,上层为血浆,下层为血细胞,轻微摇动即可混匀。

(2) 尿样:尿样(urine)主要用于成分剂量回收、肾清除率、体内代谢及生物利用度等研究。尿样的收集是自然排出的尿液,属于非损伤性采样方式。但其易受食物种类、饮水量和排汗情况等影响,使尿药浓度变化较大。尿液中药物浓度的改变不能直接反映血药浓度,即与血药浓度相关性差。受试者的肾功能直接影响药物排泄,因而肾功能不良者不宜采用尿样,婴儿或动物的排尿时间难于掌握,不易采集完全。

采集动物尿液时,一般将动物禁食过夜后,先收集空白尿,再给药,并立即放入代谢笼中,收集给药后一定时间的尿液,合并,记录体积。

采集的尿样应立即测定。若收集24小时的尿液不能立即测定时,应加入防腐剂,如甲苯、二甲苯三氯甲烷及乙酸等置冰箱中保存。

(3) 脏器组织:脏器组织(organs and tissues)可为中药功效成分的吸收、分布、转运、代谢、排泄等体内过程提供重要信息,常常需要采集肝、脾、肾、肺、胃、脑等脏器进行中药成分及代谢产物的检测。方法:分别于动物给药前、给药后不同时间点处死,迅速解剖取其脏器组织,用生理盐水冲洗,除去残血,滤纸吸干。测定之前,首先均匀化,制成水基质溶液,然后再用适当方法萃取药物。组织样品制备常用的方法有:

匀浆化法　取组织检材加入一定量的水或缓冲液,在刀片式匀浆机中匀浆,使被测成分溶解,取上清液备用。该法简单,但回收率较低。

沉淀蛋白法　在组织匀浆中加入甲醇、乙腈、高氯酸、三氯乙酸、钨酸盐等沉淀剂,沉淀蛋白质后取上清液备用。该法操作简单,所得上清液常澄清透明,干扰物质较少,多被采用,但对有些成分回收率偏低。

酸水解或碱水解法　在组织匀浆中加入一定量的酸或碱,置水浴中加热,待组织液化后,滤过或离心,取上清液备用。本法适合在热酸或热碱条件下稳定的少数中药成分。

酶解法　在组织匀浆中加入一定量酶和缓冲液,置水浴上水解一定时间,待组织液化后,滤过或离心,取上清液备用。最常用的酶是蛋白水解酶中的枯草菌溶素(50~60℃活力最强)。它不仅可使组织溶解,还可使待测成分析出。本法优点是:可避免某些成分在酸或高温下降解;对与蛋白质结合紧密的药物,可提高回收率;当用有机溶剂直接提取酶解液时,则不会乳化；采用 HPLC 法检测时，无需再进行过多的净化处理，但本法不适宜在碱性下易水解的成分。

(4) 粪便：粪便(excrements)的组成四分之三是水分，其余大部分是蛋白质、无机盐、脂肪、未消化的食物纤维、脱水的消化液残余、从肠道脱落的细胞及死掉的细菌等。粪便是提供中药成分进入体内后代谢和消除情况的主要分析样品之一。粪便易于采集，但易受食物、药物、运动、睡眠等多种因素影响。采集动物粪便时，一般将动物禁食过夜，先收集空白粪便，再给药，并于代谢笼中，定时收集，称重、干燥、研碎备用。

(5) 唾液：唾液(saliva)是由腮腺、颌下腺、舌下腺和口腔黏膜内许多散在口腔内的小腺体分泌的，在口腔内合并成混合唾液。收集唾液是无损伤性取样，易收集。一些药物的唾液药物浓度与血浆游离药物浓度密切相关。唾液样品也可用于药物代谢动力学的研究。唾液的 pH 值范围为 6.2~7.4，当分泌增加，碳酸氢盐含量增高，pH 值会更高。唾液中蛋白质的总量接近血浆蛋白含量的十分之一左右。唾液的采集一般在漱口后 15 分钟左右，应尽可能在刺激少的安静状态下进行，用插入漏斗的试管接收口腔内自然流出的唾液，采集的时间至少要 10 分钟。唾液样品采集后，应立即测量其除去泡沫部分的体积，放置后分成泡沫部分、透明部分及乳白色沉淀部分三层。取透明部分以 3 000r/min 离心 10 分钟，取上清液作为药物浓度测定的样品，可以供直接测定或冷冻保存。

3. 常用生物样品的制备方法　进行体内中药功效成分群及其代谢产物(生物样品中)分析时，一般要根据分析对象的特点及成分的存在形式、转化情况等，在测定之前采取适当的预处理技术，如分离、净化、富集等，制备成供试品溶液，以保证测定结果的科学性和准确性。

生物样品的预处理方法主要有：蛋白质沉淀法、分离纯化与浓集法、缀合物水解法、有机消化法等。

(1) 除去蛋白质方法

1) 蛋白质沉淀法(protein precipitation，PPT)：即在测定血样及组织匀浆样品时，应去除蛋白质，以使结合型的待测成分释放出来，达到对待测成分纯化的目的，亦可减少对仪器设备的污染和损坏。

酸性试剂沉淀法　当 pH 值低于蛋白质的等电点时，蛋白质以阳离子形式存在，此时加入强酸，可与蛋白质阳离子形成不溶性盐而沉淀，离心后可得到澄清的上清液。常用的强酸性沉淀剂有 10% 三氯乙酸、6% 高氯酸、硫酸 - 钨酸混合液及 5% 偏磷酸等。含待测成分血清与强酸的比例为 1∶0.6(V/V)混合，即可以除去 90% 以上的蛋白质。

有机溶剂沉淀法　加入水溶性的有机溶剂，可使蛋白质的分子内及分子间的氢键发生变化而使蛋白质凝聚，与蛋白质结合的中药待测成分释放出来。操作时，将水溶性有机溶剂与血浆或血清按一定比例混合后离心分离，取上清液作为样品。常用的水溶性有机溶剂有乙腈、甲醇、乙醇、丙醇、丙酮、四氢呋喃等。含药的血浆或血清与水溶性有机溶剂的体积比为 1∶1~1∶3 时，即可将 90% 上的蛋白质除去。

盐析法　加入过量的中性盐，使溶液的离子强度发生变化，中性盐能将蛋白质中的水合水分子置换出来，使蛋白质脱水而沉淀。常用的中性盐有饱和硫酸铵、硫酸钠、镁盐、磷酸盐及枸橼酸盐等。

金属盐沉淀法　当 pH 值高于蛋白质的等电点时，金属阳离子与蛋白质分子中带负电荷的羧基形成不溶性盐而沉淀。常用的沉淀剂有 $CuSO_4$-Na_2SO_4、$ZnSO_4$-NaOH 等。含药血清与沉淀剂的比例为 1∶1~1∶3 时,可以将 90% 以上蛋白质除去。

加热法 当待测组分热稳定性好时,可采用加热的方法将一些热变性蛋白沉淀。加热温度视待测组分的热稳定性而定,通常可加热到 90℃。蛋白沉淀后可离心或滤过除去,这种方法最简单,但只能除去热变性蛋白。

2) 超滤法:超滤法是以多孔性半透膜——超滤膜作为分离介质的一种膜分离技术。与通常的分离方法相比,超滤不需要加热,不需要添加化学试剂,操作条件温和,没有相态变化,具有破坏待测成分的可能性小、能量消耗少、工艺流程短等优点。适合测定超滤液中的待测成分浓度,即游离待测成分浓度。该方法简便快捷,从样本处理到测定结束耗时仅 1~1.5 小时,且结果稳定、可靠,已成为游离待测成分的首选方法。因所需血样量极少,尤其适合临床患者血样分析。

(2) 缀合物水解方法:待测成分或其代谢物与体内的内源性物质结合生成的产物称为缀合物(conjugates)。内源性物质主要包括葡萄糖醛酸、硫酸、甘氨酸、谷胱甘肽和醋酸等,如葡萄糖醛酸可与一些含羟基、羧基、氨基、巯基的待测成分形成葡萄糖醛酸苷缀合物;硫酸可与一些含酚羟基、芳胺及醇类待测成分形成硫酸酯缀合物。尿中药物多数呈缀合状态,与原型待测成分相比极性增大,不易被有机溶剂提取。因此,测定尿液中待测成分总量时,无论是直接测定或提取分离后测定,都需要进行水解,将缀合物中的待测成分释放出来,常用如下方法:

1) 酸水解法:通常加入适量的盐酸溶液进行水解。酸的用量、浓度、反应时间及温度等条件需通过实验来确定。该法简便、快速,但应注意在水解过程中发生的分解。

2) 酶水解法:对于遇酸及受热不稳定的药物,可以采用酶水解法,常用葡萄糖醛酸苷酶或硫酸酯酶。前者可专一地水解药物的葡萄糖醛酸苷缀合物,后者水解药物的硫酸酯缀合物。在尿样处理中,最常使用的是葡萄糖醛酸苷酶 - 硫酸酯酶的混合酶,一般控制 pH 值为 4.5~5.5,37℃培育数小时进行水解。本法比酸水解温和,专属性强,且不易引起被测物分解。缺点是所用时间较长,费用较高,有些酶制剂可能带入的黏蛋白会导致乳化或色谱柱阻塞。在采用本法时,还应注意事先除去尿中能抑制酶的阳离子。

3) 溶剂分解法:缀合物亦可通过加入的溶剂在萃取过程中被分解,称作溶剂解。例如尿中的甾体硫酸酯在 pH=1 时,加乙酸乙酯提取及溶剂解,本法条件也比较温和。对于缀合物的分析,逐渐趋向于直接测定缀合物的含量,以获得中药功效成分体内代谢的更多信息。如体内以缀合物形式存在成分的量,排泄后缀合物占所有排出成分总量的比率等。

(3) 分离、纯化与富集:生物样品分析时,通常去除蛋白质之后,还需对待测成分进一步分离、纯化和富集。分离、纯化目的是除去机体其他干扰物质,富集是为了使待测成分达到一定的检测限度。

1) 分离、纯化方法

液 - 液提取法 液 - 液提取法(liquid-liquid extraction,LLE)是基于样品中待测成分与干扰物质在互不相溶的两种溶剂中的分配系数不同进行分离、纯化的。体内多数中药成分具有亲脂性,而血样或尿样中含有的内源性物质大多亲水性较强,这样,用有机溶剂提取一次即可除去大部分杂质。条件选择包括萃取溶剂、pH 值及有机相与水相比例等。最常用的溶剂有乙醚、乙酸乙酯、甲基叔丁基醚。本法操作简单、快速、应用广泛,但有时会发生乳化现象及被测成分的损失。

液-固提取法　液-固提取法(liquid-solid extraction,LSE),又称固相萃取法(solid-phase extraction,SPE),即将不同填料作为固定相装入小柱,经柱活化、加样、柱清洗、样品洗脱等步骤,使其药物或杂质保留在固定相上,再用适当溶剂将药物洗脱下来。该方法具有样品处理速度快、有机溶剂用量少、回收率高等优点,与 LLE 相比,避免了乳化现象,大大缩短了样品制备时间,而且便于自动化操作,特别适用于挥发性及热不稳定药物的提取。

当用 SPE 分离、富集生物组织样品中的小分子分析物时,常碰到的问题是样品中的生物大分子(如蛋白质及核酸等)遇到疏水性反相固相萃取填料时会发生变性,变性后的大分子物质会吸附在填料的表面,造成填料孔径堵塞,分析物在固定相上的传质效率下降等不利现象,从而使柱效降低、吸附容量下降、萃取柱寿命缩短,最终造成对小分子分析物测定的严重干扰。涡流色谱(turbulent flow chromatography,TFC)是利用大粒径填料使流动相在高流速下产生涡流状态,从而对生物样品进行净化与富集。涡流色谱技术最大的特点是富集小分子化合物的同时除去生物大分子化合物,与液相色谱、质谱在线联用可对复杂的生物样品直接进样测定,而不受样品中蛋白质等大分子物质的干扰,分析速度快、效率高、灵敏度和选择性好。随着该技术的发展,已经出现了 4 类商品化的涡流色谱柱(反相柱、正相柱、离子交换柱、混合模式柱),其性能各有差异,对不同极性的化合物具有不同的萃取能力。

此外,柱切换(column switching)、固相微萃取(solid-phase micro-extraction,SPME)、微透析(microdialysis,MD)、膜提取(membrane extraction,ME)等适用于体内中药成分分析的提取技术可将样品预处理与分析测定方法连接起来,便于自动化操作,避免了繁琐的分离、纯化、浓缩等操作,节省了样品处理与测定时间。

2) 富集方法:经过一定处理后的生物样品,往往是微量的被测组分分布在较大体积(数毫升)的溶剂中。一些分析方法如 GC 法和 HPLC 法等都受进样量的限制,直接进样很难达到检测灵敏度要求,因此,常需要对被测组分富集后再进行测定。

生物样品常用的富集方法主要有两种:一是在末次提取时加入的提取液尽量少,使被测组分提取到小体积溶剂中,然后直接吸出适量提取液测定。二是挥去提取溶剂法。可直接通入氮气流吹干。对于易随气流挥发或遇热不稳定的药物,可采用减压法挥去溶剂。溶剂蒸发所用的试管,底部应为尖锥形,这样可使最后数微升溶剂集中在管底部,便于量取。

(4) 化学衍生化法:有时为了提高分析检测灵敏度,或使被测组分具有更好的稳定性,或与干扰组分分离,或便于选择合适的分析方法,必须先经过衍生化反应制备成衍生物后才能进行测定。分子中含有活泼氢(如含有 RCOOH、ROH、RNH_2、RNHR 等官能团)的药物成分易被化学衍生化。

1) GC 法中的化学衍生化:对一些极性较大、挥发性较低以及稳定性差的组分或代谢物进行 GC 法测定时,不但保留时间长,而且峰形不对称或拖尾,因此需将其转变成稳定的挥发性衍生物,以提高分离分析效果。目前应用较为广泛的衍生化反应主要有硅烷化、酰化、烷基化及生成非对映异构体等衍生化方法。

硅烷化　用于具有 ROH、RCOOH、RNHR 等极性基团成分的衍生化。以三甲基硅烷化试剂,取代药物分子中极性基团上的活泼氢原子,生成三甲基硅烷化衍生物。

酰化 用于具有 ROH、RNH_2、RNHR 等极性基团药物的衍生化。

烷基化 用于具有 ROH、RCOOH、RNHR 等极性基团成分的衍生化。

生成非对映异构体衍生化法 具有光学异构体的成分，由于 $R(-)$ 与 $S(+)$ 构型不同，使之具有不同的药效和药动学特性。因此，异构体的分离也是十分重要的。分离光学异构体的方法之一，就是采用不对称试剂，使其生成非对映异构体衍生物，然后采用 GC 法进行分析测定。

2）HPLC 法中的化学衍生法：在高效液相色谱分析中，对分子结构中没有紫外吸收或吸收比较弱的成分及代谢物，为了便于检测或提高分析检测灵敏度，在测定前需要将它们转变为具有较强紫外吸收或荧光的衍生物，以便于用紫外或荧光检测器进行检测。在 HPLC 法中，衍生化的主要目的是提高药物的检测灵敏度。

HPLC 法中的化学衍生法分为：①以是否与 HPLC 系统联机划分为在线衍生与离线衍生两种；②以发生衍生化反应的前后区分为柱前（pre-column）衍生法与柱后（post-column）衍生法。柱前衍生法是在色谱分离前，预先将样品制成适当的衍生物，然后进样分离和检测。该方法具有衍生试剂、反应条件和反应时间的选择不受色谱系统的限制，衍生产物易进一步纯化，不需要附加的仪器设备等优点，但操作过程较繁琐，具有相同官能团的干扰物，也能被衍生化，影响定量的准确性。柱后衍生法是在色谱分离后，于色谱系统中加入衍生试剂及辅助反应液，与色谱流出组分直接在系统中进行反应，然后检测衍生反应的产物。该方法具有操作简便，可连续反应以实现自动化分析等优点。但在色谱系统中反应，对衍生试剂、反应时间和反应条件均有很多限制，而且还需要附加的仪器设备，如输液泵、混合室和加热器等，还会导致色谱峰展宽。常见的 HPLC 法中的衍生化反应及其作用见表 3-2。

表 3-2 HPLC 法中的衍生化反应

衍生化反应	作用
紫外衍生化反应	一些化合物在紫外光区无吸收或摩尔吸收系数很小而不能被检测，将它们与具有紫外吸收基团的衍生试剂反应，生成具有紫外吸收的衍生物，从而被紫外检测器检测
荧光衍生化反应	荧光检测器是一种高灵敏度、高选择性的检测器，比紫外检测器的灵敏度高 10~100 倍，适合痕量分析。但对于脂肪酸、氨基酸、胺类、生物碱、甾体类等本身不具荧光或荧光较弱的成分，需与荧光衍生试剂反应，生成具有强荧光的衍生物以达到痕量检测的目的
电化学衍生化反应	电化学检测器灵敏度高、选择性强，但对没有电化学活性的成分，需与某些试剂反应，生成具有电化学活性的衍生物，以便在电化学检测器上检测
手性衍生化法	采用手性衍生化试剂将成分对映异构体转变为相应的非对映异构体，用常规非手性 HPLC 法进行分离分析

4. 功效成分群的体内分析方法

（1）常用体内中药功效成分分析方法：20 世纪 80 年代初，生物样品分析多采用分光光度法、薄层色谱法、微生物学法、气相色谱法及放射免疫分析法等。随着现代分离和检测技术特别是联用分析技术的不断发展和完善，使体内中药成分分析逐步进入方法准确、灵敏、精密、技术自动化、智能化、最优化的时代，使得复杂生物样品内中药化学成分及其代谢产物的测定更加快速和准确。这些分析技术包括:超高效液相色谱法、气相色谱法及其联用技术、高效液相色谱法及其联用技术、高效毛细管电泳法及其联用技术、超临界流体色谱法、胶束色谱法、柱切换技术等分离分析方法,以及同位素标记示踪法、免疫分析法(发射免疫分析、酶免疫分析、时间分辨荧光免疫分析、酶联免疫吸附分析法、电化学发光免疫分析等),生物检定法(体内、体外测定法)等方法。体内中药成分分析常用分析方法及特点见表 3-3。

表 3-3 体内中药成分分析常用分析方法及特点

分析方法	对检测限 /g	分离能力(选择性)
紫外分光光度法(UV)	10^{-8}	-
荧光分光光度法(MFS)	10^{-9}	±
火焰原子吸收分光光度法(FAAS)	10^{-10}	+
石墨炉原子吸收分光光度法(GFAAS)	10^{-14}	+
ICP- 原子发射光谱法(ICP-AES)	10^{-11}	+
ICP- 质谱法(ICP- MS)	10^{-12}	+ +
薄层扫描法(TLSC)	10^{-8}	+ +
气相色谱法(GC)		
氢火焰离子化检测器(FID)	10^{-9}	+ +
氮磷检测器(NPD)	10^{-10}	+ + +
电子捕获检测器(ECD)	10^{-11}	+ + +
气相色谱 - 质谱联用(GC -MS)	10^{-12}	+ + + +
高效液相色谱法(HPLC)		
紫外检测器(UVD)	10^{-9}	+ +
荧光检测器(FD)	10^{-10}	+ + +
电化学检测器(ECD)	10^{-11}	+ + +
高效液相色谱 - 质谱联用(HPLC- MS)		
四极杆质谱器(Q-MS)	10^{-12}	+ + +
三重四极杆(QQQ-MS)	10^{-12}	+ + +
离子阱质谱(IT-MS)	10^{-12}	+ + + +
飞行时间质谱(TOF-MS)	10^{-14}	+ + + +
四极杆飞行时间质谱(Q/TOF-MS)	10^{-14}	+ + +
免疫法(IA)		
发射免疫法(RIA)	10^{-12}	+ +
酶免疫法(EIA)	10^{-12}	+ +

(2) 在线微透析组合 UPLC-Q-TOF 联用技术的体内功效成分分析技术:利用微透析在线取样技术可以对中药多成分体内血药浓度及组织浓度进行实时检测,同时对透析液中相关

内源性成分动态变化进行分析,并以此反映中药的整体药理学效应,从而获得中药多种成分的时间-浓度-效应规律。组合微透析技术可实现多种生理学指标、中药复杂多成分、生物内源性成分动态检测,整个系统包括微透析在线取样仪,生理记录仪、生化监测器、呼吸系统传感器等整体系统监测仪器,以及分子基因水平检测技术——一种在以上各种仪器基础上进行组合构建的技术体系。

微透析技术是脑内成分分析的一种有效手段,解决了以往主要以全脑匀浆法进行脑内代谢研究的问题。微透析取样过程中对动物损伤较小,在同一动物上可以进行多次采样,大大减少了动物使用数量,提高了结果的准确度和重复性。由于微透析探针半透膜的分离作用,大分子的内源性物质不能进入透析液,样品相对纯净,因此实现了微透析与HPLC-ECD/MS等分析系统的在线连接分析。生理记录仪、生化监测器、呼吸系统传感器为生物整体系统监测仪器,可以实时监测生物血压、记录和分析心率、心电图、血压、心室压、心功能,以及呼吸频率、幅度、气压、节律、流量、肺功能。在以上两种技术体系的基础上,结合分子基因水平检测技术,可以构建组合微透析技术,实现多种生理生化指标及中药复杂多成分同时检测,由此探讨中药方剂中多成分代谢与其引发的整体效应。在同一生物体上,可同时获得多种生物信息指标:①生物体内源性分子和中药复杂外源性分子代谢研究;②生物整体系统监测;③细胞基因水平指标改变。

鉴于微透析技术可以进行实时在线取样,而UPLC-Q-TOF对中药微量成分具有很好的分离度和检测限,为了对中药功效成分体内代谢过程及其对内源性物质影响的变化过程实施动态检测,可以将以上各种技术串联起来,建立微透析-UPLC-Q-TOF联用系统,从而实现对中药复杂功效成分群的体内组织分布、代谢动力学过程的实时在线分析以及代谢产物研究等。

(3) PK-PD组合微透析技术:药物PK-PD模型反映了药物浓度-时间-效应的三维关系,体现了特定时间内药物浓度与药效之间的关系,故能描述和预测一定剂量下药物的时间-效应过程。药物动力学(PK)解释的是"机体对药物的处置"问题。PD研究只涉及时间-效应关系,未涉及效应室中药物浓度随时间变化的药效变化过程,实际情况中药效峰值出现时间常滞后于血药浓度峰值(药效与血药浓度之间存在逆时针滞后环),孤立地进行PK或PD研究不能阐明药物的体内过程,故有必要建立PK-PD结合模型,对药物的浓度-时间-效应关系进行估算,通过对靶部位药物浓度及药效的关联度分析,评估药物的体内过程。同时利用现代数据挖掘技术-人工神经网络模拟PK-PD相关性,进行多元输入与多元输出、系统对系统的复杂模型的非线性拟合。

参考文献

[1] 周俊. 中药复方—天然组合化学库与多靶作用机理[J]. 中国中西医结合杂志,1998,18(2):67.

[2] 薛燕,雷跻九. 中药复方霰弹理论—论中药复方现代研究方法[J]. 北京:中国环境科学出版社,1996.

[3] 曹治权. 中药效应物质基础和作用机理研究新思路(一)[J]. 上海中医药大学学报,2000,14(1):36-39.

[4] 曹治权. 中药效应物质基础和作用机理研究新思路(二)[J]. 上海中医药大学学报,2000,14(2):55-57.

[5] 梁国刚. 中药复方化学研究方法的探讨[J]. 中国中药杂志,1999,24(2):67-69,83.

[6] 黄熙 . 方剂研究策略:从方剂药动学探索组方原理[J]. 中国实验方剂学杂志,2002,8(2):55-58.
[7] 唐文富,万美华,黄熙 . 方剂组织药理学新假说[J]. 中草药,2005,36(1):1-3,149.
[8] 段金廒,陆茵,陈建伟,等 . 方剂现代研究的思路与方法[J]. 南京中医药大学学报,2006,22(1):1-4.
[9] 陆茵,段金廒,丁安伟,等 . 应用新技术研究方剂药效物质基础的思路与方法[J]. 世界科学技术—中医药现代化,2005,17(6):19-23.
[10] 杜冠华 . 中药复方有效成分组学研究[J]. 中成药,2002,24(11):878-880.
[11] 袁久荣,李以凤,袁浩 . 四物汤的实验研究[J]. 中国中药杂志,1991,16(3):153-155.
[12] 严永清,朱丹妮,吴建新,等 . 六味地黄汤化学成分研究方法的探讨[J]. 中国中药杂志,1991,16(5):310-312.
[13] 张子忠,梁鑫淼,张青 . 中药配伍的统一分析方法研究Ⅰ单味药与复方的分离、特征组分的识别以及指纹对比[J]. 色谱,2001,19(3):239-242.
[14] 田代真一 ."血清药理学"、"血清药化学" [J]. 现代东洋医学,1992,13(1):113-117.
[15] HOMMA M,OKA K,YAMADA T,et al. A strategy for discovering biologically active compounds with high probability in traditional Chinese herb remedies:an application of saibokuto in bronchial asthma [J]. Analytical Biochemistry,1992,202(1):179-187.
[16] 范骁辉,程翼宇,张伯礼 . 网络方剂学:方剂现代研究的新策略[J]. 中国中药杂志,2015,40(1):1-6.
[17] KANO Y,SAHURAI T,SAITO K. Pharmacological Properties of Galenical Preparation XII Chinese traditional prescription "KANZOBUSITO" in rat portal blood after oral administration [J]. Shoyakugaku Zassh,1989,43(3):199-203.
[18] 于友华,王永炎 . 论方剂"整体综合调节"的作用方式[J]. 中国中药杂志,2003,28(4):289-291,368.
[19] 祝世讷 . 中药方剂的三个原理问题[J]. 中国中医基础医学杂志,2001,7(5):51-54.
[20] 曾宪斌 . 方剂系统论基本特征剖析[J]. 江西中医学院学报,2000,12(4):162-164.
[21] 李梢,王永炎,季梁,等 . 复杂系统意义下的中医药学及其案例研究[J]. 系统仿真学报,2002,14(11):1429-1442.
[22] 韩旭华,牛欣 . 方剂药效物质基础的复杂性特征及其研究思路[J]. 中医药学刊,2006,24(4):617-619.
[23] 苗东升 . 系统科学原理[M]. 北京:中国人民大学出版社,1990.
[24] 韩旭华,牛欣,杨学智 . 方剂药效物质系统与单味药成分之间的非线性关系[J]. 中华中医药杂志,2006,21(5):289-291.
[25] 白云静,申洪波,孟庆刚,等 . 中医证候复杂性特征及证候研究思路探析[J]. 中国中医药信息杂志,2004,11(9):754-756.
[26] 陈建南,赖小平,周华 . 试从非线性视角看中医方剂实质[J]. 世界科学技术—中药现代化,2001,3(3):35-39.
[27] 黄欣荣,吴彤 . 复杂性科学兴起的语境分析[J]. 清华大学学报,2004,19(3):38-45.
[28] 唐于平,尚尔鑫,陈艳琰,等 . 药对配伍效应与功效物质现代研究方法与策略[J]. 药学学报,2019,54(9):1564-1573.
[29] 林志宏,朱丹妮,严永清,等 . 当归芍药散防治老年期痴呆的物质基础与作用机理研究Ⅰ—组方作用协同性与选择性研究[J]. 中国实验方剂学杂志,2002,8(1):16-19.
[30] 王鹏,余伯阳,林志宏,等 . 当归芍药散精简方对小鼠学习记忆障碍改善作用的物质基础与作用机理研究[J]. 中国实验方剂学杂志,2004,10(2):18-21.
[31] 顾维,朱丹妮,严永清 . 当归芍药散防治老年期痴呆的物质基础与作用机理研究Ⅳ—有效部位化学成分研究[J]. 中国实验方剂学杂志,2004,10(2):1-3.
[32] 顾维,朱丹妮,张志宇,等 . 当归芍药散防治老年期痴呆的物质基础与作用机理研究Ⅴ—FBD 多糖的组

成[J]. 中国实验方剂学杂志,2005,11(4):20-23.
[33] 范骁辉,肖舜,艾妮,等. 基于网络方剂学的小青龙汤类方功效物质组研究[J]. 中国中药杂志,2015,40(13):2634-2638.
[34] LIN Z H,YAN Y Q,ZHU D N,et al. Protective effects of FBD—an experimental Chinese traditional medicinal formula on memory dysfunction in mice induced by cerebral ischemia-reperfusion [J]. Journal of Ethnopharmacology,2005,97(3):477-483
[35] 段金廒,宿树兰,刘培,等. 中医方剂现代研究的实践与思考—方剂功效物质组学的构想与建立[J]. 世界科学技术—中医药现代化,2013,15(2):159-166.
[36] 段金廒,刘培,宿树兰,等. 基于方剂功效物质组学的四物汤类方用于妇科血瘀证原发性痛经的方-证-病关联规律分析[J]. 世界科学技术—中医药现代化,2013,15(2):167-176.
[37] 陈晓萌,陈畅,李德凤,等. 中药有效成分辨识的研究进展[J]. 中国实验方剂学杂志,2011,17(12):249-252.

第三节 类方功效表征与生物学机制研究方法

方剂通过多种功效物质协同互济,融拮抗、补充、整合、调节等多种功效而起到治疗作用,研究表明方剂的疗效取决于其功效物质组与机体生物调控网络间复杂的网状交互作用。因此,方剂功效的客观表征是揭示其生物学机制的前提和保证,构建客观的方剂功效表征体系使其转化为临床医疗的优势所在。通过"病证结合、方证对应、理法方药一致"的研究途径,运用现代科技手段阐明方剂及类方功效的生物学基础,揭示方剂类方功效成分网络与机体生物分子调控网络间的网络关系,诠释中医原创思维的科学内涵。

一、方剂类方功效的生物效应表征适宜方法与技术

(一) 基于整体动物模型的类方功效生物学表征方法

1. 动物模型

(1) 疾病动物模型:可分为自发性疾病动物模型和诱发性疾病动物模型。前者是指对没有经过任何有意识的人工处理而在自然情况下发生基因突变、染色体畸变的实验动物,通过定向培育而保留下来的疾病模型。例如日本学者发现的原发性高血压大白鼠,是研究人类原发性高血压的理想模型;自发性冠状动脉粥样硬化的老年母猪是研究人类冠心病的理想模型;自发性狗类风湿性关节炎与人类幼年型类风湿性关节炎相似,也是一种理想模型。其他如青光眼兔、无胸腺裸鼠、肥胖症小鼠、自发性真性糖尿病中国地鼠、重症肌无力小鼠等。

与人类疾病完全相同的动物自发性疾病模型并不多,且样本数量受限,因此常需要进行人工诱导。诱发性疾病动物模型是指通过使用物理、化学及生物学等方法,造成动物整体、器官或组织发生一定程度的损害,得到某些类似于人类疾病的动物模型。例如,饲喂四氧嘧啶可得糖尿病(消渴)动物模型。对于一些现代难治疾病,相应的诱发性疾病模型的研究当前较为活跃,如认为灵长类动物其生物学特性、生理、解剖特点与人类相似,是作为人类糖尿病动物模型的最佳选择,并应用链脲佐菌素诱发复制了恒河猴糖尿病动物模型;以双肾双夹肾血管成功获得了大鼠肾性高血压模型。

(2) 证候动物模型:中医证候模型是指在中医药理论指导下,采用生物学等方法使动物

出现中医证候的表现。中医证候是疾病发展到某一阶段时对病因、病位、病性及正邪对比情况的病理概括。在诊疗实践中，证候的判断是医生通过综合分析望、闻、问、切四诊收集到的临床资料得出的结论，难免带有主观片面性，因而研究科学的证候动物模型首先需要科学地规范证候的内涵和外延，使证候标准明确、可操作性强且具有较高的可重复性。证候动物模型有别于西医学人类疾病动物模型，是中医药实验方法学有待突破的难点和重点。一般认为，按中医药理论用大黄饲喂小鼠使其出现类似人类的"脾虚证"，然后按中医理论用有健脾功效的方药四君子汤进行治疗，如果病鼠可康复，则把此种小鼠看成人类"脾虚证"的动物模型，但该证候模型尚存一定的缺陷。证候动物模型应在规范的中医证候基础理论的指导下，量化评价指标，从病因、病机入手，复制证候动物模型。如以风、寒、湿为患复制痹证动物模型，以慢性疲劳复制虚证动物模型，膏粱厚味伤脾加大肠埃希菌感染复制温病湿热证动物模型等都是成功的范例。

(3) 病证结合动物模型：病证模型的造模方法一般参照中医的发病学说和西医的致病原理进行复制。如以Ⅱ型胶原免疫所致关节炎动物模型为基础，以风寒湿为痹证外因，肾虚为痹证内因的学说为依据，利用中西医结合肾本质研究的成果，采用复合因子方法制作痹证动物模型。用饮食不节、劳倦过度等因素造成大白鼠脾虚证模型，在此基础上加用氯化铝复制的阿尔茨海默型痴呆疾病模型，补益脾胃方药对其具有较好的疗效。此外，还有采用链脲佐菌素、甲状腺素两种药物复制出 Wistar 大白鼠肾阴虚型糖尿病动物模型等。

病证结合动物模型的建立采纳了现代科学技术，并依据以古代朴素唯物论和辩证法思想为基础建立起来的中医学理论，再用现代科学的语言表述出来，客观表征证候特点，将病变脏腑器官的生理病理变化进行指标量化，借助生物化学、放射免疫学、红外辐射以及近年来发展起来的信息论、系统论、控制论等进行全面研究，将抽象的中医理论表征为客观的量化指标，更具有准确性、可操作性和可重复性的优势。

2. 指标评价体系　建立证候动物模型还应当具有检验模型成功与否的实验数据，即证候实质的物质基础，使模型的复制规范可操作、可重复，促进真正意义上的中医现代化、方剂功效分析和治病的客观化。基于此，段金廒课题组提出方剂功效物质组学（formulae efficacy chemomics）的概念、内容及其方法技术体系。中医功效的效应信息群客观表征主要基于临床信息的功效与临床指标联系的建立以及动物模型的功效与生物活性关系建立，从而发现和优化功效物质组（formulae efficacy chemome）。功效物质组是与某一特定中医功效相关的化学物质的有效组合体。其内涵是研究有效组合体的组成及其相互关系以及与生物体系相互作用的方法学体系。方剂功效物质组是针对一定病证和功效的有效物质组合体，有效关联中医临床功效、生物效应及功效物质的关系。功效物质组及功效物质组学的方法学体系，为符合中医药特点的方剂物质基础研究提供了新的理念和方法技术体系。

王喜军认为以现代医学有限的病理或临床化学指标不足以评价方剂的整体治疗效应。首先，应该建立方剂的整体效应的生物评价体系。方剂的治疗对象是中医的证候及中医的病，只有正确评价证（病），才能评价方剂的效应，进而阐明方剂及相关组成中药的药效物质基础。中医对证（病）的认识是对人体疾病状态的基本描述，它是通过大量的症状信息分析，结合八纲辨证、脏腑辨证等方式进行疾病的诊断或判断。中医证（病）的诊断存在不确定性和模糊性，如何使中医证（病）的诊断实现客观精确和可重现是提高中医药临床疗效的关键及评价方剂效应的前提。从现代系统医学角度来看，中医证（病）是机体对体内外各种环境变化和致病因素作出反应的一种功能状态，其本质是机体失衡而致的代谢或其网络的改变，机体内源性代谢成分的变化通过生物表型的变化而反映出来。而系统生物学的代谢组学技术通过对内源性小分子代谢产物的无歧视分析，通过代谢轮廓、代谢指纹及代谢靶标等途径反映机体受干扰后的代谢网络的变化，反映机体的功能状态。运用代谢组学的手段，阐释证候的生物学本质，构建证候的生物网络，表征证候的生物标志物，可为中医证候的诊断、证候动物模型的建立提供依据。通过方剂与证候的代谢轮廓、代谢指纹及生物标志物等代谢网络的关联研究，建立证候动物模型及方剂的整体效应的生物评价体系。

将方剂的整体效应的生物评价体系与方剂的体内直接作用物质的分析技术相整合，并将两者的分析过程一体化，整合数据，可发现并确认方剂及组成药物的药效物质基础，即利用代谢组学技术阐明中医证候（病）的生物学本质，在证候（病）或证候（病）动物模型基础上分析阐明方剂及相关药物的体内成分，同时分析检测方剂或中药对证候（病）的代谢轮廓及代谢标志物的影响，阐明药物的整体治疗效应，并将证候（病）代谢网络及生物标志物的变化与药物的体内成分的动态相关联，从而阐明药物的药效物质基础。构建基于临床效应的中药药效物质基础的分析体系，使用核心技术——中医方证代谢组学（chinmedomics）技术，即以代谢组学技术阐明证候的生物网络及生物标志物，以桥接证候及相关动物模型，并在此基础上进行方剂的体内成分分析和效应评价，并通过阐明证候的生物网络或代谢标志物的变化与成分体内动态的关系，阐明方剂的药效物质基础。

（二）基于代谢组学的类方功效生物效应表征方法

代谢组学是继基因组学和蛋白质组学之后发展起来的一种研究生物系统的组学方法，其借助现代分析技术、化学计量学和生物信息学技术，通过分析给药前后生物体液中小分子代谢物轮廓的改变，评价或预测药物疗效和毒性。

中医药认识疾病的方法、理论均缺乏适宜的现代科学表征体系，因此，建立沟通中医药与现代医药两种科学体系的桥梁已成为现代生命科学领域的重要命题。系统生物学尤其是代谢组学的崛起与发展为中医药现代化研究提供了契机和挑战，成为沟通中医药与现代医药研究的桥梁。其核心思想在于运用现代分析技术定量地测定生物体在不同状态下（生理病理状态、药物干预前后等）参与物质传递、能量代谢和信息转导等代谢调控的小分子代谢物质即代谢物组的变化，并利用模式识别将这种应答与体内生物学事件相关联，定位事件发生的靶器官，从而确定生物标志物，表征或揭示生物体在特定时间、环境下整体的功能状态。该方法和技术对某生物或细胞所有低相对分子质量代谢产物进行定性和定量分析，在监测活细胞中的化学变化等方面尤其显示出特色和优势，引起了各国科学家的广泛关注，被应用于疾病诊断、药物发现、药效作用机制、药物毒理学等方面的研究。

1. 代谢组学对中医证候本质的表征　中医证候是疾病发生和演变过程中某阶段以及患者个体所处特定内、外环境本质的反映，其以相应的症、舌、脉、形、色、神表现出来，能够不同程度地揭示病因、病位、病性、邪正盛衰、病势等病机内容，是诊察和思辨所得。在疾病发生发展过程中，具有各个内在联系的一组症状和体征，可将其称为证候，如风寒表实证具有发热恶寒、头痛、身痛、无汗、脉浮紧、舌苔薄白等症状和体征。每一个证均有其外候与内涵，外候是疾病及其病理的外在表现，是中医通过望、闻、问、切四诊所获得整体信息和诊断、治疗的主要依据，其内涵则是生物体外在表象的背后蕴藏的疾病发生的病因病机、病理变化等生物体内在的变化信息。

生物体受刺激后而发生病理变化的过程中，必然影响其生物代谢网络而产生相应的变化，生物功能状态的最终改变是通过代谢表现出来的，代谢组学对证候模型的评价起到客观化作用，目前已应用于中药对证候模型的影响研究中。刘昌孝等认为代谢组学是从整体的“生化表型”来把握生物体的整体功能状态，传统中医药是从生物体的外在表象及对生物体内在联系的整合归纳，根据由外及内的思想了解生物体的整体功能状态，两者的学术思想具有内在相通性。收集某一证候群的尿液或者血清样本，通过现代分析技术建立相应指纹图谱，对其代谢轮廓分析可获取表征“证候”的客观生物标志物，最终建立其代谢靶点。

基于 GC-TOF/MS 代谢组学方法，对痰阻心脉型和气阴两虚型冠心病患者血浆中小分子化合物进行全面检测分析。结果发现，两证型间多个内源性代谢物的量存在明显差异，并分析发现与能量、氨基酸和核苷酸代谢异常相关，表明代谢组学方法可区别两证型冠心病，代谢组学的整体数据和标志物信息均显示出痰阻心脉和气阴两虚型冠心病的差异，提示代谢组学研究的体内小分子化合物可能正是中医分型的内在物质基础，为进一步研究探索提供了科学依据。罗和古等通过慢性束缚法建立肝郁脾虚大鼠模型，采用 NMR 技术分析表明，正常组、模型组代谢产物具有明显差异，涉及能量、脂肪及蛋白质代谢异常，从而提出中医证候是机体对体内、外各种环境变化和致病因素做出的一种功能状态反应，其外象表现为一组有相互关联的症状和体征群，其本质是机体失衡而导致的代谢或其生物网络的改变。

2. 代谢组学对方剂整体疗效的表征与作用机制研究　经典的药理学方法结合生物化学和分子生物学技术，通过多靶点相互作用可发现作用靶点和受体。然而，方剂是多成分、多靶点、多代谢途径的复杂体系，单一的药理模型研究方法往往难以全面诠释方剂药味与药味间以及药物与多靶点、多受体之间的相互作用。代谢组学从整体观出发，基于药物治疗对机体状态的改变最终体现在代谢组层面的认识，通过反映代谢网络中多生化途径的整体代谢物谱的差异认识其变化规律，发现药物作用靶点和受体，从而诠释方剂整体性作用机制。王喜军等利用现代多维联用色谱技术，研究不同配伍茵陈蒿汤口服后体内成分及其动态变化规律，阐释了茵陈蒿汤有效成分的体内变化，同时利用代谢组学对整体代谢轮廓的描述，评价中药成分及其代谢产物输入的调整带来整体效应的变化。宿树兰等基于代谢组学探讨了寒凝血瘀原发性痛经（PDM）患者的血浆和尿液整体代谢物谱特征和基因表达差异，发现 PDM 患者机体代谢、基因表达水平均存在差异，分析鉴定了寒凝血瘀证候 PDM 患者血浆中 19 个潜在生物标志物以及尿液中 16 个潜在生物标志物，发现机体内神经鞘脂类代谢、甾体激素合成以及甘油磷脂代谢发生异常，经少腹逐瘀汤干预后对受到干扰的生物网络具有调节作用，对 14 个潜在生物标志物（血浆中 8 个，尿液中 6 个）具有显著调节作用。刘培等应用代谢组学方法，基于 UPLC-QTOF/MS 的数据，建立了 PCA 模型，探讨了气滞血瘀原发性痛经患者的血浆和尿液整体代谢物谱特征，研究结果发现 PDM 患者机体代谢水平存在差异，并分析鉴定了气滞血瘀证候 PDM 患者血浆中 7 个潜在生物标志物，以及尿液中 8 个潜在生物标志物发现机体内鞘脂类代谢、类固醇激素的合成、甘油磷脂代谢发生异常，经香附四物汤干预后对受到干扰的生物网络具有调节作用，对 15 个潜在生物标志物具有显著调节作用。Wang 等采用代谢组学方法，分析由甲状腺素和利血平联合制备的雄性肾阴虚大鼠体内小分子代谢产物的排泄模式，以及传统中药复方六味地黄丸对其治疗效果。研究结果显示，给予六味地黄丸后,已变化的肾阴虚大鼠的代谢物谱可恢复到基线,显示六味地黄丸的疗效显著。Liang 等基于 UPLC/TOF-MS 代谢组学方法,研究比较人参、丹参以及双龙方对心肌梗死大鼠的治疗干预作用,采用 PCA、PLS-DA 分析,并经血清生化指标和组织病理学分析证实,双龙方的协同治疗效果优于人参和丹参单味给药。同时,研究还发现双龙方对心肌梗死的治疗作用可能与对心肌能量代谢的调节作用有关。

二、方剂类方生物学机制研究的适宜方法与技术

方剂类方是药物组成上具有相似性的方剂集合,其通过多成分、多途径、多靶点的协同作用发挥了单味药所无法获得的治疗效果,尤其适合于治疗糖尿病、心血管疾病等慢性、复杂、多因素疾病。随着现代生命科学技术的发展,人类对疾病的生物学本质认识不断深化,医药界逐渐认识到多基因、多环境因素及其相互作用引起的复杂性疾病,仅用单一药物难以获得理想的治疗效果,也容易引起较大的毒副作用。长期以来,中药复方化学成分纷繁复杂、组方配伍形式多样及功能主治的不确定性给复方研究带来了巨大挑战,难以用现代科学技术诠释中药复方作用的本质。随着现代科学方法和技术在中医药研究中的引入和应用发展,中药复方的作用机制阐释得到快速进展。

(一) 类方效应机制的体内过程研究方法

中药复方是与化学药物迥然有别的复杂生物体系,它作用于目标生物机体时响应的是多维非线性的复杂效应。中药复方体内过程研究有助于揭示中药复方的药效物质基础,确悉药效成分的体内动态规律,明晰体内药效成分与表观药效间的时量与时效间的关联,破译合“诸药之长”以成“有制之师”背后隐藏的配伍规律科学真谛,为打破长久以来困扰中医药“知其然,不知其所以然”的尴尬局面提供了契机。

1. 中药复方药动学研究　药物代谢动力学,简称药代动力学或药动学(pharmacokinetics of drug metabolism)是研究机体对药物作用的规律,包括药物在体内的吸收、分布、代谢和排泄,并运用数学方法,阐明体内药量的动态变化的一门学科。中药复方药动学则应用药代动力学原理研究中药复方在体内的运动过程及动力学规律,它是中药药理学与药代动力学相互结合渗透而形成的。

由于中药复方由多味药组成,每味药又含有多种有效成分,其成分复杂,干扰因素多,所以难度很大,但是意义也十分重大。研究中药复方的药代动力学规律,不仅可以阐明和完善中药复方原理及其作用机制,获取中药复方药动学参数,还能提高中药复方制剂质量、优化给药方案,同时也为在研究中发现新活性代谢产物而创新中药新药奠定科学基础。

多年来,中外学者一直在研究方法学上进行着探索,试图找到一种能更准确、更完整、更科学地揭示中药复方药动学特征的研究方法。国内学者在这方面做了大量的工作,陆续提出了一些假设或设想,如中药证治药动学、中药时辰药动学、中药胃肠药动学、中药血清药理学等。

(1) 证治药动学:1991 年,黄熙提出了“证治药动学”假说,该假说又分为辨证药动学和复方效应成分动力学两个概念。前者指药物在不同证者体内药动学参数有明显的差异而这种差异明显能影响药物疗效和毒副反应。而后者指方剂的配伍可以明显改变体内效应成分的药动学参数,并与中药增效、减毒等作用密切相关,可以验证中医“相使、相须”等七情理论是否正确。

朱黎霞等以证治药动学为切入点，以冠心病痰瘀互结证型为研究示例，丹参为模型药物，采用微透析采样技术，探索冠心病大鼠的证治药动学特征，获得了痰瘀互结型冠心病大鼠和正常大鼠体内的丹参素浓度 - 时间曲线。采用非房室模型处理数据，与正常组相比，高、低剂量下丹参素在冠心病大鼠的达峰浓度增加，但无统计学意义；达峰时间提前，零阶矩（血药浓度时间曲线下面积，*AUC*）、一阶矩曲线下面积（*AUMC*）增加，相较于正常组，差异具有统计学意义（$P<0.05$）。研究结果表明，在痰瘀互结型冠心病大鼠模型中，指标成分丹参素生物利用度高于正常大鼠。

(2) 时辰药动学：时辰药代动力学是指不同时间给药可能产生药物不同的吸收、分布、代谢和排泄过程，导致药物体内过程及药代动力学参数等存在着昼夜节律差异。动物实验证明，在昼夜不同时间分别给予实验动物同剂量的药物，其药效、药代动力学、毒性均具有明显差异。不同时间服药可能产生不同的吸收、分布、代谢和排泄过程，导致药物体内过程及药代动力学参数等存在着昼夜节律差异。

夏珂等通过逍遥散对肝损伤大鼠的时辰药动学、时辰药效学研究证明逍遥散对急、慢性肝损伤均具有较好的保护作用。作用机制可能与清除自由基，避免引起脂质过氧化，保护肝细胞膜，使蛋白合成增加，改善代谢混乱，预防肝硬化，促进肝细胞再生等有关，并且疗效与给药时间和剂量密切相关。导致逍遥散昼夜疗效迥异的原因可能是大鼠在病理状态下的昼夜生理节律差异，引起了对逍遥散成分吸收、代谢的影响。

(3) 中药胃肠药动学：中药复方制剂成分复杂，有效成分含量低，药物进入体内后受胃肠道内酸性或碱性、肠道细菌以及自身成分之间相互作用的影响，使这些药物成分的吸收、分布、排泄产生改变，因此造成了其研究的复杂性和不确定性。研究这些作用因素对中药复方制剂药效的影响，阐明中药复方有效成分在胃肠内的药动学变化过程的理论、方法与技术，称为中药胃肠药动学。中药复方制剂在胃肠道内的动态变化是机体对药物的最初始作用，并影响到以后的全过程。因此，通过对中药在胃肠内的代谢研究，有助于发现天然前体药物，揭示中药复方的真正作用成分，对推动药物动力学的研究和发展具有极其重要的意义。

它和中药血清药理学彼此渗透、互相补充，同属于药物体内作用过程研究的范围。现代中药研究已经尝试用中药血清药理学与中药胃肠药动学相结合的思路和方法来研究药物肠内菌代谢及其产物的吸收、分布等过程。

卢兰等建立脾阳虚动物模型，采用附子理中汤干预，以 ANP 含量及 pGC mRNA 表达的变化及胃肠肌活动为观察指标，从胃肠运动和水盐代谢平衡角度讨论“脾虚泄泻”的可能机制。结果表明，附子理中汤改善腹泻可能经由 ANP-pGC-cGMP 信号转导途径，一方面上调 ANP 的含量及 pGC mRNA 表达量，进而恢复正常胃肠动力学，另一方面通过对水盐重吸收的调节作用而起效。

(4) 血清药理学：血清药理学是日本学者田代真一在对汉方药研究体系探讨过程中提出的，即指给动物灌服中药，在一定的时间里，取其血清进行实验。血清药理学实验方法是首先给动物服药，定时间采血，分离血清作为药物源进行药理学观察。粗制剂和复杂的成分经过消化吸收、分布、代谢等体内过程，再取含药的血清进行药理实验，比较接近药物体内环境中产生药理作用的真实过程，适用于中药，特别是复方进行药效评价及其作用机制的研究。血清药理学试验方法体外实验条件可控性强，药物效应易于检测，可深入揭示药物作用机制。另外,血清的理化性质与细胞所处的内环境基本相同,所以含药血清能够排除各种干扰使结果真实可靠,能较好地反映中药复方的疗效。同时血清中所含有的效应成分是经过药物在体内的一系列转化、代谢以及由药物作用下产生的内源性应答组成的,因此以血清中的有效成分为指标进行药代动力学研究更能直接、客观地反映中药在体内的药代动力学过程,有利于从细胞水平上探讨中药的作用机制,更好地反映复方配伍的原则和药物量效的关系。

宋珏等采用血清药理学方法,研究黄连、黄芩、黄连解毒汤含药血清对 H_2O_2 所致 PC12 细胞氧化应激损伤保护作用的时间 - 效应关系,结果表明各药的含药血清对细胞氧化损伤都有明显的保护作用,其中以黄连解毒汤作用最强,黄芩和黄芩苷次之,黄连最弱,且对细胞氧化应激模型的保护作用呈时间和剂量依赖性。

2. 药动学研究方法

(1) 生物效应法:生物效应法是一种以中药复方的药效为指标进行药动学研究的理论和方法,包括药理效应法、药物累积法和微生物指标法。

1) 药理效应法:20 世纪 70 年代 Smolen 提出以药理效应为指标测定药动学参数的方法,先建立时效关系和量效关系曲线,换算成血药浓度与时间曲线,据此推算药动学参数。如采用小鼠热板致痛模型,以镇痛效应为指标,测定黄芩苷与清热合剂的药动学参数,发现其口服给药后体内存药量的表观动力学过程符合一室开放模型。此外,还有效量半衰期法和效应半衰期法。药理效应法体现中药复方的整体性,符合中医药的基础理论。但中药复方发挥多方面的作用,仅一种作用并不能代表复方整体的药动学特征。而对同一复方采用不同的药效指标得到的药动学参数可能有较大差异,因此此法的关键是如何选择具有代表性的药效指标,理论上复方的主要作用应与临床适应证一致,且灵敏、可靠、重复性好。

2) 药物累积法:又称毒理效应法,是 20 世纪 80 年代初由我国学者赫梅生等提出的以动物急性累积死亡率来估算药动学参数的方法。该法是将血药浓度多点测定与急性死亡率测定蓄积性的方法相结合,以估算药动学参数。实际也是对体内存药量、时间和毒效进行三维转换而测定时效关系。该法具有非特异性,只要能使动物急性致死的药物,不论药物的性质如何,都能求算其药动学参数。主要适用于药理效应和毒理效应为同一组分(单体或有效部分)产生的中药复方。黄衍民等研究乌头注射液在小鼠体内的毒效动力学,发现药物符合一室开放模型。药物累积法也体现中药复方配伍的整体性,符合中医的基本理论。但此法以动物死亡率为指标,体内药动学过程不一定与药效平行,用药剂量也远大于临床实际用量。而且第 1 次用药可引起组织器官损伤,第 2 次用药时,这种损伤可能还未恢复至正常,使动物对药物的耐受性降低从而引起药动学参数的变化,因此用该法求得的药动学参数可能与通常情况下药物的实际药动学过程不相符合。

3) 微生物指标法:也称琼脂扩散法,针对具有抗菌活性的中药复方,通过测定体液中抗菌药物的浓度来推算药动学参数。根据抗菌药物在含有试验菌株的琼脂平板中扩散,产生抑菌环,在一定浓度范围内,其抑菌环直径大小与浓度对数呈线性关系,由此可根据回归方程求出未知的样品浓度。该法虽然简单、指标明确、重复性好,但由于中药复方干扰因素多,同时血清有效成分很难达到抑菌浓度,因此该法在中药复方药动学研究中很少用到。

总之,生物效应法在一定程度上体现了中药复方药动学的整体性,符合中医药的整体观。对于有效成分不明确的传统复方具有参考价值,可指导临床用药。但由于药效与血药浓度间常存在滞后效应及生物效应可能受到反馈抑制等因素影响误差大,且目前尚无方法学评价的标准,药动学参数也具有片面性,观测的指标是效应或毒性 - 时间过程,不是体内药量的经时过程,各项参数反映的是复方的综合疗效和协同效应,因此不能阐明体内有效成分的动态变化。

(2) 血药浓度法:血药浓度法是目前中药复方药动学研究的经典方法,主要适用于有效成分或指标成分明确的中药复方。该法通过测定一种或几种已知成分在体液中的浓度,以中药复方的有效成分血药浓度为指标,使用相关软件计算各种药动学参数,拟合血药浓度 - 时间曲线,确定药动学模型,以此来反映中药复方药动学规律。此法最早源于 1985 年日本学者用现代分析手段测定方剂给药后体内药物浓度。五酯胶囊、香附四物汤、滋肾丸等复方均采用此法进行药动学研究。该法通过颈静脉、颈动脉、尾静脉、股动脉、腹主动脉及眼静脉丛等取血方式采集动物给药后的血样,经过液 - 液萃取、固相萃取或蛋白沉淀法等前处理方式将血浆样本进行处理,利用紫外分光光度法、气相色谱法(GC)、气相色谱 - 质谱联用法(GC-MS)、高效液相色谱 - 紫外检测法(HPLC-UV)、高效液相色谱 - 电化学检测法(HPLC-ECD)、高效液相色谱 - 质谱联用法(HPLC-MS)、高效液相色谱 - 串联质谱联用法(HPLC-MS/MS)等现代分析手段对体内药物浓度进行测定,用 WinNonlin 5.2、DAS 2.0 等软件计算药动学参数。

虽然现代仪器及分析技术的迅猛发展,特别是 HPLC-MS/MS 的大力推广,大大提高了生物样品检测的灵敏度和专属性,使得痕量分析甚至直接分析未知的有效成分成为可能,奠定了血药浓度法在中药复方药动学研究中的主导地位,但是此法依然不可避免地存在一定的局限性。对于化学成分复杂的中药复方来讲,用一个或几个指标成分得出的药动学参数可能与复方实际的药动学过程存在一定的偏差,且有效成分的确定,仅是根据单体成分的药效加以判断,并未结合复方整体的药效进行分析。复方的多成分、多靶点之间存在相互作用,缺乏具体方法学的指导,使多成分药动学仍处于起步阶段。

(3) 中药复方多效应成分整合药动学:这一概念是近年由王广基等提出,此研究思路包括确定标志性成分、多组分药动学研究和模型整合。根据 *AUC* 自定义各成分血药浓度的权重系数(W_j),运用数学模型进行多组分整合,从整合血药浓度 - 时间曲线估算整合药动学参数,从而最大限度地呈现中药复方整体药动学行为。随着这一新思路的提出,学者们对多种中药复方进行了整合药动学研究。如张启云等研究复方葛根芩连汤多效应成分分类整合药动学,大鼠灌胃葛根芩连汤后检测 11 个有效成分的血药浓度,并将这些成分归为黄酮类和生物碱类两类化合物,自定义权重系数,计算葛根芩连汤这两类化合物在大鼠体内综合血药浓度,建立分类整合药动学研究模型,并用统计矩法得到这两类化合物在大鼠体内整合药动学参数,发现分类整合的总黄酮类、总生物碱类的药 - 时曲线都符合灌胃给药的药物处置规律。也有文献报道了黄连解毒汤在大脑中动脉闭塞(MACO)大鼠体内的多效应成分整合药动学。

中药复方多效应成分整合药动学在一定程度上体现了复方的整体性,使复方药动学研究迈向了一个新的高度。但依然有许多问题悬而未解,如 W_j 的确定、标志性成分的选择、模型的选择等问题。

(4) 中药复方药动学 - 药效学(PK-PD)结合模型:基于药理效应法和血药浓度法各自的

优缺点，有研究者提出药理效应法和血药浓度法相结合的模型，即 PK-PD 结合模型，用于研究药物按照时间、浓度和效应三相同步进行的动力学方法。它不仅可以阐明药物在体内动态变化的规律性——临床药物动力学，而且可以揭示药物在效应部位作用的特性——临床药效动力学。将 PK-PD 结合模型用于中药复方研究，可以阐明和完善其作用机制及复方组方原理，为提高中药复方制剂的质量和优化给药方案提供科学依据，同时也为发现活性代谢产物、开发新药奠定理论基础。目前已有不少文献报道中药复方的 PK-PD 研究结果：李锐等建立 PK-PD 模型，探讨四逆汤的药动学与药效学关系，结果表明两者的相关性良好，并指出四逆汤有效部位中乌头类生物碱在整个复方制剂的药效中发挥重要作用，其动力学特征在一定程度上可以反映四逆汤回阳救逆药效的变化。吕莉等报道血塞通注射剂在脑中风患者的 PK-PD 研究，表明血塞通注射液整合血药浓度与整体药效具有良好的相关性，并提出临床优化给药方案。

尽管中药复方PK-PD研究已取得了一定进展，但PK-PD模型仍然面临许多问题和挑战。基于中药复方具有多成分、多靶点、整体调节的特性，如何寻找和选择合适的药效指标、确定药效物质基础、建立模型等都是复方 PK-PD 研究的难题。有学者认为可采用多组分化学物质组学、代谢组学、药动学标志物可全面确定中药复方药效物质基础，引入网络药理学理论和方法，综合分析在体效应指标和离体效应指标，并结合中医证候指标进行分析，以建立多靶点的网络生物效应指标体系，利用智能计算方法进行 PK-PD 相关性分析，建立起中药多组分动态网络靶点效应 PK-PD 研究模式。向铮等也提出应用代谢组学和复杂网络方法来研究多组分药动学即网络药动学的设想，以期揭示中药复方作用机制。

综上所述，中药复方药动学研究的两种经典方法，即生物效应法和血药浓度法都存在不同程度的缺陷，学者们也一直在探索新的中药复方药动学研究方法，期间涌现出一系列的新型理论假说，从不同层次、不同角度论述中药复方药动学的研究思路和方法，推动复方药动学的发展，如包括“辨证药动学”和“复方效应成分药动学”两部分的“证治药动学”“中药胃肠药动学”“中药血清药理学”。然而上述新理论假说大多数应用某一个或几个药效成分来表明中药复方的药动学特征，并不能完整地刻画整个体系的特征。此后学者们又提出了一些从中药复方整体出发的理论，如复方多效应成分整合药动学、中药指纹药动学、复方药动学 - 药效学结合模型等，虽然这些思路还存在一定的局限性，在中药复方药动学研究中的应用也较少，但不可否认他们使中药复方药动学研究进入一个崭新的阶段，更能体现中药复方的整体性。

例如，桂枝汤类方出自《伤寒论》，桂枝汤为基本方，由桂枝、芍药、甘草、生姜和大枣组成，具有解肌发表，调和营卫之功效，主治外感风寒表虚证，对体温、血压、肠蠕动和免疫功能等有双向调节作用，现代临床用于治疗感冒等；桂枝加桂汤为桂枝汤中桂枝剂量增加而得，具有温阳祛寒，平冲降逆之功效，是治疗“奔豚证”的方剂，现代临床用于治疗高血压、梅尼埃综合征、充血性心力衰竭等；桂枝加芍药汤为桂枝汤中芍药剂量加倍而得，具有温脾和中，缓急止痛之功效，主治太阳病误下伤中，土虚木乘之腹痛，现代临床用于治疗粘连性肠梗阻、肠易激综合征等。研究采用 LC-MS/MS 法测定大鼠灌胃给予桂枝汤类方后体内主要成分桂皮酸、马尿酸、芍药苷和甘草次酸血药浓度的经时变化，并比较不同配伍中各成分药动学参数的差异。结果显示，大鼠灌胃给予桂枝汤、桂枝加桂汤和桂枝加芍药汤后血浆中可检测到桂皮酸、马尿酸、芍药苷和甘草次酸。在 3 个复方组中，桂皮酸均可迅速吸收进入体内，并代谢产生马尿酸，1 分钟即可检测到，并随时间呈动态变化，各组中桂皮酸的达峰时间为灌胃给药后的 1 分钟，血浆中的浓度在 6 小时（桂枝汤组）、8 小时（桂枝加桂汤组）和 4 小时（桂枝加芍药汤组）后低于最低定量限；马尿酸于灌胃给药后的 15~30 分钟达峰，血浆中的浓度在 24 小时（桂枝汤组及桂枝加桂汤组）和 12 小时（桂枝加芍药汤组）后低于最低定量限。各组中芍药苷的达峰时间为 15~60 分钟，血浆中的浓度在 8 小时后低于最低定量限。各组中甘草次酸的达峰时间为 6~12 小时，血浆中的浓度在 48 小时后低于最低定量限。与桂枝汤和桂枝加芍药汤组比，桂枝加桂汤组桂皮酸的 C_{max} 和 AUC 升高，证明其体内暴露增加，但该影响是由体外的药味用量差异造成的，并非由复方中配伍药物的药动学相互作用引起的。而桂枝加芍药汤组芍药苷的在大鼠体内的 C_{max} 的显著升高则是由配伍引起的。

（二）类方效应靶标的系统生物学研究方法

中药复方无论从成分，还是从药效来看都是“整体大于部分之和”，系统生物学从整体上系统研究中药复方的药效物质基础、配伍规律、广泛的药理作用，使中药复方的研究有望建立一个能与中医整体理论相符的研究思路，从分子水平层面阐明方剂作用体系。

1. 系统生物学概述　2000 年，Leroy Hood 教授首次提出了“系统生物学”的概念，即在细胞、组织、器官和生物体整体水平上研究结构和功能各异的生物分子，以及在特定条件下，如遗传、环境因素变化时，分析这些组分间相互关系的学科，并通过计算生物学来定量阐明和预测生物功能、表型和行为。系统生物学研究所有的基因、蛋白质等众多组分间的相互关系，同时通过整合各组分信息，以图画或数学方法建立能描述系统结构和行为的模型。

系统生物学的研究对象是生物体内具有生物学意义和功能的系统。具体来说，系统生物学主要致力于实体系统（如生物个体、器官、组织和细胞）的建模与仿真、生化代谢途径的动态分析、各种信号转导途径的相互作用、基因调控网络以及疾病机制研究等。系统生物学的主要技术平台有基因组学、转录组学、蛋白质组学、代谢组学、相互作用组学和表型组学等，这些高通量的组学实验平台构成了系统生物学的大科学工程。

系统生物学是当前生命复杂体系研究比较公认的科学思维方式和研究手段，它的研究思路与中医学的哲学体系不谋而合，在许多方面有近似的属性。系统生物学在中医“证候”模型的评价和筛选、中药配伍规律研究等方面已有应用。如 Sun 等对虚证和实证慢性乙型肝炎患者的代谢组学变化进行研究，结果发现 5 种潜在的可区分虚证和实证的生物标志物。Yang 等运用蛋白质组学技术考察了由熟地黄、当归、白芍和川芎 4 味中药组成的四物汤对于血虚证患者血清蛋白表达谱的影响，结果发现四物汤可能通过增强免疫、增加血红蛋白、减轻基因损伤等途径治疗血虚证。

2. 系统生物学研究方法及分析策略

（1）基因组学：中医药基因组学的预期研究目标是通过基因组学的理论和手段结合传统中医药理论，从基因以及基因与环境的交互影响层次认识中医个体化诊疗的科学内涵，并将中药的药性、功能及主治与其对特定疾病（证候）相关基因表达调控的影响关联起来，在分子水平上用基因组学理论来诠释传统中医辨证论治的科学内涵及中药治疗的作用机制。中医药基因组学包括 DNA 水平（如全基因组关联分析、DNA 甲基化分析等）和 RNA 水平（如 microRNA 和 mRNA）的研究，其中基因表达谱在中医药研究中已有一定应用。方证相关的基因表达谱研究通过建立不同证型的基因表达谱数据库,发现与特定证候相关的差异表达基因群,对于中医辨证的客观化以及中医证候发展规律的认识具有重要意义。而且进一步通过选择疗效确切、物质基础和作用机制研究相对清楚的中药,利用生物芯片(microarray)等各种高通量技术以及实时荧光 PCR 等定量分析技术,比较研究中药干预过程中基因表达的差异,编制基因表达谱,经过生物信息学和统计学的比较分析,建立中药治疗过程的基因表达谱数据库,并与中药的化学特征数据库(中药化学物质组学研究)及中医药理论关联,研究中药作用的功能基因表达谱,能够揭示中药作用的信号通路网络。在此基础上结合生物信息学揭示中药不同药效组分(配伍)对基因表达的影响,从功能基因网络层次上诠释传统中医药理论及作用机制。

罗国安课题组以蟾酥为研究对象,通过表达谱芯片筛查大鼠在灌胃蟾酥高、低剂量和麝香保心丸两小时后基因表达差异,通过对差异表达基因进行基因分类和通路富集分析,解释了蟾酥心脏毒性的作用机制及组方成麝香保心丸后的配伍减毒机制。对中药双龙方治疗心肌梗死的药效学评价采用包含 6000 种基因的整体筛查芯片在整体动物和细胞层次分别进行了研究,建立了正常组、模型组、假手术组、双龙方干预组(高、中、低剂量)以及阳性药物对照组的基因表达谱数据库,通过生物信息学处理发现了 180 个可能与心肌梗死以及双龙方药物作用相关的表达差异基因,对其中表达差异在 8 倍以上的 10 个功能基因,进一步采用荧光定量 PCR 进行了精确定量,通过基因芯片整体表征和重点基因精确分析,最终获得了双龙方治疗心肌梗死过程所调控的功能基因网络。

(2) 转录组学:转录组即一个活细胞所能转录出来的所有 RNA 的总和,是研究细胞表型和功能的一个重要手段。转录组学(transcriptomics)是一门在整体水平上研究细胞中基因转录的情况及转录调控规律的方法和技术体系。上一代转录组研究方法包括:基于传统 sangerNIJ 序法的 SAGE 技术(serial analysis of gene expression)及 LongSAGE 技术,MPSS(massively parallel signature sequencing)和基于杂交技术的基因芯片技术。其中,基因芯片法必须有相应物种的基因组序列作参照,这给中草药等非模式生物的转录组学研究带来了不便。RNA-seq 测序是利用深度测序方法进行转录组分析的二代高通量测序技术。高通量测序使得对一个物种的转录组和基因组进行细致全貌的分析成为可能,又被称为深度测序(deep sequencing)。目前,大规模平行测序(massive parallel sequencing,MPS)技术平台主要包括 Roche 公司(454 GS FLX)、Illumina 公司(Genome Analyzer Ⅱ)和 ABI 公司(AB SOLiD)。

测序过程中的 DNA 文库制备需要归一化(normalization)。归一化会降低样本中高丰度转录本的数量,从而有利于新基因的发现,但归一化也会消除 cDNA 样品中基因表达量的差异,研究者需要根据实验目的寻求两者的平衡。另外,在测序的过程中测序深度、覆盖度与测序成本之间也存在微妙的平衡。测序深度是指测序得到的总碱基数与待测基因组大小的比值。假设一个基因组大小为 7M,测序总碱基数为 70M,则测序深度为 10X。覆盖度即测序获得的序列占整个基因组的比例。由于基因组中高 GC 含量、重复序列等复杂结构的存在,测序最终拼接组装的序列往往无法覆盖所有的区域,这些区域就叫作 Gap。测序深度与基因组覆盖度之间是一个正相关的关系,测序带来的错误率或假阳性结果会随着测序深度的提升而下降。当测序深度在 10~15X 以上时,基因组覆盖度和测序错误率控制才得以保证,即随测序深度的提高,覆盖度会进一步上升,从而有利于后续读段的装配,但测序成本也随之上升。

RNA-Seq 原始数据中存在大量的接头序列、polyA/T 序列及低质量的读段，这给序列的组装带来严重影响。因此，需对原始数据进行过滤，目前 SeqClean、Exonerate、Lucy 等软件可完成部分背景序列的过滤。获得转录组测序原始数据后，需要进行序列的从头组装。首先将这些含有 overlap 的片段连成不含未知核酸序列的组装片段，称之为 Contig。再将 reads 比对回以上得到的 Contig，确定哪些 Contig 有可能来自同一转录本以及 Contig 之间的距离。再将同一转录本下的 Contig 连在一起，得到 Unigene。再通过聚类分析把 Unigene 分为两部分，即簇群序列和单一序列（Unigene）。Newbler、CAP3、MIRA、SeqMan 和 TGICL 等软件配合使用可用于 Roche454 测序读段的从头组装，使测序读段生成重叠群和单一序列，而 SOAPdenovo、Velvet、Trinity 和 PCAP 等软件更适用于更短测序读段的组装。最后将以上所得 Unigene 序列与蛋白质数据库 Swiss-Prot、nr、COG 和 KEGG 做 blastx 比对分析，选择匹配最好的一项作为注释信息。若是同一序列在不同库的比对结果不同，就要按照 nr、Swiss-Prot、KEGG 最后 COG 的比对顺序来确定 Unigene 序列的最终方向。

我国学者对少数中药复方的转录组也进行了系列研究，例如，李劲平等在基本研究清楚了壮骨止痛胶囊抗绝经后骨质疏松的化学组学基础上，接着研究了全方、有效部位和部分有效成分抗绝经后骨质疏松的基因转录组学。结果表明，绝经后骨质疏松大鼠股骨有 532 个基因表达发生了变化，全方对于骨质疏松模型大鼠股骨的 126 个表达发生改变的基因均有不同程度的调节作用，这些基因中已知功能的有 45 个基因，其余 81 个基因的功能尚不清楚。将这 45 个基因根据其功能分为细胞保护基因、能量代谢基因、无机离子代谢基因、信号转导基因、细胞结构基因、基因表达相关基因、免疫相关基因、脂代谢基因、细胞损伤修复基因、胞外基质代谢基因等 10 个功能类群。与无水乙醇部位比较，石油醚部位主要侧重于对能量代谢基因具有调节作用。与石油醚部位相比，无水乙醇部位主要侧重调节控制基因表达的基因、信号转导基因及胞外基质代谢基因。淫羊藿苷主要对细胞保护基因和能量代谢基因具有调节作用。从转录基因组学分析表明随着化学组学的变化，转录组学随之发生相应的变化，并且壮骨止痛胶囊各化学组分对基因转录组的调节各有侧重。

(3) 蛋白质组学：蛋白质组学有两种研究策略。一种是高通量研究技术，把生物体内所有的蛋白质作为对象进行研究，并建立蛋白质数据库，从大规模、系统性的角度来看待蛋白质组学，更符合蛋白质组学的本质。但是，由于剪切变异和翻译后修饰，蛋白质数量极其庞大，难以实现理想目标。另一种策略是研究不同状态或不同时期细胞或组织蛋白质组成的变化，主要目标是研究有差异蛋白质及其功能，如正常组织与肿瘤组织间的差异蛋白质，寻找肿瘤等疾病标志物并为其诊断治疗提供依据。蛋白质组学研究的支撑技术主要有双向凝胶电泳技术、以质谱为代表的蛋白质鉴定技术和生物信息学技术。完整的蛋白质组学分析包括前期样本的制备和蛋白质的分离，中期的蛋白质的检测及图像分析，蛋白质的鉴定，后期的资料查询及用生物信息学数据库对鉴定结果进行存储、处理、对比和分析等，最终认知机体生化反应的现象与本质。

1) 双向电泳技术（two-dimensional polyacrylamide gel electrophoresis，2D-PAGE）：双向电泳技术凭借其分辨率高、可重复性好、结果直观、实验成本较低等特点，已成为蛋白质组研究中最常用的分离技术。固定化 pH 梯度技术可以把目的蛋白固定在极狭窄的凝胶区域分离以提高 2D-PAGE 的重复性与上样量。尽管 2D-PAGE 分辨率很高，但不能被用于分析低含量蛋白质，即其灵敏度较低，与生物体内蛋白质种类数目相比，远不能满足需要，阻碍了早期状态疾病特异性标志物的发现。

2）生物质谱技术（bio-mass spectrometry）：质谱技术是蛋白质组学的核心技术。将感兴趣的蛋白质点从凝胶上切下后，进行胶内酶切，将蛋白质降解为多肽片段，通过基质辅助激光解吸电离（matrix-assisted laser desorption/ionization，MALDI）或电喷雾电离（electrospray ionization，ESI）技术使样品分子离子化，根据不同离子间的质荷比（m/z）的差异来分离并确定相对分子质量。在蛋白质组学中，目前最为常用的质谱分析系统包括两大类，即以单一质谱为基础的和以串联质谱为基础的。以单一质谱为基础的质谱分析系统以 MALDI-TOF/MS 为代表，串联质谱以 ESI-MS/MS 为代表。

MALDI-TOF/MS 是将作为离子源的 MALDI 和分析检测飞行时间质谱联用。用一定波长的激光打在样品上，使样品离子化，然后在电场力作用下飞行，通过检测离子的飞行时间计算出其质量电荷比，从而得到一系列酶解肽段的分子质量或部分肽序列等数据，最后通过相应的数据库搜索来鉴定蛋白质。该技术精度高、分析时间短，可同时处理许多样品，是高通量鉴定的首选方法，常用于蛋白质的肽指纹图谱（peptide mapping fingerprinting，PMF）鉴定。ESI-MS/MS 是在喷射过程中利用电场完成多肽样品的离子化，离子化的肽段转移进入质量分析仪，根据不同离子的质荷比差异分离，并确定分子质量。用此法分析肽混合物、鉴定蛋白质时，可对每一肽段进行序列分析，综合 MS 数据鉴定蛋白质，大大提高了鉴定的准确度。

在科学研究中可以采用 MALDI-TOF-MS 测定肽质量指纹图谱（peptide mapping fingerprint，PMF）或运用串联质谱（ESI-MS-MS）测定肽序列，实现对蛋白质的鉴定，其中采用 MALDI-TOF-MS 测定肽质量指纹图谱是当前蛋白质组研究的常用鉴定方法。

每个蛋白质经过酶解成为长短不一的肽段后，同一时间获得所有肽段分子质量，形成一个肽段分子质量图谱，这个图谱对蛋白质应该是专一的、特异的，因此称为肽质量指纹图谱（PMF）。这一方法不需对图谱进行人工解析，只需将实验获得的 PMF 与蛋白质数据库中蛋白质的理论 PMF 比对，就可以鉴定该蛋白质，因此比传统方法速度快、通量高，是用于大规模蛋白质鉴定的质谱方法，也是目前最简便的蛋白质鉴定方法之一。

若蛋白经酶解产生的肽段少于 4 个，则不能用 PMF 鉴定蛋白，且有些蛋白用 PMF 的方法鉴定的结果不可靠，需要进一步得到肽段的序列信息。串联质谱技术可直接测定肽段的氨基酸序列，从一级质谱产生的肽段中选择母离子，进入二级质谱，经惰性气体碰撞后肽段沿肽链断裂，由所得到的各肽段质量数差值推断肽段序列，用于数据库检索，即肽序列标签技术（peptide sequence tag，PST）。

ESI-MS/MS 可检测出飞摩尔（fmol）数量级的样品，精确度可达 0.005%。质谱还可用于翻译后修饰分析，如磷酸化、糖基化等。

3）生物信息学技术：生物信息学是在生命科学、计算机科学和应用数学的基础上逐步发展形成的一门新兴交叉学科，是运用数学和计算机手段进行巨量生物信息资源的收集、存储、处理、搜索、利用、共享、分析与解析的科学。蛋白质组学研究任一物种的基因组编码的全套蛋白质，它通常是高通量的，在进行蛋白质功能预测和结构分析时，生物信息学就成为蛋白质组学研究的核心技术之一。

按照处理对象分类，生物信息学中的数据库主要有4种类型：核酸序列数据库、蛋白质序列数据库、蛋白质结构数据库和基因组数据库。根据建库的方式，现有的生物信息数据库也可以大致分为2类：一级数据库和二级数据库。在生物信息学数据库中的一级数据库主要包括了核酸和蛋白质一级结构序列数据库，基因组数据库以及生物大分子（主要为蛋白质）的三维空间结构数据库，通常称为基本数据库，如美国国家生物技术信息中心（NCBI）的GenBank数据库（http://www.ncbi.nlm.nih.gov）、欧洲生物信息学研究所（EBI）的核酸序列数据库EMBL（http://www.ebi.ac.uk/embl）和日本信息生物学中心（CIB）的DNA数据库DDBJ（http://www.ddbj.nig.ac.uk/embl）等。所谓的二级数据库主要是以一级数据库以及文献资料为基础建立起来的数据库，也称专业数据库。二级数据库有很多种类，例如，基于三维空间结构为基础构建的数据库有蛋白质二级结构构象参数数据库DSSP（http://swift.cmbi.ru.nl/gv/dssp/），已知空间结构的蛋白质家族数据库FSSP（http://www.fssp.org/）等。

随着网络技术及计算机技术的发展，蛋白质组学的研究效率也得到极大的提高，蛋白质数据库是代表蛋白质组研究水平的重要标志。蛋白质数据库的类别有以下几种：①按照生物数据信息的存储方式，包括层次型、网状型、关系型以及面向对象型。②按照数据存储种类，包括一级结构序列、三维结构图形、DNA和蛋白质相互作用数据库等。其中，一级结构序列数据库包括UNIPROT（http://www.uniprot.org/）、DOMO、SWISS-PROT（http://www.uniprot.org/）、MIPS（http://www.helmholtz-muenchen.de/en/mips）等，二维凝胶图像数据库包括WORLD-2DPAGE等，三维结构图形数据库包括SCOP、WSISS-MODEL、CCDC等。③按照数据库内容进行分类，包括蛋白质序列数据库、结构数据库及功能数据库等。其中，序列数据库的功能是作为序列测定，包括PIR（http://www-nbrf.georgetown.edu/）等，一般是互相结合共同使用。结构数据库包括SCOP等，是对蛋白质间结构关系进行阐述。功能数据库，包括GO数据库（http://www.geneontology.org/）等，是对蛋白质的功能、细胞组等进行阐述。④专业数据库，是按照实际需求而建立的专业数据库，包括EcoCyc（http://ecocyc.org/EcoCycUserGuide.shtml）、Wombase等。

蛋白质序列数据库主要有SWISS-PROT、PIR（http://pir.georgetown. edu/pirwww/）、UniProt、InterPro等，其中最详尽的蛋白质结构数据库为PDB（Protein Data Bank）（http://www.pdb.org/pdb/home/home.do）。以蛋白质序列数据库为基础构建的二次数据库有蛋白质功能位点数据库PROSITE（http://prosite.expasy.org/），蛋白质功能位点序列片段数据库PRINTS（http://www.bioinf.man.ac.uk/dbbrowser/PRINTS/），同源蛋白家族数据库Pfam（http://www.sanger.ac.uk/Software/Pfam/），同源蛋白结构域数据库Blocks。以具有特殊功能的蛋白为基础构建的二次数据库有免疫球蛋白数据库Kabat（http://immuno.bme.nwu.edu），蛋白激酶数据库PKinase等。蛋白质回环分类数据库则是用于蛋白质结构、功能和分子设计研究的专门数据库。此外，酶数据库Enzyme Database（http://www.expasy.ch/enzyme/），限制性核酸内切酶数据库REBASE（http://rebase.neb.com），辐射杂交、氨基酸特性表、序列分析文献等，也属于二次数据库或专门数据库等。

（4）代谢组学：完整的代谢组分析流程包括前期生物样品收集、生物样品预处理、中期的样品分析与鉴定、后期的数据分析及标志物生物学意义解读等，最终认知机体生化反应的生命现象与本质。

1）现代分析方法及其技术集成：完成样本的采集和预处理后，样品中的代谢产物需通过适宜的分离分析技术进行分析与鉴定。随着现代分离分析技术的快速发展,近年来对大量样品和微量代谢物的分析取得了长足进步,为代谢组学研究的具体实施提供了技术支持。目前代谢组学技术平台主要是核磁共振技术(NMR)、质谱(MS)及其联用技术以及多种技术的集成应用。

A. 核磁共振(NMR)技术:NMR 技术是最早被用于代谢组学研究的技术之一,目前常用的有氢谱(^{1}H-NMR)、碳谱(^{13}C-NMR)和磷谱(^{31}P-NMR),其中以 ^{1}H-NMR 应用最为广泛。NMR 技术对样本无破坏性,是现有代谢组学分析技术中唯一能用于活体和原位研究的技术,且几乎无需进行样品前处理。同时 NMR 技术可对一个样本中所有代谢物进行相同灵敏度无偏向性检测,即能对生物样品进行快速动态检测。基于上述优势,NMR 已被广泛地应用于疾病诊断和治疗、药物研发等领域。然而,NMR 技术最大的不足在于灵敏度较低,如要对所有代谢产物进行无歧视分析,生物样品中的痕量成分可能会因为被覆盖而检测不到。

针对上述分辨率较低的不足,新发展的高分辨 ^{1}H-NMR(包括原位活体组织萃取液的高分辨 ^{1}H-NMR 谱、原位活体组织的高分辨魔角旋转 ^{1}H-NMR 谱和生物体液的立体高分辨 ^{1}H-NMR 谱等)大大拓展了代谢组学的实际应用,尤其适用于肿瘤的早期诊断和预后检测。

B. 质谱(MS)及其联用技术:与 NMR 相比,MS 的优势在于灵敏度高、分辨率高及特异性强,但对样品处理的要求较高,因此,需联合色谱技术对样品进行前期分离。根据样本的性质及待检代谢物的不同,通常采用气相色谱 - 质谱联用(GC-MS)和液相色谱 - 质谱联用(LC-MS)及毛细管电泳 - 质谱联用(CE-MS)。GC-MS 技术以气体作为流动相,常用于分离分析挥发性化合物,其需要先对样品进行衍生化预处理,故耗时且易引起样品的变化,受此限制,GC-MS 技术不能分析热不稳定物质和一些大分子的代谢产物。而 LC-MS 避免了 GC-MS 中繁杂的样品前处理,适用于分离分析低挥发性或非挥发性、热稳定性差的物质,能准确定性定量分析各类化合物及其在复杂生物样品基质中含量极低的代谢物类型。现广泛应用的有高效液相 - 质谱联用(HPLC-MS)和超高效液相色谱 - 质谱联用(UHPLC-MS),可使分离效率、峰容量及灵敏度进一步提高。CE-MS 是根据样品离子在高压直流电场中的迁移速度、电荷及颗粒大小对样品中各组分进行分离;可同时检测多种样品,其所需样品量少,分析速度快,应用范围广。但常用的色谱质谱联用技术都需对样本进行前期处理,而样本经过分离会降低信息通量,甚至导致样品的降解、变质或污染,使检测精度受到影响。

近年来,多种质量分析器,如四极杆(Q)、三重四极杆(QQQ)、飞行时间(TOF)、四极杆飞行时间(Q-TOF)、轨道离子阱(orbitrap),均已频繁地应用到代谢组学研究领域中。质谱学中敞开式电离技术(ambient mass spectrometry)也得到了迅猛发展,其中包括电喷雾解析电离质谱(DESI-MS)、电喷萃取电离质谱(EESI-MS)、实时在线分析质谱(DART-MS)等。敞开式电离技术几乎无需样品预处理,可快速并高通量地对生物复杂基体样品进行定性和定量分析,避免了样品受污染,同时提高了检测的精确度。

C. 分析技术集成:由于各方法技术均有其适用范围和优缺点,同时由于内源性代谢产物的多样性、浓度范围差异较大等复杂性,多采用联用技术和方法整合的策略获得生物体系中尽可能丰富的代谢信息,以客观评价生物标志物的生理学意义。Chen 等也利用整合的思想,提出了一套完整的潜在代谢标志物从发现到定性再到生理意义说明的方法。将指纹谱分析、多变量分析、液相-串联质谱(LC-MS/MS)、傅里叶离子回旋共振-质谱(FTICR-MS)、气相-质谱(GC-MS)、数据库检索、同位素标记物比对等方法进行了整合,利用整合后的平台对糖尿病进行代谢组学分析。先用 UPLC-MS 采集数据,经数据处理后寻找到潜在生物标志物,经过微制备后,再利用 FTICR-MS 和 GC-MS 进行分析,得到精确分子量和气相保留指数,再结合碎片分析,通过查询数据库最终确定标志物的组成及结构。通过同位素标记物的比对,最终明确此化合物并进行生理意义的说明。

2) 化学计量学分析策略:代谢组学研究的关键问题并不仅仅在于数据的获取,更在于有效的实验设计和对数据信息的充分解读。然而,由于 NMR、GC-MS、LC-MS 等所产生的原始谱图复杂、数据量大,采用常规统计分析方法既难以发现样品之间或各组之间代谢组的异同,也难以发现样品中的差异代谢物,因此代谢组学数据需要特殊方法进行数据降维和信息挖掘。可采取监督型(supervised)或非监督型(unsupervised)方法分析数学算法前处理后得到的数据矩阵来发掘蕴涵的有效信息,前者有主成分分析(PCA)、聚类分析(CA)等;后者包括人工神经网络(ANN)、偏最小二乘-判别分析(PLS-DA)等,每一种方法都有各自特点,通过比较、整合可以得到更完整的结果。Crockford 等在进行毒理学研究时,采用了多谱学统计(statistical heterospectroscopy,SHY)方法对 NMR 与 MS 数据进行了整合,为生物标志物的发现提供了一个系统生物学工具。另外,LC-MS 数据和 GC-MS 数据的融合等也有报道。随着现代自然科学技术不断发展,各种基于整体的研究,如蛋白组学、代谢组学、基因组学等不断出现并相互交叉,通过整合整体研究数据,可以更全面和深刻地阐明生物网络复杂性,准确理解代谢物与蛋白质、代谢物与基因之间的关系。采用代谢组学技术方法结合化学计量学方法探究复杂中医药系统病证物质基础、可能的作用机制以及功效物质基础、分子靶标等,为快速发现中药创新药物提供了基础与可能。

(5) 相互作用组学:后基因组时代面临着巨大的挑战,单个基因产物是如何联合并协同完成复杂的生物过程成为亟待解决的难题。基因组序列决定了蛋白质序列,但这并没能进一步给出蛋白质之间相互作用的信息。蛋白质-蛋白质间的相互作用构成了细胞内外许多重要生命活动的基础,包括抗原-抗体反应、酶的活化和抑制、细胞信号转导和蛋白质的定位等。此外,在不同的组织和细胞中,蛋白质复合物的组成并非一成不变,为适应细胞生长的微环境变化,蛋白质复合物的各组成成分还存在着时间和空间的表达差异性。因此,在组织或细胞中众多蛋白质协同发挥生理作用的过程中,蛋白质复合物的组成分析尤其重要,这也进一步要求我们充分揭示一个细胞或组织中完整的蛋白质-蛋白质相互作用网络——蛋白质相互作用组(interactome)。如何纯化与靶蛋白相互作用的蛋白质成为编织蛋白质相互作用网络的重要一环。为了纯化得到靶蛋白复合物,已陆续出现了酵母双杂交(yeast two-hybrid)、免疫共沉淀(Co-Immuno precipitation,Co-IP)、蛋白质芯片(protein chip)和串联亲和纯化(tandom affinity purification,TAP)等技术。

(6) 表型组学:表型组学是近年来发展起来的一门新学科,主要研究生物的物理和化学等表型性状(phenome,表型组)随突变和环境影响而变化的规律,对基因型在不同环境下的全部细胞表型进行系统研究。它在功能基因组学、药物研究和代谢工程领域有潜在的应用价值。表型组学(phenomics)最早由 Steven A. Garan 于 1996 年提出,随后在神经科学研究中被研究者使用。2002 年,Niculescu 和 Kelsoe 将表型组学用于精神病表型的实验研究中。2006 年,Niculescu 及其同事提出了一种用于表型组学分析的实验定量方法——Pheno

Chipping，并将其与基因组学结合起来，这对于表型组学的发展具有里程碑意义。同时，一些公司和研究机构为了抢占先机和尽快走向商业化应用，投入大量资金和人力用于研究与开发表型组学平台，如比利时 CropDesign 公司的转基因和植物性状评价的高通量技术平台、英国国家植物表型组学中心、欧洲植物表型组平台（Pheno Fab）、澳洲植物表型组学设施（Australian Plant Phenomics Facility）、南澳大利亚大学的表型组学与生物信息学研究中心（The Phenomics and Bioinformatics Research Centre）以及澳大利亚昆士兰大学的斑马鱼表型组学中心等。表型组学在基因型 - 表型作图、复杂性状疾病的遗传基础研究、作物改良方面已有广泛的应用。但也面临一些困难，如如何获取不同环境下大样本的基因组信息，广泛而深入的跨时空尺度的表型分析，降低表型组研究的成本等。目前，表型组学在中药复方及类方研究中尚未见应用报道。

（三）类方衍化规律的网络生物学研究方法

1. 网络生物学概述　系统生物学的研究表明，细胞的生物功能的产生是基因、mRNA、蛋白及代谢物各个层次内部及层次间不同生命单元在不同水平上相互调节、相互作用的复杂过程。因此，迫切需要新的分析方法以处理生命单元间的复杂相互作用关系，为在整体水平上研究生物网络的结构组成和功能提供了新的技术平台。2004 年 Barabási 等提出“网络生物学”概念，其主要依赖图论、信息学及最优化方法等来建立网络模型，将复杂生物系统单元（基因、mRNA、蛋白、代谢物）多层次复杂的相互作用形象地表达成网络图，通过分析网络的拓扑特征来获得对生物功能、疾病等生命活动更深入的了解。2005 年 *Cell* 杂志首次刊登了人类的蛋白质相互作用网络。

Marc Vidal 和 Dongsup Kim 等建立了药物与药物靶点蛋白相互作用网络，拓扑网络特征的分析显示绝大多数药物作用多个靶蛋白，反之亦然，为合理地进行药物发现指明了方向；Barabási 等研究了人类疾病网络（human disease network）及疾病的同病现象（comorbidity），通过整合 KEGG、BiGG 和 OMIM 等数据库相关数据，建立了人类疾病网络和代谢疾病网络（metabolic disease network），发现复杂性疾病（如糖尿病）通常与其他的疾病有更多的关联（同病现象显著）；向铮等认为 Barabási 的工作在某种程度上解释了“异病同证”和“同人同时患多病”的生物学基础；Ravasz 等研究了代谢网络的层次组织特征，发现不同生物类别具有相似的网络特征；Goryanin 等认为人类代谢网络（human metabolic network）的构建，对于发现新的药靶和基于系统的药物设计提供了新的策略。上述的研究工作表明网络生物学是复杂生物系统间关系研究的有力工具，为人类认识复杂的生物功能、疾病过程等问题提供了一个全新的解决方案和视角。

通过网络生物学方法构建疾病生物网络（基因调控网络、转录调节网络、蛋白相互作用网络及代谢网络）来获取疾病的生物网络调节、药物靶点信息，为药物作用机制研究提供了新策略。Shipra 等应用网络生物学方法筛选了 2 型糖尿病一个重要的调节通路，并通过实验方法加以确认；哮喘是典型的复杂性疾病，Hwang 等构建了哮喘的疾病蛋白相互作用网络，网络分析揭示的疾病通路与文献报道的疾病通路一致，同时还发现了一些潜在的药物靶蛋白如 GNB2L1，BRCA1，为哮喘药物的研发、作用机制研究提供新思路；Chen 构建肿瘤细胞凋亡的蛋白 - 蛋白相互作用网络，发现了 3 个潜在的药物靶点；Schoeberl 等应用网络分析发现在 ErbB 通路中最佳的肿瘤治疗靶点，这表明网络分析有助于关键通路的识别和优化治疗靶点。我国学者李梢等基于治疗相似性、化学结构相似性及蛋白 - 蛋白相互作用网络开发了 drugCIPHER 用于药物靶点的识别；徐筱杰等运用分子对接和网络药理学方法，研究中药所含化学成分和慢性肾病靶标之间的相互作用，快速筛选出中药治疗慢性肾病中的有效成分群及其关键靶标，为中药的研发和作用机制研究提供重要参考。

上述研究表明，网络生物学已广泛用于药物靶点识别、代谢通路的发现和作用机制的研究。罗国安教授认为中药复方作用于人体即是一个“干预系统（中药复方）- 应答系统（生物机体）”相互作用整合的生物学过程。

随着疾病生物学研究的深入，人们更清楚地认识到大多数慢性复杂性疾病都与复杂的生物网络系统密切相关，复杂疾病的治疗需要同时调节多个药物靶点。网络生物学方法可构建复杂疾病的生物网络，通过网络拓扑特征分析可以获取疾病生物网络的功能模式（module）、网络模体（motifs）及潜在的药物靶点，从而揭示了中药的作用对象——“生物机体”的生物学特征。中药及其复方通常包括多个有效物质成分，可以同时作用于多个药物靶点，从不同水平调节疾病信号通路以治疗疾病。以网络调节为特点的慢性复杂病证适宜于“多组分、多靶点”的组合干预。因此应用网络生物学的方法来研究“干预系统（中药复方）”“应答系统（生物机体）”的系统内部及系统间关系，最有可能揭示中药复方复杂的药理作用机制。

2. 网络生物学研究方法及分析策略　微阵列芯片（microarray）、蛋白质芯片（protein chips）及酶母双杂交筛选系统（yeast two-hybrid screens）等高通量分析技术使人们能够迅速获得细胞、组织、器官或模式生物的基因、蛋白表达以及蛋白质间相互作用数据。目前，生物学和基础医学研究产生的大量科学数据已被整理收录到许多公共数据库中，如 NCBI 的 OMIM 数据库（online mendelian inheritance in man）收集了众多疾病的基因数据；UCLA 的 DIP 数据库（database of interacting proteins）集中了已验证的蛋白质 - 蛋白质相互作用数据；DrugBank 数据库则提供包括 FDA 批准的 1350 个小分子药物在内的近 4 800 个药物分子及其靶标数据，这些免费或商业数据库为开展网络生物学研究奠定了坚实基础（表 3-4）。

表 3-4　一些著名的人类基因、蛋白、代谢数据库

项目	来源	网站	描述
基因	Ensembl	http://www.ensemble.org/	综合各种基因注释的平台数据库
	HGNC	http://www.genenames.org/	人类基因命名委员会数据库
	Entrez Gene	http://www.ncbi.nlm.nih.gov/gene	主要提供人类及其他动物等基因信息，包括 DDBJ/EM-BL/GenBank/OMIM 等数据库
	HGMD	http://www.hgmd.cf.ac.uk/ac/index.php	包含各种疾病和基因的突变数据
蛋白	Uniprot	http://www.uniprot.org/	目前为止收录蛋白质序列目录最广泛、功能注释最全面的一个数据库
	UniProtKB/Swiss-Prot	http://us.expasy.org/sprot/	收录人工注释的序列及其相关文献信息和经过计算机辅助分析的序列
	PIR	http://pir.georgetown.edu/	国际上最大的公共蛋白质序列数据库
	HPRD	http://www.hprd.org/	人类蛋白相互作用数据库

续表

项目	来源	网站	描述
代谢通路与反应	KEGG (Ligand)	http://www.genome.ad.jp/kegg/	收集了与不同细胞途径有关的化合物和上述化合物的酶促反应
	Biocyc	http://biocyc.org/	生化反应途径及基因组数据库
	Reactome	http://www.reactome.org/	人体内各项反应及生物学路径文章的数据库
药物	DrugBank	http://www.drugbank.ca/	目前世界上最大的药物数据库，包括药物靶目标详细的化学、药理学、医学以及分子生物学信息

网络生物学研究的一般方法如下：

首先，在科学假说的基础上，从大量文献、数据库和实验数据中抽提多种性质要素（基因、蛋白质、药理性质等）；以性质要素为节点，通过计算节点间相互关系，构建性质相互关联网络模型，从而推演各性质要素间潜在的相互联系。这一研究方法融合了生命科学、数学、信息科学、药物化学等相关知识，形成多学科和多层次的生物信息技术平台。

一个典型的网络由许多节点和联接节点的边组成，其中节点表示研究体系中不同的个体，而边用来表示个体间的关系。通常将节点定义为药物分子、靶蛋白或基因等，而节点间的联接反映蛋白质与 DNA 相互作用关系（转录调控关系）、药物分子与靶蛋白相互作用关系、药物与疾病的相关性或药物分子结构间的相似度等。例如，在 Yildirim 等构建的药物 - 靶标网络中，节点是药物分子和靶标，而联接则是 DrugBank 数据库中描述的药物与靶标间相互关系。生物网络构建方式目前有 2 种类型：一是利用公共数据库中提供的代谢网络和基因调控网络图等进行修改；另一种是在获取节点间联接强度数据后，采用 Cytoscape、Pajek 等生物网络绘图软件构建新的网络图。一些常用的相似性度量常被用来计算节点间联接强度，如采用 Tanimoto 系数来描述药物分子结构的相似性。也有学者提出了一些新的相似性计算方法，如 Keiser 等提出基于化学结构的靶标相似性算法 SEA（similarity ensemble approach），通过配体分子间的结构相似性来描述不同靶点药理作用的相似性。

分析生物网络的目的是尽可能客观准确地找出具有特定生物功能的关键节点和子结构。常用的网络分析算法有：网络节点间最短路径计算、最大节点流量路径搜寻、节点重要性排序等。最初，人们常根据联接数目多少来判定节点的重要程度，但随着对网络结构研究的不断深入，有学者提出了中间态集中度（betweenness centrality）和联接集中度（bridging centrality）等指标来判定关键节点。此外，比较分析也是常用的网络分析方法。它通过对 2 个或多个网络进行比较，以发现不同生理条件下或不同时间点网络结构的差异，从而找出相对稳定的结构与功能模块。

通过构建假手术组和疾病模型组实验动物表型网络，找出正常组和疾病组表型网络的差异即发生变化的内源性代谢物，然后映射到构建的代谢网络，找寻正常组和疾病组内源性代谢物代谢通路的改变，分析代谢通路中生化反应涉及的酶的变化（突变），然后映射到蛋白 - 蛋白网络，分析代谢酶涉及的蛋白 - 蛋白网络及其对蛋白网络的扰动，同时在基因网络中找寻编码代谢酶突变的基因；另一方面，根据相关疾病基因数据库知识，分析疾病基因引起哪些酶的突变，对蛋白-蛋白网络、代谢网络与表型网络的影响。如此自上而下与自下而上相互佐证，相互补充，阐明疾病涉及的生物网络变化过程。

通过构建给药组和对照组表型网络，比较复方给药组与假手术组和模型组网络模型差异，揭示哪些生物网络通路在给药后向正常状态恢复的趋势，并由此映射到代谢网络、蛋白网络和基因网络。

总之，通过系统生物学方法结合药动学-药效学研究筛选复方中药活性组分，在组分与靶点分子对接基础上构建活性组分与靶蛋白相互作用网络，分析比较明确作用机制药物与已知靶点的作用网络与复方中药活性组分-靶点网络的异同，获取复方中药作用机制的进一步信息。揭示复方中药药效物质作用的生物网络途径及协同作用机制。

陈杲等运用网络生物学方法对连花清瘟颗粒/胶囊治疗甲型H1N1流感作用机制进行了分析。首先通过文本挖掘文献证实甲型H1N1流感相关的基因或蛋白质，查询PubChem数据库获得连花清瘟颗粒/胶囊的靶蛋白，依据多个相互作用数据库中数据，分别构建甲型H1N1流感体内反应的蛋白质相互作用网络和连花清瘟颗粒/胶囊的靶蛋白相互作用网络，建立连花清瘟颗粒/胶囊对抗甲型H1N1流感体的靶蛋白相互作用网络，并进行网络拓扑结构和基因本位论（GO）分析。研究结果表明连花清瘟颗粒/胶囊药理作用主要涉及细胞对外部刺激反应的抑制性调节、细胞凋亡的调节和信号转导等方面，涉及蛋白激酶B（AKT1）、胱天蛋白酶3（CASP3）、丝裂原活化蛋白激酶1（MAPK1）、肿瘤基因P53（TP53）、核因子-κBp65（RELA）、核因子-κBp50（NFKB1）、热休克蛋白90-alpha（HSP90AA1）等。连花清瘟颗粒/胶囊可能主要是通过影响AKT1、CASP3等信号通路，调节细胞凋亡而减少病毒复制，抑制甲型H1N1流感的疾病进程。

急性早幼粒细胞白血病（acute promyelocytic leukemia，APL）是急性骨髓性白血病（acute myeloid leukemia，AML）中的一种特殊类型，其恶性程度、短期死亡率和长期缓解率在所有类型的白血病中均为最高。复方黄黛片（Realgar-Indigo naturalis formula，RIF）是由雄黄、青黛、太子参和丹参四味药物组成的复方中药制剂。陈竺、陈赛娟院士领导的课题组用现代生物学的研究手段，揭示了RIF治疗急性早幼粒细胞白血病的多靶点、协同作用机制，首次在分子网络水平上阐明了中药复方治疗机制。为了从网络层面上进一步了解复方黄黛片的治病机制，严诗楷等基于上述文献研究结果，搜索OMIM数据库找出急性早幼粒细胞白血病的致病基因共6个，并将这6个基因编码的蛋白以及文献中RIF所调控的蛋白分别影射到人类蛋白相互作用网络以及KEGG pathway上，构建了这些蛋白的相互作用网络，以及蛋白-信号通路关系网络。这些蛋白之间由于相互作用关系而紧密连接在一起，中药复方RIF或直接作用在APL疾病基因编码蛋白上（如PML-RARa），或作用在与它们有相互作用的蛋白上间接发挥作用而间接作用在其上。RIF作用的这些蛋白同时调控了一系列的癌症相关通路。其中有5个蛋白是AML（acute myeloid leukemia）通路上的蛋白，说明该通路是RIF作用的重点通路。

3. 基于网络药理学的类方生物学机制研究方法　网络药理学首次由英国著名药理学家Hopkins于2007年在*Nature Biotechnology*上提出，是一门基于系统生物学，通过分析生物系统多靶点网络，选取特定信号节点进行多靶点药物分子设计及药理和毒理研究的新学科。疾病发生的分子机制是细胞内调控网络的异常，特别是复杂慢性病往往是由多基因、多功能蛋白相互作用紊乱而形成的疾病网络。网络药理学的突出特点是从系统生物学和生物网络平衡的角度阐释疾病的发生发展过程、从改善或恢复生物网络平衡的整体观角度认识药物与机体的相互作用并指导新药发现。在中药方剂研究中,网络药理学的理论和方法对于理解方剂配伍规律、发现药效物质,阐释中药方剂与证候的关联机制,用于组方用药、方药合用的理性设计等方面具有积极的意义。

网络可视化和网络分析是网络药理学研究的重要工具。网络模型可视化是指使用可视化工具,将联系表反映成一张相互联系的可视网络的过程。在未进行可视化处理前,网络大多非常混乱,难以从中获取明确的信息。网络可视化过程一般分为 2 个阶段:①丰富网络属性,通过增添网络本身、节点以及连接的属性,使节点联系表扩展为包含丰富信息的网络;②网络描述,通过丰富的特征描述手段,使网络表现更加直观。如使用不同的颜色、形状、大小来表现网络中不同类型的节点和连接。目前主流的网络模型可视化工具包括 Cytoscape、GUESS、Pajek 等。其中 Cytoscape 提供多种格式的联系表导入,如 txt 或者 excel 格式,支持节点属性和连接属性的导入。

网络分析指采用相应工具对构建得到的网络进行分析,从中提取出有用信息,以便开展后续研究。根据不同的研究目的,网络分析主要可分为以下 3 类:①网络拓扑学信息计算。网络拓扑学信息计算可以得到网络本身的统计属性,从而反映网络中的隐藏信息。通过计算每个节点的拓扑学属性,可以对节点进行归类排序。②随机网络生成和比较。在网络药理学研究领域中,经常通过生成相同网络属性的随机网络,来对现有网络进行可靠性验证。③网络分层和聚类。网络分层和聚类既是简化网络复杂度的重要算法,也是寻找网络潜在信息的工具。为方便研究,网络分析工具大多和网络可视化集成在同一软件中。如 Cytoscape 有多种插件或工具包可实现上述 3 种网络分析功能。

中医理论具有系统观与整体论的思想,虽然与网络药理学的理念不可简单地相提并论,但它们均十分注重在整体条件下开展研究,同时十分重视在致病因素或者药物干预下机体及网络系统的整体反应,而不仅仅是某些局部的病灶或表型改变。同时,方剂是中医防病治病的主要形式,具有多成分、多靶点、多途径的特征,而这些特点与网络药理学理念不谋而合。

(1) 网络药理学与中医证候生物学表征研究:中医学的基本特点在于整体观和辨证论治,以病证结合、方证相应,即病 - 证 - 方结合的诊疗模式为特色。阐明证候的生物学基础是中医药现代化的关键之一,因此,随着研究深度和复杂性的增加,需建立适宜于中医证候表征的分析方法。

网络药理学融合"疾病 - 表型 - 基因 - 药物"的信息,从系统的、网络的角度理解疾病表型与生命大分子的关系,其对"疾病表型 - 生物分子"网络构建的思路适宜于指导中医证候生物学基础研究。有研究者利用网络药理学的方法从生物分子网络角度针对证候的生物学基础展开研究,形成了适用于阐释病证方系统内涵的"表型网络 - 生物分子网络 - 药物网络"研究构架,并进一步提出了"证候生物分子网络标志"的构想,构建了基于神经内分泌 - 免疫(NEI)的寒证、热证生物分子网络,通过网络功能分析,发现寒证生物分子网络以激素的功能模块为主,热证的生物分子网络以细胞因子的功能模块为主,神经递质功能模块共同分布于两个网络。同时,通过网络拓扑结构分析,发现寒热证生物分子网络具有无标度(scale-free)性质,即网络的功能实现主要依赖于一些关键节点,这些关键节点可视作寒证、热证的生物分子网络标志。最后,还分析了证候分子网络标志应用于证候客观化与个体化诊疗、中医药临床效果评价、方剂与中药药性等研究领域的可能性，为证候生物学基础研究提供了一种新思路。

(2) 网络药理学与生物学作用机制研究：方剂的临床疗效是由其组成的各种药效物质之间及其与机体大分子之间相互作用的结果。方剂的多功效成分决定了其作用的多靶点和多环节，不同功效组分对不同环节起作用，最终表现出有利于机体的变化。网络药理学是通过研究多靶点干预疾病网络，揭示药物医学生物学机制。因此，网络药理学的分析思路和方剂/中药复方给药本质殊途同归，网络药理学的方法技术更适宜于方剂作用机制的研究。如徐筱杰等利用网络药理学手段，运用分子对接和复杂网络分析技术研究治疗慢性肾病中药所含化学成分和靶标之间的相互作用。结果显示治疗慢性肾病中药所含化学成分 - 靶标相互作用网络与西药的化学成分 - 靶标相互作用网络存在较大的差异，这说明中药的作用机制和西药的作用机制不完全相同。

采用网络药理学方法结合分子相似性分析、化学空间、分子对接、生物网络技术和药代动力学性质预测等计算药理学方法研究了中药精制透骨消痛颗粒中 514 个化合物的作用机制。结果表明该方所含化合物在化学结构上具有多样性而且大部分化合物在化学空间上具有类药性质；通过分析这 514 个化合物与 35 个骨性关节炎疾病相关的公认靶标的相互作用及它们在靶空间的分布，阐明了精制透骨消痛颗粒可能的作用机制，并发现了些潜在的活性分子，揭示多药物、多靶点、多途径分子作用机制。

参考文献

[1] 王阶，王永炎. 复杂系统理论与中医方证研究[J]. 中国中医药信息杂志，2001，8(9)：25-27.

[2] 张伯礼，王永炎. 方剂关键科学问题的基础研究—以组分配伍研制现代中药[J]. 中国天然药物，2005，3(5)：258-261.

[3] 何晓山，代蓉，李秀芳，等. 中药药理动物模型的研究与中药功效分析[J]. 中医药信息，2007，24(2)：39-42.

[4] 唐于平，尚尔鑫，陈艳琰，等. 药对配伍效应与功效物质现代研究方法与策略[J]. 药学学报，2019，54(9)：1564-1573.

[5] 范骁辉，肖舜，艾妮，等. 基于网络方剂学的小青龙汤类方功效物质组研究[J]. 中国中药杂志，2015，40(13)：2634-2638.

[6] 段金廒，宿树兰，刘培，等. 中医方剂现代研究的实践与思考——方剂功效物质组学的构想与建立[J]. 世界科学技术—中医药现代化，2013，15(2)：159-166.

[7] 王喜军. 基于临床有效性的中药药效物质基础生物分析体系[J]. 世界科学技术—中医药现代化，2013，15(1)：16-19.

[8] 刘昌孝. 代谢组学的发展与药物研究开发[J]. 天津药学，2005，17(2)：1-6.

[9] NICHOLSON J K，WILSON I D. Understanding global systems biology：metabonomics and the continuum of metabolism[J]. Nature Reviews Drug Discovery，2003，2(8)：668-676.

[10] 刘昌孝. 代谢组学与中药现代研究[J]. 河南大学：医学版，2006，25(3)：1-7.

[11] 王广基，阿基业，严蓓，等. 代谢组学研究冠心病中医分型的体内物质基础[J]. 世界科学技术—中医药现代化，2009，11(1)：127-133.

[12] 王喜军，张伯礼. 基于药物代谢组学的方剂配伍规律及配伍科学价值揭示[J]. 中国中药杂志，2010，35(10)：1346-1348.

[13] SU S L,DUAN J A,WANG P J,et al. Metabolomic study of biochemical changes in the plasma and urine of primary dysmenorrhea patients using UPLC-MS coupled with a pattern recognition approach [J]. Journal of Proteome Research,2013,12(2):852-865.

[14] LIU P,DUAN J A,WANG P J,et al. Biomarkers of primary dysmenorrhea and herbal formula intervention:an exploratory metabonomics study of blood plasma and urine[J]. Molecular Biosystems,2013,9(1):77-87.

[15] 华永庆,段金廒,宿树兰,等.用于不同证型痛经的四物汤类方生物效应评价(Ⅰ)[J]. 中国药科大学学报,2008,39(1):72-76.

[16] HUA Y Q,SU S L,DUAN J A,et al. Danggui-Shaoyao-San,a traditional Chinese prescription,suppresses PGF2α production in endometrial epithelial cells by inhibiting COX-2 expression and activity [J]. Phytomedicine,2008,15(12):1046-1052.

[17] SU S L,HUA Y Q,DUAN J A,et al. Inhibitory Effects of active fraction and its main components of Shaofu Zhuyu decoction on uterus contraction [J]. The American Journal of Chinese Medicine,2010,38(4):777-787.

[18] LIU L,MA H Y,YANG N Y,et al. A series of natural flavonoids as thrombin inhibitors:structure-activity relationships [J]. Thrombosis Research,2010,126(5):365-378.

[19] LIU L,MA H Y,TANG Y P,et al. Discovery of estrogen receptor α modulators from natural compounds in Si-Wu-Tang series decoctions using estrogen-responsive MCF-7 breast cancer cells [J]. Bioorganic & Medicinal Chemistry Letters,2012,22(1):154-163.

[20] LIU P,DUAN J A,HUA Y Q,et al. Effects of Xiang-Fu-Si-Wu decoction and its main components for dysmenorrhea on uterus contraction [J]. Journal of Ethnopharmacology,2011,133(2):591-597.

[21] ZHU M,TANG Y P,DUAN J A,et al. Roles of paeoniflorin and senkyunolide I in Si Wu decoction on antiplatelet and anticoagulation activities [J]. Journal of Separation Science,2010,33(21),3335- 3340.

[22] 黄熙.方剂体内/血清成分谱与靶成分概念的提出及意义[J]. 第四军医大学学报,1999,20(4):1-4.

[23] 王和芳,黄春新.时辰药代动力学研究进展[J]. 中国热带医学,2005,5(6):1342-1344,1375.

[24] 夏珂.逍遥散对肝损伤大鼠的时辰药动学、时辰药效学研究[D]. 哈尔滨:黑龙江中医药大学,2010.

[25] 杨奎,蒲旭峰.论“中药胃肠药动学研究”的意义及对策[J]. 中国实验方剂学杂志,1998,4(1):37-40.

[26] 田代真一.“血清药理学”と“血清药化学”——汉方の药理学かぃ始まつた药物血中浓度测定の新しぃ世界[J]. TDM 研究,1988(5):3-7.

[27] WANG X J,ZHANG A H,SUN H,et al. Systems biology technologies enable personalized traditional Chinese medicine:A systematic review[J]. America Journal of Clinical Medicine,2012,40(6):1109-1122.

[28] YANG M H,MA Z C,DOU Y Q,et al. Effects of Siwutang on serum protein of blood deficiency using proteomic technique [J]. China Journal of Chinese Materia Medica,2008,33(4):420-423.

[29] 罗国安,梁琼麟,王义明,等.中医药系统生物学发展及展望[J]. 中国天然药物,2009,7(4):242-248.

[30] 白晶,扈韵绮,孙尧,等.中药转录组学及 IncRNA 挖掘的应用研究[J]. 中国科技信息,2013,21:150-151.

[31] 林虹君,张爱红,李高伟,等.蛋白质组学在疾病研究中的应用[J]. 生物技术通讯,2014,25(3):425-428.

[32] 赵楠,王桂媛,王玲姝,等.蛋白质组学关键技术研究进展[J]. 生物技术通讯,2011,22(4):580-583.

[33] 陈鹏.生物信息学数据库及运用分析[J]. 电子技术与软件工程,2014,16:222.

[34] 黄晓晨,宿树兰,郭建明,等.代谢组学在中医药若干科学问题研究中的应用与思考[J]. 中草药,2014,45(2):147-153.

[35] 王毅,高秀梅,张伯礼,等.论建立基于网络生物学的现代中药创制方法学[J]. 中国中药杂志,2011,36(2):228-231.

[36] 向铮,王贤亲,刘婷,等.基于网络生物学方法的中药药理作用机制研究思考与探索[J]. 中国中药杂志,2012,37(2):146-151.

[37] 严诗楷,赵静,窦圣姗,等.基于系统生物学与网络生物学的现代中药复方研究体系[J]. 中国天然药

物,2009,7(4):249-259.
[38] 柳润辉. 系统生物学在中药方剂现代研究中的应用[J]. 中国中西医结合杂志,2019,39(2):148-150.
[39] 张坚,邢磊,王红君,等. 系统生物学技术在方剂学中的研究进展[J]. 中国现代医生,2018,56(19):165-168.
[40] 赵炳聪,李亚鸿,解红霞. 网络药理学在中药复方作用机制研究中的应用[J]. 中国中医药信息杂志,2020,27(3):133-136.
[41] 周远,苏式兵. 中药复方配伍的研究方法及其进展[J]. 中国实验方剂学杂志,2019,25(23):202-208.
[42] 刘志强,王博龙. 中药网络药理学药效成分筛选与靶标预测的研究进展[J]. 中成药,2019,41(1):171-178.

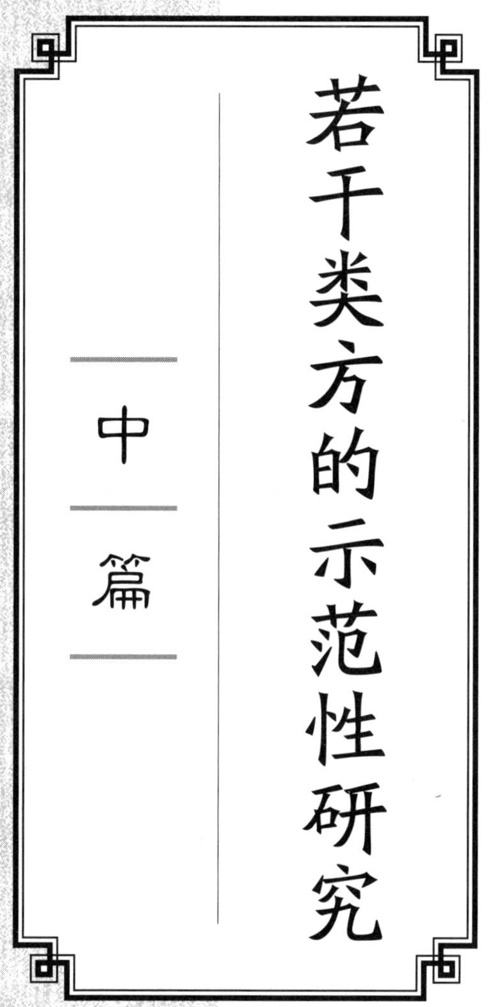

中篇

若干类方的示范性研究

第四章 四物汤类方治疗不同证型原发性痛经的方-证-病关联研究

类方是在临床实践的历史发展过程中，在基本方基础上根据辨证原则产生的一系列加减衍化而形成的系列方。类方是方剂研究的重要形式，古往今来方剂类方的衍化极其复杂。通过以方类方，对主要组成药物或主要配伍关系相同、组方结构相似的一类方剂进行较为系统的分析研究，进一步理解方剂理法证治的思想。通过基本方与衍化方的对应关系，可推其演变，求其法度，掌握类方的配伍变化规律，以更好地服务于临床有效用药。

第一节 四物汤类方体系及其衍化特点

四物汤出自唐代蔺道人《仙授理伤续断秘方》，由《金匮要略》胶艾汤衍化而来，到宋代《太平惠民和剂局方》已衍化为治疗妇科疾患的圣方，以补血和血、调经止痛为主。历代医家对四物汤在治疗妇科疾病的运用多有阐述和发挥，经加减变化形成诸多以四物汤为核心的治疗妇人经行腹痛的衍化方，如针对血虚兼瘀的桃红四物汤、血虚兼热的芩连四物汤、血虚兼气滞血瘀的香附四物汤、寒凝血瘀的少腹逐瘀汤等，以治疗不同证候的痛经，体现了方-证相应的治疗原则。由此可见，四物汤类方体现了以方类证的结构思想，又反映了随着证候的变化派生出衍化方之间的差异，说明类方是证候复杂性的动态描述。

一、四物汤类方体系配伍功效衍化特点

四物汤由当归、川芎、白芍药、熟地黄各等分组成。宋《太平惠民和剂局方》将四物汤列于“治妇人诸疾”，用于治疗冲任虚损，月水不调，脐腹(疞)痛，崩中漏下，血瘕块硬，发歇疼痛，妊娠宿冷，将理失宜，胎动不安，血下不止，及产后乘虚，风寒内搏，恶露不下，结生瘕聚，少腹坚痛，时作寒热，成为治疗妇科疾病的主方。后世方书多予收录，主治范围较广泛，包括血虚血滞所致自汗、发热烦躁、痢疾、耳聋、眼疾、口舌生疮、牙龈肿溃、丹毒、头痛、吐血、麻疹前后有潮热不退、血虚火动咽痛等。该方为中医临床调经的基本方，虽依据配伍原则形成稳定的配伍结构，但临证时为了适应病情，方中补血调血配伍可有所侧重，同时又可通过药物加减拓展主治病证，从而形成了一系列具有一定相似性的方剂集合，即类方体系。在补血的基础上，加减变化，配伍补气、活血化瘀、温里祛寒、理气、安神、散风、熄风、滋阴等药物，以拓展四物汤的治疗功效，适应临床病证的变化。

基本方四物汤为补血养血调经的常用方，所治之证多为血虚血行不畅病证。“四物汤，物，类也，四者相类，而仍各具一性，各建一功，并行不悖”，故名“四物汤”。该方以当归补血、活血；熟地黄补血为主；川芎入血分理血中之气，芍药敛阴养血。故全方尽属血分药，但组合得体，补血而不滞血，行血而不破血，补中有散，散中有收，构成治血要剂。故汪昂《医方集解》述其“补阴益血”，又将其列为理血剂，反映出本方的组方特点。四物汤的配伍体现了病机、药物特点及其之间的关系。此方乃调理一切血证，是其所长。《医方集解》云：“此特血病而求血药之属者。”四物汤及其衍化方的演化历史及适应证见图 4-1。

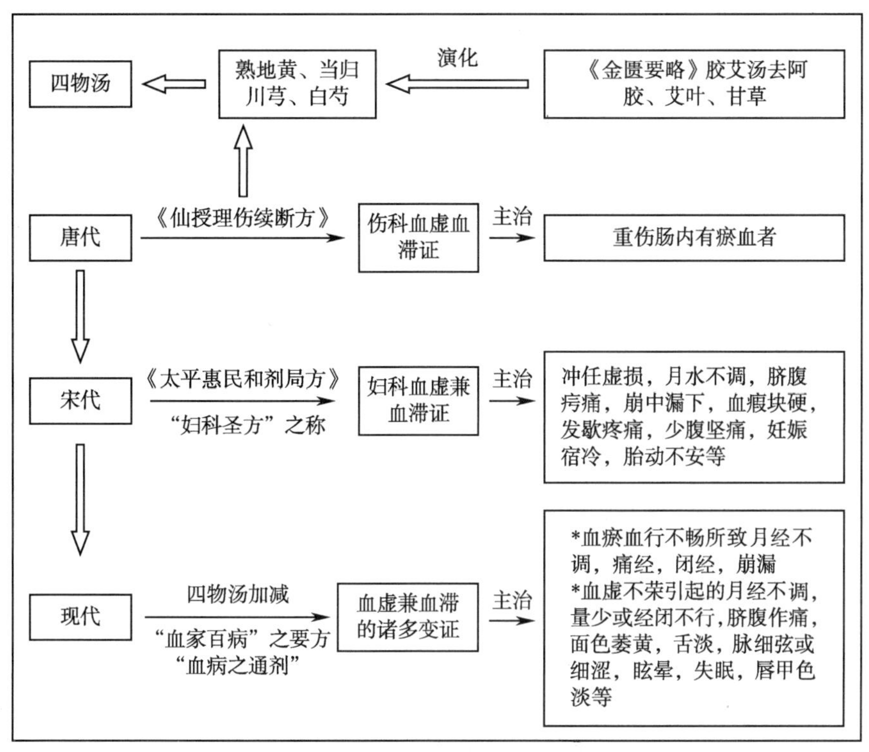

图 4-1　四物汤及其衍化方的功效变化特点

四物汤类方按功效特点分类归纳为补血益气类、补血调经类、补血散寒类、补血安神类、补血散风类等。

1. 配伍补气药　“气为血之帅”，气能生血。如人参、党参、黄芪之类。由于“有形之血不能自生，生于无形之气也”，亦即阳生阴长，故补血方剂常配伍补气药物，以奏补气生血之功。李杲认为：“血不自生，须得生阳气之药，血自旺矣，是阳主生也。”汪廷珍指出：“血虚者，补其气而血自生。”黄宫绣强调：“血属有形，凡有形之物，必赖无形之气以为之宰，故参、芪最为生血要药。”这些论述充分说明补血方剂配伍补气药的重要性。代表方如《正体类要》之八珍汤，以四物汤配伍具有补气功效的人参、白术、茯苓、甘草，主治血虚而兼有气虚之症，即是历来公认的补气养血之方（表 4-1）。

2. 配伍活血祛瘀药　如丹参、川芎、赤芍、桃仁、红花之类。盖血虚之证，血行每每不能畅达，易于凝滞成瘀。此外，瘀血的形成又可影响新血的生成，瘀血不去则新血不生，故此类

表 4-1　补气养血四物汤类方

方名	方源	组成	功能主治
八珍汤	《瑞竹堂经验方》卷四	熟地黄(酒拌)一钱,当归(酒拌)一钱,川芎一钱,白芍药一钱,人参一钱,白术(炒)一钱,茯苓一钱,甘草(炙)五分	气血两虚,面色苍白或萎黄,头晕眼花,四肢倦怠,气短懒言,心悸怔忡,食欲减退,舌质淡,苔薄白,脉细虚
圣愈汤	《脉因病症》卷下	熟地黄七钱一分,白芍(酒拌)七钱五分,川芎七钱五分,当归(酒洗)五钱,人参七钱五分,黄芪(炙)五钱	妇女月经先期而至,量多色淡,精神倦怠,四肢乏力
四物加人参汤	《万氏女科》卷一	生地黄、归身、川芎、白芍、人参香附(童便炒)、炙草各一钱	瘦人血虚少而经水来少
四物止经汤	《女科切要》卷八	熟地黄、白芍、当归、川芎、柏叶、茯苓、香附、阿胶、蒲黄、白术、枣仁、陈皮、人参、甘草(原书缺用量)	产后气血大虚,脾胃又弱,营卫衰弱,忽然下血成片,如崩状
四物加参术汤	《不知医必要》	熟地黄、当归各二钱,白芍(酒炒)、川芎各一钱五分,党参(去芦,米炒)、白术(净)各一钱五分,炮姜一钱	产后血虚身痛,喜按者

四物汤类方在药物的选择上,宜在补血药的基础上配伍活血祛瘀药物,使补血而不留瘀,行血而不伤血。代表方如《医宗金鉴·妇科心法要诀》所载之桃红四物汤,主治妇女经期超前,量多,色紫质黏稠,或有块状,腹痛腹胀者。以四物汤补血,加桃仁、红花并入血分而逐瘀行血,瘀血行则经水得以流通,则腹痛腹胀自消。桃红四物汤是活血化瘀的代表方,由当归、白芍、熟地黄、川芎、桃仁、红花组成。具有养血活血祛瘀之功,被医家推崇为调经要方,主治妇女月经不调及痛经。桃红四物汤中当归补血又能和血调经为主药,佐以川芎、桃仁、红花活血行滞,使以熟地黄、白芍滋阴养血,和营养肝,方中通中有补,补而不滞,使营血畅通,周流不阻(表 4-2)。

表 4-2　补血活血四物汤类方

方名	方源	组成	功能主治
活血四物汤	《医学入门》卷七	当归、川芎、芍药、生地黄各一钱半,桃仁九个,红花一钱,苏木八分,连翘、黄连、防风、甘草各六分	疥疮经久不愈者
桃红四物汤	《医宗金鉴》卷四十四	熟地黄二钱,川芎一钱,白芍二钱(炒),当归二钱,桃仁三钱,红花二钱	妇女经期超前,量多,色紫质黏稠,或有块状,腹痛腹胀者
化瘀汤	《罗氏会约医镜》卷四	当归三至五钱,熟地黄二至三钱,白芍药(酒炒)二钱,川芎一钱,肉桂二钱,桃仁一钱,红花(酒炒)八分	血瘀成形,在脐腹之下,作痛喜按而虚者
四物化郁汤	《类证治裁》卷三	熟地黄、白芍药、当归、川芎、桃仁、红花、香附、青黛(原书缺用量)	血郁,脉涩而芤者
加味四物汤	《类证治裁》卷八	地黄、芍药、当归、川芎、延胡索、桃仁、砂仁、红花、香附、莪术(原书缺用量)	经行心烦汗多,大便艰涩,癥聚如杯

3. 配伍温里祛寒药　如桂枝、细辛、肉桂、艾叶、吴茱萸之类。血虚之证，易受寒邪侵袭，对于血虚有寒的血分虚寒之证，宜在补血的同时，兼以祛寒，通利血脉。尤怡谓："脉细欲绝者，血虚不能温于四末，并不能营于脉中也，夫脉为血之府，而阳为阴之宅，故欲续其脉，必益其血，必温其经。"此外，四物汤类方在补血基础上配伍温里助阳药者，乃取其补阳气而化生阴血之意。如《仁斋直指方论》之艾附暖宫丸，以四物汤滋养补血为主，配伍艾叶、吴茱萸、官桂温经散寒，香附、黄芪理气调经止痛。诸药合用，既能滋阴补血以治血虚之本，又能温经散寒以治子宫虚冷之标。

少腹逐瘀汤为治疗妇科血瘀内阻的代表方剂之一，既能辛温通经，又能活血逐瘀。正如《华佗传》指出："血脉流通，病不得生"。在妇科病症治疗中应用至今不衰，疗效显著。方中当归、川芎、赤芍为主药，养血调经，活血祛瘀，而当归乃是阴中之阳药，血中之气药，配合赤芍行滞调经，具有养血活血，行气通瘀调经。辅以五灵脂、蒲黄、延胡索、没药通利血脉祛瘀止痛进而推陈致新。其中没药散结气通血滞，消肿定痛，祛腐生肌；延胡索为气中血药，善行气活血，气行则血行，通则不痛，为止痛要药，四药相配共奏散结定痛，祛瘀生新之功。小茴香、干姜、肉桂为佐药，温经散寒，理气止痛，并能引诸药直达少腹，全方组合具有温经散寒，活血化瘀，消肿止痛之功，是调理气血的良方。少腹逐瘀汤功在温阳通经，其药物组成如小茴香、干姜、肉桂及当归、川芎、赤芍、蒲黄、五灵脂、没药、延胡索等均为达到这一目的而设，加上五灵脂、没药、延胡索兼有行气止痛之效，终收气血双治之功（表4-3）。

表4-3　补血散寒四物汤类方

方名	方源	组成	功能主治
艾附暖宫丸	《仁斋直指方论》卷二十六	当归（酒洗）三两，白芍药（酒炒）二两，地黄（酒蒸）一两，香附（醋制）六两，艾叶三两，黄芪、吴茱萸各二两，官桂五钱，续断一两半	妇人子宫虚冷，带下白淫，面色萎黄，四肢酸痛，倦怠无力，饮食减少，经脉不调，面色无泽，肚腹时痛，婚久不孕
四物加桂汤	《陈素庵妇科补解》卷五	四物汤（芍用赤）、肉桂、乌药、陈皮、防风、香附、红花、延胡索、生姜（原书缺用量）	产后冷水浣衣发热
寒六合汤	《医垒元戎》	川芎、当归、干地黄、芍药、干姜、附子（原书缺用量）	虚寒脉微自汗，气难布息，清便自调
四物苦楝汤	《保命歌括》卷三十一	四物汤六钱，川楝肉、延胡索各二钱半，吴茱萸、青皮各五分	脐下虚冷腹痛
四物加味汤	《医略六书》卷二十六	四物汤一两，人参二钱，吴茱萸五分（醋泡，炒黑），赤石脂三钱（醋炒），炮姜五分	崩漏脉虚者

4. 配伍理气药　"气行则血行"，气能行血、摄血。血液的运行依赖于气的推动作用，心气是推动血液运行的基本动力，肺气能辅心行血，并宣发布散至全身，肝气疏泄，能调控血液的运行。由此可见，血液是在心、肺、肝三脏之气协同作用下，运行不息，输布至全身。血液在脉中运行而不逸出脉外，主要依赖于气的固摄作用。如果气虚而固摄作用减弱，可导致多种出血证。离经之血积存于体内，或血运不畅，阻滞于经脉及脏腑，均可形成瘀血，从而出现

各种疼痛。

香附四物汤出自清代《不知医必要》卷四。由四物汤加香附、木香、延胡索组成，具有养血调血，行气止痛的功效，主治气滞血瘀所致痛经、月经不调等症，是行气化瘀代表方之一。香附味辛、甘、微苦，性平偏温，归肝经，辛散温通，能通行气血，善调理肝气之郁，又能调畅经血之滞，故有调肝理气，调经止痛之作用。李时珍赞其为“气病之总司，女科之主帅”，说明对气滞血瘀型妇科病症有独特疗效。常与当归合用，一主气分，一主血分，气血并治，共奏理气活血之功。木香，味辛、苦，性温，归脾、胃、大肠、三焦经，辛香行散，苦降温通，能升可降，通理三焦，具有行气止痛，健脾消食之功效，常与香附、延胡索等合用，以疏肝活血调经止痛。延胡索，味辛、苦，性温，归心、肝、脾、肺经，辛散苦泄温通，既入心、肝经走血分，又入脾、肺经走气分，既能活血，又能行血中之气，且能止痛，故为活血行气止痛之要药，凡一身上下诸通之属于气滞血瘀者，均可用之。常配以当归等，以通络行滞祛痛。

5. 配伍清热药　如大黄、石膏、黄连之类。黄芩味苦，寒。入肺、辛、肝、胆、大肠经。具有清热泻火，燥湿，解毒，止血，安胎等功效。《本草经疏》云：“黄芩，其性清肃，所以除邪，味苦所以燥湿，阴寒所以胜热，故主诸热。……血闭者，实热在血分，即热入血室，令人经闭不通，湿热解，则荣气清而自行也。”此类方剂主要针对血虚血热的病证而设。血虚血液易于瘀滞，瘀久易于化热，故血虚一般会伴热象，且实热、虚热均可出现，故在补血的同时配伍清热药物以达到标本兼治的目的，形成补血清热的四物汤类方。代表方如《医垒元戎》之石膏六合汤，主治妇人妊娠伤寒，身热大渴，蒸蒸而烦，脉长而大者。方用四物汤配伍石膏、知母补血清热，生津除烦。诸药合用，共奏补血安胎，清热生津之效。

芩连四物汤载于明代著名医家徐春甫的《古今医统大全》八十八卷，将四物汤中熟地易生地，并加入清热之黄芩、黄连，具有养血清热功效，是治疗妇科血瘀内阻伴有血热的代表方剂之一。《叶氏女科证治》记载：“形瘦多热多郁，血少气虚，宜服芩连四物汤，合开郁二陈汤”。芩连四物汤主治小儿荣热血燥；妇人血分有热，月经先期，经来量多、色紫黑者。方中当归性温，味辛、甘、略苦，入心、脾、肝经，为养血活血之要药，且有润燥滑肠之功，为妇科良药也。生地黄甘、苦，凉，入心、肾、肝经，具有清热生津，凉血止血功效。白芍性微寒，味苦酸，敛阴和肝，固阴止汗，泻肝之急，柔肝之刚，舒挛止痛，为柔肝要药。川芎性温，味辛，上行头目能散风通窍，下行血海能活血祛瘀，行肝气，开郁结，为血中第一气药，具有活血祛瘀、行气止痛之功效。黄芩、黄连苦、寒，归脾、胃、大肠经，具有清热燥湿，泻火解毒之功。全方以当归为君，能补血和肝、调经止痛，生地为臣，补血养精，芍、芎为佐使；川芎入血分理血中之气，使气血和顺；白芍养血柔肝，敛阴调冲，辅以芩连清血热。

6. 配伍安神药　如酸枣仁、茯神、柏子仁、首乌藤之类。由于营血亏虚，心肝缺少血液的濡养，每致神魂不安，常见心悸、怔忡、失眠、多梦等症。朱震亨说：“人之所主者心，心之所养者血，心血一虚，神气不守，此惊悸之所肇端。”故在治疗血虚兼伴有心悸、失眠等症时，在四物汤补血基础上配伍安神之品，构成具有补血安神功效的四物汤类方。代表方如《医略六书》所载之四物补心汤，主治产后血虚心神失养而致恍惚颠倒，脉虚弦者。方用四物汤配伍酸枣仁、远志、茯神、白术、半夏、炙甘草补血交通心肾，补心安神，则心血内充，心神得养，语言颠倒神情恍惚之患自愈也(表 4-4)。

表 4-4　补血安神四物汤类方

方名	方源	组成	功能主治
四物补心汤	《女科万金方》	当归、川芎、白、白术各五钱，生地黄、茯神、半夏、桔梗、陈皮二钱，甘草三钱	产后血耗气虚，言语颠倒错乱，坐卧不安
四物安神汤	《万病回春》卷四	熟地黄、当归(酒洗)、白芍(酒洗)、生地黄(酒洗)、人参(去芦)、白术(去芦)、茯神(去皮木)、酸枣仁(炒)、黄连(姜炒)、栀子(炒)、麦门冬(去心)、竹茹、乌梅一个、辰砂(研末，临服调入)	心无血养，怔忡
加味四物汤	《济阴纲目》卷十一	熟地黄(酒洗)、当归、川芎、白芍(炒)、茯神(去木)各一钱，远志(去心)、枣仁(炒)各一钱	产后血少，怔忡无时
四物补心汤	《医略六书》卷三十一	生地黄五钱，白芍一钱半(炒)，川芎一钱，当归三钱，白术一钱半(炒)，枣仁三钱(炒)，远志一钱半，半夏一钱半(制)，茯神二钱(去木)，炙草六分	产后恍惚颠倒，脉虚弦者
四物安神汤	《顾氏医径》卷五	地黄、当归、白芍、丹皮、枣仁、茯神、龙齿、远志(原书缺用量)	小儿善惊易悸，属心虚血少者

7. 配伍散风药　如防风、荆芥、白鲜皮、蝉蜕之类。血虚肌表腠理不固，易受风邪侵袭。临床常见的症状有：皮肤瘙痒、皮肤游风、瘾疹瘙痒、抓破后渗出津水、或赤白游风、慢性湿疹、神经性皮炎、荨麻疹等，此种风邪为外风，治疗时用四物汤补血以治本，再配伍祛风药物以治病之标，从而达到标本兼治的目的，寓“治风先治血，血行风自灭”之意。代表方如《医垒元戎》之风湿六合汤，主治妊娠伤寒，中风湿之气肢节烦疼者。方以四物汤配防风祛风，且引苍术入表，苍术燥脾湿，脾主肌肉。诸药合用，共起补血祛风，除湿安胎之效(表 4-5)。

表 4-5　补血散风四物汤类方

方名	方源	组成	功能主治
风湿六合汤	《医垒元戎》	熟地黄(酒洒蒸)、当归(酒浸炒)、川芎、白芍各一两，防风、制苍术各七钱	妊娠伤寒，中风湿之气，肢节烦疼，脉浮而热，头疼
风六合汤	《医垒元戎》	熟地黄(酒洒蒸)、当归(酒浸炒)、川芎、白芍药、防风、羌活各一两	妇人筋骨、肢节痛，头痛，脉弦，憎寒如疟
加味四物汤	《证治准绳·类方》卷七	熟地黄、当归、白芍药、川芎、防风、荆芥各等分	打损眼目
养血当归地黄散	《证治准绳·疡医》卷六	地黄、当归、芍药、川芎、藁本、防风、白芷各一两，细辛五钱	治破伤风，日久气血渐虚，邪气入骨
四物消风饮	《医宗金鉴》卷七十三	生地黄三钱，当归二钱，赤芍、川芎各一钱，荆芥、防风各一钱五分，白鲜皮、蝉蜕、薄荷各一钱，独活、柴胡各七分	赤白游风，滞于血分赤色者

8. 配伍息风药　如天麻、秦艽、木瓜之类。此类方剂主要是针对血虚生内风而设。由于生血不足或失血过多,或久病耗伤营血,肝血不足,筋脉失养,或血不荣络,则虚风内动。症见肢体麻木不仁,筋肉瞤动,甚则手足拘挛不伸。代表方如《三因极一病证方论》之神应养真丹,方以四物汤补血养血,配伍天麻息风止痉,羌活祛风胜湿,主治血虚,血不荣络,虚风内动而见半身不遂,手足顽麻,头旋目眩者。

9. 配滋阴清热药　如地骨皮、知母、黄柏之类。此类方剂主要针对血虚兼有阴虚的病证而设。血属阴,血虚一般都会伴随阴虚的症状,如口咽干燥,形体消瘦等。阴虚生内热可见午后潮热,手足心热,盗汗,骨蒸等。在治疗时,单用四物汤即可起到补血滋阴的效果,但为了增强疗效,常配伍滋补阴液的药物,从而构成补血滋阴的四物汤类方。代表方如《济阴纲目》之加味四物汤,主治妇人阴虚骨蒸(表 4-6)。

表 4-6　补血滋阴退蒸四物汤类方

方名	方源	组成	功能主治
加减四物汤	《杂病源流犀烛·六淫门》	当归、川芎、生地黄各一钱,侧柏叶一钱,枳壳、荆芥、槐花、炙甘草各五分,生姜三片,乌梅一个	血虚或失血,面白不泽
丹地乌梅四物汤	《医门八法》卷四	熟地二钱,当归身五钱(生),白芍二钱(醋炒),生地黄三钱,乌梅五个,丹皮三钱,地骨皮三钱	血虚经乱,先后不定,或血枯经闭,喘嗽骨蒸
四物益母丸	《中药成方配本》	生地三两,炒当归三两,白芍二两,川芎一两五钱,益母膏四两	妇女血亏,月经不调

二、治疗不同证型原发性痛经的四物汤类方体系及衍化特点

历代医家对四物汤随证化裁有诸多理论阐述和实践经验。金元刘完素《素问病机气宜保命集·妇人胎产论》中以四物汤作为通用方,主张四物汤随季节变化而加减变化,提出"春倍川芎,夏倍芍药,秋倍地黄,冬倍当归,春防风四物,夏黄芩四物,秋门冬四物,冬桂枝四物,四时常服随证用之也。"王好古《医垒元戎》四物汤化裁列 64 法,武之望《济阴纲目·调经门》列四物汤化裁 139 法;后世的方剂如益气养血的八珍汤、十全大补汤,益气化瘀的生化汤,破瘀散结的血府逐瘀汤,清热凉血的芩连四物汤,养阴化燥的四物增液汤合方,温经散寒的温经汤等均为四物汤衍化而来。

《中医方剂大词典》中冠以四物汤方名的方剂有 420 余首之多。《删补名医方论》载柯琴论四物汤加减之法,"若血虚加参芪,血结加桃仁、红花,血闭加大黄、芒硝,血寒加桂、附,血热加芩、连,欲行血去芍,欲止血去芎,随所利而行之,则又不必拘于四矣",总结了本方加减可以应对血虚、血结、血闭、血寒、血热、行血、止血等诸多情况。清代王清任在桃红四物汤基础上创制的多首活血化瘀方,用赤芍、生地黄,而不用白芍、熟地黄。因此,可将四物汤之主治,综合为益营滋血、血虚发热、痈疽溃后、女科调经、女科胎前、女科产后等。针对不同证型痛经的常用四物汤衍化方及其功效主治见表 4-7。

从临床实际应用来看,据证而成的四物汤方剂系统是一个涉及药味、剂量、剂型加减变化的开放系统,其化裁均为在养血和血基础上以血虚、血结、血闭、血寒、血热、行血、止血酌情增减,但总体效应上具有共同点,如香附四物汤、桃红四物汤、芩连四物汤均具有不同程度

表 4-7　针对不同证型痛经的常用四物汤及其衍化方

方名	方源	药物组成	功效	中医辨证分型	病因病机	临床适应证
桃红四物汤	清《医宗金鉴》卷四	四物汤加桃仁、红花	养血活血逐瘀	血虚兼血瘀	血行不畅，瘀血内阻	痛经，月经不调，经闭，崩漏以及眼底出血之暴盲者
香附四物汤	清《不知医必要》卷四	四物汤加香附、木香、延胡索	养血调血行气止痛	血虚兼气滞	气滞血瘀	痛经、月经不调等症
少腹逐瘀汤	清《医林改错》卷下	四物汤去熟地加炒干姜、肉桂、小茴香、延胡索、生蒲黄、五灵脂	活血祛瘀温经止痛	寒凝血瘀	寒凝血瘀	痛经、少腹积块疼痛，或疼痛而无积块，或少腹胀满等
芩连四物汤	《古今医统大全》	四物汤加黄芩、黄连	养血清热	瘀热兼夹	血虚血热血瘀	痛经、妇女血热而月经先期，经来量多，色紫黑者等

的改善血液流变性，抑制 ADP、PAF 诱导的血小板聚集作用以及抗凝血酶活性等；其作用机制与调控血管内皮细胞分泌的相关因子 ET、NO、PGI_2 等密切相关；同时各方间除具有共有的生物效应外，又具有各自偏重的生物效应。

血虚兼血瘀之证者，常加以活血化瘀药，如延胡索、桃仁、红花等。如《济阴纲目》治血滞不通，四物汤加桃仁、红花。《医宗金鉴》云："若血多有块，色紫稠黏，乃内有瘀血，用四物汤加桃仁、红花破之，名桃红四物汤"。活血化瘀药与补血药合用，可促进造血、改善骨髓微环境等，且有协同作用。

血虚兼气滞证者，常加以理气药香附、陈皮等药物。如四物汤加香附，《济阴纲目》加味四物汤（四物汤加香附、五灵脂）治产后恶露不尽，腹痛。补血处方往往由于补血之品性多阴柔滋腻，故常佐以理气药物，既顺其"气血贵在流通"之性，又可使补而不滞。另外血虚兼见气滞之证者亦佐以理气之品。

血虚兼热邪或热毒之证者，常加以清热解毒药，如选用黄芩、黄连、栀子、金银花、连翘等药物。《医宗金鉴》治经水先期而至，属热而实者，或产后大便出血，有因大肠热者。用四物汤加黄芩、黄连清之，名芩连四物汤；妇女经期、妊娠、产后感受热毒之邪，出现血虚兼热邪或热毒之证者，补血处方应佐以清热解毒之品配伍。此外，若血寒，经期腰腹疼痛，可酌加炮姜、桂枝、吴茱萸、枳壳、香附、桑寄生、续断等温里祛寒，理气行血，止痛。若气虚而不摄血，可加党参、黄芪、白术。

总之，本方随证加减，可应对诸多冲任虚损、血虚营滞之证。

三、四物汤类方在临床中的应用

四物汤及其衍化方的临床应用范围不断扩大，不仅在妇科疾病的治疗中常用，在内科、皮肤科、五官科等也广为应用。

(一) 四物汤及其类方在妇科疾病中的应用

四物汤是传统的补血调经经典方剂,尤其是对血虚证的治疗更显示出其独特配伍机制和疗效。近几年,国内学者通过辨证论治及临床验证、实验研究等方法,证实四物汤及其类方在妇科常见疾病如血虚月经不调、痛经、经闭、子宫内膜异位症等病证具有独特疗效。

1. 用于血虚证月经病的治疗　血虚证是血液亏少,不能濡养脏腑经络、四肢百骸而表现的虚弱病证。血虚型月经病的发病率有逐年递增的趋势,影响着女性的身心健康。西医药多采用激素进行治疗,其疗效欠佳易反复,且具有不良反应;而中医药治疗有其独到之处,注重局部病变的同时更注重整体的调节,其治疗特色和优势逐渐被人们认可。四物汤是传统的补血调经专方,尤其是对血虚证的治疗更显示出其独特的治疗效果。

古代医家认为:妇人“以血为本”,故治疗上强调“调其血”,主张以“加减四物汤,治血虚月经不调,腰腹作痛,崩中漏下,半产产后,恶露内停,或去血过多而痛”。刘完素在《黄帝素问宣明论方·妇人门》用四物汤治疗月经不调,加芩连治疗经水暴多或如黑豆水;倍熟地黄、当归治疗经水少;加黄芩、白术治疗经水过多;加葵花煎治疗经水过少。四物汤是傅青主补血养肝治疗月经病的代表方,除加味四物汤、加减四物汤外,治经水先期的清经散、两地汤,治经水后期的温经摄血汤,治经水先后无定期的定经汤,治痛经的宣郁通经汤、调肝汤,治经前腹痛吐血的顺经汤以及安老汤、顺两安汤、益经汤等均为四物汤的加减。调经篇方剂中出现最多的药物是白芍、熟地黄、当归。朱丹溪推崇“气常有余,血常不足”,善用四物汤,在《丹溪治法心要·妇人科》用四物汤增损化裁治疗月经不调之处可谓多矣,如月经先期属血热者,用四物汤加黄连;月经后期血热者,四物汤加黄连、香附;肥人血枯经闭者,四物汤加人参、黄芪;瘦怯妇人不孕者,四物汤加养血、益阴之药。张从正在治疗闭经时,或行血逐瘀或活血攻下,最后以四物汤养血调经,治疗崩漏时主张初期以清心火为主,后以四物汤加味凉血、摄血、养血。

2. 用于痛经的治疗　现代临床多用四物汤加减治疗原发性痛经,取得较好的疗效。例如,桃红四物汤合失笑散治疗瘀滞型痛经 60 例。结果痊愈 28 例,好转 24 例,无效 8 例,有效率 86.7%,方药组成为桃仁 12g,蒲黄 10g,红花、川芎、五灵脂、生地黄、当归各 10g,白芍 15g,自月经第 5 天开始每日 1 剂,连服 20 天为 1 个疗程,服药期间未见任何不良反应。以延附四物汤(延胡索、香附、郁金、当归、白芍、熟地黄、川芎各 10g)为基础方,随症加味,治疗痛经病 110 例,疗效满意。选择原发性痛经的患者 120 例,随机分为治疗组和对照组各 60 例,治疗组应用桃红四物汤合多克热疗,对照组应用桃红四物汤口服治疗,比较两组治疗后的疗效、症状总评分改善等情况。结果治疗组痊愈 40 例,显效 15 例,有效 4 例,无效 1 例;对照组痊愈 25 例,显效 24 例,有效 7 例,无效 4 例。四物汤加减(当归 15g,川芎 10g,白芍 10g,熟地 10g,香附 10g,桃仁 15g,红花 10g)治疗原发性痛经 58 例、用四物汤合失笑散加减治疗原发性痛经 66 例,疗效均显著。

(二) 四物汤及其类方在其他疾病中的应用

1. 在内科疾病中的应用

(1) 血管性头痛:药用当归、川芎、熟地黄、白芍、延胡索、细辛、石决明、僵蚕、钩藤、鸡血藤,随证加减,治疗 7 天为一个疗程,治疗 104 例患者,痊愈 80 例,显效 16 例,有效 6 例,无效 2 例,总有效率为 98%。结果表明该方能降低血液黏度,改善微循环,增加血流量,活血化瘀,改善血液流变性,调整患者末梢血管功能。

(2) 肺心病：用参丹四物汤（沙参、丹参、川芎、当归、熟地黄、白芍）和西药抗生素为主治疗肺心病急性发作26例，按急性发作期和缓解期观察治疗，并与同期西药治疗29例作为对照，结果中西医结合治疗组显效11例，好转15例，无1例死亡，效果明显优于对照组。

(3) 急性泌尿道感染疾病：四物汤合知柏地黄丸加减治疗心肾两虚型更年期综合征等，均获得良好的效果。临床尚有报道，四物汤加减还可治疗胃下垂、丝虫病、乳糜尿、慢性肾炎血尿及蛋白尿、白塞综合征及病毒性心肌炎、低血压、糖尿病末梢神经炎等。

2. 在皮肤科疾病中的应用

(1) 银屑病：紫草鳖甲四物汤治疗162例银屑病，以血热、血燥为主型，再辨夹风、夹湿、血瘀、肾虚，结果治愈率46%，总有效率达89%。加味四物汤治疗寻常型银屑病70例，以四物汤为基本方，活动期加清热凉血的白花蛇舌草、牡丹皮、重楼、黄芩；病情稳定后加行气散结的莪术、三棱、黄芪、牡蛎；兼血瘀加活血化瘀的桃仁、红花、丹参、鸡血藤；兼脾虚者加健脾益气的党参、白术、茯苓、炙甘草；伴咽痛者则利咽养阴加牛蒡子、山豆根、玄参、麦冬；伴关节痛者予祛风通络加秦艽、独活；月经不调加益母草、泽兰，结果有效率达84.3%。仅少量患者出现胃肠道反应，月经异常，头昏等不良反应。

(2) 痤疮：以凉血四物汤治疗痤疮100例，药用当归、川芎、赤芍、黄芩、牡丹皮、栀子、陈皮、红花各10g，生地黄30g，甘草6g，经治疗后痊愈75例，有效21例，无效4例，总有效率96%。

3. 在五官科疾病中的应用

(1) 眼科疾病：桃红四物汤治疗中心浆液性视网膜病变71例，表现为视力障碍，中心暗点，视物变形、变色，眼底表现为黄斑区色素紊乱、水肿、充血，中心凹光反射暗淡或消失，荧光眼底造影显示神经上皮脱离或色素上皮脱离，取得明显的效果。

(2) 鼻炎：应用四物汤加苍耳子、辛夷、徐长卿为基本方，加减治疗过敏性鼻炎42例，15天为1个疗程，治疗2~4个疗程，结果治愈23例，好转13例，无效6例。此外，四物汤及其类方尚用来治疗眼肌麻痹，高度近视并发黄斑出血、耳源性眩晕、目痒等病症。

此外，四物汤尚用于治疗骨科疾病。桃红四物汤用于治疗糖尿病周围神经病变、类风湿性关节炎、骨质疏松等疾病

参考文献

[1] 张海滨，段昱方. 类方研究现状[J]. 辽宁中医药大学学报，2012，14(8)：266-269.

[2] 范欣生，段金廒，丁安伟，等. 类方研究的四个层面[J]. 中国中西医结合杂志，2010，30(3)：246-251.

[3] 范欣生，陈菲，刘培，等. 四物汤类方养血调经配伍功效探析[J]. 世界科学技术—中医药现代化，2013，15(2)：177-182.

[4] 霍学慧. 小议四物汤类方的配伍方法[J]. 陕西中医，2006，27(7)：868-869.

[5] 杨宜花，陈爱民，丁舸. 四物汤构成补血类方核心药组之论证[J]. 现代中医药，2015，35(5)：114-116.

[6] 张洁，于燕. 四物汤及其类方在妇科疾病中的应用[J]. 山东中医杂志，2015，34(3)：169-170.

[7] 潘艳秋，陆启滨. 四物汤类方治疗血虚证月经病的研究进展[J]. 2011，20(5)：645-647.

[8] 周永学，杨援朝，阎曙光，等. 痛经病因病机与四物汤类方运用[J]. 现代中医药，2013，33(2)：70-71.

[9] 段金廒，刘培，宿树兰，等. 基于方剂功效物质组学的四物汤类方用于妇科血瘀证原发性痛经的方-证-病关联规律分析[J]. 世界科学技术—中医药现代化，2013，15(2)：167-176.

[10] 霍学慧. 四物汤及其类方的研究[D]. 济南:山东中医药大学,2004.
[11] 刘怡. 四物汤化裁治疗盆腔炎 838 例分析[J]. 长治医学院学报,1993(3):342.
[12] 钱丽芳. 应用四物汤类方治疗原发性痛经的疗效观察[J]. 当代医药论丛,2014,14(10):38-39.
[13] 程开良. 桃红四物汤合失笑散治疗瘀滞性痛经 60 例[J]. 江西中医药,1991,22(3):47.
[14] 肖高秀. 自拟延附四物汤治疗痛经 110 例[J]. 新中医,1996,12(S1):53.
[15] 罗玉娟. 桃红四物汤合多克热疗治疗原发性痛经 60 例[J]. 中国民族民间医药,2010,19(13):145.
[16] 黄国先,徐永和. 四物汤加减治疗原发性痛经 58 例分析[J]. 内蒙古中医药,2000,4(14):14.
[17] 王萍,张兰柱. 四物汤合失笑散加减治疗原发性痛经 66 例[J]. 现代中西医结合杂志,2004,13(17):2287.
[18] 杨春. 四物汤类方治疗原发性痛经血瘀证 40 例[J]. 中国中医药现代远程教育,2013,11(10):24-25.
[19] 刘庆成. 加味四物汤治疗血管性头痛[J]. 中医药研究,1994(2):16.
[20] 郑月萍. 加味滑珀四物汤治疗急性泌尿道感染 107 例[J]. 甘肃中医,1994(2):27.
[21] 胡文凤. 辨证治疗女性更年期综合征 70 例临床观察[J]. 北京中医,1997,16(3):26.
[22] 魏雅川. 紫草鳖甲四物汤治疗 162 例银屑病临床观察[J]. 中医杂志,2000,41(2):97-98.
[23] 谈善庆. 加味四物汤治疗寻常型银屑病 70 例初探[J]. 临床皮肤科杂志,1994,23(1):27-28.
[24] 吴秀荣. 凉血四物汤治疗痤疮 100 例[J]. 陕西中医,2000,21(7):302.
[25] 卢光荣,龚一云,李兴. 桃红四物汤治疗中心性浆液性视网膜病变[J]. 云南中医杂志,1994,15(3):22.
[26] 刘立,段金廒,宿树兰,等. 用于妇科血瘀证痛经的四物汤类方——桃红四物汤的研究进展[J]. 中国中药杂志,2015,40(5):814-821.
[27] 黄培艳,盛国楼. 四物汤类方对大鼠子宫血流作用的研究[J]. 现代中西医结合杂志,2014,23(5):466-468,471.
[28] 刘培,段金廒,白钢,等. 用于妇科血瘀证原发性痛经的四物汤类方主要活性成分网络药理学分析[J]. 中国中药杂志,2014,39(1):113-120.
[29] 周永学. 四物汤及其类方对痛经作用机制探讨[J]. 中医药信息,2014,31(5):34-36.
[30] 杨丽媛,张琳. 四物汤类方治疗妇科血瘀证原发性痛经的物质基础与配伍规律研究[J]. 辽宁中医杂志,2013,40(7):1313-1315.
[31] 刘霞,李凡,宋屿璠,等. 四物汤药理及临床研究进展[J]. 中西医结合研究,2020,12(6):392-395.
[32] 聂欣,成颜芬,王琳,等. 桃红四物汤化学成分、药理作用、临床应用的研究进展及质量标志物的预测分析[J]. 中国实验方剂学杂志,2020,26(4):226-234.

第二节 基于数据挖掘的四物汤类方治疗不同证型原发性痛经的用药规律

四物汤及其类方在中医临床用药过程中蕴涵着量的规律性,其特点在于:中药量效关系表现出病证相关的二维关系特点;方剂组成中的药量变化,可改变方剂配伍关系,从而引起主治证和功用发生变化。因此,中药量效关系除具有一般药物所共有的属性,又具有基于整体观的用药规则、基于七情合和的配伍关系形成的特点。在此基础上建立了以中药方剂配伍取效的“双相二时段、五要素”相关联的量效关系模式以及评价方法和技术。

一、基本方四物汤组成药物的配伍特点

从组成四物汤的 4 味药物的临床应用角度出发认识四物汤,以揭示其在汉代、魏晋南北朝及隋唐时期的配伍特点。

1. 文献来源与数据规范 搜集汉朝到唐朝方书中或含川芎,或含当归,或含芍药,或含地黄的方剂 703 首,按汉代、魏晋南北朝、隋唐分为三大类。其中汉代方数据来自于《伤寒论》

《金匮要略》两书，魏晋南北朝方数据来自于《中藏经》《肘后方》《范汪方》《僧深药方》《小品方》《陶氏方》《刘涓子鬼遗方》《徐王方》《集验方》《删繁方》10种文献，隋唐方数据则出于《产经》《经心录》《古今录验方》《苏恭方》《崔氏方》《许仁则方》《张文仲方》《必效方》《广济方》《篋中方》《延年秘录》《近效方》《兵部手集方》《海上集验方》《传信方》《理伤续断方》《产宝》17种文献。所有数据均来源于《中医方剂大辞典》。为了使计算机能够准确识别并处理，对药名进行统一规范（表4-8）。

表4-8　药名规范

标准药名	异名	标准药名	异名
艾叶	广艾戎、艾、熟艾	木香	广木香、青木香
白术	于术、冬术、漂白术、吴白术	牛膝	川牛膝
车前子	车前	桂	官桂、肉桂、桂心、桂枝
陈皮	陈橘皮、橘皮	三棱	京三棱
穿山甲	山甲	山药	淮山药、薯蓣
大枣	干枣、枣肉、大干枣	山茱萸	山萸、山萸肉
丹参	酒丹参	山楂	焦楂
牡丹皮	丹皮、牡丹	芍药	杭芍、白芍、赤芍、白芍药、赤芍药
当归	归尾、归身、川当归	生姜	肥姜、煨姜
地黄	干地黄、生地、生地黄、熟地、熟地黄	石膏	生石膏、熟石膏
莪术	蓬莪术	天花粉	花粉
茯苓	云茯苓、白茯苓、赤茯苓、云苓	天冬	天门冬
干姜	炮姜	威灵仙	灵仙
甘草	生甘草、炙甘草、甘草(炙)、炙草	乌头	川乌
高良姜	良姜	乌药	天台乌药、台乌
葛根	粉葛、干葛	吴茱萸	吴萸
枸杞子	枸杞	五味子	五味
何首乌	生首乌、首乌	细辛	北细辛
红花	藏红花	川芎	芎藭、芎穹、芎穷、芎劳、芎
黄芪	炙黄芪、生黄芪、黄芪	续断	川断、川续断
黄芩	条芩、子芩	玄参	苦玄参、元参
阿胶	胶	延胡索	元胡
荆芥	荆芥穗	远志	远志肉
桔梗	甜桔梗	栀子	栀子仁
龙眼	元肉	淡竹叶	竹叶
麦冬	麦门冬	牡蛎	坚蛎、生牡蛎
芒硝	芒消	……	……

注：1. 药材基原相同，虽然炮炙方法不同，亦统一用一种药名规范。如生甘草、炙甘草统一为“甘草”，生地、熟地统一为“地黄”。

2. 据考证桂枝在宋以前与肉桂、桂心异名同物，用药部位均为枝皮，故“桂枝”“桂心”“肉桂”等统一为“桂”。

3. 在数据处理的过程中，川芎一律以“芎”为名，为与现在习惯吻合仍称为“川芎”。

2. 研究方法和步骤

(1) 利用关联规则方法计算各类方中单药、药对、药组的出现频率。

(2) 分别建立汉代、魏晋南北朝、隋唐时期芎、归、地、芍各类方的高频药物配伍频数的交叉列联表。

(3) 利用对应分析方法研究表示各药物之间的相互联系，并计算各列联表卡方值，以确定行变量与列变量之联系是否有显著性。

(4) 最后加入“朝代”这一变量，综合分析各变量之间的影响及关系。

3. 研究结果

(1) 汉代方配伍：由表 4-9 可知，在汉代方中与川芎配伍的药物关系较为紧密的有当归、芍药、白术、甘草；与当归关系较为紧密的有甘草、芍药、桂、川芎；与地黄关系较为紧密的有甘草、阿胶、桂、芍药；与芍药关系较为紧密的有甘草、桂、生姜、大枣。

表 4-9　汉代芎、归、地、芍类方频率表

川芎方		当归方		地黄方		芍药方	
药名	频率	药名	频率	药名	频率	药名	频率
当归	0.78	甘草	0.56	甘草	0.71	甘草	0.75
芍药	0.67	芍药	0.56	阿胶	0.57	桂	0.56
白术	0.56	桂	0.44	桂	0.43	生姜	0.51
甘草	0.56	川芎	0.38	芍药	0.43	大枣	0.49
茯苓	0.44	白术	0.31	白术	0.29	半夏	0.20
阿胶	0.33	茯苓	0.25	大枣	0.29	黄芩	0.20
桂	0.33	干姜	0.25	当归	0.29	麻黄	0.20
黄芩	0.33	黄芩	0.25	茯苓	0.29	当归	0.16
人参	0.33	人参	0.25	附子	0.29	白术	0.15
半夏	0.22	生姜	0.25	黄芩	0.29	柴胡	0.15
地黄	0.22	细辛	0.25	麦门冬	0.29	茯苓	0.15
防风	0.22	阿胶	0.19	人参	0.29	干姜	0.13
干姜	0.22	大枣	0.19	山药	0.29	人参	0.13
桔梗	0.22	升麻	0.19	杏仁	0.29	枳实	0.13
牡蛎	0.22	半夏	0.13	川芎	0.29	杏仁	0.11
生姜	0.22	鳖甲	0.13	艾叶	0.14	川芎	0.11
艾叶	0.11	地黄	0.13	白蔹	0.14	阿胶	0.09
白蔹	0.11	防风	0.13	百合	0.14	附子	0.09
柴胡	0.11	桔梗	0.13	柴胡	0.14	大黄	0.07
大枣	0.11	蜀椒	0.13	大黄	0.14	厚朴	0.07
豆黄卷	0.11	通草	0.13	豆黄卷	0.14	黄芪	0.07
矾石	0.11	吴茱萸	0.13	防风	0.14	细辛	0.07
甘李根白皮	0.11	艾叶	0.06	干姜	0.14	地黄	0.05

注：因为汉代方数据较少，所以未如下文一样给出频繁项集的结果。

综合魏晋南北朝、隋唐方结果，发现出现频率较高的药物除了川芎、当归、地黄、芍药外，还有桂、甘草、人参3味药。故根据上表结果建立该7味药的交叉列联表(表4-10)。在SPSS中利用对应分析方法分析4药间配伍关系(表4-11)，行变量(类方)对列变量(药物)的影响具有显著性差异(图4-2)。

表4-10　汉代方芎、归、地、芍、桂、草、参交叉列联表

类方	川芎	当归	地黄	芍药	桂	甘草	人参
川芎	9	7	2	6	3	5	3
当归	7	18	2	9	7	9	4
地黄	2	2	8	3	3	5	2
芍药	6	9	3	55	31	41	7

表4-11　汉代方配伍规律对应分析

维度	奇异值	惯量	卡方	概率值	惯性贡献率		奇异值置信度	
					贡献率	累计贡献率	标准差	相关系数2
1	0.435	0.189			0.545	0.545	0.056	0.332
2	0.357	0.128			0.368	0.913	0.085	
3	0.173	0.030			0.087	1.000		
总和		0.347	92.597	0.000(a)	1.000	1.000		

a　自由度为18

图4-2中，行变量代表了芎、归、地、芍四类方(此处"类方"指以药类方)，其各变量名用拼音表示，具体为"chuanxiong""danggui""dihuang""shaoyao"分别代表交叉列联表中"类方"项下"川芎""当归""地黄""芍药"4个变量；列变量代表了各类方中各药的配伍关系，变量名直接用其药名表示。该图用二维图示表现了川芎、当归、地黄、芍药、桂、甘草、人参7药在汉代方中配伍规律，并且显示了芎、归、地、芍四类方及其与各药之间的联系。当归、川芎、"danggui"类方、"chuanxiong"类方四者相距较近，可知"当归"与"川芎"两药在汉代方中有较强的配伍关系；另外芍药、甘草、桂及"shaoyao"类方三者亦相距较近，"芍药""甘草""桂"三药亦有较强的配伍关系。川芎类方与当归类方相距较近，可知这两类方较另外两类方有较强的相关性。在汉代，芎、归、地、芍四类方配伍关系差异有显著性。

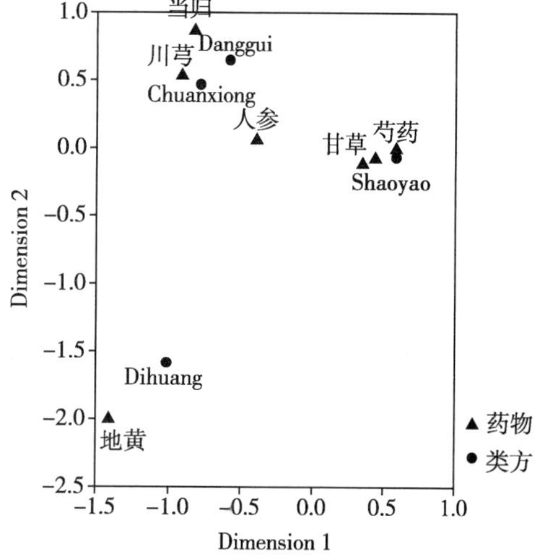

图4-2　汉代四类方配伍规律对应分析

(2) 魏晋南北朝方配伍

表 4-12　魏晋南北朝芎、归、地、芍类方频繁项集表

川芎方		当归方		地黄方		芍药方	
频繁项集	支持度	频繁项集	支持度	频繁项集	支持度	频繁项集	支持度
当归	0.65	甘草	0.61	甘草	0.58	甘草	0.64
甘草	0.52	桂	0.46	当归	0.47	当归	0.57
桂	0.42	芎	0.45	芍药	0.38	桂	0.45
芍药	0.34	芍药	0.43	人参	0.36	人参	0.39
白芷	0.31	人参	0.37	桂	0.35	黄芩	0.37
人参	0.30	地黄	0.30	黄芩	0.30	黄芪	0.36
细辛	0.29	干姜	0.28	芎	0.30	芎	0.32
附子	0.29	附子	0.27	黄芪	0.29	地黄	0.32
地黄	0.28	黄芪	0.26	茯苓	0.25	生姜	0.26
……	……	……	……	……	……	……	……
当归 - 芎	0.65	当归 - 甘草	0.61	地黄 - 甘草	0.58	芍药 - 甘草	0.64
芎 - 甘草	0.52	当归 - 桂	0.46	地黄 - 当归	0.47	芍药 - 当归	0.57
……	……	……	……	……	……	……	……
当归 - 芎 - 甘草	0.38	当归 - 甘草 - 桂	0.35	地黄 - 甘草 - 当归	0.34	芍药 - 当归 - 甘草	0.40
芎 - 桂 - 甘草	0.29	当归 - 人参 - 甘草	0.32	地黄 - 甘草 - 人参	0.29	芍药 - 甘草 - 桂	0.38
……	……	……	……	……	……	……	……

由表 4-12 可知,在魏晋南北朝方中,与川芎联系紧密的药物根据其紧密度从高到低,依次为当归、甘草、桂、芍药;与当归联系紧密的药物据其紧密度从高到低依次为甘草、桂、川芎、芍药;与地黄联系紧密的药物据其紧密度从高到低依次为甘草、当归、芍药、人参;与芍药联系紧密的药物据其紧密度从高到低依次为甘草、当归、桂、人参。在以上所有方中,出现频率较高的药物除了川芎、当归、地黄、芍药外,还有桂、甘草、人参 3 味药。根据这 7 味药两两之间的支持度,建立交叉列联表如表 4-13。

表 4-13　魏晋南北朝方高频药物交叉列联表

类方	川芎	当归	地黄	芍药	桂	甘草	人参
川芎	154	100	43	53	64	79	46
当归	100	221	67	95	102	134	81
地黄	43	67	145	53	49	81	50
芍药	53	95	53	169	74	107	64

根据表 4-13 数据，在 SPSS11.5 中用对应分析方法分析各药之间的配伍关系，结果见表 4-14。

表 4-14　魏晋南北方配伍规律对应分析结果

维度	奇异值	惯量	卡方	概率值	惯性贡献率		奇异值置信度	
					贡献率	累计贡献率	标准差	相关系数 2
1	0.274	0.075			0.494	0.494	0.022	0.179
2	0.235	0.055			0.363	0.857	0.020	
3	0.148	0.022			0.143	1.000		
总和		0.152	372.164	0.000(a)	1.000	1.000		

a　自由度为 18

表 4-14 结果提示类方与药物之间联系有统计学意义(图 4-3)。

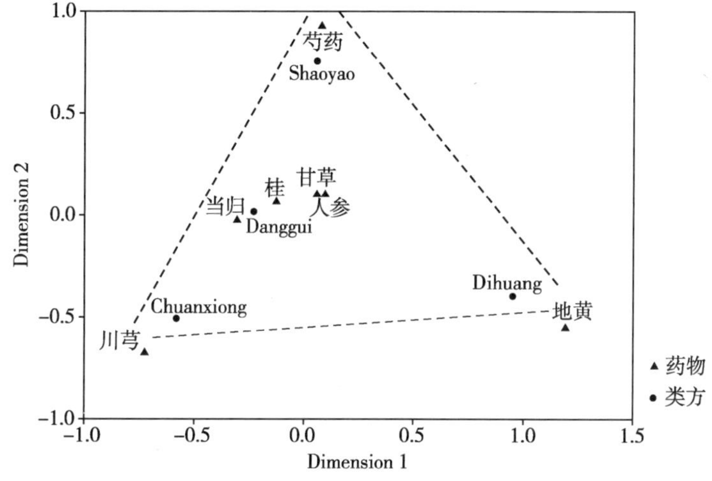

图 4-3　魏晋南北朝方高频药物配伍规律对应分析结果图

从图 4-3 可知，四物汤中川芎、当归、地黄、芍药 4 药味的关系呈三角形分布，川芎、地黄、芍药 3 药分别为三角形之 3 个顶点，而当归处于三角形之中，与芍药、川芎两药距离较近，而与地黄距离较远。该图说明了魏晋南北朝时期，此 4 药在临床应用时的配伍关系。

在以上高频药物的配伍中，当归与桂、甘草、人参诸药联系较为紧密，并且由近到远依次排列。魏晋南北朝时期，芎、归、地、芍四类方配伍关系差异有显著性。

(3) 隋唐方配伍

表 4-15　隋唐方芎、归、地、芍类方频繁项集表

川芎方		当归方		地黄方		芍药方	
药名	支持度	药名	支持度	药名	支持度	药名	支持度
当归	0.66	桂	0.45	人参	0.36	当归	0.44

续表

川芎方		当归方		地黄方		芍药方	
药名	支持度	药名	支持度	药名	支持度	药名	支持度
甘草	0.40	甘草	0.39	甘草	0.34	甘草	0.40
桂	0.40	人参	0.37	生姜	0.30	桂	0.39
白术	0.32	芎	0.36	当归	0.27	人参	0.33
防风	0.30	芍药	0.33	茯苓	0.27	枳实	0.26
白芷	0.30	干姜	0.30	麦冬	0.26	茯苓	0.24
细辛	0.30	白术	0.25	防风	0.25	大黄	0.20
人参	0.29	细辛	0.24	桂	0.23	细辛	0.20
干姜	0.27	茯苓	0.23	芎	0.19	干姜	0.18
茯苓	0.25	防风	0.19	芍药	0.18	桔梗	0.18
独活	0.22	黄芪	0.18	牛膝	0.16	黄芩	0.17
牛膝	0.22	陈皮	0.18	干姜	0.15	芎	0.17
附子	0.22	牛膝	0.17	石斛	0.15	牛膝	0.17
芍药	0.21	地黄	0.17	白蜜	0.14	白术	0.15
地黄	0.19	附子	0.17	丹参	0.14	地黄	0.15
……	……	……	……	……	……	……	……
芎 - 当归	0.66	当归 - 桂	0.45	地黄 - 人参	0.36	芍药 - 当归	0.44
芎 - 甘草	0.40	甘草 - 当归	0.39	地黄 - 甘草	0.35	芍药 - 甘草	0.40
……	……	……	……	……	……	……	……
芎 - 当归 - 甘草	0.32	当归 - 桂 - 人参	0.20	地黄 - 防风 - 人参	0.18	芍药 - 当归 - 甘草	0.18
芎 - 桂 - 当归	0.29	甘草 - 当归 - 桂	0.20	地黄 - 茯苓 - 人参	0.18	芍药 - 当归 - 桂	0.18
……	……	……	……	……	……	……	……

由表 4-15 可知，在隋唐方中，与川芎联系紧密的药物依据其紧密度从高到低依次为当归、甘草、桂、白术；与当归联系紧密的药物依据其紧密度从高到低依次为桂、甘草、人参、川芎；与地黄联系紧密的药物依据其紧密度从高到低依次为人参、甘草、生姜、当归；与芍药联系紧密的药物据其紧密度从高到低依次为当归、甘草、桂、人参。如魏晋南北朝方，隋唐方中，出现频率较高的药物除了川芎、当归、地黄、芍药外，依然是桂、甘草、人参 3 味药。

如隋唐方建立上述高频药物两两之间的交叉列联表见表 4-16。

表 4-16 隋唐方高频药物交叉列联表

类方	川芎	当归	地黄	芍药	桂	甘草	人参
川芎	72	48	14	15	29	29	21
当归	48	122	20	40	54	47	45
地黄	14	20	73	13	15	25	26
芍药	15	40	13	89	34	35	29

根据表 4-16 数据，在 SPSS11.5 中用对应分析方法分析各药之间的配伍关系，结果如表 4-17。

表 4-17 隋唐方配伍规律对应分析结果

维度	奇异值	惯量	卡方	概率值	惯性贡献率		奇异值置信度	
					贡献率	累计贡献率	标准差	相关系数 2
1	0.423	0.179			0.534	0.534	0.036	0.076
2	0.350	0.122			0.365	0.899	0.030	
3	0.184	0.034			0.101	1.000		
总和		0.335	350.147	0.000(a)	1.000	1.000		

a 自由度为 18

表 4-17 结果提示类方对药物之影响有统计学意义（图 4-4）。

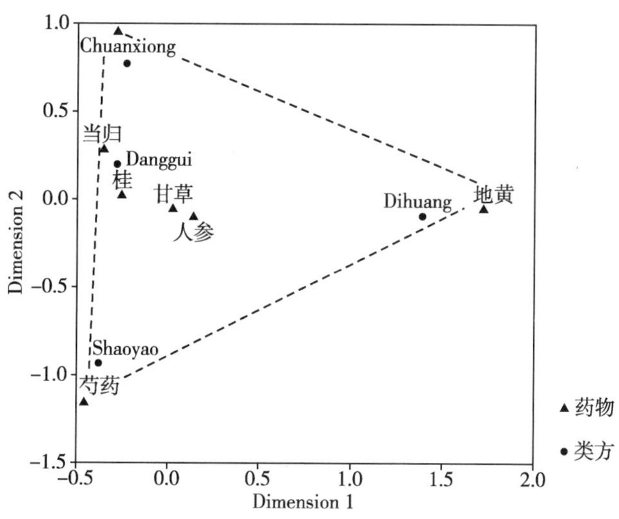

图 4-4 隋唐方高频药物配伍规律对应分析结果图

与魏晋南北朝方相似，四物汤 4 药分布仍呈三角形，川芎、地黄、芍药 3 药分别为三角形之 3 个顶点，当归仍在其中，在川芎、芍药两药连线之中，与地黄相距较远。

在隋唐方的高频药物配伍中，当归仍与桂、甘草、人参诸药联系较为紧密，并且由近到远依次排列。与魏晋南北朝方不同的是，当归稍往川芎方向移动，有向汉代方变化的趋势。即三角形中心稍向川芎方向移动，川芎在4药中的地位稍有突出。可提示川芎-当归组合在此时期呈增多趋势，在此时期的四药临床应用中，行气活血功效得到加强。隋唐时期芎、归、地、芍4类方配伍规律差异具有显著性差异。

(4) 四类方配伍规律比较分析结果：芎、归、地、芍四类方在汉、魏晋南北朝、隋唐任一时期配伍规律均不相同，将不同朝代各药的配伍频数合并（表4-18）。

表4-18　芎、归、地、芍四类方配伍交叉列联表

类方	川芎	当归	地黄	芍药	桂	甘草	人参
川芎	235	155	59	74	96	113	70
当归	155	361	89	144	163	190	130
地黄	59	89	226	69	67	111	78
芍药	74	144	69	313	139	183	100

据表4-18数据作对应分析，结果见图4-5。

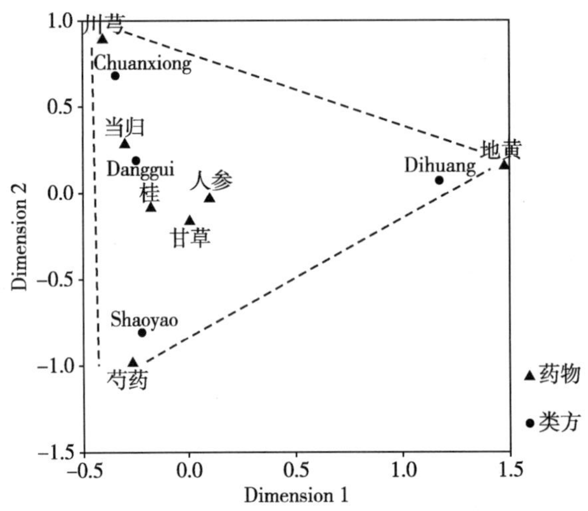

图4-5　芎、归、地、芍四类方配伍规律综合对应分析图

由图4-5所示，“chuanxiong”类方与当归相距较近，桂、甘草、人参三药位于“danggui”类方与“shaoyao”类方之间的区域，“chuanxiong”“shaoyao”“dihuang”三者构成三角形，“danggui”大致位于“chuanxiong”与“shaoyao”这一条边上，稍向“chuanxiong”靠近。“danggui”类方位于四类方之中，从整体上最能代表该四类方。“chuanxiong”类方中与当归的配伍较为突出，而“shaoyao”类方中与甘草的配伍较为突出。

(5) 四类方不同朝代配伍规律分析：分别从汉、魏晋南北朝、隋唐三个时期分析芎、归、地、芍四类方的配伍规律，发现各时期四类方配伍规律具有明显差异。

表 4-19　芎、归、地、芍类方分期配伍表

类方	朝代	川芎	当归	地黄	芍药	桂	甘草	人参
川芎	汉代	9	7	2	6	3	5	3
	魏晋南北朝	154	100	43	53	64	79	46
	隋唐	72	48	14	15	29	29	21
当归	汉代	7	18	2	9	7	9	4
	魏晋南北朝	100	221	67	95	102	134	81
	隋唐	48	122	20	40	54	47	45
地黄	汉代	2	2	8	3	3	5	2
	魏晋南北朝	43	67	145	53	49	81	50
	隋唐	14	20	73	13	15	25	26
芍药	汉代	6	9	3	55	31	41	7
	魏晋南北朝	53	95	53	169	74	107	64
	隋唐	15	40	13	89	34	35	29

表 4-19 分别把四类方配伍情况按不同时期排列对比，对其作卡方检验，结果见表 4-20。

表 4-20　芎、归、地、芍类方分期配伍卡方检验

类方		统计量值	自由度	双侧近似概率	蒙特卡罗双侧概率
川芎	……	……	……	……	……
	费希尔精确检验（Fisher's Exact Test）	7.124			.855(b)
当归	……	……	……	……	……
	Fisher's Exact Test	12.663			.383(b)
地黄	……	……	……	……	……
	Fisher's Exact Test	11.270			.479(b)
芍药	……	……	……	……	……
	Fisher's Exact Test	49.711			.000(b)
	……	……	……	……	……

b　基于 10 000 个抽样表，起始种子为 1131884899。

由表 4-20 可知四类方中仅“shaoyao”类方 $P<0.01$，而其他类方 P 值均大于 0.01。据此可测芍药类方的配伍规律在不同朝代差异有显著性，而其余 3 个类方配伍规律受朝代影响不明显。对芍药类方配伍规律作对应分析，结果见图 4-6。

从图 4-6 可知，魏晋南北朝、汉代、隋唐时期三者构成一个三角形，“桂”在三角形之内，说明三个时期桂与芍药的配伍关系较均稳；甘草在魏晋南北朝与汉代这条边外，说明在这两个时期，甘草与芍药配伍关系比较紧密；当归、人参在魏晋南北朝与隋唐这条边外，说明该两

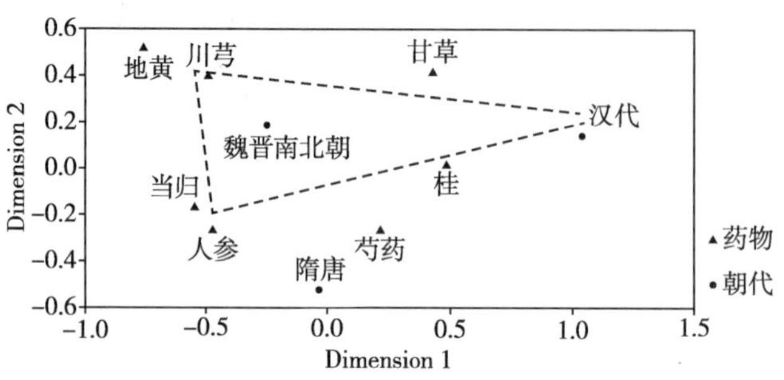

图 4-6　芍药类方配伍规律对应分析图

药在两个时期与芍药配伍关系较为紧密；而地黄、川芎在魏晋南北朝这一角外，说明地黄、川芎两药在魏晋南北朝与芍药配伍关系联系较为突出。

芎、归、地、芍四类方中，除芍药类方外，其他 3 类方各自配伍规律在汉代、魏晋南北朝、隋唐 3 个时期均无明显差异。芍药与甘草的配伍在魏晋南北朝与汉代表现较为明显；与当归、人参的配伍在魏晋南北朝与隋唐时期表现较为明显；而与地黄、川芎的配伍联系则在魏晋南北朝这一时期较为显著。

4. 结论

(1) 芎、归、地、芍四类方配伍规律各不相同，具有统计学差异，并且在汉、魏晋南北朝、隋唐任一朝代均如此。相对来说，在汉代川芎与当归类方配伍规律相似度较高。四者配伍特点较为明显的有：川芎类方中与当归的配伍较为密切，芍药类方中与甘草的配伍较为密切。

(2) 川芎、当归、熟地黄三类方各自在汉代、魏晋南北朝、隋唐三个时期配伍关系无明显差别，即三者配伍关系不受朝代因素影响，而芍药类方则在魏晋南北朝与汉代时，与甘草配伍关系较为紧密；在魏晋南北朝与隋唐时期与当归、人参配伍关系较为紧密；与熟地黄、川芎的配伍联系则在魏晋南北朝这一时期较为显著。

(3) 综合分析表明，芎、归、地、芍 4 类方配伍关系可以“三角形”表示，即芎、地、芍三者为三角形之顶点，而当归类方在三角形之中，稍靠向川芎类方，并且随着时期的不同而有变化，在汉代两者关系最为密切，至魏晋南北朝时期当归类方则向三角形之中移动，到隋唐时期当归类方则又向川芎类方回归。如果以朝代为横坐标，川芎、当归联系之紧密度为纵坐标画一条线的话，正好成一开口向上的抛物线。另外，从四类方关系的分布位置的角度看，当归类方位于之中，最能代表四者，故可推测四物汤中最能代表该方的一味药物当为当归，认为其为四物汤之君药，当不为过。

(4) 从整体上看，配伍联系较为紧密的药组有川芎 - 当归，芍药 - 甘草 - 桂，当归 - 甘草 - 桂 - 人参。芍药 - 甘草 - 桂的配伍在汉代方中较为明显，而当归 - 甘草 - 桂 - 人参则在魏晋南北朝与隋唐时期较为明显，川芎 - 当归在各个时期配伍联系均较为明显。

二、基于 Apriori 算法的四物汤类方组方特点分析

针对四物汤药物配伍，从单味药物 - 药对 - 药组 - 整方层层递进的研究思路，借助数据挖掘技术以 Apriori 算法对四物汤类方用药进行单味药、药对、药组的数据挖掘研究，有助于深入了解四物汤组方的科学内涵，并为进一步实验研究提供支撑和参考。

（一）数据来源及处理

1. 数据来源及收录标准　依据在南京中医药大学江苏省方剂研究重点实验室开发的中医方剂数据库上进行检索，所有方剂均来源于《中医方剂大辞典》，大部分为明清及其以前的方剂。数据收集标准：凡是方中至少包含当归、地黄、白芍、川芎其中任意三味药物的方剂均收录。

2. 数据处理　统一药名按照《中华本草》对药名的规范，将所有方剂中的芎、芎藭、芎穹、芎穷统一为川芎，官桂、桂心、肉桂、肉桂统一为桂，玄胡索、玄胡、元胡索、元胡、延胡、延胡索统一为延胡索，香附、香附子、香附米统一为香附，黑牵牛、白牵牛、黑丑、白丑、黑白丑、二丑、丑牛、牵牛统一为牵牛子，广艾戎、艾、熟艾统一为艾叶，于术、冬术、漂白术、於术、吴白术统一为白术，云茯苓、白茯苓、赤茯苓、云苓、茯苓统一为茯苓等。

（二）数据挖掘方法

选用数据挖掘方法中的频繁项集和关联规则进行分析。频繁模式能够反映方剂中频繁出现的药物及药对，是数据挖掘的基本任务。关联规则挖掘发现大量数据中项集之间有趣的关联或相关联系，以更好地分析内在本质。

在关联规则中，设 $I=\{I_1,I_2,\cdots\cdots,I_n\}$是项的集合。任务相关的数据 D 是数据库事务的集合，其中每个事务 T 是项的集合，$T\subset I$。设 A 是一个项集，事务 T 包含 A 且仅当 $A\subset T$。关联规则是形如 $A\rightarrow B$ 的蕴含式，其中，$A\subset I$，$B\subset I$，$A\cap B=\varphi$。规则 $A|B$ 在事务中成立，具有支持度 $s=support(A\cup B)=P(A\cup B)$。其中 $P(A\cup B)$表示 A，B 同时出现的概率，即为（A，B 同时出现的次数）/ 事务的总数。置信度 $conf(A\rightarrow B)$定义为项集 B 对 A 的条件概率，即 $conf(A\rightarrow B)=P(B|A)$，表示在 A 出现的事务中同时出现 B 的比率。若对于规则 $A\rightarrow B$，$conf(A\rightarrow B)$与 $conf(B\rightarrow A)$均较高，说明 A 只与 B 同时出现且 B 也只与 A 同时出现，称该规则为强相关规则。包含 k 个项的项集称为 k- 项集，满足最小支持度的项集称为频繁项集。在研究中，I 代表药物，T 代表具体方剂，D 代表所有方剂组成的数据库。定义最小支持度为 0.300 0，算出所有方剂的频繁项集，这里的支持度即：含药物（药对或药组）的方剂出现频数 / 含任意 3 味药物的方剂总数。置信度用于表示药物间联系的紧密性。

应用 Apriori 算法，分别计算单味药物、药对、药组出现的频次、支持度及置信度，从不同层次分析四物汤类方的组方特点。

（三）数据挖掘分析结果

1. 高频药物及其支持度　对所有方剂中出现的药物进行频繁项集处理后出现频次较高的药物及其支持度见表 4-21。

表 4-21　药物出现频次及支持度

药物	频次	支持度	药物	频次	支持度
当归	5 696	0.975 0	甘草	3 239	0.554 4
地黄	4 457	0.762 9	人参	1 887	0.323 0
川芎	4 181	0.715 7	茯苓	1 794	0.307 1
白芍	3 943	0.674 9	……	……	……

从表 4-21 可发现，四物汤方中药物出现频次从高到低排序依次为当归、地黄、川芎、白芍。

2. 高频药对及其支持度　对所有方剂中同时出现的两味药物进行频繁项集处理后，出现频次较高的药物及其支持度、置信度见表 4-22。

表 4-22　药对出现频次、支持度及置信度

药对	频次	支持度	置信度 1*	置信度 2*
地黄 - 当归	4 315	0.738 6	0.968 1	0.757 5
川芎 - 当归	4 045	0.692 4	0.967 5	0.710 1
当归 - 白芍	3 841	0.657 5	0.674 3	0.974 1
当归 - 甘草	3 148	0.538 9	0.552 7	0.971 9
地黄 - 白芍	3 008	0.514 9	0.674 9	0.762 9
地黄 - 川芎	2 825	0.483 6	0.633 8	0.675 7
川芎 - 白芍	2 658	0.455 0	0.635 7	0.674 1
地黄 - 甘草	2 389	0.408 9	0.536 0	0.737 6
川芎 - 甘草	2 362	0.404 3	0.564 9	0.729 2
甘草 - 白芍	2 303	0.394 2	0.711 0	0.584 1
人参 - 当归	1 836	0.314 3	0.973 0	0.322 3
……	……	……	……	……

*：置信度 1、2 分别表示规则中每味药物对其他药物的置信度，例如地黄 - 当归药对，置信度 1=P（当归 | 地黄），置信度 2=P（地黄 | 当归）。

从表 4-22 可发现，四物汤方中药对出现频次从高到低排序依次为：地黄 - 当归、川芎 - 当归、当归 - 白芍、地黄 - 白芍、地黄 - 川芎、川芎 - 白芍。从置信度可发现，当归 - 地黄、当归 - 川芎、白芍 - 当归相互联系紧密。

3. 高频药组及其支持度　对所有方剂中出现的药组进行频繁项集处理后出现频次较高的药物及其支持度、置信度见表 4-23。

表 4-23　药组出现频次、支持度及置信度

药组	频次	支持度	置信度 1*	置信度 2*	置信度 3*
地黄 - 当归 - 白芍	2 910	0.498 1	0.652 9	0.510 9	0.738 0
地黄 - 川芎 - 当归	2 693	0.461 0	0.604 2	0.644 1	0.472 8
川芎 - 当归 - 白芍	2 566	0.439 2	0.613 7	0.450 5	0.650 8
地黄 - 当归 - 甘草	2 302	0.394 0	0.516 5	0.404 1	0.710 7
川芎 - 当归 - 甘草	2 272	0.388 9	0.543 4	0.398 9	0.701 5
当归 - 甘草 - 白芍	2 241	0.383 6	0.393 4	0.691 9	0.568 3
地黄 - 川芎 - 白芍	1 752	0.299 9	0.393 1	0.419 0	0.444 3
……	……	……	……	……	……

*：置信度 1、2、3 分别表示规则中每味药物对其他药物的置信度，例如地黄 - 当归 - 白芍规则，置信度 1=P（当归 - 白芍 | 地黄），置信度 2=P（地黄 - 白芍 | 当归），置信度 3=P（地黄 - 当归 | 白芍）。

从表4-23可发现，四物汤方中药组出现频次从高到低排序依次为：地黄-当归-白芍、地黄-川芎-当归、川芎-当归-白芍、地黄-川芎-白芍。从置信度可发现，地黄-当归、川芎-当归药对与白芍联系紧密。

（四）结论

1. 在检索出的5 842首方中，同时含有地黄、川芎、当归、白芍4味药物的方剂共1 664首。地黄-当归、川芎-当归、当归-白芍、地黄-白芍、地黄-川芎、川芎-白芍均为临床常用药对及配伍形式。从药对出现的频次及药对间的置信度结果可以判断，药对对全方的影响为：当归-地黄 > 当归-白芍 > 当归-川芎 > 地黄-川芎 > 地黄-白芍 > 川芎-白芍。

从单味药、药对、药组的出现频次和置信度均可说明，四物汤类方中当归与其他三味药物的联系更加紧密，应作为四物汤类方组方各药物的中心环节，而地黄次之。

2. 从药物对全方的影响分析表明，当归甘辛，质润温通，主入肝、心、脾经，具有补血活血、调经止痛、润肠通便的功效，其味甘而重，专能补血，气轻而辛，长于活血，补中有动，行中有补，为血中之气药，亦血中之圣药，补血之要药。又善调经止痛，亦为妇科调经之要药。当归与地黄、白芍、川芎合用即四物汤，四味药物均入血分，当归补血活血止痛，地黄补血滋阴，川芎活血行气，白芍养血敛阴。诸药合用，补血而不滞血，行血而不破血，补中有散，散中有收，温而不燥，滋而不腻，组成治血之要剂。通过采用Apriori算法，挖掘发现四物汤方中当归与其他3味药物的联系更为紧密，是联系其他药物的中心环节。因此，从不同认识角度，四物汤4味药物君臣佐使配伍关系可能有变化。

3. 从数据挖掘的结果可发现，历代方剂中与当归、地黄、川芎、白芍同时配伍出现的药物多为甘草、人参等补气之品。气为血帅，气能生血，气能行血；血为气母，血以载气。临床医家用药多遵循中医理论中关于气血关系的认识，四物汤治营血虚滞证，血虚无以载气，而常兼见气虚。补血活血药与补气药同用，益气以生血，气旺以行血。

三、基于三维图形化数据挖掘方法的四物汤类方配伍规律研究

1. 资料来源　以南京中医药大学开发的方剂信息数据库为基础，选择以四物汤为基本方的系列衍化方为研究对象。凡方剂功效、主治等字段中出现活血、化瘀、血虚、血热类，以及补血、活血等词语，即确定为研究对象加以收集，并同时收集方剂中各单味药物的性、味、归经等属性，建立相应数据库。通过对方剂数据库搜索方名包含四物汤的方剂，应用以上入选标准从搜索结果中筛选出符合标准的方剂共183首。数据库的字段包括药方编码、名称、组成及用药剂量等。四物汤基本方的功效为养血、活血，用于治疗血虚、血瘀，因此从数据库中选取用于血虚血瘀证以及兼有血热证的两类方剂为研究对象。

2. 方剂性味归经分布图　中药药性是药物性质与功能的高度概括，是古人对药物作用于机体后产生寒、热等不同效应的高度总结，是前人反复观察和验证药物对寒、热性质疾病的各种治疗作用后而总结概括出来的一种药物作用，其核心内容是四气、五味、归经等。四气，也称为四性，包括寒、热、温、凉4种不同药性，反映了药物对人体阴阳盛衰、寒热变化的作用倾向。五味，即酸、苦、甘、辛、咸，有些还具有淡味或涩味，它是药物真实味道的反映。药物的性味除了表示药物的直观性质外，还被用于描述不同的治疗作用。如“疗寒以热药，疗热以寒药”“寒者热之，热者寒之”；辛味药能发散、行气、行血，甘味药能补益、和中、缓急等。归经是指药物对于机体某部分的选择性作用，即某药对某些脏腑经络有特殊的亲和作

用，因而对这些部位的病变起着主要或特殊的治疗作用，药物的归经不同，其治疗作用也不同。归经指明了药物治病的适用范围，说明了药效所在，包含了药物定性定位的概念。药物的性味归经属性基本上反映了药物的不同特点，性味归经不同的药物一般其治疗作用也不同，而性味归经相似的药物则具有一定的相似性。

中药的性味归经反映了中药的功效和起效部位，因此可认为药物性味的作用主要表现在其各自的归经上，在其他归经上基本没有作用。也就是说，将药物性味代表的功效，作用于归经代表的部位。分别以归经和性味为横纵坐标，可以为每味方剂中出现的中药绘制性味归经分布图。例如当归的性味归经是“甘、辛、温，归肝、心、脾经”(图 4-7)。

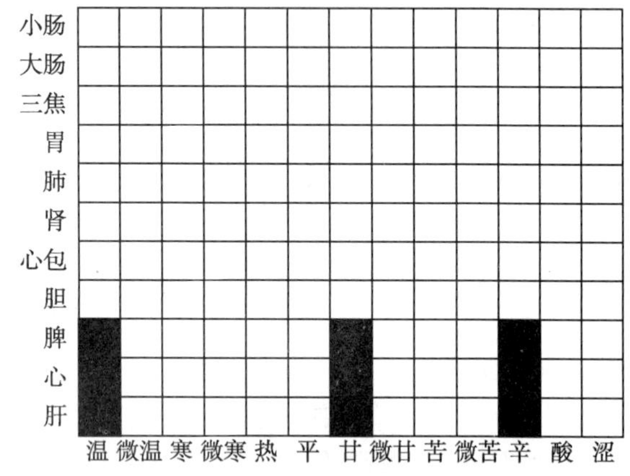

图 4-7　当归的性味归经分布图

对于由多味药物组成的方剂，每味药物都对方剂有所贡献。将组成方剂的每味药物的性味归经分布图相重合，就可以得到每张方剂的性味归经分布图。即凡是方中药味出现的性味归经节点都出现在方剂的分布图中。图 4-8 为桃红四物汤方的性味归经分布图。在研究中并不涉及药物或方剂功效作用的强弱，对各药物性味归经节点的重合部分仍然按照出现一次处理，即只记录各节点“出现”和“不出现”两种状态。

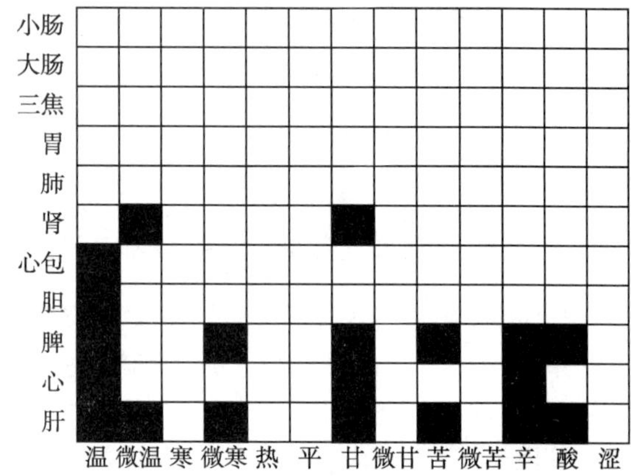

图 4-8　桃红四物汤的性味归经分布图

3. 统计各类方剂的特征图　计算出每张方剂的性味归经分布图后，对每类方剂进行统计，计算每个性味归经节点在该类中出现的概率，同样形成性味归经分布图，就可以得到每类方剂的特征性味归经分布图。该图从性味归经的角度代表了这一类方剂在功效特点、作用部位等方面的一般特征。若某一节点出现概率高，说明该节点在该类方剂中经常出现，也就是该类方剂的一个特征功效部位。比较各类方剂的特征图，找到各类方剂中相同和不同节点，再与各类方剂的适应证相对照，研究适应于各证型方剂的作用特征。各类方剂特征图中的相同部分应与其共同的治疗作用相关，可以反映其证型中的共同特征；而不同部分则反映各类方剂独特的功效，从中发现只用于不同证型方剂的作用特点。

选取以四物汤为基本方进行加减，主要用于治疗血虚血瘀证，以及兼有血热证型的两类方剂进行研究。按照以上方法，分别绘制出这两类方剂的特征性味归经分布图(图 4-9、图 4-10)。图中各节点颜色的深浅代表了该节点出现的概率大小，颜色越深，出现的概率越大。方格中所标记的数字为该节点的概率值。比较图 4-9 和图 4-10，寻找两者的相同

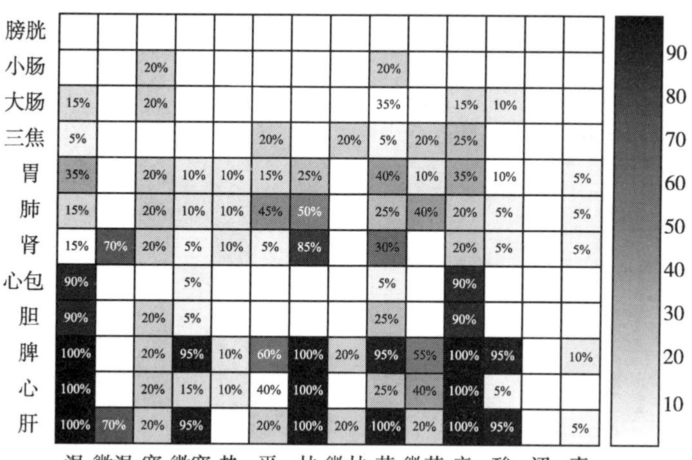

图 4-9 血瘀兼有血虚类方剂特征性味归经分布图

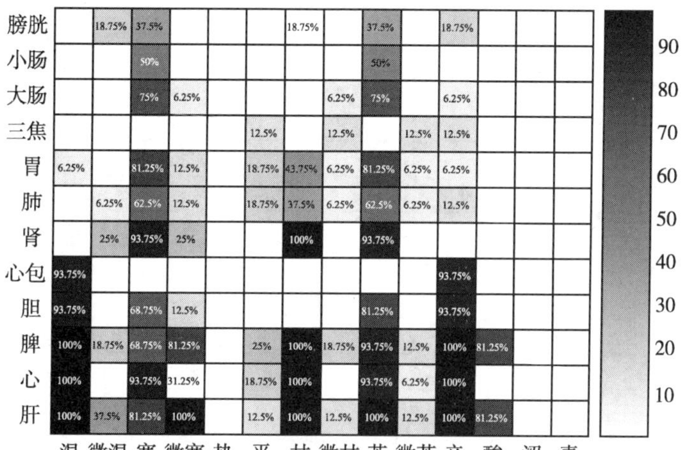

图 4-10 血瘀兼有血热类方剂特征性味归经分布图

部分和不同部分,同样分别表现在性味归经分布图上。判别标准为:若两图中相同节点的概率值之比在 80%~120%,即认为该节点是两图的共同部分,否则为不同节点(图 4-11~图 4-13)。相同部分(图 4-11)反映了这两类方剂所共有的治疗血虚血瘀证的某些治疗特点,不同部分(图 4-12、图 4-13)则分别反映了用于血虚血瘀证方剂不同于用于血热证方剂的特有节点和排除了具有血虚血瘀证功效的作用于血热证专有方剂的治疗特点。在图 4-13 中,在肝、心、脾、胆、心包经上温、甘、辛等节点出现概率较大,基本上都为 100%。这说明这两类方剂中几乎所有方都存在这些功效,而这两类方中最大的共同点就是同是用于血虚血瘀证型。这些共同节点可以代表以四物汤为基本方加减衍化方的养血活血作用。在中医理论中,辛能散、能行;活血药多具有辛味,所以辛味药多用于气血阻滞之证。甘能补、能和、能缓;滋养补虚、调和药性的药物多具有甘味。四性中的温也常出现于活血化瘀类方剂,这说明这两类方剂的共同特征可以代表其共同的用于血虚血瘀证的功效特点。

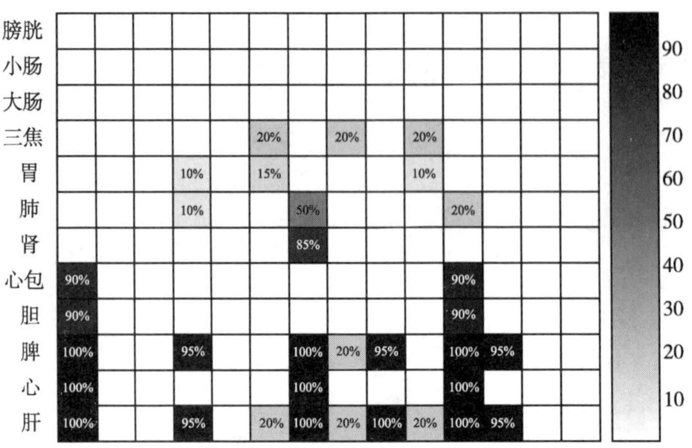

图 4-11 血瘀证的特征性味归经分布图

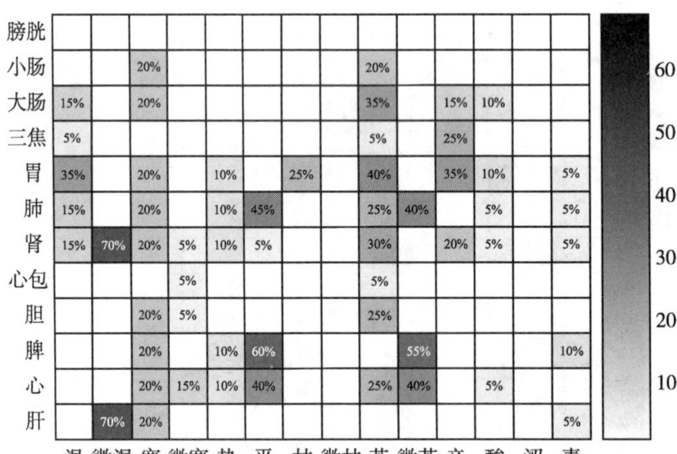

图 4-12 血瘀证中血虚的特征性味归经分布图

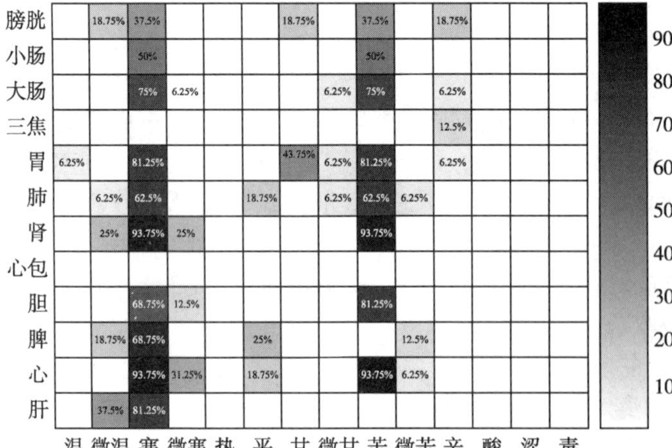

图 4-13 血瘀证中血热的特征性味归经分布图

在图4-12中，去除代表治疗血虚血瘀证方剂共同作用的特征节点后，剩下的节点概率值都不高。这些节点代表了用于血虚血瘀证方剂中次要的作用特点。由于去除了其主要功效作用的节点，这些次要作用模式比较分散，缺少共同的治疗靶点，分别作用于不同归经。与图4-11相比，比较显著的是入肾经的各节点出现较多，体现了治疗血虚证的"补益"的作用相吻合。图4-13中寒、苦节点出现的概率值明显较高。去除了治疗血虚血瘀证的特征作用后，寒、苦体现了治疗血热证的特点。苦，能泻、能燥、能坚；清热泻火、清热燥湿、泻火存阴的药物多具有苦味，所以苦味药多用治热证、火证、湿证、阴虚火旺等证。寒性则是治疗热证常出现的性味。

数据图形化(data visualization)技术是运用计算机图形学和图像处理技术，将数据转换为图形或图像在屏幕上显示出来，并进行交互处理的理论、方法和技术。它涉及计算机图形学、图像处理、计算机辅助设计、计算机视觉及人机交互技术等领域。通过可视化技术，抽象的、复杂的科学问题可转化为直观的、形象的图形表示，便于从中发现规律。通过对药物性味归经属性的分布，将可视化技术应用于方剂配伍规律研究，可以直观、快捷地发现不同方剂的配伍特征，提取特异性的配伍规律，为中医理论研究提供了新的研究手段。

通过比较治疗血虚血瘀证及兼有血热的两类方剂的性味归经配伍规律，找出共同节点和差异节点，并以共同节点代表治疗血虚血瘀证方剂的具体特点，利用两类方剂的差异节点研究分别代表治疗血虚血瘀、血热证型的治疗特点，其结论既与传统中医理论相一致又通过现代计算机图形化技术研究了方与证的对应关系，为方剂配伍规律研究提供了新的工具和方法。该方法从方剂组成信息入手分析配伍规律和方证对应关系，避开了中医理论叙述的主观性和模糊性，具有较强的可操作性。

四、基于关联规则的中医方药治疗痛经的用药规律分析

痛经是临床妇科常见疾病，是影响妇女正常生活和生活质量的常见原因。我国传统医学认为妇人以血为本，其经、孕、产、乳等生理都与血有密切关系，各种病因导致血行阻滞、瘀塞不通，继而产生疼痛、肿块、出血等为表现的"血瘀"是妇产科疾病的主要病机。中医认为："不通则痛"，根据病因病机，痛经可分为气滞血瘀型、寒湿凝滞型、湿热瘀阻型、气血虚弱型、肝肾亏损型。其中寒凝血瘀型、气滞血瘀型为主要类型，故临床应用多采用活血化瘀方剂治疗痛经。

关联规则(association rule)是数据挖掘的众多知识类型中最为典型的一种，即从大量的数据中挖掘出有价值的描述数据项之间相互联系的有关知识。关联规则的研究对象是交易数据库，其主要目的就是发现交易数据库中交易项目之间是否存在某种关系。力求在分析中医古方治疗痛经的大量方剂组成药味的基础上，对中医临床治疗痛经的用药规律进行探讨，以更好地指导现代临床用药，提高临床疗效，以期对治疗痛经的遣方用药及现代研究提供一定的科学依据。

(一) 数据来源及处理

1. 数据来源及收录标准

数据来源：古方主要来源于《中医方剂大辞典》(江苏省方剂研究重点实验室中医方剂数据库)，大部分为明清及其以前的方剂。

数据收集标准：凡是主治含有"痛经"或"月水"或"月经"或"月事"等描述妇女月经相关词语与"腹痛"同时出现的，即予以收录。

2. 数据处理　中药的药名统一主要根据2020年版《中国药典》中药部分，如本书无该药，则以常用药名统一。如“官桂”统一为“肉桂”，“坤草”统一为“益母草”，“麦蘖”统一为“麦芽”，“田七”统一为“三七”，“芎”统一为“川芎”，“白鸡冠花”“红鸡冠花”统一为“鸡冠花”，“金铃子”统一为“川楝子”等。

（二）数据挖掘方法

从中医古方方剂数据库（中医方剂大词典）（江苏省方剂研究重点实验室中医方剂数据库）中共搜得治疗痛经的方剂217首，药物共427种，出现频次共2 450次。采用关联规则的数据挖掘方法，挖掘出古方中治疗痛经的217首方剂中药对应用的用药规律（其中地黄包括生地黄和熟地黄，芍药包括白芍和赤芍），并从中发现药对的运用频次。

具体步骤如下：

(1) 采用关联规则中Apriori算法分别找出方剂中与当归、川芎、地黄、芍药等2味药同时出现的药对及其相对频率。

(2) 从治疗痛经的中医古方中筛选出用药频次较高的具有代表性的单味药和药对，再从临床常见痛经的辨证分型及其常用方剂分析治疗该病的用药规律。

(3) 从中医药理论的角度对以上所得结果进行分析和评价。

（三）结果

1. 古医家用药分析　共搜得中医古方217首，方中共使用427种药物2 450频次。其中使用频次在10次以上的依次为当归、川芎、延胡索、赤芍、香附等56味中药，使用总频次为1 622次；关联规则方法分析出使用频次在10次以上的药对，如当归 - 川芎、当归 - 白芍、当归 - 香附等389组。使用频率最高的药味为当归145次，其相对频率为8.72%，其次为川芎102次，其相对频率为6.14%；挖掘出高频药对389组（使用频次在10次以上）。使用频率较高的药味及药对见表4-24、表4-25。

表4-24　中医古方中治疗痛经的药物使用频次及相对频率

药名	用药频率 / 次	相对频率 /%	药名	用药频率 / 次	相对频率 /%
当归	145	8.72	白术	53	3.19
川芎	102	6.14	茯苓	52	3.13
白芍	97	5.84	甘草	50	3.01
香附	82	4.93	木香	48	2.89
熟地黄	67	4.03	赤芍	37	2.23
延胡索	66	3.97	……	……	……

表4-25　关联规则分析中医古方中治疗痛经的药对使用频次及相对频率

关联	用药频率 / 次	相对频率 /%	关联	用药频率 / 次	相对频率 /%
当归 - 川芎	101	1.39	川芎 - 熟地黄	59	0.82
当归 - 白芍	94	1.30	当归 - 延胡索	56	0.77
川芎 - 白芍	75	1.04	白芍 - 熟地黄	56	0.77
当归 - 香附	73	1.01	白芍 - 香附	55	0.76
当归 - 熟地黄	64	0.88	……	……	……
川芎 - 香附	60	0.83			

2. 古医家遣方分析

(1) 痛经最早记载于《金匮要略·妇人杂病脉证并治》:“带下,经水不利,少腹满痛,经一月再见。”痛经的病机,首见于《内经·诸病源候论》,认为“妇人月水来腹痛者,由劳伤血气,以致体虚受风冷之气客于胞脉,损伤冲任之脉”。后世医家对痛经的理论有重大的突破。《景岳全书·妇人规》《傅青主女科》《医宗金鉴·妇科心法要诀》都对痛经的诊治规律从各方面作了深入阐述。通过采用关联规则的方法分析中医古方(来源于中医方剂大词典)中治疗痛经的方剂用药规律,为临床遣方用药提供科学依据。

(2) 分析结果表明,当归、川芎、赤芍、香附、延胡索等药味应用频次较高,其中当归补血、和血、调经、止痛;川芎为血中之气药,具有活血祛瘀,行气止痛的功效;延胡索性温,味辛、苦。味辛能散,性温能通,具有活血,行气止痛之功。赤芍具有行瘀止痛,凉血消肿的功效。这些药物针对痛经的发病机制“血瘀”“不通则痛”“不容则痛”而发挥作用。

分析结果亦表明,当归药对在治疗痛经中应用广泛,如当归-川芎、当归-香附、当归-芍药、当归-肉桂等均出现频次较高,这些药对相须、相使为用,增强了活血化瘀、行气止痛的功效。可见活血化瘀、行气止痛及温经散寒药物为妇科临床治疗痛经、月经不调诸病的常用药物。

延胡索和香附均为血中气药,均能入肝经,行气而不破气,与活血化瘀药物配合应用既能补血,又能行血,共奏行气、活血、补血之功效。从以上数据挖掘结果可知这两味药常与当归、川芎、芍药、熟地黄配伍应用于气滞血瘀型痛经疾病。

(3) 从以上数据挖掘的结果看,当归、川芎、香附、赤芍、肉桂、熟地黄、小茴香等及其伍用药对在古方用于治疗痛经疾病中运用频率较高。这些药物的组方主要针对寒凝血瘀和气滞血瘀型痛经,可见该两种辨证分型的痛经所占临床上痛经发病的多数。针对寒凝血瘀型痛经临床遣方用药常以少腹逐瘀汤、温经汤加减,可见该类方剂研究的重要性。

参考文献

[1] 邓中甲.方剂学[M].北京:中国中医药出版社,2003:161-162.
[2] 许济群.方剂学[M].上海:上海科学技术出版社,1985:98-99.
[3] 段金廒,陆茵,陈建伟,等.方剂现代研究的思路与方法[J].南京中医药大学学报,2006,22(1):1-4.
[4] 段金廒,范欣生,宿树兰,等.中药及方剂量效关系的研究进展与思考[J].南京中医药大学学报,2009,25(4):241-245.
[5] 段金廒,宿树兰,唐于平,等.中药药对配伍组合的现代认识[J].南京中医药大学学报,2009,25(5):330-333.
[6] 段金廒,吴勉华,范欣生,等.中医方药量-效关系科学问题的探讨[J].南京中医药大学学报,2010,26(1):1-6.
[7] 范欣生,段金廒,孙世发,等.类方研究在方剂现代研究中的意义探析[J].世界科学技术—中医药现代化,2007,9(6):17-21.
[8] 范欣生,段金廒,丁安伟,等.类方研究的四个层面[J].中国中西医结合杂志,2010,30(3):246-251.
[9] 叶亮,范欣生,卞雅莉,等.古今治疗痛经的四物汤关联规则研究[J].南京中医药大学学报,2008,24(2):94-96.
[10] 叶亮,范欣生,王崇骏,等.方剂数据挖掘研究常用方法探讨[J].医学信息,2008,21(10):1734-1736.

[11] 徐治国,林森荣.当归在四物汤中的意义何在?[J].成都中医学院学报,1982(2):58-59.
[12] 范欣生,陈菲,刘培,等.四物汤类方养血调经配伍功效探析[J].世界科学技术—中医药现代化,2013,15(2):177-182.
[13] 范欣生,尚尔鑫,王崇峻,等.方剂研究中数据挖掘方法的实用性探讨[J].南京中医药大学学报,2008,24(6):379-382.
[14] 范欣生,段金廒,王中越,等.中药量效关系特征问题的探讨[J].中华中医药杂志,2009,24(3):270-274.
[15] 尚尔鑫,范欣生,段金廒,等.《金匮要略》方药用量与功效变化的探讨[J].南京中医药大学学报,2009,25(1):13-16.
[16] 霍学慧,孙东华.小议四物汤的功用、主治及配伍意义[J].甘肃中医,2006,19(11):7-8.
[17] 李文林,葛月兰,宿树兰,等.利用知识发现工具 Arrowsmith 探讨当归与痛经的相关性[J].中华医学图书情报杂志,2008,17(4):7-11.
[18] 袁久荣,卢兖伟,容蓉,等.计算机辅助分析四物汤补血作用配伍机理的研究[J].中国实验方剂学杂志,2000,6(1):37-39.
[19] 宿树兰,尚尔鑫,叶亮,等.治疗痛经方药的关联规则分析[J].南京中医药大学学报,2008,24(6):383-385.
[20] 宿树兰,叶亮,尚尔鑫,等.基于层次聚类分析与数据图形化技术探讨少腹逐瘀汤与温经汤的组方配伍特点[J].中华中医药杂志,2011,26(10):2228 - 2233.
[21] 陶静,范欣生,张欢,等.基于 FP-Growth 算法的四物汤类方配伍规律及应用研究[J].世界科学技术—中医药现代化,2010,12(6):909-914.
[22] 尚尔鑫,范欣生,段金廒,等.方剂性味归经配伍规律的图形化知识挖掘研究[J].世界科学技术—中医药现代化,2008,10(1):39-44.
[23] 华永庆,段金廒,宿树兰,等.用于不同证型痛经的四物汤类方生物效应评价(I)[J].中国药科大学学报,2008,39(1):72-76.
[24] 朱敏,唐于平,宿树兰,等.四物汤对小鼠离体子宫收缩模型的生物效应及物质基础评价研究[J].南京中医药大学学报,2008,24(4):245-247.
[25] 张畅斌,陆茵,段金廒,等.四物汤及其加减方对痛经模型小鼠干预作用的研究[J].药学与临床研究,2007,15(6):459-461.

第三节　四物汤类方治疗不同证型原发性痛经的功效特点与生物学机制

痛经是临床常见病症,证型主要有气滞血瘀、寒凝胞中、湿热下注、气血虚弱、肝肾虚损等证候。四物汤在治疗妇科诸血证方面运用广泛且疗效显著,因此该方备受历代医家所推崇,并在此基础上经过长期医疗实践又创造了诸多良方,为后世留下了许多宝贵的临证用药经验。后世用于气滞血瘀型痛经的香附四物汤、用于寒凝气滞型痛经的少腹逐瘀汤、用于湿热瘀阻型痛经的芩连四物汤、用于血虚血瘀型痛经的桃红四物汤等皆为四物汤衍化而成,在治疗妇科疾病的治疗中发挥了重要作用。

一、妇科血瘀证的传统与现代认识

(一) 妇科血瘀证的发病机制与治则

妇科血瘀证具有独特之处,其形成和发展与女性特殊的解剖、生理以及内分泌激素有关,其病机实质、临床表现以及活血化瘀方药的治疗效应等方面,与其他学科血瘀证有着显著不同。妇女月经不调、痛经、崩漏、闭经、盆腔瘀血综合征、多囊卵巢综合征、更年期及绝经后综合征等月经病证，产后恶露不尽等产后诸疾，妊娠高血压综合征、胎儿宫内发育迟缓等产科病证，妇科肿瘤、卵巢囊肿、子宫内膜异位症、不孕等妇科杂病，以及感染性疾病如慢性盆腔炎等疾病的发生发展过程均与血瘀证有关。

疼痛是痛经的主要症状，在经行期主要以止痛为主，即急则治标之意。祖国医学认为痛经的发病机制主要是由于气血运行不畅，或气血运行无力所致，通则不痛，痛则不通。因为经水为血所化，气为血之帅，血随气所行，气血充沛，气顺血和则经行畅通。临床上多把病因归为外因致病和内因致病两个方面：外因致病是外感风寒暑湿之邪所致。内因是由七情失调、忧思过度、抑郁气结和劳损过度、体质虚弱、气血不足所致。辨证分治如下：

1. 气滞血瘀型　多忧思郁怒伤肝，致肝郁气滞，气机不畅，气滞则血瘀，滞于胞宫而作痛。其特点是每于经前一、二日或经期小腹胀痛、拒按，经血排出不畅，色黯有血块，血块排出后则腹痛减轻，常伴两胁、乳房胀痛，舌黯或舌边有瘀点，脉弦滑。治宜行气化瘀，调经止痛。

2. 寒凝血瘀型　多因经期淋雨受寒或过食生冷等，寒邪客于胞中，寒凝血滞，经血运行不畅而作痛。其特点是经前或经期小腹冷痛，得热痛减，行经不畅，经色黯有血块，苔白，脉沉紧。治宜温经散寒，活血通经。

3. 气虚血瘀型　多为素体虚弱或大病久病之后，气血不足，血海空虚，胞脉失养而痛经。其特点是经期或经净后小腹绵绵作痛，按之痛减，经量少，色淡质稀，舌淡，脉细弱，治宜益气养血。

4. 湿热瘀阻型　多为继发性痛经。湿热下注，相互搏结，阻碍气血，气血运行不畅而致痛经。其特点是经期小腹疼痛加重，按之痛甚，经量多，平时腹痛，白带色稠有腥味，苔黄，脉弦滑。治宜清热养血。

5. 肝肾亏损型　多为先天禀赋不足、肝肾虚弱、体质差异、精亏血少、气血失其悍利、胞脉失养、自体调摄能力差，经来时，难予调解适应胞宫气血的变化而引起痛经。其特点为经来量少，色淡，经后少腹作痛，牵至腰髋，头晕耳鸣，腰酸腿软，小便清长，面色晦黯，舌淡，苔薄，脉沉细。治宜补肝温肾。

（二）妇科血瘀证的现代认识

现代研究认为，妇科血瘀证是以疼痛、肿块、出血色紫黯或夹有瘀块等为主要临床表现的综合征，是妇科临床常见的一种病证，其常用治法是活血化瘀。现代医学研究表明，妇科血瘀证的产生主要由于以下几个方面的原因：①血液流变学、血流动力学的改变，血液呈现浓、黏、凝的状态；②局部微循环和组织结构的改变，出现局部缺血、炎症反应、组织异位、增生粘连、变性溃疡等；③内分泌系统的激素水平，特别是催乳激素（PRL）、黄体生成激素（LH）、卵泡生成激素（FSH）、睾酮（T）、孕酮（P）、雌二醇（E_2）等内分泌激素异常与妇科血瘀证密切相关；④体内免疫系统的功能状态紊乱，包括体液免疫、细胞免疫等多方面的功能失调；⑤微量元素，特别是 Zn、Cu 含量水平改变与妇科血瘀证关系密切。

1. 血瘀证与炎症反应　瘀血是传统医学多种疾病共同存在的病因及病理产物，而炎症反应是现代医学多系统疾病研究中的热点环节，大量研究表明炎症和血瘀证在病理、病机及治疗方面存在密切的关系。在形成血瘀证的过程中，炎症反应的炎症因子可直接作用于血管内皮细胞，造成血管内皮损伤而影响血管通透性，导致炎症时液体渗出、细胞增生，使血小板活化致血栓形成，亦可直接引起局部的多核白细胞聚集和激活释放炎症介质，还可通过诱导黏附因子(AMs)、白介素 -6(IL-6)、白介素 -2(IL-2)、白介素 -8(IL-8)、前列腺素 E_2(PGE_2)等的合成与释放进一步加强这种作用。这种炎症反应的加剧,可造成局部水肿,从而加重血管阻塞程度。参与炎症反应的炎症因子主要有肿瘤坏死因子 α(TNF-α)、C 反应蛋白(CRP)、IL-6、白介素 -1(IL-1)、转化生长因子(TGF-β)、AMs 等,其中起主导作用的炎症因子为 TNF-α。

细胞因子如 TNF-α 等作用于血管内皮细胞引起血管活性物质内皮素(ET-1)的合成与分泌。ET-1 是一种很强的缩血管生物活性肽,可引起小血管和毛细血管的收缩与闭塞,肺动脉高压与高血压患者均可见肺血管内皮细胞中 ET-1 mRNA 表达水平增高,ET-1 不但作用于血管引起缩血管反应,同时还可刺激胶原形成细胞、成纤维细胞、平滑肌细胞等的增殖,引起胶原等细胞外基质的沉积和增加。此外,TNF-α 等细胞因子还可刺激内皮细胞分泌单核细胞炎症蛋白(MIP-1)、单核细胞趋化蛋白(MCP-1),引起炎症反应的形成。

2. 血瘀证与微循环障碍　基于现代医学对中医血瘀和血瘀证的研究,血瘀与西医学的微循环障碍症以及中医的活血化瘀疗效与西医学微循环障碍的改善等关系密切,并有相似规律,说明血瘀证的主要病理基础是微循环障碍。炎症与微循环障碍是相伴相随的,各种致病因子均可引起血管活性因子 ET-1、NO、组织型纤溶酶原激活物(t-PA)、纤溶酶原激活抑制物(PAI-1)、前列环素(PGI_2)、血栓烷 A_2(TXA_2)、血管紧张素Ⅱ(Ang Ⅱ)等的变化,这些活性因子造成微循环形态和结构的异常变化。例如,气虚血瘀证的微循环障碍主要由机体脏腑功能减退所致,而气滞血瘀证的微循环障碍则主要因血液黏度升高和血管外周阻力增大等心外病变所致。因此,微循环障碍是血瘀证的基本病理改变之一,同时微循环也是血瘀证的客观指标之一。

3. 血瘀证与血液流变学的改变　各种诱因可诱致高黏滞血症,造成血液流变学的变化。寒冷、放射、激光等诱致的高黏滞血症不同程度地表现为红细胞沉降率和血细胞比容增高,红细胞变形能力降低,红细胞聚集指数升高,纤维蛋白原含量增高,血小板黏附性和聚集性、血栓形成能力增高等。

4. 血瘀证与血小板功能变化　血小板功能与血瘀证的发生密切相关,主要评价指标包括血小板 Q- 颗粒膜蛋白(GMP-140)、血小板活化因子(PAF)、血小板胞浆游离 Ca^{2+} 浓度、5-羟色胺等方面。其中 PAF 是一种很强的血小板聚集剂,PAF 与血管内皮细胞、血小板相互作用,在血栓形成过程中起着重要作用。

当血管内皮细胞受到损害时,血小板易活化,活化的血小板黏附、聚集、分泌、释放功能增强,使血液呈高凝状态,造成高黏滞血症,从而导致各靶器官的微循环障碍。因此血小板活化参与了血瘀证的发生与发展,是血瘀证产生的重要病理、生理基础。不同血瘀证亚型在形成机制中各有偏重,近年来许多临床研究也显示了血小板活化在气滞血瘀证中表现突出,而炎症反应在热毒血瘀证中表现突出。

5. 妇科血瘀证与雌激素水平的变化　血瘀是妇产科最常见、最基本的病因和证型。下腹痛是妇产科疾病最常见的症状和血瘀证的辨证要点,主治内容包括妇产科疾病的症状,妇产科疾病几乎无不与血瘀证有关。

雌激素与妇产科血瘀证密切相关,性激素对心血管系统的作用,对血管内皮及其生长因子、血小板功能的影响,以及对子宫肌瘤、乳腺增生、卵巢肿瘤(雌激素依赖性肿瘤)等的刺激作用,使雌激素与中医“血瘀证”之间有密不可分的关系。研究发现,雌激素对绝经期妇女心血管系统具有保护作用,不仅改善血脂构成,尚对血管壁具有直接作用。雌激素舒张血管的作用主要是通过血管内皮系统。在正常情况下，血管内皮系统释放内皮源性舒张因子（EDRF）。

在雌激素缺乏状态下，血管内皮系统舒张血管的作用被削弱，激素替代治疗可使这种作用恢复。雌激素通过多种机制改善血管张力，刺激内皮细胞释放内皮舒张因子，阻断血管平滑肌细胞（VSMC）的钙通道，调整神经肌肉结合处儿茶酚胺的释放和摄入，并在多个水平抑制粥样斑块的形成，维持其稳定性。故雌激素可减少心血管疾病的发生，减少粥样斑块破裂造成阻塞等合并症。

雌激素与血瘀证形成有着紧密的关系，如子宫肌瘤或卵巢囊肿的形成与雌激素的过度刺激有关，雌激素刺激导致的子宫内膜增生可出现月经量多、经血有血块等表现，又多属于中医"血瘀"的范畴。因此雌激素与血瘀之间的关系应具体情况具体分析，雌激素对绝经后妇女的心血管系统具有保护作用，可认为具有防止血瘀形成的作用；而育龄妇女过度的雌激素作用，介导血管舒张，则易于形成盆腔充血即"血瘀"状态或形成血瘀相关病症，如癥瘕、乳癖等（卵巢囊肿、乳腺增生或胀痛）、雌激素依赖性肿瘤如子宫肌瘤、内膜癌、卵巢癌。雌激素的这些作用不但说明了妇产科血瘀证的独特之处，又恰与中医"阴阳"理论的"亢则害，承乃治"思想相一致。

二、原发性痛经的传统与现代认识

（一）基于"女子以血为本"的中医思想认识原发性痛经的生理特点与发病机制

女子以血为基本，以血为用。《灵枢·五音五味》篇云："妇人之生有余气，不足于血，以其数脱血也。"宋代陈自明《妇人大全良方》云："妇人以血为基本。"陈素庵在《产宝方·序论》中有云："大率治病，先论其所主。男子调其气，女子调其血"。陈素庵在《经闭成劳方论》中云："夫人之生以气血为本，人之病未有不先伤其气血者。"又在《产宝方·序论》中云："气血者，人之神也。然妇人以血为基本，苟能谨于调护，则血室行，其神自清，月水如期，血凝成孕。"以上论述指出气血为人身之本，而气血之中，妇人又以血为基本。这是由于妇人的经、孕、产、乳均是以血为用，血气充沛则经、孕、产、乳等各项生理功能正常。《临证指南医案》曰："女子以血为主，血旺则经调而子嗣。"

《素问·上古天真论》曰："二七，天癸至，任脉通，太冲脉盛……七七任脉虚，太冲脉衰少，……故形坏而无子也。"《诸病源候论》云："妇人经、带、胎、产、哺乳等均为冲任所统。"冲脉总领诸经气血，五脏六腑十二经气血皆归于冲脉。素有冲为"十二经脉之海""血海"之称，任脉通畅，太冲脉盛，血海充盈，有满而溢，月事应时而下。任脉总任一身之阴经，为"阴脉之海"。奇经八脉之核心理论为"冲为血海，任主胞胎。"乃血之所从生而胎之所由系也，故女子以血为基本。罗元恺教授继承了《黄帝内经》中关于生殖生理及生命起源的理论，并结合现代医学把《黄帝内经》中抽象的"神""精""天癸"具体化，从生理、病理、诊断、治疗、方药等方面深入地论述肾主生殖的学术思想，创造性地提出了"肾-天癸-冲任-胞宫"轴的理论。

有关痛经的记载，最早见于《金匮要略·妇人杂病脉证并治》"带下，经水不利，少腹满痛，经一月再见"。《诸病源候论》则首立"月水来腹痛候"，认为"妇人月水来腹痛者由劳伤血气，以致体虚，受风冷之气客于胞络，损伤冲任之脉"，为研究痛经奠定了理论基础。后世医家为探索痛经的辨证规律作了进一步论述，如《景岳全书·妇人规》说："凡妇人经行作痛，挟虚者多，全实者少，即如以可按拒按及经前经后辨虚实，固其大法也，然有气血本虚而血未得行者亦每拒按，故于经前亦常有此证，此以气虚血滞无力流通而然。”这些论述具有临床指导意义。

历代医家认为，痛经的病位在冲任、胞宫，与肾、脾、肝密切相关，变化在气血，表现为痛证。“不通则痛”“不荣则痛”是导致痛经的主要病因病机。“不通则痛”是有实邪内伏，多为心情抑郁或郁怒伤肝，肝郁气滞，气滞血瘀；或正值经期产后，感受寒邪，过食生冷，寒客冲任，导致气血凝滞；或感受湿热之邪，热与血搏，以致气血瘀滞不畅。故各种致病因素导致的冲任瘀阻或寒凝经脉，使气血运行不畅，胞宫经血流通受碍，均可致“不通”。“不荣则痛”是由于冲任、胞宫失于濡养；或由于先天肾气不足；或久病、房劳、多产，肾虚精亏血少；或素体气血不足；或脾胃虚弱，化源不足，当行经之时，冲任气血更加亏虚，胞脉失养而作痛经。故体现了“女子以血为基本，以血为用”的生理病理特点，临床常采用脏腑辨证、气血辨证，同时结合冲、任、督、带，胞宫、胞脉、胞络，肾 - 天癸 - 冲任 - 胞宫轴进行辨证论治。原发性痛经在临床上常见证候实证多于虚证，实证中以寒凝血瘀证最为常见，其次是气滞血瘀证。

（二）妇科血瘀证原发性痛经的现代医学认识

女性月经周期的形成和调节是一个复杂的机制，由下丘脑 - 垂体 - 卵巢轴系统通过神经、内分泌活动实现的，表现为卵泡成熟释放、雌激素的形成及子宫内膜有规律的增殖 - 分泌 - 脱落。现代研究表明，中医理论中的“肾 - 天癸 - 冲任 - 胞宫”与西医学的“下丘脑 - 垂体 - 卵巢轴”功能极为相似。痛经的产生与月经周期的生理变化密切相关，而月经周期相变化离不开下丘脑 - 垂体 - 卵巢轴的正常调控，通过中枢神经系统控制下的下丘脑、垂体、卵巢内分泌系统的兴奋和抑制作用进行调节。原发性痛经发病机制与神经 - 内分泌 - 免疫网络（NEI）、下丘脑 - 垂体 - 卵巢 - 子宫轴（HPOU）的调控异常以及机体多条代谢通路异常等密切相关。

1. 原发性痛经与大脑代谢异常　下丘脑的神经分泌细胞分泌促性腺激素释放激素（GnRH），它通过下丘脑与垂体之间的门静脉系统进入脑垂体前叶，垂体在其作用下释放卵泡刺激素（FSH）与黄体生成素（LH），两者直接控制卵巢的周期性变化。卵巢所分泌的性激素可以逆向影响丘脑下部和垂体前叶的促性腺激素的分泌功能，这种作用称为反馈作用。其中，产生促进性作用的称为正反馈，产生抑制作用的称为负反馈；雌激素既能产生正反馈，也能产生负反馈；孕激素通过对下丘脑的负反馈作用，影响垂体促性腺激素的分泌。雌孕激素协同作用时，负反馈影响更为显著。垂体的促性腺激素在下丘脑的促性腺激素释放激素的调节下分泌，也可通过血液循环对下丘脑的促性腺激素释放激素产生负反馈作用。

采用氟 - 脱氧葡萄糖正电子发射计算机断层摄影（FDG-PET）发现大脑代谢异常与原发性痛经的发生密切相关。痛经与外周和中枢神经的敏感性有关，而异常的脑代谢可能进一步增加和维持患者对疼痛的敏感性。经过 FDG-PET 检查痛经患者的大脑活动，发现在痛经期间前额叶、眶额区及左丘脑腹后的活动增强，同时伴有左半球的感觉和运动区活动下降，而这种现象仅见于原发性痛经患者。故认为丘脑 - 眶额 - 前额叶网络的抑制被解除后可能通过保持脊髓和丘脑的敏感，增加负面影响而最终产生痛经和增强机体对疼痛的敏感性。

疼痛神经元假说认为子宫内膜出血，缺氧和无氧代谢产物刺激中枢神经系统 C- 型疼痛神经元（pain neurons C）引起痛经。凡能引起子宫平滑肌和子宫血管收缩的神经介质，包括胆碱能、肾上腺素能和肽能神经介质均可引起痛经。除子宫肌纤维痉挛性收缩直接压迫子宫肌层感觉神经纤维之外，大片脱落的子宫内膜管型、退化坏死组织裂解物等直接刺激子宫峡部和子宫内口敏感神经丛也引起痛经。

β- 内啡肽(β-EP)与原发性痛经密切相关。β-EP 是一种与疼痛有关的神经内分泌激素，子宫是其作用的靶器官之一，β-EP 参与子宫功能活动的调节。β-EP 是一类具有吗啡样活性的神经多肽，具有内源性镇痛作用，参与生殖内分泌的调节，在调控下丘脑 - 垂体的功能方面起重要作用。β-EP 受性激素制约，孕酮能显著提高 β-EP 的分泌，而雌二醇却抑制孕酮对 β-EP 的作用。因此，黄体期 β-EP 水平的降低导致子宫功能活动失常，被认为是痛经发生的原因之一。对原发性痛经患者分别在第一个月经周期的第 26 天，第 2 个周期第 1、3 天，测定外周血单核细胞 β-EP 含量，发现在第二个周期第 3 天时，β-EP 含量痛经患者明显高于正常组。

加压素（vasopressin）促进前列腺素生成，增加子宫平滑肌对宫缩药物的敏感性，减少子宫血流而引起原发性痛经。女性血清加压素浓度受雌、孕激素调节。正常情况下，排卵期加压素水平最高，黄体期下降，直至月经期。研究发现，刺激原发性痛经患者加压素分泌可导致子宫收缩活性增加，加重痛经症状。人类非妊娠子宫存在缩宫素受体，痛经妇女血中缩宫素浓度升高。加压素和缩宫素通过子宫内特定性 V1 加压素和缩宫素受体发挥作用，并受雌激素调控。此外，血清中神经生长因子（NGF）及 5- 羟色胺（5-HT）水平与痛经发生亦有密切关系。

2. 原发性痛经与内分泌激素水平　原发性痛经的发生与激素间平衡失调有关，原发性痛经女性黄体期雌激素水平异常升高，乃至月经期血清加压素高于正常人 2~5 倍，引起子宫平滑肌痉挛性收缩，缺血和痛经。痛经妇女黄体晚期雌激素水平显著高于对照组，提示雌激素可能对前列腺素（PGs）分泌有刺激作用，抑或是对 PGs 的分解有抑制作用，子宫内膜 PGs 的异常合成可能与雌激素过高有关。

痛经多见于排卵月经周期，排卵抑制后痛经则消失，这提示痛经与性激素变化相关。一般认为，痛经与黄体期雌激素分泌增高，而孕激素相对不足相关。据此，口服避孕药和合成孕激素可用于治疗痛经。

3. 原发性痛经与免疫炎症因子　目前现代医学已公认 PGs 和白细胞介素（IL）增高是原发性痛经的主要发病机制。研究表明，子宫肌细胞不仅是 PGs 的靶细胞，其自身亦可在激素和某些介质的特定作用下，产生各种不同的前列腺素物质，参与调节子宫肌细胞的收缩和舒张。例如，前列腺素 E_2（PGE_2）能使非妊娠子宫平滑肌松弛，妊娠子宫平滑肌收缩；而前列腺素 PGF_2（$PGF_{2\alpha}$）则对妊娠及非妊娠子宫均具有收缩作用。

在月经周期的不同阶段，子宫内膜中 PGE_2 与 $PGF_{2\alpha}$ 含量呈周期性变化。痛经患者子宫内膜及经血中 PGE_2 及 $PGF_{2\alpha}$ 的浓度显著高于对照组，痛经越严重的妇女，其经血中 $PGF_{2\alpha}$ 水平就越高。由于 $PGF_{2\alpha}$ 与 PGE_2 对非妊娠子宫的作用不同，PGE_2 可抑制子宫平滑肌自发活动，而 $PGF_{2\alpha}$ 则促使子宫平滑肌收缩，子宫血流量减低，$PGF_{2\alpha}/PGE_2$ 比值的升高导致子宫平滑肌收缩加重，一旦子宫内膜产生和释放 $PGF_{2\alpha}$ 过多，导致两者比值过度升高，高浓度 $PGF_{2\alpha}$ 作用于螺旋小动脉壁上的 $PGF_{2\alpha}$ 受体，引起子宫平滑肌痉挛性收缩，表现为子宫肌张力增高、收缩幅度增加等，导致子宫血流减少，子宫缺血及骨盆神经末梢对化学、物理刺激痛阈减低等。子宫异常收缩，缺血及缺氧，酸性代谢产物堆积于肌层而导致痛经。

通过比较外周血单核细胞（PBMCs）的 84 个常见细胞因子基因表达谱，发现痛经期前致炎因子 IL-1β，TNF，IL-6，IL-8 明显上调，TGF-β 家族成员 BMP4、BMP6、GDF5、GDF11、LEFTY2、NODAL、MSTN 则表达下调，基因功能注释表明高表达的炎症细胞因子和低表达的 TGF-β 超家族成员可直接诱导痛经的发生。花生四烯酸代谢产物白三烯（leukotrienes）明显增加子宫疼痛纤维的敏感性，是引发痛经的另一个重要原因。原发性痛经少女子宫内膜中白三烯浓度明显增加时，由其引发的痛经用前列腺素拮抗剂治疗则无效。

4. 原发性痛经与血液系统　血管内皮细胞功能障碍也与原发性痛经有关，可导致血管痉挛、异常收缩、血栓形成及血管增生等。

5. 原发性痛经与机体代谢异常　研究表明，寒凝血瘀证候的 PD 患者，机体内神经鞘脂代谢（sphingolipid metabolism）、甾体激素合成（steroid hormone biosynthesis）以及甘油磷脂代谢（glycerophospholipid metabolism）发生异常，主要生物靶标涉及鞘胺醇（sphingosine）、鞘氨酸（sphinganine）、4- 羟双氢（神经）鞘氨醇（phytosphingosine）等神经鞘脂类代谢物；LysoPCs 代谢物以及雌激素酮（estrone）、二氢可的松（dihydrocortisol）等激素代谢物。另外，在冰水 - 肾上腺素所致寒凝血瘀模型大鼠体内除了甘油磷脂代谢异常外，尚发现糖代谢异常（pentose and glucuronate interconversions），其生物标志物包括 LysoPCs 和葡萄糖醛酸（glucuronides）代谢产物。气滞血瘀证候的 PD 患者机体内甘油磷脂代谢（glycerophospholipid metabolism）、鞘脂代谢（sphingolipid metabolism）、类固醇激素生物合成（steroid hormone biosynthesis）异常，与寒凝血瘀证候的痛经患者相比，代谢异常各有偏重。

三、四物汤类方治疗不同证型原发性痛经的生物效应特点

四物汤类方治疗不同证型原发性痛经重在其养血活血功效，主要表现在调节血液系统、内分泌系统及免疫系统的生理功能，体现了中医理论中女子“以血为用”的本质。

1. 血液系统　四物汤类方均具有活血化瘀、养血和血的功效，研究表明少腹逐瘀汤、香附四物汤、桃红四物汤、芩连四物汤均具有不同程度的改善血液流变性、抑制 ADP、PAF 诱导的血小板聚集作用以及抗凝血酶活性等；其作用机制与调控血管内皮细胞分泌的相关因子 ET、NO、PGI_2 等密切相关。

2. 内分泌系统　研究发现，少腹逐瘀汤、香附四物汤能够调节原发性痛经患者体内的雌二醇和孕酮水平，进一步证实调控女性体内激素水平是治疗妇科痛经疾病的重要途径之一。

3. 免疫系统　四物汤类方对免疫因子的调控，对非特异性免疫如巨噬细胞的增殖以及相关因子的分泌（如 NO 等）产生影响；对 T 细胞增殖以及细胞因子 TNF-α 的分泌产生影响。

4. 神经系统　四物汤类方调控脑组织及血液中 NA、5-HT、β- 内啡肽水平等。

（一）四物汤类方共有生物效应特点

1. 四物汤类方对小鼠原发性痛经模型的生物效应评价　四物汤类方各方水提液对痛经模型小鼠扭体反应研究结果表明，芩连四物汤组和少腹逐瘀汤组与模型组比较，扭体次数有非常显著性差异（$P<0.01$）；香附四物汤组和桃红四物汤组与模型组比较有显著性差异（$P<0.05$）。各方作用强度依次为芩连四物汤 > 少腹逐瘀汤 > 香附四物汤 > 桃红四物汤 > 四物汤。桃红四物汤组及芩连四物汤组与模型组比较，扭体发生率有非常显著性差异（$P<0.01$）；四物汤组、少腹逐瘀汤组与模型组对比有显著性差异（$P<0.05$）。

各方醇沉上清液对小鼠扭体反应的研究结果表明，香附四物汤组、少腹逐瘀汤组和芩连四物汤组与模型组比较，扭体次数有非常显著性差异（$P<0.01$）；桃红四物汤组与模型组比较有显著性差异（$P<0.05$）。各方作用强度依次为少腹逐瘀汤 > 香附四物汤 > 芩连四物汤 > 桃红四物汤 > 四物汤。各组扭体发生率与模型组比较均无显著性差异。

2. 四物汤类方对小鼠离体子宫模型的生物效应评价　四物汤类方各方高剂量组对离体子宫的收缩频率均表现出抑制作用（$P<0.01$），其中以香附四物汤作用最强，其余各方作用相当；低剂量组，香附四物汤仍表现出较强的抑制作用，芩连四物汤、少腹逐瘀汤也显示出明显的抑制作用（$P<0.01$，$P<0.05$），而基本方四物汤及桃红四物汤与对照组比较无显著性差异（$P>0.05$）。

香附四物汤、少腹逐瘀汤及桃红四物汤对离体子宫收缩幅度具有较强的抑制作用，与对照组比较具有非常显著差异（$P<0.01$），其中以香附四物汤作用最强。四物汤及芩连四物汤与对照组比较差异不明显（$P>0.05$）。

高剂量给药组除基本方四物汤外，各类方对离体子宫收缩平均肌张力均表现出抑制作用。作用强度依次为香附四物汤 > 桃红四物汤 > 少腹逐瘀汤 > 芩连四物汤，其中香附四物汤小剂量组亦具有显著的抑制作用。

高剂量给药组，四物汤类方各方对离体子宫收缩活动力均表现出非常显著的抑制作用（$P<0.01$），其中仍以香附四物汤作用最强；低剂量给药组，香附四物汤、芩连四物汤及少腹逐瘀汤仍具有非常显著的抑制作用（$P<0.01$），抑制率分别为62%、32%及27%（图4-14~图4-17）。

3. 四物汤类方对体外血小板聚集和抗凝血的影响　四物汤类方对体外血小板聚集的抑制作用产生变化，方差分析显示差异具有显著性（$P<0.05$）。与四物汤比较桃红四物汤抑制活性明显增强（$P<0.05$），而芩连四物汤抑制活性减弱（$P<0.05$），少腹逐瘀汤及香附四物汤的抑制作用有所减弱，但差异不显著。

四物汤类方对凝血酶活性均具有显著抑制作用。抑制凝血酶活性强弱顺序为芩连四物汤 > 少腹逐瘀汤 > 香附四物汤 > 四物汤 > 桃红四物汤（图4-18）。

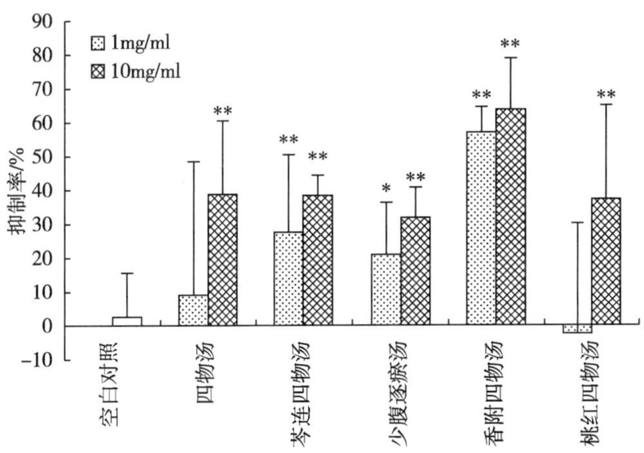

图4-14　四物汤类方对缩宫素诱导的小鼠离体子宫收缩频率的影响（n=8）

注：与空白组相比，*$P<0.05$，**$P<0.01$。

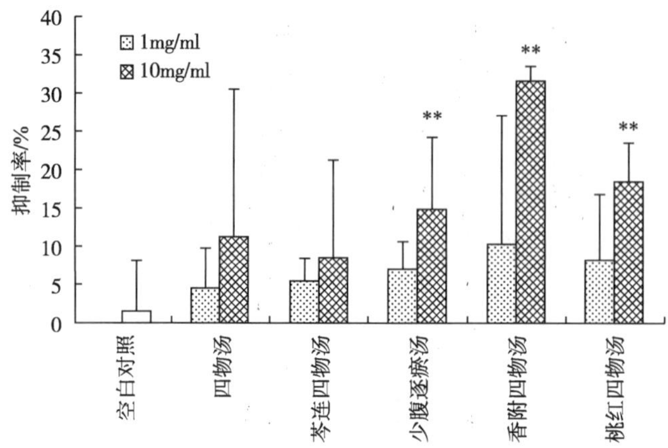

图 4-15　四物汤类方对缩宫素诱导的小鼠离体子宫收缩幅度的影响（*n*=8）

注：与空白组相比，** $P<0.01$。

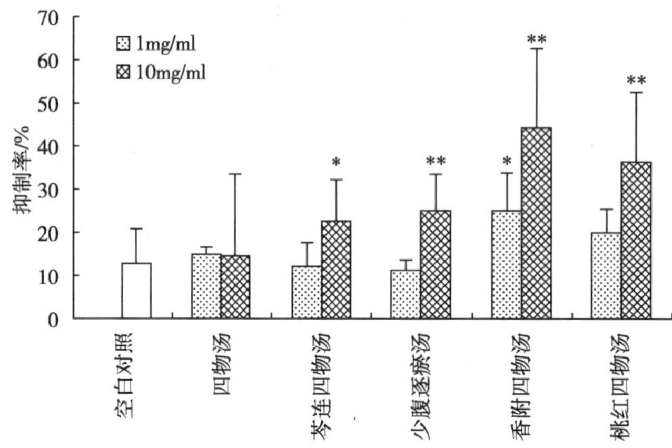

图 4-16　四物汤类方对缩宫素诱导的小鼠离体子宫收缩平均肌张力的影响（*n*=8）

注：与空白组相比，* $P<0.05$，**$P<0.01$。

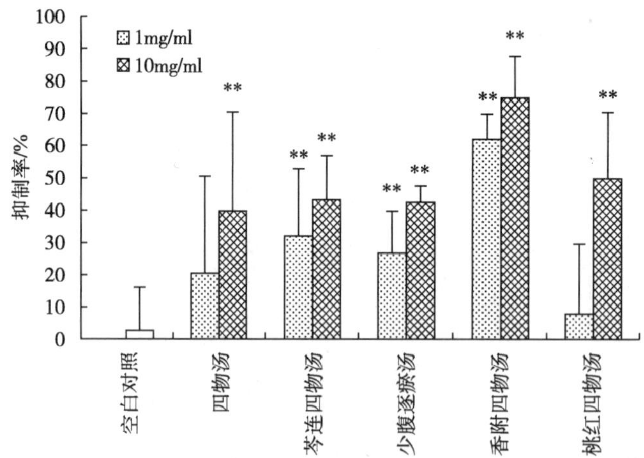

图 4-17　四物汤类方对缩宫素诱导的小鼠离体子宫收缩活力的影响（*n*=8）

注：与空白组相比，**$P<0.01$。

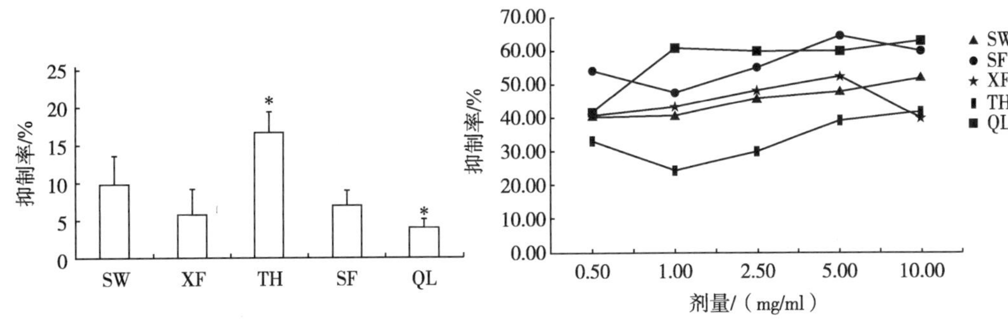

图 4-18　四物汤类方对体外血小板聚集和抗凝血的影响结果

SW：四物汤；SF：少腹逐瘀汤；XF：香附四物汤；TH：桃红四物汤；QL：芩连四物汤

注：与四物汤组比较，$^{*}P<0.05$。

4. 四物汤类方对大鼠卵巢颗粒细胞的内分泌调节效应评价　少腹逐瘀汤及香附四物汤对卵巢颗粒细胞增殖及激素水平产生具有最显著的调节作用（图 4-19）。

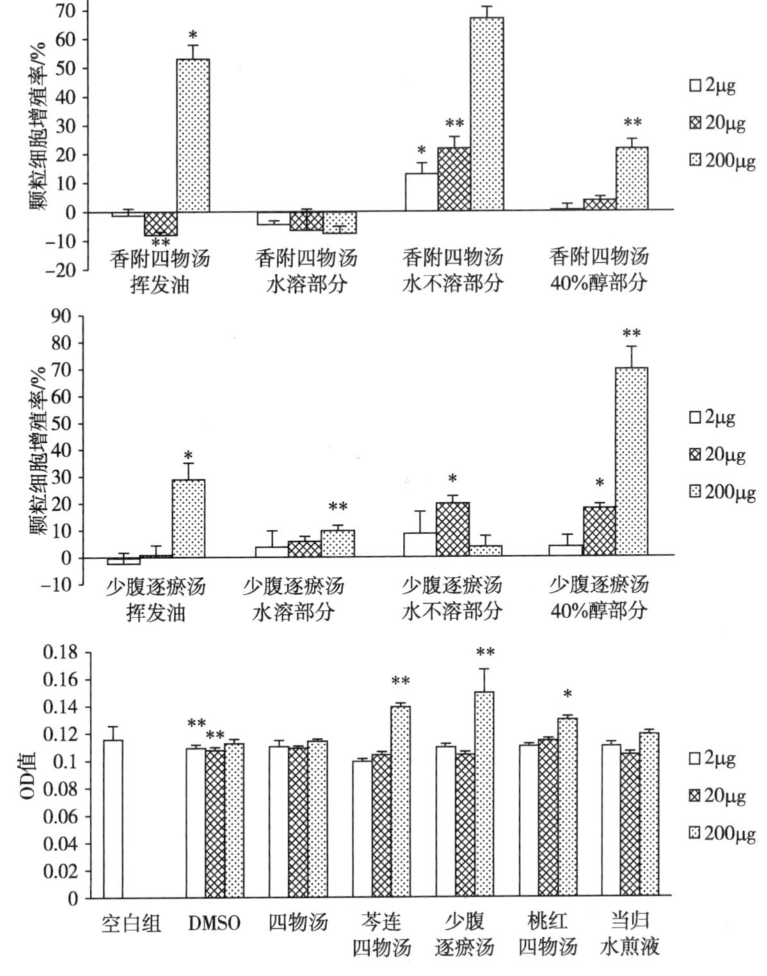

图 4-19　四物汤类方对大鼠卵巢颗粒细胞增殖的影响

5. 四物汤类方对 COX-2 酶活性的影响　四物汤类方各组对 COX-2 酶的抑制作用经方差分析具有显著性差异（$P<0.05$）。芩连四物汤活性增强最为明显；少腹逐瘀汤及香附四物汤的抑制作用亦显著增强，与四物汤组比较均具有显著性差异（$P<0.05$），而桃红四物汤抑制作用也强于四物汤组，但差异不显著。

（二）四物汤类方功效差异性生物效应评价

1. 四物汤的补血和血功效评价　四物汤作为补血经典方剂，已有较多文献报道其补血功效及其作用机制。采用模型多为射线照射或单用环磷酰胺或乙酰苯肼致血虚模型，现有血虚造模方法有放血法、$^{60}C_0\gamma$ 照射法、化学损伤（环磷酰胺和 / 或乙酰苯肼）等，各模型存在不同的特点，而采用乙酰苯肼和环磷酰胺的复合模型可以使骨髓超微结构、造血微环境、骨髓有核细胞数量及增殖速度都发生变化，且模型动物存活率较高，血虚状态持续时间较长，研究采用化学损伤复合血虚模型分析四物汤对外周血象、肝脾指数、红细胞膜 Na^+-K^+/ Ca^{2+}-Mg^{2+}-ATP 酶活力的影响，以期揭示其补血和血的作用机制。

（1）外周血象的测定结果：由表 4-26 可见，模型组外周血象各项指标均低于正常组，说明血虚模型造模方法复制成功。四物汤给药后，低、中、高剂量均能不同程度地改善小鼠的血虚症状，其中四物汤高剂量组对红细胞数（RBC）、白细胞数（WBC）、血红蛋白含量（Hb）、血小板数（PLT）影响显著，均有显著性差异（$P<0.01$）。

表 4-26　四物汤对血虚小鼠外周血象的影响（$\bar{x}\pm s$，n=10）

组别	剂量 /(g/kg)	RBC/($\times10^{12}$/L)	Hb/(g/L)	WBC/($\times10^9$/L)	PLT/($\times10^9$/L)
正常	–	8.84±0.9	147.6±9.63	3.10±1.4	418.0±157.4
模型	–	5.73±0.3	119.8±3.55	1.55±0.4	234.9±86.1
SW-D	1.5	7.26±0.9 [2)]	143.5±9.25 [3)]	3.09±0.6 [2)]	437.9±85.2 [3)]
SW-Z	3.0	6.45±0.9	123.2±11.09	2.43±0.3	373.7±114.2
SW-G	6	6.14±0.6	129.4±6.35	1.87±0.8	239.4±84.3

注：与模型组比较，[1)] $P<0.05$，[2)] $P<0.01$，[3)] $P<0.001$

（2）肝、脾指数的测定结果：造模后小鼠的肝、脾指数较正常组均下降，四物汤给药各剂量小鼠的肝指数与模型组差异显著（$P<0.05$），脾指数以四物汤高、中剂量组显著升高，小剂量组未见显著差异。

（3）红细胞膜 Na^+-K^+-ATP 和 Ca^{2+}-Mg^{2+}-ATP 酶活性的测定结果：ATP 酶是能量的基本来源，对维持细胞电活动、细胞膜的完整、组织代谢等具有重要意义，可作为损伤组织恢复能力及代谢紊乱的可靠指标，由表 4-27 可见，四物汤给药后能不同程度地改善红细胞膜的 Na^+-K^+-ATP 和 Ca^{2+}-Mg^{2+}-ATP 酶活性，其中以四物汤高剂量组的 Na^+-K^+-ATP 酶活力与模型组比较差异显著（$P<0.05$）。

养血补血是四物汤的基本功效，通过环磷酰胺和乙酰苯肼复合造模能明显影响小鼠的红细胞数、白细胞数、血红蛋白含量、血小板数及肝脾指数，并能降低红细胞膜 Na^+-K^+-ATP 和 Ca^{2+}-Mg^{2+}-ATP 酶活性，四物汤给药后均能不同程度地改善这种造模方法对小鼠的损伤，并且按临床人用剂量的 2 倍折算成小鼠剂量后给药效果较好。

2. 桃红四物汤补血活血功效评价　选择 *N*- 乙酰苯肼（APH）及环磷酰胺（CP）联合使用

表 4-27　四物汤对血虚小鼠肝、脾指数及红细胞膜

组别	剂量/(g/kg)	肝指数/(g/100g)	脾指数/(g/100g)	Na^+-K^+-ATP 酶活力*/[μmolPi/(10^7RBC·h)]	Ca^{2+}-Mg^{2+}-ATP 酶活力/*[μmolPi/(10^7RBC·h)]
正常	–	6.15±0.77	0.42±0.10	0.004 2±0.000 8	0.006 6±0.001 6
模型	–	5.12±0.59	0.36±0.08	0.001 9±0.000 6	0.002 7±0.001 8
SW-D	1.5	6.06±0.39[1)]	0.68±0.19[3)]	0.003 5±0.000 4[1)]	0.005 6±0.001 3
SW-Z	3.0	5.78±0.12[1)]	0.52±0.09[2)]	0.003±0.001 2	0.004 1±0.000 9
SW-G	6	5.82±1.27[1)]	0.38±0.11	0.001 9±0.000 7	0.004 2±0.002 0

注:* 每小时分解 1×10^7 个红细胞产生的无机磷量(μmol)。

的方式进行模型复制。对大鼠的血象、脏器指数、动物体重、血液流变、凝血四项等指标进行检测分析。

(1) 实验方法

1) 血虚血瘀证模型的复制:选用健康清洁级 SD 雌性大鼠 40 只,180~220g,正常组 10 只,模型组 10 只,给药组各 10 只,分为两组,低剂量组为临床等效量,高剂量组为临床 5 倍剂量。第 1 天、第 3 天分别皮下注射 APH 20mg/kg、10mg/kg。第 3 天皮下注射 APH 后 2 小时,腹腔注射 CP 20mg/kg,连续 4 天。实验前 12 小时禁食不禁水,于第七天眼眶取血,肝素钠抗凝,用全自动血象分析仪测白细胞(WBC)、红细胞(RBC)、血红蛋白(Hb)、血细胞比容(HCT)、血小板(PLT);3.8% 枸橼酸钠抗凝,用 LG-R-80 电脑血液黏度测试仪测全血黏度,计算还原黏度(还原黏度 = 全血黏度 / 血细胞比容);用 LG-PABER-1 型血小板聚集凝血因子分析仪测凝血四项:TT(凝血酶时间);PT(凝血酶原时间);APTT(部分活化凝血活酶时间);FIB(纤维蛋白原含量)。

2) 对血虚血瘀证模型大鼠的影响:第 8 天开始给药,除正常对照组外,给药组每天灌胃给药,高剂量灌胃给药剂量为临床的 5 倍量(4.59g 生药 /kg),低剂量灌胃给药剂量为临床的 1 倍量(0.918g 生药 /kg),模型组给予同体积生理盐水,连续 6 天。实验前 12 小时禁食不禁水,于第十三天眼眶取血。测定相关指标。剖腹取出脾和胸腺等脏器,称重前应将周围结缔组织除尽,并用滤纸吸去脏器表面的血液和体液,迅速用电子天平称其重量,分别按公式(脏器指数 =mg 脏器重量 /10g 体重)计算脾和胸腺的脏器指数。

3) 对血虚血瘀证模型大鼠血浆中谷胱甘肽(GSH-PX)的影响:严格按照试剂盒说明书检测 GSH-PX 的含量。

4) 统计学处理:所有数据用 $\bar{x}\pm s$ 表示,组间差异比较采用 Excel 软件中的 student t-test 进行 t 检验。

(2) 实验结果与讨论

1) 血虚血瘀证模型的建立:APH 和 CP 联合造模 7 天后,与空白组比较,模型组、桃红四物汤(THSW)高剂量组和 THSW 低剂量组的 WBC,RBC,Hb,HCT 显著降低($P<0.01$);MCV,RDW 显著增加($P<0.01$);PLT 略有增加,但各组变化不显著,结果见表 4-28。

表 4-28　APH 和 CP 联合造模对大鼠外周血象的影响（$\bar{x}\pm s$，n=10）

血象	空白组	模型组	THSW（高）给药前	THSW（低）给药前
WBC/（$\times10^9$/L）	13.65±0.33	5.02±0.96**	5.17±0.74**	5.48±0.32**
RBC/（$\times10^{12}$/L）	7.14±0.08	3.88±0.12**	3.23±0.07**	3.73±0.13**
Hb/（g/L）	139.50±1.36	83.42±4.02**	76.39±1.84**	81.69±3.65**
HCT/%	45.93±0.53	27.18±0.82**	22.63±0.53**	25.54±0.83**
MCV/fl	64.40±0.39	70.03±0.61**	70.30±1.09**	68.66±0.79**
RDW/fl	14.47±0.21	18.05±0.57**	17.98±0.71**	16.31±0.57*
PLT（$\times10^9$/L）	959.57±27.27	993.00±89.40	1078.00±9.33	1097.86±82.87

注：与空白组结果比较，**P<0.01。

APH 和 CP 联合造模 7 天后，与空白组比较，低切变率（1、3、10 s^{-1}）造模组的还原黏度（WBRV）显著增加（P<0.01，P<0.05），高切变率（30、100、200 s^{-1}）造模组的 WBRV 只有 THSW 高剂量组增加显著（P<0.01，P<0.05），另外两组略有增加（表 4-29）。

表 4-29　APH 和 CP 联合造模对大鼠 WBRV 的影响（$\bar{x}\pm s$，n=10）

切变率 /s^{-1}	空白组	模型组	THSW（高）给药前	THSW（低）给药前
1	27.46±3.34	41.98±10.75**	39.73±8.71**	37.94±4.85**
3	17.02±1.72	23.07±4.70**	23.14±4.38**	21.55±2.17**
10	11.82±0.99	14.10±2.34*	15.12±2.54**	13.73±1.17*
30	9.52±0.70	10.65±1.48	11.68±1.86**	10.41±0.91
100	8.22±0.55	9.49±1.30	9.78±1.53*	8.60±0.84
200	7.79±0.51	8.47±1.19	9.16±1.42*	7.99±0.81

注：与空白组结果比较，**P<0.01，*P<0.05。

APH 和 CP 联合造模 7 天后，与空白组比较，造模组的 TT 和 APTT 显著降低（P<0.01，P<0.05），PT 显著增加（P<0.01，P<0.05），FIB 含量显著增加（P<0.05）（表 4-30）。

表 4-30　APH 和 CP 联合造模对大鼠血浆凝血四项的影响（$\bar{x}\pm s$，n=10）

凝血四项	空白组	模型组	THSW（高）给药前	THSW（低）给药前
TT（s）	20.96±1.98	14.38±1.29**	15.56±1.68**	14.76±1.22**
PT（s）	8.50±0.54	10.04±0.65**	9.26±0.52*	10.01±0.87*
APTT（s）	17.37±4.24	13.27±2.52*	13.19±2.05*	13.00±2.37*
FIB（g/L）	10.88±0.79	12.77±1.73*	12.48±1.23*	15.44±2.56*

注：与空白组结果比较，**P<0.01，*P<0.05。

2）对血虚血瘀证模型大鼠的干预作用：连续给药 6 天后，模型组与空白组比较，WBC，RBC，Hb，HCT，PLT 显著降低（P<0.01），MCV，RDW 显著增加（P<0.01）。给药组与模型组比较，THSW 高剂量组 WBC、HCT、PLT 显著增加（P<0.01，P<0.05）。THSW 低剂量组 WBC，RBC，

Hb,HCT,PLT 显著增加(P<0.01,P<0.05)(表 4-31)。

表 4-31　桃红四物汤对血虚血瘀证大鼠血象的影响($\bar{x}\pm s$,n=10)

血象	空白组	模型组	THSW(高)给药后	THSW(低)给药后
WBC/($\times10^9$/L)	6.60±0.58	0.73±0.12##	1.74±0.33*	2.03±0.25**
RBC/($\times10^{12}$/L)	7.95±0.21	5.03±0.17##	5.58±0.17	5.58±0.13*
Hb/(g/L)	135.17±4.06	100.14±3.30##	108.56±2.96	115.30±3.28**
HCT/%	40.92±0.98	34.79±1.05##	38.57±0.83*	39.52±0.91**
MCV/fl	51.53±0.40	69.37±1.30##	69.27±0.92	70.84±0.49
RDW/fl	11.82±0.19	17.46±0.52##	19.20±0.24	19.49±0.37
PLT/($\times10^9$/L)	864.17±81.11	247.71±73.09##	1 085.75±124.06**	1 097.00±102.84**

注:与空白组结果比较,##P<0.01;与模型组结果比较,**P<0.01,*P<0.05。

连续给药 6 天后,模型组与空白组比较,WBRV 显著增加(P<0.01),但给药组与模型组比较,低切变率(1、3、10 s^{-1})的 WBRV 有降低的趋势,高切变率(30、100、200 s^{-1})的 WBRV 变化不明显(表 4-32)。

表 4-32　桃红四物汤对血虚血瘀证大鼠 WBRV 的影响($\bar{x}\pm s$,n=10)

切变率 /s^{-1}	空白组	模型组	THSW(高)给药后	THSW(低)给药后
1	27.26±6.20	49.99±7.50##	45.34±9.28	43.48±11.25
3	15.03±2.74	27.71±2.76##	25.92±4.81	25.03±5.79
10	9.30±1.37	17.22±1.11##	16.62±2.78	16.25±3.20
30	6.90±0.95	12.83±0.89##	12.66±1.97	12.46±2.18
100	5.62±0.76	10.45±0.96##	10.49±1.53	10.38±1.65
200	5.18±0.75	9.66±1.00##	9.76±1.40	9.68±1.47

注:与空白组结果比较,##P<0.01。

连续给药 6 天后,模型组与空白组比较,TT 和 APTT 显著减少(P<0.01,P<0.05),PT 变化不明显,FIB 含量显著增加(P<0.01)。给药组与模型组比较,THSW 高剂量组显著延长 TT,减少 FIB 含量(P<0.01,P<0.05),THSW 低剂量组显著减少 FIB 含量(P<0.01),但给药组对 APTT 略有延长,变化不显著(表 4-33)。

表 4-33　桃红四物汤对血虚血瘀证大鼠凝血四项的影响($\bar{x}\pm s$,n=10)

凝血四项	空白组	模型组	THSW(高)给药后	THSW(低)给药后
TT(S)	19.55±2.09	15.90±3.46#	19.33±0.73*	18.80±2.27
PT(S)	9.02±0.54	9.42±0.85	8.81±0.66	9.01±0.52
APTT(S)	33.84±4.36	21.97±4.24##	23.30±3.02	25.83±6.37
FIB(g/L)	12.11±0.76	14.20±0.65##	9.14±1.47**	9.81±1.24**

注:与空白组结果比较,##P<0.01;与模型组结果比较,**P<0.01,*P<0.05。

APH 和 CP 联合造模使得大鼠食少倦怠、行动迟缓。造模第一天开始记录大鼠体重，每隔一天记录一次，造模 7 天，由于自身的恢复能力，在第三天老鼠体重略有上升，之后造模组大鼠体重不断下降，给药后大鼠体重缓慢上升，最终趋于平缓。空白组体重呈现逐渐上升的趋势，中间有所下降，最终趋于平缓。

CP 和 APH 联用，可使大鼠的造血和免疫系统受到严重的损害。与空白组比较，模型组胸腺指数有明显下降（P<0.01）。与模型组比较，THSW 高剂量组胸腺指数有增加趋势，但不明显；而 THSW 低剂量组胸腺指数显著增加（P<0.01）。与空白组比较，模型组脾脏指数明显增重（P<0.01）。与模型组比较，THSW 高剂量组脾脏指数有降低趋势，但不明显；而 THSW 低剂量组脾脏指数降低显著（P<0.01）。模型组与空白组比较，给药组与模型组比较，肝脏指数变化均不显著（表 4-34）。

表 4-34　桃红四物汤对血虚血瘀证大鼠脏器指数变化的影响（$\bar{x}\pm s$，n=10）

脏器指数 /（mg/g）	空白组	模型组	THSW（高）	THSW（低）
胸腺	21.21±4.16	9.97±2.67##	11.82±2.99	18.63±4.53**
脾脏	35.12±4.88	57.23±16.66##	45.76±11.23	41.53±10.40*
肝脏	400.62±38.90	425.39±32.61	430.90±50.62	396.93±33.04

注：与空白组结果比较，##P<0.01；与模型组结果比较，**P<0.01，*P<0.05。

谷胱甘肽过氧化物酶（GSH-PX）是机体内广泛存在的一种重要的催化过氧化氢分解酶。它特异地催化还原型谷胱甘肽对过氧化氢的还原反应，可以起到保护细胞膜结构和功能完整的作用。给药组可以升高机体中 GSH-PX 活，特别是 THSW 低剂量组与模型组有显著性差异（图 4-20）。

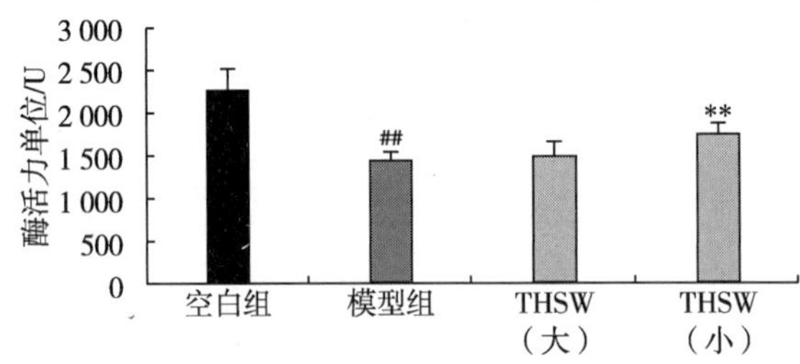

图 4-20　桃红四物汤对血虚血瘀证模型大鼠血浆中 GSH-PX 的影响（$\bar{x}\pm s$，n=10）

注：与空白组比较，##P<0.01；与模型组比较，**P<0.01。

3. 香附四物汤活血化瘀、行气止痛功效评价

（1）香附四物汤对气滞血瘀模型大鼠血液流变性的影响：中医认为情志与“肝”的关系最为密切，情志异常是肝气郁滞证和气滞血瘀证的主要病因。平素情志多抑郁，或七情内伤，肝气郁结，气失升发，气机阻滞，故血脉瘀阻不行，闭阻于胞宫胞脉，导致多种妇科疾病，如原发性痛经、子宫内膜异位症、功能失调性子宫出血、慢性盆腔炎等。情志内伤病因的实质是不良生活事件所形成的心理应激反应，与现代医学的应激理论较为类似。通过改变周围环境（噪音、光、电、空瓶刺激、行为限制等）诱发动物的行为异常建立气滞血瘀大鼠模型，紧扣传统中医理论，又反映了血瘀证的客观临床表现，从病因病机变化以及客观指标方面基本反

映了目前对气滞血瘀证候的认识。

由表4-35可见，与正常对照组相比，模型对照组的全血黏度明显升高（$P<0.01$，$P<0.001$），血浆黏度明显升高（$P<0.01$），表明血瘀模型成立。与模型对照组相比，四物汤组（SWD）在低切变率抑制全血黏度升高（$P<0.05$）。XFSWD在低切变率显著抑制全血黏度升高（$P<0.01$，$P<0.001$）。香附四物汤组（XFSWD）显著抑制血浆黏度升高（$P<0.01$）。

表4-35　四物汤与香附四物汤对全血黏度的影响结果（$\bar{x}\pm s$，$n=10$）

组别	剂量（g生药/kg）	全血黏度[ηb/(mPa·s)]				血浆黏度[ηb/(mPa·s)]
		$200s^{-1}$	$30s^{-1}$	$5s^{-1}$	$1s^{-1}$	
正常对照组	–	3.43±0.38	4.27±0.55	6.57±0.48	13.96±1.62	1.36±0.37
模型对照组	–	3.84±0.24	4.94±0.40#	9.41±0.42##	19.13±0.64##	1.67±0.25##
SWD组	25.92	3.53±0.17	4.53±0.19	8.37±0.23	17.54±0.33*	1.58±0.02
XFSWD组	30.24	3.44±0.08	4.33±0.05*	6.84±0.15**	13.93±0.66**	1.47±0.03*

注：与正常对照组比较，#$P<0.05$，##$P<0.01$；各组与模型对照组比较，*$P<0.05$，**$P<0.01$。

血液流变学是血瘀证主要客观诊断指标之一。通过慢性不可预知温和刺激复制的气滞血瘀大鼠模型，其全血黏度（高切、中切、低切）、血浆黏度较正常动物均有显著升高，血液呈现黏、浓、聚的状态。在香附四物汤的干预下，低、中、高切变率血液黏度有一定程度的改善，四物汤干预模型大鼠血液流变学指标改善不明显。在四物汤基础上加减而成的香附四物汤干预慢性不可预知温和刺激复制的气滞血瘀大鼠模型的生物效应评价中具有较好活性，与其临床用于气滞血瘀证痛经相一致，提示汤剂用药的科学性与合理性。

(2) 香附四物汤镇痛效应评价：采用小鼠原发性痛经模型、醋酸致小鼠扭体反应和小鼠热板实验评价香附四物汤与基本方四物汤的镇痛效应，以阐明香附四物汤与四物汤在镇痛效应中的效应特点。

1) 实验方法

原发性痛经模型的制备　以雌激素和缩宫素联合制备原发性痛经模型。以0.01mg/(g·d)给小鼠连续皮下注射苯甲酸雌二醇3天，使小鼠子宫同步化。第3天，腹腔注射缩宫素0.01ml/g，制备原发性痛经模型。取昆明种雌性小鼠48只，18~22g，随机分成4组，于实验前12小时禁食，每日腹腔注射苯甲酸雌二醇，正常对照组、模型对照组给予生理盐水0.4ml/只，香附四物汤组、四物汤组分别按4.68、5.46g/kg剂量灌胃给药。连续3天，于末次给药后30分钟，腹腔注射缩宫素0.2ml/只，记录注射后20分钟内小鼠扭体次数及扭体反应抑制率。

热板刺激法　预先以55℃热板对雌性小鼠进行筛选，在10~30秒内出现舔足反应的为合格小鼠，不到10秒或超过30秒或喜跳跃者剔除。给药前先测定每只小鼠的正常痛阈即小鼠放于热板上至出现舔足后的所需时间作为痛阈值，以平均值不超过30秒为合格。连续2次，每次间隔30分钟。

取痛阈值筛选合格的昆明种雌性小鼠36只，18~22g，随机分成3组，于实验前12小时禁食，按0.4ml/20g灌胃给药，连续3天。香附四物汤组、四物汤组分别按4.68、5.46g/kg剂量灌胃给药，空白对照组给予生理盐水。连续给药3日，测试当天实验前0.5小时灌胃给予受试药，对照组给予等量的生理盐水。末次给药后各组均在给药后每隔30分钟测定一次，连续4次，观察药物时效关系。

醋酸所致小鼠扭体反应实验　昆明种雌性小鼠36只，18~22g，随机分成3组，于实验前12小时禁食，按0.4ml/20g灌胃给药，连续三天。香附四物汤组、四物汤组分别按4.68、5.46g/kg剂量灌胃给药，空白对照给予生理盐水。并于给药后0.5小时后，腹腔注射0.6%醋酸溶液0.2ml/只，观察记录各组小鼠扭体反应潜伏期及20分钟内扭体次数，比较组间差异，并按以下公式计算药物镇痛百分率，并进行统计分析。

$$\text{镇痛百分率}(\%)=\frac{\text{对照组小鼠扭体次数}-\text{给药组小鼠扭体次数}}{\text{对照组小鼠扭体次数}}\times100\%$$

2）实验结果

原发性痛经模型实验结果　在原发性痛经模型实验中，XFSWD组的扭体反应与模型组比较有显著性差异（P<0.05），扭体抑制率可达57.14%，而SWD的扭体抑制率为24.49%（表4-36）。

对小鼠热板致痛模型的影响结果　XFSWD组对热板刺激所致小鼠痛阈时间较给药前痛阈时间有延长作用，60分钟后药物的作用强度达到最大，与给药前比较，能显著提高小鼠痛阈时间（P<0.05）；SWD组效应较弱。两给药组均在给药后2小时痛阈降至给药前（表4-37）。

对冰醋酸致小鼠扭体反应的影响结果　四物汤和香附四物汤均能显著抑制冰醋酸致小鼠扭体次数（P<0.05或P<0.01），但四物汤抑制冰醋酸致小鼠扭体反应的效应不及香附四物汤（表4-38）。

表4-36　四物汤、香附四物汤对原发性痛经模型小鼠扭体的抑制作用（$\bar{x}\pm s$，n=12）

组别	剂量/(g/kg)	扭体反应		
		潜伏期/min	次数/(次/10min)	抑制率/%
正常组	–	–	0	100
模型组	–	2.12±1.15	14.00±7.9	–
SWD	4.68	2.16±0.66	10.57±3.82*	24.49
XFSWD	5.46	2.80±0.42	6.00±4.44*	57.14

注：*P<0.05。

表4-37　四物汤、香附四物汤对小鼠热板实验的镇痛作用（$\bar{x}\pm s$，n=12）

组别	剂量/(g/kg)	给药前痛阈时间/s	给药时间/s	给药后痛阈时间/s	痛阈提高率/%
SWD	4.68	14.53±3.68	30	15.30±4.36	5.30
			60	18.26±3.56	25.67
			90	16.38±9.89	12.73
			120	13.48±4.49	–0.07

续表

组别	剂量/(g/kg)	给药前痛阈时间/s	给药时间/s	给药后痛阈时间/s	痛阈提高率/%
XFSWD	5.46	14.69±4.02	30	17.51±3.04*	24.83
			60	18.79±4.48*	33.96
			90	17.08±3.58	21.74
			120	15.47±2.17	5.31

注：与模型对照组比较，*P<0.05。

表 4-38　四物汤、香附四物汤对小鼠醋酸扭体的抑制作用（$\bar{x}\pm s$，n=12）

组别	剂量/(g/kg)	扭体反应		
		潜伏期/min	次数/(次/10min)	抑制率/%
空白组	–	2.21±1.05	38.00±13.11	–
SWD	4.68	2.98±1.72	17.14±7.01*	54.89
XFSWD	5.46	3.27±2.29	10.75±7.18**	71.71

注：与模型对照组比较，*P<0.05，**P<0.01。

4. 少腹逐瘀汤对寒凝血瘀证模型大鼠血液流变学及卵巢功能的影响　寒凝血瘀是临床上引起妇科疾病的常见病因病机，从而导致血行阻滞、瘀塞不通，继而产生的疼痛、肿块、出血等症状。为了探讨寒凝血瘀所致疾病的形成机制和少腹逐瘀汤的作用机制，故评价少腹逐瘀汤对寒凝血瘀模型大鼠血液流变学及卵巢功能的影响。

（1）实验方法

1）寒凝血瘀动物模型制备：选用健康清洁级 SD 雌性大鼠 80 只，鼠龄 3 个月，体重(200±10) g，由南京医科大学实验动物中心（SPF 级）提供[许可证号 SCXK（苏）2002-0031]。正常组常规饲养，模型组、治疗组大鼠置于 0℃ ~1℃冰水中 5 分钟，每日 1 次，连续 7 天。治疗组于造模的第 1 天开始，按一定剂量（大、小剂量相当于临床成人剂量的 10 倍、5 倍）给予少腹逐瘀汤各样品灌胃，每天 1 次，连用 7 天，正常组、模型组给予同体积的蒸馏水。于第 8 天皮下注射 0.1% 肾上腺素 0.1ml/100g，共 2 次，两次间隔时间 4 小时。之后停食，于次日晨采用全自动流变快测仪测定血流变学指标；采用放射免疫的方法测定血清中激素水平。

2）动物分组：适应性饲养 1 周后，按随机数字表法将其分为 8 组，每组 10 只，即正常对照组（正常组）、模型对照组（模型组）、少腹逐瘀汤组（高剂量组）、少腹逐瘀汤组（低剂量组）、少腹逐瘀汤生物大分子部位组（高剂量组）、少腹逐瘀汤生物大分子部位组（低剂量组）、少腹逐瘀汤醇溶部位组（高剂量组）、少腹逐瘀汤醇溶部位组（低剂量组）。

3）药物制备：称取少腹逐瘀汤组方药材(5.58kg)，按照当归：川芎：赤芍：肉桂：小茴香：五灵脂：没药：蒲黄：延胡索：干姜(3：1：2：1：0.5：2：1：3：1：1)比例配伍，经粉碎至粒径为 40 目，水煎煮提取 2 次，第一次加 10 倍量水煎煮 2 小时，第二次加 8 倍量水煎煮 2 小时，合并两次煎出液，浓缩至 5kg 左右，取出 1/2 浓缩至所需浓度，作为少腹逐瘀汤水煎剂供试样品（SF-2）；另 1/2 水煎液用 95% 乙醇调至醇浓度为 80%，放置 12 小时，过滤沉淀，上清液浓缩至所需浓度，作为少腹逐瘀汤醇溶部位样品（SF-3）；醇沉沉淀部位真空干燥后，溶解制备成所需浓度，作为少腹逐瘀汤生物大分子部位样品（SF-15）。动物给药剂量按下式计算：人临床用量 ×0.018/200× 得率 ×1 000× 临床等效量的倍数（人临床用量单位为 g，计算结果单位为 g/kg）。

4）检测指标

大鼠血液黏度检测　大鼠在 10% 水合氯醛麻醉下，从颈动脉插管放血，以枸橼酸钠（3.8%）1∶9 抗凝，用 LG-R-80 电脑血液黏度测试仪（北京世帝科学仪器公司）测定全血黏度和血浆黏度，用温氏管法测定红细胞沉降率、血细胞比容。按文献方法测定血浆纤维蛋白原(Fg)。

雌激素 E_2、P 的测定　采用化学发光法进行测定。

（2）实验结果与讨论

1）对寒凝血瘀证模型大鼠全血黏度的影响：由表 4-39 可见，与对照组相比，模型组的全血黏度明显升高（$P<0.05$），表明采用冰水浴及注射肾上腺素造成了大鼠急性血瘀模型。与模型组相比，少腹逐瘀汤高剂量组在高、中、低切率均明显降低全血黏度（$P<0.01$ 或 $P<0.05$）；少腹逐瘀汤低剂量组仅在低切率抑制全血黏度升高（$P<0.05$）；少腹逐瘀汤醇溶部位高剂量组在高、中、低切率均明显降低全血黏度（$P<0.01$ 或 $P<0.05$）；少腹逐瘀汤醇溶部位低剂量组及少腹逐瘀汤生物大分子部位高、低剂量组均未见明显效应（$P>0.05$）。

表 4-39　少腹逐瘀汤及分离部位对全血黏度的影响结果（$\bar{x}\pm s$，n=8）

组别	剂量/（g 生药/kg）	全血黏度/（mPa·s）			
		低剪切率		中剪切率	高剪切率
		$1s^{-1}$	$5s^{-1}$	$30s^{-1}$	$200s^{-1}$
对照组	–	16.1±1.6	7.5±0.8	4.3±0.4	3.2±0.2
模型组	–	17.9±1.7$^{\#}$	8.6±0.7$^{\#}$	4.8±0.4$^{\#}$	3.8±0.4$^{\#}$
SF-2 高剂量组	41.8	16.4±1.0*	7.6±0.6**	4.4±0.3*	3.4±0.2*
SF-2 低剂量组	20.9	16.5±1.3*	7.5±1.1*	4.8±0.6	3.7±0.4
SF-15 高剂量组	4.4	21.7±3.8	9.3±1.4	5.2±0.7	3.8±0.5
SF-15 低剂量组	2.2	19.1±2.7	8.2±0.9	4.6±0.4	3.5±0.3
SF-3 高剂量组	33.5	15.7±2.8**	7.6±0.9*	4.3±0.4*	3.3±0.3*
SF-3 低剂量组	20.9	20.0±2.2	8.5±0.6	4.8±0.3	3.6±0.2

注：与对照组相比，$^{\#}P<0.05$；与模型组相比，$^{*}P<0.05$，$^{**}P<0.01$。

2）对寒凝血瘀证模型大鼠血浆黏度、红细胞沉降率、血细胞比容的影响：由表 4-40 可见，与对照组相比，模型组的血浆黏度、红细胞沉降率、血细胞比容、纤维蛋白原含量均明显升高（$P<0.01$），表明采用冰水浴及注射肾上腺素造成了大鼠急性血瘀模型。与模型组相比，少腹逐瘀汤高剂量组明显降低血浆黏度、红细胞沉降率、血细胞比容（$P<0.01$ 或 $P<0.05$），但对纤维蛋白原含量未见明显变化（$P>0.05$）。少腹逐瘀汤低剂量组明显改善红细胞沉降率、血细胞比容（$P<0.05$），而对血浆黏度、纤维蛋白原含量未见明显变化（$P>0.05$）。少腹逐瘀汤醇溶部位高、低剂量组均明显降低血浆黏度、红细胞沉降率、血细胞比容（$P<0.01$ 或 $P<0.05$），但对纤维蛋白原含量未见明显变化（$P>0.05$）。少腹逐瘀汤生物大分子部位高剂量组对血浆黏度、红细胞沉降率有一定影响（$P<0.05$）。

表 4-40　少腹逐瘀汤及分离部位对大鼠血浆黏度、红细胞沉降率及血细胞比容的影响（$\bar{x}\pm s$，n=8）

组别	剂量/（g 生药/kg）	血浆黏度/（mPa·s）120s^{-1}	ESR	血细胞比容/%	纤维蛋白原/（g/L）
对照组	–	1.32±0.1	1.67±0.87	38.08±2.05	2.22±1.16
模型组	–	1.69±0.27##	2.96±1.02#	43.63±2.67##	3.97±0.30##
SF-2 高剂量	41.8	1.42±0.10**	1.77±0.73**	41.50±0.67*	3.71±0.79
SF-2 低剂量	20.9	1.50±0.2	2.06±0.32*	41.25±0.89*	3.75±0.84
SF-15 高剂量	4.4	1.36±0.17**	1.70±1.08*	43.1±1.79	4.15±0.39
SF-15 低剂量	2.2	1.60±0.18	3.05±1.92	44.39±3.23	4.36±0.43
SF-3 高剂量	41.8	1.45±0.12*	2.05±0.55*	41.25±1.81*	3.90±0.58
SF-3 低剂量	20.9	1.43±0.19*	2.05±0.68*	41.50±1.17*	4.27±0.53

注：与对照组比较，#P<0.05，##P<0.01；与模型组比较，*P<0.05，**P<0.01。

3）寒凝血瘀证大鼠血清中雌二醇和孕酮的含量变化：由表 4-41 可见，与对照组相比，模型组大鼠血清中雌二醇、孕酮含量均明显升高（P<0.01），表明采用冰水浴及注射肾上腺素可导致大鼠雌激素的紊乱。与模型组相比，少腹逐瘀汤、少腹逐瘀汤生物大分子部位、少腹逐瘀汤醇溶部位高、低剂量组均明显或显著降低血清中 E_2 的升高（P<0.001 或 P<0.01）；少腹逐瘀汤、少腹逐瘀汤醇溶部位、少腹逐瘀汤生物大分子部位高、低剂量组对孕酮含量均有升高作用（P<0.05，P<0.01）。

表 4-41　少腹逐瘀汤及分离部位对血清中 E_2 和 P 的影响（$\bar{x}\pm s$，n=8）

组别	剂量/（g 生药/kg）	雌二醇/（ng/L）	孕酮/（nmol/L）
对照组	–	168.43±35.69	384.98±17.16
模型组	–	237.50±41.17##	254.26±62.35##
SF-2 高剂量	41.8	157.40±12.78**	343.98±48.27*
SF-2 低剂量	20.9	164.60±42.65*	339.94±23.96*
SF-15 高剂量	4.4	117.57±16.91**	352.89±79.14*
SF-15 低剂量	2.2	102.83±31.81**	389.78±152.00*
SF-3 高剂量	41.8	111.17±15.63**	348.73±27.56**
SF-3 低剂量	20.9	106.57±11.06**	342.13±44.66**

注：##P<0.01 与对照组比较；*P<0.05，**P<0.01 与模型组比较。

5. 少腹逐瘀汤及各分离部位对 MCF-7 乳腺癌细胞雌激素受体的影响　结果显示，少腹逐瘀汤水煎液、SF-6（30% 乙醇洗脱部分）、SF-8（50% 乙醇洗脱部分）、SF-10（70% 乙醇洗脱部分）在 100μg/ml 与 20μg/ml 剂量时可以作用于 MCF-7 雌激素受体效应元件，明显增强 MCF-7 细胞的荧光表达强度，呈现拟雌激素效应（图 4-21）。

实验选择乳腺癌细胞 MCF-7 的增殖以及 MCF-7 细胞的雌激素受体效应元件为研究对象，评价少腹逐瘀汤及各分离部位中对 MCF-7 细胞的影响，结果显示少腹逐瘀汤、30%、

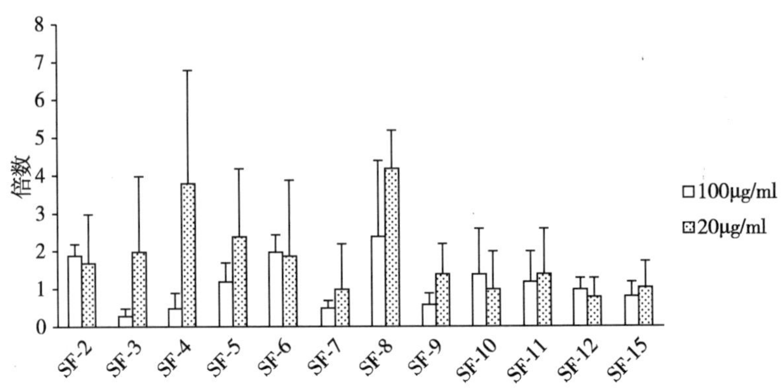

图 4-21　少腹逐瘀汤及分离部位对雌激素受体荧光素酶的影响（$\bar{x}\pm s$，n=6）

50%、70%乙醇洗脱部分具有拟雌激素样作用。这些部位中含有的活性成分主要来源于当归、川芎、赤芍等药材，活性成分主要包括芍药苷、芍药内酯苷、阿魏酸等。

6. 芩连四物汤对热毒血瘀证大鼠血液流变学的影响　热毒血瘀证是病情发展到营血分阶段常见的证候类型。《金匮要略·妇人杂病》曰："热之所过，其血必凝。"《温热论》中说："营分受热，则血液受劫"，"入血就恐耗血动血"。津血同行，津血调和则血行流畅，而热毒煎炼营血，其伤津耗液程度愈甚，致使血液浓缩，黏稠凝聚为瘀。

采用脂多糖和葡聚糖 T-500 共同复制大鼠热毒血瘀证模型，研究芩连四物汤对热毒血瘀证大鼠模型的血液流变学影响。

（1）实验方法

1）大鼠热毒血瘀证模型的建立：SD 大鼠 90 只，适应性饲养 1 周后，按体重随机分为正常组、模型组、阳性药组、芩连四物汤水煎液（QL-2）高剂量组（8.1g/kg）、芩连四物汤水煎液低剂量组（4.05g/kg）、芩连四物汤生物大分子部位（QL-3）高剂量组（8.1g/kg）、芩连四物汤生物大分子部位低剂量组（4.05g/kg）、芩连四物汤醇溶液部位（QL-4）高剂量组（8.1g/kg）、芩连四物汤醇溶液部位低剂量组(4.05g/kg)。给药组按 2ml/100g 体重灌胃，每日 1 次，给药 7 天；正常组、模型组灌胃等量蒸馏水；阳性药物灌胃阿司匹林 30mg/kg。每 4 天称体重 1 次，第 7 天下午四点禁食，第 8 天晨灌胃给药 1 次，药后 1 小时正常组腹腔注射 0.9% 生理盐水，其余各组腹腔注射 LPS 250μg/kg，腹腔注射 3 小时后尾静脉注射 1% 葡聚糖 T-500，0.5ml/kg，注射 LPS 后 5 小时测体温。

2）检测指标：腹腔注射 LPS 后 6 小时再给药一次，腹腔注射 LPS 24 小时从正常组、模型组、阳性药组、各剂量给药组中每组随机选取 6 只大鼠，在 2% 戊巴比妥钠麻醉下，从颈总动脉插管放血，肝素抗凝（600U/ 管），测定高、中、低切变率下的全血黏度和血浆黏度；测定红细胞沉降率、血细胞比容；测定血浆纤维蛋白原（Fg）。

（2）实验结果

1）芩连四物汤对热毒血瘀证模型大鼠体温的影响：与正常组比较模型组体温明显升高（P<0.05），提示内毒素成功造成大鼠热毒血瘀证。阳性药物组、芩连四物汤高剂量组及芩连四物汤醇溶液部位高剂量组与模型组比较有显著性差异（P<0.05）。其余给药各组与模型组比较均无明显差异，但各组体温与模型组比较均有降低，无显著差异（表 4-42）。

表 4-42　芩连四物汤对热毒血瘀证模型大鼠体温的影响（$\bar{x}\pm s$，n=10）

组别	动物数/只	剂量/(g 生药/kg)	体温/℃
正常组	10	—	36.65±1.27*
模型组	10	—	37.55±0.49
QL-2（小剂量）	10	4.05	37.21±0.04
QL-2（大剂量）	10	8.10	36.93±0.95#
QL-3（小剂量）	10	4.05	37.03±1.43
QL-3（大剂量）	10	8.10	37.05±0.62#
QL-4（小剂量）	10	4.05	37.50±1.03
QL-4（大剂量）	10	8.10	37.32±0.23
阿司匹林组	10	0.03	37.03±0.51#

注：与正常组相比，*P<0.05；与模型组相比，# P<0.05。

2）芩连四物汤对热毒血瘀证模型大鼠全血黏度的影响：与正常组比较，模型组全血黏度明显升高（P<0.01）。阳性药物组、芩连四物汤水煎液高剂量组及芩连四物汤醇溶液高剂量及低剂量组与模型组比较，高、中、低切率均有显著性差异（P<0.01 或 P<0.05）。其余给药组与模型组比较均无显著差异（表 4-43）。

表 4-43　芩连四物汤对热毒血瘀证模型大鼠的全血黏度影响（$\bar{x}\pm s$，n=10）

组别	剂量/(g/kg)	全血黏度/(mPa·s)			
		$200s^{-1}$	$30s^{-1}$	$5s^{-1}$	$1s^{-1}$
正常组	—	3.696±0.168	5.118±0.121	9.418±1.312	22.613±1.933
模型组	—	4.485±0.606*	6.418±0.079**	12.365±1.293**	31.046±1.788**
QL-2（低剂量）	4.05	4.420±0.691	6.177±1.036	11.508±1.140	27.958±1.753
QL-2（高剂量）	8.10	3.846±0.352#	5.305±0.545##	9.683±1.178#	23.068±1.282#
QL-3（低剂量）	4.05	3.906±0.122#	5.505±1.645#	10.273±0.433#	28.375±1.245
QL-3（高剂量）	8.10	3.702±0.111#	5.103±0.732##	9.763±0.525##	24.022±1.582#
QL-4（低剂量）	4.05	4.490±0.156	6.377±1.036	12.683±1.418	30.264±1.583
QL-4（高剂量）	8.10	4.459±0.134	6.248±0.645	12.391 3±1.215#	31.832±2.560
阿司匹林组	0.03	3.718±0.105#	5.103±0.232##	9.683±1.178#	24.523±1.028#

注：与正常组相比，*P<0.05 **P<0.01；与模型组相比，# P<0.05 ##P<0.01。

3）芩连四物汤对热毒血瘀证模型大鼠血浆黏度、红细胞沉降率、血细胞比容的影响：与正常组相比，模型组的血浆黏度、红细胞沉降率、血细胞比容、纤维蛋白原含量均明显升高（P<0.05 或 P<0.01），表明采用内毒素造成了大鼠热毒血瘀模型。与模型组相比，芩连四物汤高剂量组明显降低血浆黏度、红细胞沉降率、血细胞比容及纤维蛋白原含量（P<0.01 或 P<0.05）；芩连四物汤醇溶液部位高剂量组明显降低血浆黏度、红细胞沉降率、血细胞比容、纤维蛋白原含量（P<0.01 或 P<0.05）；芩连四物汤生物大分子部位高、低剂量组均未见明显活性（P>0.05）（表 4-44）。

表 4-44　芩连四物汤对热毒血瘀证模型大鼠的血液流变学影响（$\bar{x}\pm s$，n=10）

组别	剂量 / (g/kg)	血浆黏度 / (mPa·s)100s^{-1}	红细胞沉降率 / (mm/h)	血细胞比容 /%	纤维蛋白原 / (g/L)
正常组	—	1.460±0.026	0.206±0.141	39.60±1.75	2.33±0.16
模型组	—	1.554±0.079*	0.90±0.303**	43.50±1.51**	4.24±0.76*
QL-2（小剂量）	4.05	1.543±0.069	0.585±0.601	41.57±2.82	3.90±0.52
QL-2（大剂量）	8.10	1.506±0.092#	0.323±0.438#	41.00±1.60#	3.12±0.42##
QL-3（小剂量）	4.05	1.508±0.032#	0.505±0.901	42.53±2.46	3.34±0.25#
QL-3（大剂量）	8.10	1.481±0.169##	0.323±0.438#	40.37±3.12#	2.84±0.60##
QL-4（小剂量）	4.05	1.553±0.169	0.545±0.803	41.89±2.52	4.12±0.35
QL-4（大剂量）	8.10	1.496±0.232#	0.582±0.638	42.55±1.72	4.06±0.54
阿司匹林组	0.03	1.489±0.132##	0.461±0.011#	40.63±1.36#	2.56±0.46##

注：与空白组相比，*P<0.05，**P<0.01，与模型组相比，# P<0.05，##P<0.01。

大鼠热毒血瘀证实验表明，芩连四物汤能降低热毒血瘀证大鼠发热体温，改善热毒血瘀性模型大鼠的血液流变学特性，有效降低全血黏度，血浆黏度、红细胞沉降率和血细胞比容，其主要活性部位集中在 80% 醇沉上清液（QL-3）小分子部位，结果表明芩连四物汤有活血化瘀和清热作用，为其临床用作瘀热兼夹型痛经的治疗提供了理论基础。

四、四物汤类方治疗不同证型原发性痛经的生物学机制

通过对四物汤类方生物效应较为系统的研究表明，四物汤类方养血活血、调经止痛功效主要表现在调节血液系统、内分泌系统及免疫系统的功能。依据原发性痛经发病机制的传统与现代认识，从整体动物 - 器官组织 - 细胞分子水平三个层面建立了较为系统的效应评价体系，涉及神经、内分泌、免疫、血液系统的相关效应评价指标。通过评价，发现四物汤基本方经加减派生的衍化方具有共性和各自的生物效应表征特点：基本方四物汤的生物效应表现在抑制子宫平滑肌收缩、抑制血小板聚集、促进卵巢颗粒细胞和脾淋巴细胞增殖、拟雌激素样作用等；衍化方各异性生物效应表征体现在少腹逐瘀汤偏重于促进卵巢颗粒细胞增殖及分化等效应，进而调节雌孕激素水平以及通过抑制 PGs、IL 等炎症因子的分泌而抑制炎症反应；香附四物汤则偏重于调节 NA、β-EP、5-HT 等神经递质的异常和抑制子宫平滑肌收缩、阻滞 Ca^{2+} 通道等；桃红四物汤效应表征主要体现在显著抑制血小板聚集、改善血液循环以及调节 EPO、GC 等血液相关因子等；芩连四物汤效应突出表现在显著抑制 COX-2 酶活性以及通过抑制 IL、TNF-α 因子等途径而发挥较强的抗炎作用。

（一）四物汤类方调控下丘脑 - 垂体 - 卵巢 - 子宫轴的生物学机制

1. 四物汤对靶器官子宫的分子作用机制　现代医学认为痛经是由于子宫平滑肌痉挛性收缩，导致组织缺血而引起的，而引起子宫平滑肌收缩的原因多与 PGs、加压素（AVP）、催产素（OT）、雌二醇（E_2）、孕酮（P）以及一氧化氮（NO）、钙离子（Ca^{2+}）等相关。由于胞外 Ca^{2+} 内流和 NO 水平降低会导致血管和子宫肌膜的收缩，使子宫内膜供血不足产生痛经，故 Ca^{2+} 和 NO 与痛经的发生有着重要关系。因此，从小鼠原发性痛经模型的扭体反应和子宫组织

中 Ca^{2+} 和 NO 水平进行评价，可阐明其调经止痛的作用机制。

（1）药物剂量的选择：按四物汤的人临床用量 36g/d（1∶1∶1∶1），组方药味分别用 9g/d，组方药对分别用 18g/d，依据体表面积和得率折算小鼠每日给药剂量，按 0.4ml/20(g·d) 给药。

造模、分组及给药　SPF 级 ICR 雌性小鼠 140 只，体重 18~22g，随机分为正常组、模型组、阳性组（塞来昔布组）及 G（当归组）、X（川芎组）、S（白芍组）、D（熟地组）、GX（当归-川芎组）、GD（当归-熟地组）、GS（当归-白芍组）、SD（白芍-熟地组）、SX（白芍-川芎组）、XD（川芎-熟地组）、SW（四物汤组）共 14 组，每组 10 只，除正常组外，以雌激素和缩宫素联合复制原发性痛经模型。

（2）实验结果

1）对原发性痛经模型小鼠扭体反应的影响：由表 4-45 可见，单味药 G、X、D、S，药对 GX、GS、SD 组的扭体反应次数均与模型组有明显差异，从扭体反应抑制率来看，组方单味药中 G、X、S 的抑制作用明显强于 D；组方药对中 GS、GX、SX 药对抑制作用较强，其中 GS 药对能显著降低痛经模型小鼠扭体次数（$P<0.001$）。扭体抑制率（%）=（1– 模型组扭体次数 / 给药组扭体次数）×100%。

表 4-45　四物汤及组方药对 / 药味对小鼠原发性痛经模型扭体反应的影响（$\bar{x}\pm s$，n=10）

组别	剂量 /(g/kg)	扭体反应 / 次	扭体抑制率 /%	扭体发生率 /%
模型组	–	30.2±4.6	–	100
塞来昔布组	0.04	8.1±6.1$^{3)}$	73.1	70
G	1.17	11.2±6.6$^{2)}$	62.9	70
X	1.17	12.3±3.3$^{2)}$	59.2	80
D	1.17	26.8±9.7	11.3	90
S	1.17	12.9±9.3$^{2)}$	57.3	80
GX	2.34	17.2±5.7$^{1)}$	43.0	70
GD	2.34	20.8±7.5$^{1)}$	31.3	80
GS	2.34	10.2±8.4$^{2)}$	66.3	80
SD	2.34	21.3±7.4$^{1)}$	29.6	80
SX	2.34	18.2±11.2$^{1)}$	39.9	80
XD	2.34	24.6±5.2	18.8	90
SW	4.68	20.4±7.8$^{1)}$	32.7	70

注：与模型组比较，$^{1)}P<0.05$，$^{2)}P<0.01$，$^{3)}P<0.001$。

2）对原发性痛经模型小鼠子宫匀浆中 Ca^{2+} 和 NO 含量的影响：由图 4-22 可见，组方单味药中 G、X、S 给药组子宫匀浆中 Ca^{2+} 含量均低于 D；组方药对中 GS、SD 给药组 Ca^{2+} 含量均低于其组成单味药 G、S 和 S、D，显示了药对配伍的优越性；SW 原方给药后模型小鼠子宫匀浆中 Ca^{2+} 含量最低，提示四药配伍后能协同降低模型小鼠子宫组织中 Ca^{2+} 含量。与模型组相比，GX、GS、SD 药对能显著提高痛经模型小鼠子宫匀浆中 NO 水平（$P<0.001$）。组方单味药中，D 组 NO 含量低于 G、X 和 S 组；组方药对中，GS、GX、XD 药对给药组小鼠子宫匀浆

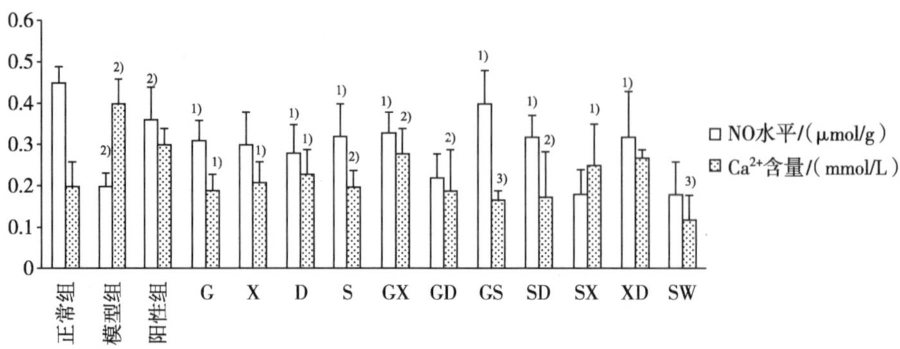

图 4-22　四物汤及其组方对原发性痛经模型小鼠子宫匀浆中 Ca^{2+} 和 NO 含量的影响($\bar{x}\pm s$, n=10)

注:与模型组比较,[1)]$P<0.05$,[2)]$P<0.01$,[3)]$P<0.001$。

中 NO 水平均高于其组成单味药。

研究表明,在原发性痛经模型小鼠的扭体反应、子宫匀浆 Ca^{2+}、NO 水平指标上,当归、川芎、白芍 3 味药均显示较显著的活性,并优于单味药熟地,对原发性痛经模型小鼠有不同程度的镇痛作用,其作用机制可能与调节子宫组织中 Ca^{2+},NO 水平有关。

四物汤组方药对对小鼠原发性痛经模型有不同程度的抑制作用,在整体动物模型的扭体反应上,当归 - 白芍、当归 - 川芎、白芍 - 川芎 3 个药对的扭体反应抑制率明显高于含熟地的 3 个药对当归 - 熟地、白芍 - 熟地、川芎 - 熟地,由此说明当归、川芎、白芍 3 味药不仅单独用药时有显著的镇痛作用,两两配伍仍具有显著活性,配伍药味熟地后,以上 3 味药的抑制作用均有不同程度的降低。值得关注的是,当归 - 白芍对在整体动物扭体反应以及 Ca^{2+} 和 NO 水平 3 个指标中均显示出较其他药对更为显著的生物活性,优于其组方单味药当归和白芍,提示当归 - 白芍药对为抑制该病症的主要贡献药对,当归和白芍配伍有协同增效作用,其作用机制与子宫组织中 Ca^{2+} 和 NO 水平密切相关。

2. 香附四物汤对气滞血瘀证雌性大鼠 NEI 网络的调控与影响　采用单独饲养、皮下注射肾上腺素结合慢性不可预见性刺激复制模型,通过对血浆中相关因子检测,评价香附四物汤对模型大鼠血液、神经、内分泌、免疫系统部分指标的影响,并对测定指标进行综合分析,揭示香附四物汤对 NEI 网络的调控机制。

(1) 模型建立及分组:大鼠适应性饲养 7 天后,随机分为 4 组,每组 8 只。正常组(C):与实验组同批同条件饲养,群养,不注射 Adr,不接受慢性不可预见性刺激;模型组(M)、阳性药组(M+aspirin)、香附四物汤组(M+XFSWD):单笼饲养,皮下注射肾上腺素(Adr)0.9mg/(kg·d) 14 天,4 小时后接受慢性不可预见性刺激(A:昼夜颠倒、B:0~4℃冰水游泳 4 分钟、C:50℃烘箱热烘 10 分钟、D:60dB 噪音刺激 3 小时、E:悬尾 10 分钟,每次随机给予一种刺激)复制慢性不可预见性刺激模型。第 7 天香附四物汤组灌胃给药 22.68g/kg(按临床 6 倍等效剂量),aspirin 组按 0.10g/kg 进行给药,正常组和模型组大鼠灌胃给予等体积的生理盐水,灌胃 30 分钟后造模,造模方法安排见表 4-46。于第 14 天造模后 2 小时,进行旷场实验,观察各组大鼠行为学的变化。于第 15 天水合氯醛麻醉后,颈总动脉取血,测定血液流变学相关指标。

表 4-46　大鼠血瘀证模型造模方法安排

	1d	2d	3d	4d	5d	6d	7d	8d	9d	10d	11d	12d	13d	14d
	Adr	Adr	Adr	Adr	Adr	Adr	Adr 给药	Adr 给药	Adr 给药	Adr 给药	Adr 给药	Adr 给药	Adr 给药	Adr 给药
4h 后	A	B	C	D	E	B	C	A	E	A	E	C	B	D

(2) 实验方法

1) 行为学实验:行为学检测过程中房间保持安静。每只大鼠置于中心格,记录 3 分钟内行为学变化,分析录像并记录其中心格停留时间(residence time)、水平运动次数(horizontal movement)、垂直运动次数(vertical movement)。其中中心格停留时间表示大鼠由最初放置于中心格内到四肢均离开中心格的时间;水平运动次数表示大鼠四肢均穿越格线的次数;垂直运动次数表示大鼠直立,两前肢攀爬的次数。

2) 血液流变学相关指标检测:大鼠在质量浓度为 0.1g/ml 的水合氯醛麻醉下,颈总动脉插管取血,以质量浓度为 0.038g/ml 的枸橼酸钠 1∶9 抗凝,测定全血黏度,用温氏管法测定红细胞沉降率和血细胞比容。将全血于 3 000r/min 离心 10 分钟,取上清测血浆黏度。测定凝血酶原时间(PT)、活化部分凝血活酶时间(APTT)、凝血酶时间(TT)、纤维蛋白原(FIB)。

3) 血浆中 IL-6、LTB4、E2、P、PGE2、NO 含量测定:采用酶联免疫定法测定 IL-6、LTB_4、E_2、P、PGE_2 含量。采用硝酸还原酶法测定 NO 含量。

4) β- 内啡肽表达水平检测:4 组均分别取下丘脑,置于 4% 福尔马林液体中浸泡。用石蜡包埋组织块制作显微切片。采用免疫荧光测定法检测下丘脑组织中 β-EP 表达水平,应用美国 Media Cybernetics 公司专业图片分析软件 Image-Pro Plus 6.0 进行免疫组化光密度分析,记录 Area 值和 IOD 值。

5) 数据处理:实验数据采用 SPSS 18.0 统计软件分析,实验结果以($\bar{x}\pm s$)表示;组间比较采用 ANOVA 检验法,$P<0.05$ 表示有显著性差异,$P<0.01$ 表示有极显著差异;采用 SIMCA-P 11.0 软件对多指标进行偏最小二乘判别分析(PLS-DA)分析。

(3) 实验结果

1) 旷场实验结果:皮下注射肾上腺素结合慢性不可预见性刺激造模后,模型组及给药组大鼠行为学均发生显著改变。结果显示,与正常组大鼠相比,模型组大鼠在中心格停留时间显著延长($P<0.01$),水平运动次数显著减少($P<0.01$),垂直运动次数显著减少($P<0.01$),提示模型组大鼠可能出现神疲、少神、精神萎靡、淡漠等症状。与模型组相比,给药 aspirin 及 XFSWD 后,大鼠在中心格停留时间显著缩短($P<0.01$),水平运动次数增加($P<0.05$),垂直运动次数显著增加($P<0.01$)。给药组对模型大鼠行为学改变有显著改善(表 4-47)。

表 4-47　香附四物汤对气滞血瘀证模型大鼠的行为学影响($\bar{x}\pm s$, n=8)

组别	中心格停留时间 /s	水平运动次数 /n	垂直运动次数 /n
C	1.50±0.75	44.50±10.29	15.63±3.11
M	64.38±9.23**	18.75±5.85**	3.25±1.61**
M+aspirin	14.75±3.39##	28.75±3.58#	16.50±5.80##
M+XFSWD	18.38±3.63##	24.13±3.68#	16.00±4.59##

注:与正常组比较,**$P<0.01$;与模型组比较,#$P<0.05$,##$P<0.01$。

2）对气滞血瘀证模型大鼠血液流变学相关指标分析结果：与正常组相比，模型组的全血黏度（200、30、5 和 $1s^{-1}$）均升高，血浆黏度和血压积均升高，存在显著性差异（$P<0.05$，$P<0.01$）。与模型组相比，阳性药组与给药组的全血黏度（200、30、5 和 $1s^{-1}$）、血浆黏度和血细胞比容均降低，存在显著性差异（$P<0.05$，$P<0.01$），提示香附四物汤对气滞血瘀证模型大鼠血液流变学特征具有明显改善作用（表 4-48）。

表 4-48　香附四物汤及阳性药阿司匹林对气滞血瘀证模型大鼠血液流变学的影响（$\bar{x}\pm s$，n=8）

组别	全血黏度 /（mPa·s）				血浆黏度 /（mPa·s）·200 s^{-1}	血细胞比容 /%
	$200s^{-1}$	$30s^{-1}$	$5s^{-1}$	$1s^{-1}$		
C	3.31±0.42	4.55±0.47	7.82±0.47	17.41±0.62	1.39±0.26	33.4±3.13
M	4.32±0.42**	5.47±0.65**	8.98±1.22*	20.91±1.45**	2.36±0.39**	45.8±4.46**
M+aspirin	3.46±0.39##	4.47±0.48##	7.93±0.39#	17.38±1.54##	1.92±0.21#	34.1±4.30##
M+XFSWD	3.85±0.32#	4.75±0.19#	7.94±0.34#	18.18±1.41##	1.82±0.16##	38.4±2.91##

注：与正常组比较，**$P<0.01$；与模型组比较，#$P<0.05$，##$P<0.01$。

与正常组相比，模型组的 TT、APTT 时间明显缩短（$P<0.01$）。与模型组相比，阳性药组、给药组均可明显延长 TT、APTT 时间（$P<0.01$），对 PT、APTT 无显著影响（表 4-49）。结合旷场实验结果，说明该模型具有中医临床气滞血瘀证的特点，模型复制成功，并且给药组具有明显的改善作用。

表 4-49　香附四物汤对气滞血瘀证模型大鼠凝血四项的影响（$\bar{x}\pm s$，n=8）

组别	TT/s	PT/s	APTT/s	FIB/（g/L）
C	29.07±2.84	15.45±0.35	18.27±1.98	5.46±0.14
M	15.24±0.69**	16.05±0.51	15.22±1.19**	5.34±0.44
M+aspirin	23.04±3.11##	15.78±0.71	17.23±0.66##	5.65±0.33
M+XFSWD	27.17±3.16##	16.39±0.77	17.14±0.91##	5.63±0.16

注：与正常组比较，**$P<0.01$；与模型组比较，##$P<0.01$。

3）血浆中 IL-6、LTB_4、E_2、P、PGE_2、NO 含量测定结果：与正常组相比，模型组大鼠血浆中 IL-6 水平显著升高（$P<0.01$），E_2 含量显著降低（$P<0.01$），P 含量显著升高（$P<0.01$），PGE_2 含量显著降低（$P<0.01$），NO 含量显著降低（$P<0.01$）。给予 aspirin 及 XFSWD 后，IL-6、P 含量均显著降低（$P<0.01$；$P<0.05$），E_2、PGE_2、NO 含量均显著提高（$P<0.01$；$P<0.05$）（表 4-50）。

表 4-50　香附四物汤对气滞血瘀证模型大鼠内分泌免疫指标的影响（$\bar{x}\pm s$，n=8）

组别	IL-6/（pg/ml）	LTB_4/（pg/ml）	E_2/（ng/ml）	P/（ng/ml）	PGE_2/（pg/ml）	NO/（μmol/L）
C	61.96±4.12	20.91±0.63	138.32±14.89	102.07±6.35	102.42±4.27	19.23±1.57
M	73.76±8.60**	20.61±1.14	47.80±9.03**	147.36±9.98**	96.18±1.88*	15.52±1.46**
M+aspirin	64.96±3.01#	19.93±0.11	118.84±18.71##	106.32±16.54##	111.21±11.26##	17.84±1.66#
M+XFSWD	64.56±2.66#	20.36±0.66	71.42±10.69##	123.57±11.71##	104.56±5.57#	17.36±1.58#

注：与正常组比较，*$P<0.05$，**$P<0.01$；与模型组比较，#$P<0.05$，##$P<0.01$。

4）下丘脑组织中 β-EP 表达水平：结果显示，β-EP 主要分布在下丘脑神经元细胞核外，形态多为点状、梭状或不规则状。与正常组相比，模型组大鼠下丘脑组织中 β-EP 蛋白表达显著降低（$P<0.01$），灌胃香附四物汤后，下丘脑组织中 β-EP 蛋白表达显著升高（$P<0.01$），提示香附四物汤能纠正该蛋白异常降低的状态（图 4-23）。

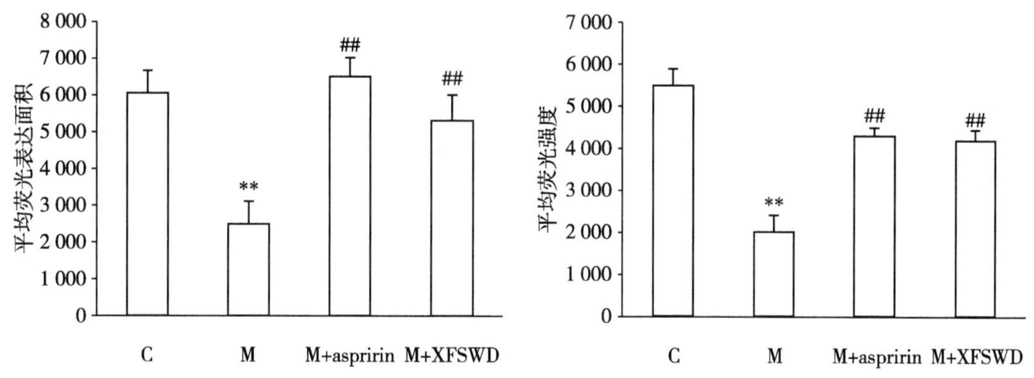

图 4-23　香附四物汤及阳性药阿司匹林对气滞血瘀证模型大鼠下丘脑组织中 β-EP 表达影响（$\bar{x}\pm s$，n=8）

注：与正常组比较，**$P<0.01$；与模型组比较，#$P<0.05$，##$P<0.01$。

5）PLS-DA 统计分析：采用多指标分析法，按标值 =（原数据 – 极小值）/（极大值 – 极小值），对测定指标（血液流变学相关指标、凝血四项指标、行为学指标、神经内分泌免疫指标、β-内啡肽指标）进行数据标准化后，导入 SIMCA-P 软件，其中(1)~(4)分别代表正常组、模型组、aspirin 给药组、XFSWD 给药组，进行偏最小二乘判别分析（PLS-DA），对数据进行 pareto 缩放，统计得到得分图和 VIP 图（表 4-51，表 4-52，图 4-24）。

表 4-51　气滞血瘀证模型大鼠血液系统相关指标数据标准化结果（$\bar{x}\pm s$，n=8）

组别	$200s^{-1}$	$30s^{-1}$	$5s^{-1}$	$1s^{-1}$	HCT	TT/s	PT/s	APTT/s	FIB/(g/L)	血浆黏度 /(mPa·s)
1	0.247	0.289	0.178	0.355	0.381	0.761	0.662	0.524	0.520	0.033
1	0.367	0.386	0.000	0.302	0.214	0.986	0.544	0.393	0.341	0.327
1	0.459	0.494	0.090	0.361	0.143	0.953	0.618	0.405	0.473	0.103
1	0.432	0.425	0.201	0.332	0.357	0.765	0.647	0.627	0.450	0.290
1	0.000	0.000	0.092	0.340	0.000	0.620	0.515	1.000	0.428	0.140
1	0.514	0.208	0.353	0.321	0.000	0.920	0.574	0.536	0.545	0.000
1	0.282	0.244	0.186	0.124	0.143	0.858	0.603	0.976	0.432	0.154
1	0.274	0.237	0.180	0.246	0.048	1.000	0.559	0.560	0.279	0.009
2	0.792	0.682	0.482	0.867	0.714	0.338	0.588	0.345	0.389	0.430
2	0.537	0.364	0.240	0.813	0.833	0.394	1.000	0.179	1.000	0.593
2	0.807	0.692	0.291	1.000	0.571	0.263	0.000	0.273	0.389	1.000
2	1.000	1.000	0.482	0.844	1.000	0.000	0.941	0.298	0.252	0.607

续表

组别	$200s^{-1}$	$30s^{-1}$	$5s^{-1}$	$1s^{-1}$	HCT	TT/s	PT/s	APTT/s	FIB/(g/L)	血浆黏度/(mPa·s)
2	0.788	0.601	1.000	0.596	0.905	0.005	0.662	0.256	0.000	0.500
2	0.517	0.380	0.882	0.832	0.524	0.023	0.809	0.000	0.410	0.439
2	0.598	0.442	0.364	0.508	0.476	0.056	0.838	0.264	0.145	0.603
2	0.683	0.519	0.173	0.501	1.000	0.587	0.515	0.500	0.233	0.495
3	0.587	0.140	0.041	0.275	0.000	0.535	0.618	0.429	0.474	0.472
3	0.259	0.140	0.150	0.000	0.048	0.643	0.441	0.583	0.111	0.425
3	0.382	0.237	0.188	0.294	0.524	0.575	0.629	0.504	0.558	0.379
3	0.263	0.208	0.120	0.385	0.195	0.432	0.647	0.548	0.613	0.159
3	0.587	0.445	0.203	0.165	0.238	0.502	0.588	0.512	0.794	0.424
3	0.224	0.153	0.255	0.251	0.471	0.601	0.765	0.595	0.431	0.393
3	0.475	0.516	0.300	0.692	0.000	0.883	0.765	0.500	0.740	0.336
3	0.290	0.214	0.256	0.290	0.095	0.427	0.588	0.357	0.767	0.444
4	0.730	0.393	0.060	0.512	0.429	0.822	0.853	0.369	0.452	0.388
4	0.467	2.138	0.169	0.395	0.095	0.498	0.676	0.524	0.663	0.436
4	0.456	0.347	0.201	0.150	0.333	0.967	0.706	0.369	0.726	0.243
4	0.552	0.351	0.191	0.395	0.400	0.769	0.718	0.607	0.531	0.332
4	0.313	0.263	0.158	0.402	0.519	0.629	0.882	0.464	0.565	0.346
4	0.591	0.295	0.180	0.165	0.524	0.944	0.750	0.524	0.589	0.234
4	0.591	0.451	0.259	0.448	0.429	0.986	0.529	0.667	0.474	0.285
4	0.560	0.312	0.308	0.708	0.476	0.535	0.632	0.417	0.389	0.402

表 4-52　气滞血瘀证雌性大鼠神经、内分泌、免疫系统相关指标数据标准化结果（$\bar{x}\pm s$，n=8）

组别	水平运动次数	垂直运动次数	停留时间/s	IL-6/(pg/ml)	LTB_4/(pg/ml)	E_2/(ng/ml)	P/(ng/ml)	PGE_2/(pg/ml)	NO/(μmol/L)	Area	IOD
1	0.214	0.333	0.000	0.186	0.000	0.896	0.306	0.128	0.353	0.757	0.828
1	0.411	0.370	0.000	0.261	0.065	1.000	0.112	0.305	0.824	0.620	0.808
1	1.000	1.000	0.000	0.470	0.195	0.720	0.133	0.072	0.471	0.833	0.798
1	0.446	0.741	0.000	0.096	0.569	0.704	0.071	0.296	0.765	0.807	0.878
1	0.500	0.556	0.024	0.000	0.124	0.672	0.286	0.350	1.000	0.610	0.824
1	0.625	0.593	0.000	0.270	0.542	0.716	0.237	0.459	0.682	0.750	0.804
1	0.821	0.667	0.071	0.134	0.895	0.732	0.119	0.005	0.813	0.833	0.948
1	0.911	0.370	0.047	0.202	0.898	0.762	0.137	0.246	0.695	0.990	1.000
2	0.071	0.148	0.929	0.488	0.270	0.031	0.796	0.015	0.118	0.000	0.000

续表

组别	水平运动次数	垂直运动次数	停留时间/s	IL-6/(pg/ml)	LTB_4/(pg/ml)	E_2/(ng/ml)	P/(ng/ml)	PGE_2/(pg/ml)	NO/(μmol/L)	Area	IOD
2	0.161	0.185	1.000	0.246	1.000	0.083	1.000	0.104	0.235	0.027	0.052
2	0.268	0.074	0.529	1.000	0.098	0.081	0.969	0.117	0.176	0.317	0.240
2	0.286	0.111	0.529	0.984	0.111	0.000	0.602	0.006	0.647	0.236	0.156
2	0.196	0.000	0.424	0.488	0.027	0.221	0.643	0.016	0.176	0.262	0.189
2	0.054	0.000	0.906	0.261	0.131	0.045	0.833	0.000	0.118	0.225	0.184
2	0.000	0.296	0.812	0.750	0.301	0.121	0.777	0.052	0.000	0.284	0.237
2	0.214	0.148	0.929	0.602	0.125	0.123	0.811	0.082	0.235	0.136	0.113
3	0.196	0.333	0.141	0.405	0.027	0.753	0.449	0.214	0.706	0.849	0.673
3	0.411	0.778	0.176	0.336	0.097	0.562	0.320	0.586	0.353	0.744	0.582
3	0.571	0.815	0.259	0.305	0.074	0.888	0.347	0.530	0.176	0.978	0.636
3	0.643	0.926	0.165	0.126	0.104	0.533	0.785	1.000	0.765	0.745	0.621
3	0.161	0.556	0.106	0.180	0.018	0.436	0.602	0.321	0.765	1.000	0.661
3	0.179	0.630	0.082	0.397	0.098	0.619	0.347	0.032	0.471	0.683	0.637
3	0.196	0.370	0.212	0.382	0.139	0.675	0.555	0.689	0.353	0.867	0.597
3	0.321	0.481	0.247	0.304	0.027	0.554	0.384	0.489	0.553	0.838	0.583
4	0.179	0.296	0.271	0.261	0.004	0.383	0.745	0.321	0.819	0.526	0.577
4	0.339	0.556	0.282	0.195	0.131	0.333	0.102	0.490	0.466	0.594	0.606
4	0.268	0.593	0.224	0.428	0.169	0.174	0.153	0.328	0.412	0.802	0.600
4	0.214	0.704	0.165	0.382	0.615	0.287	0.327	0.300	0.366	0.838	0.505
4	0.357	0.481	0.176	0.325	0.139	0.293	0.255	0.420	0.104	0.695	0.622
4	0.250	0.778	0.200	0.155	0.203	0.131	0.092	0.007	0.638	0.721	0.646
4	0.196	0.519	0.188	0.289	0.211	0.271	0.000	0.175	0.425	0.546	0.534
4	0.214	0.815	0.224	0.291	0.130	0.260	0.264	0.290	0.409	0.445	0.494

图4-24A表明气滞血瘀模型组(2)与正常组(1)相对距离最远;给药组(3)、(4)主成分得分不同程度接近空白组,aspirin组(3)与正常组(1)相对距离较近,更接近于正常组。

变量重要性投影(variable importance in projection,VIP)是反映变量对模型重要性的系数,VIP值越大,变量对模型越重要,一般将VIP>1的变量视为模型的重要变量,即标记物。图4-24B中,E_2、PGE_2、P、TT、水平运动次数、Area、垂直运动次数、IOD、30(s^{-1})、中心格停留时间、血浆黏度的VIP值均大于1,具有统计学意义。其中,E_2和P反映机体的内分泌系统中性激素水平;水平运动次数,垂直运动次数,中心格停留时间,IOD和Area是综合反映香附四物汤对神经系统的影响;30(s^{-1})与血浆黏度反映机体对血液系统的影响;PGE_2反映机体

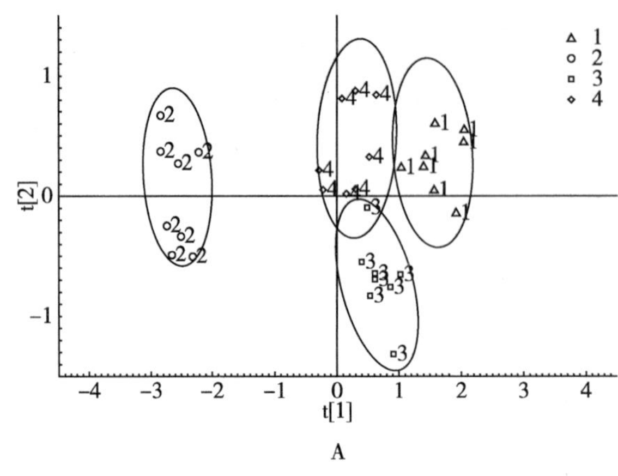

A

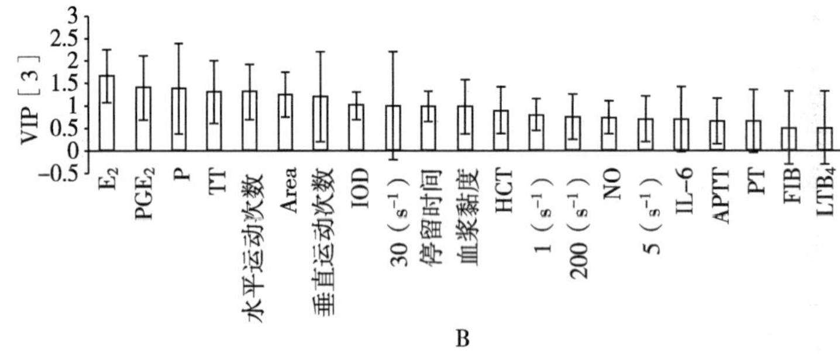

B

图 4-24　各检测指标偏最小二乘判别分析得分图(A)和 VIP 图(B)($\bar{x}\pm s$, n=8)

的免疫功能。香附四物汤及阳性药阿司匹林对气滞血瘀证模型大鼠血液、神经、内分泌、免疫系统部分指标均有不同程度的改善作用,两者与模型组均有显著性差异。

3. 桃红四物汤对神经递质 - 雌激素的调控作用　通过桃红四物汤对原发性痛经模型及急性血瘀模型大鼠神经递质的影响以及拟雌激素样作用评价,检测大鼠脑组织及血清中 5-HT、β-EP 和 NA 和血清中的 E_2 含量等相关指标,以揭示桃红四物汤的作用机制。

(1) 大鼠血浆及脑组织中 5-HT 的含量测定结果:在原发性痛经模型大鼠血浆中 5-HT 含量显著高于空白组(P<0.05),给药后 5-HT 含量显著降低(P<0.05),但高、低剂量组之间差异不显著;模型组脑组织中 5-HT 含量低于空白组,给药后略有增高,但不显著,结果见表 4-53。在急性血瘀模型大鼠血浆和脑组织中 5-HT 含量低于空白组,给药后恢复到正常水平(表 4-54)。

表 4-53　THSW 对大鼠原发性痛经模型血浆和脑组织中 5-HT 含量的影响($\bar{x}\pm s$, n=10)

生物样本	5-HT/(ng/ml)			
	空白组	模型组	低剂量组	高剂量组
血浆	130.43±1.88	332.25±66.94#	189.60±43.74*	181.36±15.25*
脑组织	144.39±30.36	92.80±21.75	109.47±21.98	126.93±14.31

注:与空白组比较,#P<0.05;与模型组比较,*P<0.05。

表 4-54　THSW 对大鼠急性血瘀模型血浆和脑组织中 5-HT 含量的影响（$\bar{x}\pm s$，n=10）

生物样本	5-HT/(ng/ml)			
	空白组	模型组	低剂量组	高剂量组
血浆	130.43±1.88	110.99±30.53#	157.88±31.29*	159.93±39.83*
脑组织	144.39±30.36	117.75±18.56#	148.71±22.89*	144.02±18.22*

注：与空白组比较，#P<0.05；与模型组比较，*P<0.05。

（2）大鼠血浆及脑组织中 β-EP 测定结果：在原发性痛经模型大鼠血浆中 β-EP 含量显著升高（P<0.01），给药后低剂量组下降显著，具有显著性差异（P<0.01），高剂量组具有下降趋势；模型组脑组织中 β-EP 含量显著下降（P<0.05），给药后低剂量组略有升高，高剂量组反而略有降低（表 4-55）。在急性血瘀模型大鼠血浆中 β-EP 含量略有增高，给药后含量增加；模型组脑组织中 β-EP 含量下降，给药后变化明显（表 4-56）。

表 4-55　THSW 对大鼠原发性痛经模型血浆和脑组织中 β-EP 的影响（$\bar{x}\pm s$，n=10）

生物样本	β-EP/(ng/ml)			
	空白组	模型组	低剂量组	高剂量组
血浆	2.66±0.61	4.63±0.33##	2.20±0.67**	3.69±0.82
脑组织	0.33±0.05	0.21±0.02#	0.25±0.04	0.17±0.02

注：与空白组比较，##P<0.01，#P<0.05；与模型组比较，**P<0.01。

表 4-56　THSW 对大鼠急性血瘀模型血浆和脑组织中 β-EP 的影响（$\bar{x}\pm s$，n=10）

生物样本	β-EP/(ng/ml)			
	空白组	模型组	低剂量组	高剂量组
血浆	2.66±0.61	2.97±1.40#	4.05±1.06**	3.79±1.93**
脑组织	0.33±0.05	0.17±0.03##	0.14±0.04	0.12±0.01*

注：与空白组比较，##P<0.01，#P<0.05；与模型组比较，*P<0.05，**P<0.01。

（3）大鼠血浆及脑组织中 NA 的含量测定结果：在原发性痛经模型大鼠血浆 NA 含量显著升高（P<0.05），给药后 NA 含量显著降低（P<0.05），但高、低剂量组之间差异不显著；在模型组脑组织中 NA 含量略有降低，给药后反而下降（表 4-57）。在急性血瘀模型大鼠血浆中 NA 含量略有升高，给药后略有降低；在模型组脑组织中 NA 含量略有降低，给药后反而下降（表 4-58）。

表 4-57　THSW 对大鼠原发性痛经模型血浆和脑组织中 NA 的影响（$\bar{x}\pm s$，n=10）

生物样本	NA/(ng/ml)			
	空白组	模型组	低剂量组	高剂量组
血浆	25.44±9.70	58.31±6.81#	33.34±7.69**	34.54±4.90**
脑组织	3.92±0.73	3.48±0.45	2.78±0.88	2.95±0.34

注：与空白组比较，#P<0.05；与模型组比较，**P<0.01。

表 4-58　THSW 对大鼠急性血瘀模型血浆和脑组织中 NA 的影响（$\bar{x}\pm s$，n=10）

生物样本	NA/（ng/ml）			
	空白组	模型组	低剂量组	高剂量组
血浆	25.44±9.70	30.13±4.94[#]	27.58±15.21*	28.95±3.39*
脑组织	3.92±0.73	2.48±0.26[#]	2.36±0.79	2.31±0.31*

注：与空白组比较，[#]P<0.05；与模型组比较，*P<0.05。

（4）雌激素样作用研究结果：采用放免法检测血清中 E_2 的水平，结果表明 THSW 中剂量组和高剂量组能显著升高血清中 E_2 水平（P<0.05）。而同时灌胃 THSW 和己烯雌酚时，THSW 各组剂量均可拮抗己烯雌酚诱导的血清中 E_2 水平的升高，但差异不显著（表 4-59）。

表 4-59　桃红四物汤对性未成熟小鼠血清 E_2 水平的影响（$\bar{x}\pm s$，n=10）

组别	E_2/（ng/ml）
正常对照组	2 620.44±1 172.613
己烯雌酚组	3 552.34±1 126.415
THSW（低剂量）	2 414.83±1 516.151
THSW（中剂量）	3 982.41±1 111.769*
THSW（高剂量）	3 985.54±1 224.285*
THSW（低剂量）+ 己烯雌酚	2 555.75±1 786.123
THSW（中剂量）+ 己烯雌酚	3 009.27±1 674.248
THSW（高剂量）+ 己烯雌酚	2 789.24±1 546.539

注：与正常对照组比较，*P<0.05。

4. 少腹逐瘀汤调控神经递质 - 内分泌因子及 MAPK 信号通路的作用机制

（1）生化指标分析结果：经少腹逐瘀汤（SFZYD）21g 生药 /kg 干预后显著改善内分泌激素水平，其中雌二醇显著下调（P<0.01）、黄体酮显著上调（P<0.05）。给药前炎症因子（PGE_2）和内皮素的升高趋势明显被抑制，给药后 PGE_2 水平显著上升（P<0.05），催产素水平显著下降（P<0.05）。这些变化提示，SFZYD 可以改善与神经内分泌免疫（N-E-I）系统相关的多个生化指标，显示出其整体调节功能（表 4-60）。

表 4-60　血浆中生化指标测定结果

生化指标	空白组	模型组	SFZYD 组	P 值
雌二醇 /（ng/L）	8.04±0.86	13.2±1.19	9.30±0.22	0.002 4
催产素 /（ng/L）	1.56±0.17	3.47±0.25	1.94±0.09	0.000 3
孕酮 /（nmol/L）	2.01±0.06	2.95±0.08	2.20±0.07	0.002 0
内皮素 /（μmol/L）	9.86±0.40	25.31±0.48	15.93±0.38	0.000 0
PGE_2/（pg/ml）	8.42±0.19	115.64±19.49	59.82±5.49	0.000 0
β- 内啡肽 /（pg/ml）	44.44±2.23	35.02±0.55	49.16±4.68	0.000 0
PGF_2/（pg/ml）	2.55±0.03	7.10±0.20	5.46±0.21	0.000 0

(2) 芍药苷对PHA刺激后的PBMC细胞中细胞因子表达的影响：采用MTT法检测不同浓度的芍药苷在24小时内对PBMC细胞的抑制作用，结果显示3μg/ml为最适合浓度。

芍药苷是少腹逐瘀汤中主要效应成分之一，研究表明芍药苷具有抗炎活性。芍药苷可影响PHA刺激后的PBMC细胞中IL-1β，IL-2，IL-10，IL-12，TNF-α，INF-γ等炎症因子的表达。结果显示，PHA刺激后增强了PBMC细胞中这些炎症因子的表达，而芍药苷作用后对其表达具有抑制作用(图4-25)。

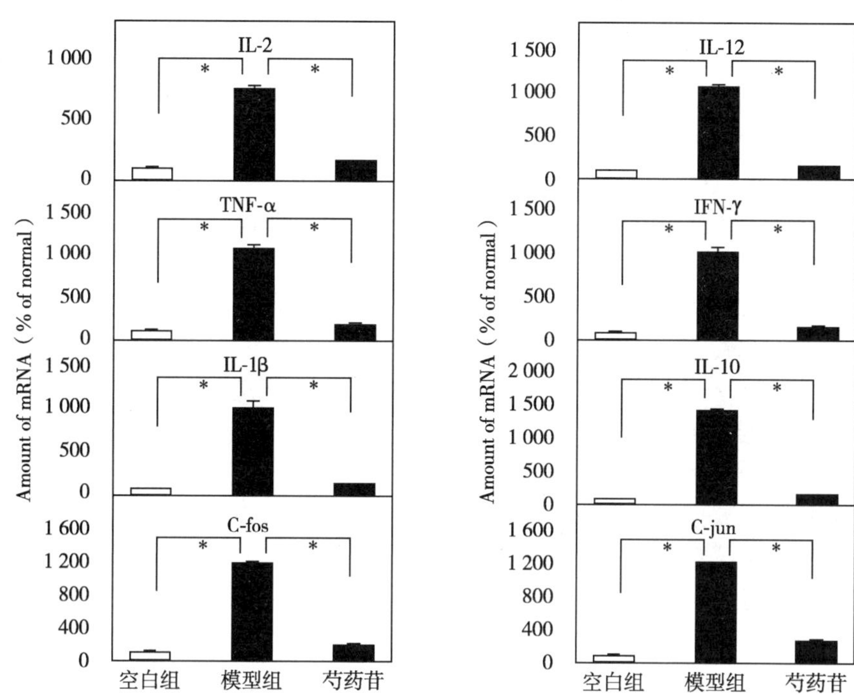

图4-25　SFZYD中有效成分芍药苷对IL-10、IL-12等炎症因子的抑制作用

(3) 芍药苷对MAPK信号通路的影响：丝裂原活化激酶(MAPK)级联激活是许多免疫反应的中心，包括对细胞因子表达、趋化因子的反应以及细胞增殖等均有作用。为了探讨芍药苷调节炎症因子的作用机制，进一步评价了其对MAPK信号通路的影响。PHA刺激PBMC细胞3小时和6小时后激活MAPK信号通路，选择能特异性识别ERK，JNK和p38磷酸化后形式的抗体。在PBMC细胞中PHA可以激活MAPK信号通路级联反应，芍药苷可对这条通路产生影响，免疫印迹实验显示，在PHA的活化反应中，ERK，JNK和p38的磷酸化显著增强，但芍药苷能显著降低ERK，JNK和p38的磷酸化。

芍药苷作为SFZYD中主要的功效成分，通过抑制IL-1β，IL-2，IL-10，IL-12，TNF-α，INF-γ，C-jun和C-fos的表达而调节MAPK信号通路。这些发现进一步阐释了PD发病机制，为预防和治疗PD及其并发症以及探讨中药复杂的作用机制提供了依据。

(二) 基于代谢组学的四物汤类方干预作用与生物学机制

1. 桃红四物汤对血虚血瘀模型大鼠的干预效应与机制　在建立血虚血瘀证大鼠模型的基础上，运用代谢组学方法和技术研究桃红四物汤对其干预作用与机制。探讨APH和CP联合复制大鼠血虚血瘀证模型的代谢扰动规律，以及桃红四物汤干预后大鼠尿液代谢表型的变化。采用 UHPLC-Q-TOF-MS 方法结合主成分分析和正交偏最小二乘判别分析法进行数据处理和潜在生物标志物发现，揭示血虚血瘀证病理过程的代谢机制，阐明桃红四物汤治疗血虚血瘀证的作用机制。

(1) 血虚血瘀模型的复制及给药：选用健康清洁级 SD 雌性大鼠 15 只，180~220g，正常组 5 只，模型组 5 只，给药组 5 只，给药剂量为临床等效量。第 1 天、第 3 天分别皮下注射 APH 20mg/kg、10mg/kg。第 3 天皮下注射 APH 后 2 小时，腹腔注射 CP 20mg/kg，连续 4 天。第 7 天开始给药，除正常对照组外，给药组每天灌胃给药，模型组给予同体积生理盐水，连续 6 天。分别于造模前 1 天、造模第 1 天、造模第 3 天、造模第 6 天、给药第 3 天、给药第 6 天收集尿样，共收集到 90 个样品。

(2) 样品制备：每 200μl 尿样加 200μl 甲醇萃取。涡旋 1 分钟，13 000r/min 离心 10 分钟后，取上清液，以 5μl 等体积进样。

(3) 多元数据分析：利用 Micromass MarkerLynx 应用软件管理程序 4.1（Waters，UK）进行 UHPLC-MS 数据分析。主要参数包括保留时间范围：1~15 分钟，质量扫描范围：100~1 000*m/z*，质量偏差：0.01，峰强度阈值：200，质量窗口：0.05Da，保留时间窗口：0.20s，自动检测 5% 峰高及噪声。在进行多元变量分析前要对每个检测峰的离子强度进行标准化，然后利用 PCA、OPLS-DA 和 MarkerLynx 软件对峰高、样品名称和离子强度组成的数据表进行分析。

(4) 实验结果与分析

1) 正常组和模型组的代谢组学比较分析：经 MarkerLynx 软件对给药前正常组和模型组大鼠尿样的检测数据分析，采用 PCA 方法对给药前正常组和模型组大鼠的正、负离子模式下尿样的代谢谱数据进行模式识别。在 PCA 得分图上每个坐标代表一个样品。在造模第 1 天后，即皮下注射 APH 20mg/kg 后，给药前正常组和模型组大鼠尿样样品并没有完全分开；在模型第 3 天后，即皮下注射 APH 10mg/kg 和腹腔注射 CP 20mg/kg 后，给药前正常组和模型组大鼠尿样样品逐步开始分开；在造模第 6 天后，即腹腔注射 CP 20mg/kg，连续 4 天后，给药前正常组和模型组大鼠尿样样品被清楚地分为两组。这说明注射 APH 和 CP 后大鼠正常生理代谢被干扰，从机体生理内源性代谢物变化的层面上可认为血虚血瘀证模型复制成功。

2) 给药组代谢组学前后变化比较分析：经 MarkerLynx 软件对给药组的大鼠从造模前、造模后第 1 天、造模后第 3 天、造模后第 6 天、给药后第 3 天、给药后第 6 天的尿样检测数据分析，采用 PLS-DA 数学模型进行多元数据分析，以造模前各样品间的距离平均值为中心点，求出各样品与中心点的距离为相对距离。从 PLS-DA 得分图上观察发现，造模第 1 天后与造模前比较，样品没有完全分开，相对距离无明显差异；造模第 3 天后与造模前比较，样品逐步分开，相对距离差异显著；造模第 6 天后与造模前比较，样品完全分开，相对距离差异显著；给药后与造模前比较，样品有逐步回归造模前的趋势，与造模第 6 天后比较，相对距离差异显著。结果表明，造模前后内源性代谢物的含量存在明显差异，这在正常组与造模组的代谢组学比较分析中已经证实，而经桃红四物汤给药后，异常代谢有所改善。

3) 正常组、模型组和给药组代谢组学比较分析：经 MarkerLynx 软件对正常组、模型组和给药组大鼠尿样检测数据分析，采用 PLS-DA 数学模型进行多元数据分析(表 4-61，表 4-62)。从 PLS-DA 得分图上观察发现，正常组、模型组和给药组大鼠尿样样品各组分别聚为一类，各组样品之间明显分开。结果表明，经桃红四物汤干预后，血虚血瘀证异常代谢有所改善。

表 4-61　在 ESI$^-$ PLS-DA 得分图中各组与造模前的相对距离（n=5）

时间	相对距离	时间	相对距离
a 造模前	0	d 造模第 6 天后	116.44±7.45 **
b 造模第 1 天后	9.31±5.48	e 给药第 3 天后	91.29±14.47##
c 造模第 3 天后	32.44±12.90 **	f 给药第 6 天后	96.36±17.11#

注：与造模前比较，**P<0.01；与造模第 6 天后比较，#P<0.05，##P<0.01。

表 4-62　在 ESI$^+$ PLS-DA 得分图中各组与造模前的相对距离（n=5）

时间	相对距离	时间	相对距离
a 造模前	0	d 造模第 6 天后	136.92±10.08**
b 造模第 1 天后	11.83±8.74	e 给药第 3 天后	136.92±16.48
c 造模第 3 天后	69.58±15.02**	f 给药第 6 天后	108.64±12.13##

注：与造模前比较，**P<0.01；与造模第 6 天后比较，# P<0.05，##P<0.01。

4）生物标志物群的鉴定及分析（表 4-63）

表 4-63　造模后大鼠尿液重要代谢物的鉴定结果

代谢通路	代谢物	保留时间	[M-H]$^-$	[M+H]$^+$	与正常组比较
能量代谢	3-羟基丁酸（3-hydroxybutyric acid）	6.902 6	103.002 6	——	↓
	柠檬酸（citric acid）	8.433 1	191.080 0	——	↑
	胆碱（choline）	5.540 7	——	122.027 4	↓
	α-酮戊二酸（α-ketoglutaric acid）	2.622 5	160.038 2	——	↓
氨基酸代谢	天门冬氨酸（aminosuccinic acid）	2.891 9	132.044 3	——	↑
	色氨酸（tryptophan）	3.239 6	188.982 5	——	↓
	犬尿氨酸（kynurenine）	4.026 3	207.076 2	——	↑
	精氨酸（arginine）	5.766 7	175.095 2	——	↑
	组氨酸（histidine）	6.066 6	307.078 1	——	↓
糖代谢	葡萄糖（glucose）	3.420 9	179.033 7	——	↓
其他代谢	马尿酸（benzoyl glycocoll）	1.885 5	——	180.071 8	↑

5）讨论

能量代谢　3-羟基丁酸是脂酸在肝内 β 氧化后正常的代谢中间产物，是肝脏输出能源的一种形式。在血虚血瘀证模型中发现 3-羟基丁酸下降，可能由于血虚血瘀模型中 APH 和 CP 造模导致脂肪酸的 β 氧化功能受到抑制所致。

柠檬酸是三羧酸循环中从草酰乙酸与乙酰辅酶A首先合成的三羧酸化合物，将脂肪、蛋白质和糖转化为二氧化碳过程中的重要物质。在血虚血瘀证模型中发现三羧酸循环受阻，中间产物堆积，能量代谢障碍，伴有严重的能量代谢异常。

α-酮戊二酸是三羧酸循环能量代谢及糖酵解途径的媒介物质，在血虚血瘀证模型中发现α-酮戊二酸含量降低。α-酮戊二酸损耗通常是由于线粒体功能紊乱造成的，提示在血虚血瘀证模型中伴有线粒体功能紊乱。

胆碱是乙酰胆碱（ACh）的重要前体，是体内重要的甲基供体，是能量代谢和脂类代谢的重要参与者。胆碱相对含量降低说明了血虚血瘀证模型中存在能量代谢功能损害，并提示机体可能有脂类代谢的失调。

氨基酸代谢　模型组与正常组比较存在严重的氨基酸代谢紊乱，其中天门冬氨酸、犬尿氨酸和精氨酸的含量较正常组升高，而色氨酸和组氨酸含量较正常组有所降低。组氨酸在组氨酸脱羧酶的作用下，组氨酸脱羧形成组胺。组胺具有较强的血管舒张作用，并与多种变态反应及炎症有关。在血虚血瘀证模型中存在组氨酸含量降低，导致血管收缩，这可能与血瘀证的形成密切相关。

糖代谢　葡萄糖是生物体内新陈代谢不可缺少的重要物质之一，它参与很多代谢过程，包括糖代谢、脂代谢及能量代谢等。葡萄糖水平有所减少，表明造模干预后大鼠体内碳水化合物的代谢发生变化，糖酵解、肝糖原分解及糖异生过程有所加强。

此外，马尿酸是苯甲酸在体内与甘氨酸结合而产生的苯甲酰甘氨酸，可随尿液排出，主要来自于消化道微生物产生的腐败产物，其含量升高反映肠道微生物菌群的失调，腐败产物的增加可能是一些肠道疾病的原因，提示血虚血瘀证可能容易出现胃肠道功能紊乱。

2. 基于代谢组学的桃红四物汤对痛经模型大鼠的干预效应与作用机制　采用雌激素和缩宫素联合复制原发性痛经大鼠模型，采用UHPLC-Q-TOF-MS技术分析大鼠给药前后尿液代谢物图谱和多元统计分析方法，并通过鉴定潜在生物标志物来研究桃红四物汤治疗原发性痛经的作用机制。

(1) 正常组和模型组的代谢组学比较分析：经MarkerLynx软件对给药前正常组和模型组大鼠尿样检测数据分析，采用PCA方法对给药前正常组和模型组大鼠的正、负离子模式下尿样的代谢谱数据进行模式识别。在PCA，PLS-DA，OPLS-DA得分图，造模后，给药前正常组和模型组大鼠尿样样品被清楚地分为两组。说明雌激素和缩宫素联合复制痛经模型后，大鼠正常生理代谢被干扰，从机体生理内源性代谢物变化的层面上可认为痛经模型复制成功。

(2) 正常组、模型组和给药组代谢组学比较分析：经MarkerLynx软件对给药后正常组、模型组和给药组大鼠尿样的检测数据分析，采用PLS-DA数学模型进行多元数据分析。从PLS-DA得分图上观察发现，正常组、模型组和给药组大鼠尿样样品各组分别聚为一类，各组样品之间能明显分开。从PLS-DA 3D得分图可明显观察到，经桃红四物汤干预后，其尿样代谢轮廓较模型组趋近于正常组，表明桃红四物汤干预能够较好地调节因雌激素和缩宫素联合复制痛经模型引起紊乱的代谢通路，使之趋向正常水平。

(3) 生物标记物群的鉴定及分析：根据数据库Scipps Center for Metabolomics和Human Metabolome Database鉴定了7个生物标记物，结构见表4-64。

表 4-64　造模后大鼠尿液重要代谢标志物的鉴定结果

编号	代谢标志物	分子式	保留时间	[M-H]⁻	[M+H]⁺	结构式
1	*D*-glucuronic acid 1-phosphate	$C_6H_{11}O_{10}P$	4.4	273.005 9	—	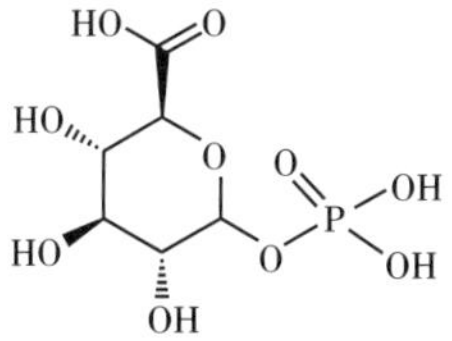
2	4-phospho-*L*-aspartate	$C_4H_8NO_7P$	5.03	212.000 4	—	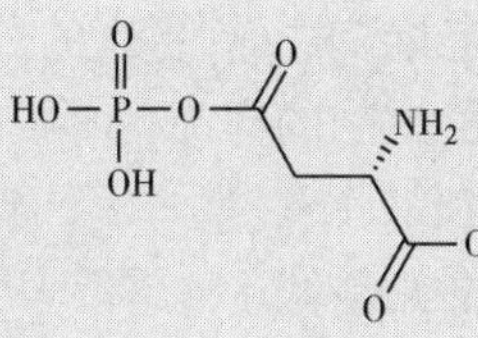
3	isopentenyl pyrophosphate	$C_5H_{12}O_7P_2$	4.41	245.010 7	—	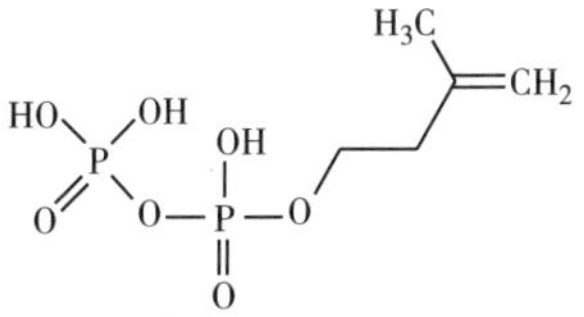
4	lanthionine ketimine	$C_6H_7NO_4S$	1.4	188.001	—	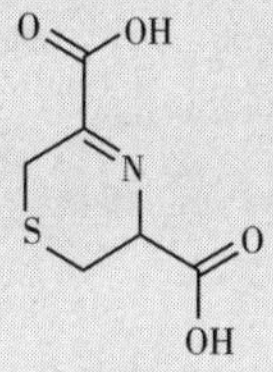
5	inosine diphosphate (IDP)	$C_{10}H_{14}N_4O_{11}P_2$	13.42	427.177 6	—	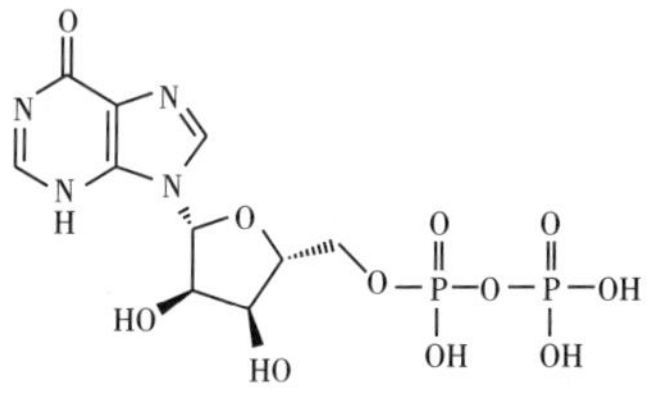
6	*N*-acetylgalactosamine 4,6-disulfate	$C_8H_{15}NO_{12}S_2$	2.34	—	382.149 7	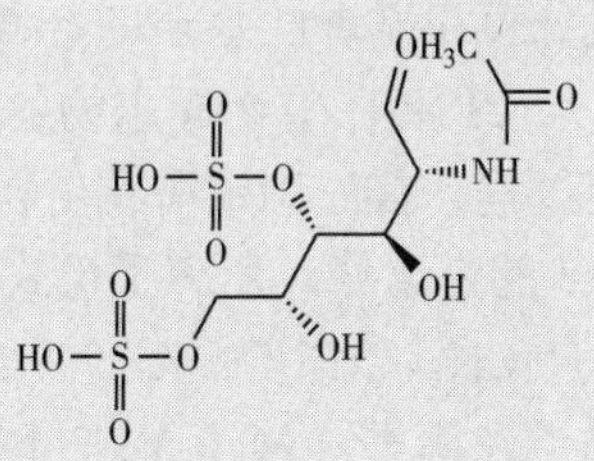
7	uridine diphosphate (UDP)	$C_9H_{14}N_2O_{12}P_2$	11.22	—	405.262 5	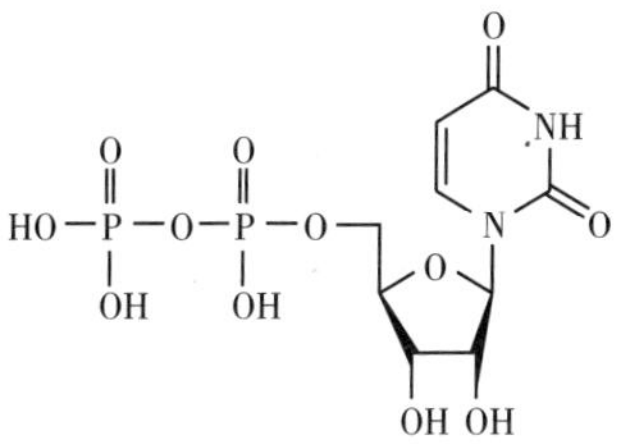

将鉴定的代谢标记物输入到 IPA（http://metpa.metabolomics.ca./ MetPA/faces /Home. jsp）数据库中，构建分析代谢通路，主要涉及 Terpenoid backbone biosynthesis，Glycine，serine and threonine metabolism，Lysine biosynthesis 等代谢异常。

3. 香附四物汤治疗原发性痛经的代谢组学研究　采用雌激素和缩宫素联合复制原发性痛经大鼠模型，采用 UHPLC-Q- TOF-MS 技术分析大鼠给药前后血浆代谢物图谱分析和多元统计分析方法，通过鉴定潜在生物标志物探讨原发性痛经产生机制及香附四物汤的作用途径。

(1) 色谱条件优化：生物样本的离子抑制作用增加了成分分离的难度，UHPLC 采用小粒径固定相装柱，有更高的分离柱效、分辨率和灵敏度。以含对照品的大鼠空白血浆标准品作为质量控制的样品，每隔 10 份样本进一次质控样本，用以监测液质系统的稳定性。质控样本在 ESI^+、ESI^- 模式下的保留时间和荷质比变化分别小于 0.03 分钟和 10mDa，峰面积的相对标准偏差低于 4.5%，表明系统在整个连续进样过程中色谱分离度和质量测定具有较好的稳定性和重现性（表 4-65）。

表 4-65　质控样本在 ESI^+、ESI^- 模式下的保留时间和荷质比变化

参照化合物	ESI^+			ESI^-		
	保留时间 / min	质荷比 (*m/z*)	峰面积	保留时间 / min	质荷比 (*m/z*)	峰面积
咖啡酸（caffeic acid）	–	–	–	0.007	0.001	3.50%
阿魏酸（ferulic acid）	–	–	–	0.012	0.001	2.24%
四氢巴马汀（tetrahydropalmatine）	0.008	0.013	1.69%	–	–	–
小檗碱（berberine）	0.005	0.008	1.99%	–	–	–

经 MarkerLynx 软件对给药前正常和模型大鼠血浆的检测数据分析，分别有 369(负离子) 和 109 个峰（正离子）被标记。采用 OPLS-DA 数学模型进行多元数据分析，结果这些确定的样品被清楚地分为两组。所有分析数据都在椭圆形区域内，正常和模型动物血浆之间化学组分存在显著性差异（$P<0.05$）。

(2) 潜在生物标志物的鉴定分析结果：以质荷比为 316 的色谱峰来说明生物标记物鉴定过程。首先确定潜在生物标志物的准确分子量。根据保留时间在 ESI^- 色谱图中找出 *m/z* 315 的色谱峰。负离子模式下该峰 MS/MS 数据包含碎片离子：$[M\text{-}H\text{-}COO]^-$（*m/z* 271），$[M\text{-}2H\text{-}(CH_2)_2CH_3]^-$（*m/z* 271），$[M\text{-}H\text{-}(CH_2)_2CH_3\text{-}OH]^-$（*m/z* 255）。可推测出该标志物可能是一种类花生酸。使用 METLIN 数据库（http://metlin.scripps.edu/）检索，并参照文献数据，最终确定这个生物标志物为 15- 脱氧 -δ-12，14-PGJ_2。用以上方法鉴定了 7 个生物标志物，分别为 lysoPC［18:4(6*Z*,9*Z*,12*Z*,15*Z*)］(*m/z* 515.30，ESI^-)，11-oxoprosta-5*Z*，12*E*，14*Z*-trine-1-oic acid (*m/z* 318.22，ESI^-)，15-deoxy-δ-12，14-PGJ_2 (*m/z* 316.20，ESI^-)，11-deoxy-11-methylene-PGD_2 (*m/z* 350.25，ESI^-)，phophatidylcholine moiety of LPC (*m/z* 185.05，ESI^+)，docosatrienoic acid (*m/z* 334.29，ESI^+)，5，8，11，14-eicosatetraenoic acid (*m/z* 304.24，ESI^+)（图 4-26）。因为缺少标准对照物，它们主要是通过 MS/MS 数据提供的碎片离子和文献数据比对鉴定（表 4-66）。

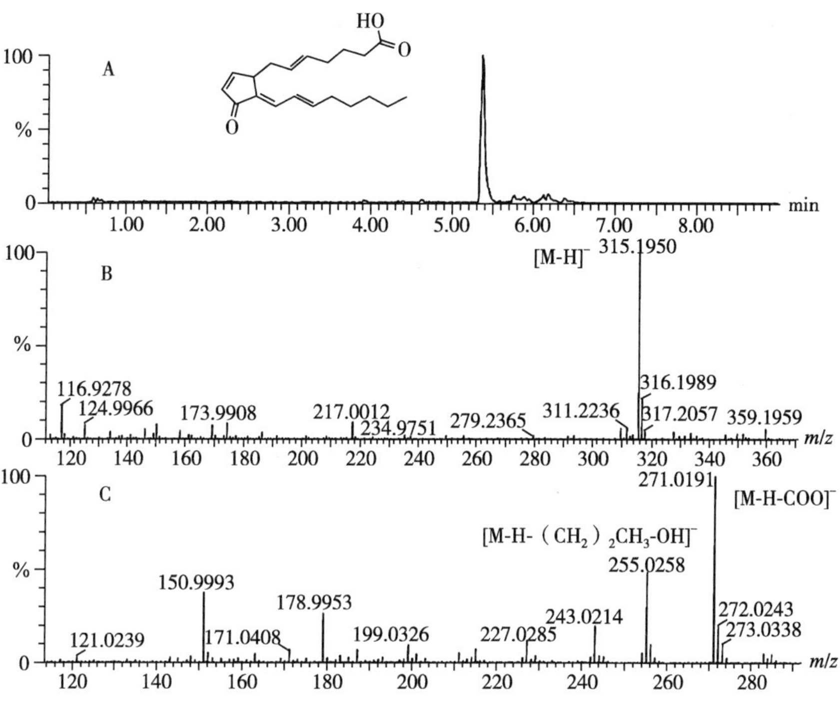

图 4-26　生物标志物鉴定

A. 负离子模式下 *m/z* 315 的色谱峰；B. *m/z* 315 的质谱峰；C.MS/MS 谱图

表 4-66　痛经模型大鼠血浆中的生物标志物和 ESI^+、ESI^- 模式扫描鉴定结果

序号	保留时间 /min	质荷比（*m/z*）	*P* 值	代谢产物	变化趋势
a	4.16	514.282 5	5.38×10^{-4}	lysoPC（18:4（6*Z*，9*Z*，12*Z*，15*Z*））	↓
b	5.76	317.210 4	3.48×10^{-2}	11-oxoprosta-5*Z*，12*E*，14*Z*-trien-1-oic acid	↑
c	5.32	315.194 3	1.39×10^{-4}	15-deoxy-δ-12，14-PGJ_2	↑
d	4.72	349.235 2	2.73×10^{-2}	11-deoxy-11-methylene-PGD_2	↑
e	6.45	184.054 9	1.04×10^{-6}	phophatidylcholine moiety of lysoPC	↓
f	4.08	334.273 6	3.51×10^{-5}	docosatrienoic acid	↑
g	3.29	306.248 4	5.13×10^{-5}	5，8，11，14-eicosatetraenoic acid	↑

经 MarkerLynx 软件对给予香附四物汤正常和模型大鼠 5 分钟、15 分钟、30 分钟、1 小时、2 小时、4 小时、6 小时、8 小时、12 小时采集的血浆样本的检测数据分析，分别有 165(负离子) 和 653 个峰（正离子）被标记。数据经 MarkerLynx 同法处理后，导入 SIMCA-P 软件进行主成分分析（PCA）。PCA 是一种降维的统计学方法，它可使复杂数据简化为几种主要成分，并保留其对变量的贡献率。在缩宫素诱导的原发性痛经大鼠模型中，前列腺素和类花生酸类物质含量升高，溶血磷脂降低（与空白组相比，$P<0.05$）。

在已鉴定的生物标记物中，15d-PGJ_2 是 PGD_2 的降解产物，PGD_2 还可通过酶作用生成 11β-$PGF_{2\alpha}$ 和 13，14-dihydro-15-keto-PGD_2（dhk-PGD_2）。LysoPC（18:4（6*Z*，9*Z*，12*Z*，15*Z*））是

溶血磷脂（LyP）中的一种，LyP 通过磷脂酶产生花生四烯酸（AA）和溶血磷脂胆碱（LPC），AA 通过 COX 酶途径氧化环合成 PG，而 LPC 与细胞信号通路，尤其是 G 蛋白受体有关，它激活特异性磷脂酶 C，释放甘油二酯和三磷酸肌醇，使细胞内 Ca^{2+} 增加。

对给药后的空白和模型两组动物 12 小时内血浆生物标记物的动态变化分析发现，LyP 类化合物（a 和 e）无显著性差异（$P>0.05$），模型给药组与空白给药组 LyP 趋于一致。PG 类化合物两组之间比较仍有显著性差异（$P<0.05$），说明香附四物汤对原发性痛经的抑制作用主要与 LPC 代谢通路有关。香附四物汤已被证明对原发性痛经模型小鼠的扭体反应有抑制作用，并降低子宫匀浆中的 Ca^{2+} 水平，抑制 COX-2 酶活性，这也从另一方面证实了香附四物汤的治疗作用与 LPC 代谢通路有关。

4. 少腹逐瘀汤治疗寒凝血瘀型原发性痛经的代谢组学研究

(1) 造模前后大鼠生物样品的代谢物组分析：采用 UPLC-QTOF-MS/MS 在正离子模式下采集正常组与模型组大鼠血浆、尿液的典型总离子流图，为了考察寒凝血瘀证大鼠代谢物组的变化，对正常组和寒凝血瘀证大鼠的血浆、尿液代谢谱的数据进行模式识别，如 PCA 和 PLS-DA。PCA 分析可以将正常组与模型组大鼠血浆和尿液代谢谱分为两类，其中在正离子模式下共发现血浆中 296 个和尿液中 325 个碎片离子，PCA 得分图显示两者明显区分。OPLS-DA 能够反映样品之间的相似、差异程度，图谱差异小的样品在散点图中的位置相互靠近；反之，差异大的样品距离远。通过两种模式识别反映原发性痛经患者内源性代谢物的变化，其中 OPLS-DA 分析显示模型组和正常组大鼠血浆 39 个和尿液 58 个碎片离子具有统计学差异（$P<0.05$），并且在两组间明显区分。最后，共分析并鉴定了 25 种潜在生物标志物，其中包括血浆中 10 种和尿液中 15 种。

(2) 潜在生物标志物的鉴定：采用与标准品对照方法结合二级质谱中典型的碎片离子，分析并鉴定了模型组与空白组大鼠血浆中 10 个生物标志物，见表 4-67。与正常组相比，模型组大鼠血浆中包括溶血磷脂酰胆碱(LysoPC)、乙酰肉碱、苏氨酸、PC[18：1(9*Z*)/16：1(9*Z*)]和脱氧胆酸 -3- 葡萄糖苷酸在内的标志物明显上调（$P<0.05$），而 LysoPC（18：0）、LysoPE（20：0/0：0）、LysoPE（22：0/0：0）、LysoPC［P-18：1（9*Z*）］和 LysoPC［20：1（11*Z*））］则明显下调（$P<0.05$）。

表 4-67　血浆中鉴定的 10 个生物标志物

编号	保留时间 (t_R)/min	代谢产物	实测值 $[M+H]^+$	计算值 [M+H]+	变化趋势	代谢通路
M1	8.66	LysoPC［22:6(4*Z*,7*Z*,10*Z*,13*Z*,16*Z*,19*Z*)］	568.339 8	567.332 5	↑	
M2	1.82	*L*-acetylcarnitine	204.123 0	203.115 8	↑	
M3	7.57	*L*-threonine	120.065 5	119.058 2	↑	glycerophospholipid metabolism
M4	3.17	PC[18:1(9Z)/16:1(9Z)]	610.569 4	609.562 2	↑	pentose and glucuronate interconversions
M5	8.66	deoxycholic acid 3-glucuronide	569.332 0	568.324 7	↑	

续表

编号	保留时间(t_R)/min	代谢产物	实测值[M+H]$^+$	计算值[M+H]+	变化趋势	代谢通路
M6	6.62	LysoPC(18:0)	524.371 1	523.363 8	↓	glycerophospholipid metabolism
M7	8.35	LysoPE(20:0/0:0)	510.355 4	509.348 1	↓	
M8	6.43	LysoPE(22:0/0:0)	538.386 7	537.379 4	↓	
M9	7.51	LysoPC［P-18:1(9Z)］	506.360 5	505.353 2	↓	
M10	8.96	LysoPC［20:1(11Z)］	550.386 7	549.379 4	↓	

在正离子模式下分析并鉴定了尿液中15种生物标志物，见表4-68。其中，皮质醇、甘氨酰-*N*-乙酰神经氨酸磷酸盐、3α,21-dihydroxy-5β-pregnane-11,20-dione、androstenedione、*trans*-3-octenedioic acid、肾上腺酮、肌酸和indole-3-carboxylic acid显著上调($P<0.05$)，而2-oxoarginine、*trans*-3-octenedioic acid、2-octenedioic acid、3-hydroxymethylglutaric acid、3-indolebutyric acid和5-hydroxy-*L*-tryptophan则显著下调($P<0.05$)。这些发生显著性变化的代谢物预示着寒凝血瘀模型大鼠体内的代谢途径发生了异常。

表4-68　尿液中鉴定的15个生物标志物

编号	保留时间(t_R)/min	代谢产物	实测值[M+H]$^+$	计算值[M+H]$^+$	含量变化趋势	代谢通路
M11	5.89	cortisol	363.216 6	362.209 3	↑	
M12	8.86	glycyl-glycine	133.060 8	132.053 5	↑	
M13	8.48	*N*-acetylneuraminate 9-phosphate	390.079 6	389.072 3	↑	
M14	8.29	3α,21-dihydroxy-5β-pregnane-11,20-dione	349.237 3	348.230 1	↑	steroid hormone biosynthesis
M15	4.94	androstenedione	287.200 6	286.193 3	↑	steroid hormone biosynthesis
M16	9.93	*trans*-3-octenedioic acid	173.080 8	172.073 6	↑	
M17	11.15	oorticosterone	347.221 7	346.214 4	↑	steroid hormone biosynthesis
M18	2.68	creatine	132.076 8	131.069 5	↑	steroid hormone biosynthesis
M19	3.57	indole-3-carboxylic acid	162.055 0	161.047 7	↑	
M20	5.32	2-oxoarginine	174.087 3	173.080 0	↓	
M21	9.93	*trans*-3-octenedioic acid	173.080 8	172.073 6	↓	
M22	5.32	2-octenedioic acid	173.080 8	172.073 6	↓	
M23	11.26	3-hydroxymethylglutaric acid	163.060 1	162.052 8	↓	
M24	4.62	3-indolebutyric acid	204.101 9	203.094 6	↓	
M25	8.29	5-hydroxy-*L*-tryptophan	221.092 1	220.084 8	↓	

(3) 少腹逐瘀汤的干预效应评价：采用 PCA 分析模型组与空白组大鼠代谢物谱的变化，从而评价少腹逐瘀汤的干预效应。尿液代谢物的变化显示 SFZYD 干预第 8 天后其回调到正常水平。SFZYD 干预后血浆中 8 种与尿液中 13 种代谢物受到影响（$P<0.05$ 或 $P<0.01$），均回调到正常水平，除 M8、M9、M19 和 M22 之外，无显著性差异。

(4) 代谢通路与功能分析：将生物标志物输入 MetPA 数据库构建代谢通路，血浆中生物标志物的代谢通路分析表明，它们主要涉及戊糖和葡萄糖醛酸酯相互转化和甘油磷脂代谢通路。而尿液中生物标志物代谢通路分析显示，模型大鼠体内类固醇激素生物合成和酪氨酸代谢发生紊乱。

(5) 生物标记物和生化指标之间的相关性分析：采用皮尔森相关矩阵（Pearson correlation matrix analysis）分析潜在生物标记和生化指标之间的相关性。结果显示，β-endorphin 水平与代谢物 M5（脱氧胆酸 3-glucuronide，r=0.642）和 M7［LysoPE（20:0/0:0），r=0.674］之间有极大的正相关，PGF_2 与 M23（3-hydroxy-methyl glutaric acid，r=0.939）呈显著正相关，而与 M12（glycyl-glycine，r=−0.685）和 M21（*trans*-3-octenedioic acid，r=−0.594）呈负相关。oxytocin 与 M1｛LysoPC［22:6（4*Z*,7*Z*,10*Z*,13*Z*,16*Z*,19*Z*）］｝和 M9｛LysoPC［P-18:1（9*Z*）］｝呈负相关，r 值分别为 r=−0.942 和 r=−0.633，progesterone 与 M1｛LysoPC［22:6（4*Z*,7*Z*,10*Z*,13*Z*,16*Z*,19*Z*）］｝和 M9｛LysoPC［（P-18:1（9*Z*）］｝也呈负相关，r 值分别为 r=−0.626 和 r=−0.731。Endothelin 与代谢物 M7［LysoPE（20:0/0:0），r=−0.635］、M16（*trans*-3-octenedioic acid，r=−0.571）、M22（2-octenedioic acid，r=−0.618）和 M25（5-hydroxy-*L*- tryptophan，r=-0.708）都呈负相关。Estradiol 与 M23（3-hydroxymethylglutaric acid，r=−0.733）呈显著负相关，与 M12（glycyl-glycine，r=0.596）呈正相关。PGE_2 与 M4｛PC［18:1（9*Z*）/16:1（9*Z*）］，r=−0.564）｝和 M20（2-octenedioic acid，r=−0.598）呈负相关，与 M25（5-hydroxy-*L*-tryptophan，r=0.799）则呈正相关。这些相关性可以解释 PD 与类固醇激素生物合成和酪氨酸代谢紊乱之间的关系（图 4-27）。

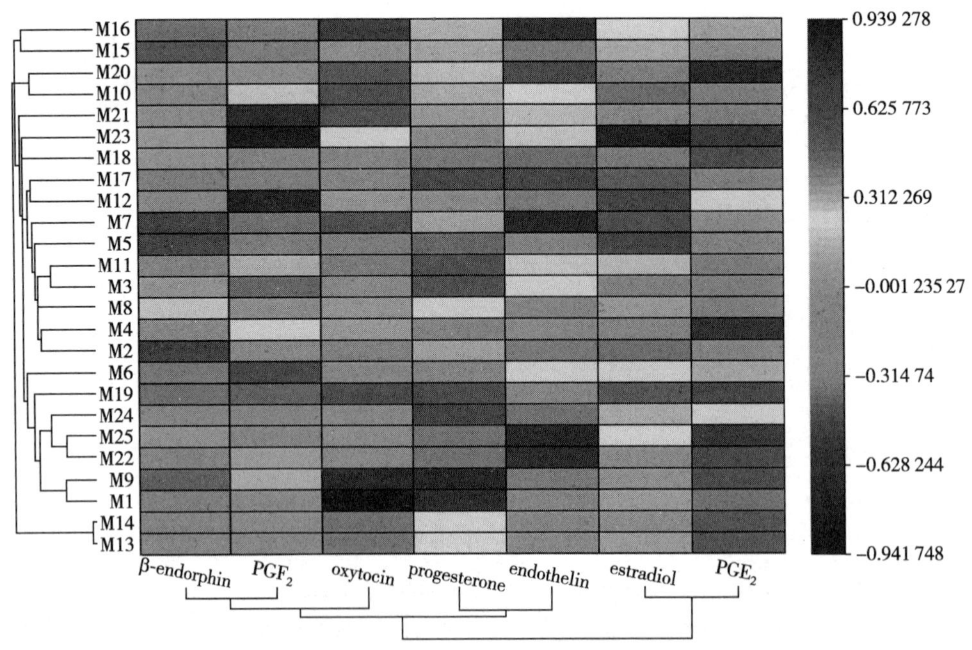

图 4-27 内源性生物标志物与生化指标的相关性分析

参考文献

[1] 连凤梅,赵瑞华,姜羡华,等.原发性痛经的中医证候分布特点分析[J].世界科学世界科学技术—中医药现代化,2007,9(4):96-100.

[2] 王若光,尤昭玲.试析血瘀的形成及现代研究对血瘀认识的深化[J].中国中医药科技,2001,8(4):272-276.

[3] 许庆余.痛经的辨证施治[J].中医药管理杂志,2006,14(4):57-58.

[4] TU C H,NIDDAM D M,CHAO H T,et al. Abnormal cerebral metabolism during menstrual pain in primary dysmenorrheal [J]. Neuroimage,2009,47(1):28-35.

[5] 李继俊.妇产科内分泌治疗学[M].北京:人民军医出版社,2005.

[6] 段金廒,宿树兰,刘培,等.中医方剂现代研究的实践与思考—方剂功效物质组学的构想与建立[J].世界科学技术—中医药现代化,2013,15(2):159-166.

[7] 段金廒,刘培,宿树兰,等.基于方剂功效物质组学的四物汤类方用于妇科血瘀证原发性痛经的方-证-病关联规律分析[J].世界科学技术—中医药现代化,2013,15(2):167-176.

[8] 刘培,段金廒,刘睿,等.微透析-HPLC-ECD联用技术用于香附四物汤对大鼠脑内5-HIAA动态变化的评价[J].中华中医药杂志,2011,26(5):902-907.

[9] MARSH E E,SHAW N D,KLINGMAN K M,et al. Estrogen levels are higher across the menstrual cycle in African-American women compared with Caucasian women [J]. Journal of clinical endocrinology and metabolism,2011,96(10):3199-3206.

[10] 骆欢欢.妇科血瘀证的研究进展及活血化瘀对血瘀证模型大鼠影响的实验研究[D].广州:广州中医药大学硕士学位论文,2005.

[11] SU S L,DUAN J A,WANG P J,et al. Metabolomic study of biochemical changes in the plasma and urine of primary dysmenorrhea patients using UPLC-MS coupled with a pattern recognition approach [J]. Journal of Proteome Research,2013,12(2):852-865.

[12] LIU P,DUAN J A,WANG P J,et al. Biomarkers of primary dysmenorrhea and herbal formula intervention: an exploratory metabonomics study of blood plasma and urine [J]. Molecular BioSystems,2013,9(1):77-87.

[13] MA H Y,HONG M,DUAN J A,et al. Altered cytokine gene expression in peripheral blood monocytes across the menstrual cycle in primary dysmenorrhea: a case-control study [J]. Plos One,2013,8(2):e55200.

[14] 李明.四物汤及其加味方的药效作用比较[D].北京:首都医科大学,2002.

[15] 李仪奎.中药药理实验方法学[M].2版.上海:上海科学技术出版社,2006.

[16] 任建勋,林成仁,王敏,等.多因素整合建立气滞血瘀证动物模型研究[J].中药药理与临床,2007,23(5):210-211.

[17] 李楠.情志致病与神经内分泌免疫网络机制探讨[J].中医研究,2008,21(3):3-5.

[18] 黄吉春,程基焱,刘广益,等.中药对神经内分泌免疫网络的调控研究现状和前景[J].四川解剖学杂志,2003,11(3):25-27.

[19] 刘培,宿树兰,周卫,等.香附四物汤与四物汤对急性血瘀模型大鼠血液流变性及卵巢功能的影响[J].中国实验方剂学杂志,2010,16(8):124-128.

[20] 张畅斌,陆茵,段金廒,等.四物汤及其加减方对痛经模型小鼠干预作用的研究[J].药学与临床研究,2007,15(6):459-462.

[21] 华永庆,段金廒,宿树兰,等.用于不同证型痛经的四物汤类方生物效应评价(I)[J].中国药科大学学报,2008,39(1):72-76.

[22] 李伟霞,黄美艳,唐于平,等.大鼠急性血瘀模型造模方法的研究与评价[J].中国药理学通报,2011,27(12):1761-1765.

[23] 王婷婷,贾乘,陈宇,等.大鼠气滞血瘀证模型的建立及影响因素分析[J].中国中药杂志,2012,37

(11):1629-1633.

[24] 马晓娟,殷惠军,陈可冀,等.血瘀证与炎症相关性的研究进展[J].中国中西医结合杂志,2007,27(7):669-672.

[25] BONNIE J D,KENNETH S K. Estrogen receptors and human disease [J]. Journal of Clinical Investigation, 2006,116(3):561-570.

[26] ZHOU J,ZHANG H B,COHEN R S,et al. Effects of estrogen treatment on expression of BDNF and CREB expression and phosphorylation in rat amygdaloid and hippocampal structures [J]. Neuroendocrinology, 2005,81(5):294-310.

[27] 黄颖,周艳华,崔海峰,等.雌激素与肾-冲任-胞宫轴调节作用内涵探讨[J].中国中医基础医学杂志, 2010,16(11):1060-1061.

[28] 李世峰,周伟,邢燕,等.雌激素受体参与疼痛调控的研究进展[J].生理科学进展,2010,41(2):121-124.

[29] 郝庆秀,王继峰,牛建昭,等.以小鼠子宫增重实验考察四物汤植物雌激素样作用的配伍规律[J].北京中医药,2009,28(5):383-386.

[30] 徐婧,田亚平,陈艳华,等.代谢组学血浆样品前处理及其快速高分辨液相色谱-质谱分析方法研究[J].分析化学,2011,39(12):1793-1797.

[31] DOUBOVA S V,MORALES H R,HERNÁNDEZ S F,et al. Effect of a Psidii guajavae folium extract in the treatment of primary dysmenorrhea: a randomized clinical trial [J]. Journal of Ethnopharmacology, 2007, 110 (2):305-310.

[32] HSU C S,YANG J K,YANG L L,et al. Effect of “Dang-Qui-Shao-Yao-San” a Chinese medicinal prescription for dysmenorrhea on uterus contractility *in vitro* [J]. Phytomedicine, 2006, 13(1-2):94-100.

[33] ZhOU W,SU S L,DUAN J A,et al. Characterization of the Active Constituents in Shixiao San Using Bioactivity Evaluation Followed by UPLC-QTOF and MarkerLynx Analysis [J]. Molecules, 2010, 15(9), 6217-6230.

[34] LIU P,DUAN J A,HUA Y Q,et al. Effects of Xiang-Fu-Si-Wu Decoction and Its Main Components for Dysmenorrhea on Uterus Contraction [J]. Journal of Ethnopharmacology, 2011, 133(2):591-597.

[35] DAWOOD M,YUSOFF M D. Primary Dysmenorrhea: Advances in Pathogenesis and Management [J]. Obstetrics and Gynecology, 2006, 108(2):428-441.

[36] JABBOUR H N,SALES K J,CATALANO R D,et al. Inflammatory pathways in female reproductive health and disease [J]. Reproduction, 2009: 138, 903-919.

[37] 王喜军.基于药物代谢组学的中药及方剂中组分间协同增效作用[J].中国天然药物,2009,7(2):90-94.

[38] SU S L,DUAN J A,CUI W X,et al. Network-based biomarkers for cold coagulation blood stasis syndrome and the therapeutic effects of shaofu zhuyu decoction in rats [J]. Evidence - Based Complementary and Alternative Medicine: eCAM, 2013: 901943.

[39] 刘培,段金廒,白钢,等.用于妇科血瘀证原发性痛经的四物汤类方主要活性成分网络药理学分析[J].中国中药杂志,2014,39(1):113-120.

[40] 朱敏,唐于平,宿树兰,等.四物汤对小鼠离体子宫收缩模型的生物效应及物质基础评价研究[J].南京中医药大学学报,2008,24(4):245-247,290-291.

[41] 宿树兰,段金廒,赵新慧,等.四物汤及衍化方香附四物汤挥发性成分与子宫平滑肌收缩效应相关性分析[J].世界科学技术—中医药现代化,2008,10(2):50-57.

[42] 刘培,叶亮,段金廒,等.香附四物汤的组方结构与特点[J].中华中医药杂志,2011,26(1):138-140.

[43] 宿树兰,华永庆,段金廒,等.少腹逐瘀汤对小鼠离体子宫收缩模型的生物效应及物质基础评价[J].中国药科大学学报,2007,38(6):544-548.

[44] 宿树兰,段金廒,王团结,等.少腹逐瘀汤对寒凝血瘀大鼠模型血液流变性及卵巢功能的影响[J].中

国实验方剂学杂志,2008,14(12):41-43.
[45] 刘春美,唐于平,华永庆,等. 芩连四物汤抑制小鼠离体子宫收缩效应评价及活性部位的成分分析[J]. 中国中药杂志,2010,35(24):3362-3367.
[46] 刘春美,宿树兰,吴德康,等. GC-MS 联用法分析芩连四物汤及其组方药材挥发性成分[J]. 中成药,2008,30(12):1815-1818.
[47] 鲍邢杰,宿树兰,段金廒,等. 同时分析少腹逐瘀汤拮抗离体子宫收缩活性部位中多类型化学组成[J]. 中国实验方剂学杂志,2008,14(4):38-41.
[48] 禹良艳,华永庆,朱敏,等. 四物汤及其组成药对对大鼠卵巢颗粒细胞增殖的影响[J]. 中国实验方剂学杂志,2011,17(6):141-144.
[49] 朱敏,段金廒,唐于平,等. 四物汤及其组方药物对小鼠离体子宫收缩的影响[J]. 中国实验方剂学杂志,2011,17(5):149-152.
[50] 禹良艳,华永庆,刘培,等. 香附四物汤对大鼠卵巢颗粒细胞增殖的影响及活性部位成分分析[J]. 南京中医药大学学报,2011,27(3):238-242.
[51] 宿树兰,段金廒,朱华旭,等. 基于少腹逐瘀汤不同组合分析其理化参数与化学组成的变化特性[J]. 中国中药杂志,2011,36(10):1280-1285.
[52] 刘立,段金廒,唐于平,等. 桃红四物汤抗氧化效应物质基础研究[J]. 中国中药杂志,2011,36(12):1591-1595.
[53] 朱敏,段金廒,唐于平,等. 采用化学药物联合致小鼠血虚模型评价四物汤及其配伍组成的作用特点[J]. 中国中药杂志,2011,36(18):2543 -2547.
[54] 刘立,段金廒,等. 桃红四物汤及配伍药对桃仁-红花与四物汤用于原发性痛经作用的比较研究[J]. 中药药理与临床,2012,28(1):2-6.
[55] 刘立,段金廒,华永庆,等. 桃红四物汤用于原发性痛经的整合效应评价研究[J]. 中国中药杂志,2012,37(21):3275-3281.
[56] 朱敏,段金廒,唐于平,等. 四物汤及其组方药对与药味对小鼠原发性痛经模型的影响[J]. 中国实验方剂学杂志,2010,16(18):109-112.
[57] 刘培,段金廒,洪敏,等. 香附四物汤对小鼠脾淋巴细胞增殖转化影响的效应物质基础研究[J]. 中国实验方剂学杂志,2012,18(23):252-257.
[58] 宿树兰,崔文霞,段金廒,等. 少腹逐瘀汤对布洛芬在大鼠体内药动学及代谢产物的影响[J]. 中草药,2013,44(3):315-322.
[59] 李振皓,刘培,钱大玮,等. 香附四物汤全方及其效应部位中 3 个生物碱类成分在比格犬体内的药动学比较研究[J]. 药物分析杂志,2013,33(3):355-361.
[60] 刘春美,唐于平,郭建明,等. 芩连四物汤化学物质基础及其抗凝血活性研究[J]. 中国实验方剂学杂志,2009,15(9):54-58.
[61] 刘立,马宏跃,段金廒,等. 凝血酶时间法的改进及对四物汤类方筛选研究[J]. 中国实验方剂学杂志,2009,15(4):68-71.
[62] 唐于平,黄美艳,张彦华,等. 四物汤类方与组方药材及其所含主要芳香酸体外抗氧化活性比较与量效关系研究[J]. 中国中西医结合杂志,2012,32(1):64-67.
[63] 宿树兰,华永庆,段金廒,等. 当归-川芎挥发性成分与其抗子宫痉挛活性相关性分析[J]. 中国实验方剂学杂志,2009,15(2):64-67.
[64] 周卫,宿树兰,段金廒,等. 失笑散传统功用与现代研究关联分析[J]. 中成药,2009,31(10):1602-1604.
[65] 马宏跃,唐于平,段金廒,等. 内皮细胞的低温损伤及少腹逐瘀汤挥发油干预研究[J]. 中医药信息,2009,26(6):73-76.
[66] 周卫,宿树兰,刘培,等. 蒲黄-五灵脂药对在少腹逐瘀汤活血化瘀效应中的贡献[J]. 中国实验方剂学杂志,2010,16(6):179-183.
[67] 周卫,宿树兰,刘培,等. 蒲黄-五灵脂药对不同提取物活血化瘀效应的比较研究[J]. 南京中医药大

学学报,2010,26(3):211-213.

[68] 尚尔鑫,叶亮,范欣生,等.基于改进关联规则算法的中药药对药味间性味归经功效属性关系的发现研究[J].世界科学技术—中医药现代化,2010,12(3):377-382.

[69] 刘立,段金廒,华永庆,等.桃红四物汤用于原发性痛经的整合效应评价研究[J].中国中药杂志,2012,37(21):3275-3281.

[70] 周卫,宿树兰,段金廒,等.温里药配伍对少腹逐瘀汤活血化瘀效应的影响[J].中国实验方剂学杂志,2011,17(15):188-192.

[71] 周卫,宿树兰,段金廒,等.蒲黄-五灵脂配伍对少腹逐瘀汤中芳香酸及萜苷类成分溶出的影响[J].药物分析杂志,2011,31(9):1636-1640.

[72] 刘立,段金廒,唐于平,等.当归-桃仁药对配伍特点及其效应物质基础研究[J].中华中医药杂志,2011,26(10):2415-2420.

[73] 朱敏,段金廒,刘培,等.四物汤组方配伍主要成分的HPLC/DAD定量分析[J].中华中医药杂志,2013,38(8):2385-2389.

[74] 唐于平,姜玮,宋树霖,等.活血化瘀方清除DPPH自由基活性量效关系[J].中国实验方剂学杂志,2011,17(19):142-145.

[75] 李炜,刘培,段金廒,等.香附四物汤对气滞血瘀证雌性大鼠神经-内分泌-免疫网络的调控与影响[J].中国实验方剂学杂志,2014,20(2):99-104.

[76] 刘立,段金廒,刘培,等.桃红四物汤在正常和痛经模型大鼠体内的药代动力学特征[J].湖北中医药大学学报,2017,19(6):37-42.

第四节 四物汤类方的功效物质组成与剂量-物质-功效的关联关系

中医功效是方剂作用于人体产生的各种效应的综合体现,其对应的生物活性通常是复杂的,而方剂中的功效成分群类型及其数量也是多样和复杂的。因此,方剂功效物质基础的揭示与阐明显得至关重要。本节着重阐述四物汤及其衍化方的功效物质组成与剂量-物质-功效的关联性。

一、四物汤类方的功效物质组成

(一)四物汤类方及衍化方部分组方药味的功效物质基础研究

四物汤类方组方药味有22味,其所含功效物质类型复杂多样,覆盖了各类型初生和次生代谢产物。课题组通过现代分离分析手段,对当归、川芎、木香、香附、蒲黄、五灵脂、没药等药味进行了系统分离分析与鉴定。

1. 次生代谢产物的分离纯化与鉴定 从当归80%乙醇提取物中分离得到28个化合物,主要类型为苯酞类、有机酸和多糖,其中包括1个新的苯酞二聚体,2个新的神经酰胺类成分。

从云木香根的60%乙醇提取物中分离得到8个化合物,分别为新木香烯酸(neolappaic acid),santamarine,β-cyclocostunolide,4α-hydroxy-4β-methyldihydrocostol、脱氢木香内酯(dehydrocostus lactone)、β-谷甾醇(β-sitosterol)、胡萝卜苷(daucosterol)和5-羟甲基糠醛(5-hydroxy-methyl- furaldehyde),其中新木香烯酸(neolappaic acid)为新化合物。

从香附的60%乙醇提取物中分离鉴定了4个化合物,分别为:1-*O*-(β-*D*-glucopyranosyloxy)-(2*S*,3*R*,4*E*,8*Z*)-2-[(2′*R*)-2′-hydroxylignoceranoyl-amino]-4,8-tetradecene-3-diol(1)、木蜡酸

(tetracosanoic acid)(2)、胡萝卜苷(daucosterol)(3)、β-谷甾醇(β-sitosterol)(4)。其中化合物 1 为新化合物。

从没药中分离得到一个新的三萜类化合物 cycloartane-1α,2α,3β,25-tetraol。

2. 次生代谢产物的质谱鉴定　采用液质联用技术(HPLC-ESI-TOF/MS)分析鉴定了延胡索水提液中的叔胺碱类和季胺碱类成分,根据所测得的各个组分分子离子峰的 *m/z* 值,通过查阅文献,鉴定出四氢非洲防己碱、原托品碱、延胡索碱等 11 个生物碱类成分。

采用 GC-MS 联用技术对类方中富含挥发性成分药味当归、川芎、肉桂、小茴香、干姜、香附、木香的挥发油成分进行了分析鉴定。

当归挥发性成分主要为(*Z*)-藁本内酯[(*Z*)-ligustilide],相对百分含量高达 70.73%,反式罗勒烯(α-*trans*-ocimene)、对乙烯基愈创木酚(*p*-vinyl guaiacol)等 5 种成分含量较高,相对含量均在 1.0% 以上。

川芎挥发性成分中(*Z*)-藁本内酯[(*Z*)-ligustilide]相对百分含量为 31.73%,另外有丁烯基酞内酯(butylidenephthalide)、川芎内酯 A(senkyunolide A)等 5 种成分含量较高,相对含量均在 1.0% 以上。

肉桂挥发性成分主要是反式肉桂醛,含量高达 62.16%,其中苯丙醛等 10 种成分含量较高,相对含量均在 1.0% 以上。

小茴香挥发性成分主要为反式茴香脑(anethole),含量高达 86.66%。另外,对-烯丙(基)茴香醚(*p*-allyl-anisole)、茴香酮(fenchone)等 4 种成分含量较高,相对含量均在 1.0% 以上。

干姜挥发油的主要成分姜倍半萜(zingiberene),相对百分含量为 11.06%,另外有莰烯(camphene)、β-水芹烯(β-phellandrene)等 20 种成分含量较高,相对含量均在 1.0% 以上。

木香挥发油 GC-MS 分析鉴定结果表明,低沸程化学信号较少,主要为少量单萜类化合物;中沸程化学信号比较集中,主要为萜烯类成分,包括雪松烯醇、α-榄香烯、β-榄香烯、环辛二烯、桉叶(油)醇、α-芹子烯、丁子香烯、长松叶烯等化合物;较高沸程化学信号主要源于倍半萜内酯类成分,主要包括去氢木香内酯、木香烃内酯等化合物。

(二)四物汤类方的功效物质基础研究

1. 四物汤的功效物质基础研究

(1)四物汤挥发油类成分的 GC-MS 分析:四物汤方由当归、川芎、白芍、熟地四味药组成,方中当归、川芎均为伞形科植物,挥发油为其主要药效成分。其中挥发油中含量较高的苯酞类成分是伞形科植物的特征性成分,具有较强的生理活性,如 *Z*-丁基苯酞具有解痉、平喘、抑菌、抗炎、改善缺血性发作、抗氧化等活性,还表现出一定的杀虫、多药抗药性、植物毒性及松弛平滑肌、舒张血管的作用。其他苯酞类成分如丁烯基酞内酯、洋川芎内酯 A 也显示了相似的活性,现代药理研究表明其具有抗血小板聚集、抑制血栓形成、神经保护等作用,已被开发成抗脑缺血药物。

单味药当归和川芎中苯酞类成分的研究已有大量文献报道,四物汤在煎煮过程除了当归、川芎外还有熟地、白芍两味药的参与,采用 GC-MS 联用技术对当归、川芎及四物汤水蒸气蒸馏所得挥发油中成分进行定性分析,并定量分析了其中 8 个苯酞类成分 *Z*-ligustilide,*E*-ligustilide,*Z*-butylidenephthalide,*E*-butylidenephthalide,3-butylphthalide,sedanenolide,neocnidilide 和 senkyunolide A,比较其含量差异,并同时评价其与离体子宫收缩效应的相关性。

当归、川芎和四物汤中挥发油的 GC/MS 总离子流色谱图如图 4-28 所示,通过对 MSD

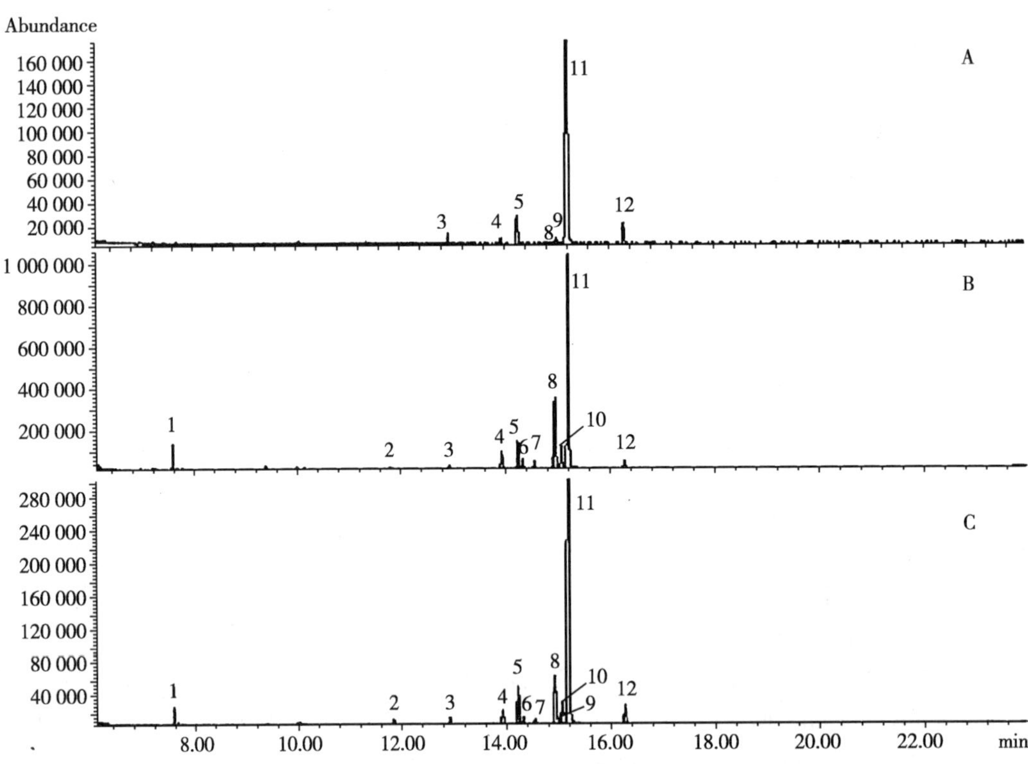

图 4-28　GC-MS 分析当归(A),川芎(B)和四物汤(C)挥发油的总离子流色谱图

1. 4-terpineol; 2. spathulenol; 3. benzeneethanamine; 4. 3-butylphthalide; 5. *Z*-butylidenephthalide; 6. unknown phthalide; 7. 1-ethenyl-2-hexenylcyclopropane; 8. senkyunolide A; 9. *E*- butylidenephthalide; 10. neocnidilide; 11. *Z*-ligustilide; 12. *E*-ligustilide

chemstation D.05.01 NIST05 标准图库进行检索并参照有关文献及与标准品(3-butylphthalide、*Z*-butylidenephthalide、senkyunolide A、*Z*-ligustilide)对照确认了其中的 12 个成分(峰 6 未确认),峰 1~12 分别鉴定为 4-terpineol、spathulenol、benzeneethanamine、3-butylphthalide、*Z*-butylidenephthalide、未知苯酞类、1-ethenyl-2-hexenyl cyclopropane、senkyunolide A、*E*-butyleidnephthalide, neocnidilide、*Z*-ligustilide 和 *E*- ligustilide。鉴定结果见表 4-69,化学结构式见图 4-29。

表 4-69　当归、川芎和四物汤挥发油中鉴定的 12 个成分的质谱数据

峰号	化合物名称	保留时间 /min	质谱数据[a]
1	4-terpineol	7.56	154 (M^+,20),136 (12),111 (60),93 (53),91 (20),86 (24),69 (25),67 (23),55 (30),44 (30),43 (54)
2	spathulenol	11.85	220 (M^+,26),206 (22),205 (100),191 (8),145 (9),105 (11),81 (10),57 (16),44 (33),43 (17)
3	benzeneethanamine	12.93	205 (M^+,33),159 (25),149 (20),133 (17),131 (26),119 (22),105 (34),91 (38),44 (100),43 (71)
4	3-butylphthalide	13.93	190 (M^+,3),134 (11),133 (100),105 (27),77 (12),76 (4),51 (5),44 (10),43 (4)

续表

峰号	化合物名称	保留时间 /min	质谱数据[a]
5	*Z*-butylidenephthalide	14.23	188 (M^+, 19), 173 (2), 160 (12), 159 (100), 146 (31), 131 (23), 115 (7), 104 (15), 103 (22), 77 (19)
6	unknown phthalide	14.32	192 (M^+, 84), 163 (13), 159 (17), 150 (29), 149 (43), 133 (19), 122 (20), 108 (100), 107 (59), 76 (62), 44 (81)
7	1-ethenyl-2-hexenyl cyclopropane	14.55	150 (M^+, 15), 107 (13), 94 (41), 93 (55), 91 (27), 80 (53), 79 (100), 77 (29), 44 (50), 43 (25), 41 (17)
8	senkyunolide A	14.93	192 (M^+, 20), 163 (2), 133 (19), 108 (10), 107 (100), 105 (10), 85 (8), 79 (25), 77 (30)
9	*E*-butylidenephthalide	14.99	188 (M^+, 19), 160 (16), 159 (100), 146 (40), 133 (15), 131 (24), 107 (17), 103 (31), 77 (25), 44 (49)
10	neocnidilide	15.06	194 (M^+, 2), 137 (4), 109 (14), 108 (100), 91 (3), 81 (8), 80 (20), 79 (31), 77 (9), 44 (10), 41 (6)
11	*Z*-ligustilide	15.18	190 (M^+, 63), 161 (100), 148 (86), 147 (15), 134 (18), 120 (13), 115 (11), 106 (41), 77 (34), 55 (52)
12	*E*-ligustilide	16.27	190 (M^+, 71), 161 (100), 159 (28), 148 (83), 147 (17), 133 (20), 106 (46), 105 (72), 77 (44), 55 (64)

[a] *m/z*,括号内为碎片离子的相对丰度,以相对丰度 100 定量。

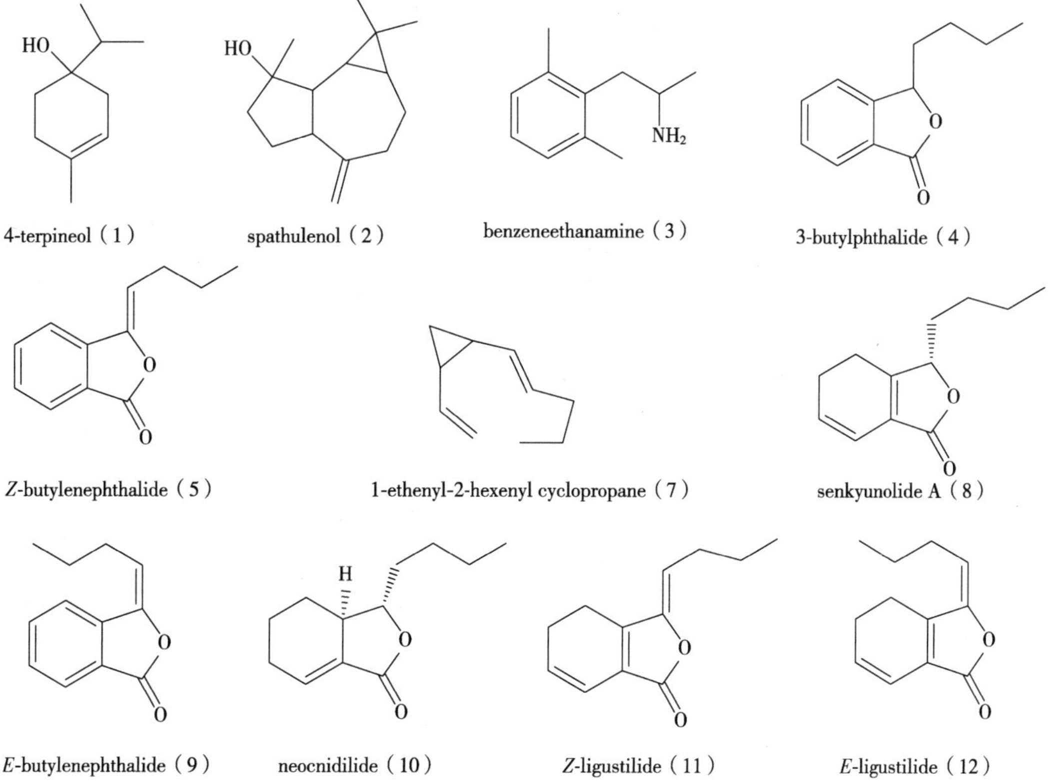

图 4-29 鉴定的化学成分结构式

采用选择离子检测对样品中的8个苯酞类成分进行定量,碎片离子 *m/z* 133,159,108,107,159,108,161和161分别作为3-butylphthalide、*Z*-butylidenephthalide、compound 6、senkyunolide A、*E*-butylidenephthalide、neocnidilide、*Z*-ligustilide和*E*-ligustilide的特征定量离子,由于同属苯酞类同系物,3-butylphthalide、*Z*-butylidenephthalide、compound 6、senkyunolide A、*E*-butylidenephthalide、neocnidilide、*E*-ligustilide的定量也参照*Z*-ligustilide的标准曲线进行,如果这些苯酞类成分的离子化程度与*Z*-ligustilide不一致,这种方法也可能导致所测成分含量的上下波动,但由于GC-MS条件一致,也可以此为定量依据。

各样品的含量测定结果见表4-70。从结果可知,四物汤中苯酞类成分的含量低于单味药当归、川芎,熟地和白芍可能会影响苯酞类成分的提取率,相同生药量条件下复方中各苯酞类成分的含量也不等同于单味药含量,这可能是其临床应用效应差异的原因之一。

表4-70　四物汤和当归、川芎中8个苯酞类成分的GC-MS定量结果(*n*=3)

化合物名称	四物汤	当归	川芎
3-butylphthalide[a]	0.042(0.8)[b]	0.007(0.3)	0.096(2.6)
Z-butylidenephthalide	0.116(2.1)	0.030(1.5)	0.160(4.4)
compound 6	0.022(0.4)	+[c]	0.056(1.5)
senkyunolide A	0.166(3.1)	0.002(0.1)	0.444(12.2)
E-butylidenephthalide	0.016(0.3)	0.005(0.2)	+
neocnidilide	0.064(1.2)	+	0.134(3.7)
Z-ligustilide	2.974(54.8)	1.077(53.0)	2.048(56.3)
E-ligustilide	0.070(1.3)	0.027(1.3)	0.048(1.3)
total	3.470(63.9)	1.148(56.5)	2.986(82.1)

注:[a] 3-Butylphthalide,*Z*-butylidenephthalide,compound 6,senkyunolide A,*E*-butylidenephthalide,neocnidilide and *E*-ligustilide根据*Z*-ligustilide对照品定量;[b] RSD<2.5%;[c] 低于定量限。

(2)四物汤汤剂中化学成分的UPLC-DAD-TOF-MS分析:采用UPLC-DAD-TOF-MS分析技术,结合已有的关于四物汤及其单味药化学成分的研究结果,对四物汤水提液的化学组成进行分析鉴定,结果检测到75个化合物,包括5个有机酸,13个苯酞类成分,31个苷类成分等,其中有52个成分被鉴定,13个成分通过与对照品的对照而鉴定,其他成分则是以其质谱行为、色谱行为与相关文献报道参照被鉴定,所鉴定成分的ppm均在±5以内,且在组方单味药材的UPLC-MS分析结果中均找到归属。

依据对比对照品和所鉴定峰的保留时间,紫外吸收特征及碎片离子信息,从四物汤水提液中鉴定的5个有机酸类成分,分别是没食子酸(1)、绿原酸(16)、咖啡酸(17)、香草酸(18)、阿魏酸(28),碎片离子信息见表4-71,化学结构式见图4-30。

表 4-71　四物汤中有机酸类成分的鉴定

峰号	保留时间(min)	碎片离子(*m/z*)	最大吸收波长(nm)	分子式	化合物名称	来源药材
1[a]	1.19	169.013 1 [M-H]⁻, 125.025 9 [M-HCOO]⁻	216, 270	$C_7H_6O_5$	没食子酸	白芍
16[a]	3.5	353.087 4 [M-H]⁻, 191.053 3 [M-$C_9H_7O_3$]⁻, 173.049 0 [M-$C_9H_7O_3$-H_2O]⁻, 179.035 6 [M-$C_7H_{11}O_5$]⁻	326	$C_{16}H_{18}O_9$	绿原酸	当归
17[a]	3.68	179.035 6 [M-H]⁻, 135.045 8 [M-HCOO]⁻	324, 240, 218	$C_9H_8O_4$	咖啡酸	当归、川芎
18[a]	3.8	167.032 5 [M-H]⁻, 153.027 2 [M-CH_3]⁻, 137.024 3 [M-OCH_3]⁻, 123.042 8 [M-HCOO]⁻	294	$C_8H_8O_4$	香草酸	当归、川芎
28[a]	5.75	193.047 4 [M-H]⁻, 178.027 1 [M-H-CH_3]⁻, 149.062 3 [M-H-CO_2]⁻, 134.037 1 [M-H-CO_2-CH_3]⁻	298, 323	$C_{10}H_{10}O_4$	阿魏酸	当归、川芎

注:[a] 与标准品比对。

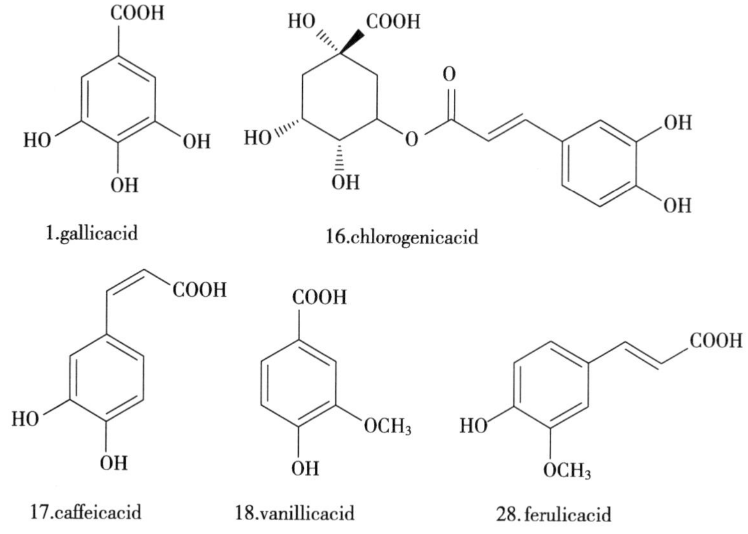

图 4-30　有机酸类成分化学结构式

从四物汤水提液中鉴定出了包括单萜苷、没食子酰苷、环烯醚萜苷、苯丙素苷在内的苷类成分共 31 个,文献报道这些成分大多存在于白芍和熟地两味药中,且为其主要化学成分,鉴定数据见表 4-72,化学结构式见图 4-31。

表 4-72　四物汤中苷类成分的鉴定数据

峰号	保留时间 / min	正离子（m/z）	负离子（m/z）	最大吸收波长 /nm	分子式	成分	来源药材
2	1.295		359.137 8［M-H］$^-$，405.142 9［M+HCOO］$^-$，197.089 0［M-H-glu］$^-$，179.065 6［M-glu-H-H_2O］$^-$	210，270	$C_{16}H_{24}O_9$	1-*O*-β-*D*-glucopyranosyl-paeonisuffrone	白芍
3	1.329		493.119 8［M-H］$^-$，457.114 6［M-2H_2O-H］$^-$，421.083 9［M-4H_2O-H］$^-$，341.107 7［M-galloyl］$^-$，331.075 7［M-2H-glu］$^-$，169.016 3［M-sucrose］	216，274	$C_{19}H_{26}O_{15}$	1′-*O*-galloylsucrose/isomers	白芍
4	1.364		685.223 0［M-H］$^-$，731.218 9［M+HCOO］$^-$	–	$C_{27}H_{42}O_{20}$	rehmannioside D	熟地黄
5	1.43		523.163 3［M-H］$^-$，569.168 8［M+HCOO］$^-$	–	$C_{21}H_{32}O_{15}$	melittoside	熟地黄
7	2.23		361.153 6［M-H］$^-$，407.162 2［M+HCOO］$^-$	212	$C_{16}H_{26}O_9$	6-*O*-β-D-glucopyranosyl lactinolide	白芍
8	2.50		461.168 3［M-H］$^-$		$C_{20}H_{30}O_{12}$	decaffeoyl-verbascoside	熟地黄
10	2.73		705.266 8［M-H］$^-$	215	$C_{29}H_{38}O_{18}S$	isomaltopaeoniflorin sulfonate	白芍
11	2.92	562.148 7［M+H_2O］，383.075 3［M+H-glu］$^+$，261.038 1［M+H-glu-benzoyl］$^+$，197.082 0［M+H-benzoyl-glu-SO_2］$^+$	543.118 7［M-H］$^-$，495.162 1［M-CH_2OH-H_2O］$^-$，461.140 2［M-SO_2-H_2O-H］$^-$，341.117 6［M-SO_2-C_7H_5O-2OH］$^-$，243.037 4［M-glu-benzoyl-H_2O-CH_3］$^-$	230	$C_{23}H_{28}O_{13}S$	paeoniflorin sulfonate	白芍

续表

峰号	保留时间 /min	正离子（m/z）	负离子（m/z）	最大吸收波长 /nm	分子式	成分	来源药材
12	2.97		543.118 2［M-H］$^-$，495.141 5［M-CH_2OH-H_2O］$^-$，461.146 9［M-SO_2-H_2O-H］$^-$，341.117 8［M-SO_2-C_7H_5O-2OH］$^-$，243.043 8［M-glu-benzoyl-H_2O-CH_3］$^-$	230	$C_{23}H_{28}O_{13}S$	paeoniflorin sulfonate	白芍
13	3.02		543.117 6［M-H］$^-$，495.186 7［M-CH_2OH-H_2O］$^-$，341.124 5［M-SO_2-C_7H_5O-2OH］$^-$，243.038 2［M-glu-benzoyl-H_2O-CH_3］$^-$	230	$C_{23}H_{28}O_{13}S$	paeoniflorin sulfonate	白芍
20 (20′)	4.61	660.231 8［M+H_2O］，625.210 9［M+H-H_2O］$^+$，341.084 4［M+H-H_2O-glu-benzoyl］$^+$，301.102 8［M+H-H_2O-2glu］$^+$	641.206 4［M-H］$^-$，687.205 1［M+HCOO］$^-$，611.204 0［M-CH_2OH］$^-$，593.179 4［M-CH_2OH-H_2O］$^-$，497.125 6［M-benzoyl-2H_2O-4H］$^-$，341.114 1［maltosyl］$^-$，	212，277	$C_{29}H_{38}O_{16}$	isomaltopaeoniflorin/6′-*O*-β-D-glucopyranosylalbiflorin	白芍
21[a]	4.75	481.153 2［M+H］$^+$，319.104 1［M+H-glu］$^+$，197.069 7［M+H-benzoyl-glu］$^+$，161.058 9［M+H-benzoyl-glu-2H_2O］$^+$，133.063 4［M+H-benzoyl-glu-2H_2O-CO］$^+$	479.157 1［M-H］$^-$，525.161 1［M+HCOO］$^-$，416.108 7［M-CH_2OH-CH_3-H_2O］$^-$，283.095 8［M-glu-H_2O-OH］$^-$，177.019 5［M-glu-benzoyl-2H_2O］$^-$	230，275	$C_{23}H_{28}O_{11}$	albiflorin	白芍
22	4.94		695.129 8［M-H］$^-$，631.171 5［M-SO_2-H］$^-$，525.172 2［M-galloyl-H_2O］$^-$，519.219 6［M-benzoyl-4H_2O］$^-$，479.170 4［M-galloyl-SO_2］$^-$，	275	$C_{30}H_{32}O_{17}S$	galloylpaeoniflorin sulfonate	白芍

续表

峰号	保留时间 / min	正离子 (m/z)	负离子 (m/z)	最大吸收波长 /nm	分子式	成分	来源药材
23 (23′)	5.08		785.257 4 [M-H]$^-$, 695.136 2 [M-5H_2O-H]$^-$,		$C_{35}H_{46}O_{20}$	Purpureaside C/echinacoside	熟地黄
24[a]	5.26		479.157 0 [M-H]$^-$, 525.156 9 [M+HCOO]$^-$, 449.140 5 [M-CH_2OH]$^-$, 416.098 9 [M-CH_2OH-CH_3-H_2O]$^-$, 327.113 6 [M-benzoyl-CH_2OH-CH_3-2H]$^-$, 176.015 0 [M-benzoyl-glu-2H_2O-H]$^-$, 121.030 8 [benzoyl]$^-$	230, 275	$C_{23}H_{28}O_{11}$	paeoniflorin	白芍
26	5.49		495.151 0 [M-H]$^-$, 449.146 2 [M-CH_3-CH_2OH-H]$^-$, 479.163 6 [M-OH]$^-$, 327.118 3 [M-p-hydroxybenzoyl-CH_2OH-OH]$^-$	260	$C_{23}H_{28}O_{12}$	ortho/oxypaeoniflorin	白芍
29 (29′)	5.836		435.264 4 [M+HCOO]$^-$, 389.215 2 [M-H]$^-$, 327.120 8 [M-3CH_3-H_2O]$^-$, 178.042 2 [M-$C_{13}H_{24}O_2$]$^-$	-	$C_{19}H_{34}O_8$	rehmaionoside A/B	熟地黄
30 (30′, 30″)	5.9		799.267 6 [M-H]$^-$, 637.180 6 [M-caffeoyl]$^-$	-	$C_{36}H_{48}O_{20}$	cistanoside A or jionoside A1/A2	熟地黄
31 (31′)	6.32		479.157 9 [M-H]$^-$, 525.179 8 [M+HCOO]$^-$, 449.161 5 [M-CH_2OH]$^-$, 327.140 0 [M-benzoyl-CH_2OH-OH]$^-$	220, 275	$C_{23}H_{28}O_{11}$	isopaeoniflorin/albiflorin R1	白芍

续表

峰号	保留时间 / min	正离子（m/z）	负离子（m/z）	最大吸收波长 /nm	分子式	成分	来源药材
32	6.63	650.202 9［M+H_2O］, 633.183 1［M+H］$^+$, 153.017 9［galloyl+H-H_2O］$^+$	631.164 1［M-H］$^-$, 525.172 0［M-benzoyl-2H］$^-$, 449.163 7［M-galloy-HCHO］$^-$	275	$C_{30}H_{32}O_{15}$	galloylpaeoniflorin /isomers	白芍
33	6.85		939.204 3［M-H］$^-$, 631.227 1［M-2galloyl-3H］$^-$	220, 280	$C_{41}H_{31}O_{26}$	pentagalloylglucose	白芍
35 (35′)	7.165		813.281 6［M-H］$^-$, 515.142 0［M-$C_6H_{12}O_4$-$C_9H_{10}O_2$-H］$^-$, 469.064 8［M-glu-feruloyl］$^-$	-	$C_{37}H_{50}O_{20}$	Jionoside B1/B2	熟地黄
36 (36′, 36″)	7.321		623.193 5［M-H］$^-$, 515.122 6［M-$C_6H_5O_2$］$^-$	-	$C_{29}H_{36}O_{15}$	acteoside/isoacteoside/ forsythoside A	熟地黄
37	7.39		631.161 9［M-H］$^-$, 525.169 0［M-benzoyl-2H］$^-$, 479.175 1［M-galloyl］$^-$, 449.157 1［M-galloy-HCHO］$^-$	275	$C_{30}H_{32}O_{15}$	galloylalbiflorin/isomers	白芍
38	7.53		631.162 2［M-H］$^-$, 525.176 7［M-benzoyl-2H］$^-$, 449.149 1［M-galloy-HCHO］$^-$	275	$C_{30}H_{32}O_{15}$	galloylpaeoniflorin/isomers	白芍
39	8.17	481.164 3［M+H］$^+$, 319.115 7［M+H-glu］$^+$, 197.077 4［aglycone+H］$^+$, 179.070 9［aglycone+H-H_2O］$^+$, 161.060 0［aglycone+H- $2H_2O$］$^+$, 133.066 2 ［aglycone+H-$2H_2O$-CO］$^+$	479.155 1［M-H］$^-$, 463.171 3［M-OH］$^-$, 341.108 4［M-benzoyl-2OH］$^-$	-	$C_{23}H_{28}O_{11}$	mudanpioside I	白芍

续表

峰号	保留时间 / min	正离子（m/z）	负离子（m/z）	最大吸收波长 /nm	分子式	成分	来源药材
41	8.56		647.135 9［M-H］$^-$，513.198 3［M-benzoyl-HCHO］$^-$，507.153 0［M-benzoyl-2H_2O］$^-$，391.089 2［M-2benzoyl-HCHO-OH］$^-$	270	$C_{30}H_{32}O_{14}S$	benzoypaeoniflorin sulfonate	白芍
46	9.5		651.229 0［M-H］$^-$，445.210 8［M-ferulic acid-2CH_3］$^-$，389.131 9［M-feruloyl-HCHO-3H_2O-2H］$^-$	-	$C_{31}H_{40}O_{15}$	martynoside	熟地黄
49	10.14		651.230 9［M-H］$^-$，505.220 7［M-rhamnosyl-H］$^-$	-	$C_{31}H_{40}O_{15}$	martynoside isomer	熟地黄
52	11.57	602.209 7［M+H_2O］，463.159 2［M+H-benzoyl］$^+$，301.105 8［M+H-glu］$^+$，179.068 1［M+H-benzoyl-glu］$^+$，151.073 9［M+H-benzoyl-glu-CO］$^+$	583.189 6［M-H］$^-$，629.189 5［M+HCOO］$^-$	220，270	$C_{30}H_{32}O_{12}$	benzoylpaeoniflorin	白芍
53	11.81		583.183 2［M-H］$^-$，629.178 6［M+HCOO］$^-$	220，270	$C_{30}H_{32}O_{12}$	isobenzoylpaeoniflorin	白芍

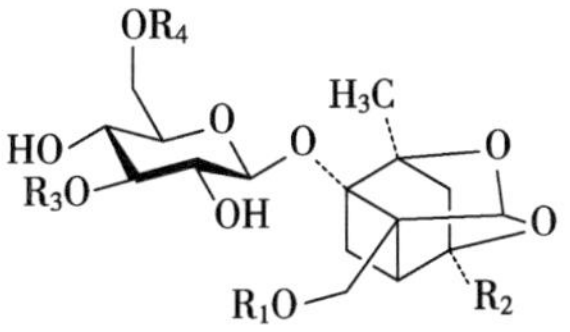

	R1	R2	R3	R4
10.isomaltopaeoniflorinsulfonate	benzoyl	SO_3H	H	glu
11/12/13.peaoniflorinsulfonate	benzoyl	SO_3H	H	H
20.isomaltopaeoniflorin	benzoyl	OH	H	glu
22.galloypeaoniflorinsulfonate	benzoyl	SO_3H	H	galloyl
24.peaoniflorin	benzoyl	OH	H	H
26.ortho/oxypeaoniflorin	benzoyl	OH	H	H
32/38.galloypeaoniflorin/isoma	benzoyl	OH	H	galloyl
39.mudanpioside	H	OH	H	benzoyl
41.benzoypeaoniflorinsulfonate	benzoyl	SO_3H	H	benzoyl
52.benzoypeaoniflorin	benzoyl	OH	H	benzoyl
53.isobenzoypeaoniflorin	benzoyl	OH	H	benzoyl

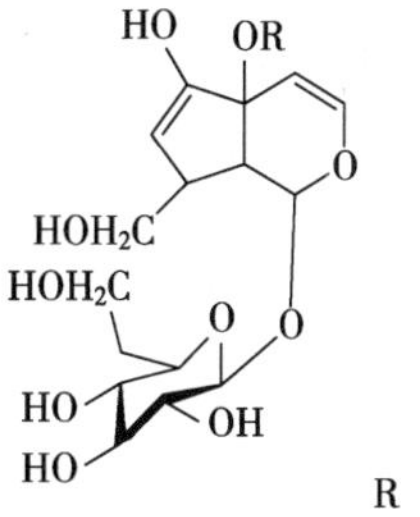

	R
4.rehmannioside D	sophorsoyl
5.melittoside	glu

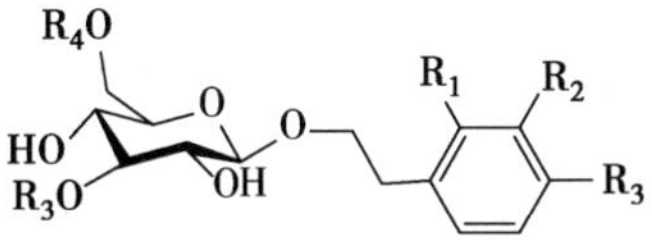

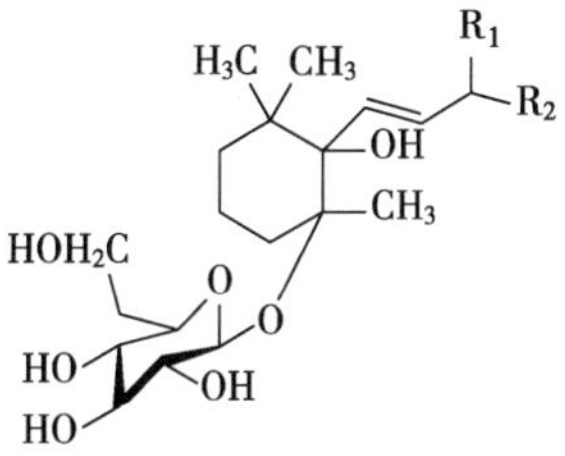

	R1	R2
29.rehmaionoside A	CH_3	OH
29.rehmaionoside B	OH	CH_3

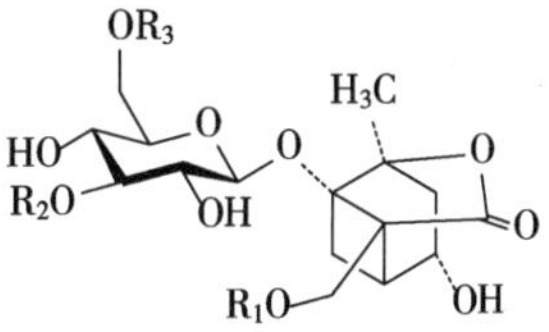

	R1	R2	R3	R4	R5	R6
8.decaffeoyl-verbascosid	H	OH	OH	glu	H	H
23.purpureaside C	H	OH	OH	rha	caffeoyl	gal
23.Echinacoside	H	OH	OH	rha	caffeoyl	glu
30.cistanosiae A	H	OCH_3	OH	rha	caffeoyl	glu
30.jionoside A1	H	OH	OH	rha	trans-feruloyl	glu
30.jionoside A2	H	OH	OH	rha	feruloyl	glu
35.jionoside B1	H	OH	OCH_3	rha	trans-feruloyl	gal
35.jionoside B2	H	OH	OCH_3	rha	feruloyl	gal
36.acteoside	H	OH	OH	glu	caffeoyl	H
36.isoacteoside	H	OH	OH	glu	H	caffeoyl
36.forsythosiae A	H	OH	OH	H	caffeoyl	glu
46.martynoside	H	OH	OCH_3	rha	trans-feruloyl	H
49.martynosideisomer	H	OCH_3	H	rha	trans-feruloyl	H

	R1	R2	R3
20.6-O-β-glucopyranosylalb	benzoyl	H	glu
21.albiflorin	benzoyl	H	H
37.galloylalbiflorin/isomers	benzoyl	H	galloy

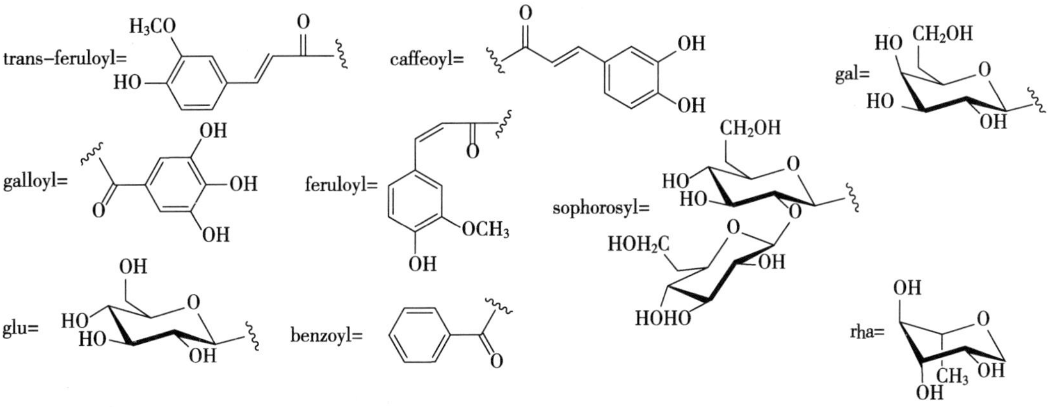

trans-feruloyl=　caffeoyl=　gal=　galloyl=　feruloyl=　sophorosyl=　glu=　benzoyl=　rha=

图 4-31　糖苷类成分化学结构

白芍中主要含有单萜苷类和没食子酰苷类成分，化合物 2,7,10,11,12,13,20,21,24,26,31,39,41,52,53 共 15 个成分鉴定为单萜苷类，它们结构中的共同特征是有一个蒎烷型骨架并常与苯甲酸或没食子酸酯化。

苯酞类成分是当归和川芎挥发油中主要成分，极性较低，出峰时间较晚，所检测到的苯酞类成分鉴定数据见表 4-73，化学结构式见图 4-32。

表 4-73　四物汤中苯酞类成分的鉴定数据

峰号	保留时间 /min	正离子模式（m/z）	λ_{max}/nm	分子式	成分	来源药材
34	7.063	249.108 7［M+Na］$^+$, 227.128 5［M+H］$^+$, 209.113 8［$M-H_2O+H$］$^+$, 191.104 3［$M-2H_2O+H$］$^+$, 181.126 0［$M-H_2O-CO+H$］$^+$	215, 279	$C_{12}H_{18}O_4$	senkyunolide J	当归，川芎
40[a]	8.37	225.110 6［M+H］$^+$, 247.088 6［M+Na］$^+$, 207.101 4［$M-H_2O+H$］$^+$, 189.088 9［$M+H-2H_2O$］$^+$, 165.089 0［$M+H-H_2O-C_3H_6$］$^+$	277	$C_{12}H_{18}O_4$	senkyunolide I	当归，川芎
43	8.86	225.110 4［M+H］$^+$, 247.095 1［M+Na］$^+$, 207.094 4［$M-H_2O+H$］$^+$, 189.091 6［$M+H-2H_2O$］$^+$, 165.092 9［$M+H-H_2O-C_3H_6$］$^+$	277	$C_{12}H_{18}O_4$	senkyunolide H	当归，川芎
54	12.2	191.106 3［M+H］$^+$	295, 325	$C_{12}H_{14}O_2$	*E*-ligustilide	当归，川芎
56	12.97	189.091 6［M+H］$^+$, 171.081 7［$M-H_2O+H$］$^+$, 153.075 2［$M-2H_2O+H$］$^+$, 117.072 7［$M+3H-H_2O-CO-C_2H_4$］$^+$	262, 310	$C_{12}H_{12}O_2$	*E*-butylideniph- thalide	当归，川芎
57[a]	13.11	191.105 8［M+H］$^+$, 171.082 4［$M-H_2O+H$］$^+$	280, 325	$C_{12}H_{14}O_2$	*Z*-ligustilide	当归，川芎
61[a]	13.74	189.091 5［M+H］$^+$, 161.095 9［M-CO+H］$^+$, 133.087 2 ［$M+H-CO-C_2H_4$］$^+$	260, 310	$C_{12}H_{12}O_2$	*Z*-butylideneph- thalide	当归，川芎
70	17.595	381.203 7［M+H］$^+$	282	$C_{24}H_{28}O_4$	angelicide	当归，川芎
71[a]	17.857	381.206 0［M+H］$^+$, 403.206 5［M+Na］$^+$, 191.105 1［$C_{12}H_{15}O_2$］$^+$	284	$C_{24}H_{28}O_4$	riligustilide	当归，川芎

续表

峰号	保留时间 /min	正离子模式(m/z)	λ_{max}/nm	分子式	成分	来源药材
72	18.085	381.204 5 $[M+H]^+$, 403.351 7 $[M+Na]^+$, 191.102 6 $[C_{12}H_{15}O_2]^+$	280	$C_{24}H_{28}O_4$	tokinolide B	当归，川芎
73[a]	18.174	381.203 9 $[M+H]^+$, 399.209 8 $[M+H_2O+H]^+$, 191.103 6 $[C_{12}H_{15}O_2]^+$	230, 276	$C_{24}H_{28}O_4$	levistolide A	ASR，CR
74	19.138	381.204 3 $[M+H]^+$, 426.206 5 $[M+2Na]^+$, 191.104 8 $[C_{12}H_{15}O_2]^+$	280	$C_{24}H_{28}O_4$	*Z*-ligustilide dimmer E-232	当归，川芎
75	19.662	381.203 6 $[M+H]^+$, 426.260 9 $[M+2Na]^+$, 191.104 4 $[C_{12}H_{15}O_2]^+$	296	$C_{24}H_{28}O_4$	*Z*,*Z*'-3,3',8,8'-Diligustilide	当归，川芎

注：[a] 与标准品比对。

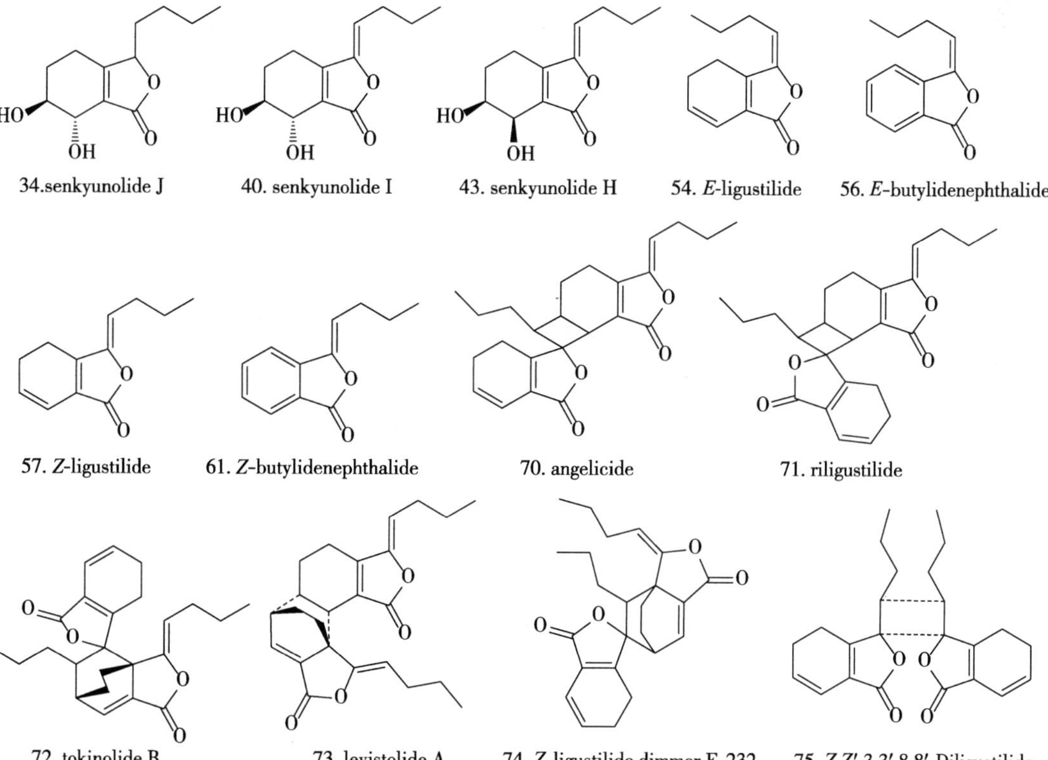

图 4-32　苯酞类成分化学结构

其他类化合物的鉴定数据见表 4-74，化学结构式见图 4-33。

表 4-74 四物汤中其他类成分的鉴定

峰号	保留时间 /min	正离子模式 (m/z)	负离子模式 (m/z)	λ_{max}/nm	分子式	成分	来源药材
6[a]	1.67	127.039 6 [M+H]$^+$, 149.066 4 [M+Na]$^+$		283	$C_6H_6O_3$	5-hydroxymethyl-2-furfural(5-HMF)	熟地黄
15	3.37		345.169 0 [M-H]$^-$, 391.181 2 [M+HCOO]$^-$, 183.137 9 [M-glu]$^-$, 179.085 3 [M-$C_{10}H_{15}O_2$]$^-$	–	$C_{16}H_{26}O_8$	rehmapicroside	熟地黄
25	5.44		183.103 3 [M-H]$^-$, 165.059 2 [M-H_2O-H]$^-$, 139.114 0 [M-HCOO]$^-$	–	$C_{10}H_{16}O_3$	rehmapicrogenin	熟地黄

注：[a] 与标准品比对。

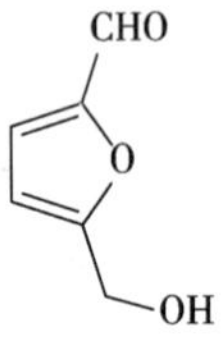

6.5-hydroxymethyl-2-furfural 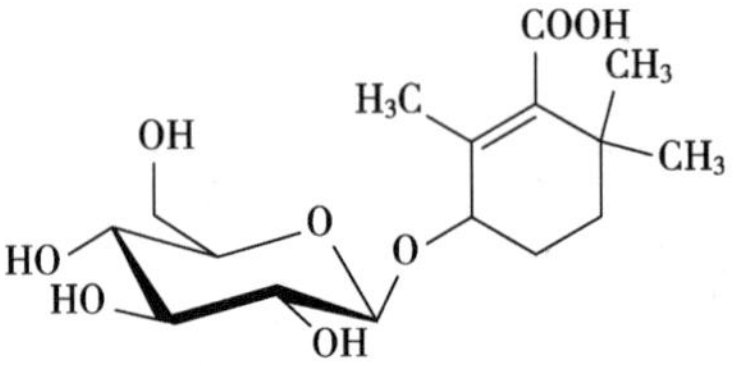 15.rehmapicroside 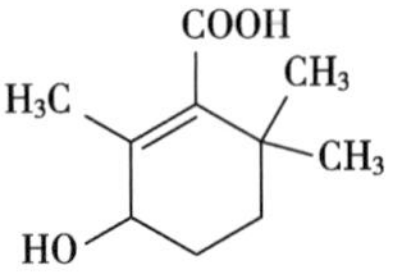 25.rehmapicrogenin

图 4-33 其他类化学成分化学结构

(3) 四物汤效应部位中主要成分的 HPLC-DAD 定量分析：对四物汤大孔树脂各洗脱部位进行药效活性筛选发现，四物汤水提醇沉上清醇溶部位（SW-5）对抑制离体子宫收缩，体外抗血小板聚集，促进卵巢颗粒细胞增殖，促进脾淋巴细胞增殖等均具有显著活性，30% 醇洗脱部位（SW-10）能明显抑制离体子宫收缩，抗体外血小板聚集，促进卵巢颗粒细胞增殖，促进脾淋巴细胞增殖，并能抑制 LPS 诱导的巨噬细胞释放 NO 的功能，对于以上部位中的化学组成采用 UPLC-PDA-TOF-MS 进行了定性分析，通过对上述两个活性部位中所含有的主要成分芍药苷、原儿茶酸、没食子酸、5-HMF、绿原酸、香草酸、咖啡酸、阿魏酸、senkyunolide I 进行定量分析，可为进一步明确其功效物质基础提供依据。

测定结果表明，SW-5 中含没食子酸 0.51mg/g、5-HMF0.37mg/g、原儿茶酸 0.88mg/g、香草酸 0.25mg/g、咖啡酸 0.64mg/g、芍药苷 2.33mg/g、阿魏酸 1.23mg/g、senkyunolide I0.19mg/g。SW-10 中绿原酸 2.05mg/g、芍药苷 6.68mg/g、senkyunolide I2.35mg/g。芍药苷和 senkyunolide I 在 SW-10 中含量均高于 SW-5 中含量，可见 30% 乙醇大孔树脂洗脱对这两个成分具有富集作用。

2. 少腹逐瘀汤的功效物质基础研究

(1) 少腹逐瘀汤中化学成分的 HPLC-MS 分析：对少腹逐瘀汤各活性部位中各类型化合物及指标性成分进行 TLC 定性分析，结果表明少腹逐瘀汤活性部位中主要含有五类化合物（表 4-75）。

表 4-75　少腹逐瘀汤及有效部位的 TLC 分析结果

成分	水煎液（SF-2）	部位 3（SF-3）	大孔吸附树脂洗脱部位 30% 部位（SF-6）	40% 部位（SF-7）	60% 部位（SF-9）	70% 部位（SF-10）	80% 部位（SF-11）	生物大分子（SF-13）
黄酮类	+	+	–	+	–	–	–	–
isohamnetin-3-*O*-rutinoside	+	+	–	+	–	–	–	–
isohamnetin-3-*O*-neohesperidoside	+	+	–	+	–	–	–	–
有机酸类	+	+	+	+	–	–	–	–
protocatechuic acid	+	+	–	+	–	–	–	–
caffeic acid	+	+	+	+	–	–	–	–
ferulic acid	+	+	–	+	–	–	–	–
vanillic acid	+	+	+	+	–	–	–	–
生物碱类	+	+	–	+	–	+	+	–
chuanxiongzine	+	+	–	+	–	–	–	–
内酯类	+	+	–	+	–	–	–	–
albiflorin	+	+	+	+	–	–	–	–
酚苷类	+	+	+	+	–	–	–	–
paeoniflorin	+	+	+	+	–	–	–	–

注："+" 检测出；"–" 未检测出。

通过对比少腹逐瘀汤醇沉上清部位（SF-3）、对照品化合物色谱图保留时间（t_R）、总离子流图、质谱碎片离子（*m/z*）以及紫外吸收特征（λ_{max}），并结合相关参考文献确定了其中 11 个色谱峰分别为芍药苷、芍药内酯苷、原儿茶酸、咖啡酸、香草酸、盐酸川芎嗪、阿魏酸、异鼠李素 -3-*O*- 芸香糖苷、异鼠李素 -3-*O*- 新橙皮苷、洋川芎内酯 H、洋川芎内酯 I（表 4-76）。

表 4-76　少腹逐瘀汤有效部位 SF-3 的成分鉴定结果

峰号	保留时间 / min	[M+H]⁺ (*m/z*)	[M+Na]⁺ (*m/z*)	其他离子 (*m/z*)	λ_{max}/nm	鉴定成分	来源药材
1	11.29	155	–	–	310	protocatechuic acid	当归，川芎
2	20.56	178	–	–	254	tetramethylpyrazine	川芎

续表

峰号	保留时间 / min	[M+H]+ (m/z)	[M+Na]+ (m/z)	其他离子 (m/z)	λ_{max}/nm	鉴定成分	来源药材
3	24.08	169	–	–	310	vanillic acid	当归,川芎
4	25.06	181	–	–	310	caffeic acid	当归,川芎
5	29.25	481	503	319,197	230	albiflorin	赤芍
6	32.68		503	463,179	230	paeoniflorin	赤芍
7	38.41	625	647	317,771	254	isohamnetin-3-*O*-rutinoside	蒲黄
8	39.72	195 (poor)	–	–	295sh,320	ferulic acid	当归,川芎
9	42.11	625	647	479,317	254	isohamnetin-3-*O*-neohesperidoside	蒲黄
10	49.81	225	247	207,471	277	senkyunolide I	当归,川芎
11	51.57	225	247	207	277	senkyunolide H	当归,川芎

(2) 少腹逐瘀汤中主要活性成分的定量分析：采用液相色谱 - 质谱联用技术（LC-MS/MS）分析鉴定了少腹逐瘀汤中 11 个主要的化学成分（结构式见图 4-34），并对其中的咖啡酸、阿魏酸、没食子酸、香草酸、芍药苷、香蒲新苷、异鼠李素 -3-*O*- 新橙皮苷进行定量分析，同时考察少腹逐瘀汤水煎液和醇沉上清液中主要活性成分的含量差异，比较不同前处理方法对有效成分的影响。

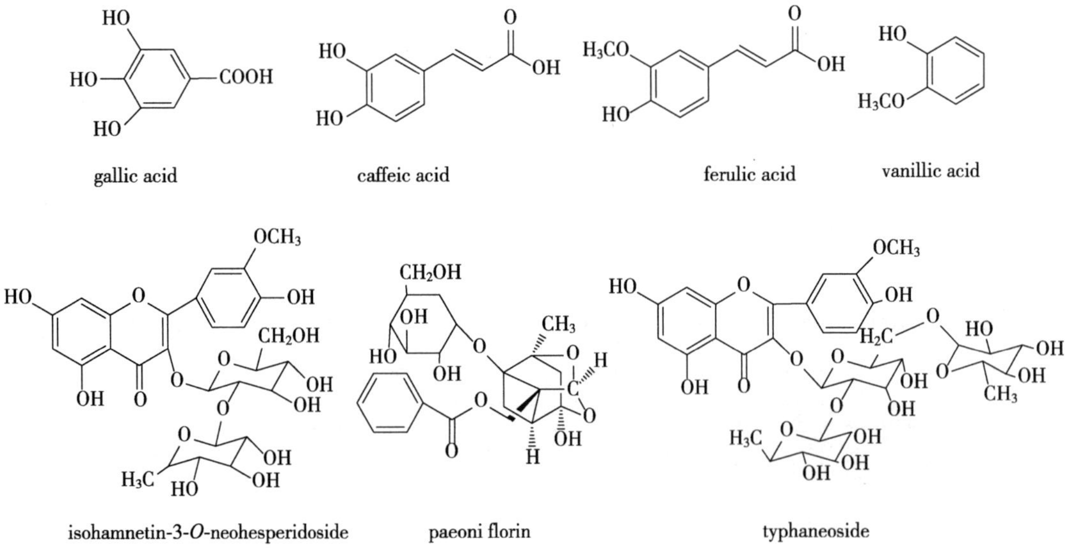

gallic acid　caffeic acid　ferulic acid　vanillic acid

isohamnetin-3-*O*-neohesperidoside　paeoni florin　typhaneoside

图 4-34　少腹逐瘀汤中定量的 7 个化学成分结构

称取少腹逐瘀汤组方药材粗粉 465.0g，按照当归：川芎：赤芍：肉桂：小茴香：五灵脂：没药：蒲黄：延胡索：干姜（3：1：2：1：0.5：2：1：3：1：1）比例配比，水煎煮提取 2 次，第一次加 10 倍量水煎煮 2 小时，第二次加 8 倍量水煎煮 1.5 小时，合并两次煎出液，浓缩至一定体积，取适量水煎液于 60℃减压浓缩干燥得水煎液浸膏（SFZYD）；另取一定体积水煎液用 95% 乙醇调至醇浓度为 80%，放置 24 小时，过滤沉淀，取上清液于 60℃减压浓缩干燥得醇沉上清液浸膏（SFA）。

精密称取 0.24gSFZYD 粉末和 0.16gSFA 粉末各 2 份，置具塞锥形瓶中，分别加入 10ml 无水甲醇和 50% 甲醇，称定重量，超声处理 30 分钟，取出，放冷，再称定重量，分别用溶剂补足减失重量，3 000r/min 离心 10 分钟后，取上清液用 0.45μm 微孔滤膜滤过，得供试样品。典型样品色谱图见图 4-35，样品测定结果见表 4-77。

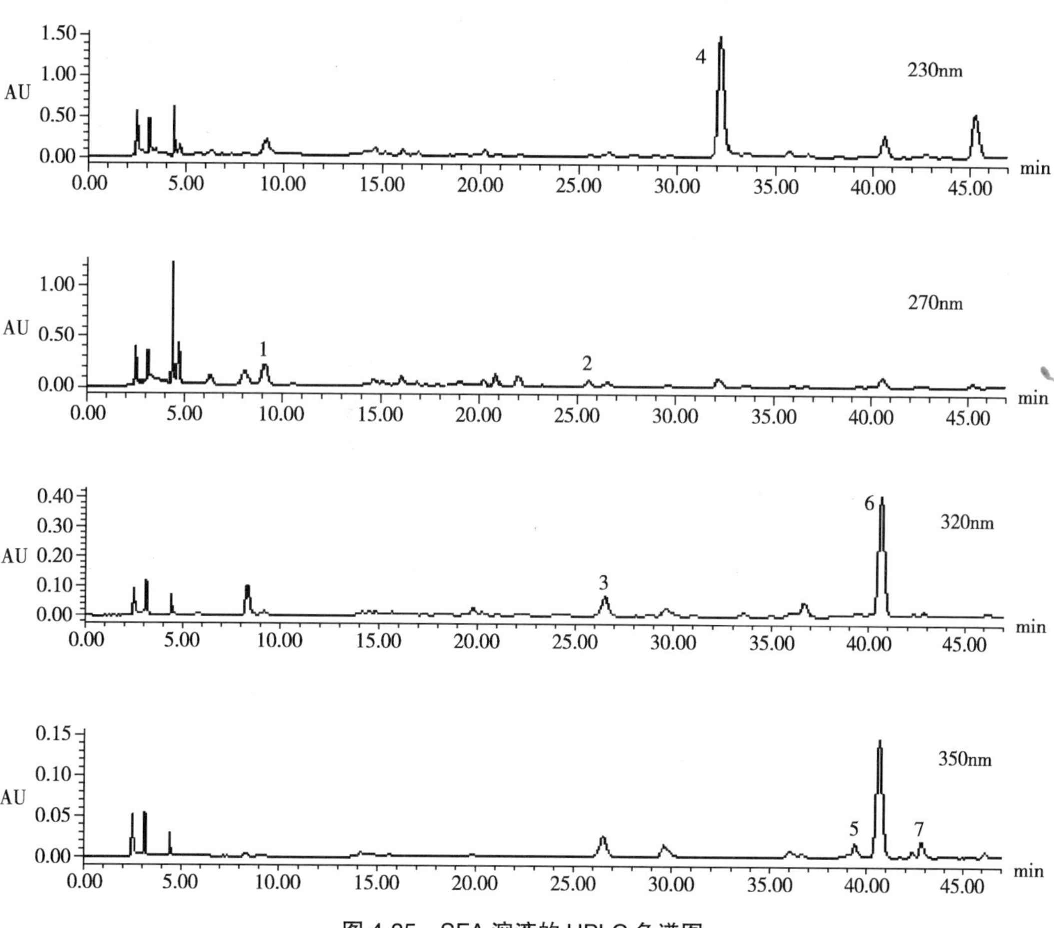

图 4-35　SFA 溶液的 HPLC 色谱图

1. 没食子酸；2. 香草酸；3. 咖啡酸；4. 芍药苷；5. 香蒲新苷；6. 阿魏酸；7. 异鼠李素-3-*O*-新橙皮苷

表 4-77　不同样品中 7 个成分含量测定结果（mg/g，n=3）

化合物	50% 甲醇处理 SFZYD	无水甲醇处理 SFZYD	50% 甲醇处理 SFA	无水甲醇处理 SFA
没食子酸	1.24	1.15	1.93	1.88
香草酸	0.11	0.11	0.14	0.19
咖啡酸	0.12	0.12	0.18	0.19
芍药苷	9.64	12.07	15.35	15.86
阿魏酸	0.48	0.58	0.60	0.63
香蒲新苷	0.088	0.10	0.14	0.13
异鼠李素 -3-*O*- 新橙皮苷	0.13	0.096	0.16	0.16

3. 香附四物汤的功效物质基础研究

(1) 香附四物汤全方及醇沉上清部位成分分析：采用 UHPLC-Q-TOF-MS 的条件，对香附四物汤全方（XFSWD）及醇沉上清部位（XFSW-3）进行分析，测得该供试品正、负总离子流图（TIC）（图 4-36）。

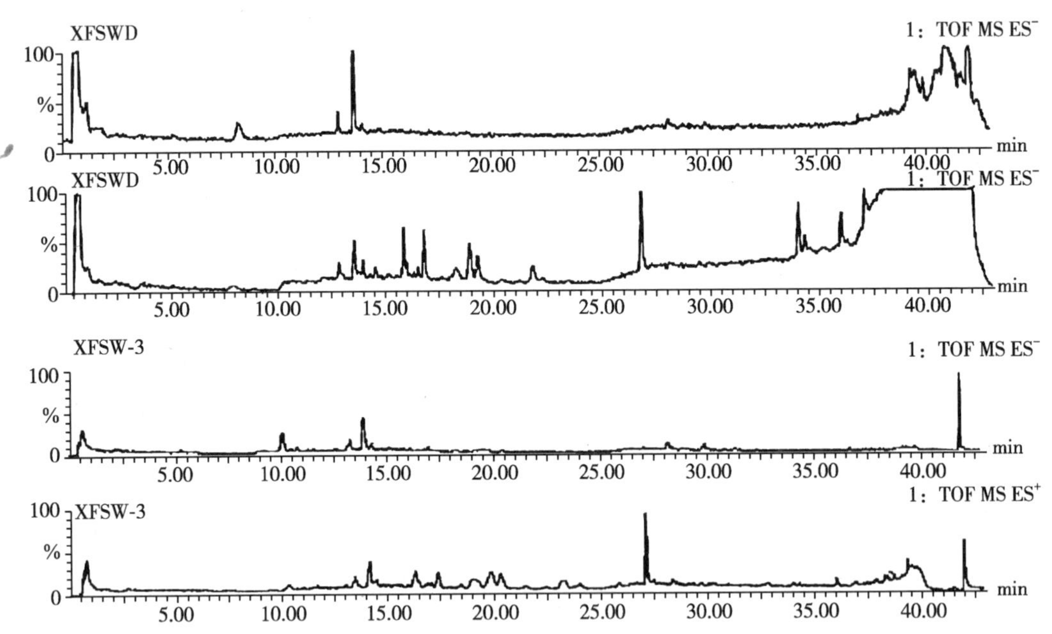

图 4-36　香附四物汤全方（XFSWD）及醇沉上清部位（XFSW-3）的 UHPLC-ESI-MS 正、负总离子流图

通过 UHPLC-Q-TOF 检测得到香附四物汤全方（XFSWD）及醇沉上清部位（XFSW-3）的色谱保留时间和质谱信息比较进行相关化学成分分析，并根据相关文献报道数据和已有部分标准品对比进行主要成分的确认，同时利用提取离子流图（EIC）并结合质谱裂解规律进行推断（表 4-78、表 4-79）。

表 4-78　香附四物汤全方(XFSWD)及醇沉上清部位(XFSW-3)化学成分归属分析(ESI⁻)

编号	保留时间 /min	XFSWD	XFSW-3	测定分子量(*m/z*)	计算分子量(*m/z*)	误差 / ppm	元素组成	鉴定成分
1	0.89	*	–	341.107 9	341.108 4	−0.2	$C_{12}H_{21}O_{11}^-$	sucrose
2	1.98	–	*	243.062 0	243.061 7	0.1	$C_9H_{11}N_2O_6$	uridine
3	2.28	–	*	169.013 6	169.013 7	−0.1	$C_7H_5O_5^-$	gallic acid
4	8.25	*		543.114 3	–	–	–	unknown
5	10.21	–	*	167.033 0	167.034 4	−0.8	$C_8H_7O_4^-$	vanillic acid
6	10.65	–	*	179.031 8	179.034 4	−1.5	$C_9H_7O_4^-$	caffeic acid
7	10.91	*	*	353.081 2	353.087 3	−1.7	$C_{16}H_{17}O_9^-$	chlorogenic acid
8	13.45	*	*	479.143 7	479.155 3	−2.4	$C_{23}H_{27}O_{11}^-$	albiflorin
9	14.11	*	*	479.141 6	479.155 3	−2.9	$C_{23}H_{27}O_{11}^-$	peoniflorin
10	14.45	*	*	193.048 8	193.050 1	−0.7	$C_{10}H_9O_4^-$	ferulaic acid
11	15.27	*	*	193.047 8	193.050 1	−1.2	$C_{10}H_9O_4^-$	isoferulic acid
12	19.65	–	*	479.148 5	–	–	–	unknown
13	28.37	*	*	249.147 7	249.149 1	−0.6	$C_{15}H_{21}O_3^-$	neolazppaic acid
14	30.05	*	*	329.221 4	–	–	–	unknown
15	31.48	*	*	203.067 9	203.070 8	−1.4	$C_{12}H_{11}O_3^-$	3-butylidene-7-hydroxyphthalide
16	37.46	–	*	231.135 8	231.138 5	−1.2	$C_{15}H_{19}O_2^-$	costunolide
17	39.87	*	*	255.229 5	255.232 4	−1.1	$C_{16}H_{31}O_2^-$	palmitic acid

注:带有“*”号为表示该组分存在的化学成分,带有“–”号表示未知。

表 4-79　香附四物汤全方(XFSWD)及醇沉上清部位(XFSW-3)化学成分归属分析(ESI⁺)

编号	保留时间 /min	XFSWD	XFSW-3	测定分子量(*m/z*)	计算分子量(*m/z*)	误差 / ppm	元素组成	鉴定成分
1	0.82	*	–	365.105 0	365.106 0	−0.3	$C_{12}H_{22}O_{11}Na$	sucrose
2	12.08	*	–	330.207 9	–	–	–	unknown
3	12.23	*	–	277.165 3	–	–	–	unknown
4	13.49	*	*	481.163 0	481.171 0	−1.7	$C_{23}H_{29}O_{11}^+$	albiflorin
5	14.16	*	*	481.165 6	481.171 0	−1.1	$C_{23}H_{29}O_{11}^+$	peoniflorin
6	14.39	*	*	314.166 2	–	–	–	unknown
7	16.32	*	*	342.172 8	342.170 5	0.7	$C_{20}H_{24}NO_4^+$	tetrahydrocolumbamine
8	17.40	*	*	354.132 2	354.134 1	−0.5	$C_{20}H_{20}NO_5^+$	protopine
9	18.89	*	*	370.161 7	370.165 4	−1.0	$C_{21}H_{24}NO_5^+$	allocryptopine
10	19.28	*	*	324.115 1	324.123 6	−2.6	$C_{19}H_{18}NO_4^+$	tetrahydrocoptisine

续表

编号	保留时间 /min	XFSWD	XFSW-3	测定分子量(*m/z*)	计算分子量(*m/z*)	误差 / ppm	元素组成	鉴定成分
11	19.82	*	*	356.186 2	356.186 2	0	$C_{21}H_{26}NO_4^+$	tetrahydropalmatine
12	20.30	*	*	356.186 9	356.186 2	0.2	$C_{21}H_{26}NO_4^+$	glaucine
13	23.22	*	*	370.203 1	370.201 8	0.4	$C_{22}H_{28}NO_4^+$	corydaline
14	25.89	*	*	336.120 5	336.123 6	–0.9	$C_{20}H_{18}NO_4$	berberine
15	27.11	*	*	366.165 5	366.170 5	–1.4	$C_{22}H_{24}NO_4$	dehydrocorydaline
16	27.43	*	*	225.113 7	225.112 7	0.4	$C_{12}H_{17}O_4^+$	senkyunolide I
17	28.53	*	*	585.193 1	585.197 2	–0.7	$C_{30}H_{33}O_{12}^+$	benzoylpaeoniflorin
18	30.62	*	*	225.122 5	225.112 7	4.4	$C_{12}H_{17}O_4^+$	senkyunolide H
19	32.63	*	*	219.174 9	219.174 9	0	$C_{15}H_{23}O^+$	α-cyperone
20	32.83	*	*	221.188 4	221.190 5	–1.0	$C_{15}H_{25}O^+$	caryophyllene oxide
21	34.12	*	*	274.268 5	–	–	–	unknown
22	36.91	*	*	191.104 2	191.107 2	–1.6	$C_{12}H_{15}O_2^+$	(*E*)-l igustilide
23	37.87	*	*	191.103 4	191.107 2	–2.0	$C_{12}H_{15}O_2^+$	(*Z*)-l igustilide
24	38.29	*	*	191.105 4	191.107 2	–0.9	$C_{12}H_{15}O_2^+$	butylphthalide
25	38.45	*	*	381.204 5	381.206 6	–0.6	$C_{24}H_{29}O_4^+$	riligustilide
26	38.68	*	*	381.207 9	381.206 6	0.3	$C_{24}H_{29}O_4^+$	tokinolideB
27	38.87	*	*	381.204 6	381.206 6	–0.5	$C_{24}H_{29}O_4^+$	levistolideA

注：带有“*”号为表示该组分存在的化学成分，带有“–”号表示未知。

(2) 香附四物汤醇沉上清部位成分定量分析：采用 HPLC-PAD 联用技术，对香附四物汤醇沉上清部位中 10 种化合物同时分析测定，典型色谱图见图 4-37。没食子酸为 0.067%，绿原酸为 0.080%，芍药内酯苷为 0.281%，咖啡酸 0.017%，芍药苷为 0.578%，四氢非洲防己碱 0.009%，普鲁托品为 0.029%，阿魏酸为 0.052%，延胡索乙素为 0.006%，小檗碱为 0.012%。

(3) 香附四物汤醇沉沉淀部位的多糖含量测定：香附四物汤水煎液通过 95% 乙醇沉淀处理之后得到的部位为水溶性物质，多为水溶性多糖、淀粉、鞣质等。香附四物汤组方药材当归、熟地黄等富含多糖类化合物。水溶性多糖具有广泛的生理活性，主要作用于机体免疫和造血系统。通过苯酚 / 咔唑 - 硫酸法测定了香附四物汤醇沉沉淀部位（XFSW-2）的多糖含量，该部位中中性多糖平均含量为 9.03%，酸性多糖平均含量为 3.38%，总多糖含量为 12.40%。

(4) 香附四物汤效应部位主要成分的 HPLC-DAD 定量分析：对香附四物汤大孔树脂各洗脱部位进行药效活性筛选的结果，发现 60% 醇洗脱部位（XFSW-10）能明显抑制离体子宫收缩活性。

通过与标准品比较保留时间（t_R）和最大吸收波长（λ_{max}），确定 XFSW-10 中含有的四氢非洲防己碱（1，tetrahydrocolumbamine）、普鲁托品（2，protopine）、紫堇碱（3，corydaline）、延胡索乙

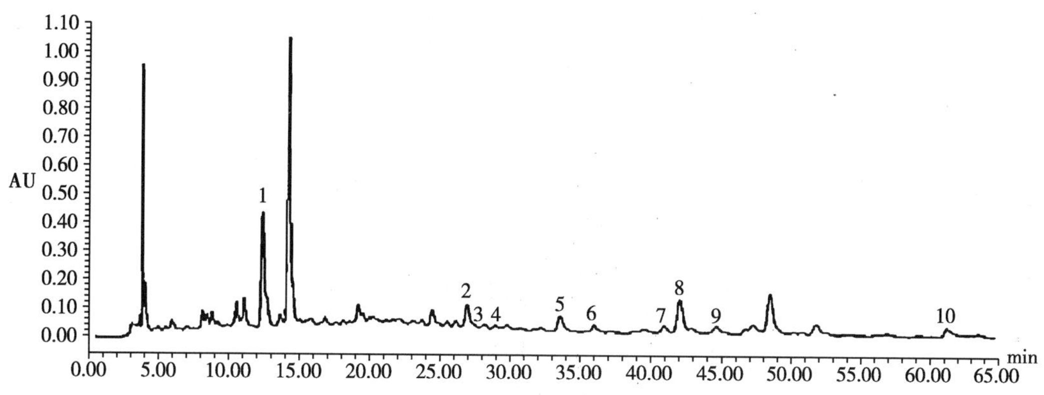

图 4-37　香附四物汤样品的 HPLC 典型色谱图(280nm)

1. 没食子酸;2. 绿原酸;3. 芍药内酯苷;4. 咖啡酸;5. 芍药苷;6. 四氢非洲防己碱;7. 普鲁托品(protopine);8. 阿魏酸;9. 延胡索乙素;10. 小檗碱

素(4,tetrahydropalmatine)、四氢黄连碱(5,tetrahydrocoptisine)、小檗碱(6,berberine)等 6 个原小檗型生物碱(图 4-38)。含量测定结果,XFSW-10 中分别含有四氢非洲防己碱 0.10%,普鲁托品 3.79%,紫堇碱 0.16%,延胡索乙素 0.95%,四氢黄连碱 0.32%,小檗碱 1.37%。典型色谱图见图 4-39。

为了验证所测化合物对于 XFSW-10 的效应的贡献,将所测定的 6 种化合物根据以上测定结果的比例进行混合,得到化合物组合物,并将其与 XFSW-10 进行了效应验证,比较两者对离体子宫收缩的作用。子宫收缩抑制效应值通过平均收缩力(mean contractile force,MCF,%)表示。

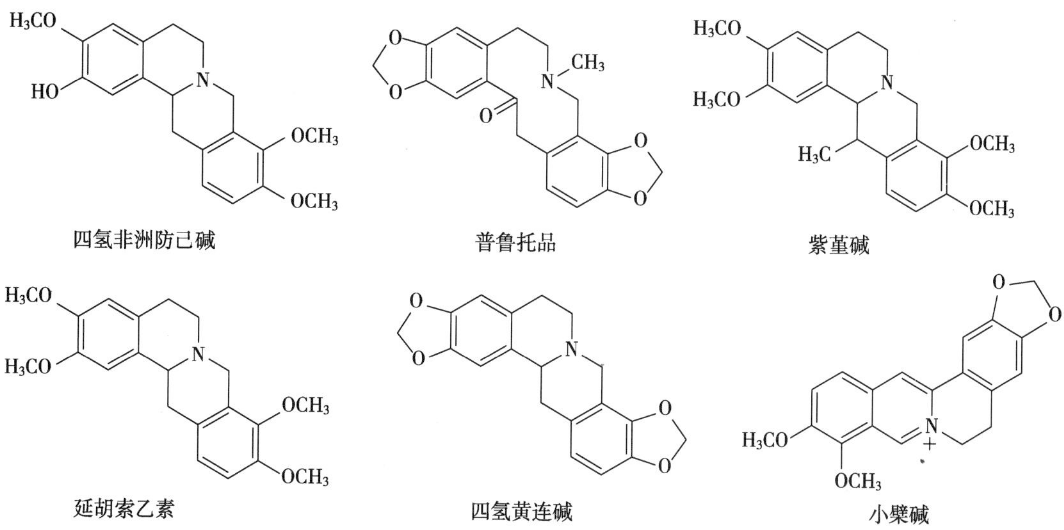

图 4-38　香附四物汤中定量的 6 个原小檗型生物碱化学结构

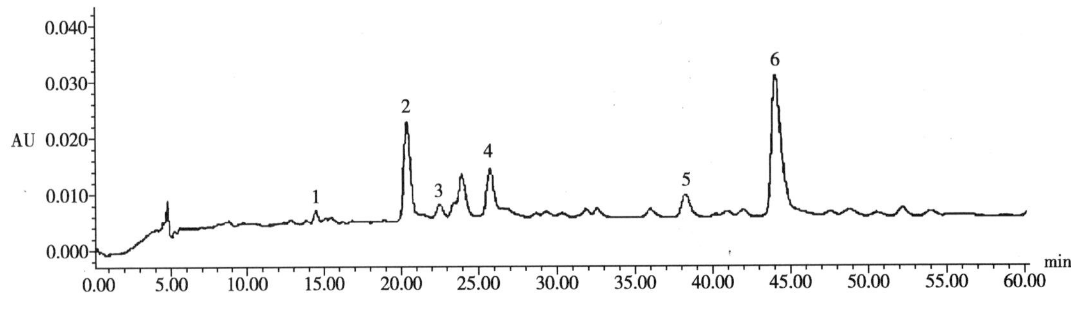

图 4-39　样品 XFSW-10 的 HPLC 色谱图(280nm)

1. 四氢非洲防己碱;2. 普鲁托品;3. 紫堇碱;4. 延胡索乙素;5. 四氢黄连碱;6. 小檗碱

由图 4-40 可以看出,香附四物汤效应部位 XFSW-10 与 6 个主要化学成分按比例组合物对小鼠离体子宫收缩的效应的量效曲线趋势一致,表明组合物能够较好的代表效应部位 XFSW-10 的效应。由图 4-41 可以看出,XFSW-10 中的 6 个主要化学成分非洲防己碱,普鲁托品,紫堇碱,延胡索乙素,四氢黄连碱和小檗碱对缩宫素诱导的小鼠离体子宫收缩有较强的抑制作用,并表现出剂量依赖性。

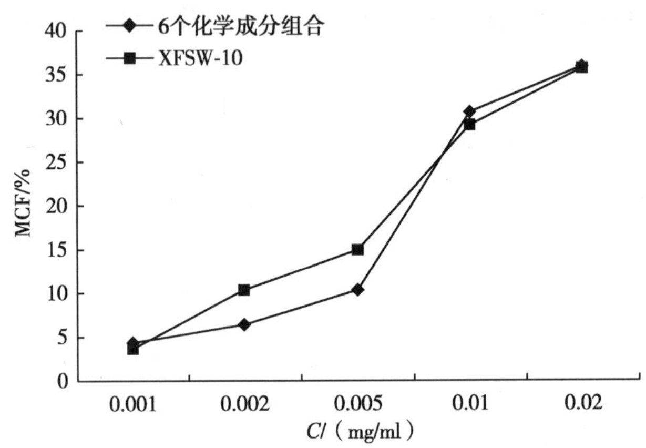

图 4-40　香附四物汤效应部位 XFSW-10 与 6 个主要化学成分按比例组合物对小鼠离体子宫收缩的效应曲线

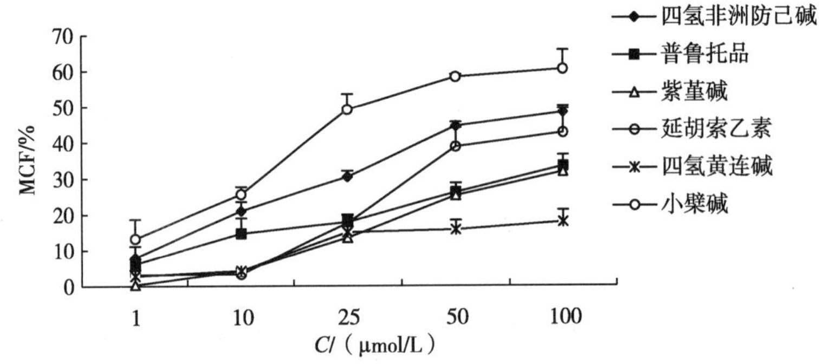

图 4-41　XFSW-10 中的 6 个主要化学成分单体对小鼠离体子宫收缩的效应曲线

异常的子宫收缩是引起原发性痛经的主要原因之一，通过缩宫素诱导的小鼠离体子宫收缩模型，发现香附四物汤（XFSED）、香附四物汤醇沉上清液（XFSW-3）以及香附四物汤醇沉上清液经大孔树脂60%乙醇洗脱部位（XFSW-10）具有较强的抑制缩宫素诱导的小鼠离体子宫收缩活性。

在原发性痛经小鼠整体动物模型中，苯甲酸雌二醇被用作增敏剂，通过腹腔注射缩宫素诱导子宫收缩。模型动物扭体次数与正常动物相比显著增加，而给予XFSWD，XFSW-3和XFSW-10可以显著减少扭体次数。这些结果进一步证实了离体实验的结果。

原小檗型生物碱是活性部位XFSW-10的主要成分类群，这些成分主要来自于组方药材之一延胡索，提示延胡索在抑制子宫收缩效应中起到了重要作用。

子宫肌层的Ca^{2+}信号改变可能导致子宫收缩，而钙通道阻滞剂缓解子宫肌层收缩，可用于治疗痛经。通过测定原发性痛经模型小鼠子宫中的Ca^{2+}水平发现，与模型组相比，给予药物XFSWD和XFSW-10组的小鼠子宫中Ca^{2+}含量显著降低，提示香附四物汤治疗原发性痛经的作用机制之一可能是通过阻滞钙离子通道以降低胞内钙离子含量实现的。据文献报道，活性部位XFSW-10中含有的单体化合物小檗碱具有广泛的药理活性，包括阻断离子通道活性。因此，可以推断活性部位XFSW-10是潜在的钙离子通道阻滞剂。

通过比较量效曲线发现，2,3,10,11位被氧原子取代的原小檗型生物碱（tetrahydrocoptisine）对缩宫素诱导的离体子宫收缩抑制效应最弱，而含有羰基的开环托品碱（protopine）活性也不强。叔胺型生物碱紫堇碱，延胡索乙素和非洲防己碱活性相近。非洲防己碱活性较高于紫堇碱，而季铵型生物碱对缩宫素诱导的离体子宫收缩抑制效应最强。

对香附四物汤大孔吸附树脂各洗脱部位进行药效活性评价，发现40%醇洗脱部位（XFSW-7）能明显促进小鼠脾淋巴细胞增殖。

通过与标准品比较保留时间（t_R）和最大吸收波长（λ_{max}），确定XFSW-7中含有的芍药内酯苷（1，albiflorin）、芍药苷（2，paeoniflorin）、阿魏酸（3，fumalic acid）、洋川芎内酯Ⅰ（4，senkyunolide Ⅰ）。XFSW-7中含有芍药内酯苷5.973%，芍药苷5.902%，阿魏酸1.374%，洋川芎内酯Ⅰ0.014%。典型色谱光谱图见图4-42。

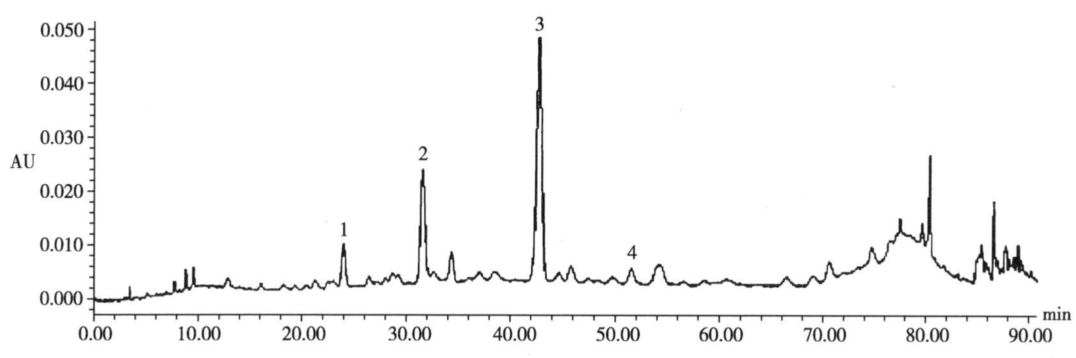

图4-42　样品XFSW-7的HPLC色谱图（280nm）

1. 芍药内酯苷；2. 芍药苷；3. 阿魏酸；4. 洋川芎内酯Ⅰ

为了验证所测化合物对于 XFSW-7 的效应的贡献，将所测定的 4 种化合物根据以上测定结果的比例进行混合，得到化合物组合物，并将其与 XFSW-7 进行了效应验证，比较两者对小鼠脾细胞增殖的影响。

由图 4-43 可以看出，香附四物汤效应部位 XFSW-7 与 4 个主要化学成分按比例组合物对静息状态和 ConA 刺激诱导的小鼠脾细胞增殖影响趋势一致，表明组合物能够较好地代表效应部位 XFSW-7 的效应。由图 4-44 可以看出，XFSW-7 中的 4 个主要化学成分芍药内酯苷，芍药苷，阿魏酸和洋川芎内酯对静息状态和 ConA 刺激诱导的小鼠脾细胞增殖具有显著的促进作用(P<0.01)。

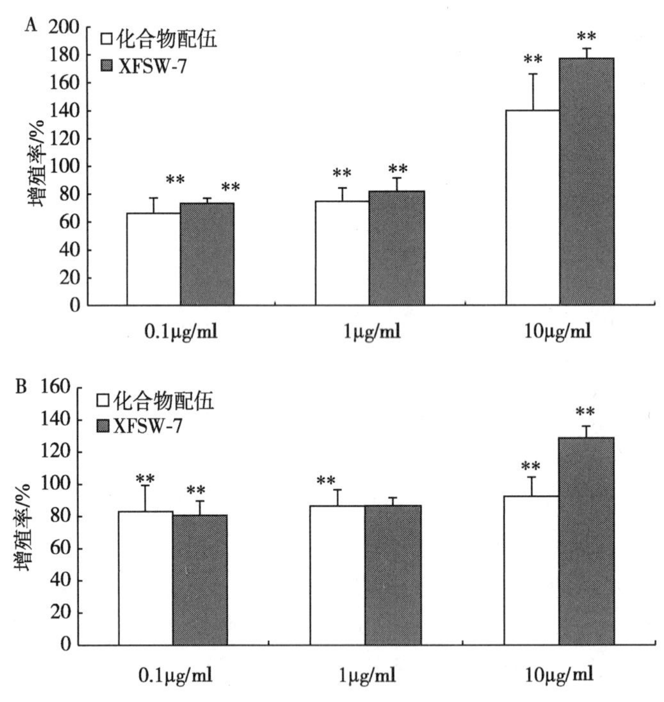

图 4-43　香附四物汤效应部位 XFSW-7 与 4 个主要化学成分按比例组合物对小鼠脾淋巴细胞增殖的影响(P<0.01)**

A. 静息；B. 有 ConA 刺激

小鼠脾淋巴细胞受到药物和 / 或 ConA 作用后，可被激活向淋巴母细胞转化，在转化过程中 DNA、RNA 及蛋白质合成增加，促进细胞分裂增殖，其胞内线粒体中的琥珀酸脱氢酶活性会相应升高，MTT 可作为其底物参与反应，形成蓝紫色的甲臜颗粒沉积于细胞内或细胞周围，经 DMSO 溶解后为蓝色溶液，可用酶标测定仪于波长 490nm 处测定其吸光度 A 值，根据 A 值的大小计算反应体系中细胞的增殖率。淋巴细胞转化率是反映机体细胞免疫的基本指标，是研究药物对 T、B 淋巴细胞作用的常用方法，通过检测淋巴细胞转化率可以了解药物对机体免疫功能的影响。淋巴细胞转化试验结果显示，香附四物汤(XFSWD)无 ConA 刺激的脾淋巴细胞增殖有促进作用(P<0.01)，而对 ConA 诱导的脾淋巴细胞增殖有抑制作用(P<0.01)。文献报道，四物汤能显著促进自发性和 ConA 刺激的小鼠脾淋巴细胞增殖，这说明由四物汤衍化而来的香附四物汤保留了四物汤的部分免疫活性。

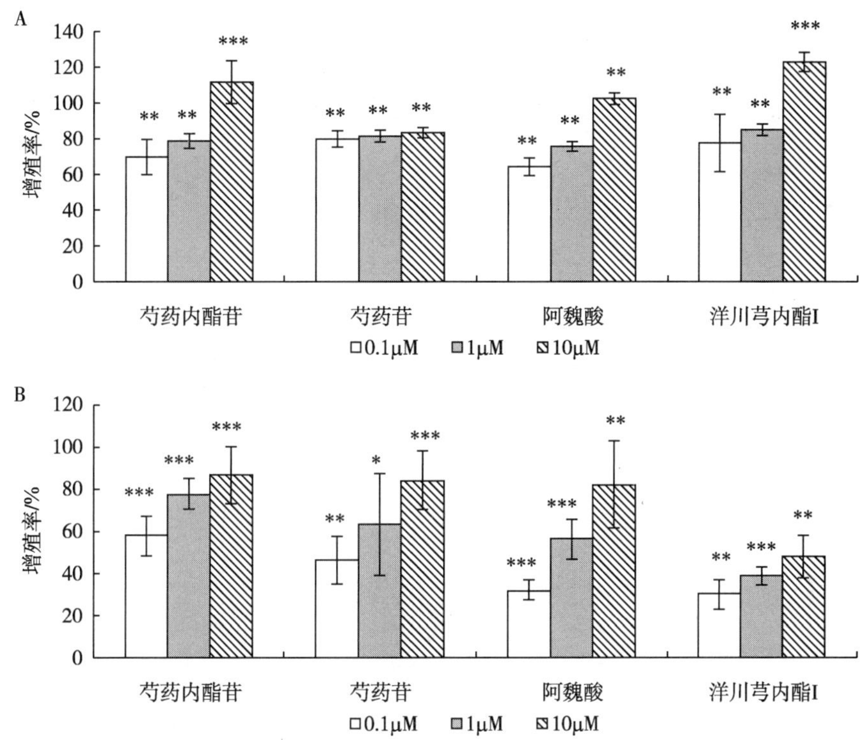

图 4-44　XFSW-7 中的 4 个主要化学成分单体对小鼠脾淋巴细胞增殖的影响（*P<0.05，P<0.01，***P<0.001）**

A. 静息；B. 有 ConA 刺激

香附四物汤醇沉上清液经大孔树脂 30% 乙醇洗脱部位（XFSW-7）对小鼠脾淋巴细胞增殖及转化均有促进作用，具有 T 淋巴细胞有丝分裂原的性质，可促进 T 淋巴细胞分裂增殖。芍药内酯苷、芍药苷、阿魏酸和洋川芎内酯 I 是该活性部位的主要活性成分。这些成分来自于药材白芍、当归和川芎，也是四物汤的组方药材，说明香附四物汤与四物汤在免疫增强活性中有共同的物质基础。

4. 桃红四物汤的功效物质基础研究

(1) 桃红四物汤水提液成分分析：采用 UHPLC-Q-TOF-MS 法对桃红四物汤水提液和混合标准品进行分析，从中鉴定出了 9 个芳香酸类成分。芳香酸类成分无专属性，大部分药材中均含有该类成分，可能由于芳香酸类化合物由莽草酸途径合成。莽草酸途径是存在于植物、真菌和微生物中的一条重要的代谢途径，在莽草酸生物合成途径中有些芳香酸是合成黄酮类、香豆素类和木脂素类成分的中间产物，因此芳香酸类成分普遍存在于药用植物中。鉴定数据见表 4-80。

从桃红四物汤水提液中鉴定出了 9 个单萜苷成分，这些成分大多存在于白芍药材中。环烯醚萜苷和苯丙素苷在内的苷类成分 5 个，大多存在于熟地药材中，还有存在于桃仁药材的苦杏仁苷成分。鉴定数据见表 4-81。

表 4-80　桃红四物汤水提液中芳香酸类成分的鉴定

编号	保留时间 /min	鉴定成分	化学式	m/z [M-H]$^-$	MS^n 特征离子	药材来源
1	2.17	gallic acid	$C_7H_6O_5$	169	125	白芍
2	3.71	protocatechuic acid	$C_7H_6O_4$	153	109	当归、川芎、红花
3	5.39	*p*-hydroxybenzoic acid	$C_7H_6O_3$	137	93	当归、川芎、红花
4	6.25	chlorogenic acid	$C_{16}H_{18}O_9$	353	191	当归、川芎、桃仁
5	6.71	canillic acid	$C_8H_8O_4$	167	152,123	当归、川芎
6	6.81	caffeic acid	$C_9H_8O_4$	179	135	当归、川芎
7	7.02	benzoic acid	$C_7H_6O_2$	121	—	当归、红花、桃仁
8	9.14	coumaric acid	$C_9H_8O_3$	163	119	红花
9	10.45	ferulaic acid	$C_{10}H_{10}O_4$	193	178,149,134	当归、川芎

表 4-81　桃红四物汤水提液中苷类成分的鉴定

编号	保留时间 /min	鉴定成分	化学式	m/z [M-H]$^-$	MS^n 特征离子	药材来源
1	2.40	1-*O*-β-*D*-glucopyranosyl-paeonisuffrone	$C_{16}H_{24}O_9$	359	405,295	白芍
2	5.58	isomaltopaeoniflorin sulfonate	$C_{29}H_{38}O_{18}S$	705	515	白芍
3	5.94	paeoniflorin sulfonate	$C_{23}H_{28}O_{13}S$	543	431,477	白芍
4	8.40	albiflorin	$C_{23}H_{27}O_{11}$	479	525	白芍
5	9.11	peoniflorin	$C_{23}H_{27}O_{11}$	479	525,449	白芍
6	9.95	galloylpaeoniflorin sulfonate	$C_{30}H_{32}O_{17}S$	695	525,479,475,449	白芍
7	11.75	galloylpaeoniflorin	$C_{30}H_{32}O_{15}$	631	525,479,449	白芍
8	19.42	benzoylpaeoniflorin	$C_{30}H_{32}O_{12}$	629	583,553	白芍
9	19.84	isobenzoylpaeoniflorin	$C_{30}H_{32}O_{12}$	629	583,577,553	白芍
10	2.78	rehmannioside D	$C_{27}H_{42}O_{20}$	685	731,535,493	熟地
11	2.94	melittoside	$C_{21}H_{32}O_{15}$	523	569,493,448,341	熟地
12	10.01	rehmaionoside A or rehmaionoside B	$C_{19}H_{34}O_8$	389	327,178	熟地
13	10.84	decaffeoyl-verbascoside	$C_{20}H_{30}O_{12}$	461	449,345,319	熟地
14	12.38	jionoside B1/B2	$C_{37}H_{50}O_{20}$	813	631,525,479	熟地
15	6.74	amygdalin	$C_{20}H_{27}NO_{11}$	457	456,323,167	桃仁

从桃红四物汤水提液中鉴定出了 3 个苯酞类成分，这些成分大多存在于川芎、当归药材中。鉴定数据见表 4-82。

表 4-82 桃红四物汤水提液中苯酞类成分的鉴定

编号	保留时间/min	鉴定成分	化学式	m/z [M+H]$^+$	MS^n 特征离子	药材来源
1	13.84	senkyunolide I	$C_{12}H_{18}O_4$	225	247,225,207,189,165	川芎、当归
2	14.74	senkyunolide H	$C_{12}H_{18}O_4$	225	247,225,207,189,165	川芎、当归
3	11.76	senkyunolide J	$C_{12}H_{18}O_4$	227	249,209,191	川芎、当归

从桃红四物汤水提液中鉴定出了5个黄酮类成分，这些化合物成分主要存在于红花药材中。鉴定数据见表4-83。

表 4-83 桃红四物汤水提液中黄酮类成分的鉴定

编号	保留时间/min	鉴定成分	化学式	m/z [M-H]$^-$	MS^n 特征离子	药材来源
1	11.17	hydroxysafflor yellow A	$C_{27}H_{32}O_{16}$	611	353	红花
2	11.94	isorhamnetin-3-*O*-nehesperridin	$C_{28}H_{32}O_{16}$	623	441,169	红花
3	6.13	6-羟基山柰酚-3,6-二氧-7-氧葡萄醛酸苷	$C_{33}H_{38}O_{23}$	801	787,543,372,323	红花
4	7.13	6-羟基山柰酚-3,6-二氧葡萄糖苷	$C_{27}H_{30}O_{17}$	625	618,525,456,169	红花
5	12.52	safflor yellow A	$C_{27}H_{29}O_{15}$	593	515,289,161	红花

(2) 桃红四物汤水提液中化学成分的定量分析：采用反相高效液相色谱法-二极管阵列检测器(RP-HPLC-DAD)，对桃红四物汤含有的没食子酸、苦杏仁苷、绿原酸、咖啡酸、羟基红花黄色素A、芍药苷、香豆酸、阿魏酸、苯甲酸、洋川芎内酯I和洋川芎内酯H 11个化合物的含量进行测定。典型样品色谱图见图4-45，分析结果见表4-84。

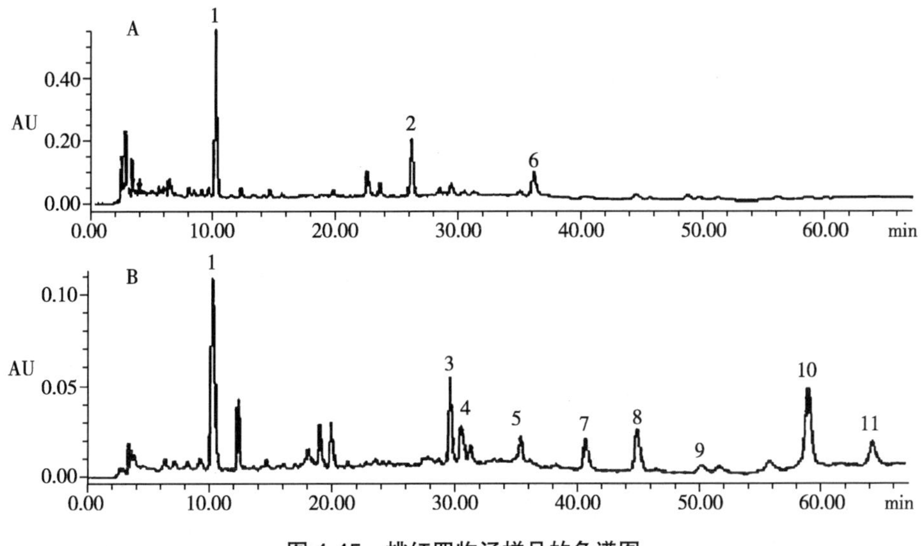

图 4-45 桃红四物汤样品的色谱图

A. 210nm；B. 280nm

1. 没食子酸；2. 苦杏仁苷；3. 绿原酸；4. 咖啡酸；5. 羟基红花黄色素A；6. 芍药苷；7. 香豆酸；8. 阿魏酸；9. 苯甲酸；10. 洋川芎内酯I；11. 洋川芎内酯H

表 4-84　桃红四物汤定量分析结果(100mg 生药 /ml)

编号	没食子酸	苦杏仁苷	绿原酸	咖啡酸	羟基红花黄色素 A	芍药苷	香豆酸	阿魏酸	苯甲酸	洋川芎内酯 I	洋川芎内酯 H
THSW	58.02±1.27	336.62±0.66	15.48±0.02	3.40±0.03	27.88±0.09	133.58±0.81	2.35±0.01	4.97±0.00	1.41±0.02	3.72±0.07	5.30±0.04
百分率 /%	0.058	0.336	0.015	0.003	0.027	0.133	0.002	0.004	0.001	0.003	0.005

5. 芩连四物汤的功效物质基础研究

(1) HPLC-MS 分析芩连四物汤活性部位化学成分：采用 HPLC-MS 联用技术，从芩连四物汤醇沉上清部位鉴定出 13 种成分，分别为原儿茶酸、川芎嗪、香草酸、咖啡酸、芍药苷、阿魏酸、野黄芩苷、黄芩苷、汉黄芩苷、黄芩素、千层纸素 A 葡萄糖醛酸苷(oroxylin A-7-*O*-glucuroside)、汉黄芩素、6- 甲氧基汉黄芩素(6-methoxy wogonin)。

(2) RP-HPLC 法测定芩连四物汤有效部位中活性成分的含量：采用 RP-HPLC 法测定了芩连四物汤有效部位(QL-3)中 8 种活性成分的含量(图 4-46)。芩连四物汤有效部位中原儿茶酸为 0.034%，盐酸川芎嗪为 0.090%，香草酸为 0.224%，咖啡酸 0.213%，芍药苷为 1.637%，阿魏酸 0.291%，野黄芩苷为 0.146%，黄芩苷为 13.229%。

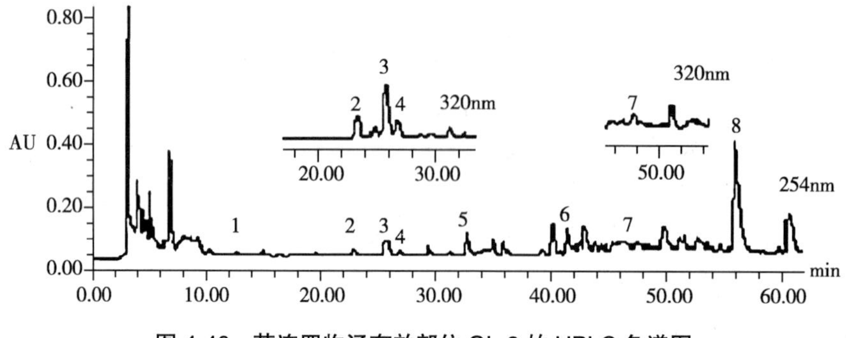

图 4-46　芩连四物汤有效部位 QL-3 的 HPLC 色谱图

1. 原儿茶酸；2. 川芎嗪；3. 咖啡酸；4. 香草算；5. 芍药苷；6. 阿魏酸；7. 野黄芩苷；8. 黄芩苷

(三) 基于数学模型的功效物质组优化与验证

中医功效是方剂作用于人体后产生的各种效应作用的综合体现，其对应的生物活性通常是复杂的，而方剂中化学成分更是数量巨大。在多成分、多活性条件下寻找与特定功效相对应的化学成分组合通常需要数学模型的帮助。

1. 中药方剂化学成分标准质谱库的建立和应用　中药方剂中化学成分复杂，定性分析方剂中主要成分是一项复杂且耗时的工作。目前，中药成分的分析方法主要有薄层色谱法(TLC)、气相色谱法(GC)、高效液相色谱法(HPLC)等。GC 和 HPLC 主要依据保留时间进行定性分析，但对同一色谱柱，多种化合物的保留时间可能是相同的，在没有标准样品时很难对其定性分析。质谱法(MS)可以提供各种化合物的分子量、结构碎片等信息，是鉴定有机化合物的有力工具。色谱 - 质谱法联用极大提高了分离分析能力。

目前，色谱 - 质谱联用技术在中药方剂中的应用日渐增多。GC/MS 法应用较早，因为它们不存在接口的问题，且已有成熟的商品化质谱库，如 NIST(National Institute of Standards and Technology）发行的标准质谱库，已广泛应用于环境、食品、材料等领域。LC/MS 法由于存在接口的问题，直到 ESI 接口的出现才开始广泛应用。目前，还没有通用的、成熟的、商品化的液质联用质谱库可用于图谱检索。在方剂物质基础研究中，由于化学成分复杂多样，化学对照品相对缺少，快速定性分析存在困难。方剂类方是在临床实践的历史发展中、在基本方基础上根据辨证原则产生的一系列加减衍化而形成的系列模式。类方的化学成分更为复杂，建立一个质谱库将大大提高科研效率。本研究基于 Masslynx 质谱工作站，建立了四物汤类方化学成分 ESI-Q-TOF 标准质谱库，应用于四物汤类方成分的快速定性与定量分析，大大提高了类方化学成分定性分析的效率和准确度。

本实验室制备或购买四物汤类方相关的对照品 57 个。为了使实验数据具有可比性，采用统一的液相色谱及质谱条件分析各类方样品，采集色谱及质谱数据。

采用 Waters ACQUITY UPLC 超高效液相色谱系统（包含二元高压泵，自动进样器，柱温箱，二极管阵列检测器），Waters SYNAPT 质谱系统，MassLynx 4.1 质谱工作站。在相同的质谱条件下比较了 8 种流动相条件下，各成分色谱峰型、分离度、响应值的差异（表 4-85）。

表 4-85　8 种流动相条件对标准品色谱行为的影响

序号	流动相条件	色谱行为
1	乙腈 - 水（含 0.5% 甲酸）	峰型对称，分离度好，响应低
2	乙腈 - 水	峰型不对称，分离度一般，响应低
3	乙腈 - 水（20nmol/L 甲酸铵、甲酸调 pH=3）	峰型对称，分离度好，响应很低
4	乙腈 - 水（含 0.1% 甲酸）	峰型对称，分离度好，响应高
5	乙腈 - 水（含 0.1% 甲酸、0.05% 三乙胺）	峰型对称，分离度一般，响应较高
6	乙腈 - 水（含 0.1% 甲酸、0.02% 三乙胺）	峰型对称，分离度差，响应一般
7	乙腈 - 水（含 0.1% 甲酸、2mmol/L 甲酸铵）	峰型对称，分离度差，响应一般
8	乙腈 - 水（含 0.1% 甲酸、5mmol/L 甲酸铵）	峰型对称，分离度一般，响应很低

通过对峰型、分离度、响应大小的综合考察，最终确定最佳流动相条件为乙腈 - 水（含 0.1% 甲酸）。

按照各标准品极性的大小对这些标准品进行排序，然后分成三段，分别摸索条件，最后再整合到一起，进行微调优化。最终确定了一个运行时间为 43 分钟的梯度条件，各色谱峰峰形较好，能够实现基线分离。

分别调节毛细管电压、锥孔电压、离子源温度、除溶剂温度、除溶剂气体流速等参数，观察比较各条件改变对不同成分响应值，碎片分布的影响，最终确定一个响应值较高，分子离子峰与碎片峰比例适中的质谱条件。

根据以上实验结果最终确定色谱 - 质谱条件为：

色谱柱：ACQUITY BEH C_{18} 超高效液相色谱柱（100mm×2.1mm，1.7μm），柱温 35℃，流速：0.4ml/min，流动相：A 乙腈，B 水（含 0.1% 甲酸），梯度洗脱，0~3.5 分钟：A1%~4%；3.5~9 分钟：A4%~4%；9~9.2 分钟：A4%~7%；9.2~15 分钟：A7%~17%；15~24 分钟：A17%~17%；24~27 分钟：A17%~30%；27~33 分钟：A30%~40%；33~36 分钟：A40%~50%；36~39 分钟：A50%~100%；39~41 分钟：A100%~100%；41~43 分钟：A100%~1%。运行时间 43 分钟。进样量 2μl。

离子化模式：电喷雾离子化（ESI^+、ESI^-），毛细管电压：3 000V，锥孔电压：30V，碰撞能电压：6eV，MS^E 碰撞电压：15~50eV，离子源温度：120℃，除溶剂温度：350℃，除溶剂气体：700L/h 氮气，采集范围：*m/z* 100~1 000，碰撞气体为氩气。

本质谱库的谱库参量中含有化合物的中文名、英文名、来源药材、CAS 号、分子式、分子量、保留时间和质谱图。以芍药苷为例，英文名：paeoniflorin，来源药材：白芍，CAS 号：23180-57-6，分子式：$C_{23}H_{28}O_{11}$，分子量：480，保留时间：13.87min（图 4-47）。

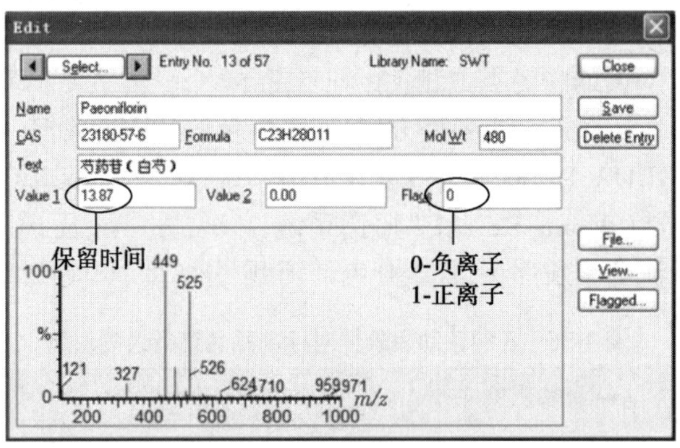

图 4-47 质谱数据信息库（芍药苷的标准质谱信息）

采集得到混合标准品的总离子流图（图 4-48），分别提取各个成分的质谱图（以芍药苷为例，图 4-49）。若某成分的相对质量偏差大于 5×10^{-6}（M/M>5/1 000 000）则放弃该质谱图。将符合质量精度要求的图谱加入质谱库中，并编辑相关属性。目前本质谱库一共收集了 57 个标准品，已应用于四物汤类方成分的鉴别。采用 MassLynx4.1 工作站提供的 Library 程序模块，建立了四物汤类方标准品的质谱数据信息库。

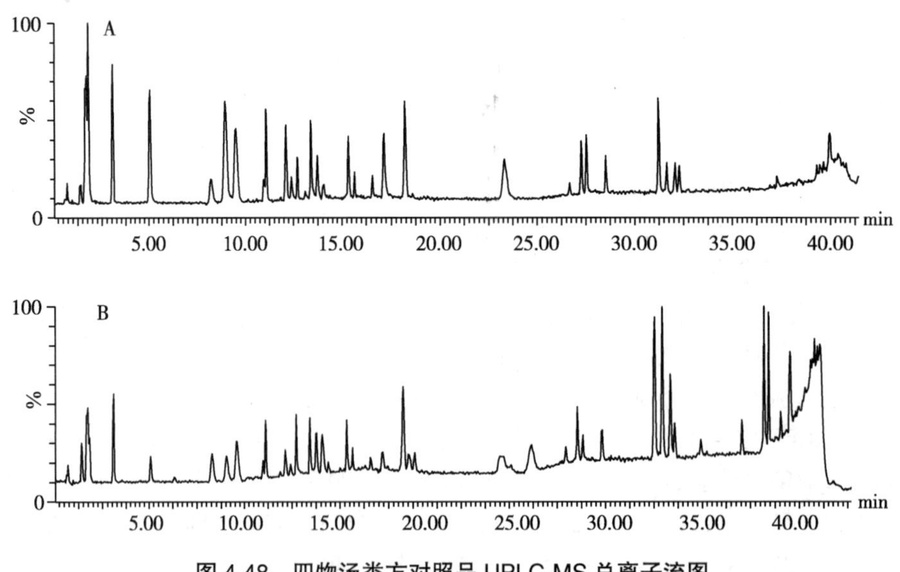

图 4-48 四物汤类方对照品 UPLC-MS 总离子流图

A. 负离子模式；B. 正离子模式

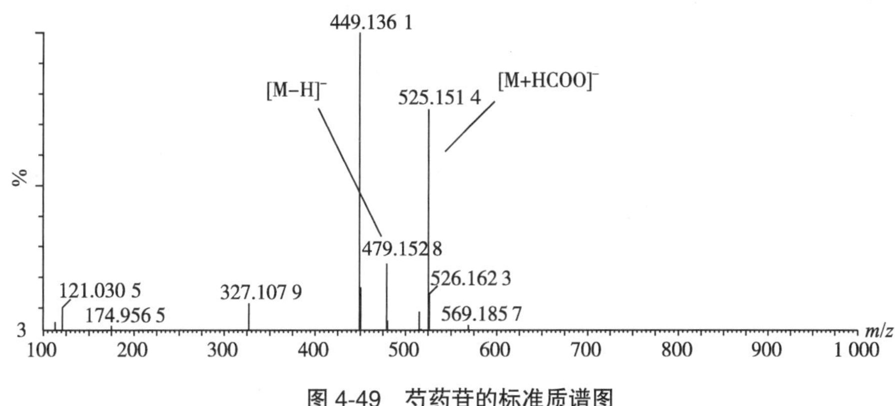

图 4-49　芍药苷的标准质谱图

在选取质谱图时,分子离子峰与碎片峰的比例需适当。一般至少有 2~3 个相对高度大于 10% 的碎片峰。若化合物正负离子都出峰,则都要收录。

本质谱库共收录了 57 个四物汤类方标准品的信息,已应用于四物汤类方成分的鉴别,在建立质谱库的基础上,可以实现自动快速的化合物鉴定。此功能是基于 MassLynx 工作站的 ChromaLynx 模块,采用类似于 NIST 的库检索模式,基本过程包括对总离子流图进行积分、色谱峰的鉴定、提取质谱图、与质谱库进行比对等。

自发明 GC/MS 分析开始,人们就一直关注从复杂的色谱图中提取纯物质的质谱。Biller 和 Biemann 设计了一个从被最大化的复杂质谱中提取纯化合物质谱的简单方法。Colby 等通过更精确的计算离子最大化改善了该方法的分辨率。Pool 等提出了一种提取于相邻的光谱扫描减法计算的简便方法,这种方法没有明确规定需要最大化。Dromey 等开发了一个更加密集计算办法,被称为"峰模式"方法,提取有类似峰型的离子,此方法最大程度上实现对离子峰的检测。这些最凸出的离子峰是用来代表实际物质的峰型,是由一个最小二乘程序提取出来的。该方法已成功应用于大规模质谱数据库目标物质鉴定。

Dromey 等开发的"峰模式"方法被认为是质谱峰提取的基础,不仅因为它在大规模的测试中得到可靠结果,而且它的分析过程类似于分析师。但是,它从弱信号中识别峰的能力较弱。其原因是无法建立阈值,使其能够区分噪声信号。在处理过程中运用信噪比,而不是绝对的丰度,问题就解决了。这使得整个质谱峰提取过程中的临界值合理设置。化合物的鉴别是基于最优化的质谱比较方法,并扩展至其他衍生气相色谱 / 质谱数据。整个过程包括 4 个连续步骤:①噪声分析;②部分知觉;③谱"卷积";④化合物鉴定。ChromaLynx 软件是在此基础上开发的峰值检测和质谱卷积工具,具有自动搜索库,筛选和比较功能。

库检索需要设置色谱峰的鉴别方法和库搜索方法。色谱峰鉴别方法包括设置起止时间(全部采集时间)0~43 分钟,终止时间 43 分钟,采集范围是 m/z 0~1 000,提取 3 个主要质谱峰进行比较并显示在浏览器,允许最大质量偏差 20×10^{-6},质谱匹配抑制系数 550,还有质谱排除参数和峰值检测选项。在库搜索方法中要指定库可以是一个,也可以是多个。库检索参数分为库搜索参数和筛选方法,库搜索方法是每个化合物的采样数为 10,排除饱和离子,选取 3 个主要离子进行比对。

库检索的基本步骤:采集样品得到总离子流图,然后利用鉴别方法定义质谱峰,用库搜索方法进行质谱图比对，最后得到结果(图4-50)。图4-50中Candidate Chromatogram窗口显示的是当前被比较的样品总离子流图。Candidate List窗口显示的是通过库搜索得到的候选化合物清单。Library Match窗口是一张显示候选化合物库搜索结果表，其中有化合物名称，CAS号，分子式等信息。Spectrum View窗口中显示的2张图，分别是候选化合物的实验质谱图和库中对应标品的质谱图。

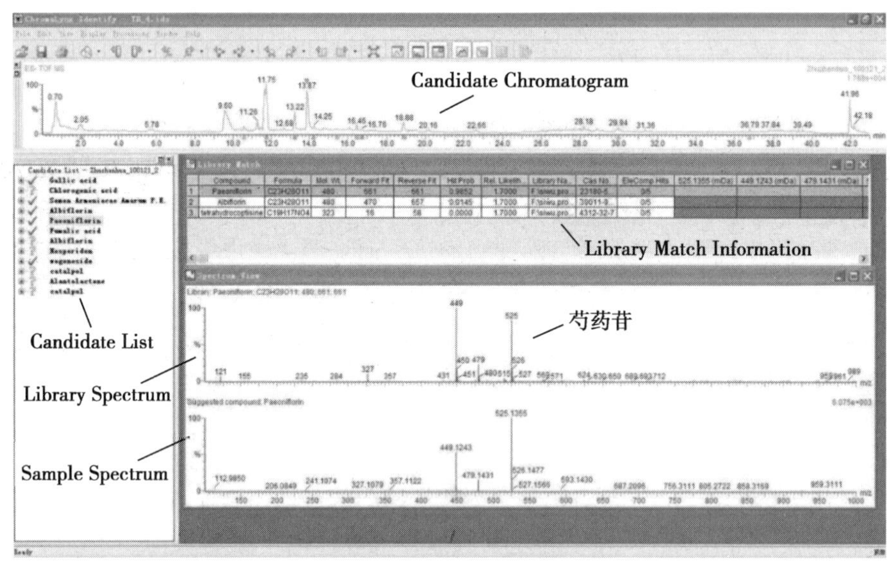

图4-50　样品的检索结果

在同样流动相条件、质谱条件、积分参数下进行的库搜索才能得出满意结果。样品浓度、液相条件、质谱条件、杂质干扰都会影响最后得到的质谱图。样品浓度过高，分离度就会变差，得到的图谱可能就不是纯物质峰。同时不同物质同时离子化会相互抑制，难离子化的物质色谱峰响应很小，甚至没有。积分参数、库检索参数的设置不当会导致搜索结果的不准确。提取比较的离子过多、允许的偏差过小，ChromaLynx可能找不到，可以设置较少的比较离子、较大的允许偏差，然后在搜索结果中手动判断鉴定。对那些质谱图相似，但又不完全一样，很难判断者，还是需要标准品比对。

质谱匹配抑制系数允许的值是0~1 000。如果设置为0，除了最高峰以外的所有质谱峰(在规定的扫描宽度内)都被拒绝。如果设置为1 000，没有质谱峰被拒绝。因此选择适中的550。

液质联用分析质谱库影响因素较多，不同的液相条件、不同的离子源、不同离子源参数都会影响质谱图，目前还没有成熟的商品化液质联用分析质谱库。本库是在统一液相和质谱条件基础上建立起来，用于中药方剂成分的鉴别。在建立质谱库时可以把未知成分的质谱图也加入到库中，以编号命名，待鉴定后加入其信息，可以免去重复查阅文献、重复鉴定的工作。

2. 四物汤类方生物活性数据库　基于本实验室已经对四物汤类方的各个部位的生物活性做了系统的研究，包括对血小板活化因子(platelet-activating factor，PAF)诱导的血小板聚集的影响，凝血酶(thrombin)活性的影响，脂多糖(lipopolysaccharide，LPS)刺激大鼠腹腔巨噬细胞产生 NO 的影响，环氧化酶（COX-2）的影响，大鼠卵巢颗粒细胞增殖的影响，MCF-7 乳腺癌细胞增殖的影响，MCF-7 乳腺癌细胞雌激素受体的影响，清除羟自由基的影响，痛经模型小鼠的影响，对静息状态下脾淋巴细胞增殖的影响及对刀豆蛋白（concanavalin A，ConA）刺激脾淋巴细胞增殖的影响等方面的活性，产生的大量数据需要分析。为了全面系统的解释功效-活性-功效物质组的关系，建立四物汤生物活性数据库是非常必要的。

在数据库中，表（又称基表或数据表）是最重要的用来存储用户数据的研究对象，它不仅是数据操作的源点，也是数据操作的汇点。因此，数据表的合理划分应是数据库设计首要解决的问题。随着信息的发展，数据库中的数据量越来越大，因此不能把管理系统中的数据存放在一张数据表中，否则表太大，重复多，在数据操作过程中会发生不可预知的错误。也不能把数据分得太细，若分得太细，表数太多，那么数据表间的关联必然越多，这样不但会增加表间关联的成本，而且会影响数据库的运行效率，操作代码也难以编写。

本着既要减少系统冗余，又要便于系统快速处理，还要具有灵活性和可扩展性的原则，本数据库中含有以下数据库表：方剂表、部位编号表、原始数据表、活性评价表、分组表、部位化学成分表、化学成分信息表。

方剂表储存了方剂类方的基本信息，有类方编号、说明、组成、含量，其中类方编号是主键。

部位编号表包括部位编号、说明、类方编号、得率、样品性质、送样数量。

原始数据表包括部位编号、活性、批次、组别、值。

活性评价表包括活性、说明、指标算法、标准。

分组表包括活性、组别、剂量、样品数。

部位化学成分表包括部位编号、化学成分、量。

化学成分信息表包括化学成分、英文名、分子式、分子量、CAS 号、结构式、保留时间、色谱条件、色谱柱型号。

方剂表与部位编号表通过键值“部位编号”关联；部位编号表与原始数据表也是通过“部位编号”关联；原始数据表与活性评价表通过键值“活性”关联；原始数据表与分组表通过键值“活性、组别”关联；原始数据表与部位化学成分表通过键值“部位编号”关联；部位化学成分表与化学成分信息表通过键值“化学成分”关联。

该模式数据库虽然样本含量不高，但结构和内容完备，完全可作为方法开发的基础数据库。在随后的研究中将不断扩展数据库容量，而开发的方法和程序可以完全适用于更高容量的数据分析。

3. 四物汤类方功效-物质组关联分析

(1) 四物汤类方中医功效关联

四物汤：源于蔺道人《仙授理伤续断秘方》，是补血与活血兼顾的代表方剂。方中熟地黄为君药，滋阴养血，填精补髓；辅以当归，补血养肝，活血调经；佐以白芍，和营养肝；使以川芎，活血行滞。4 药配伍，熟地黄、白芍均能滋阴养血，为补血之正药；当归、川芎辛香温润，既能流通血脉，且又能制约地黄、白芍纯阴之性，为血中之气药。因此，血虚能补，血燥能润，血溢能止，血滞能行，乃补中有通，补而不滞之剂。临床上应用广泛，为补血、活血、调经之良方。

桃红四物汤：源自于清代吴谦《医宗金鉴》，由桃仁、红花、当归、白芍、熟地黄、川芎 6 味中药组成。具有活血化瘀、养血补血的双重功效。全方养血而不滞血，活血而不破血，补中有行，破中有收，诸药合用，达到活血行气、扶正祛邪之功效，在现代中医临床被广泛应用，且有较好疗效。

香附四物汤：出自于清代梁廉夫《不知医必要》。由四物汤加香附、木香、延胡索组成，具有养血调血、行气止痛的功效，主治气滞血瘀所致痛经、月经不调等症，是行气化瘀代表方之一。

少腹逐瘀汤：源于清代王清任的《医林改错》，方中以当归、赤芍、川芎为君药活血化瘀、养血调经；辅以五灵脂、蒲黄、延胡索、没药通利血脉、祛瘀止痛；小茴香、干姜、官桂为佐药，温经散寒、理气止痛，并引诸药直达少腹，全方组合具有温经散寒、活血化瘀、消肿止痛的功效，是调理气血的良方。主治瘀血积于少腹，可见少腹瘀血积块疼痛或不痛或痛而无积块，或少腹胀满；或经期腰痛少腹胀，或月经一月见三五次，连接不断，断而又来，其色或紫或黑，或有瘀块，或崩漏兼少腹疼痛等症，是寒湿凝滞型痛经治疗的代表方。

芩连四物汤：出自明代嘉靖年间的《古今医统大全》，全方由川芎、当归、白芍、地黄、黄芩、黄连组成，具有养血清热功效，主治小儿荣热血燥；妇人血分有热，月经先期，经来量多、色紫黑者，为临床用于治疗瘀热兼夹型痛经的代表方。

把功效“补血”“养血补血”“养血调血”“养血”记为1；把功效“活血”“活血化瘀”记为2；把功效“调经”“温经散结”记为3；把功效“止痛”“行气止痛”记为4；把功效“行气”记为5；把功效“清热”记为6；把功效“消肿”记为7。四物汤类方功效关联总结见表4-86。

表4-86　四物汤类方功效关联

	四物汤	桃红四物汤	香附四物汤	芩连四物汤	少腹逐瘀汤
四物汤					
桃红四物汤	1、2				
香附四物汤	1	1	5		
芩连四物汤	1	1	1	6	
少腹逐瘀汤	2、3	1、2	4	-	7

(2) 四物汤类方活性关联：从已建好的四物汤类方生物活性库中搜索提取四物汤类方醇沉上清液各指标活性（表4-87、表4-88）。

表4-87　不同剂量下四物汤类方活性评价结果

剂量	四物汤			桃红四物汤			香附四物汤			芩连四物汤			少腹逐瘀汤		
	低	中	高	低	中	高	低	中	高	低	中	高	低	中	高
PAF		–			–			–			–			–	
Thrombin		+			+			+			+			+	
NO	+	+	+	+	++	+++	+	+	+	–	–	–	+	+	+
COX-2	+	+	+++	–	–	++	–	–	+	+	++	+++	+	+	+++

续表

剂量	四物汤			桃红四物汤			香附四物汤			芩连四物汤			少腹逐瘀汤		
	低	中	高	低	中	高	低	中	高	低	中	高	低	中	高
卵巢细胞促增殖	+	+	+	+	+	+	+	+	+	+	+	–	–	–	+
乳腺癌细胞	N/A	–	+	N/A	–	–	N/A	–	–	N/A	–	+	N/A	+	–
拟雌激素作用	N/A	+	+	N/A	–	–	N/A	–	–	N/A	+	+	N/A	–	–
氧自由基 OH-	+	+	+	+	+	+	+	+	+	+	+	+	+	+	+
痛经模型小鼠		–			+			++			++			++	

注：– 为无效，+ 为抑制率 0~20，++ 为抑制率 20~40，+++ 为抑制率大于 40。

表 4-88　不同剂量下四物汤类方的脾细胞增殖活性

编号	静息 /%			ConA/%		
	低	中	高	低	中	高
四物汤	–	–	↑ 18.27*	–	–	↓ 30.7*
芩连四物汤	↑6.33*	–	↑27.90*	↓4.67*	–	↑8.77*
少腹逐瘀汤	–	↑13.97*	↑31.94*	–	–	–
香附四物汤	–	–	↑42.59*	–	↑5.53*	↑1.86*
桃红四物汤	↑42.36*	–	↑52.12*	–	–	–

注：– 为无效。*：低剂量为 2μg/ml，中剂量为 20μg/ml，高剂量为 200μg/ml。

把对血小板活化因子诱导的血小板聚集的影响记为 A，对凝血酶活性的影响记为 B，对脂多糖刺激大鼠腹腔巨噬细胞产生 NO 的影响记为 C，对环氧化酶（COX-2）的影响记为 D，对大鼠卵巢颗粒细胞增殖的影响记为 E，对 MCF-7 乳腺癌细胞增殖的影响 F，对 MCF-7 乳腺癌细胞雌激素受体的影响记为 G，对清除羟自由基的影响记为 H，对痛经模型小鼠的影响记为 I，对静息状态下脾淋巴细胞增殖的影响记为 J，对刀豆蛋白刺激脾淋巴细胞增殖的影响记为 K。

考察四物汤类方间活性关联时，若其中有一个剂量有活性，则认为这个类方是有次活性的。四物汤类方间活性关联总结见表 4-89。

表 4-89　四物汤类方间活性关联

	四物汤	桃红四物汤	香附四物汤	芩连四物汤	少腹逐瘀汤
四物汤					
桃红四物汤	BCDEHJ				
香附四物汤	BCDEHJK	BCDEHIJ			
芩连四物汤	BDEFGHJK	BDEHIJ	BDEHIJK		
少腹逐瘀汤	BCDEFHJ	BCDEHIJ	BCDEHIJ	BDEFHIJ	

(3) 四物汤类方功效 - 活性 - 成分关联

假设某一功效对应的生物活性组合如下式所示：

$$E=\{e_1,e_2,\cdots,e_i,\cdots,e_n\}$$

其中 E 表示中医功效，e_i 代表不同的生物活性，该功效与 n 个生物活性的整体相对应。假设方剂中所有化学成分为 C，则有

$$C=\{c_1,c_2,\cdots,c_j,\cdots,c_m\}$$

其中 c_j 代表不同化学成分种类和含量，共有 m 种。通常情况下 m 值都非常巨大。其中不同化学成分又具有各自不同的生物活性，可用以下成分与活性关系矩阵表示：

$$P=\begin{bmatrix} p_{11} & p_{12} & \cdots & p_{1n} \\ p_{21} & \ddots & & \vdots \\ \vdots & & p_{ij} & \vdots \\ p_{m1} & p_{m2} & \cdots & p_{mn} \end{bmatrix}$$

其中 p_{ij} 代表第成分 i 在活性 j 上的效应强度。通常情况下 P 是一个行数较多的系数矩阵，寻找功效物质组的问题可以归结为求解系数矩阵 P，是 P 中一个子阵满足预定的功效 - 活性关系条件。

从实验数据中分析得出：发挥补血功效的功效物质组为 36 个成分的有效组合；发挥活血功效的功效物质组为 37 个成分的有效组合；发挥调经功效的功效物质组为 42 个成分的有效组合；发挥止痛功效的功效物质组为 42 个成分的有效组合（图 4-51）。

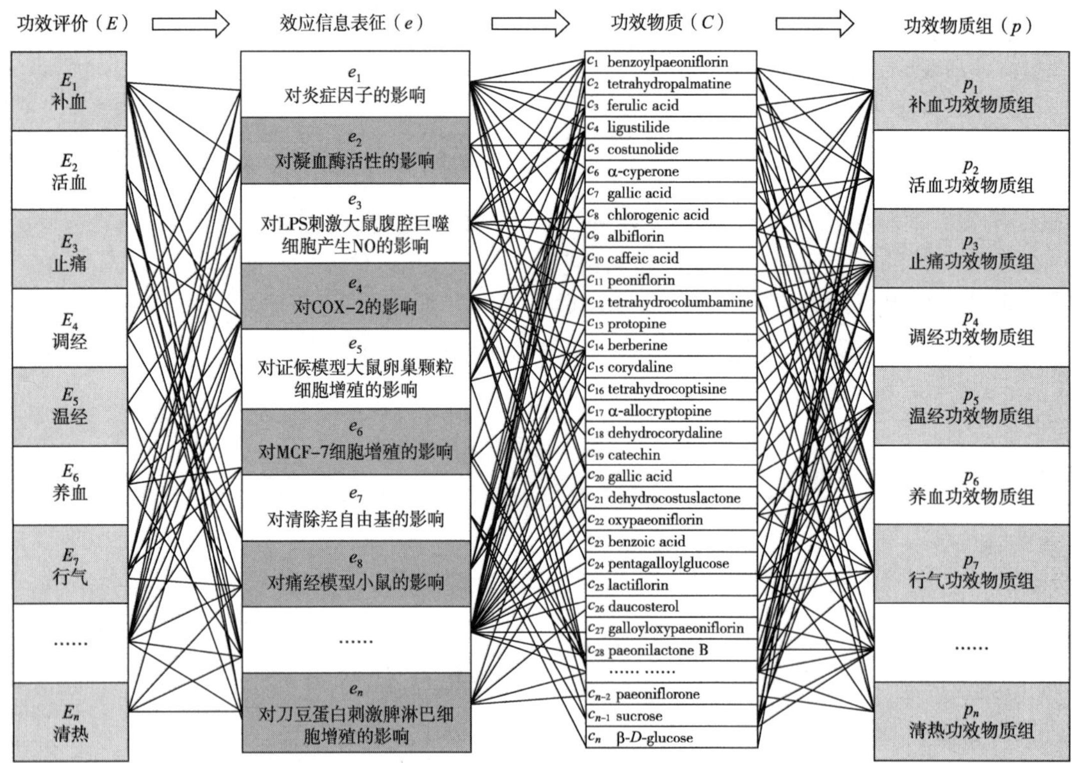

图 4-51　基于数学模型的功效物质组优化与验证

二、四物汤类方治疗不同证型原发性痛经的剂量-物质-功效的关联关系

基于聚类分析的四物汤类方生物效应与物质基础的关联研究及组方特点分析

采用聚类分析方法对四物汤类方活性与物质间的关联进行探讨，为进一步深入阐明其效应成分及作用机制提供指引。以每个部位为样本，计为向量形式 $B_i(x_1, x_2, x_3, \cdots, x_7)$。$x_1$~$x_7$ 作为 B_i 的组成元素，表示该部位 B_i 的 7 个活性指标。采用欧式距离计算不同部位样本间的距离，公式如下：

$$p_{ij}=\left(\sum_{n-1}^{7}(x_{in}-x_{jn})^2\right)^{\frac{1}{2}}$$

其中 P_{ij} 表示部位 i 与部位 j 之间的距离。X_{in} 表示部位 i 的第 n 个活性指标。

根据计算出的距离 P_{ij}，采用最短距离的系统聚类法进行聚类，画出聚类图。

1. 四物汤　基于四物汤分离部位及其组方药味、药对、药组功效相关的活性评价及成分分析结果，采用聚类分析方法分别进行活性显著性和成分(部位，组方药)之间的关联分析，探讨四物汤的功效物质基础和组方配伍特点。

以大孔吸附树脂为介质，对四物汤水煎液进行分离，获得各分离化学部位（表 4-90)，各分离化学部位的效应评价结果见表 4-91。

表 4-90　四物汤水煎液的分离部位信息表

序号	编号	部位	序号	编号	部位
1	SW-1	挥发油	9	SW-9	20% 乙醇洗脱部位
2	SW-2	水煎液	10	SW-10	30% 乙醇洗脱部位
3	SW-3	醇沉沉淀	11	SW-11	40% 乙醇洗脱部位
4	SW-4	醇沉上清液	12	SW-12	50% 乙醇洗脱部位
5	SW-5	水溶部分	13	SW-13	60% 乙醇洗脱部位
6	SW-6	水不溶部分	14	SW-14	70% 乙醇洗脱部位
7	SW-7	水洗脱部位	15	SW-15	80% 乙醇洗脱部位
8	SW-8	10% 乙醇洗脱部位	16	SW-16	95% 乙醇洗脱部位

将活性结果进行模糊量化处理，依据活性的显著性差异分为 6 个层面，1 表示 $P<0.05$，2 表示 $P<0.01$，3 表示 $P<0.001$，0 表示未进行活性测试，-1 表示显著性 $P>0.05$，-3 表示活性为负，分离部位活性的数量化结果见表 4-91、表 4-92。

采用 SPSS 16.0 统计软件对上述各部位活性显著性的量化数据进行系统聚类分析(图 4-52)。四物汤各分离部位在效应表达上具有一定的规律，依据相似程度，将其分为 4 大组，SW-7、SW-13、SW-12、SW-14 相似度较高，分为一组；SW-6、SW-15、SW-16、SW-8 相似度较高，分为一组；SW-9、SW-10、SW-5、SW-1、SW-11、SW-4 分为一组，SW-2、SW-3 差异较小，聚为一组。大多数邻近部位之间的相似性均较高，这与其成分组成的化学性质相似

表 4-91　四物汤分离部位活性评价结果

部位	活性评价指标																			
	1	2	3	4	5	6	7	8	9	10	11	12	13	14	15	16	17	18	19	20
SW-1				**	*	*	*		**					**	**			***	*	**
SW-2	**	***		**						*			**	**	**			***	*	
SW-3	*	***	**					**			**		**	**	*			***	***	
SW-4	***	***	**	*					*			*			*				*	***
SW-5				**	**	***			***			**							*	**
SW-6				*				*	**		*	**			**				**	**
SW-7											*	**							*	
SW-8								*				**			**		**	***	*	**
SW-9					*	*	*		**			**		**		*	***	***	*	***
SW-10				*	*	*			***			**					**	***	*	***
SW-11				**					***			**	**			***	**	*	***	*
SW-12					*	*						**	*			*	**	*	**	*
SW-13												**					*	**	**	
SW-14				*	*	*	*									**			**	
SW-15							*	***			**	*	*		**			***	***	
SW-16							*	***	*						**				**	

注：指标 1（扭体反应抑制率）；指标 2（子宫匀浆 Ca^{2+} 含量）；指标 3（子宫匀浆 NO 水平）；指标 4（离体子宫收缩频率抑制率）；指标 5（离体子宫收缩幅度抑制率）；指标 6（离体子宫肌张力）；指标 7（卵巢颗粒细胞增殖率小剂量）；指标 8（卵巢颗粒细胞增殖率中剂量）；指标 9（卵巢颗粒细胞增殖率大剂量）；指标 10（脾淋巴细胞生长静息低剂量）；指标 11（脾淋巴细胞生长静息中剂量）；指标 12（脾淋巴细胞生长静息高剂量）；指标 13（脾淋巴细胞 ConA 低剂量）；指标 14（脾淋巴细胞 ConA 中剂量）；指标 15（脾淋巴细胞 ConA 高剂量）；指标 16（巨噬细胞释放 NO 抑制率小剂量）；指标 17（巨噬细胞释放 NO 抑制率中剂量）；指标 18（巨噬细胞释放 NO 抑制率高剂量）；指标 19（自由基清除率）；指标 20（血小板聚集抑制率）（*$P<0.05$，**$P<0.01$，***$P<0.001$）。

表 4-92　四物汤分离部位活性显著性差异的模糊量化数据

部位	活性评价指标																			
	1	2	3	4	5	6	7	8	9	10	11	12	13	14	15	16	17	18	19	20
SW-1	–1	0	0	2	1	1	1	–3	2	–1	–1	–1	–1	2	2	–1	–1	3	1	2
SW-2	2	3	–1	2	–1	–1	–1	–3	–3	1	–1	–1	2	2	2	–1	–1	3	1	–1
SW-3	1	3	2	–1	–1	–1	–3	2	–3	–1	2	–1	2	2	1	–1	–1	3	3	–1
SW-4	3	3	2	1	–1	–1	–1	–3	1	–1	–1	1	–1	–1	1	0	0	0	1	3
SW-5	0	0	0	2	2	3	–1	–3	3	–1	–1	2	0	0	0	0	0	0	1	2
SW-6	0	0	0	1	–1	–1	–1	1	2	–1	1	2	–1	–1	2	–1	–1	–1	2	2
SW-7	0	0	0	–1	–1	–1	–1	–1	–3	–1	1	2	–1	–1	–1	–1	–1	–1	1	–1
SW-8	0	0	0	–1	–3	–3	–1	1	–3	–1	–1	2	–1	–1	2	–1	2	3	1	2
SW-9	0	0	0	–1	1	1	1	–3	2	–1	–1	2	–1	2	–1	1	3	3	1	3
SW-10	0	0	0	1	1	1	–1	–3	3	–1	–1	2	–1	–1	–1	–1	2	3	1	3
SW-11	0	0	0	2	–1	–1	–1	–3	3	–1	–1	2	2	–1	–1	3	2	1	3	1
SW-12	0	0	0	–1	1	1	–3	–3	–1	–1	–1	2	1	–1	–1	1	2	1	2	1
SW-13	0	0	0	–1	–1	–1	–1	–1	–3	–1	–1	2	–1	–1	–1	–1	1	2	2	–1
SW-14	0	0	0	1	1	1	1	–1	–1	–1	–1	–1	–1	–1	–1	2	–1	–1	2	–1
SW-15	0	0	0	–1	–1	–1	1	3	–1	–1	2	1	1	–1	2	–1	–1	3	3	–1
SW-16	0	0	0	–1	–1	–1	1	3	1	–1	–1	–1	–1	–1	2	–1	–1	–1	2	–1

注：1 表示 $P<0.05$，2 表示 $P<0.01$，3 表示 $P<0.001$，–1 表示 $P>0.05$，0 表示未进行活性测试，–3 表示活性为负。

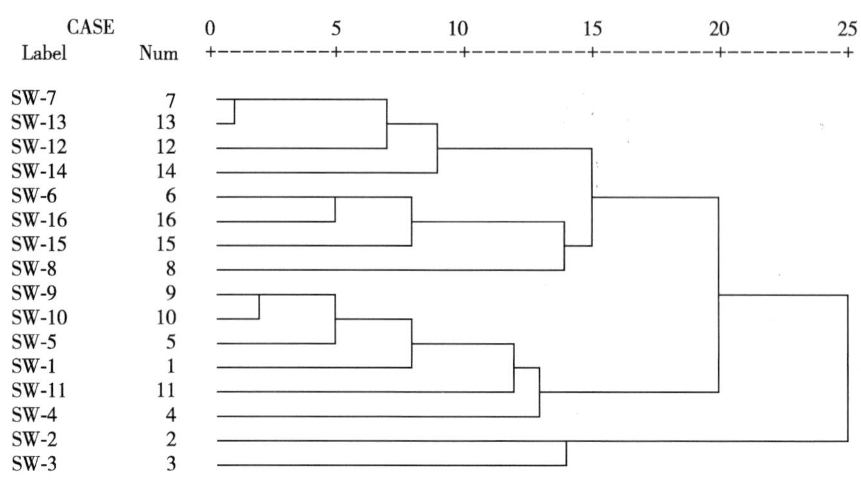

图 4-52　四物汤各化学部位生物效应的聚类分析结果

密切相关。

从聚类结果看,SW-7 与 SW-13 可聚为一类,这两个部位不是邻近部位,但在效应表达上具有相似的作用途径,体现在高剂量下对静息状态脾淋巴细胞的增殖和羟基自由基的清除功能两个指标上均有较显著的活性。从 SW-7 中鉴定出没食子酸和芍药苷亚硫酸酯,从 SW-13 中鉴定出芍药苷亚硫酸酯、绿原酸、芍药苷等十多个成分,共有的成分是芍药苷亚硫酸酯。

SW-6 和 SW-16 的相似度较高聚为一类,在效应表达上具有相似的作用途径,表现在对卵巢颗粒细胞的增殖,抑制 ConA 刺激的脾淋巴细胞增殖、羟自由基的清除功能上都有较显著的活性。SW-6 为醇沉上清液浓缩过程中产生的水不溶物,两者的极性均较小。

SW-5 是醇沉上清浓缩液中水溶部分,主要含有大量水溶性的酚酸类、单萜苷类、川芎内酯类等成分,SW-1 是四物汤挥发油部分,主要是苯酞类成分,这两个部位成分组成有差异,但相关程度也较高,在较多指标上都有显著的活性,是主要的活性部位,说明这两个部位中的成分组成在四物汤的功效表达上均具有十分重要的贡献,并且药效作用途径也相似。

各部位活性聚类分析结果提示在活性表达的有无及强弱上具有相似作用特点的部位,发现活性显著的部位在效应表达上也具有相似的作用途径,如 SW-5、SW-10、SW-9、SW-1、SW-11;大多数具有相似化学组成的邻近部位效应表达途径的相似度也较高。

2. 少腹逐瘀汤　在对少腹逐瘀汤活性评价及物质分析的基础上,采用聚类分析方法对活性部位(表 4-93)与效应之间的关联进行探讨,活性数据及各部位化学成分主要来源药材见表 4-94。

为了对活性与物质之间有效地进行关联分析,首先将活性结果进行数量化,依据活性强弱分为四个层面,1 示活性 $P<0.05$,2 示活性 $P<0.01$,3 示活性 $P<0.001$,0 示未进行活性测试,−3 示未呈现活性。各部位活性数量化结果见表 4-95。

表 4-93　少腹逐瘀汤水煎液的分离部位信息表

序号	编号	部位	序号	编号	部位
1	SF-1	挥发油	9	SF-9	60% 乙醇洗脱部位
2	SF-2	水煎液	10	SF-10	70% 乙醇洗脱部位
3	SF-3	醇沉上清液	11	SF-11	80% 乙醇洗脱部位
4	SF-4	水溶部分	12	SF-12	95% 乙醇洗脱部位
5	SF-5	20% 乙醇洗脱部位	13	SF-13	醇沉沉淀(<5 万分子量)
6	SF-6	30% 乙醇洗脱部位	14	SF-14	醇沉沉淀(>5 万分子量)
7	SF-7	40% 乙醇洗脱部位	15	SF-15	醇沉沉淀
8	SF-8	50% 乙醇洗脱部位			

表 4-94　少腹逐瘀汤各部位活性及物质分析结果

部位	活性 1	活性 2	活性 3	活性 4	活性 5	活性 6	活性 7	成分的药材来源(LC-MS 定性)	所含化学成分(部分)
SF-1				***	–	**	–	当归、川芎、肉桂、干姜、小茴香、没药、五灵脂挥发性成分	单萜类、烯类、苯酞类、内酯类等等
SF-2	**	*	**	**	–	–	–	十味组方药材水溶性成分	原儿茶酸、阿魏酸、香草酸、川芎嗪、咖啡酸、芍药苷、芍药内酯苷、洋川芎内酯 I、H、异鼠李素 -3-*O*- 芸香糖苷、异鼠李素 -3-*O*- 新橙皮苷等
SF-3	*	***	*	***	–	***	***	十味组方药材水溶性小分子物质	原儿茶酸、阿魏酸、香草酸、川芎嗪、咖啡酸、芍药苷、芍药内酯苷、洋川芎内酯 I、H、异鼠李素 -3-*O*- 芸香糖苷、异鼠李素 -3-*O*- 新橙皮苷等
SF-4				–	–	*	–	干姜、小茴香、五灵脂、蒲黄、当归	糖类、氨基酸类等
SF-5				–	*	***	*	五灵脂、小茴香、当归、川芎	糖类、氨基酸类等
SF-6				–	**	–	–	赤芍、当归、川芎	芍药苷、芍药内酯苷等
SF-7				*	***	***	**	当归、川芎、赤芍、蒲黄、五灵脂	阿魏酸、香草酸、咖啡酸、芍药苷、芍药内酯苷、洋川芎内酯 I、H、香蒲新苷、异鼠李素 -3-*O*- 新橙皮苷等
SF-8				–	–	***	***	当归、川芎	阿魏酸等
SF-9				–	–	*	***	五灵脂、没药	萜类等等

续表

部位	活性1	活性2	活性3	活性4	活性5	活性6	活性7	成分的药材来源（LC-MS 定性）	所含化学成分（部分）
SF-10				*	–	–	***	延胡索、五灵脂、没药	延胡索乙素
SF-11				–	–	–	***	元胡、五灵脂、没药	延胡索乙素等
SF-12				–	–	–	**	元胡	延胡索乙素等
SF-13				–	–	*	–		生物大分子
SF-14				–	–	**	–		生物大分子
SF-15		***		–	–		–		生物大分子

注：活性 1（血液流变学指标）；活性 2（卵巢功能）；活性 3（痛经模型）；活性 4（离体子宫收缩）；活性 5（血小板聚集）；活性 6（卵巢细胞）；活性 7（腹腔巨噬细胞 NO）（$^*P<0.05$，$^{**}P<0.01$，$^{***}P<0.001$）。

表 4-95　少腹逐瘀汤各部位活性模糊量化数据

部位	活性 1	活性 2	活性 3	活性 4	活性 5	活性 6	活性 7
SF-1	0	0	0	3	–3	2	–3
SF-2	2	1	2	2	–3	–3	–3
SF-3	1	3	1	3	–3	3	3
SF-4	0	0	0	–3	–3	1	–3
SF-5	0	0	0	–3	1	3	1
SF-6	0	0	0	–3	2	–3	–3
SF-7	0	0	0	1	3	3	2
SF-8	0	0	0	–3	–3	3	3
SF-9	0	0	0	–3	–3	1	3
SF-10	0	0	0	1	–3	–3	3
SF-11	0	0	0	–3	–3	–3	3
SF-12	0	0	0	–3	–3	–3	2
SF-13	0	0	0	–3	–3	1	–3
SF-14	0	0	0	–3	–3	2	–3
SF-15	0	3	0	–3	–3	–3	–3

根据距离的远近进行分析，结果表明部位 4、13、14 聚为一类，部位 8、9、10、11、12 聚为一类，部位 1、2 聚为一类，15、5、6、7、3 分别为一类（图 4-53）。

由聚类分析结果可知，活性部位依据其效应分析可分为 8 类：①部位 4、13、14；②部位 8、9、10、11、12；③部位 1、2；④部位 15；⑤部位 5；⑥部位 7；⑦部位 6；⑧部位 3。

以上结果表明对 7 个活性评价指标最显著部位 SF-3 为去除大分子物质的醇溶性小分子物质；分离部位对活性指标相对具有选择性，如部位 8、9、10、11、12 对大鼠腹腔巨噬细胞产生 NO 的影响显著，这些部位的化学物质主要来源于当归、川芎、五灵脂、没药、元胡；部位 7 对活性 4、5、6、7 多个效应指标影响显著，其所含成分主要来源于药材当归、川芎、赤芍、蒲

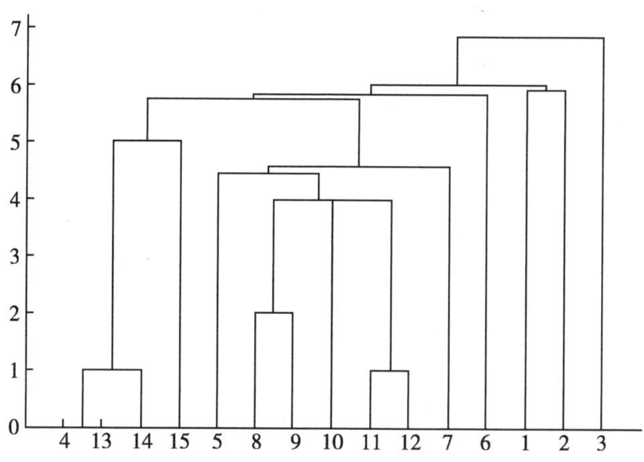

图 4-53　少腹逐瘀汤活性部位的生物效应聚类分析结果

黄、五灵脂；部位 5 对活性 5、6、7 效应指标影响显著，其所含成分主要来源于五灵脂、小茴香、当归、川芎；可见当归、川芎、赤芍、蒲黄、五灵脂、没药、元胡对该方发挥效应起着重要作用，其效应成分及作用机制有待深入研究。

3. 香附四物汤　采用聚类分析方法对香附四物汤活性与物质间的关联进行分析，以大孔吸附树脂为介质，对香附四物汤水煎液进行分离，获得各分离化学部位（表 4-96）。

表 4-96　香附四物汤水煎液的分离部位信息表

序号	编号	部位	序号	编号	部位
1	XFSW-1	水煎液	8	XFSW-8	40% 乙醇洗脱部位
2	XFSW-2	醇沉沉淀	9	XFSW-9	50% 乙醇洗脱部位
3	XFSW-3	醇沉上清液	10	XFSW-10	60% 乙醇洗脱部位
4	XFSW-4	水洗脱部位	11	XFSW-11	70% 乙醇洗脱部位
5	XFSW-5	10% 乙醇洗脱部位	12	XFSW-12	80% 乙醇洗脱部位
6	XFSW-6	20% 乙醇洗脱部位	13	XFSW-13	95% 乙醇洗脱部位
7	XFSW-7	30% 乙醇洗脱部位			

采用 SPSS 18.0 软件中的系统聚类（hierarchical cluster）算法，以样品编号为变量名，将表 4-97 中的数据建立为 36 行 7 列的数据文件，选定 between-groups linkage（组间距离）、squared euclidean distance（欧式距离平均）进行 cases（Q 型）样品聚类运算。

样品活性数据来源于课题组前期工作，含量数据来源于 HPLC-DAD 定量分析。

在对香附四物汤活性评价及物质分析的基础上，采用聚类分析方法对活性部位与效应之间的关联进行初步探讨，活性数据及各部位化学成分主要来源药材见表 4-97。

为了对活性与物质之间有效地进行关联分析，首先将活性结果进行数量化，依据活性强弱分为四个层面，1 示活性 $P<0.05$，2 示活性 $P<0.01$，3 示活性 $P<0.001$，0 示未进行活性测试，-3 示未呈现活性。各部位活性数量化结果见表 4-98。

表 4-97　香附四物汤各部位活性及物质分析结果

部位 \ 活性	1	2	3	4	5	6	所含主要化学成分含量
A	*	–	*		–	–	中性多糖 9.03%，酸性多糖 3.38%，总多糖 12.40%
B	***	–	*	***	**	–	没食子酸 0.07%、绿原酸 0.08%、芍药苷 0.05%、芍药内酯苷 0.32%、四氢非洲防己碱 0.01%、普鲁托品 0.03%、四氢巴马汀 0.01%、小檗碱 0.02%
C	**	–	–	*	**	*	尿苷 0.12%、尿嘧啶 0.17%、没食子酸 0.44%
D	*	***	–	*	**	–	咖啡酸 2.36%
E	*	*	–	***	**	*	阿魏酸 0.84%、咖啡酸 0.12%、绿原酸 1.41% 等
F	*	*	*	***	**	**	阿魏酸 1.37%、芍药苷 5.90%、芍药内酯苷 5.97%、洋川芎内酯 I0.01%
G	*	–	**	**	**	*	阿魏酸 0.06%、芍药苷 0.73%、芍药内酯苷 0.75%、洋川芎内酯 I0.39%、H1.22%
H	*	–	–	–	**	*	阿魏酸 0.03%、洋川芎内酯 I0.32%、H1.68%
I	***	–	–	–	–	*	四氢非洲防己碱 0.10%，普鲁托品 3.79%，紫堇碱 0.16%，四氢巴马汀 0.95%，四氢黄连碱 0.32%，小檗碱 1.37%

注：活性 1（抑制离体子宫收缩）；活性 2（抑制 ADP 诱导的血小板聚集）；活性 3（促卵巢颗粒细胞增殖）；活性 4（抗凝血酶）；活性 5（促脾淋巴细胞增殖）；活性 6（腹腔巨噬细胞 NO）（$*P<0.05$，$**P<0.01$，$***P<0.001$）。

部位 A（醇沉沉淀物）；部位 B（醇沉上清液）；部位 C（水洗脱液）；部位 D（10% 乙醇洗脱液）；部位 E（20% 乙醇洗脱液）；部位 F（30% 乙醇洗脱液）；部位 G（40% 乙醇洗脱液）；部位 H（50% 乙醇洗脱液）；部位 I（60% 乙醇洗脱液）。

表 4-98　香附四物汤各部位活性模糊量化数据

部位 \ 活性	1	2	3	4	5	6
A	1	−3	1	0	−3	−3
B	3	−3	−3	3	2	−3
C	2	−3	−3	1	2	1
D	1	3	−3	1	2	−3
E	1	1	−3	3	2	1
F	1	1	1	3	2	2
G	1	−3	2	−3	2	1
H	1	−3	−3	−3	2	1
I	3	−3	−3	−3	−3	1

由聚类分析结果(图 4-54)可知,活性成分依据其效应分析可分为 3 大类:①醇沉沉淀部位的多糖类成分;②醇沉上清部位及 10%~30% 乙醇洗脱部位的小分子化合物;③水洗脱部位和 40%~60% 部位的小分子化合物。

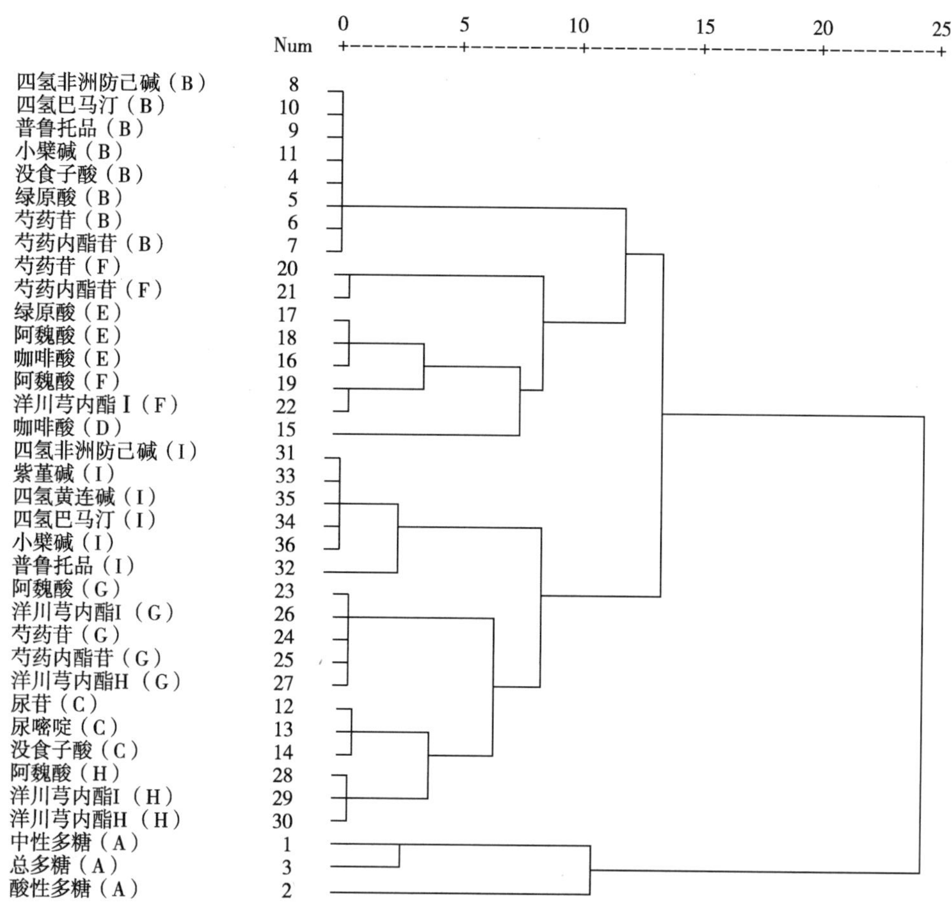

图 4-54　香附四物汤活性部位的生物效应聚类分析结果

以上结果表明各分离部位对活性指标相对具有选择性,醇沉沉淀部位的多糖类成分对促进卵巢颗粒细胞增殖有一定的影响;醇沉上清液包含多个小分子活性物质,对多个生物效应指标影响显著,10%~30% 乙醇洗脱部位活性与醇沉上清液相近,这些部位主要成分是有机酸类,主要对促进脾细胞增殖、抑制 ADP 诱导的血小板聚集、促进卵巢颗粒细胞增殖活性有较为显著的影响;香附四物汤水洗脱部位和 40%~60% 乙醇洗脱部位活性聚为一类,对离体子宫抑制作用较强,该部位成分主要为生物碱类化合物。聚类结果表明,香附四物汤发挥药效是由多味药材多种成分共同作用的结果。

4. 桃红四物汤　基于桃红四物汤及各分离部位的活性评价及成分分析结果,采用聚类分析方法对桃红四物汤生物效应与物质基础间的关联进行探讨。

数据来源于本研究中对桃红四物汤及各分离部位生物效应评价结果和采用 HPLC-DAD,UHPLC-Q-TOF-MS 对活性部位进行成分分析的结果。各分离部位见表 4-99。将活性数据进行标准化处理，求出不同部位在同一指标实际活性的均数，在以每个活性值去除均数。标化指标的权重采用专家评分法，同行专家依据指标模型涉及的药物干预环节，独立给出各指标权重系数。整体动物实验：原发性痛经模型扭体抑制率取权重为3；热板痛阈提高值和醋酸致扭体模型扭体抑制率取权重为2；离体器官实验：离体子宫收缩频率抑制率和子宫肌张力取权重为2；与神经内分泌免疫血液循环系统相关的细胞水平实验和体外实验：促进卵巢颗粒细胞增殖率，LPS刺激巨噬细胞释放NO抑制率，促进脾淋巴细胞增殖，conA诱导的脾淋巴细胞增殖抑制率，血小板聚集抑制率和凝血酶活性抑制率取权重为1；抗氧化实验：羟自由基清除率和HUVEC保护率取权重为0.5，DPPH清除率，ABTS清除率和FRAP法取权重为0.25。各指标数据的标化值乘以权重系数后的加合值为桃红四物汤总效应值。

表4-99　桃红四物汤水煎液各分离部位信息表

序号	编号	部位	序号	编号	部位
1	THSW-1	挥发油	9	THSW-9	30% 乙醇洗脱部位
2	THSW-2	水煎液	10	THSW-10	40% 乙醇洗脱部位
3	THSW-3	醇沉沉淀	11	THSW-11	50% 乙醇洗脱部位
4	THSW-4	醇沉上清液	12	THSW-12	60% 乙醇洗脱部位
5	THSW-5	水不溶部分	13	THSW-13	70% 乙醇洗脱部位
6	THSW-6	水洗脱部位	14	THSW-14	80% 乙醇洗脱部位
7	THSW-7	10% 乙醇洗脱部位	15	THSW-15	95% 乙醇洗脱部位
8	THSW-8	20% 乙醇洗脱部位			

从效应整合后结果可以看出，效应显著部位主要有两组，即THSW-2~THSW-4和THSW-8~THSW-11，表明相邻梯度洗脱部位的化学物质存在交叉。醇沉上清液经D101大孔树脂柱，乙醇梯度洗脱后，效应最显著部位为THSW-9，为30%乙醇的洗脱部位。这与THSW-9部位含芳香酸类化合物对羟基苯甲酸、香豆酸、阿魏酸、苯甲酸，单萜苷类化合物芍药内酯苷、芍药苷，苯酞类化合物洋川芎内酯H、洋川芎内酯I有关，是其效应部位的主要效应物质。与各分离部位比较可以看出，THSW-2即桃红四物汤水提液效应明显突出，这与水提液中化合物类型密切相关，表明复方发挥药效是由多味药材多种成分共同作用的结果(表4-100)。

从聚类分析结果可以看出，桃红四物汤各分离部位在效应表达上具有一定的规律，依据相似程度，将其分为2大组，即THSW-6，THSW-12~THSW-15和THSW-1~THSW-4，THSW-7~THSW-11，从欧式距离看出，这两组差异较大。桃红四物汤的效应部位集中在大孔树脂50%醇洗脱部位，主要是芳香酸、单萜苷和苯酞类化合物。聚类结果还可见相邻部位在效应的表达上相似度较高，表明相邻梯度洗脱部位的化学物质存在交叉，因此在研究基础上，可考虑将其合并，以从成分组成与量的配比关系层面揭示效应成分群(图4-55)。

表 4-100　桃红四物汤分离部位活性评价整合结果

部位＼指标	1	2	3	4	5	6	7	8	9	10	11	12	13	14	15	16	17	总效应值
THSW-1	3.84	0.90	1.52	1.16	0.70	1.56	0.44	1.28	0.21	0.00	2.33	0.00	0.18	0.06	0.57	0.09	0.49	0.90
THSW-2	4.59	1.37	1.95	2.80	3.80	1.04	2.70	1.92	0.89	1.08	3.05	3.55	0.30	0.20	0.63	0.22	0.61	1.81
THSW-3	3.30	1.09	0.43	2.34	4.40	1.84	1.70	1.69	0.99	0.37	3.15	1.24	0.22	0.19	0.58	0.23	0.55	1.43
THSW-4	4.77	1.06	1.01	2.34	3.22	0.26	–0.04	1.36	0.69	5.08	2.88	1.11	0.29	0.20	0.47	0.25	0.59	1.50
THSW-6	2.55	–0.02	0.35	1.96	–2.70	2.46	2.64	–0.31	1.57	0.55	0.15	0.00	0.16	0.22	0.50	0.22	0.57	0.64
THSW-7	2.64	0.57	0.20	1.52	3.28	2.78	2.30	1.82	–3.09	2.55	0.58	0.01	0.38	0.39	0.49	0.44	0.64	1.03
THSW-8	2.13	0.60	0.37	1.90	2.88	2.76	2.06	1.73	3.46	1.96	1.64	0.30	0.45	0.43	1.21	0.47	0.67	1.47
THSW-9	3.42	1.27	1.00	2.36	2.26	3.94	3.14	1.32	1.31	2.55	1.33	0.88	0.41	0.45	0.37	0.44	0.58	1.59
THSW-10	3.33	1.28	0.94	2.10	2.00	1.20	1.62	1.08	–0.98	1.01	0.69	1.25	0.32	0.44	0.17	0.33	0.54	1.02
THSW-11	3.42	1.52	0.40	2.54	1.34	1.88	2.18	2.30	0.64	0.00	1.25	1.88	0.22	0.41	0.48	0.29	0.54	1.25
THSW-12	1.47	1.51	2.02	1.52	1.30	3.10	2.52	–0.73	2.19	–1.06	1.06	1.47	0.27	0.24	0.53	0.18	0.41	1.06
THSW-13	1.53	0.81	1.66	2.24	2.52	1.78	2.08	0.45	2.28	–1.27	1.04	1.18	0.13	0.17	0.75	0.15	0.30	1.05
THSW-14	2.49	1.00	1.56	1.22	1.24	1.78	2.40	0.70	2.32	–1.16	–2.34	1.31	0.10	0.12	0.46	0.11	0.24	0.80
THSW-15	2.49	1.05	0.61	2.00	1.76	1.62	2.30	–0.08	1.61	0.03	–3.01	0.63	0.01	0.02	0.00	0.06	0.30	0.67

注：1 原发性痛经模型扭体抑制率，2 子宫匀浆 Ca^{2+} 抑制率，3 子宫匀浆 NO 水平，4 热板痛阈提高值，5 醋酸致扭体模型扭体抑制率，6 离体子宫收缩频率抑制率，7 子宫肌张力，8 促进卵巢颗粒细胞增殖率，9 LPS 刺激巨噬细胞释放 NO 抑制率，10 促进脾淋巴细胞增殖，11 血小板聚集抑制率，12 凝血酶活性抑制率，13 DPPH 清除率，14 ABTS 清除率，15 羟自由基清除率，16 FRAP 法，17 HUVEC 保护率。

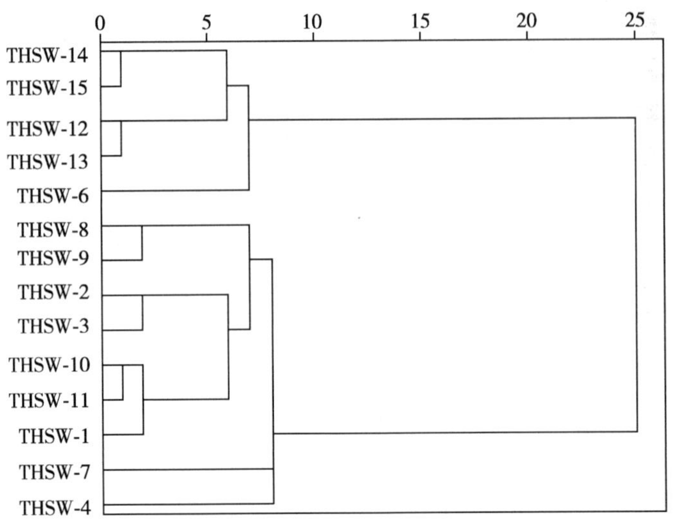

图 4-55　桃红四物汤分离部位生物效应的聚类分析结果

三、基于体内过程的四物汤类方功效物质基础

(一) 四物汤类方功效成分在大鼠体内的代谢产物及代谢途径分析

1. 四物汤在大鼠体内的代谢、分布特征研究　四物汤水提醇沉上清液部位(SW-4)在各效应指标上活性均较显著,其中所含功效成分群主要有芍药苷、阿魏酸、香草酸、洋川芎内酯Ⅰ等功效成分,为阐明其体内代谢、分布特征,通过大鼠口服 SW-4 后,收集给药后的尿液、粪便及胆汁,采用 UPLC/TOF/MS 及 MetaboLynx 软件对尿液、粪便及胆汁中的功效成分群及其代谢产物进行分析鉴定,以探讨四物汤及衍化类方之间的共性与差异性特点。

药物发生代谢转化,一般是在原型成分基础上进行部分结构修饰,药物的母体结构一般不会发生太大变化,代谢物与原型成分通常有相似的质谱特征离子,据此可对代谢物进行识别。空白尿液(U1)、粪便(F1)、胆汁(B1)和给药尿液(U2)、粪便(F2)、胆汁(B2)样品负离子条件下的总离子流图见图 4-56,正离子条件下的见图 4-57。以四物汤中已鉴定的 52 个化学成分的分子离子的精确理论分子量为提取窗口,并参考现有文献,通过与空白胆汁、尿样、粪便的比对,最终从四物汤给药后大鼠尿液中鉴定了 14 个成分,胆汁中鉴定了 12 个成分,粪便中鉴定了 6 个成分。

(1) 大鼠尿液中代谢产物的鉴定:尿液中所鉴定成分的详细质谱信息见表 4-101。

(2) 大鼠粪便中代谢产物的鉴定:粪便中代谢产物较尿液中少(表 4-102)。

(3) 大鼠胆汁中代谢产物的鉴定:从给药后大鼠胆汁中共分析到 12 个成分是空白胆汁中所没有的,其中 M1、M4、M5 在尿液中同样存在(表 4-103)。

从研究结果看,四物汤醇沉上清液灌胃大鼠后,在尿液中检测到酚酸类、芍药苷单萜类、苯酞内酯类成分的原型及代谢产物,其中主要发生水解、硫酸化结合、甲基化的代谢过程,胆汁中检测到与尿液中相似的代谢产物。此外,川芎内酯类成分及其代谢产物在胆汁中存在较多,主要以原型、葡萄糖醛酸化形式存在。粪便中也检测到酚酸类、单萜类原型及代谢产物。研究发现,芍药苷类单萜成分,阿魏酸、咖啡酸等酚酸类成分在尿液、胆汁和粪便中均有代谢,且含量较高。

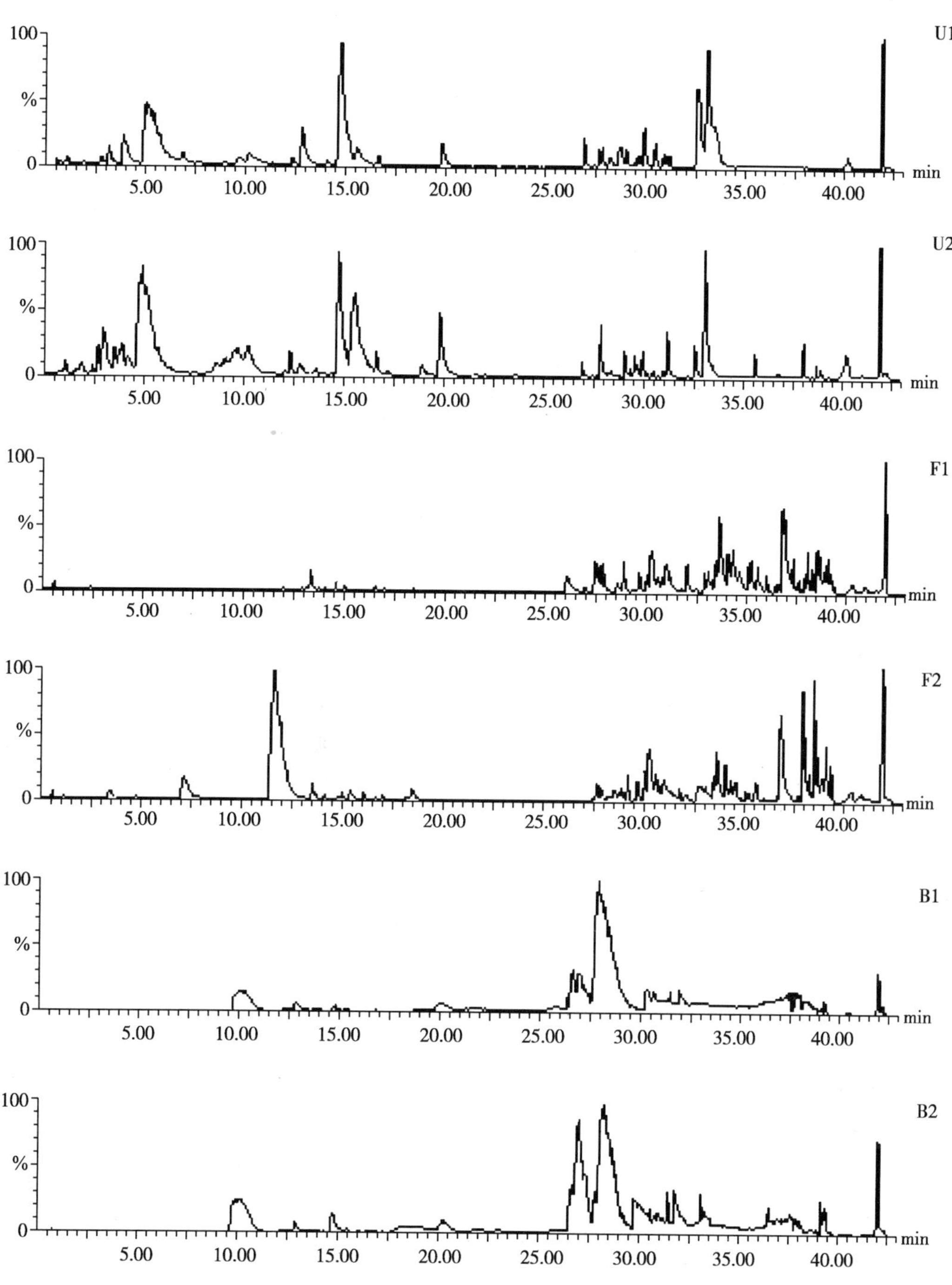

图 4-56　空白及给药尿液、粪便、胆汁样品的总离子流图(负离子模式)

U1. 尿液空白对照；F1. 粪便空白对照；B1. 胆汁空白对照；U2. 含药尿液样品；F2. 含药粪便样品；B2. 含药胆汁样品

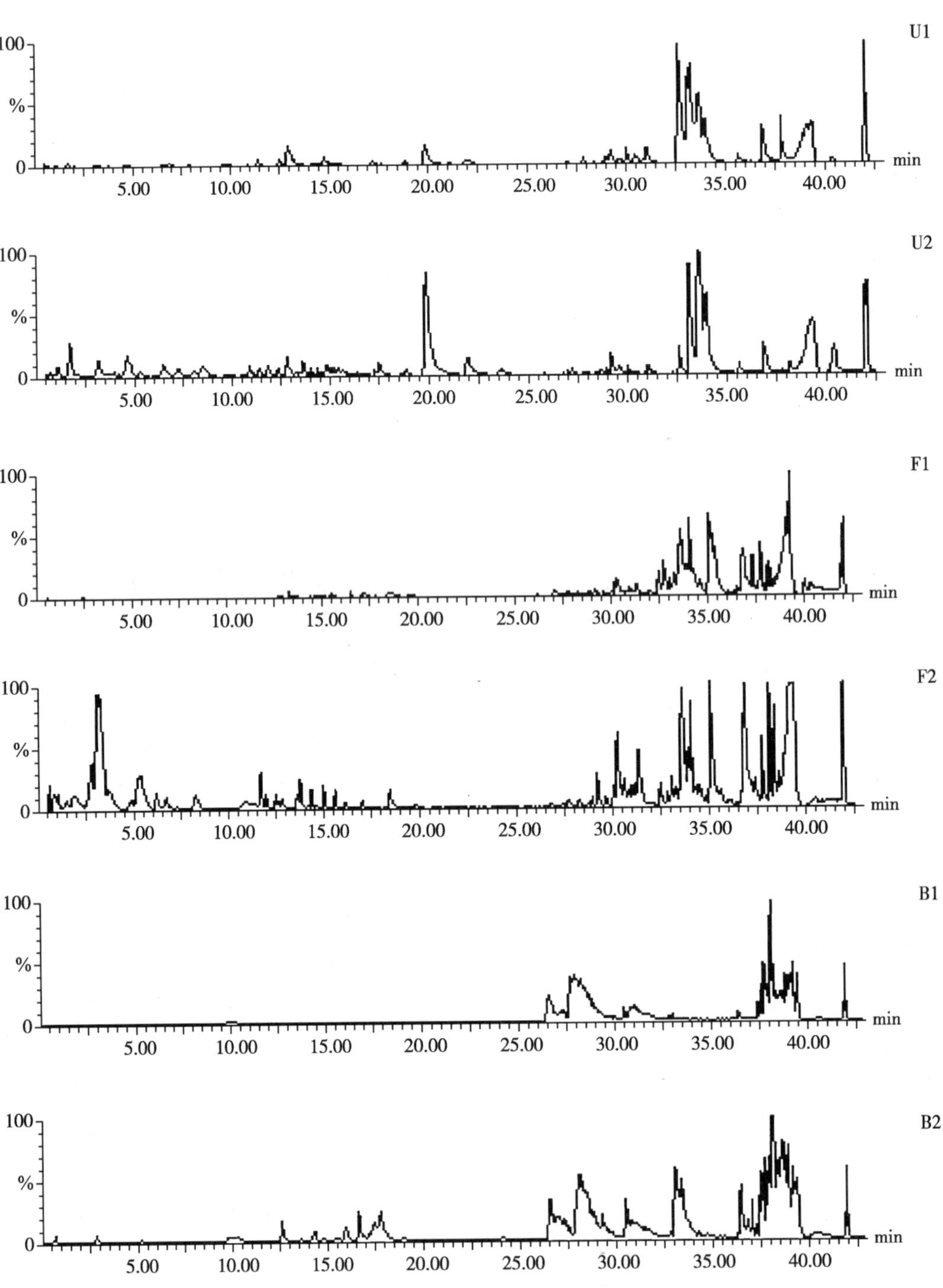

图 4-57　空白及给药尿液、粪便、胆汁样品的总离子流图(正离子模式)

U1. 尿液空白对照;F1. 粪便空白对照;B1. 胆汁空白对照;U2. 含药尿液样品;F2. 含药粪便样品;B2. 含药胆汁样品

表 4-101 SW-4 给药后大鼠尿液中的代谢物

编号	保留时间 /min	m/z		碎片离子(m/z)		分子式	鉴定成分
		[M-H]⁻	[M+H]⁺	负离子模式	正离子模式		
M1	7.06	543	–	543,593,305,265,247,212	–	$C_{23}H_{28}O_{13}S$	paeoniflorin(albiflorin) sulfonate or paeoniflorin (albiflorin) sulfate conjugation
M2	10.5	273	–	273,245,193,178	–	$C_{10}H_9O_7S$	methylation and sulfate conjugation of caffeic acid or sulfate conjugation of ferulic acid
M3	12.1	169	–	169,125	–	$C_7H_6O_5$	gallic acid
M4	12.34	–	191	–	191,171,246,290	$C_{12}H_{14}O_2$	ligustilide or its isomer
M5	12.96	183	–	183,237,139	–	$C_{10}H_{16}O_3$	rehmapicrogenin
M6	13.57	215	–	179,215	–	$C_9H_{12}O_6$	2×hydrolysis of caffeic acid
M7	14.07	–	191	–	191,171,246,290	$C_{12}H_{14}O_2$	ligustilide or its isomer
M8	14.76	461	–	461,254	–	$C_{20}H_{30}O_{12}$	decaffeoyl-verbascoside
M9	15.35	–	189	–	189,161	$C_{12}H_{14}O_2$	butylidenephthalide or its isomer
M10	18.93	193	–	193,237	–	$C_{10}H_{10}O_4$	ferulic acid
M11	26.96	361	–	361,254,162	–	$C_{16}H_{26}O_9$	6-*O*-β-*D*-glucopyranosyl lactinolide
M12	28.62	–	189	–	189,161	$C_{12}H_{14}O_2$	butylidenephthalide or its isomer
M13	29.11	–	225	–	225,243,283	$C_{12}H_{18}O_4$	senkyunolide I/H
M14	29.49	–	189	–	189,133	$C_{12}H_{14}O_2$	butylidenephthalide or its isomer

表 4-102　SW-4 给药后大鼠粪便中的代谢物

编号	保留时间 /min	m/z [M-H]$^-$	碎片离子(m/z) 负离子模式	分子式	鉴定成分
M1	7.18	543	543	$C_{23}H_{28}O_{13}S$	paeoniflorin (albiflorin) sulfonate or paeoniflorin (albiflorin) sulfate conjugation
M2	12.1	169	169, 125	$C_7H_6O_5$	gallic acid
M3	12.99	183	183, 165,	$C_{10}H_{16}O_3$	rehmapicrogenin
M4	13.57	215	179, 215	$C_9H_{12}O_6$	2×hydrolysis of caffeic acid
M5	14.83	461	461, 254	$C_{20}H_{30}O_{12}$	decaffeoyl-verbascoside
M6	26.96	361	361, 254, 393	$C_{16}H_{26}O_9$	6-*O*-β-*D*-glucopyranosyl lactinolide

表 4-103　SW-4 给药后大鼠胆汁中的代谢物

编号	保留时间 /min	m/z		碎片离子(m/z)		分子式	鉴定成分
		[M-H]$^-$	[M+H]$^+$	负离子模式	正离子模式		
M1	7.18	543	–	543	–	$C_{23}H_{28}O_{13}S$	paeoniflorin (albiflorin) sulfonate or paeoniflorin (albiflorin) sulfate conjugation
M2	10.07	647	–	646, 513, 507, 391	–	$C_{30}H_{32}O_{14}S$	benzoylpaeoniflorin sulfonate or benzoylpaeoniflorin sulfate conjugation
M3	10.26	175	–	193, 175, 113	–	$C_{10}H_7O_3$	alcohols dehydration of ferulic acid
M4	14.58	–	191	–	191, 345, 407	$C_{12}H_{14}O_2$	ligustilide or isomer
M5	14.73	461	–	461, 254	–	$C_{20}H_{30}O_{12}$	decaffeoyl-verbascoside
M6	14.97	–	227	–	227, 209, 310, 328	$C_{12}H_{18}O_4$	senkyunolide J or isomer
M7	15.35	–	227	–	227, 209, 310, 328	$C_{12}H_{18}O_4$	senkyunolide J or isomer
M8	16.03	–	383	–	400, 383, 330, 284, 189	$C_{18}H_{23}O_9$	3-hydrocybutylphthalide-3-*O*-β-*D*-glucuronide
M9	16.69	353	–	193, 353, 445, 553,	–	$C_{16}H_{18}O_9$	chlorogenic acid
M10	17.65	399		399, 262, 193		$C_{17}H_{19}O_{11}$	hydroxylation and glucuronide conjugation and methylation of ferulic acid

续表

编号	保留时间/min	m/z		碎片离子(m/z)		分子式	鉴定成分
		[M-H]⁻	[M+H]⁺	负离子模式	正离子模式		
M11	24.16	254	–	254,193	–	$C_{12}H_{13}O_6$	hydrolysis and acetylation of ferulic acid
M12	27.11	–	370	–	392,370,354,207,189	$C_{17}H_{24}NO_6S$	acetylcysteine conjugate of senkyunolide

2. 少腹逐瘀汤活性部位在大鼠体内的代谢产物分析　首先采用 UPLC-QTOF/MS/MS 联用技术对少腹逐瘀汤 40% 乙醇洗脱活性部位(SF-11)中的化学成分进行分析,检测到 16 个色谱峰(图 4-58),通过与对照品出峰时间 t_R、紫外最大吸收峰位置 λmax、MS/MS 质谱碎片离子特征鉴定了其中 12 个化学成分(表 4-104)。

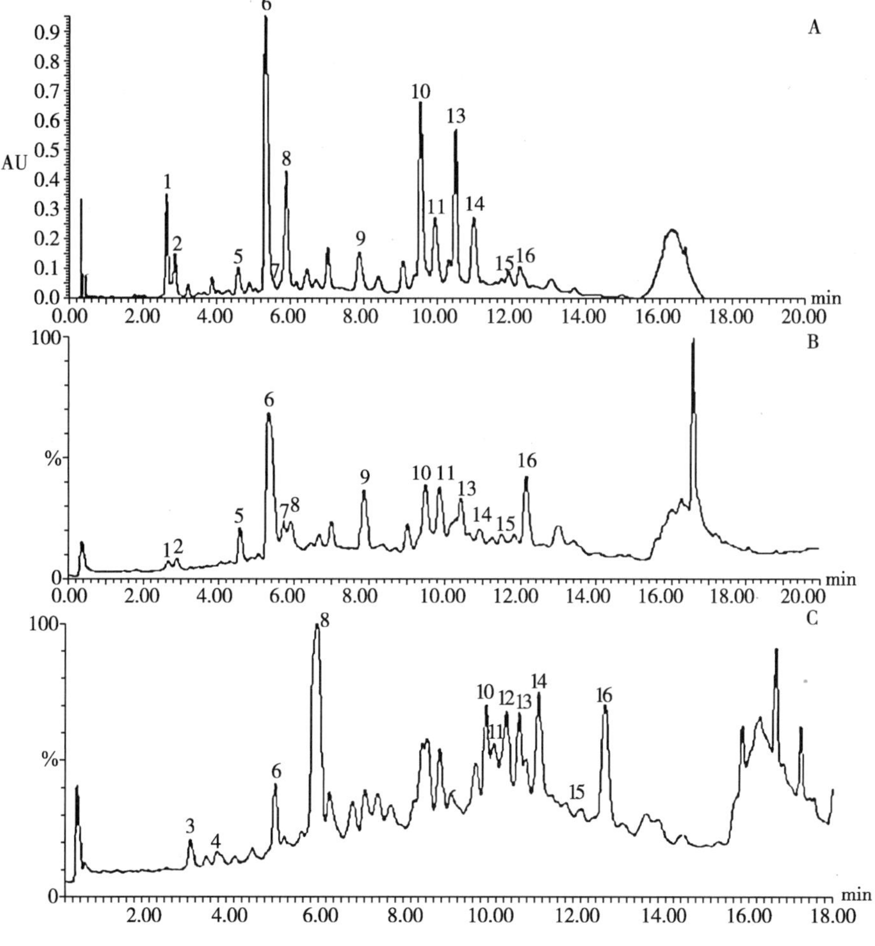

图 4-58　少腹逐瘀汤活性部位中化学成分 UPLC-QTOF/MS 总离子流图

A. 紫外模式;B. 负离子模式;C. 正离子模式

表 4-104　少腹逐瘀汤活性部位中主要化学成分的 UPLC-QTOF-MS/MS 分析结果

峰号	保留时间/min	ES⁺(m/z)			ES⁻(m/z)			紫外吸收/nm	鉴定成分
		[M+H]⁺	[M+Na]⁺	其他离子	[M-H]⁻	[M+HCOO]⁻	其他离子		
1	2.647				167			216	vanillic acid
2	2.872				179			321	caffeic acid
3	2.990			558,543,391,375,307,264,207,151					unknown
4	3.595	303		340,285,193,181	301				quercetin
5	4.58	481	503	362,319,301,197,179,161,133,105	479		525,515,327,283,163,119	230	albiflorin
6	5.310		503	498,463,357,339,323,301,277,197,179,151,123,105	479	525	449,327,241,179.197,141	230	paeoniflorin
7	5.726				197	241	179,141	226	protocatechuic acid
8	5.890	195			193		178,141	321	ferulic acid
9	7.840			525,609					
10	9.870	771		625,479,342,317	769	815	609,509,477,463,299,431	252	typhaneoside
11	10.330			566,595,650,449,287				246	
12	10.446	625		479,317	623			252	isorhamnetin-3-*O*-neohesperidoside
13	11.080	225	247	207	223			276	senkyunolide I
14	11.505	225	247	207	223			276	Senkyunolide H
15	12.386	625		499,479,317,207,163	623		315,251,207,179	252	isorhamnetin-3-*O*-rutinoside
16	12.635			679,633,317,281					

收集 SF-11 给予大鼠 1.5 小时血浆样品，经处理后进行分析检测，通过比较保留时间 t_R、紫外最大吸收位置 UV λ_{max} 和 MS/MS 特征，并与文献报道相对照，鉴定的代谢产物见表 4-105。

通过对少腹逐瘀汤活性成分进行大鼠体内代谢分析，提示具有同样化学骨架的化合物经体内代谢可能存在相同的代谢产物或存在相同的代谢过程或转化过程。研究结果表明阿魏酸主要以甲基化形式存在于大鼠血浆中。曾有文献报道阿魏酸在体内还检测到以葡糖醛酸苷、阿魏酸硫酸化等形式存在，提示相同化合物在不同的化学体系中可能出现不同的代谢产物，即体系中化学物质可能对其代谢过程产生影响。

三个黄酮类化合物 typhaneoside、isorhamnetin-3-*O*-neo-hesperidoside 和 isorhamnetin-3-*O*-rutinoside 在体内主要以其苷元及其代谢产物存在，并不是苷原型化合物。苷元代谢产物主要包括 isorhamnetin sulphates、isorhamnetin glucosides、isorhamnetin glucuronides 等，与文献报道相一致。3 个黄酮化合物在体内代谢转化的可能途径见图 4-59。

表 4-105　少腹逐瘀汤活性部位在大鼠血浆中的代谢产物

峰号	保留时间 /min	ES⁺(*m/z*)		ES⁻(*m/z*)		鉴定成分
		[M+H]⁺	MS²	[M-H]⁻	MS²	
1	9.87	559	479([M+H]-SO_3), 375 ([M+H]-GlcUA), 303([M+H]-SO_3-GlcUA)	557	477([M-H]-SO_3), 371 ([M-H]-GlcUA), 301 ([M-H]-SO_3-GlcUA)	quercetin glucuronide sulphates
2	11.95	657	481([M+H]-GlcUA), 303 ([M+H]-GlcUA-GlcUA)	653	477([M-H]-GlcUA), 301 ([M-H]-GlcUA-GlcUA)	quercetin diglucuronides
3	15.28	397	317([M+H]-SO_3)	395	315([M-H]-SO_3)	isorhamnetin sulphates
4	17.35	209	195([M+H]-CH_3)	207	193([M-H]-CH_3)	methyl-ferulic acid
5	18.97	498	521([M+H+Na]+23)	496	540([M-H]+HCOO)	hydroxyl-paeonimetabolin
6	19.25	479	317([M+H]-Glc)	477	315([M-H]-Glc)	isorhamnetin glucosides
7	19.29	303	181([M+H]-122), 153 ([M+H]-122-CO)	301	179([M-H]-122), 151 ([M-H]-122-CO)	quercetin
8	19.89	493	317([M+H]-GlcUA)	491	315([M-H]-GlcUA)	isorhamnetin glucuronides
9	20.27	317	195([M+H]-122), 167 ([M+H]-122-CO)	315	193([M-H]-122), 165 ([M-H]-122-CO)	isorhamnetin

3. 少腹逐瘀汤中芳香酸类成分的代谢产物鉴定　利用 UHPLC-QTOF、MS^E 及 MDF 联用技术对样品进行分析，阿魏酸、咖啡酸和香草酸 3 种芳香酸原型成分被检测到，3 种芳香酸在大鼠尿液、粪便、胆汁和血浆中原型及代谢产物共 17 个，包括羟化、甲基化、磺化、葡糖醛酸化、去甲基化、失氧等多种类型(表 4-106)。阿魏酸的代谢途径见图 4-60。咖啡酸、香草酸代谢途径见图 4-61。

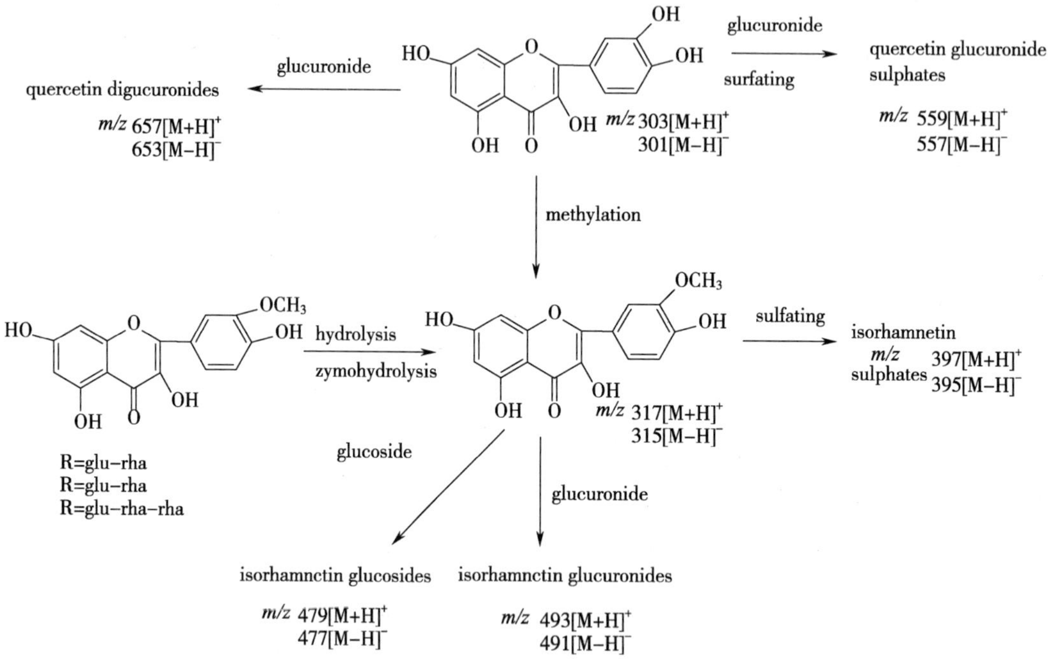

图 4-59　3 种黄酮类成分可能的代谢途径及代谢产物

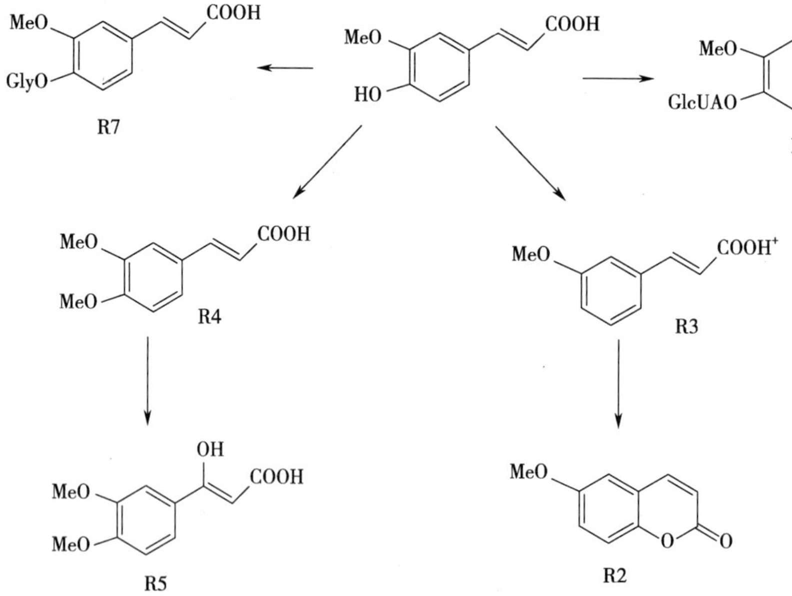

图 4-60　阿魏酸在大鼠体内代谢产物结构及路径

表 4-106　三种芳香酸在大鼠血浆、尿液、胆汁及粪便中的原型及代谢产物

编号	保留时间 /min	m/z	分子质量	代谢产物	分子式	SFZYDM	SFAM	原型成分
R1	10.63	193.050 9	194.057 9	parent	$C_{10}H_{10}O_4$	bile, urine, plasma, feces	bile, urine, plasma, feces	ferulic acid
R2	20.50	175.026 1	176.047 3	alcohols dehydration	$C_{10}H_8O_3$	bile, urine, plasma	bile, urine, plasma	ferulic acid
R3	12.41	177.050 2	178.063 0	loss of O	$C_{10}H_{10}O_3$	–	urine	ferulic acid
R4	24.23	207.064 4	208.073 6	methylation	$C_{11}H_{12}O_4$	plasma	urine, plasma	ferulic acid
R5	10.72	223.065 2	224.068 5	hydroxylation+methylation	$C_{11}H_{12}O_5$	urine, feces	urine	ferulic acid
R6	5.24	225.061 3	226.047 7	2×hydroxylation	$C_{10}H_{10}O_6$	plasma	–	ferulic acid
R7	11.91	250.075 6	251.079 4	glycine conjugation	$C_{12}H_{13}NO_5$	urine	bile, urine	ferulic acid
R8	7.25	300.045 3	301.062 0	taurine conjugation	$C_{12}H_{15}NO_6S$	urine	urine	ferulic acid
R9	8.40	369.084 6	370.090 0	glucuronide conjugation	$C_{16}H_{18}O_{10}$	–	urine	ferulic acid
R10	7.80	179.040 7	180.042 3	parent	$C_9H_8O_4$	urine, plasma	urine, plasma	caffeic acid
R11	15.34	193.081 7	194.057 9	methylation	$C_{10}H_{10}O_4$	bile, urine	bile, urine, plasma	caffeic acid
R12	7.95	258.974 3	259.999 1	sulfate conjugation	$C_9H_8O_7S$	urine	–	caffeic acid
R13	8.09	167.034 7	167.037 9	parent	$C_8H_8O_4$	urine, plasma	urine, plasma	vanillic acid
R14	4.71	246.994 2	247.999 1	sulfate conjugation	$C_8H_8O_7S$	urine	urine	vanillic acid
R15	4.43	262.989 4	263.994 0	hydroxylation+sulfation	$C_8H_8O_8S$	urine	urine	vanillic acid
R16	10.94	326.945 2	327.955 9	2×sulfate conjugation	$C_8H_8O_{10}S_2$	bile	bile	vanillic acid
R17	22.31	343.085 8	344.074 3	glucuronide conjugation	$C_{14}H_{16}O_{10}$	urine	–	vanillic acid

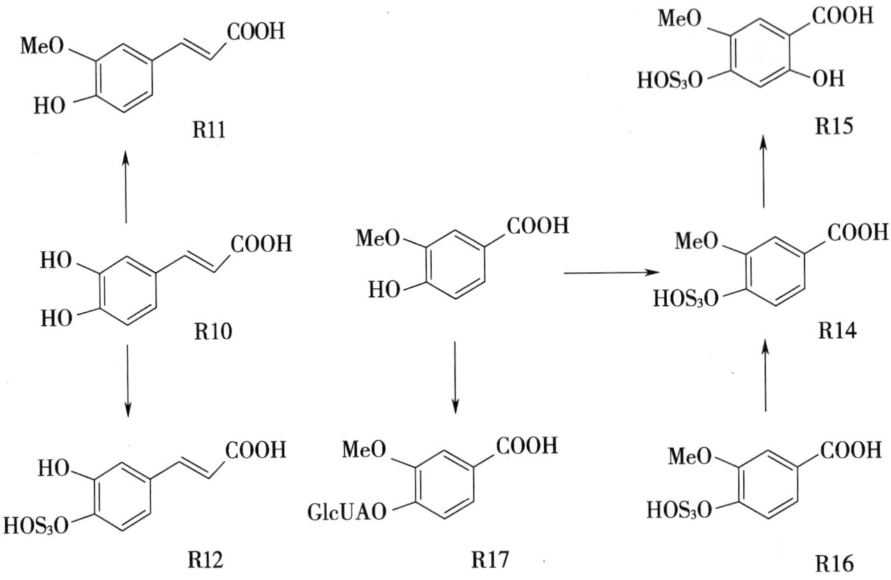

R11 R15 R10 R14 R12 R17 R16

图 4-61　咖啡酸、香草酸在大鼠体内代谢产物及路径

4. 香附四物汤在原发性痛经模型大鼠体内代谢特征分析　采用 UHPLC-Q-TOF 联用方法对大鼠含药血浆样品进行分析，并与空白血浆，混合对照品总离子流图对照，结果表明在大鼠血浆、胆汁和尿液中可检测到生物碱、芳香酸原型成分（表 4-107）及其代谢产物（表 4-108）。在正离子条件下生物碱信号响应强度高，而芳香酸在负离子条件下响应较好。

表 4-107　香附四物汤在大鼠尿液、胆汁和血浆中的原型化合物质谱数据

编号	保留时间 /min	尿液	胆汁	血浆	质荷比（*m*/*z*）	碎片离子（*m*/*z*）	鉴定成分
1	16.35	*	*	–	342.169 4	342，207，178	tetrahydrocolumbamine
2	16.51	*	–	–	354.132 2	354，342，275，189	protopine
3	18.09	*	–	–	370.161 7	370，306，235	allocryptopine
4	19.08	*	–	*	324.115 1	324，176，149	tetrahydrocoptisine
5	19.42	–	*	*	356.186 2	356，324，192	tetrahydropalmatine
6	20.30	–	*	–	356.186 9	356，324，294，279	glaucine
7	23.22	*	–	–	370.203 1	370，352，324	corydaline
8	26.22	*	*	–	336.120 5	336，321，306，292	berberine
9	27.34	*	*	*	366.165 5	366，351，334，322	dehydrocorydaline
10	10.21	*	*	–	167.033 0	152，123	vanillic acid
11	10.65	*	*	–	179.031 8	135，113	caffeic acid
12	11.05	*	*	*	193.044 1	178，149，134	ferulaic acid

注：“*”表示存在；“–”表示未检测到。

表 4-108　香附四物汤在大鼠尿液、胆汁和血浆中代谢产物

编号	保留时间/min	质荷比（m/z）	分子质量	代谢产物	分子式	样品来源	原化合物
R-M1	11.80	461.186 3	462.182 5	taurine conjugation	$C_{23}H_{30}N_2O_6S$	urine，bile	tetrahydrop-almatine
R-M2	10.95	338.092 3	315.095 4	2×（demethylation+2× hydroxylation）+ debenzylation	$C_{13}H_{17}O_8N$	urine，bile	corydaline
R-M3	28.09	425.160 2	426.179 1	glycine conjugation	$C_{23}H_{26}N_2O_6$	urine，bile	allocryptopine
R-M4	1.72	136.041 5	113.047 7	loss of O+debenzylation+（$-C_8H_6O_2$）	$C_5H_7O_2N$	urine，bile，plasma	protopine
R-M5	4.62	382.100 6	383.136 9	hydroxylation+ methylation	$C_{21}H_{21}NO_6$	urine	protopine
R-M6	27.53	506.974 4	483.977 0	deethylation+2×sulfate conjugation+oxidative deamination to ketone	$C_{18}H_{12}O_{12}S_2$	urine，bile，plasma	protopine
R-M7	3.24	338.086 9	339.110 7	hydroxylation	$C_{19}H_{17}NO_5$	urine	tetrahydroco-ptisine
R-M8	10.94	336.080 5	337.095 0	hydroxylation+ desaturation	$C_{19}H_{15}NO_5$	urine	tetrahydroco-ptisine
R-M9	12.22	341.126 2	342.146 7	oxidative deamination to alcohol	$C_{20}H_{22}O_5$	urine，bile	tetrahydrocol-umbamine
R-M10	12.43	295.135 6	296.165 1	decarboxylation	$C_{19}H_{22}NO_2$	urine	tetrahydrocol-umbamine
R-M11	15.22	459.156 0	460.166 8	*S*-cysteine conjugation	$C_{23}H_{28}N_2O_6S$	urine	tetrahydrocol-umbamine
R-M12	16.23	443.170 8	444.171 9	cysteine conjugation	$C_{23}H_{28}N_2O_5S$	urine，bile	tetrahydrocol-umbamine
R-M13	25.97	295.193 6	296.177 6	hydrolysis of nitrate esters	$C_{20}H_{24}O_2$	urine，bile	tetrahydrocol-umbamine
R-M14	28.56	397.182 2	398.184 2	glycine conjugation	$C_{22}H_{26}N_2O_5$	urine	tetrahydrocol-umbamine
R-M15	1.75	383.119 0	384.108 3	aromatic thiols to sulfonic acids	$C_{20}H_{18}NO_7$	urine	berberine
R-M16	2.98	365.136 4	366.134 1	hydroxylation+ methylation	$C_{21}H_{21}NO_5$	urine	berberine
R-M17	7.18	408.147 3	409.176 3	glycine conjugation	$C_{23}H_{25}N_2O_5$	urine	palmatine
R-M18	14.92	431.098 5	432.111 7	sulfate conjugation	$C_{21}H_{22}NO_7S$	urine	palmatine

续表

编号	保留时间 /min	质荷比（m/z）	分子质量	代谢产物	分子式	样品来源	原化合物
R-M19	0.67	195.053 9	196.037 2	demethylation+ hydroxylation	$C_9H_8O_5$	urine	ferulaic acid
R-M20	5.52	225.039 8	226.047 7	2×hydroxylation	$C_{10}H_{10}O_6$	plasma	ferulaic acid
R-M21	7.28	165.025 2	166.026 6	deethylation	$C_8H_6O_4$	urine, plasma	ferulaic acid
R-M22	10.78	341.091 3	342.095 1	decarboxylation+ glucuronidation	$C_{15}H_{18}O_9$	urine	ferulaic acid
R-M23	11.71	369.088 2	370.090 0	glucuronide conjugation	$C_{16}H_{18}O_{10}$	urine	ferulaic acid
R-M24	12.77	273.010 3	274.014 7	sulfate conjugation	$C_{10}H_{10}O_7S$	urine, bile	ferulaic acid
R-M25	16.27	352.977 0	353.971 5	2×sulfate conjugation	$C_{10}H_{10}O_{10}S_2$	urine	ferulaic acid
R-M26	26.32	175.030 0	176.047 3	alcohols dehydration	$C_{10}H_8O_3$	urine, bile, plasma	fferulaic acid
R-M27	29.66	177.076 1	178.063 0	loss of O	$C_{10}H_{10}O_3$	urine, bile	ferulaic acid
R-M28	31.71	498.107 5	499.126 1	*S*-glutathione conjugation	$C_{20}H_{25}O_{10}N_3S$	plasma, bile	ferulaic acid
R-M29	4.32	327.080 2	328.079 4	decarboxylation + glucuronidation	$C_{14}H_{16}O_9$	urine	caffeic acid
R-M30	7.51	258.995 1	259.999 1	sulfate conjugation	$C_9H_8O_7S$	urine	caffeic acid
R-M31	8.05	355.072 1	356.074 3	glucuronide conjugation	$C_{15}H_{16}O_{10}$	urine, plasma	caffeic acid
R-M32	10.21	193.048 6	194.057 9	methylation	$C_{10}H_{10}O_4$	urine, bile	caffeic acid
R-M33	11.23	275.007 0	275.994 0	hydroxylation+sulfation	$C_9H_8O_8S$	urine	caffeic acid
R-M34	29.36	221.063 8	222.052 8	acetylation	$C_{11}H_{10}O_5$	urine	caffeic acid
R-M35	1.07	191.020 4	192.042 3	deglucose	$C_{10}H_8O_4$	urine, bile	chlorogenic acid
R-M36	4.78	219.055 0	220.058 3	$-C_8H_6O_2$	$C_8H_{12}O_7$	urine, plasma	chlorogenic acid
R-M37	11.71	369.086 0	370.090 0	hydroxylation	$C_{16}H_{18}O_{10}$	urine	chlorogenic acid
R-M38	0.74	215.033 1	216.027 0	aromatic thiols to sulfonic acids	$C_8H_8O_7$	bile, plasma	vanillic acid
R-M39	3.90	262.991 9	263.994 0	hydroxylation+sulfation	$C_8H_8O_8S$	urine	vanillic acid
R-M40	4.06	246.994 9	247.999 1	sulfate conjugation	$C_8H_8O_7S$	urine	vanillic acid
R-M41	10.14	326.944 8	327.955 9	2×sulfate conjugation	$C_8H_8O_{10}S_2$	bile, plasma	vanillic acid
R-M42	12.61	270.064 0	271.051 4	cysteine conjugation	$C_{11}H_{13}O_5NS$	bile	vanillic acid
R-M43	3.01	232.986 3	233.983 4	sulfate conjugation	$C_7H_6O_7S$	urine	protocatechuic acid
R-M44	0.63	248.965 7	249.978 3	sulfate conjugation	$C_7H_6O_8S$	bile	gallic acid
R-M45	16.82	201.010 2	202.011 4	2×hydroxylation	$C_7H_6O_7$	plasma	gallic acid

从香附四物汤给药后大鼠的尿液、胆汁和血浆中找到45个代谢物，包括羟化、甲基化、磺化、葡糖醛酸化、半胱氨酸化、去甲基化、失氧等多种类型。大多数生物碱类成分的代谢产物在ESI$^+$-MS质谱图中有[M+Na]$^+$离子峰，在ESI$^-$-MS质谱图中有[M-H]$^-$离子峰。在高碰撞能级扫描质谱图中可检测到如[M+Na-16]$^+$，[M+Na-14]$^+$，[M+Na-80]$^+$，[M+Na+176]$^+$，[M+H+57]$^+$，[M-H+16]$^-$，[M-H+14]$^-$，[M-H-16]$^-$，[M-H-80]$^-$，[M-H-176]$^-$和[M-H-57]$^-$等碎片离子峰。如代谢产物R-M6（protopine的代谢产物），在高碰撞能级扫描质谱图中，检测到*m/z* 507[M+Na]$^+$，427[$M+Na-SO_3$]（loss of a sulfate），370[$M+2Na-2SO_3$]（loss of two sulfate）等离子峰，以及protopine发生RDA裂解后产生的*m/z* 207，189的特征碎片离子。

代谢产物R-M31（caffeic acid的代谢产物），在高碰撞能级扫描质谱图中，检测到*m/z* 179[M-H+GlcUA]（loss of a glucuronide），以及原型化合物caffeic acid脱羧基后形成的*m/z* 135的碎片离子峰。

代谢产物R-M41（vanillic acid的代谢产物），在高碰撞能级扫描质谱图中，检测到*m/z* 230[$M-SO_4$]（loss of a sulfate），212[$M-SO_4-H_2O$]，134[$M-2SO_3-OCH_3$]的碎片离子峰。

5. 香附四物汤效应部位在大鼠体内的代谢物组织分布分析　香附四物汤具有多种生物活性，如抑制缩宫素诱导的子宫收缩效应，抑制COX-2酶活性等。香附四物汤的化学组成复杂，含有挥发油类、有机酸类（如阿魏酸）、生物碱类（如延胡索乙素）等多类型功效成分。从香附四物汤中获得的活性部位XFSW-10具有显著的抑制缩宫素诱导的子宫收缩活性。通过UHPLC-Q-TOF-MS分析，XFSW-10主要为生物碱类化合物，如tetrahydrocolumbamine，protopine，corydaline，tetrahydrocoptisine，tetrahydropalmatine，berberine，dehydrocorydaline等。

单体化合物protopine，tetrahydropalmatine，berberine和dehydrocorydaline在生物体内的代谢研究已有文献报道，但其组合物的代谢研究未见报道。通过UHPLC-Q-TOF-MS联用技术和MetaboLynx软件处理方法，对香附四物汤活性部位XFSW-10在原发性痛经模型大鼠体内组织分布进行研究，鉴定了一系列代谢产物。

大鼠血浆和脑组织中药物典型UHPLC-Q-TOF-MS色谱图见图4-62和图4-63。在正离子模式下，通过MetaboLynx软件数据处理，从被测物中共鉴定出16个化合物，见表4-109，其结构见图4-64。

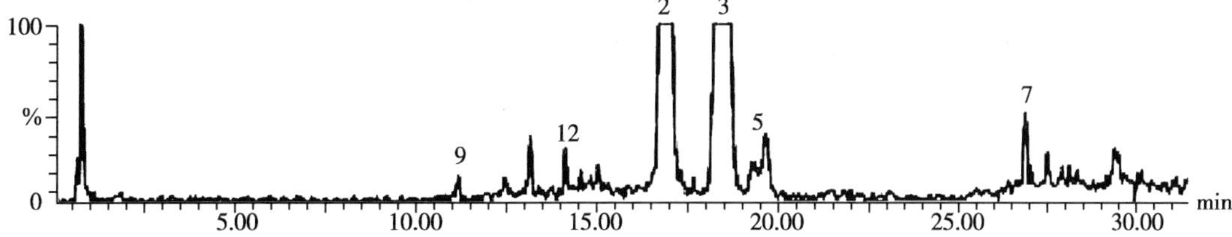

图4-62　香附四物汤活性部位XFSW-10给药后1.5h在大鼠血浆UHPLC-ESI-MS BPI色谱图（正离子模式）

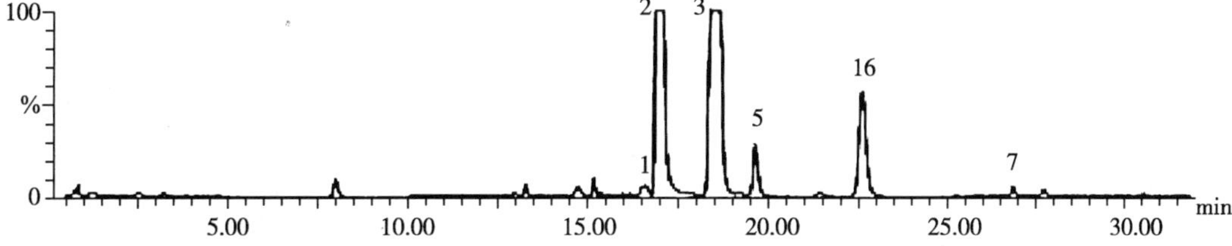

图4-63　香附四物汤活性部位XFSW-10给药后1.5h在大鼠全脑组织UHPLC-ESI-MS BPI色谱图

表 4-109　香附四物汤活性部位 XFSW-10 在大鼠体内的组织分布（给药后 1.5 小时）

编号	保留时间 /min	代谢产物	分子质量	质荷比（m/z）	MSE 离子碎片	样品来源 1	2	3	4	5	6	7	8	9
1	16.29	tetrahydrocolumbamine*	341.407 0	342.170 8	342,178	−	+	−	−	−	−	+	−	−
2	17.02	protopine*	353.374 6	354.130 3	354,342,188	+	+	+	+	+	+	+	+	+
3	18.53	corydaline*	369.417 4	370.161 4	370,338,188	+	+	+	+	+	+	+	+	+
4	19.21	tetrahydrocoptisine*	323.348 3	324.356 3	324,176,149	−	−	−	−	−	−	−	−	−
5	19.63	tetrahydropalmatine*	355.433 8	356.179 8	356,324,192	+	+	+	+	+	+	+	+	+
6	25.13	berberine*	336.367 3	336.126 0	336,324,292,278	−	−	−	−	−	−	−	+	−
7	26.92	dehydrocorydaline*	366.436 9	366.169 1	366,350,336	+	+	−	−	+	+	−	+	−
8	10.18	sulfated demethyleneberberine monoglucuronide	564.503 6	564.486 8	564,488,279	−	−	−	+	−	−	−	−	+
9	11.04	tetrahydrocolumbamine monoglucuronide	517.532 9	518.167 6	518,342,178	+	−	−	−	+	+	+	−	+
10	12.92	demethylene allocryptopine monoglucuronide	531.516 4	532.169 0	532,356,169	−	−	−	+	+	+	−	−	+
11	13.69	sulfated demethyleneallocryptopine monoglucuronide	597.553 7	597.238 9	597,375,342,226	−	−	−	+	−	−	+	−	+
12	14.31	sulfated dehydroprotopine	433.083 1	433.272 8	433,415,356,226	+	−	+	+	+	+	+	+	+
13	15.03	demethyleneberberine	324.356 3	324.123 8	324,309	−	−	−	−	+	+	+	+	+
14	15.53	demethylene dehydrocorydaline	338.139 2	338.217 6	298,217,173,136	−	−	−	−	−	−	+	−	+
15	16.77	methylene allocryptopine	385.460 1	385.115 6	385,252,162	−	−	+	+	+	+	−	+	+
16	22.61	acetylated protopine	397.411 9	397.496 2	397,207,190,165	−	+	−	−	−	−	−	−	+

注：1. 血浆（6）；2. 脑（6）；3. 卵巢（5）；4. 子宫（8）；5. 肾（9）；6. 脾（8）；7. 肺（9）；8. 心脏（8）；9. 肝脏（12）。* 表示通过对照品比较鉴定。

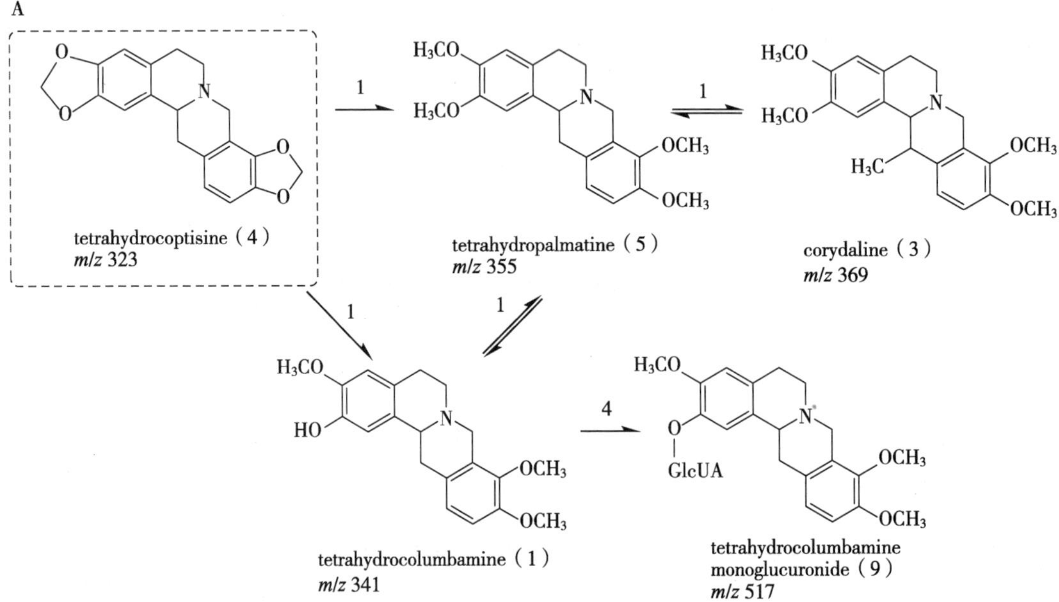

图 4-64　香附四物汤活性部位 XFSW-10 给药后 1.5 小时生物碱类成分在大鼠体内代谢产物结构及代谢路径

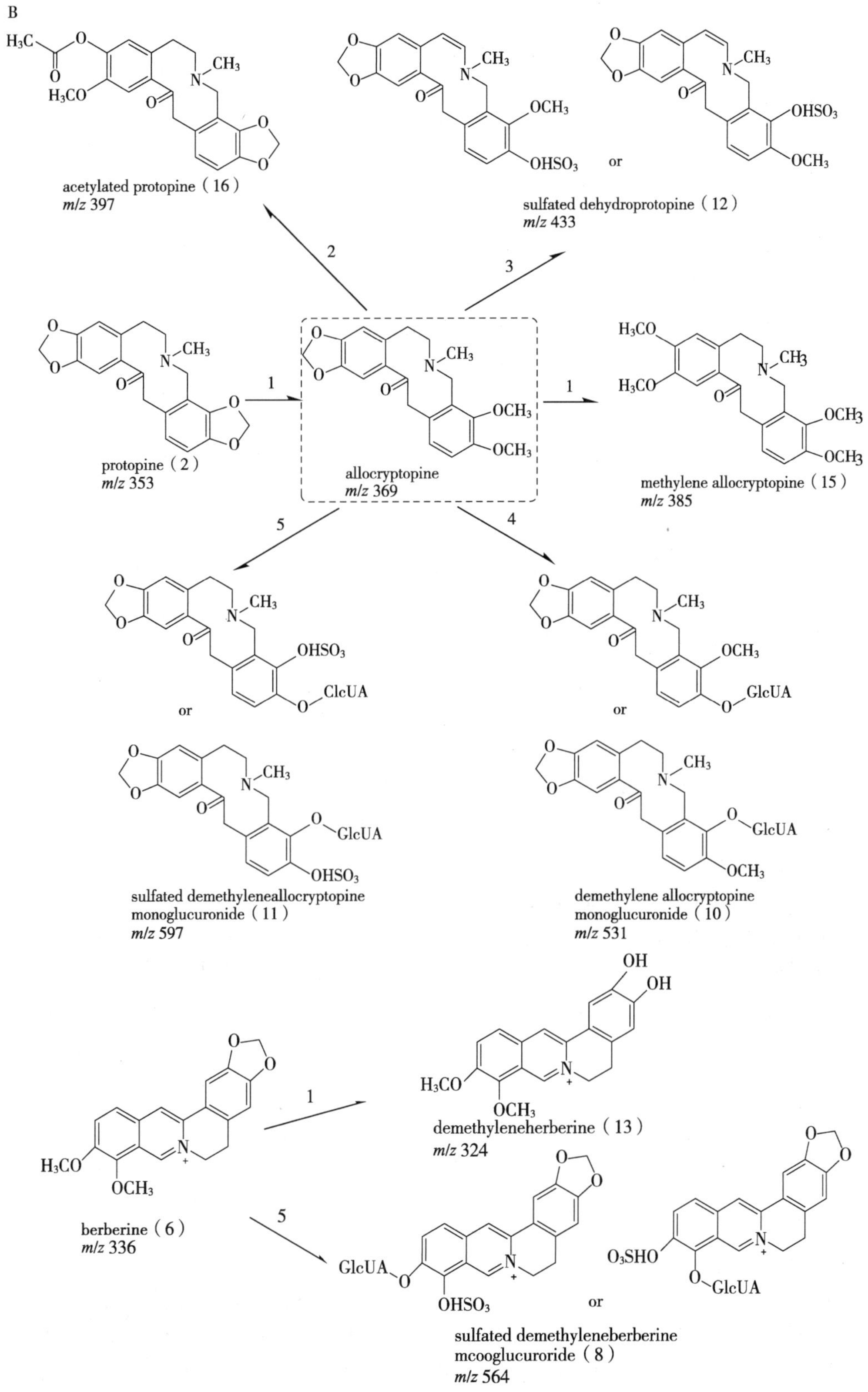

B

acetylated protopine（16）
m/z 397
sulfated dehydroprotopine（12）
m/z 433
or
2
3
protopine（2）
m/z 353
1
allocryptopine
m/z 369
1
methylene allocryptopine（15）
m/z 385
5
4
or
sulfated demethyleneallocryptopine monoglucuronide（11）
m/z 597
or
demethylene allocryptopine monoglucuronide（10）
m/z 531
berberine（6）
m/z 336
1
demethyleneherberine（13）
m/z 324
5
or
sulfated demethyleneberberine mcooglucuroride（8）
m/z 564

图 4-64(续)

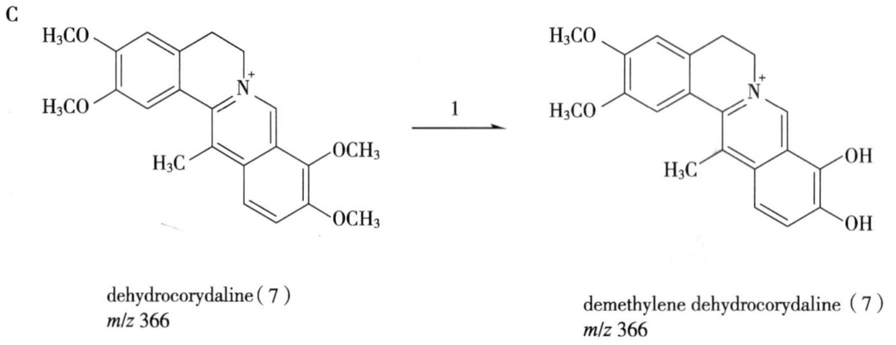

C

H_3CO H_3CO N^+ H_3C OCH_3 OCH_3 → 1 → H_3CO H_3CO N^+ H_3C OH OH

dehydrocorydaline（7）
m/z 366

demethylene dehydrocorydaline（7）
m/z 366

图 4-64（续）

（1）代谢产物类型及组织分布：原小檗碱型生物碱在体内代谢过程中常开环和去甲基化（$-CH_2$，14Da）后暴露羟基，此后，羟基甲基化（$+CH_2$，14Da）。磺化和葡糖醛酸化（$+SO_3$，$+C_6H_8O_6$，256Da）也是其代谢的主要形式之一。磺化（$+SO_3$，80Da）及乙酰化（$+C_2H_2O$，42Da）产物也在部分组织中发现。

从香附四物汤活性部位 XFSW-10 给药后 1.5 小时大鼠血浆中鉴定到了 4 个原型化合物，分别是 protopine（2），corydaline（3），tetrahydropalmatine（5），dehydrocorydaline（7）和 2 个代谢产物，分别是 tetrahydrocolumbamine monoglucuronide（9）和 sulfated dehydroprotopine（12），说明香附四物汤活性部位 XFSW-10 主要以原型成分吸收入血。化合物 tetrahydrocolumbamine 和 berberine 迅速磺酸化或葡糖醛酸化。

从香附四物汤活性部位 XFSW-10 给药后 1.5 小时大鼠脑组织中鉴定到了 7 个原型化合物，tetrahydrocolumbamine（1），protopine（2），corydaline（3），tetrahydropalmatine（5），dehydrocorydaline（7）和 acetylated protopine（16）。大部分化合物都难以通过血脑屏障，仅有少数低极性化合物可以透过血脑屏障进入脑组织。从实验结果来看，XFSW-10 中的原小檗型生物碱可以透过血脑屏障，直接作用于脑组织。

从香附四物汤活性部位 XFSW-10 给药后 1.5 小时大鼠卵巢和子宫中鉴定到了 3 个原型化合物，分别是 protopine（2），corydaline（3）和 tetrahydropalmatine（5）。在大鼠卵巢和子宫中鉴定到甲基化、磺酸化、葡糖醛酸化和磺酸化葡糖醛酸化结合型等四种类型的生物碱代谢产物，子宫是 XFSW-10 中所含生物碱的一个重要的分布靶器官，且原小檗碱型生物碱和托品碱能够快速通过胎盘屏障。

包括原型化合物之内共 9 个化合物（No. 2，3，5，7，9，10，12，13，15）在香附四物汤活性部位 XFSW-10 给药后 1.5 小时大鼠的肾和脾组织中鉴定。XFSW-10 在这两个器官中分布的代谢产物类型相近。

从香附四物汤活性部位 XFSW-10 给药后 1.5 小时大鼠肺和心中鉴定到了 5 个原型化合物以及除 sulfated demethylatedberberine monoglucuronide（8）和 acetylated protopine（16）之外的其他代谢产物，这说明肺和心也是潜在的靶器官。

共有 12 个化合物，包括 3 个原型生物碱（Nos. 2，3，5）和它们的代谢物（Nos. 8-16）在香附四物汤活性部位 XFSW-10 给药后 1.5 小时大鼠的肝组织中鉴定。肝是主要的代谢场所，几乎所有的原型化合物和它们的代谢产物均可在肝组织中发现，但 tetrahydrocolumbamine（1），tetrahydrocoptisine（4），berberine（6）和 dehydrocorydaline（7）并未在肝组织中发现，这可能是由于这些化合物在肝脏中被迅速代谢和清除。

(2) XFSW-10 中的化合物在大鼠含药血浆及组织中的代谢途径:原型化合物 tetrahydrocolumbamine(1)在体内 6 位羟基结合单葡糖醛酸,形成代谢产物 tetrahydrocolumbamine monoglucuronide(9)。

在大鼠体内原型化合物 protopine(2)的五元含氧环首先裂开,形成化合物 allocryptopine,allocryptopine 的五元含氧环再次裂开,暴露出羟基,经过脱甲基 / 甲基化、乙酰化、磺酸化、葡糖醛酸化等多步反应,形成多个代谢产物。其中代谢产物 15 和 16 已有文献报道。

原型化合物 berberine(6)经过裂环和去甲基化成为代谢产物 demethylatedberberine(13),该化合物已有文献报道。Berberine(6)经过去甲基化暴露羟基、磺酸和葡醣醛酸进一步结合形成代谢产物(8)。

原型化合物 dehydrocorydaline(7)去甲基形成代谢产物(14)。

原型化合物 tetrahydrocoptisine(4)未能在被测组织中鉴定得到,可能是由于其在生物体内迅速经过甲基化反应成为化合物 1 和 5。

XFSW-10 中生物碱原型及其代谢产物广泛分布于各组织器官,甲基化、去甲基化、磺化、单葡糖醛酸化、磺化与葡糖醛酸化结合是 XFSW-10 中生物碱的主要代谢类型。药物在血浆内的代谢产物类型与在器官中不同,数量也少于器官,推测其可能直接作用于组织器官。

6. 香附四物汤在气滞血瘀证模型大鼠体内代谢产物研究　大鼠适应性饲养 7 天后,随机分为 6 组,每组 3 只。正常组(C)为正常大鼠未给药组、正常 C1 组(C1)为正常大鼠给予香附四物汤全方组、正常 C2 组(C2)为正常大鼠给予香附四物汤醇提部位组;模型 M1 组(M1)为气滞血瘀证模型大鼠给以香附四物汤全方组、模型 M2 组为气滞血瘀证模型大鼠给以香附四物汤醇提部位组(M2)。正常组:与模型组同批同条件饲养,群养,不注射 Adr,不接受慢性不可预见性刺激单笼饲养;模型组:皮下注射 Adr 0.9mg/(kg·d)14 天,4 小时后接受慢性不可预见性刺激(A:昼夜颠倒,B:0~4℃冰水游泳 4 分钟,C:50℃烘箱热烘 10 分钟,D:60dB 噪音刺激 3 小时,E:悬尾 10 分钟,每次随机给予一种刺激)复制慢性不可预见性刺激模型。第 12 天,C1、C2、M1、M2 开始灌胃给药,每天 1 次,连续给药 2 天后,分别收集 12 小时内的尿液,得到尿液样品。于第 15 天给药后 1 小时眼眶取血与预先涂有 1% 枸橼酸钠生理盐水的 EP 管中,13 000r/min 离心 10 分钟,取上清液,得到血浆样品。同时进行胆管插术,收集 1~4 小时胆汁。

样品标号:正常组大鼠灌胃香附四物汤全方后血浆样品(B-Z-Q)、正常组大鼠灌胃香附四物汤部位后血浆样品(B-Z-B)、模型组大鼠灌胃香附四物汤全方后血浆样品(B-M-Q)、模型组大鼠灌胃香附四物汤部位后血浆样品(B-M-B);尿液样品为(U-Z-Q、U-Z-B、U-M-Q、U-M-B);胆汁样品为(D-Z-Q、D-Z-B、D-M-Q、D-M-B)。

采用 UHPLC-Q-TOF-MS 方法对正常大鼠不含药、正常大鼠含药血浆、尿液、胆汁样品、气滞血瘀证大鼠不含药、气滞血瘀证模型大鼠含药血浆、尿液、胆汁样品总离子流图进行分析,结果表明,在大鼠血浆、尿液、胆汁中可检测到生物碱类、芳香酸类及其代谢产物。在正离子条件下,生物碱信号响应强度高,而芳香酸在负离子条件下响应较好。结果见表 4-110。

正常和模型大鼠血浆、尿液及胆汁中检测到了生物碱及芳香酸类成分的原型及代谢产物,主要发生甲基化、硫酸化结合、羟基化、氨基酸结合、还原、葡萄糖醛酸化等代谢过程。

表 4-110　香附四物汤全方和部位在大鼠血浆、尿液、中代谢产物

编号	保留时间 /min	分子质量	质荷比（m/z）	代谢产物	分子式	原化合物	B-Z-B	B-Z-Q	B-M-B	B-M-Q	U-Z-B	U-Z-Q	U-M-B	U-M-Q	D-Z-B	D-Z-Q	D-M-B	D-M-Q
M1	7.60	208.073 6	207.067 3	methylation	$C_{11}H_{12}O_4$	ferulaic acid	+	+			+	+						
M2	2.89	274.017 4	273.008 1	sulfate conjugation	$C_{10}H_{10}O_7S$	ferulic acid	+	+			+	+			+	+		
M3	9.87	164.047 3	163.074 9	hydroxymethylene loss	$C_9H_8O_3$	ferulic acid						+						
M4	5.74	138.031 7	137.019 3	hydroxymethylene loss	$C_7H_6O_3$	vanillic acid	+	+			+	+						
M5	15.31	216.027 0	215.022 6	3×hydroxylation	$C_8H_8O_7$	vanillic acid	+		+									
M6	2.21	182.057 9	181.049 9	methylation	$C_9H_{10}O_4$	vanillic acid				+	+							
M7	7.13	271.051 4	270.055 2	cysteine conjugation	$C_{11}H_{13}NO_6S$	vanillic acid					+							
M8	5.01	247.999 1	246.992 9	Suflate conjugation	$C_8H_8O_7S$	vanillic acid						+		+				
M9	2.94	275.046 4	274.034 5	taurine conjugation	$C_{10}H_{13}NO_6S$	vanillic acid									+		+	
M10	3.59	329.056 9	328.057 2	*N*-acethlacysteine conjugation	$C_{13}H_{15}NO_7S$	vanillic acid									+		+	
M11	6.22	355.142 0	356.154 0	reduction	$C_{20}H_{21}NO_5$	protopine	+	+	+	+	+	+	+	+	+	+	+	+
M12	6.10	369.121 2	370.131 6	hydroxylation	$C_{20}H_{19}NO_6$	protopine	+		+		+		+					
M13	12.72	354.110 3	355.126 6	oxidative deamination to alcohol	$C_{20}H_{18}O_6$	protopine		+				+						
M14	4.78	341.162 7	342.171 1	demethylation	$C_{20}H_{23}NO_4$	tetrahydropalmatine	+	+		+	+	+		+				
M15	6.22	355.142 0	356.147 2	2-ethoxyl to acid	$C_{20}H_{21}NO_5$	tetrahydropalmatine	+	+	+	+	+	+	+			+		
M16	6.10	369.157 6	370.167 8	hydroxylation+ desaturation	$C_{21}H_{23}NO_5$	tetrahydropalmatine	+	+	+	+	+	+	+	+	+	+		
M17	18.12	371.173 3	372.184 8	hydroxylation	$C_{21}H_{25}NO_5$	tetrahydropalmatine	+	+										
M18	5.01	412.199 8	413.211 7	glycine conjugation	$C_{23}H_{28}N_2O_5$	tetrahydropalmatine									+	+	+	+
M19	3.14	531.210 4	532.208 4	glucuronide conjugation	$C_{27}H_{33}NO_{10}$	tetrahydropalmatine									+	+	+	+
M20	3.47	517.194 8	518.208 1	glucuronidecon-jugation	$C_{26}H_{31}NO_{10}$	tetrahydrocolumba-mine	+	+	+	+	+	+	+	+	+	+	+	+

除普鲁托品的还原产物和四氢非洲防己碱的葡萄糖醛酸结合产物,正常组和模型组大鼠灌胃全方和部位后获取的不同样本中每种原型化合物的外源性代谢产物分布有差异。大部分的外源性代谢产物均可在血浆及尿液中测得,M18~19 仅在胆汁中测得,M9~10 仅在效应部位给药后的大鼠胆汁中检测到,M16 除了在血浆和尿液中检测到,在胆汁中仅在正常大鼠体内检测到。正常组大鼠和模型组大鼠也有区别,M1 主要存在于正常大鼠的血浆和尿液中,模型组未检测到,M2 主要在正常大鼠的血浆、尿液和胆汁中检测到,模型组未检测到,M4 仅在正常大鼠血液和尿液中检测到,M14 仅在正常大鼠口服部位和全方后获取的血浆和尿液中检测到。含全方和部位样品中代谢产物分布也有差异,M5 仅在含部位药血浆中检测到,M8 在含全方的尿液样品中检测到,M12 在含部位药的血样和尿样中检测到,M13 在含全方的血样和尿样中检测到。说明不同给药方式以及不同病理状态下,其外源性代谢产物有差异。

7. 桃红四物汤在大鼠体内的代谢研究　采用 UHPLC-Q-TOF-MS 联用技术,通过 MetaboLynx 软件处理快速分析了桃红四物汤在痛经模型大鼠体内代谢产物。在大鼠尿液、粪便及胆汁中检测到了酚酸类、苷类、苯酞内酯类、黄酮类成分的原型及代谢物,主要发生水解、硫酸化结合、甲基化和葡萄糖醛酸化等代谢过程,其中尿液及胆汁中代谢产物较多,粪便中较少(图 4-65)。以桃红四物汤中主要的化学成分(阿魏酸、咖啡酸、绿原酸、香豆酸、苯甲酸、芍药苷、洋川芎内酯 I、羟基红花黄色素 A、苦杏仁苷)的精确理论分子量为提取窗口,并参考现有文献,通过与空白尿样、粪便、胆汁的比对,最终从桃红四物汤给药后大鼠尿液中鉴定了 22 个代谢产物,粪便中鉴定了 4 个代谢产物,胆汁中鉴定了 18 个代谢产物,结果见表 4-111、表 4-112 和表 4-113。

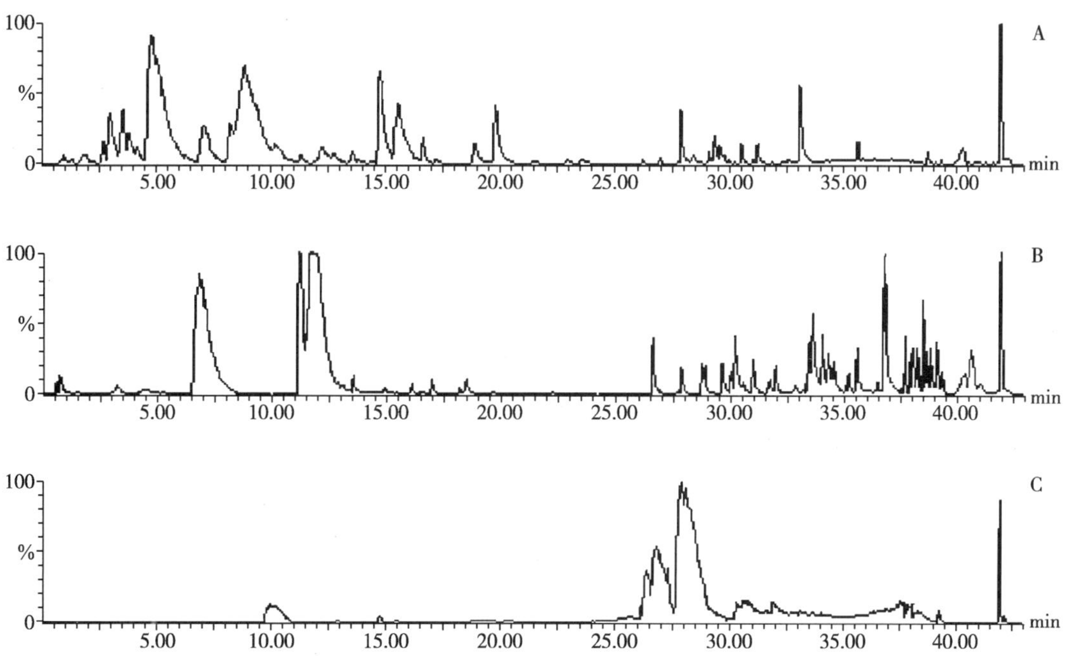

图 4-65　桃红四物汤在痛经模型大鼠体内代谢产物的 UHPLC-Q-TOF-MS 总离子流图(负离子模式)

A. 尿液;B. 粪便;C. 胆汁

表 4-111　桃红四物汤在大鼠尿液中代谢产物

编号	保留时间 / min	分子量	碎片离子 (m/z)	代谢产物	分子式	原型化合物
M1	10.52	194.057 9	193.051 4	–	$C_{10}H_{10}O_4$	fumalic acid
M2	2.21	196.037 2	195.034 9	demethylation+ hydroxylation	$C_9H_8O_5$	fumalic acid
M3	8.86	196.073 6	195.066 5	reduction	$C_{10}H_{12}O_4$	fumalic acid
M4	10.72	251.079 4	250.073 4	glycine conjugation	$C_{12}H_{13}NO_5$	fumalic acid
M5	10.17	274.014 7	273.006 9	sulfate conjugation	$C_{10}H_{10}O_7S$	fumalic acid
M6	10.56	164.047 3	163.043 0	loss of O	$C_9H_8O_3$	caffeic acid
M7	4.48	182.021 5	181.013 7	demethylation+ hydroxylation	$C_8H_6O_5$	caffeic acid
M8	4.39	182.057 9	181.052 5	reduction	$C_9H_{10}O_4$	caffeic acid
M9	10.17	194.057 9	193.051 3	methylation	$C_{10}H_{10}O_4$	caffeic acid
M10	2.21	196.037 2	195.034 9	hydroxylation	$C_9H_8O_5$	caffeic acid
M11	4.59	259.999 1	258.991 8	sulfate conjugation	$C_9H_8O_7S$	caffeic acid
M12	11.42	164.047 3	163.037 4	–	$C_9H_8O_3$	*p*-hydroxybenzoic acid
M13	2.82	124.052 4	123.046 7	reduction	$C_7H_8O_2$	benzoic acid
M14	1.21	136.052 4	135.044 0	methylation	$C_8H_8O_2$	benzoic acid
M15	3.01	140.047 3	139.040 6	hydrolysis	$C_7H_8O_3$	benzoic acid
M16	7.79	164.047 3	163.046 2	acetylation	$C_9H_8O_3$	benzoic acid
M17	6.9	179.058 2	178.052 7	glycine conjugation	$C_9H_9NO_3$	benzoic acid
M18	2.21	217.988 5	216.982 8	hydroxylation+sulfation	$C_7H_6O_6S$	benzoic acid
M19	21.89	462.152 6	461.165 7	alcohols+dehydration	$C_{23}H_{26}O_{10}$	paeoniflorin
M20	25.36	626.299 2	625.284 1	hydroxylation	$C_{37}H_{42}N_2O_7$	senkyunolide I
M21	11.48	457.158 4	456.152 5	–	$C_{20}H_{27}NO_{11}$	amygdalin
M22	13.38	489.148 2	488.150 2	2×hydroxylation	$C_{20}H_{27}NO_{13}$	amygdalin

表 4-112　桃红四物汤在大鼠粪便中代谢产物

编号	保留时间 /min	分子量	碎片离子（*m*/*z*）	代谢产物	分子式	原型化合物
M1	8.73	546.122 1	545.110 2	2×glucuronide conjugation	$C_{22}H_{26}O_{16}$	fumalic acid
M2	8.37	546.122 1	545.110 2	hydroxylation+glucuronide conjugation	$C_{22}H_{26}O_{16}$	chlorogenic acid
M3	13.41	166.063 0	165.057 9	reduction	$C_9H_{10}O_3$	*p*-hydroxybenzoic acid
M4	16.18	510.173 7	509.17 6	hydroxylation+methylation	$C_{24}H_{30}O_{12}$	paeoniflorin

表 4-113　桃红四物汤在大鼠胆汁中代谢产物

编号	保留时间 /min	分子量	碎片离子（*m*/*z*）	代谢产物	分子式	原型化合物
M1	10.17	176.047 3	175.031 6	alcohols+dehydration	$C_{10}H_8O_3$	fumalic acid
M2	10.52	194.057 9	193.051 4	–	$C_{10}H_{10}O_4$	fumalic acid
M3	10.79	274.014 7	273.014 4	sulfate+conjugation	$C_{10}H_{10}O_7S$	fumalic acid
M4	10.52	194.057 9	193.051 4	methylation	$C_{10}H_{10}O_4$	caffeic acid
M5	11.17	309.097 4	308.084 4	decarboxylation	$C_{15}H_{17}O_7$	chlorogenic acid
M6	0.63	249.978 3	248.964 8	sulfate conjugation	$C_7H_6O_8S$	gallic acid
M7	10.52	194.057 9	193.051 4	hydroxylation+methylation	$C_{10}H_{10}O_4$	*p*-hydroxybenzoic acid
M8	7.79	224.004 2	243.001 9	sulfate conjugation	$C_9H_8O_6S$	*p*-hydroxybenzoic acid
M9	7.79	164.047 3	163.046 2	acetylation	$C_9H_8O_3$	benzoic acid
M10	6.9	179.058 2	178.052 7	glycine conjugation	$C_9H_9NO_3$	benzoic acid
M11	21.89	462.152 6	461.165 7	alcohols+dehydration	$C_{23}H_{26}O_{10}$	paeoniflorin
M12	37.75	565.306 6	564.316 5	decarboxylation	$C_{36}H_{41}N_2O_4$	senkyunolide I
M13	34.28	582.273 0	581.288 2	deethylation	$C_{35}H_{38}N_2O_6$	senkyunolide I
M14	2.08	612.169 0	611.151 3	–	$C_{27}H_{32}O_{16}$	hydroxysafflor yellow A
M15	5.55	429.127 1	428.141 9	deethylation	$C_{18}H_{23}NO_{11}$	amygdalin
M16	25.36	441.163 5	440.149 0	loss of O	$C_{20}H_{27}NO_{10}$	amygdalin
M17	20.7	475.169 0	474.149 1	hydrolysis	$C_{20}H_{29}NO_{12}$	amygdalin
M18	11.61	633.190 5	632.201 7	glucuronide conjugation	$C_{26}H_{35}NO_{17}$	amygdalin

(二)四物汤类方效应成分群的代谢动力学特征研究

1. 四物汤类方共有功效成分群在原发性痛经模型大鼠体内的代谢动力学研究　从方剂药代动力学角度,对四物汤类方中共有功效成分,由于其所处配伍环境的差异,在原发性痛经模型动物体内的药代动力学特征进行研究,以主要功效成分芍药苷、阿魏酸、香草酸作为研究对象,采用UHPLC-MS联用技术,建立定量检测生物样品中功效成分的分析方法;以原发性痛经模型作为病理模型,考察了各方中功效成分大鼠体内的药代动力学过程与特点。

样品检测后记录相应数据,代入相应标准曲线计算血药浓度,用DAS 2.0软件对血药浓度数据进行智能化分析,采用非房室模型方法计算统计矩参数,主要的药动学参数见表4-114~表4-116。由表中可看出,少腹逐瘀汤中芍药苷的 C_{max}、AUC_{0-t} 值最大;四物汤中芍药苷的 C_{max}、AUC_{0-t}、$t_{1/2}$ 值最小;香附四物汤、桃红四物汤、芩连四物汤中芍药苷的 C_{max}、AUC_{0-t} 相近。

表4-114　不同方剂中芍药苷的非房室模型药动学参数(n=6)

组方	C_{max}/(ng/ml)	t_{max}/h	$t_{1/2}$/h	AUC_{0-t}/[(μg·h)/L]	Cl/F/[L/(h·kg)]
香附四物汤	244.55±47.96	0.50±0.05	1.15±0.08	371.96±108.53	28.69±8.51
少腹逐瘀汤	380.26±68.31*	0.50±0.10	1.04±0.26	551.81±99.72*	17.31±3.80
四物汤	239.68±35.00	0.50±0.10	0.43±0.05*	194.36±36.50	48.96±8.00
桃红四物汤	249.55±36.52	0.45±0.05	1.31±0.50	345.99±24.57	25.92±3.11
芩连四物汤	290.98±81.65	0.42±0.14	0.53±0.17*	271.18±18.50	32.36±2.35

表4-115　不同方剂中阿魏酸的非房室模型药动学参数(n=6)

组方	C_{max}/(ng/ml)	t_{max}/h	$t_{1/2}$/h	AUC_{0-t}/[(μg·h)/L]	Cl/F/[L/(h·kg)]
香附四物汤	183.20±14.21	0.38±0.14	0.48±0.12*	141.39±30.90	6.82±1.31*
少腹逐瘀汤	265.77±46.90*	0.50±0.10	0.52±0.09	253.79±56.71*	3.66±0.58
四物汤	225.78±28.70	0.31±0.13	1.28±0.22	225.93±30.30	4.04±0.49
桃红四物汤	238.78±39.39	0.31±0.13	1.34±0.51*	247.12±33.00	3.65±0.40
芩连四物汤	169.89±74.32*	0.38±0.14	0.76±0.42*	173.96±80.60	6.12±2.29

表4-116　不同方剂中香草酸的非房室模型药动学参数(n=6)

组方	C_{max}/(ng/ml)	t_{max}/h	$t_{1/2}$/h	AUC_{0-t}/[(μg·h)/L]	Cl/F/[L/(h·kg)]
香附四物汤	318.18±42.47	0.38±0.14	0.79±0.31	410.02±45.95	3.52±0.39
少腹逐瘀汤	309.74±53.54	0.50±0.10	0.79±0.28	320.55±93.35	4.54±1.22
四物汤	258.71±43.41*	0.44±0.13	0.78±0.29*	276.70±79.53*	5.-6±0.94
桃红四物汤	341.51±36.27*	0.50±0.05	2.58±0.82*	731.53±122.39*	1.88±0.48
芩连四物汤	333.72±39.9	0.44±0.14	0.98±0.24	435.11±39.61	3.19±0.34

阿魏酸在少腹逐瘀汤中的 C_{max}、AUC_{0-t} 值最大;芩连四物汤中阿魏酸的 C_{max} 值最小;香附四物汤中阿魏酸的 $t_{1/2}$ 值最小。

香草酸在桃红四物汤中的 C_{max}、AUC_{0-t} 值最大,达峰时间最长,表观消除率最慢;四物汤中最小但达峰时间最短；香附四物汤、少腹逐瘀汤、芩连四物汤中阿魏酸的代谢参数相一致。

采用超高效液相色谱串联质谱技术（UPLC-MS/MS）建立了同时测定大鼠口服给予四物汤类方后血浆中3种共有功效成分的定量分析方法。各方按照临床有效量的10倍剂量灌胃口服给药量，在血浆中检测到芍药苷、阿魏酸、香草酸效应成分。结果表明，芍药苷的血浆清除速率（Cl/F）明显高于其他成分，表明这几种成分在大鼠血浆中消除较快或吸收较差。

值得注意的是，单独口服给予阿魏酸后吸收较快、生物利用度低，在口服给予少腹逐瘀汤后大鼠血浆中阿魏酸的生物利用度有了较大提高。这种现象表明少腹逐瘀汤中的其他成分可能促进了阿魏酸的吸收，而香草酸则在桃红四物汤中生物利用度大大提高。

2. 少腹逐瘀汤中芳香酸类成分在正常和模型大鼠体内的药代动力学研究　在大批量血浆样品分析过程中，连续进样5次QC样品，系统平衡后，每分析12个样品穿插1次QC样品的检测。用DAS 2.0药代动力学软件对血药浓度进行智能化分析，采用非隔室模型方法计算统计矩参数，血药峰浓度（C_{max}）和达峰时间（t_{max}）由实测值求得。以时间t(h)为横坐标，以浓度C(ng/ml)为纵坐标，绘制正常组和模型组大鼠灌胃后3种芳香酸的药时曲线。

(1) 香草酸的药代动力学研究：大鼠灌胃给药少腹逐瘀汤水提液（SFZYD），少腹逐瘀汤醇沉上清液（SFA）后香草酸血浆药物浓度-时间曲线关系见图4-66，药动学参数结果见表4-117。两种提取物在正常组AUC，C_{max}较模型组高，达峰时间滞后，在模型组中表现出双峰现象。

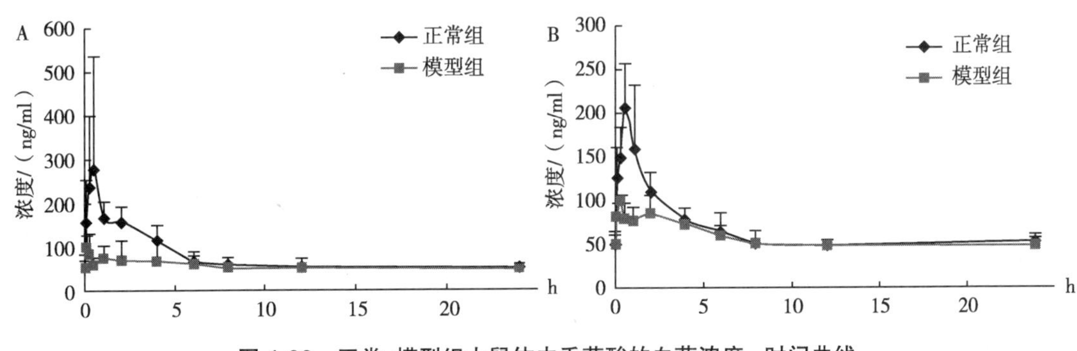

图4-66　正常、模型组大鼠体内香草酸的血药浓度-时间曲线

A. SFZYD；B. SFA

表4-117　正常、模型组大鼠香草酸的药动学参数（n=5）

参数	单位	SFZYD		SFA	
		正常组	模型组	正常组	模型组
AUC_{0-t}	(μg·h)/L	948.11±10.82	277.49±43.85	535.69±77.32	252.75±12.17
$AUC_{0-\infty}$	(μg·h)/L	956.14±26.31	279.35±85.96	535.69±80.89	252.97±16.76
$t_{1/2}$	h	4.19±0.29	3.30±2.20	0.97±0.50	2.26±1.45
t_{max1}	h	0.50±0.35	0.083±0.02	0.5±0	0.083±0
t_{max2}	h	–	1±0.67	–	2±0.61
C_{max}	μg/L	278.35±7.01	98.11±19.03	204.99±64.25	99.46±12.39

(2) 咖啡酸的药代动力学研究:大鼠灌胃给药 SFZYD,SFA 后咖啡酸血浆药物浓度 - 时间曲线关系见图 4-67,药动学参数结果见表 4-118。结果表明两种提取物在正常组 AUC,C_{max} 较模型组高,在正常组及模型组中均表现出双峰现象。

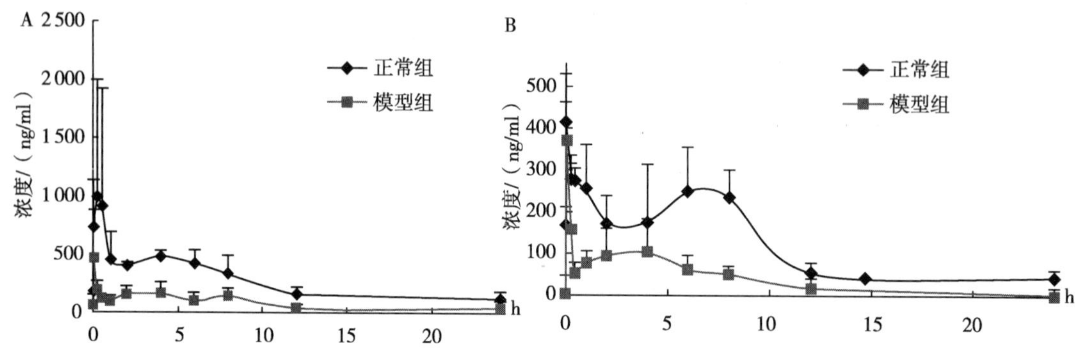

图 4-67　正常、模型组大鼠体内咖啡酸的血药浓度 - 时间曲线(n=5)

A. SFZYD;B. SFA

表 4-118　正常、模型组大鼠咖啡酸的药动学参数(n=5)

参数	单位	SFZYD		SFA	
		正常组	模型组	正常组	模型组
AUC_{0-t}	(μg·h)/L	7 018.07±46.72	1 648.77±28.35	3 013.69±329.15	946.63±129.35
$AUC_{0-\infty}$	(μg·h)/L	14 435.08±202.70	1 663.092±31.09	3 030.95±610.86	973.48±298.08
$t_{1/2}$	h	21.40±8.10	3.46±0.28	3.12±0.65	4.35±2.98
t_{max1}	h	0.25±0.096	0.083±0	0.083±0.077	0.083±0
t_{max2}	h	4±2.45	4±1.10	4±2.17	6±1.34
C_{max}	μg/L	982.58±41.11	447.974±27.09	412.52±57.15	367.2±82.58

(3) 阿魏酸的药代动力学研究:大鼠灌胃给药 SFZYD,SFA 后香草酸血浆药物浓度 - 时间曲线关系见图 4-68,药动学参数结果见表 4-119。结果表明两种提取物在正常组 AUC,C_{max} 较模型组高,达峰时间滞后,在正常组及模型组中表现出双峰现象。

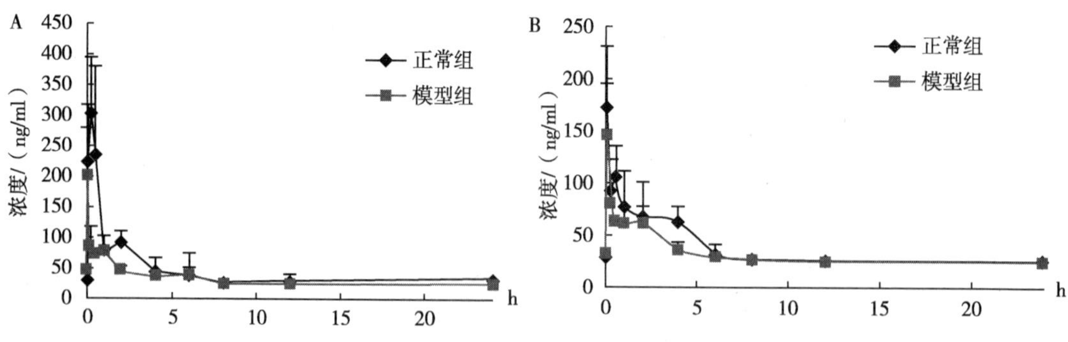

图 4-68　正常、模型组大鼠体内阿魏酸的血药浓度 - 时间曲线(n=5)

A. SFZYD;B. SFA

表 4-119　正常、模型组大鼠阿魏酸的药动学参数（$\bar{x}\pm s$，n=5）

参数		SFZYD		SFA	
		正常组	模型组	正常组	模型组
AUC_{0-t}	(μg·h)/L	130.40±18.16	51.80±4.24	74.56±6.16	29.88±5.48
$AUC_{0-\infty}$	(μg·h)/L	142.75±26.46	60.98±8.20	78.59±6.46	30.64±4.90
$t_{1/2}$	h	18.43±7.44	11.39±4.57	8.83±0.86	5.60±2.01
t_{max1}	h	0.25±0.035	0.083±0	0.083±0.012	0.083±0
t_{max2}	h	2±0.45	1±0.39	0.5±0.27	2±1.02
C_{max}	μg / L	303.05±20.12	199.14±59.78	172.3±38.95	146.53±25.53

少腹逐瘀汤由 10 种中药组方而成，化学环境复杂，可能其他成分影响机体代谢酶，进而影响 3 种芳香酸在体内的代谢过程。化学因素引起的成分之间相互转化，可能造成双峰现象。据文献报道，阿魏酸、咖啡酸单体灌胃给药后在大鼠体内药时曲线呈单峰，少腹逐瘀汤中含有绿原酸，绿原酸在肠道中主要可被肠道菌代谢，也有少量被小肠黏膜中酯酶水解，其代谢产物主要是咖啡酸，阿魏酸；少腹逐瘀汤中的原儿茶酸具有邻二酚结构，此结构物质生物半衰期短，进入体内后在儿茶酚氧位甲基转移酶（COMT）的催化下原儿茶酸甲基化生成香草酸，可能是造成香草酸双峰的原因。

复方配伍后药效因素也可能引起双峰现象，如大鼠灌胃川芎单煎液后血清 TMP 的药时曲线未出现双峰，而麻醉犬心房内注射复方川芎汤后川芎嗪药时曲线呈双峰现象，说明配伍后其他成分影响了川芎嗪在体内的吸收、分布、代谢和排泄。

灌胃给药时药物存在被吸收过程，引起多峰现象的主要机制为胃肠道吸收的非均匀性和肠肝循环。胃肠道不同部位有多个吸收位点，不同位点腔道内膜对药物的通透性不同，引起机体对药物的吸收时间和吸收速率不一致，被吸收的药物在血液中叠加，出现血药浓度中双峰或多峰现象。当药物到达大肠时，结肠内的大量菌群能产生多种水解酶，肝肠循环是导致药物双峰现象的另一主要原因，由于大鼠无胆囊，因此肠肝循环可能不是少腹逐瘀汤中 3 种芳香酸形成双峰的原因。其他再循环过程，如胃肠循环等也可能造成双峰现象。

正常和模型大鼠灌胃给药后，正常组比模型组 *AUC* 显著提高，可能是原发性痛经模型导致大鼠血液浓、黏、聚、凝，造成血瘀不畅，进而药物在体内的运转受阻，造成机体对药物的吸收程度下降。SFZYD 正常组大鼠体内 *AUC* 高于 SFA 组，表明全方水煎液中大分子物质对药物吸收有促进作用。

3. 少腹逐瘀汤中 7 种有效成分在比格犬体内的药代动力学研究　采用超高效液相色谱串联质谱技术（UPLC-MS/MS）建立了同时测定比格犬口服给予少腹逐瘀汤后血浆中 7 种有效成分的定量分析方法。样品检测后记录相应数据，代入相应标准曲线计算血药浓度，用 DAS 2.0 软件对血药浓度数据进行智能化分析，采用非房室模型方法计算统计矩参数，主要的药动学参数见表 4-120。

表 4-120　少腹逐瘀汤中 7 种成分非房室模型药动学参数（$\bar{x}\pm s$, n=6）

成分	C_{max}/(ng/ml)	t_{max}/h	$t_{1/2}$/h	AUC_{0-t}/[(μg·h)/L]	Cl/[L/(h·kg)]
芍药苷	817.19±88.012	0.417±0.144	1.305±0.199	2 301.032±893.834	5.789±2.34
芍药内酯苷	62.844±4.968	0.417±0.144	1.703±0.107	114.886±38.316	5.171±1.872
阿魏酸	189.822±12.106	0.139±0.096	2.253±0.73	314.94±123.255	1.896±0.864
延胡索乙素	61.272±18.087	0.667±0.289	2.49±1.567	185.367±88.482	0.438±0.259
普鲁托品	39.685±15.476	0.417±0.144	2.514±0.479	140.107±73.996	0.695±0.405
香蒲新苷	137.19±88.012	0.083±0.144 7	0.87±0.199	301.032±893.834	3.789±2.34
洋川芎内酯 I	92.844±4.968	0.317±0.144	1.303±0.107	324.886±38.31	3.171±1.872

少腹逐瘀汤的口服给药量为 6.2g/kg，芍药苷、芍药内酯苷、阿魏酸、延胡索乙素、普鲁托品、香蒲新苷和洋川芎内酯 I 在其中含量依次为：9.9mg/g，0.6mg/g，0.5mg/g，0.1mg/g，0.1mg/g，0.1mg/g 和 0.4mg/g。

芍药苷、芍药内酯苷、延胡索乙素和洋川芎内酯 I 的血浆清除速率（Cl/F）明显高于其他成分，表明这几种成分在比格犬血浆中消除较快或吸收较差。前期报道指出芍药苷吸收较差可能是由于肠道糖苷酶降低芍药苷的活性。芍药内酯苷与芍药苷相类似，在体内吸收消除较快，这与之前报道相一致。

延胡索乙素的药 - 时曲线出现了双峰现象，认为这可能与药物在体内的分布、重吸收或肝肠循环有关。延胡索乙素和普鲁托品的半衰期分别为：(2.49±1.567) 小时，(2.514±0.479) 小时。结果表明，延胡索乙素和普鲁托品的吸收较快且达峰时间短（都小于 1 小时）。

值得注意的是，与之前单独口服给予阿魏酸后吸收较快生物利用度低的现象相比，在口服给予少腹逐瘀汤后比格犬血浆中阿魏酸的生物利用度有了较大提高，表明少腹逐瘀汤中的其他成分可能促进了阿魏酸的吸收。

洋川芎内酯 I 是川芎中主要的有效成分，在抗偏头痛和抗氧化损伤方面具有显著活性。口服给药后，很快被胃肠道吸收，15 分钟便达到了血药浓度最高值，并很快从血浆中消除，半衰期较短。

4. 少腹逐瘀汤对布洛芬在大鼠体内的药代动力学及代谢产物影响的研究　中药与西药联用后其药动学发生变化，据报道 Wistar 大鼠同时灌胃给药小青龙汤和卡马西平，能显著延长卡马西平的 t_{max}；将小柴胡汤和甲苯磺丁脲同时给 SD 大鼠灌服，甲苯磺丁脲的 C_{max} 显著升高，而 t_{max} 降低，其余指标未发生显著变化。甘草水提物与华法林同服后，能减小华法林的 AUC，增加其 Cl。

布洛芬是常用非甾体抗炎药，具有较强的抗炎、抗风湿及解热镇痛作用，常用于月经前预防疼痛，经期使用可解痉镇痛。研究表明，布洛芬可使月经期间子宫内膜分泌前列腺素（$PGF_{2\alpha}$）浓度降低，抑制 $PGF_{2\alpha}$ 对子宫的刺激，与治疗前相比能显著增加子宫血流量，缓解子宫平滑肌的缺血缺氧状态，从而有效地改善原发性痛经。

临床上常采用中西医结合疗法同时使用布洛芬和少腹逐瘀汤（SFZYD）治疗原发性痛经，治愈率达 87.9%，具有疗效确切，标本兼治的特点。但两者之间的相互作用及协同增效作用的机制尚未见报道。采用高效液相色谱 - 二极管阵列检测器（HPLC-PDA）对不同剂量的 SFZYD 与布洛芬合用在大鼠体内的药动学进行研究；采用 UHPLC-QTOF/MS 法对布洛芬以及与不同剂量的 SFZYD 伍用后在大鼠血浆、粪便、尿液中的代谢产物进行分析鉴定，以评价 SFZYD 对布洛芬吸收、代谢的影响，探讨两者的相互作用。

大鼠 24 只，正常条件下饲养一周后，随机分成 4 组，每组 6 只，分笼饲养；布洛芬 -SF5 组（Ibu-SF5 组），按 21g 生药 /kg（临床剂量的 5 倍）剂量灌胃给药 SFZYD，每天 1 次，连续 7 天；布洛芬 -SF1 组（Ibu-SF1 组），按 4.2g 生药 /kg（临床等效剂量）剂量灌胃给药 SFZYD，每天 1 次，连续 7 天；布洛芬组（Ibu 组）灌胃生理盐水，空白组正常饲养。大鼠在实验前 12 小时禁食不禁水。第 7 天，灌胃给药 SFZYD 30 分钟后，眼眶静脉丛采血 0.5ml，随后灌胃给予布洛芬 54mg/kg，并于 0.25，0.5，1，1.5，2，4，6，8，12 小时取血 0.5ml。将大鼠放入代谢笼中，收集给药后 12 小时内的尿液、粪便。

（1）少腹逐瘀汤对布洛芬在大鼠体内药代动力学的影响结果：大鼠灌胃给予布洛芬溶液后，血浆中药物平均浓度 - 时间曲线如图 4-69 和表 4-121 所示。给药后，布洛芬组中药物在大鼠体内吸收较快，半小时达峰，与不同剂量 SFZYD 合用后，t_{max} 均延长（$P<0.01$），C_{max} 均为下降趋势，但与布洛芬组无统计学差异；布洛芬与临床等效量的 SFZYD 合用后，*AUC* 显著增高（$P<0.05$），提示其生物利用度提高，表观清除率降低；与 5 倍临床剂量的 SFZYD 合用后，$t_{1/2}$ 显著降低（$P<0.05$）。服药 2 小时后，布洛芬 -SF5 组、布洛芬 -SF1 组大鼠血药浓度下降较布洛芬组缓慢。结果表明，布洛芬与 SFZYD 合用后，其在大鼠体内的药动学过程存在一定差异，且该差异与合用 SFZYD 的剂量存在一定的关系。

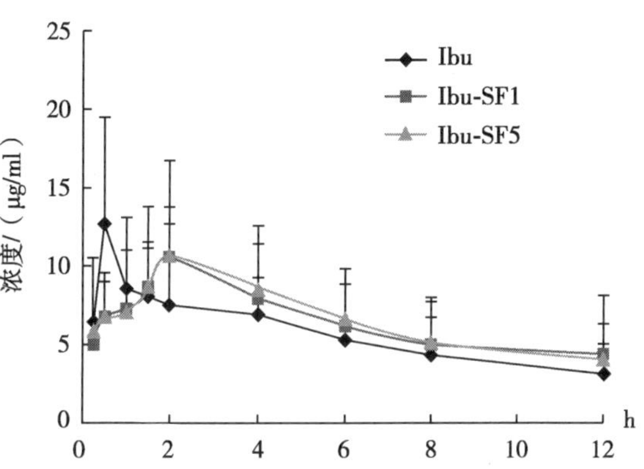

图 4-69　大鼠灌胃给予布洛芬后血浆中药物浓度 - 时间曲线（$\bar{x}\pm s$，n=6）

表 4-121　大鼠灌胃给予布洛芬（54mg/kg）后主要药动学参数（$\bar{x}\pm s$，n=6）

参数	单位	Ibu 组	Ibu-SF1 组	Ibu-SF5 组
AUC_{0-t}	mg/L·h	70.04±12.74	76.46±16.40*	69.70±11.72
$AUC_{0-\infty}$	mg/L·h	97.18±16.63	107.04±21.13*	92.98±22.96
MRT_{0-t}	h	5.07±0.26	5.08±0.18	4.83±0.20
$MRT_{0-\infty}$	h	10.52±1.08	10.75±1.05	8.18±1.09*
$t_{1/2}$	h	6.53±0.56	6.78±0.88	5.07±0.83*
t_{max}	h	0.5±0.047	2.00±0.14**	2.00±0.49**
V	L/kg	6.19±1.41	5.87±1.11	4.55±0.36*
Cl	L/（h·kg）	0.65±0.11	0.62±0.12	0.70±0.13
C_{max}	mg/L	12.71±2.87	11.47±2.42	10.61±1.43

注：与布洛芬组比较，*$P<0.05$；**$P<0.01$。

(2) 少腹逐瘀汤对布洛芬代谢产物的影响:采用 UHPLC-Q-TOF-MS 联用方法在负离子条件下对大鼠含药血浆样品进行分析,经过 MetaboLynx 软件处理和文献数据对比,单用布洛芬,在大鼠血浆、尿液、粪便中共发现布洛芬代谢产物 17 个,包括羟化、甲基化、磺化、葡糖醛酸化、半胱氨酸化、去甲基化、失氧等多种类型(表 4-122)。布洛芬与 SFZYD 合用后,血浆中发现去甲基化产物、羟基化产物、乙酰化产物以及硫酸酯化产物等;粪便中发现羟基化产物、降解产物、乙酰化产物、羟基硫酸酯化产物等;尿液中代谢产物变化不明显。

表 4-122　布洛芬在血浆、尿液、粪便中的代谢产物鉴定结果

编号	名称	分子式	血浆			粪便			尿液		
			Ibu	Ibu-SF1	Ibu-SF5	Ibu	Ibu-SF1	Ibu-SF5	Ibu	Ibu-SF1	Ibu-SF5
M1	decarboxylation	$C_{12}H_{17}$	-	-	-	-	-	-	+	+	+
M2	alcohols dehydration	$C_{13}H_{16}O$	+	+	+	+	+	+	+	+	+
M3	loss of O	$C_{16}H_{22}NO_4S$	-	-	-	-	-	-	+	+	+
M4	parent	$C_{13}H_{18}O_2$	+	+	+	+	+	+	+	+	+
M5	methylation	$C_{14}H_{20}O_2$	-	-	-	+	+	+	+	+	+
M6	hydroxylation	$C_{13}H_{18}O_3$	-	-	-	-	+	+	+	+	+
M7	demethylation+2×hydroxylation	$C_{12}H_{16}O_4$	-	-	+	+	+	+	+	+	+
M8	demethylation to carboxylic acid	$C_{13}H_{16}O_4$	+	+	+	-	+	+	+	+	+
M9	2×hydroxylation	$C_{13}H_{18}O_4$	-	-	+	+	+	+	+	+	+
M10	acetylation	$C_{15}H_{20}O_3$	-	-	+	-	+	-	+	+	+
M11	aromatic thiols to sulfonic acids	$C_{13}H_{18}O_5$	-	-	-	-	-	+	+	+	+
M12	sulfate conjugation	$C_{13}H_{18}O_5S$	-	-	+	-	-	-	+	+	+
M13	hydroxylation+sulfation	$C_{13}H_{18}O_6S$	-	-	-	-	+	-	+	+	+
M14	cysteine conjugation	$C_{13}H_{17}O$	-	-	-	-	-	-	-	+	+
M15	taurine conjugation	$C_{15}H_{23}NO_4S$	+	+	+	-	-	-	+	+	+
M16	glucuronide conjugation	$C_{19}H_{26}O_8$	+	+	+	-	-	-	+	+	+
M17	hydroxylation+glucuronide conjugation	$C_{19}H_{26}O_9$	-	+	+	-	-	+	+	+	+

SFZYD 对布洛芬药代动力学参数的影响研究结果表明,与临床等效量(低剂量组)SFZYD 合用后,表观清除率降低,血药浓度降低,表观分布容积变小,半衰期延长,*AUC* 值升高,生物利用度提高,说明 SFZYD 与布洛芬合用后影响了布洛芬的体内吸收,对于效应的影响有待深入。与高剂量 SFZYD 合用后,表观清除率升高,血药浓度降低,表观分布容积变小,半衰期缩短,*AUC* 值变小。

5. 香附四物汤在原发性痛经模型大鼠体内药代动力学及组织分布研究　香附四物汤 60%洗脱部位是经痛经模型及离体子宫模型筛选的活性部位,该部位主要化学组成为延胡索乙素、普鲁托品、盐酸小檗碱和四氢黄连碱,基于绝大多数药物在动物体内起作用必须被

吸收进入血液这一原理，通过给药后，分析动物血液及组织中的相关成分，有利于发现中药活性成分和有效靶器官，通过分析其进入体内的有效成分的浓度消长和代谢产物变化，可对各组分的生物活性进行判断和预测。为进一步了解该方治疗痛经的效应成分体内过程，采用超高效液相色谱串联质谱技术（UPLC-MS/MS）建立了 SD 雌性大鼠血浆和各组织脏器中 4 种生物碱类成分的定量分析方法，并对香附四物汤 60% 部位中 4 种生物碱在大鼠血浆及各脏器组织中的分布进行分析，比较其在正常大鼠和原发性痛经模型大鼠体内药动学及组织分布特征。样品检测后记录相应数据，代入当天的标准曲线计算血药浓度，绘制平均血药浓度 - 时间曲线（图 4-70）。

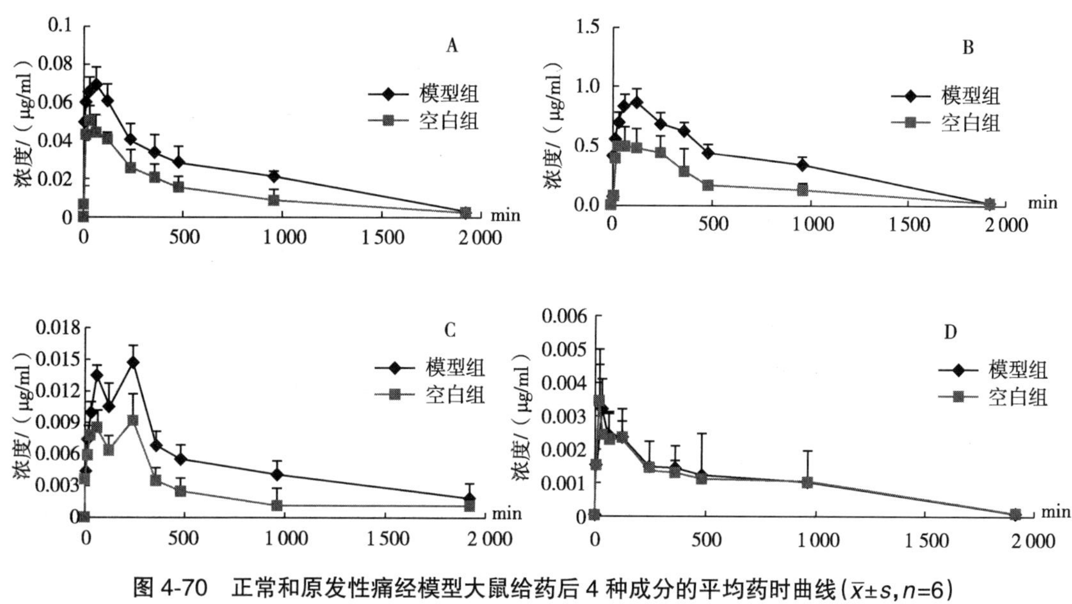

图 4-70　正常和原发性痛经模型大鼠给药后 4 种成分的平均药时曲线（$\bar{x}\pm s$，n=6）

A. 延胡索乙素；B. 普鲁托品；C. 小檗碱；D. 四氢黄连碱

采用 DAS 2.0 软件对血药浓度数据进行智能化分析，采用非房室模型方法计算统计矩参数（表 4-123）。样品检测后记录相应数据，代入标准曲线计算浓度，并换算成各器官在不同时间点的药物浓度，结果发现，四氢黄连碱未检测到，根据药物浓度绘制不同时间点的药物在不同组织的分布图，比较 3 种生物碱在正常和原发性痛经模型大鼠体内不同时间点分布的差异（图 4-71）。

由表 4-124 中药代动力学参数比较发现，延胡索乙素、普鲁托品和小檗碱 3 种生物碱在正常组和原发性痛经模型组大鼠体内 CL/F、C_{max}、$t_{1/2}$、AUC_{0-t}、$AUC_{0-\infty}$、MRT_{0-t}、$MRT_{0-\infty}$、C_{max} 参数有显著性差异（P<0.01），四氢黄连碱在大鼠体内各指标未发现显著差异。与正常组大鼠相比，延胡索乙素、普鲁托品、小檗碱 3 种生物碱成分在原发性痛经模型大鼠体内清除率降低，药 - 时曲线下面积增加，药物在体内滞留时间延长，达峰浓度提高，达峰时间延长。AUC_{0-t}、$AUC_{0-\infty}$、C_{max}/AUC 分别作为吸收程度与吸收速度指标评价生物有效性，由此说明 SD 雌性大鼠复制原发性痛经模型后，两种生物碱在体内的吸收程度显著提高，而 C_{max}/AUC 没有显著性差异，推断原发性痛经模型对两种生物碱的吸收速度没有影响。MRT_{0-t} 为药物体内滞留时间的评价指标，结果表明，3 种生物碱在原发性痛经模型大鼠体内的滞留时间显著提高，推测原发性

表 4-123　香附四物汤效应部位中 4 种生物碱类成分非房室模型药动学参数（n=6，$\bar{x}\pm s$）

	延胡索乙素		普鲁托品		小檗碱		四氢黄连碱	
	正常组	模型组	正常组	模型组	正常组	模型组	正常组	模型组
Cl/F［L/(min·kg)］	164.22±7.62	94.15±8.91**	14.05±0.072	6.92±0.033**	965.26±42.64	517.05±22.42**	2 118.49±293.23	2 308.59±75.43
$t_{1/2}$/min	352.54±36.53	443.77±88.89**	316.88±4.28	362.14±3.09**	250.75±34.99	368.78±31.92**	437.89±24.77	423.87±24.94
t_{max}/min	30.00±0	60.00±0	30.00±0	120.00±0	30.00±0	240.00±0	15.00±0	15.00±0
C_{max}/(mg/L)	0.049±0.006 3	0.070±0.001 3**	0.51±0.001	0.86±0.003**	0.008 9±0.000 3	0.014±0.000 7**	0.003 4±0.000 5	0.003 4±0.000 1
AUC_{0-t}［(mg·min)/L)］	14.760±0.11	21.83±0.27**	169.52±0.59	321.56±0.54**	3.04±0.078	4.44±0.016**	0.89±0.023	0.88±0.004
$AUC_{0-\infty}$［(mg·min)/L)］	23.06±1.02	40.43±3.72**	269.13±1.36	546.33±2.65**	3.92±0.17	7.32±0.29**	2.02±0.38	1.64±0.054
MRT_{0-t}/min	193.97±1.06	199.96±0.19**	203.81±0.19	220.21±0.35**	195.88±1.69	211.47±1.20**	207.37±1.78	199.69±1.06
$MRT_{0-\infty}$/min	486.01±41.03	625.78±51.24*	391.85±2.99	543.78±4.59**	340.84±30.52	526.61±30.72**	657.72±67.20	612.81±35.52

注：与正常组相比，*P<0.05，**P<0.01。

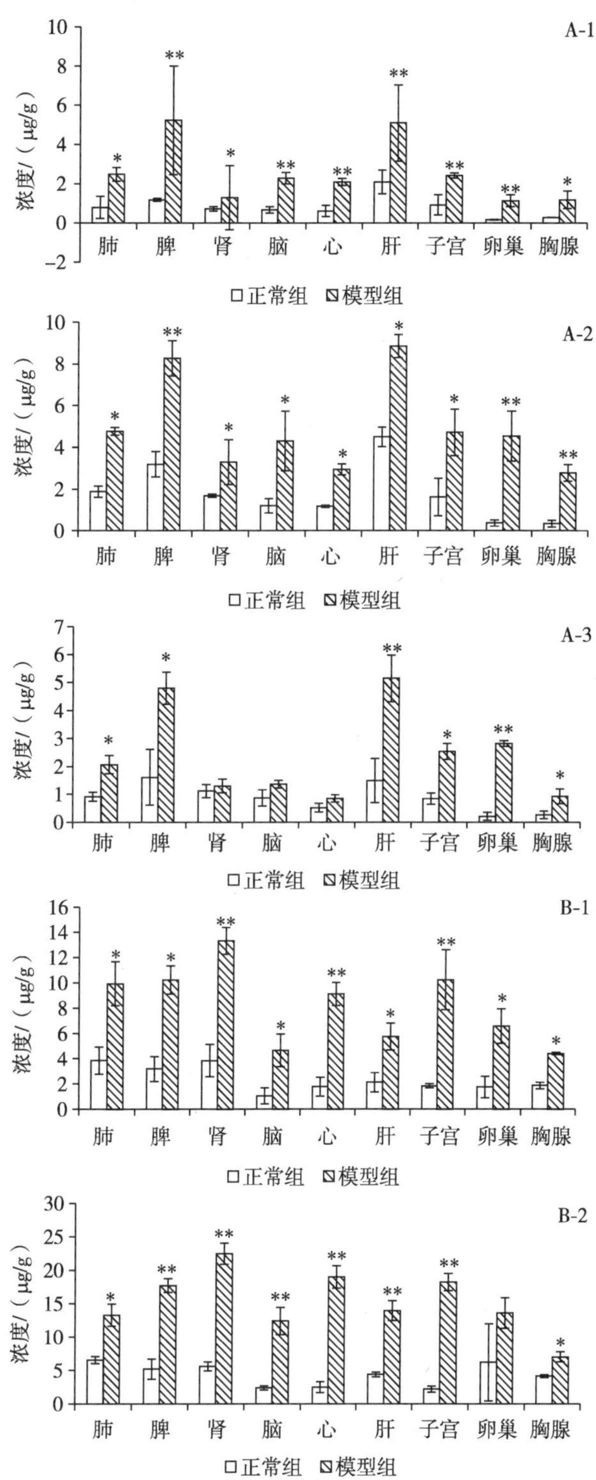

图 4-71　正常和原发性痛经模型大鼠给予香附四物效应部位后各成分在各时间点的组织分布($\bar{x}\pm s$, n=6)

注：与正常组相比，$^*P$<0.05，$^{**}P$<0.01

A-1. 延胡索乙素，30 分钟；A-2. 延胡索乙素，60 分钟；A-3. 延胡索乙素，120 分钟；B-1. 普鲁托品，30 分钟；B-2. 普鲁托品，60 分钟

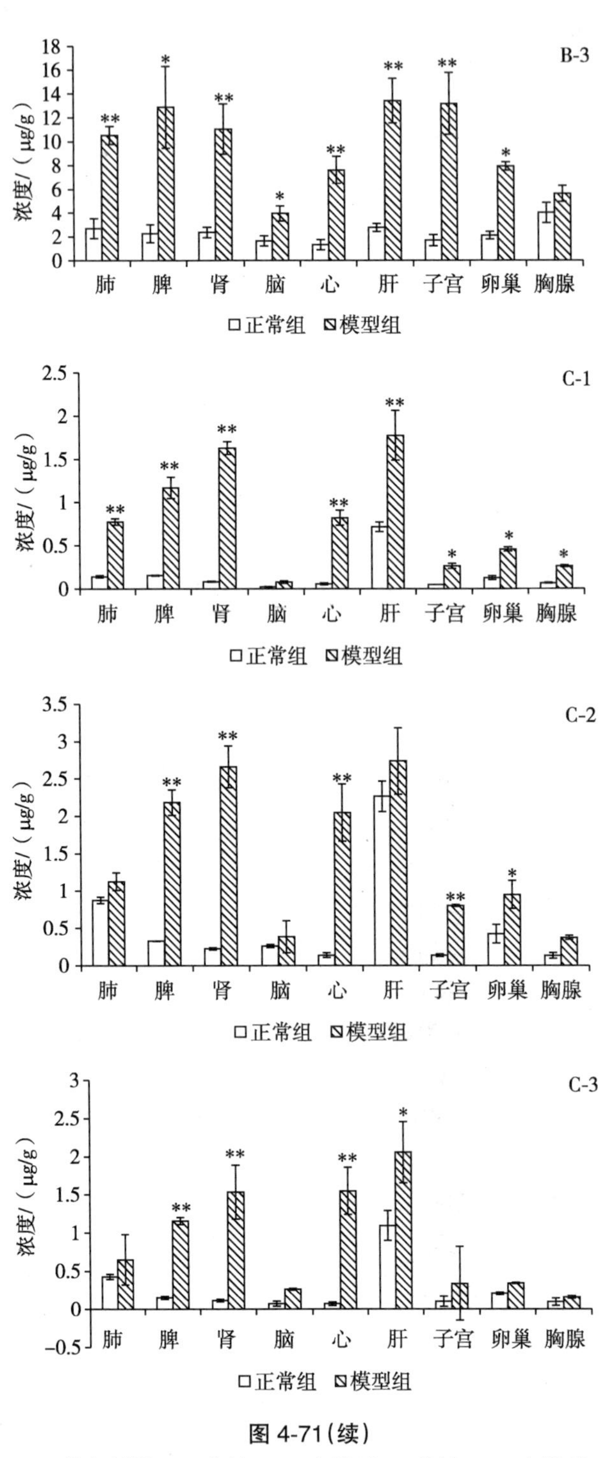

图 4-71（续）

B-3. 普鲁托品，120 分钟；C-1. 小檗碱，30 分钟；C-2. 小檗碱，60 分钟；C-3. 小檗碱，120 分钟

表 4-124　3 种成分在各脏器中的含量变化

成分	组别	时间点 /min	在各脏器中的含量比较
延胡索乙素	正常组	30	$C_{\text{肝}}>C_{\text{脾}}>C_{\text{子宫}}>C_{\text{肺}}>C_{\text{肾}}>C_{\text{脑}}>C_{\text{心}}>C_{\text{胸腺}}>C_{\text{卵巢}}$
		60	$C_{\text{肝}}>C_{\text{脾}}>C_{\text{肺}}>C_{\text{肾}}>C_{\text{子宫}}>C_{\text{脑}}>C_{\text{心}}>C_{\text{胸腺}}>C_{\text{卵巢}}$
		120	$C_{\text{脾}}>C_{\text{肝}}>C_{\text{肾}}>C_{\text{肺}}>C_{\text{脑}}>C_{\text{子宫}}>C_{\text{心}}>C_{\text{卵巢}}>C_{\text{胸腺}}$
	模型组	30	$C_{\text{肝}}>C_{\text{脾}}>C_{\text{肺}}>C_{\text{子宫}}>C_{\text{脑}}>C_{\text{心}}>C_{\text{胸腺}}>C_{\text{肾}}>C_{\text{卵巢}}$
		60	$C_{\text{肝}}>C_{\text{脾}}>C_{\text{肺}}>C_{\text{子宫}}>C_{\text{卵巢}}>C_{\text{脑}}>C_{\text{肾}}>C_{\text{心}}>C_{\text{胸腺}}$
		120	$C_{\text{肝}}>C_{\text{脾}}>C_{\text{卵巢}}>C_{\text{子宫}}>C_{\text{肺}}>C_{\text{脑}}>C_{\text{肾}}>C_{\text{心}}>C_{\text{胸腺}}$
普鲁托品	正常组	30	$C_{\text{肺}}>C_{\text{肾}}>C_{\text{脾}}>C_{\text{肝}}>C_{\text{胸腺}}>C_{\text{子宫}}>C_{\text{卵巢}}>C_{\text{心}}>C_{\text{脑}}$
		60	$C_{\text{肺}}>C_{\text{卵巢}}>C_{\text{肾}}>C_{\text{脾}}>C_{\text{肝}}>C_{\text{胸腺}}>C_{\text{子宫}}>C_{\text{脑}}>C_{\text{心}}$
		120	$C_{\text{胸腺}}>C_{\text{肝}}>C_{\text{肺}}>C_{\text{肾}}>C_{\text{脾}}>C_{\text{卵巢}}>C_{\text{子宫}}>C_{\text{脑}}>C_{\text{心}}$
	模型组	30	$C_{\text{肾}}>C_{\text{子宫}}>C_{\text{脾}}>C_{\text{肺}}>C_{\text{心}}>C_{\text{卵巢}}>C_{\text{肝}}>C_{\text{脑}}>C_{\text{胸腺}}$
		60	$C_{\text{肾}}>C_{\text{心}}>C_{\text{子宫}}>C_{\text{脾}}>C_{\text{肝}}>C_{\text{肺}}>C_{\text{卵巢}}>C_{\text{脑}}>C_{\text{胸腺}}$
		120	$C_{\text{脾}}>C_{\text{肝}}>C_{\text{子宫}}>C_{\text{肾}}>C_{\text{肺}}>C_{\text{卵巢}}>C_{\text{心}}>C_{\text{胸腺}}>C_{\text{脑}}$
小檗碱	正常组	30	$C_{\text{肝}}>C_{\text{脾}}>C_{\text{肺}}>C_{\text{卵巢}}>C_{\text{肾}}>C_{\text{胸腺}}>C_{\text{心}}>C_{\text{子宫}}>C_{\text{脑}}$
		60	$C_{\text{肝}}>C_{\text{肺}}>C_{\text{卵巢}}>C_{\text{脾}}>C_{\text{脑}}>C_{\text{肾}}>C_{\text{心}}>C_{\text{子宫}}>C_{\text{胸腺}}$
		120	$C_{\text{肝}}>C_{\text{肺}}>C_{\text{卵巢}}>C_{\text{脾}}>C_{\text{肾}}>C_{\text{子宫}}>C_{\text{胸腺}}>C_{\text{脑}}>C_{\text{心}}$
	模型组	30	$C_{\text{肝}}>C_{\text{肾}}>C_{\text{脾}}>C_{\text{心}}>C_{\text{肺}}>C_{\text{卵巢}}>C_{\text{胸腺}}>C_{\text{子宫}}>C_{\text{脑}}$
		60	$C_{\text{肝}}>C_{\text{肾}}>C_{\text{脾}}>C_{\text{心}}>C_{\text{肺}}>C_{\text{卵巢}}>C_{\text{子宫}}>C_{\text{胸腺}}>C_{\text{脑}}$
		120	$C_{\text{肝}}>C_{\text{心}}>C_{\text{肾}}>C_{\text{脾}}>C_{\text{肺}}>C_{\text{卵巢}}>C_{\text{子宫}}>C_{\text{脑}}>C_{\text{胸腺}}$

痛经模型大鼠体内生物利用度提高可能与此有关。四氢黄连碱在正常和原发性痛经模型大鼠药动学参数各指标上未见明显差异。

小檗碱在血浆药代过程中出现双峰现象，在 240 分钟出现第 2 个吸收峰值，和文献报道相符，其原因可能是药物在体内存在肝肠循环或其他循环过程（胃 - 肠循环、肠 - 肠循环）等。在正常和原发性痛经模型大鼠给药后各组织中 4 种生物碱含量测定中，四氢黄连碱未检测到，其原因可能是因为四氢黄连碱入血检测到的含量较低，在体内可能与其他被测组分发生作用，影响其吸收代谢过程。

由同一时间的同组大鼠不同组织样品中同种效应成分含量比较可知，延胡索乙素、普鲁托品、小檗碱 3 种生物碱主要分布在肝、脾、肺、肾、心血液供给丰富的脏器，结果发现 3 种生物碱在血管外系统也广泛分布，特别是在与原发性痛经直接关联的脏器子宫和卵巢中均检测到，且含量较高。由同组大鼠同一脏器中不同时间点样品中同种效应成分含量比较可知，无论在正常还是模型大鼠体内，各成分均在 60 分钟时含量均达到最高。与正常大鼠相比，气滞血瘀证大鼠体内各成分在相同时间点同一脏器组织中含量具有显著性差异，均高于正常组大鼠（$P<0.05$）。

研究表明，病理状态下药物体内的药动学参数发生改变。原发性痛经的产生是由神经 - 内分泌 - 免疫 - 血液整体失调引起的，伴随子宫缺血的子宫活动异常被认为是导致疼痛的主要原因。前列腺素与子宫过度收缩关系密切，其过度表达引起的如卵巢激素，子宫颈因素，加压素，神经和心理因素改变及其对子宫和血液流变的直接作用均可导致痛经，因此痛经状态可能会直接影响到药物在体内的分布和交换程度。

6. 香附四物汤在气滞血瘀证模型大鼠体内药代动力学研究　气滞血瘀证是血瘀证常见的一种，临床研究也表明香附四物汤对气滞血瘀型原发性痛经患者疗效良好。通过复方中多成分的药动学研究，可以掌握药物在体内过程动态变化规律。从药动学角度，通过比较正常大鼠和模型大鼠灌胃香附四物汤全方及其效应部位后血浆中阿魏酸、芍药内酯苷、芍药苷、普鲁托品、延胡索乙素、四氢非洲防己碱、小檗碱等的药动学特征，探讨复方中多种成分相互作用对其药动学特征的影响。

正常SD雌性大鼠适应性饲养7天后，随机分为4组：正常对照灌胃全方组(全方 - 正常组)6只，气滞血瘀证模型灌胃全方组（全方 - 模型组）6只，正常对照灌胃部位组（部位 - 正常组）6只，气滞血瘀证模型灌胃部位组（部位 - 模型组）6只。正常组：与实验组同批同条件饲养，群养，不注射Adr，不接受慢性不可预见性刺激；模型组：单笼饲养，皮下注射Adr 0.9mg/(kg·d)14天，4小时后接受慢性不可预见性刺激（A：昼夜颠倒，B：0~4℃冰水游泳4分钟，C：50℃烘箱热烘10分钟，D：60dB噪声刺激3小时，E：悬尾10分钟，每次随机给予一种刺激）复制慢性不可预见性刺激模型；第15天，按22.68g生药/kg全方和折合至醇洗脱部位含量进行灌胃。分别于给药前0分钟，灌胃后5、10、15、30、60、90、120、240、360、480、720、1 440分钟眼后丛静脉取大约500μl血样至含肝素的离心管。样品检测后记录相应数据，代入当天的标准曲线计算血药浓度，绘制平均血药浓度 - 时间曲线（图4-72）。

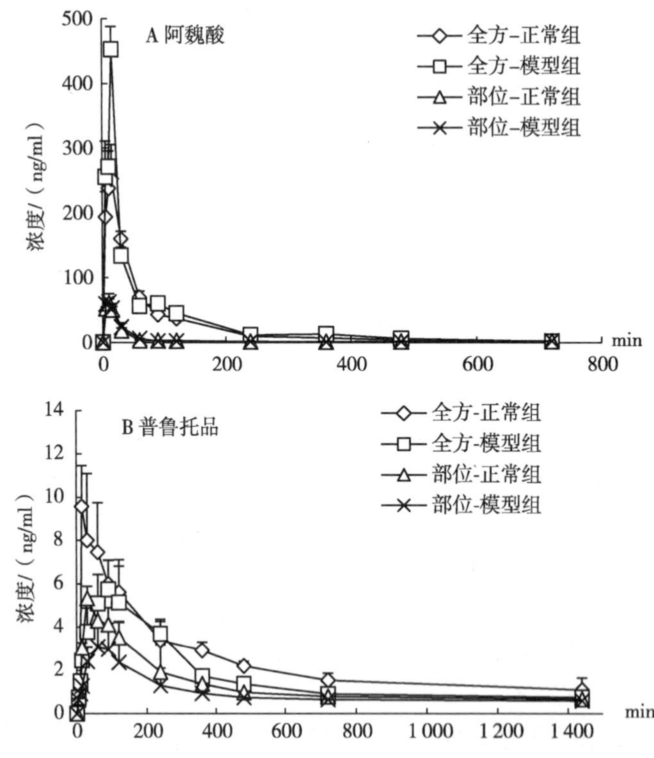

图4-72　气滞血瘀证模型SD大鼠给药后7种成分的平均药时曲线（n=6）

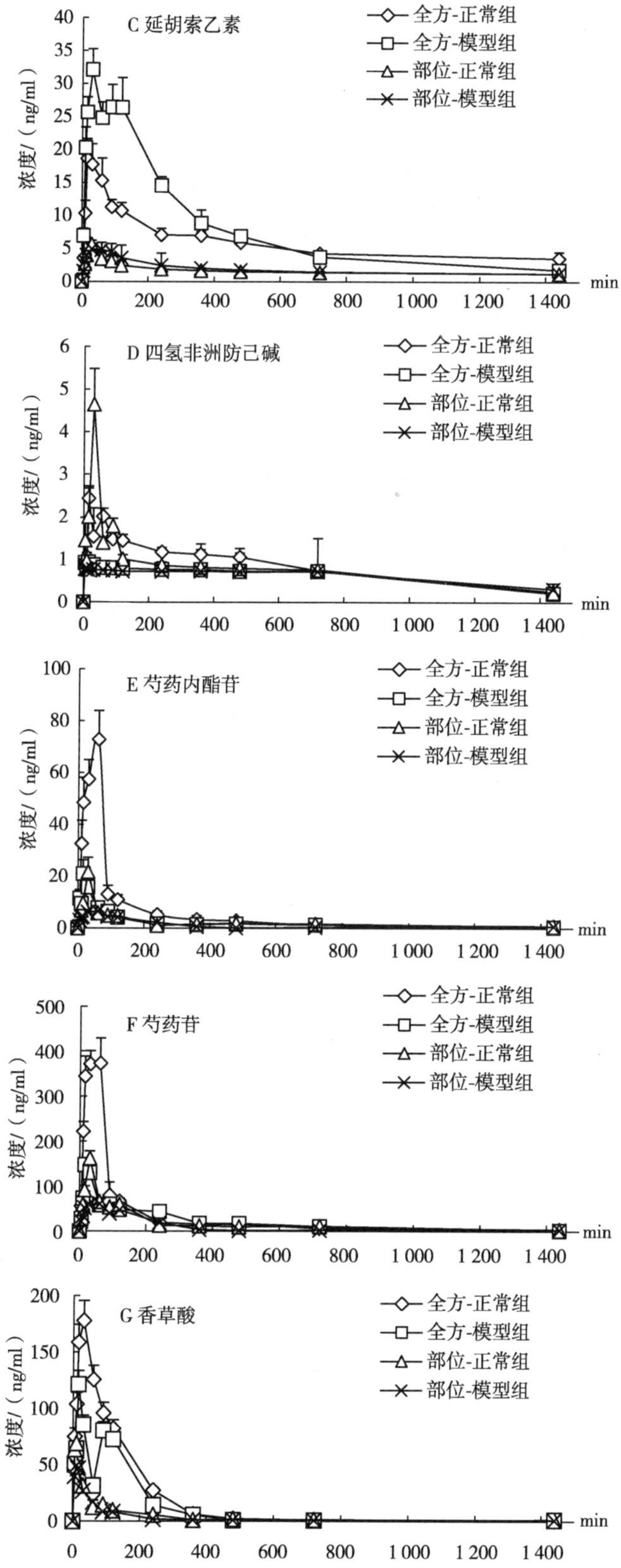

C 延胡索乙素
全方-正常组
全方-模型组
部位-正常组
部位-模型组
浓度/（ng/ml）
min
D 四氢非洲防己碱
全方-正常组
全方-模型组
部位-正常组
部位-模型组
浓度/（ng/ml）
min
E 芍药内酯苷
全方-正常组
全方-模型组
部位-正常组
部位-模型组
浓度/（ng/ml）
min
F 芍药苷
全方-正常组
全方-模型组
部位-正常组
部位-模型组
浓度/（ng/ml）
min
G 香草酸
全方-正常组
全方-模型组
部位-正常组
部位-模型组
浓度/（ng/ml）
min

图 4-72（续）

采用 DAS 2.0 软件对血药浓度数据进行智能化分析，采用非房室模型方法计算统计矩参数，主要的药动学参数见表 4-125。

表 4-125　香附四物汤全方及其效应部位中 7 种成分非房室模型药动学参数（$\bar{x} \pm s$，n=6）

成分	组别	C_{max}/（ng/ml）	t_{max}/h	$t_{1/2}$/h	AUC_{0-t}/[（ng·h）/ml]	MRT_{0-t}/h
阿魏酸	全方 - 正常	278.46±27.12	0.23±0.04	5.56±0.92	308.70±27.99	2.84±0.22
	全方 - 模型	469.11±45.81**	0.23±0.04	4.93±0.49	379.66±70.73*	2.81±1.18
	部位 - 正常	65.42±16.36**	0.20±0.19	18.43±2.48**	57.57±11.90**	5.63±1.81*
	部位 - 模型	66.30±15.21$^{\#\#}$	0.15±0.05$^{\#}$	17.43±2.97$^{\#}$	65.92±1.96$^{\#\#}$	6.56±2.40$^{\#}$
普鲁托品	全方 - 正常	11.054±1.97	0.75±0.06	15.91±3.02	55.21±10.44	8.04±0.84
	全方 - 模型	7.19±1.84**	2.00±0.71**	16.77±2.43	42.89±1.84**	7.577±1.09
	部位 - 正常	5.81±1.35**	0.81±0.15	12.04±2.64	31.24±6.75*	7.93±0.85
	部位 - 模型	3.04±0.88$^{\#\Delta}$	1.13±0.25$^{\Delta}$	41.94±11.37$^{\#}$	21.24±4.11$^{\#\Delta\Delta}$	9.18±1.06
延胡索乙素	全方 - 正常	19.23±6.65	0.50±0.35	11.34±2.10	138.16±30.05	8.76±1.33
	全方 - 模型	32.10±5.00*	0.5±0.00	5.99±1.91*	184.69±21.80*	5.91±0.58*
	部位 - 正常	6.06±1.98*	0.65±0.19	65.66±15.63**	39.26±3.94*	9.88±0.44
	部位 - 模型	5.17±1.01$^{\#\#}$	0.75±0.5	15.10±5.03$^{\#\#\Delta\Delta}$	44.64±2.73$^{\Delta\#\#}$	9.22±0.39$^{\#\#}$
四氢非洲防己碱	全方 - 正常	2.65±0.07	0.44±0.32	12.76±3.78	23.69±3.19	9.99±1.28
	全方 - 模型	0.96±0.06**	0.23±0.17	227.32±73.54*	16.91±1.52*	11.10±1.26
	部位 - 正常	5.87±1.15**	0.57±0.49	90.14±8.14**	20.63±2.89	9.94±1.28
	部位 - 模型	0.791±0.022$^{\#\#\Delta\Delta}$	0.23±0.17	348.82±38.49$^{\#\Delta\Delta}$	16.52±1.20$^{\Delta\Delta}$	11.44±0.99$^{\Delta}$
芍药内酯苷	全方 - 正常	94.99±23.77	0.75±0.29	8.63±1.42	130.56±8.52	3.41±1.13
	全方 - 模型	21.64±5.50**	0.31±0.12*	6.62±1.74*	46.09±6.06**	5.95±0.59*
	部位 - 正常	23.38±10.41**	0.50±0.35	4.07±2.00**	48.44±4.16**	5.37±2.84*
	部位 - 模型	7.08±1.19$^{\Delta\#}$	0.69±0.38	10.43±7.54$^{\Delta\#\#}$	25.67±1.95$^{\Delta\Delta\#\#}$	6.38±0.56$^{\#}$
芍药苷	全方 - 正常	508.19±59.09	0.69±0.38	7.23±2.02	727.90±4.88	3.53±1.48
	全方 - 模型	162.23±11.52**	0.38±0.14	4.88±0.69	472.80±31.72**	5.03±0.81
	部位 - 正常	173.49±41.75**	0.40±0.14	7.19±3.60	407.64±74.19**	4.61±2.88
	部位 - 模型	67.45±17.25$^{\Delta\Delta\#\#}$	0.69±0.38	69.22±19.22	237.07±27.26$^{\Delta\Delta\#\#}$	4.77±1.26
香草酸	全方 - 正常	183.82±37.69	1.00±0.71	7.18±1.06	448.38±109.23	2.38±0.15
	全方 - 模型	127.88±18.73*	0.88±0. 72	11.74±3.21	266.29±50.25*	2.88±0.086**
	部位 - 正常	69.76±14.37**	0.13±0.04	18.64±5.07**	96.44±11.00**	4.83±0.80**
	部位 - 模型	52.13±4.38$^{\Delta\#\#}$	0.21±0.048$^{\Delta}$	50.09±13.35$^{\Delta\#}$	70.99±9.20$^{\Delta\Delta\#\#}$	4.68±0.68$^{\#}$

注：与全方 - 正常比较，*P<0.05，**P<0.01；与全方 - 模型组比较，$^{\#}P$<0.05，$^{\#\#}P$<0.01；与部位 - 正常比较，$^{\Delta}P$<0.05，$^{\Delta\Delta}P$<0.01。

研究表明，香附四物汤中含有的原小檗碱型生物碱和单萜苷类化合物具有免疫和镇痛活性。由药动学参数可知，7 种效应成分在香附四物汤全方及其效应部位中的部分药动学参数存在差异，模型与正常组相比，药动学参数也存在差异。

正常大鼠口服香附四物汤全方和部位后，体内的阿魏酸、香草酸的 C_{max}、AUC_{0-t} 值口服部位组均低于口服全方组，$t_{1/2}$ 和 MRT_{0-t} 口服部位组高于口服全方组；体内的普鲁托品、延胡索乙素、芍药苷的 C_{max}、AUC_{0-t} 值口服部位组均低于口服全方组；体内的四氢非洲防己碱的 C_{max}、$t_{1/2}$ 值口服部位组均高于口服全方组；体内的芍药内酯苷 C_{max}、AUC_{0-t} 值口服部位组均低于口服全方组，$t_{1/2}$ 口服部位组低于口服全方组，MRT_{0-t} 口服部位组高于口服全方组。

模型大鼠口服香附四物汤全方和部位后，体内的阿魏酸和香草酸药动学参数变化规律与正常大鼠口服香附四物汤全方和部位后一致，阿魏酸的 t_{max} 口服部位组低于口服全方组；体内的普鲁托品、延胡索乙素、芍药苷的药动学参数变化规律与正常大鼠口服香附四物汤全方和部位后一致，普鲁托品的 $t_{1/2}$ 口服部位显著高于口服全方组，延胡索乙素 MRT_{0-t} 口服部位组显著高于口服全方组；体内的四氢非洲防己碱的 $t_{1/2}$ 值口服部位组均高于口服全方组；体内的芍药内酯苷药动学参数变化规律与正常大鼠口服香附四物汤全方和部位后相一致。

口服香附四物汤全方或者香附四物汤部位的正常组大鼠和气滞血瘀证大鼠相比，药动学参数也存在差异。口服全方后，模型组大鼠体内阿魏酸的 C_{max}、AUC_{0-t} 值均高于正常组大鼠，而口服部位后，模型组大鼠与正常组大鼠体内阿魏酸药动参数无明显变化；口服全方后，模型组大鼠体内普鲁托品的 C_{max}、AUC_{0-t}、$t_{1/2}$ 值均低于正常组大鼠，其 t_{max} 值高于正常组大鼠，而口服部位后，其药动学参数变化规律与口服全方后相一致；口服全方后，模型组大鼠体内延胡索乙素的 C_{max}、AUC_{0-t} 值均高于正常组大鼠，其 MRT_{0-t} 均低于正常组大鼠，而口服部位后，仅 $t_{1/2}$ 值低于正常组大鼠，AUC_{0-t} 值高于正常组大鼠；口服全方或者部位后，模型组大鼠体内的四氢非洲防己碱 C_{max}、t_{max}、AUC_{0-t} 均低于正常组大鼠，其 $t_{1/2}$ 值和 MRT_{0-t} 均高于正常组大鼠；口服全方后，模型组大鼠体内的芍药内酯苷的 C_{max}、AUC_{0-t}、$t_{1/2}$、t_{max} 值均低于正常组大鼠，MRT_{0-t} 高于正常组大鼠，而口服部位后，C_{max}、AUC_{0-t} 值均低于正常组大鼠，MRT_{0-t}、$t_{1/2}$ 高于正常组大鼠，t_{max} 值与正常组大鼠相比无差异；口服全方或者部位后，模型组大鼠体内的芍药苷的 C_{max}、AUC_{0-t} 值均小于正常组大鼠；口服全方后，模型组大鼠体内的香草酸的 C_{max}、AUC_{0-t} 值均低于正常组，而 MRT_{0-t} 均高于正常组大鼠，而口服部位后，模型组大鼠体内的香草酸的 C_{max}、AUC_{0-t} 值均低于正常组，$t_{1/2}$、t_{max} 值高于正常组大鼠。

由上述结果可知，阿魏酸、普鲁托品、延胡索乙素、四氢非洲防己碱、香草酸、芍药苷、芍药内酯苷在部位及全方中药动学参数存在差异，且病理状态下药物体内的药动学参数也会发生变化。

7. 香附四物汤全方及其效应部位中 3 个生物碱类成分在比格犬体内的药动学比较研究　普鲁托品、延胡索乙素和四氢非洲防己碱是香附四物汤活性部位中主要的 3 个原小檗碱型生物碱具有显著的药理活性。普鲁托品为非 α 受体阻滞剂，它可以通过增高细胞内 cAMP、cGDP 水平，对缺氧的血管平滑肌细胞起到促增殖作用；普鲁托品还可以拮抗心肌收缩，降低外周阻力，降低血压，并减弱心脏自律性，降低心率，最终减少左心做功和心肌耗氧量；普鲁托品还可抑制气道平滑肌收缩而发挥明显的平喘作用。延胡索乙素具有明显的镇痛、钙拮抗、降血压和抗心律失常等作用，对缺血、心肌梗死及脑缺血再灌注损伤均有一定的保护作用，同时还具有抑制血小板聚集的作用。四氢非洲防己碱具有醌还原酶诱导活性、抑制离体子宫收缩等作用。

通过比较比格犬灌胃香附四物汤全方水提液(QF)及其60%洗脱部位(XBW)后血浆中3种生物碱类成分普鲁托品、延胡索乙素和四氢非洲防己碱的药动学特征,探讨了两者差异成分对其体内过程的影响。

6只健康成年比格犬,全雌性,随机分为2组,实验前一天禁食12小时,不禁水,给药8小时后统一进食。1周后进行自身对照实验。给药前前肢静脉取空白血,按体重给予适量药液后分别于5、15、30分钟,1、2、4、6、8、24小时取血2ml检测。

样品检测后记录相应数据,代入相应标准曲线计算血药浓度,用DAS 2.0软件对血药浓度数据进行智能化分析,采用非房室模型方法计算统计矩参数,主要的药动学参数见表4-126。结果表明,普鲁托品的 C_{max},延胡索乙素的 t_{max} 和 AUC_{0-t} 及四氢非洲防己碱的 C_{max} 在QF和XBW之间差异具有统计学意义($P<0.05$),两者的差异成分对3种生物碱的吸收代谢产生一定的影响。

表4-126 香附四物汤全方及其效应部位中3种成分非房室模型药动学参数($\bar{x}\pm s$, n=6)

成分	组别	C_{max}/(ng/ml)	t_{max}/ min	$t_{1/2}$/min	AUC_{0-t}/[(ng·min/ml)]	MRT_{0-t}/min
protopine	XBW	28.63±13.11	20±7.75	118.16±37.74	3 362.82±941.13	161.06±71.17
	QF	14.01±6.16*	35±20.49	120.59±34.11	2 054±1 265.447	109.68±38.54
tetrahydropal-matine	XBW	68.40±53.29	17.5±6.12	899.09±167.43	5 112.53±1 235.76	481.05±55.63
	QF	101.05±72.89	55±35.07*	851.73±220.16	8 928.12±1 461.96*	408.21±36.17
tetrahydrocol-umbamine	XBW	32±20.51	17.5±6.12	367.58±288.14	2 467.71±1 590.59	251.03±134.94
	QF	10.49±8.91*	22.5±18.4	241±62.29	1 388.93±539.57	194.26±92.68

注:与XBW相比,*$P<0.05$

前期研究表明,QF含有芳香酸、生物碱类、苯酞类、萜类、糖类等多类化合物;XBW中主要包括普鲁托品、延胡索乙素、四氢非洲防己碱等原小檗碱型生物碱和单萜苷类化合物。

普鲁托品在XBW中 C_{max} 明显大于QF($P<0.05$),其他药动学参数虽有不同,但经检验后差异无统计学意义($P>0.05$),提示QF中差异成分会降低普鲁托品的最大血药浓度,主要对吸收过程产生影响,但对消除过程影响不大。

延胡索乙素在XBW与QF中 MRT_{0-t}、$t_{1/2}$ 均较高且差异无统计学意义,24小时后依然能在血浆中检测到,说明延胡索乙素在比格犬体内消除较为缓慢,且QF中差异成分对消除过程影响较小。QF中 t_{max}、AUC_{0-t} 与BW相比明显增大($P<0.05$),表明QF中延胡索乙素的达峰时间延长,吸收程度增加,与文献相符。QF和BW中延胡索乙素的药-时曲线在4~6小时均出现双峰现象,这可能与药物在体内的分布、重吸收或肝肠循环有关。

四氢非洲防己碱具有较强的生理活性,对缩宫素诱导的离体子宫收缩有较强的抑制效应,且表现出醌还原酶诱导活性。目前关于四氢非洲防己碱的研究较少,本实验首次对其药动学进行了研究。结果表明,四氢非洲防己碱 t_{max} 较小,吸收快;$t_{1/2}$、MRT_{0-t} 较大,说明其体内消除速率较慢。与QF相比,XBW中 C_{max} 显著增大($P<0.05$),其他参数的差异并无统计学意义,提示QF中差异成分对四氢非洲防己碱的影响与普鲁托品类似,降低最大血药浓度对

吸收过程的影响比较明显，而对消除过程的影响不显著。

由以上结果可知，普鲁托品、延胡索乙素和四氢非洲防己碱在 QF 及 XBW 中药动学参数存在差异。与 XBW 相比，QF 中芳香酸类、萜类、糖类、苯酞类等化合物含量较高，因此推测这些差异成分可能对所测生物碱的体内过程产生影响。研究表明，这些成分都具有较强的生理活性，在体内可能与被测组分发生相互作用，影响其吸收代谢过程；也有可能对机体产生调节作用，进而间接影响药物的体内过程。

8. LC-MS/MS 测定香附四物汤挥发油部位 3 个活性成分在比格犬体内的药动学研究　香附四物汤挥发油部位（XEO）能促进大鼠卵巢颗粒细胞增殖，对小鼠离体子宫收缩也有较强的抑制作用，用 GC-MS 对其进行分析，鉴定出藁本内酯、去氢木香内酯、α-香附酮等 20 多种成分，其中前 3 种成分及相应提取物活性研究的报道较多，包括血管舒张、镇痛、神经保护作用、抗血管生成和缓解肺细胞损伤等。此外，还有大量文献报道了藁本内酯和去氢木香内酯的抗肿瘤和抗癌活性。因此，许多研究应用 HPLC-DAD、GC-MS、LC-MS 建立了植物或提取物中这些成分的定性和定量分析方法。然而，由于生物基质中成分含量较低，有时只有纳克甚至皮克级别，上述这些方法在药动学研究中并不能达到令人满意的检测限。随着分析技术的发展，已有采用更灵敏的 HPLC-MS/MS 技术对藁本内酯和去氢木香内酯的药动学进行研究。

经方法学验证的 UPLC-MS/MS 被应用于比格犬灌胃 XEO（0.3g/kg）的药动学研究中，同时对藁本内酯、去氢木香内酯和 α-香附酮的血药浓度进行测定。各项药动学参数见表 4-127。从结果可以看出，藁本内酯的清除率明显大于去氢木香内酯或 α-香附酮（$P<0.001$），说明藁本内酯在体内消除速率很快。根据相关文献，这可能是因为其广泛存在的首关消除，导致其 AUC_{0-t} 也较小（尽管它的给药剂量高达 183.6mg/kg）。此外，藁本内酯的消除相也表现出多相消除的特点。

表 4-127　比格犬灌胃 XEO 后 3 个成分的主要药动学参数

成分	C_{max}/(ng/ml)	t_{max}/h	$t_{1/2}$/h	AUC_{0-t}/[(ug·h)/L]	Cl/F [L/(h·kg)]
ligustilide	638.96±128.62	0.42±0.14	1.50±0.34	1 579.30±200.55	117.47±14.42
dehydrocostuslactone	291.43±86.58	2.67±1.15	7.3±4.85	2 495.35±548.93	1.98±0.48
α-cyperone	561.75±49.9	0.19±0.10	1.47±0.31	1 689.07±354.69	16.02±3.63

在单体成分血药浓度及平均血药浓度-时间曲线图上都可以观察到去氢木香内酯和 α-香附酮的双峰现象。文献报道中去氢木香内酯也出现了类似的情况，但未见关于 α-香附酮药动学研究的报道。造成双峰现象的原因较多，如肝肠循环、胃排空、分布重吸收等。藁本内酯、去氢木香内酯和 α-香附酮 $t_{1/2}$ 分别为(1.50±0.34)小时，(7.3±4.85)小时，(1.47±0.31)小时，t_{max} 为(0.42±0.14)小时，(2.67±1.15)小时和(0.19±0.10)小时，表明藁本内酯和 α-香附酮吸收比较迅速，而去氢木香内酯的消除比较缓慢。

四、四物汤类方功效成分群的作用靶标研究

（一）四物汤类方中黄酮类化合物抗凝血酶作用研究

凝血酶是凝血过程的关键酶。当血管组织损伤时，血浆因子、组织因子及血小板的释放导致凝血酶原致活物的生成，凝血酶原转变成有活性的凝血酶，进而促进血浆纤维蛋白原转变成不溶性的纤维蛋白。凝血酶是凝血、纤溶系统启动的核心，当在研究血栓、血瘀等血液疾病的时候，凝血酶可以作为此类药物的重要靶点。

本研究对四物汤类方黄酮类功效成分群（结构式见图 4-73）进行凝血酶抑制活性研究。利用课题组建立的优化凝血酶时间法（TT 法），通过建立 lgTT 延长率（%）- 凝血酶活力的标准曲线折算出成分抗凝血酶活性。通过对黄酮类功效成分（表 4-128）与凝血酶之间的构效关系研究，为四物汤类方中功效物质基础的明确以及黄酮类功效成分的作用机制提供依据。

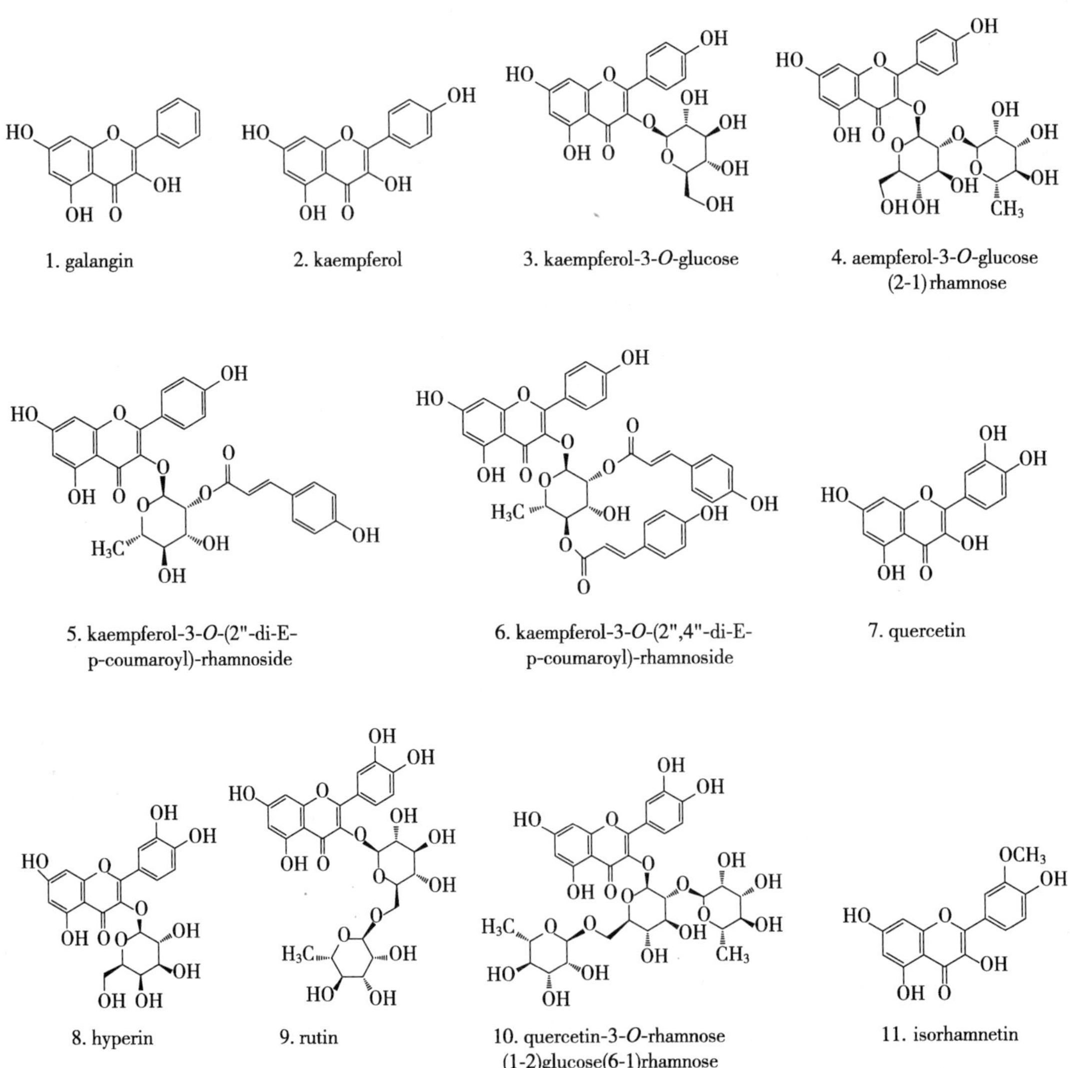

图 4-73　四物汤类方中的黄酮类成分结构

12. isorhamnetin-3-*O*-nehesperridin

13. isorhamnetin-3-*O*-glucose(6-1)rhamnose

14. typhaneoside

15. myricetin

16. myricitrin

17. apigenin

18. acacetin

19. luteolin

20. baicalein

21. baicalin

22. naringenin

23.naringin

24. hesperetin

25. hesperidin

26. dihydromyricetin

27. amentoflavone

28. hinokiflavone

29. puerarin

30. epicatechin

31. hydroxysafflor yellow A

图 4-73(续)

表 4-128　四物汤类方中黄酮类成分抗凝血酶活性测定结果

组别	编号	成分	IC_{50}^{a}(mM)
黄酮醇类	1	galangin	>1
	2	aempferol	0.109
	3	aempferol-3-*O*-glucose	>1
	4	kaempferol-3-*O*-glucose (1-2) rhamnose	>1
	5	kaempferol-3-*O*-(2″-di-*E*-*p*-coumaroyl)-rhamnoside	0.083
	6	kKaempferol-3-*O*-(2″,4″-di-*E*-*p*-coumaroyl)-rhamnoside	0.052
	7	quercetin	0.034 5
	8	hyperin	>1
	9	rutin	>1
	10	kuercetin-3-*O*-rhamnose (1-2)glucose (6-1)rhamnose	>1
	11	isorhamnetin	0.246
	12	isorhamnetin-3-*O*-nehesperridin	>1
	13	isorhamnetin-3-*O*-glucose (6-1)rhamnose	>1
	14	typhaneoside	>1
	15	myricetin	0.006
	16	myricitrin	>1
黄酮类	17	apigenin	0.180
	18	acacetin	0.190
	19	luteolin	0.052
	20	baicalein	0.060
	21	baicalin	>1
黄烷酮类	22	naringenin	>1
	23	naringin	>1
	24	hesperetin	>1
	25	hesperidin	>1
	26	dihydromyricetin	>1
双黄酮类	27	amentoflavone	>1
	28	hinokiflavone	0.071
异黄酮类	29	puerarin	>1
查耳酮类	30	epicatechin	>1

注：[a]50% inhibitory concentration, the average of four to six determinations

不同化合物的凝血时间记录为TT。计算TT延长率(%)和lgTT延长率(%)。由C对lgTT延长率(%)的标准曲线将lgTT延长率(%)转换成凝血酶浓度,部分化合物可计算IC_{50},结果见表4-129。

30个化合物未见对PT、FIB有影响。但化合物11和14~19对APTT有显著影响,但是没有明显的构效关系(表4-129)。

表4-129　四物汤类方中黄酮类成分对PT、APTT、FIB的影响($\bar{x}\pm s$,n=3)

组别	编号	PT(INR)/s	APTT/s	FIB/(g/L)
对照组		7.15±0.25	18.25±0.52	5.90±0.10
黄酮醇类	1	7.10±0.14	19.10±0.50	5.96±0.24
	2	6.30±0.08	16.77±0.46	6.04±0.25
	3	7.38±0.83	19.23±0.22	6.02±0.13
	4	7.95±0.52	19.43±0.41	6.07±0.13
	5	8.77±0.12	18.63±1.57	5.99±0.10
	6	8.45±0.26	19.03±1.11	6.02±0.50
	7	7.30±0.36	12.90±0.29	5.79±0.08
	8	7.28±0.33	19.65±0.17	6.01±0.22
	9	7.03±0.51	16.30±0.14	5.99±0.44
	10	7.23±0.21	17.58±0.95	6.18±0.10
	11	6.85±0.13	21.40±0.22**	6.15±0.29
	12	7.63±0.17	16.53±0.50	5.84±0.05
	13	7.38±0.13	18.63±0.81	5.81±0.34
	14	7.33±0.29	22.60±0.59**	5.79±0.60
	15	8.17±0.21	21.55±0.70**	6.06±0.03
	16	6.40±0.20	23.03±0.93**	5.97±0.37
黄酮类	17	6.18±0.05	20.83±0.57**	6.02±0.21
	18	5.90±0.12	19.20±1.10	5.74±0.34
	19	6.00±0.18	22.90±0.53**	6.15±0.41
	20	7.03±0.05	31.93±1.58**	5.89±0.33
	21	7.23±0.17	23.63±1.20**	5.97±0.37
黄烷酮类	22	6.77±0.21	24.45±1.20**	6.04±0.33
	23	7.18±0.43	25.50±0.44**	5.98±0.21
	24	6.57±1.79	26.43±1.06**	5.96±0.07
	25	7.38±0.26	22.30±1.73**	6.07±0.24
	26	7.13±0.10	23.55±1.19**	6.16±0.44

续表

组别	编号	PT(INR)/s	APTT/s	FIB/(g/L)
双黄酮类	27	7.08±0.29	25.00±0.70**	5.93±0.25
	28	7.10±0.22	24.70±0.75**	5.95±0.13
异黄酮类	29	7.18±0.05	24.20±0.52**	6.06±0.28
查耳酮类	30	7.58±0.29	18.43±0.35	5.99±0.20

注：与对照组比较，** P<0.01。

在抗凝血酶活性测定结果中，化合物杨梅素(15)和槲皮素(7)表现出较强的活性。但是这两个化合物如何与凝血酶发生相互作用并抑制其活性的机制尚不清楚。为进一步考察化合物15和7与凝血酶的结合位点，采用计算机分子对接(DOCK)技术，研究这两个化合物与凝血酶的对接信息。结果表明，杨梅素(15)和槲皮素(7)能结合到I-50与2R2M对接的活性口袋 S_1 和 S_2 处(共有 S_1,S_2,S_3 活性口袋)(图4-74)，分值杨梅素为 −111.55KJ/mol，槲皮素为 −89.72kJ/mol，结果见表4-129，作用基团见表4-130。

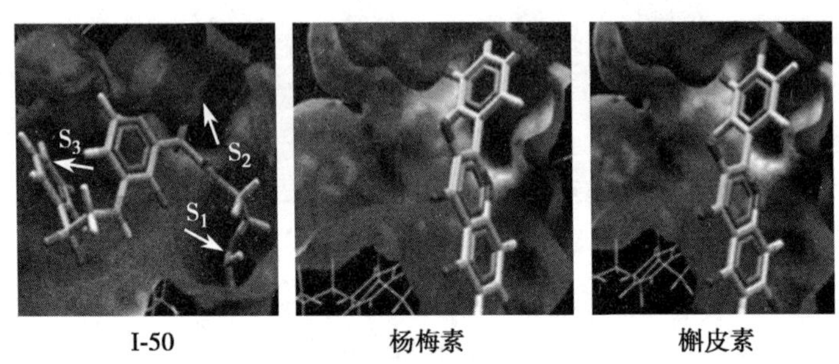

图4-74　I-50、杨梅素和槲皮素与2R2M的分子对接图

表4-130　I-50、杨梅素和槲皮素与2R2M的理论亲和力值

配体化合物	MD 分值/(kJ/mol)	H-键	氢键数	相互作用残基
I-50 2-(2-chloro-6-fluorophenyl) acetamides	−144.47	−8.31	8	Ala230, Asp229, Cys231, Gly258, Ser235, His79, Ile209, Leu132, Ser256, Trp257, Trp86, Tyr83
myricetin	−111.55	−6.79	3	Ala230, Cys231, Glu232, Gly258, Lys88, Ser235, Ser256, Trp257, Trp86
quercetin	−89.72	−5.3	3	Ala230, His79, Lys88, Gly258, Ser256, Trp86

对30(1~30)个属于不同类型黄酮类化合物进行凝血四项(TT, PT, APTT, FIB)检测；采用凝血酶时间优化法(TT法)对化合物抗凝血酶活性进行测定；并选择抗凝血酶活性较强的杨梅素(15)和槲皮素(7)进行分子对接试验。

黄酮醇类的高良姜黄素(1),山柰酚(2),槲皮素(7)和杨梅素(15),在C3位上都有一个OH。高良姜黄素(1)在B环上没有羟基,山柰酚(2)在B环上有一个羟基(4′-位),槲皮素(7)在B环上有两个羟基(3′,4′-位),杨梅素(15)在B环上有三个羟基(3′,4′,5′-位)。抑制凝血酶活性的顺序:杨梅素(15)>槲皮素(7)>山柰酚(2)>高良姜黄素(1)。黄酮醇类的抑制凝血酶活性顺序为三个羟基>二个羟基>一个羟基>无羟基。实验证实B环上羟基越多,抑制凝血酶活性越强。

黄酮类的芹菜素(17),木犀草素(19)和黄芩素(20),在C3位上都没有羟基。在B环上,芹菜素(17)有一个羟基(4′-位),木犀草素(19)有两个羟基(3′,4′-位)。木犀草素(19)抑制凝血酶活性优于芹菜素(17)。因此说明B环上羟基越多,抑制凝血酶活性越强。实验还发现B环上没有羟基和A环上有三个羟基(5,6,7-位)的黄芩苷(20)也表现出显著的凝血酶抑制活性,这表明A环羟基越多,抑制凝血酶活性增强。

当B环上的羟基被甲氧基取代,抑制凝血酶活性减弱。异鼠李素(11)在B环上有一个甲氧基(3′-位)和一个羟基(4′-位),相较于槲皮素(7)(3′,4′-位羟基)凝血酶抑制活性减弱。刺槐素(18)也是一样,在B环上有一个甲氧基(4′-位),相较于芹菜素(17)(4′-位羟基),凝血酶抑制活性也减弱。

异黄酮类的B环连在C环的C-3位上。葛根素(29)属于异黄酮,但未见凝血酶抑制活性。表明B环连在C环的C-2位对于抑制凝血酶活性至关重要。

二氢黄酮类的C环在C-2和C-3之间只有一个单键。柚皮素(22),橙皮素(24)和二氢杨梅黄酮(26)未表现出抑制凝血酶活性。表儿茶素(30)属于黄烷醇类化合物,其C环上没有C(2)=C(3)和C(4)=O,抑制凝血酶活性消失。结果说明结构中存在C(2)=C(3)和C(4)=O对于表现抑制凝血酶活性非常重要。

在研究双黄酮类化合物时发现,与穗花杉双黄酮(27)比较,扁柏双黄酮(28)由于不同的连接位置而有很强的凝血酶抑制活性。

黄酮苷类因为存在糖基基团未表现出凝血酶抑制活性,表明糖基基团影响化合物抑制凝血酶活性。杨梅素(15)有很强的凝血酶抑制活性,而杨梅苷(16)无此活性。山柰酚-3-*O*-葡萄糖(3)和山柰酚-3-*O*-葡萄糖(2-1)鼠李糖(4)都以山柰酚作为苷元;金丝桃苷(8),芦丁(9)和槲皮素-3-*O*-鼠李糖(1-2)葡萄糖(6-1)鼠李糖(10)都以槲皮素作为苷元;成苷后均未表现出凝血酶抑制活性。然而,如果糖基连接上其他的基团,例如对香豆酰基,则有凝血酶抑制活性,并随着对香豆酰基数目的增加,凝血酶抑制活性也相应增强。

选择杨梅素(15)和槲皮素(7)进行分子对接实验。虽然杨梅素(15)和槲皮素(7)的都有3个相互作用的氢键,但杨梅素(15)的平均MD分值高于槲皮素(7)。杨梅素与凝血酶相互作用,残余活性中心比槲皮素多。可能是由于杨梅素B环的5′-位羟基在凝血酶的S_2位与凝血酶相互作用更强,发现凝血酶抑制活性强于槲皮素。与文献报道用毛细管电泳方法发现杨梅素具有较强的抗凝血酶活性结果一致。

从不同方面检测了30种天然黄酮的凝血酶抑制活性。结果表明11种黄酮类化合物产生剂量依赖性抑制活性。它们分别是黄酮醇类中的杨梅素(15)、槲皮素(7)、山柰酚(2)、异鼠李素(11)、山柰酚-3-*O*-(2,4-di-*E*-对香豆酰基)-鼠李糖(5)和山柰酚-3-*O*-(2-di-*E*-对香豆酰基)-鼠李糖(6)。黄酮类中的黄芩素(20),木犀草素(19)、芹菜素(17)和刺槐素(18)。双黄酮的扁柏双黄酮(28)。构效关系实验分析表明,C-3位上的羟基在抑制活性方面有重要作用,B

环上的羟基越多，凝血酶抑制活性越强。此外，C(2)=C(3) 和 C(4)=O 在抑制活性方面也非常重要，苷化后极大地降低了凝血酶抑制活性。研究结果为黄酮化合物的化学结构与凝血酶抑制活性之间关系提供重要参考，有助于高效能筛选潜在的凝血酶抑制剂先导化合物，为黄酮类化合物作为凝血酶抑制剂治疗血栓疾病提供依据。

（二）四物汤类方中相关化合物拟雌激素样作用研究

随着分子生物学的发展及雌激素在临床上的广泛应用，对雌激素受体（estrogen receptor，ER）的研究也日趋活跃，越来越多的学者致力于中医药对 ER 的影响研究，雌激素受体有两个亚型 ER-α 和 ER-β。

MCF7 细胞是 ER-α 阳性的人乳腺癌细胞株，能特异性地受雌激素或雌激素样活性物质调节而增殖。MCF7 细胞雌激素样增殖试验非常简便，灵敏，易行，还可区分激动剂和拮抗剂，因而被广泛应用于快速筛选和评价环境雌激素和植物雌激素。

采用 MCF-7 乳腺癌细胞模型对临床上治疗血瘀证的四物汤类方功效成分群（图 4-75）进行雌激素样作用的实验研究。ERE 序列：GGTCACAGTGACC。

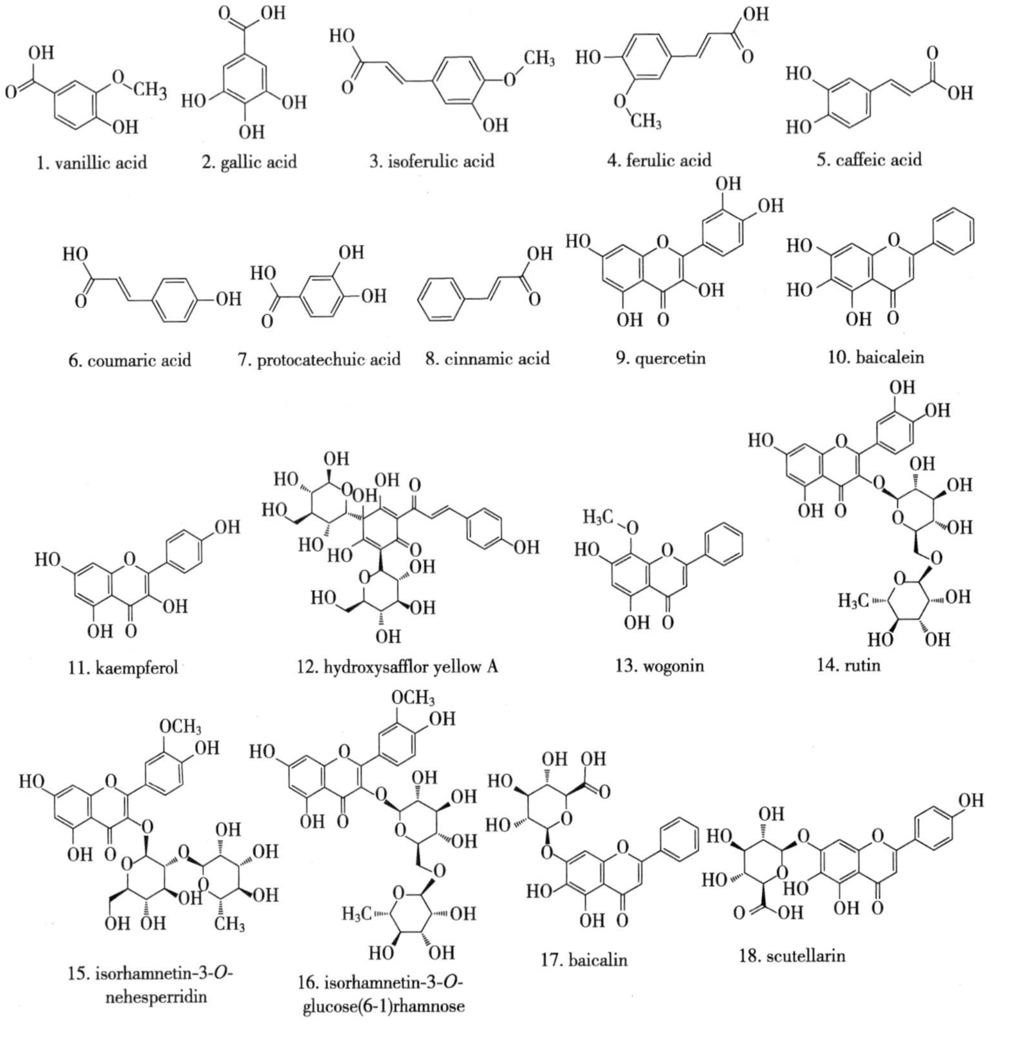

1. vanillic acid　2. gallic acid　3. isoferulic acid　4. ferulic acid　5. caffeic acid

6. coumaric acid　7. protocatechuic acid　8. cinnamic acid　9. quercetin　10. baicalein

11. kaempferol　12. hydroxysafflor yellow A　13. wogonin　14. rutin

15. isorhamnetin-3-*O*-nehesperridin　16. isorhamnetin-3-*O*-glucose(6-1)rhamnose　17. baicalin　18. scutellarin

图 4-75　四物汤类方功效成分化学结构

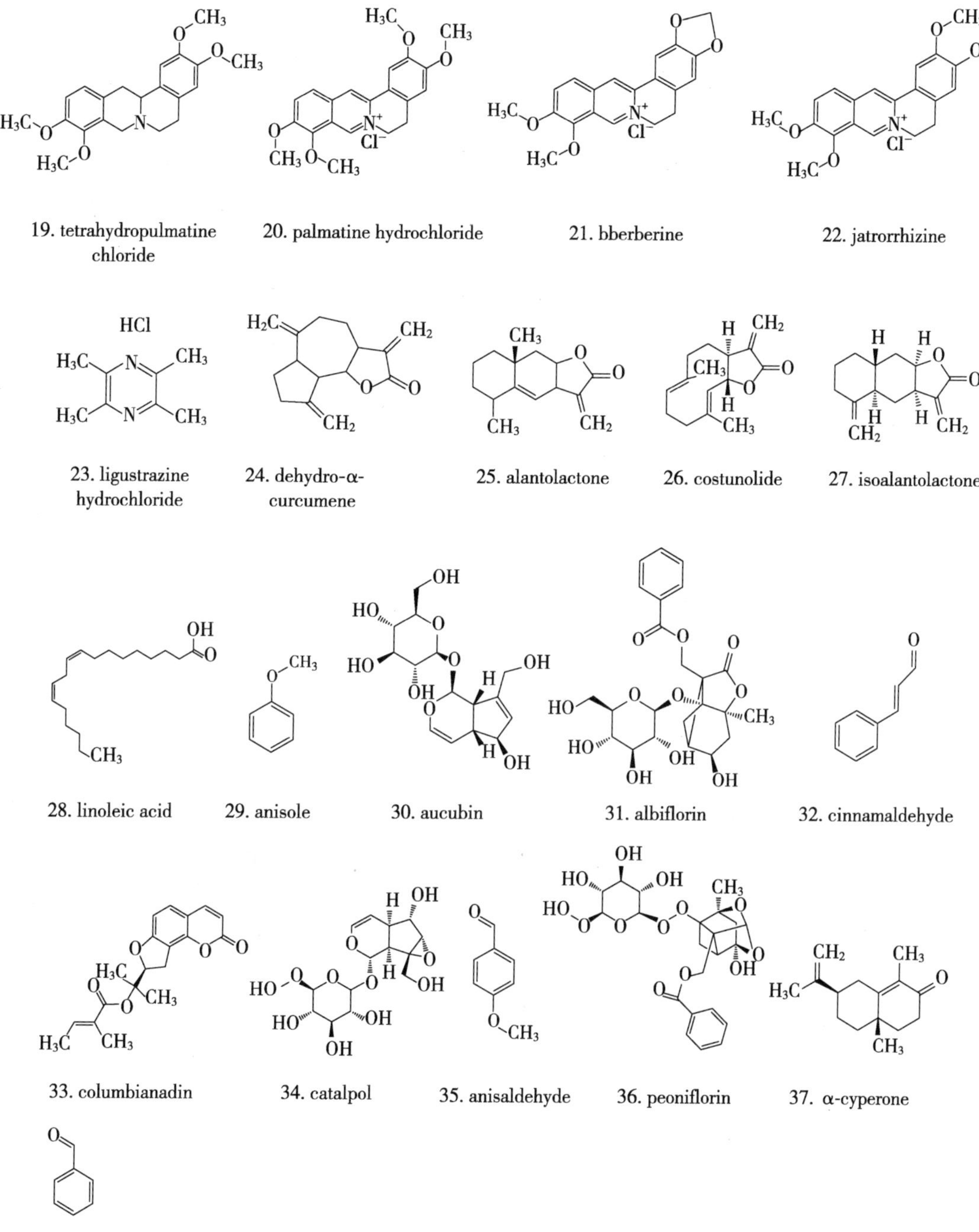

19. tetrahydropulmatine chloride
20. palmatine hydrochloride
21. bberberine
22. jatrorrhizine
23. ligustrazine hydrochloride
24. dehydro-α-curcumene
25. alantolactone
26. costunolide
27. isoalantolactone
28. linoleic acid
29. anisole
30. aucubin
31. albiflorin
32. cinnamaldehyde
33. columbianadin
34. catalpol
35. anisaldehyde
36. peoniflorin
37. α-cyperone
38. benzaldehyde

图 4-75(续)

实验结果见表 4-131、表 4-132。在芳香酸中(1-8),香草酸(1),没食子酸(2),异阿魏酸(3)和阿魏酸(4)在低剂量时拟雌激素样作用较强(>60%);但咖啡酸(5),香豆酸(6),原儿茶酸(7)和桂皮酸(8)在低剂量时拟雌激素样作用较弱(<30%)。结果表明在芳香酸中苯环上的 OCH_3 基团对于拟雌激素样作用贡献较大,随着苯环上羟基数目的增多拟雌激素样作用增大。

表 4-131　四物汤类方中各类型成分对雌激素受体荧光素酶的影响

编号	化合物	E_2/%	
		100μg/ml	20μg/ml
芳香酸类			
1	vanillic acid	98.61	113.51
2	gallic acid	63.71	92.19
3	isoferulic acid	55.65	75.78
4	ferulic acid	75.42	60.45
5	caffeic acid	20.00	24.73
6	coumaric acid	25.95	22.91
7	protocatechuic acid	55.14	14.91
8	cinnamic acid	25.95	12.00
黄酮类			
9	quercetin	76.81	70.00
10	baicalein	71.77	48.44
11	kaempferol	38.56	45.15
12	hydroxysafflor yellow A	39.55	45.28
13	wogonin	37.30	36.36
14	rutin	107.97	90.83
15	isorhamnetin-3-*O*-nehesperridin	55.77	88.30
16	isorhamnetin-3-*O*-glucose(6-1)rhamnose	83.65	84.04
17	baicalin	45.20	71.70
18	scutellarin	50.28	53.46
生物碱类			
19	tetrahydropulmatine	118.84	95.00
20	palmatine hydrochloride	46.89	64.78
21	berberine	51.41	58.49
22	jatrorrhizine chloride	71.19	52.20
23	ligustrazine hydrochloride	40.68	39.18

续表

编号	化合物	E_2/%	
		100μg/ml	20μg/ml
内酯类			
24	dehydro-α-curcumene	41.95	42.54
25	alantolactone	47.03	40.30
26	costunolide	50.42	39.18
27	isoalantolactone	34.75	34.70
其他类			
28	linoleic acid	234.78	141.67
29	anisole	91.35	100.00
30	aucubin	81.25	99.10
31	albiflorin	78.47	87.39
32	cinnamaldehyde	1.61	79.69
33	columbianadin	73.39	79.69
34	catalpol	54.03	75.78
35	anisaldehyde	48.59	74.21
36	peoniflorin	70.16	71.88
37	α-cyperone	51.41	64.78
38	benzaldehyde	2.78	62.16

表 4-132　四物汤类方中各类型成分（拟雌激素样作用 >60%）和 ER-α 的分子对接参数

编号	化合物	MD 分值	H 键	氢键数	相互作用残基
芳香酸类					
1	vanillic acid	−72.2	−0.9	2	Arg394, Leu387, Leu391, Met388, Phe404
2	gallic acid	−72.8	−6.9	4	His524, Leu346, Leu525, Thr347
3	isoferulic acid	−81.8	−6	3	Ala350, Leu391, Leu387, Leu346, Phe404, Thr347
4	ferulic acid	−72.8	−5.3	2	Arg394, Leu387, Leu391, Met388, Phe404
黄酮类					
9	quercetin	−76.3	−4.8	2	Gly521, His524, Ile424, Leu346, Leu384, Leu387, Leu391, Met388
14	rutin	−87.2	2.7	1	Glu353, His524, Leu346, Leu349, Leu391, Leu428, Thr347

续表

编号	化合物	MD 分值	H 键	氢键数	相互作用残基
15	isorhamnetin-3-*O*-nehesperridin	−114.7	−15.4	4	Gly521, His524, Ile424, Leu346, Leu384, Leu387 Leu391, Phe404, Thr347, Ala350
16	isorhamnetin-3-*O*-glucose (6-1) rhamnose	−145.7	−8.7	9	Ala350, Gly521, His524, Leu346, Leu387, Leu540, Met388, Phe404
17	baicalin	−79.3	−6.4	1	His524, Ile424, Leu346, Leu525, Phe425
生物碱类					
19	tetrahydropulmatine	−9.4	−2.5	3	His524, Leu346, Leu387, Met388, Met421
20	palmatine hydrochloride	−36.8	−0.5	1	Glu353, His524, Leu346, Leu391, Leu525, Met388, Phe404
其他类					
28	linoleic acid	−103.7	−2.5	1	His524, Leu346, Leu384, Leu391, Met388, Phe404
29	anisole	58.6	−0.2	2	Arg394, Glu353, Met388, Phe404
30	aucubin	−121.1	−11.7	6	Ala350, Glu353, Gly521, His524, Leu346, Leu384, Leu391, Leu525, Met388
31	albiflorin	−76.7	−9.4	3	Ala350, Leu346, Leu349, Leu384, Leu387
32	cinnamaldehyde	−69.4	−2.5	0	His524
33	columbianadin	−114	−2.8	2	Ala350, His524, Leu346, Leu384, Leu387, Leu391, Leu525, Met388, Phe404, Gly521
34	catalpol	−93.7	−16.4	9	Ala350, Arg394, Glu353, Leu346, Leu384, Leu387, Leu391, Leu525, Phe404
35	anisaldehyde	−16.3	−2.3	2	Ala350, His524, Leu525, Thr347
36	peoniflorin	3915.11	−0.6	2	Glu353, Leu346, Leu384, Leu391, Leu525, Leu540, Met388, Met421, Phe404
37	α-cyperone	−61.7	−2.5	1	Leu346, Leu387, Leu525, Phe404
38	benzaldehyde	−60.9	−2.5	2	Arg394, Glu353, Leu391, Met388

在黄酮类化合物中(9~18),除槲皮素(9)外,黄酮苷类成分的拟雌激素样作用(>50%)强于黄酮苷元的拟雌激素样作用(<50%),结果表明在黄酮类化合物中,糖基基团对于化合物拟雌激素样作用贡献较大。

在生物碱类化合物中(19~23),包括 4 个异喹啉类生物碱(19~22)和 1 个酰胺类生物碱(23),低剂量时,异喹啉类生物碱(>50%)的拟雌激素样作用强于酰胺类生物碱(<40%)。延胡索乙素(19)和盐酸巴马汀(20)(>60%)的拟雌激素样作用强于小檗碱(21)和盐酸药根碱(22)(<60%),结果表明生物碱中苯环上的 OCH_3 基团可以增加化合物的拟雌激素样作用。低剂量时延胡索乙素的拟雌激素样作用达到 95%,表明游离的生物碱拟雌激素样作用增强。

在萜内酯类化合物中(24~27)未见表现较强的拟雌激素样作用(<50%),表明四物汤类方中的萜内酯不表现出拟雌激素样作用。

在其他类化合物中,几个化合物均表现出较强的拟雌激素样作用(>60%),亚油酸(28)低剂量时拟雌激素作用达到 141.67%,茴香醚(29)和桃叶珊瑚苷(30)低剂量时拟雌激素作用达到 100%。桂皮醛(32)和苯甲醛(38)在雌激素受体调节方面表现出双向调节作用,低剂量时发挥拟雌激素调节作用,高剂量时发挥抗拟雌激素活性,表明醛基可能在发挥拟雌激素样双向调节作用中具有重要的影响。

分子对接(molecular docking method)是依据“锁和钥匙”的原理,从已知结构的受体和配体开始,通过化学计量学方法模拟、识别并且预测受体 - 配体复合物结构的方法。准确预测蛋白质复合物的结构和结合位点在药物设计中具有重要作用,并已广泛用于药物虚拟筛选、定量构效关系研究。然而,采用分子对接技术进行中药活性成分作用机制研究的报道较少。

从实验筛选的 38 个化合物中,22 个拟雌激素样作用较强的化合物(>60%)与受体 ER-α 进行分子对接,参考文献的对接方法,准确率达到 77.27%。从结果可以看出,此分子对接方法更适用于黄酮类和芳香酸类化合物的构型,不适用于生物碱类化合物的构型,实验结果见图 4-76。

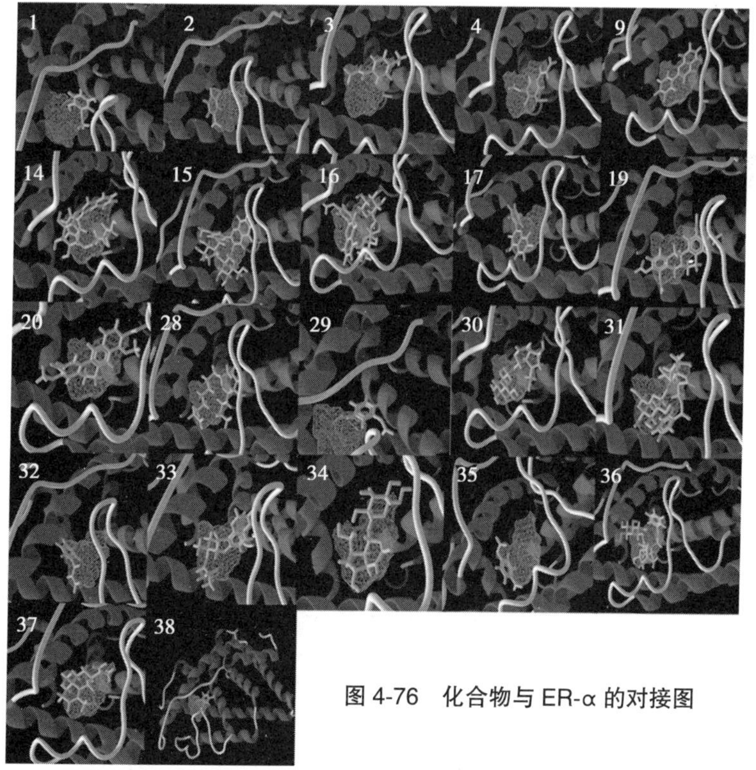

图 4-76　化合物与 ER-α 的对接图

(三) 四物汤类方中芳香酸类化合物与人血清白蛋白相互作用研究

血清白蛋白是血液中的主要蛋白质之一,是可溶性蛋白质的重要组成部分,是血浆中含量最丰富的蛋白质,是血浆中少有的非糖蛋白质,起着储存和运输药物以及其他内源性和外源性物质的作用。

蛋白质大分子与药物相互作用时发生在相对稳定的结合部位,并伴随着一定程度的空间构象变化。目前人们可以采用多种现代实验手段研究药物和蛋白质相互作用,常用方法主要有光谱法、平衡透析法、液相色谱法、毛细管电泳、核磁共振、质谱、激光散射、电化学方法、计算机分子对接模拟技术等。光谱法主要包括紫外 - 可见光谱法、荧光光谱法、圆二色性光谱法、傅里叶变换红外光谱法等。利用这些方法可以得到关于蛋白质与药物分子相互作用的信息,包括结合常数、结合位点数、结合位置、作用力类型以及蛋白质分子相互作用中结构的变化等有用信息。

国外对于药物与蛋白质结合作用研究较早,但大多主要研究的是西药与蛋白质的相互作用。而中药活性组分与蛋白质相互作用的研究较少。目前,对于中药活性组分与蛋白质相互作用方面的主要研究成果涉及黄酮类、香豆素类及生物碱类物质,取得了显著的效果,而对于芳香酸类化合物与蛋白质的相互作用方面研究较少。

研究发现大部分活血化瘀中药含有芳香酸类成分,且该类成分具有广泛的药理作用,该类小分子成分结构较简单,运用荧光光谱法对四物汤类方中的 10 种芳香酸成分(图 4-77)与人血清白蛋白的相互作用进行研究,探讨芳香酸类化合物与白蛋白作用的相互规律。

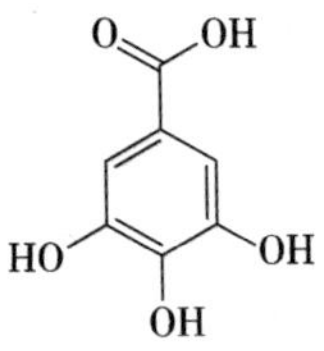

1. gallic acid 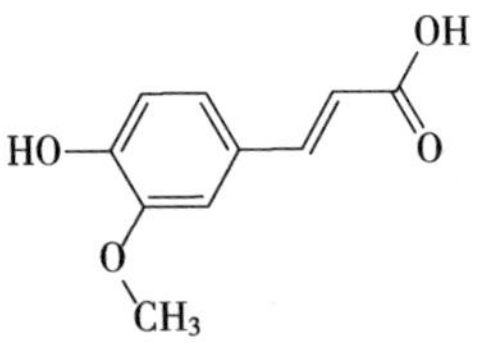　2. ferulic acid 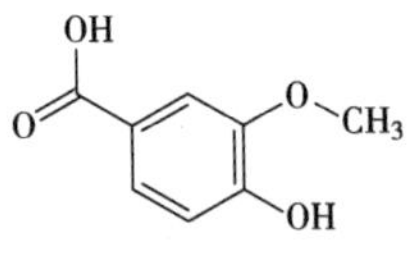　3. vanillic acid 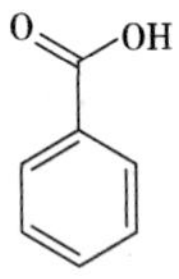　4. benzoic acid 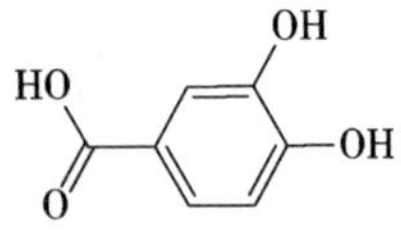　5. protocatechuic acid

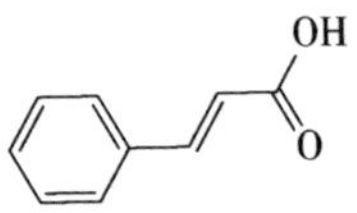

6. cinnamic acid 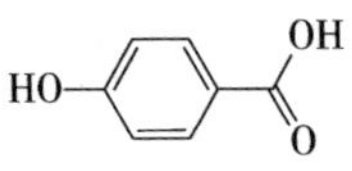　7. *p*-hydroxybenzoic acid 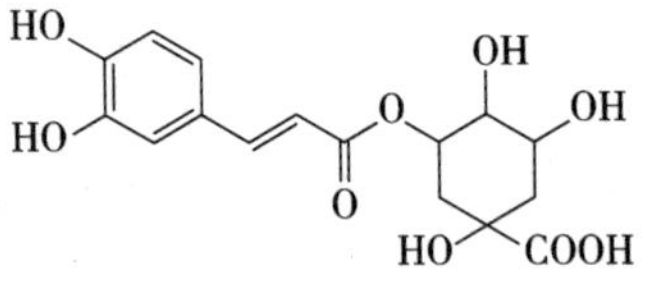　8. chlorogenic acid 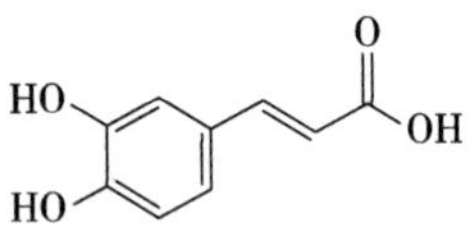　9. caffeic acid

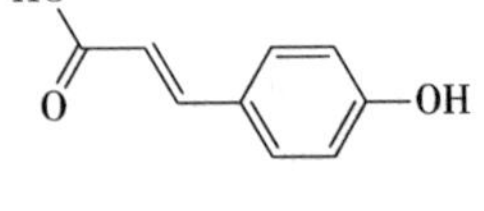

10. coumaric acid

图 4-77　四物汤类方中芳香酸类成分结构

1. 芳香酸类化合物与HSA结合的荧光光谱 固定人血清白蛋白的浓度不变，改变加入芳香酸类化合物的浓度，扫描混合溶液的荧光光谱。苯丙烯酸系列的芳香酸类化合物[阿魏酸(2)，肉桂酸(6)，绿原酸(8)，咖啡酸(9)，香豆酸(10)]对HSA内源荧光有猝灭作用，随着芳香酸浓度的逐渐增加，300~400nm处的荧光强度不断降低。这说明芳香酸与HSA发生了相互作用，并引起HSA中荧光发色团的微环境及蛋白质分子构象发生变化。而苯甲酸系列的芳香酸类化合物[没食子酸(1)，香草酸(3)，苯甲酸(4)，原儿茶酸(5)，对羟基苯甲酸(7)]对HSA内源荧光猝灭作用不明显(图4-78)。

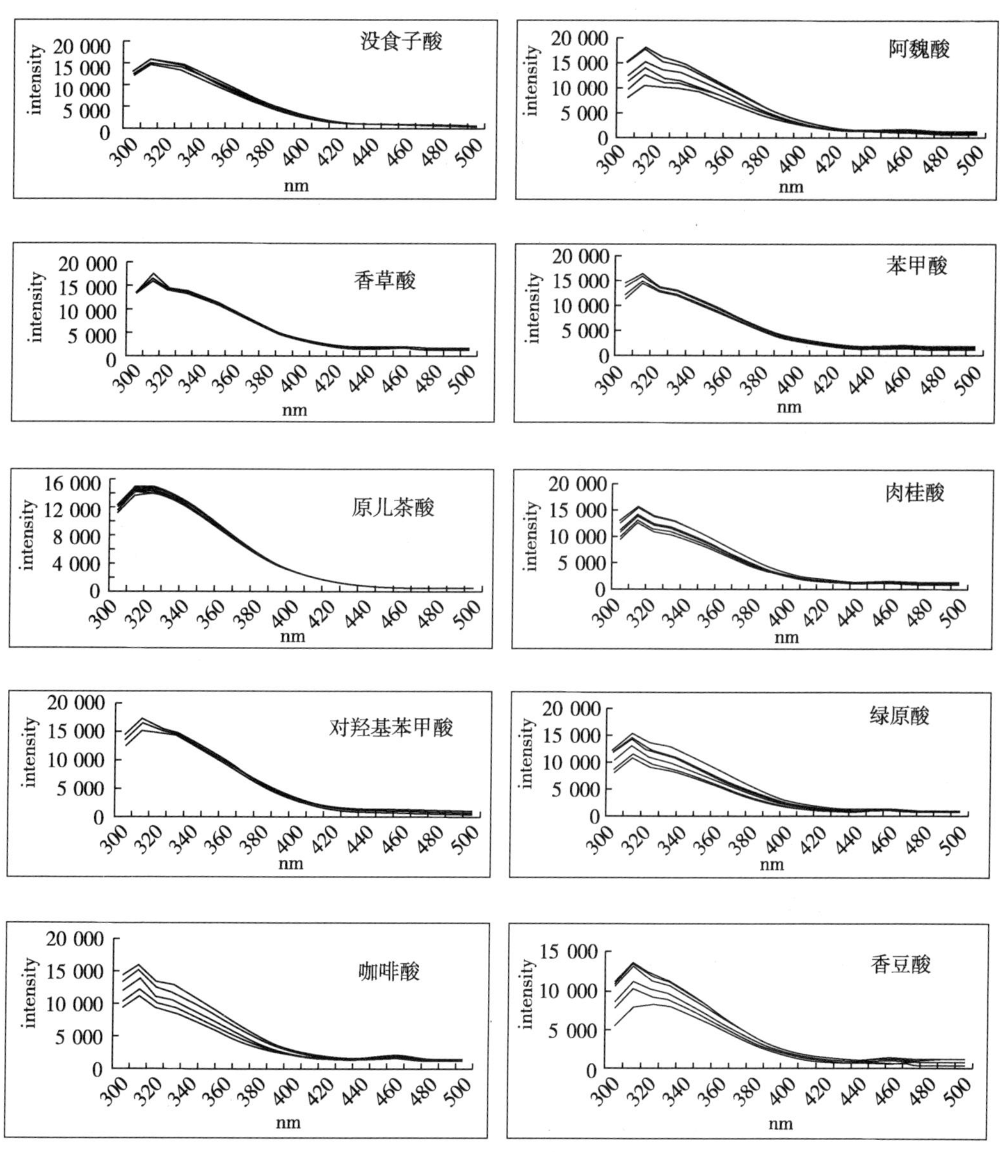

图4-78 芳香酸类成分对HSA荧光光谱的影响

注：从上到下药物终浓度为：0、0.1×10^{-5}mol/L、0.5×10^{-5}mol/L、1×10^{-5}mol/L、1.5×10^{-5}mol/L、2×10^{-5}mol/L。

2. HSA 荧光猝灭机制　引起 HSA 荧光猝灭的原因可能有两种：动态猝灭和（或）静态猝灭。动态猝灭是化合物和蛋白质的激发态分子间的相互碰撞而导致的荧光猝灭，并不影响蛋白质的结构和生理活性。静态猝灭则是由于发生了配合反应，对蛋白质的二级结构产生影响，并可能影响其生理活性。荧光猝灭符合下式：$F_0/F=1+Kq[Q]$(1)，其中，F_0 为猝灭剂不存在时的荧光强度，F 为加入猝灭剂后荧光强度，Kq 为猝灭常数，$[Q]$为猝灭剂浓度。根据(1)式，对于单一的动态猝灭或静态猝灭过程，以荧光分子的荧光强度变化 F_0/F 对猝灭剂浓度$[Q]$作图应为直线关系，直线斜率代表荧光猝灭过程速率常数 Kq。

将 25℃和 37℃不同温度下 HSA 的荧光强度 F_0/F 比值与苯丙烯酸系列的芳香酸类化合物浓度$[Q]$分别作图，随着苯丙烯酸系列的芳香酸类化合物浓度的增加，F_0/F 逐渐增大，且两者呈良好的线性关系（图 4-79）。

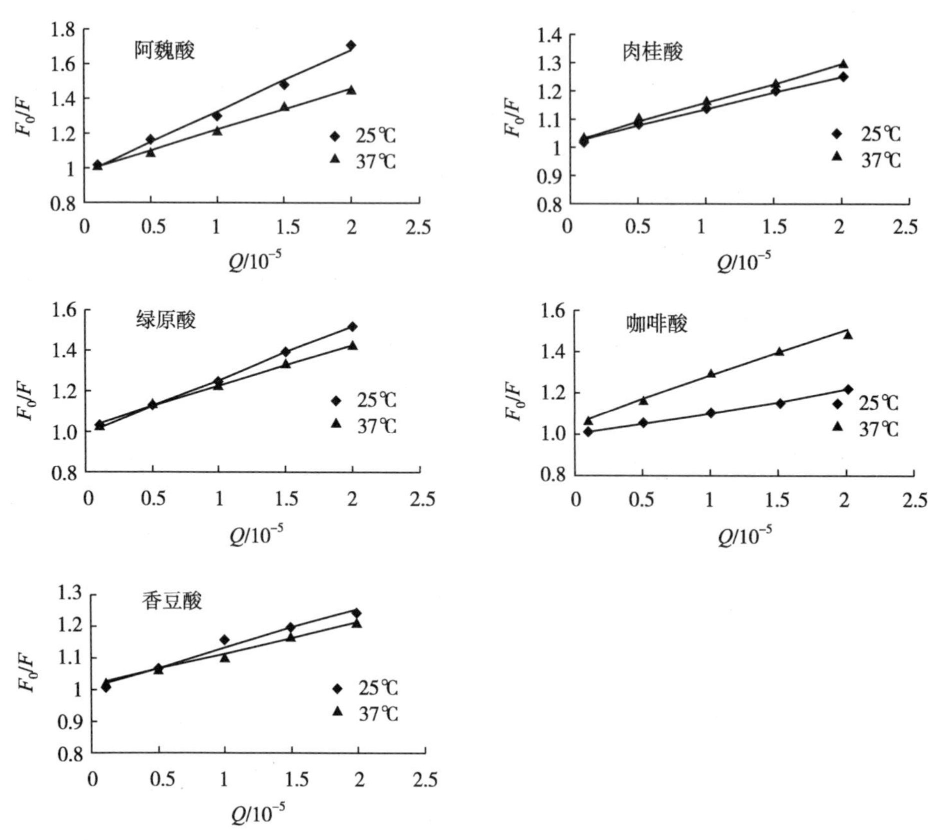

图 4-79　苯丙烯酸系列芳香酸类成分 -HSA 体系的 Stern-Volmer（A）方程拟合图

通常，生物大分子最大动态猝灭过程的速率常数 $K<100$L/mol。因此对于速率常数 $K>100$L/mol 的荧光猝灭过程不可能是动态猝灭而只能是静态猝灭过程，所以苯丙烯酸系列芳香酸类化合物对 HSA 的荧光猝灭过程只能是静态猝灭（表 4-133）。

表 4-133　25℃和 37℃下苯丙烯酸系列芳香酸类化合物 -HSA 体系的结合速率常数 *Kq*

结合速率常数	25℃	37℃
阿魏酸	35 690	24 070
肉桂酸	12 080	13 570
绿原酸	26 140	19 960
咖啡酸	10 570	22 390
香豆酸	12 090	9 950

3. 苯丙烯酸系列芳香酸类化合物与 HSA 的结合常数和结合位点数　对于静态猝灭，荧光强度与猝灭剂的关系可由结合常数表达(2)式推导求出。$\log[(F_0-F)/F]=\log K_A+n\log[Q]$ (2)，将 $\log[(F_0-F)/F]$ 对 $\log[Q]$ 作图，直线斜率代表结合位点数 n，直线截距结合常数 K，同时温度对苯丙烯酸系列芳香酸类化合物和 HSA 的结合常数影响比较大，结果见图 4-80、表 4-134 和表 4-135。实验所用猝灭剂最小浓度为 HSA 浓度的 0.5 倍，最大为 10 倍。

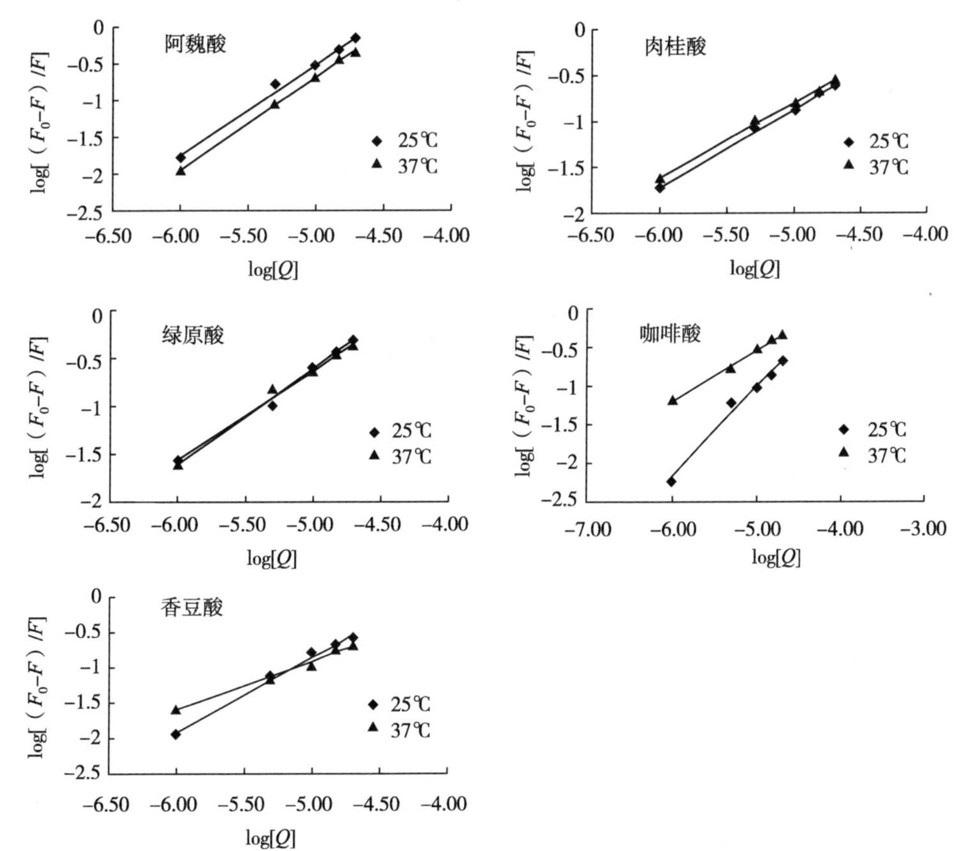

图 4-80　苯丙烯酸系列芳香酸类成分 -HSA 体系的 Lineweaver-burk(B)方程拟合图

表 4-134　25℃下苯丙烯酸系列芳香酸类化合物 -HSA 体系的结合常数 K 和结合位点 *n*

化合物	曲线方程	相关系数 *r*	*K*	*n*
阿魏酸	y=1.238 1x+5.689 6	0.990 8	489 327	1.238 1
肉桂酸	y=0.871x+3.509 4	0.993 6	3 231	0.871
绿原酸	y=1.021 2x+4.489 5	0.994 8	30 867	1.021 2
咖啡酸	y=1.171 4x+4.860 9	0.993 1	72 593	1.171 4
香豆酸	y=1.050 5x+4.375 4	0.989 9	23 735	1.050 5

表 4-135　37℃下苯丙烯酸系列芳香酸类成分 -HSA 体系的结合常数 *K* 和结合位点 *n*

化合物	曲线方程	相关系数 *r*	*K*	*n*
阿魏酸	y=1.265 2x+5.647 5	0.997 4	444 119	1.265 2
肉桂酸	y=0.820 2x+3.322 5	0.996 5	2 101	0.820 2
绿原酸	y=0.933 4x+4.032 9	0.989 3	10 786	0.933 4
咖啡酸	y=0.676 4x+2.861 8	0.983 4	727	0.676 4
香豆酸	y=0.693 1x+2.554 4	0.984 2	358	0.693

4. 苯丙烯酸系列芳香酸类化合物和 HSA 的作用力类型　小分子与蛋白质作用力类型包括氢键、范德华力、静电引力、疏水作用力等。温度变化范围不大时，可以将作用过程的焓变 ΔH 作为常数，根据反应前后热力学参数焓变 ΔH 和熵变 ΔS 的相对大小，可以判断小分子与蛋白质间的主要作用力类型。依据热力学参数方程(3)、(4)和(5)式 $\ln(K_2/K_1)=(1/T_1-1/T_2)\Delta H/R$ (3)，$\Delta G=\Delta H-T\Delta S=-RT\ln K$ (4)，$\Delta S=-(\Delta G-\Delta H)/T$，计算结果见表 4-136。总结了生物大分子与小分子作用力类型的热力学规律，$\Delta S>0$ 可能是疏水和静电作用力；$\Delta H>0$ 同时 $\Delta S>0$ 为疏水作用力；$\Delta H<0$ 时主要为静电相互作用。

表 4-136　苯丙烯酸系列芳香酸类成分 -HSA 结合过程的热力学参数

化合物	ΔS	ΔH
阿魏酸	106.43	−62.13
肉桂酸	56.15	−275.82
绿原酸	58.99	−673.84
咖啡酸	−24.96	−2 950.38
香豆酸	−23.76	−2 687.92

5. 分子对接研究结果　选择 HSA(2BXH 和 2BXD)的晶体复合物结构，作为计算机分子对接的受体模型(图 4-81、表 4-137)。

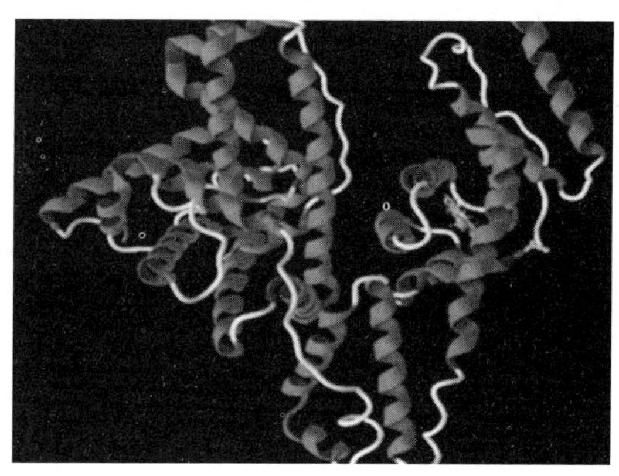

图 4-81　HSA 的晶体复合物结构

表 4-137　芳香酸类成分-HSA 的分子对接参数

序号	化合物名称	能量值	Rerank 分值	H 键
对照组	3-磺氧基-1H-吲哚	−100.239	−81.874 7	−7.125 06
1	没食子酸	−69.773 9	−63.183 7	−5.9
2	阿魏酸	−84.658 6	−74.057 1	−4.779 24
3	香草酸	−69.725 9	−61.871 8	−6.263 65
4	苯甲酸	−64.369 2	−56.976 2	−2.060 44
5	原儿茶酸	−69.143	−63.195 3	−3.953 41
6	肉桂酸	−73.627 1	−60.839 1	−3.13
7	对羟基苯甲酸	−65.291 9	−51.732 4	−4.750 74
8	绿原酸	−105.14	−99.272 2	−10.730 1
9	咖啡酸	−80.072 8	−71.579 2	−8.199 75
10	香豆酸	−73.836	−64.428	−6.922 5

运用荧光色谱法研究 HSA 与四物汤类方中的有效成分芳香酸类化合物的结合作用。从荧光色谱图研究结果发现苯丙烯酸系列芳香酸[阿魏酸(2),肉桂酸(6),绿原酸(8),咖啡酸(9),香豆酸(10)与人血清白蛋白(HSA)的结合作用要明显强于苯甲酸系列芳香酸(没食子酸(1),香草酸(3),苯甲酸(4),原儿茶酸(5),对羟基苯甲酸(7)]。通过比较结合常数 K,咖啡酸(9)>香豆酸(10)>肉桂酸(6),结果表明在苯丙烯酸系列芳香酸中,苯环上取代羟基多的芳香酸与蛋白的结合要强于取代羟基数少的芳香酸;阿魏酸(2)的结合常数 K 远大于咖啡酸(9)表明当苯环上羟基被甲氧基取代时,芳香酸与蛋白结合能力增强;咖啡酸(9)的结合常数大于绿原酸(8)表明当羧基的氢键被其他基团取代时,芳香酸与蛋白结合的能力减弱。

分子对接(molecular docking method)是依据“锁和钥匙”的原理,从已知结构的受体和配体开始,通过化学计量学方法模拟、识别并且预测受体-配体复合物结构的方法。从分子对接结果可以看出苯丙烯酸系列芳香酸比苯甲酸系列芳香酸的能量对接分值高,更接近于对照药物。苯丙烯酸系列芳香酸能量对接分值的顺序为:绿原酸(8)>阿魏酸(2)>咖啡酸(9)>

香豆酸(10)> 肉桂酸(6),其结果基本与荧光色谱法实验结果一致。

参考文献

[1] LIU P,LIU L,TANG Y P,et al. A new cerebroside and its anti-proliferation effect on VSMCs from the radix of *Cyperus rotundus* L.[J]. Chinese Chemical Letters,2010,21(5):606-609.

[2] SU S L,DUAN J A,TANG Y P,et al. Isolation and biological activities of neomyrrhaol and other terpenes from the resin of *Commiphora myrrha*[J]. Planta Medica,2009,75(4):351-355.

[3] 侯鹏飞,宿树兰,段金廒,等. 液质联用技术分析延胡索中的生物碱类成分[J]. 中国医药导报,2008,5(11):48-49.

[4] 侯鹏飞,陈文星,赵新慧,等. 木香挥发性成分气质联用分析及其抑制血小板聚集作用的研究[J]. 中国实验方剂学杂志,2008,14(7):26-30.

[5] SU S L,CUI W X,ZHOU W,et al. Chemical fingerprinting and quantitative analysis of multiple constituents in Siwu decoction categorized formulae using UHPLC-QTOF/MS/MS and HPLC-UV[J]. Chinese Medicine,2013,8(1):5.

[6] PENG H Y,DU J R,ZHANG G Y,et al. Neuroprotective effect of *Z*-Ligustilide against permanent focal ischemic damage in rats[J]. Biological and Pharmaceutical Bulletin,2007,30(2):309-312.

[7] 宿树兰,段金廒,赵新慧,等. 四物汤及衍化方香附四物汤挥发性成分与子宫平滑肌收缩效应相关性分析[J]. 世界科学技术—中医药现代化,2008,10(2):50-57.

[8] ZHU M,DUAN J A,TANG Y P,et al. Identification of chemical constituents in Siwu decoction by UHPLC-DAD-TOF/MS[J]. Acta Chromatographica Separation,2014,26(3):517-537.

[9] SU S L,HUA Y Q,DUAN J A,et al. Inhibitory effects of active fraction and its main components of Shaofu Zhuyu Decoction on uterus contraction[J]. American Journal of Chinese Medicine,2010,38(4):777-787.

[10] LIU P,DUAN J A,HUA Y Q,et al. Effects of Xiang-Fu-Si-Wu Decoction and its main components for dysmenorrhea on uterus contraction[J]. Journal of Ethnopharmacology,2011,133(2):591-597.

[11] 刘培,段金廒,洪敏,等. 香附四物汤对小鼠脾淋巴细胞增殖转化影响的效应物质基础研究[J]. 中国实验方剂学杂志,2012,18(23):252-257.

[12] 刘立,段金廒,唐于平,等. 桃红四物汤抗氧化效应物质基础研究[J]. 中国中药杂志,2011,36(12):1591-1595.

[13] 刘春美,宿树兰,吴德康,等. GC-MS 联用法分析芩连四物汤及其组方药材挥发性成分[J]. 中成药,2008,30(12):1815-1818.

[14] SU S L,GUO J M,DUAN J A,et al. Ultra-performance liquid chromatography-tandem mass spectrometry analysis of the bioactive components and their metabolites of Shaofu Zhuyu decoction active extract in rat plasma[J]. Journal of Chromatography B,2010,878(3-4):255-362.

[15] 侯鹏飞,宿树兰,段金廒,等. 液质联用技术分析延胡索中的生物碱类成分[J]. 中国医药导报,2008,5(11):48-49.

[16] 范欣生,段金廒,孙世发,等. 类方研究在方剂现代研究中的意义探析[J]. 世界科学技术—中医药现代化,2007,9(6):17-21.

[17] 朱振华,尚尔鑫,段金廒,等. 中药方剂化学成分液质联用分析中标准质谱库的建立和应用[J]. 分析化学,2010,38(11):1588-1592.

[18] LI S L,SONG J Z,CHOI F F K,et al. Chemical profiling of Radix Paeoniae evaluated by ultra-performance liquid chromatography/photo-diode-array/quadrupole time-of-flight mass spectrometry [J]. Journal of Pharmaceutical and Biomedical Analysis,2009,49(2):253-266.

[19] LI S L,SONG J Z,QIAO C F,et al. A novel strategy to rapidly explore potential chemical markers for the discrimination between raw and processed Radix Rehmanniae by UHPLC-TOFMS with multivariate statistical analysis[J]. Journal of Pharmaceutical and Biomedical Analysis,2010,51(4):812-823.

[20] ZHAN X F,LI P,SUN Y Q. HPLC/ESI-MS analysis of the Radix Rehmanniae Praeparata[J]. Chinese Journal of Pharmaceutical Analysis,2007,27:874-876.

[21] YI T,LEUNG K S Y,LU G. H,et al. Simultaneous qualitative and quantitative analyses of the major constituents in the rhizome of Ligusticum Chuanxiong using HPLC-DAD-MS[J]. Chemical and Pharmaceutical Bulletin,2006,54(2):255-259.

[22] KAZUMA K,TAKAHASHI T,SATO K,et al. Quinochalcones and flavonoids from fresh florets in different cultivars of *Carthamus tinctorius* L.[J]. Bioscience,Biotechnology,and Biochemistry,2000,64(8):1588-1599.

[23] 段金廒,刘培,宿树兰,等.基于方剂功效物质组学的四物汤类方用于妇科血瘀证原发性痛经的方-证-病关联规律分析[J].世界科学技术—中医药现代化,2013,15(2):167-176.

[24] HAN J W,KAMBER M.数据挖掘概念与技术[M].北京:机械工业出版社,2001:231.

[25] 何前锋,周雪忠,周忠眉,等.基于中药功效的聚类分析[J].中国中医药信息杂志,2004,11(6):561-562.

[26] 陈念贻.模式识别优化技术及其应用[M].北京:中国石油化工出版社,2000.

[27] 李国春,戴慎.动态聚类分析在中医方剂药量组合规律中的应用[J].中国卫生统计,2006,23(1):63-65.

[28] 苏美英,周婷婷,周茂金.LC/MS^{n}鉴定咖啡酸在大鼠体内的代谢产物[J].中国现代应用药学杂志,2009,26(6):501-504.

[29] 宿树兰,崔文霞,段金廒,等.少腹逐瘀汤对布洛芬在大鼠体内药动学及代谢产物的影响[J].中草药,2013,44(3):315-322.

[30] HONG Z Y,FAN G R,LE J,et al. Brain pharmacokinetics and tissue distribution of tetrahydropalmatine enantiomers in rats after oral administration of the racemate[J]. Biopharmaceutics and Drug Disposition,2006,27(3):111-117.

[31] ZUO F,NAKAMURA N,AKAO T,et al. Pharmacokinetics of berberine and its main metabolites in conventional and pseudo germ-free rats determined by liquid chromatography/ion trap mass spectrometry[J]. Drug Metabolism and Disposition,2006,34(12):2064-2072.

[32] LIN L,LIU J X,ZHANG Y,et al. Pharmacokinetic studies of tetrahydropalmatine and dehydrocorydaline in rat after oral administration of yanhusuo extraction by LC-MS/MS method[J]. Acta Pharmaceutica Sinica,2008,43(11):1123-1127.

[33] CHENG X Y,SHI Y,SUN H,et al. Identification and analysis of absorbed components in rat plasma after oral administration of active fraction of *Corydalis yanhusuo* by LC-MS/MS[J]. Acta Pharmaceutica Sinica,2009,44(2):167-174.

[34] 谢岑,钟大放,陈笑艳.鉴定大鼠注射绿原酸后体内的代谢产物[J].药学学报,2011,46(1):88-95.

[35] 苏美英,周婷婷,周茂金.LC/MS^{n}鉴定咖啡酸在大鼠体内的代谢产物[J].中国现代应用药学杂志,2009,26(6):501-504.

[36] GE B Y,CHEN H X,HAN F M,et al. Identification of amygdalin and its major metabolites in rat urine by LC-MS/MS[J]. Journal of Chromatography B,2007,857(2):281-286.

[37] SU S L,GUO J M,DUAN J A,et al. Ultra-performance liquid chromatography-tandem mass spectrometry analysis of the bioactive components and their metabolites of Shaofu Zhuyu decoction active extract in rat plasma[J]. Journal of Chromatography B,2010,878(3-4):355-362.

[38] 徐红梅.少腹逐瘀汤治疗少女原发性痛经36例[J].中国中医急症,2008,17(8):1151-1152.

[39] 宿树兰,段金廒,王团结,等.少腹逐瘀汤对寒凝血瘀大鼠模型血液流变性及卵巢功能的影响[J].中

国实验方剂学杂志，2008，14(12)：14-34.

[40] 张壮，闫彦芳，陈可冀．川芎赤芍配伍比例对芍药苷药代动力学的影响[J]．中国中药杂志，2000，25(11)：688-691.

[41] TIAN Y，YANG Z F，LI Y，et al. Pharmacokinetic comparisons of hydroxysafflower yellow A in normal and blood stasis syndrome rats[J]. Journal of Ethnopharmacology，2010，129(1)：1-4.

[42] 董其虎，王佩娟．香附四物汤对原发性痛经气滞血瘀型凝血功能的影响[J]．中医药导报，2012，18(2)：34-35.

[43] 黎国富，赵浩如，杨劲．中草药新药多成分药代动力学评价的研究进展[J]．中国中药杂志，2011，36(5)：644-649.

[44] MA H D，WANG Y J，GUO T，et al. Simultaneous determination of tetrahydropalmatine，protopine，and palmatine in rat plasma by LC-ESI-MS and its application to a pharmacokinetic study[J]. Journal of Pharmaceutical and Biomedical Analysis，2009，49(2)：440-445.

[45] 盛彧欣，果德安．四物汤共煎液与单煎混合液主要成分的含量比较[J]．药物分析杂志，2005，25(1)：1-4.

[46] 唐于平，黄美艳，张彦华，等．四物汤类方与组方药材及其所含主要芳香酸体外抗氧化活性比较与量效关系研究[J]．中国中西医结合杂志，2012，1(32)：64-68.

[47] 刘立，马宏跃，段金廒，等．凝血酶时间法的改进及对四物汤类方筛选研究[J]．中国实验方剂学杂志，2009，15(4)：69-71.

[48] LI H X，HAN S Y，Wang X W，et al. Effect of the carthamins yellow from Carthamus tinctorius L. on hemorheological disorders of blood stasis in rats[J]. Food and Chemical Toxicology，2009，47(8)：1797-802.

[49] LIU L，MA H Y，TANG Y P，et al. Discovery of estrogen receptor a modulators from natural compounds in Si-Wu-Tang series decoctions using estrogen-responsive MCF-7 breast cancer cells[J]. Bioorganic & Medicinal Chemistry Letters，2012，22(1)：154-163.

[50] LIU L，MA H Y，YANG N Y，et al. A series of natural flavonoids as thrombin inhibitors：structure-activity relationships[J]. Thrombosis Research，2010，126(5)：365-378.

[51] 刘立，段金廒，宿树兰，等．桃红四物汤各分离部位对体外 ADP 诱导的血小板聚集，凝血酶活性的影响及效应物质基础研究[J]．中国中药杂志，2016，41(4)：716-721.

[52] 王升菊，刘倩倩，江华娟，等．基于网络药理学和分子对接技术探讨桃红四物汤治疗原发性痛经的有效成分及作用机制[J]．中国中药杂志，2020，45(22)：5373-5382.

第五节　基于临床病证的四物汤类方治疗原发性痛经的方证对应研究

四物汤是补血常用方，也是调经的基本方，用于一切血虚病证，在中医妇产科临床应用广泛。对 2010 年 2 月至 2011 年 2 月就诊于江苏省中医院妇科门诊的 42 例血虚证月经过少患者，给予四物汤加味口服，3 个月为 1 个疗程，观察疗效，四物汤加味治疗血虚证月经过少疗效满意，不仅能增加月经量，改善血虚证的兼有症状，还能显著提高血清 E_2 水平，降低 FSH 和 PRL 水平。

原发性痛经（primary dysmenorrhea，PDM）是指月经前及行经期间下腹及腰部痉挛性疼痛，严重时伴有恶心、呕吐、肢冷，但未见器质性明显病变者。多见于未婚或未育青年女性，发病率高达 50%，其中严重影响工作和生活者占 10%。中国女性中 33.19% 罹患痛经，其中 36.06% 为原发性痛经。中国高校女学生痛经发病率高达 60%~80%。

现代医学认为，导致疼痛的直接原因是子宫缺血、过度收缩。发病机制研究表明，前列腺素与子宫过度收缩关系密切，尤其是 $PGF_{2\alpha}$ 的含量升高是导致痛经发生的主要原因之一。此外，催产素、加压素、神经内分泌激素、β- 内啡肽、神经递质的分泌失调以及机体免疫状态等因素与痛经的发生亦密切相关。目前西医对原发性痛经的治疗主要是以止痛、解痉为主，非甾体类抗炎药物和口服避孕药是最常见的药物，尽管即时止痛，但疗效难以持久，具有一定的局限性，尤其是激素疗法带来的女性内分泌紊乱以及胃肠道反应、腹泻等副作用。因此，中医药治疗是有效的替代疗法。

传统中医学认为原发性痛经之病因多系因寒凝、因气滞、因血虚等诸多致病因素导致气血运行不畅，胞宫经血流通受碍，以致“不通则痛”“不荣则痛”，形成了中医认识疾病特征的不同证候（可理解为疾病的若干亚型）。据此，中医临床将 PD 分为寒凝血瘀型和气滞血瘀型等类型，其中寒凝血瘀所致者占 60% 以上。清代（公元 1830 年）王清任《医林改错》的少腹逐瘀汤为治疗寒凝血瘀证原发性痛经的有效代表方剂，据临床研究报道，该方治疗原发性痛经有效率可达 90% 以上。香附四物汤来源于《不知医必要》卷四，其组方药物如当归、香附等在气滞血瘀证痛经治疗中广泛使用，其加减方临床总有效率达 80%~90%。

一、少腹逐瘀汤、香附四物汤的临床疗效与方 - 证对应关系

（一）临床试验研究概况

阳虚体质和不健康的心理状态是妇科血瘀证发病的主要内在因素；寒邪侵袭和怒、忧、思情志所伤是妇科血瘀的主要外在诱发因素。气滞血瘀和寒凝血瘀是临床常见和主要类型。香附四物汤和少腹逐瘀汤是四物汤类方，传统用于妇科气滞血瘀和寒凝血瘀证原发性痛经的治疗。为客观评价其疗效并开展相关效应物质分析，按照 GCP 要求，进行临床试验研究。

1. 试验设计　采用自身对照研究，样本量：气滞组与寒凝组各 30 例。

2. 病例选择

西医诊断标准：参照全国高等教育“十一五”国家级规划教材《妇产科学》（第 7 版）乐杰主编，2008 年）以及《中华妇产科学》（第 2 版）（曹泽毅主编，2005 年）。

中医辨证标准：参照普通高等教育“十二五”“十一五”“十五”国家级规划教材《中医妇科学》（张玉珍主编，2014 年）相关章节。

（1）气滞血瘀证

主症：经前或经期小腹胀痛拒按。

次症：①经行不畅；②血色紫黯有块；③乳房胀痛；④胸闷不适。

主症必备，次症至少具备 1 项，结合舌脉即可诊断。

（2）寒凝血瘀证

主症：经前或经期小腹冷痛，得热痛减，或伴胀痛拒按。

次症：①月经量少或经行不畅；②经血黯而有瘀块；③畏寒；④手足欠温；⑤冷汗淋漓；⑥肛门坠胀；⑦恶心呕吐；⑧舌黯苔白；⑨脉沉紧。

主症必备，次症具备 2 项以上，结合舌脉即可诊断。

3. 治疗方案　试验药品为香附四物汤配方颗粒和少腹逐瘀汤配方颗粒。

香附四物汤和少腹逐瘀汤配方颗粒口服，每天 2 剂，分早晚 2 次口服。第 1 次服用在第

1个月经周期痛经时开始服用，连服5天，此后2个周期均于经期前5天开始服用，连服10天。连用3个月经周期。

3个月经周期痛经发生时及用药结束当天各访视1次，其中3个周期痛经发生时及第1、3个周期用药结束当天各需采血1次。

4. 疗效与安全性评定标准

(1) 疼痛强度评价

临床治愈：VAS加权值(A-B)/A×100%　　≥75%

显效：VAS加权值(A-B)/A×100%　　≥50%~75%

有效：VAS加权值(A-B)/A×100%　　≥25%~50%

无效：VAS加权值(A-B)/A×100%　　≤25%

附：疼痛减轻的百分数=(A-B)/A×100%

A=用药前VAS评分；B=用药后VAS评分

(2) 中医证候疗效评价

临床痊愈：治疗后积分较治疗前减少，积分比值≥95%

显效：治疗后积分较治疗前减少，积分比值≥70%

进步：治疗后积分较治疗前减少，积分比值≥30%

无效：治疗后积分较治疗前减少不明显甚至增加，积分比值<30%

疗效指数计算法：

$$\text{疗效指数}=\frac{\text{治疗前积分}-\text{治疗后积分}}{\text{治疗前积分}}\times 100\%$$

(3) 血液中效应指标分析

免疫相关指标：LTB_4，NO，EPO，GC，PGE_2，PGF_{2a}，TXA_2，ET，OT，VP；

内分泌相关指标：E_2，P，LH，FSH，T；

神经递质相关指标：NA，β-EP，5-HT；

血瘀及补血相关指标：血常规，凝血4项，血液流变学指标等。

统计分析使用SPSS 18.0和SIMCA-P11软件。

(4) 伦理学申明：本试验方案由江苏省中西医结合医院伦理委员会审议同意并签署批准后实施。受试者自愿参加临床实验，在试验的任何阶段有权随时退出试验而不会遭到歧视或报复，其医疗待遇和权益不受影响，仍可继续得到其他治疗方式或治疗手段。受试者参加试验及在试验中的个人资料均属保密。受试者了解临床试验的性质、试验的目的、预期可能的受益和可能发生的风险及不便，了解可能被分配到试验的不同组别、可供选用的其他治疗方法以及符合《赫尔辛基宣言》规定的受试者的权利和义务等，受试者有充分的时间考虑是否愿意参加试验，并在研究之前签署知情同意书。知情同意书作为临床试验的文档保留备查。

(二) 临床疗效分析评价

1. 少腹逐瘀汤的临床疗效分析评价　受试对象为女性志愿患者24名，年龄在18~40岁，符合原发性痛经诊断及中医寒凝血瘀辨证，连续3个月经周期以上的原发性痛经史，月经周期规则；经知情同意志愿者自愿受试；获得知情同意书过程符合GCP规定。另招募正常女性志愿者 12 名，背景情况见表 4-138。志愿者的遴选、临床观察、有效性评价等研究工作在江苏省中西医结合医院中西医结合内分泌科与妇科执行实施(2010 年 9 月—2011 年 12 月)。实施过程中，对入组志愿者进行痛经相关知识的培训，以保证志愿者的顺应性。

表 4-138　临床实验志愿者背景情况

指标	少腹逐瘀汤组（n=24）	正常组（n=12）	P
平均年龄(SD)/岁	23.8(3.03)	24.3(2.12)	0.87
受大学教育程度 /n(%)	24(100)	14(100)	1.00
平均体重(SD)/kg	50.8(6.02)	51.6(3.02)	0.46
BMI 指数(SD)/(kg/m^2)	19.6(2.27)	20.7(1.27)	0.53
平均月经周期(SD)/天	4.8(0.98)	5.2(0.92)	0.98
平均月经时间(SD)/天	28.1(3.23)	27.8(2.75)	0.65

给予少腹逐瘀汤配方颗粒治疗后，依据 VAS 评分标准，治疗 3 个月经周期后临床治愈 8 例，显效 7 例，有效 5 例，无效 4 例，总有效率为 83.33%。

临床生化指标、血瘀及补血相关指标评测结果见表 4-139。从表中可看出，检测的 14 个生化指标均得到明显改善(P<0.05 或 P<0.01)，少腹逐瘀汤可明显降低 T，E_2，FSH 和 GC 水平(P<0.05 或 P<0.01)，显著升高 P 水平(P<0.05)。服用少腹逐瘀汤配方颗粒后对炎症因子 $PGF_{2\alpha}$，LTB_4 和 ET-1 的升高具有显著的抑制作用，并明显升高 PGE_2 和 NO 水平(P<0.05 或 P<0.01)；显著降低 OT、AVP 水平；升高血清中 NA、5-HT 水平(P<0.05 或 P<0.01)。

表 4-139　痛经患者给予少腹逐瘀汤治疗前后血中生化指标的变化($\bar{x}\pm s$，n=24)

检测指标	正常组	治疗组治疗前	治疗组治疗后	P值 *
T /(nmol/L)	7.90±3.70	11.15±1.66	7.63±4.03	0.001
P /(nmol/L)	57.40±17.27	14.29±13.84	39.67±27.72	0.043
E_2 /(pmol/L)	11.17±8.26	40.97±30.51	12.17±10.62	0.035
FSH /(mIU/ml)	3.68±4.23	5.54±1.58	3.88±2.50	0.000
LTB_4/(pg/ml)	822.36±215.56	871.52±153.72	821.06±125.69	0.017
S-LP(a)/(mg/l)	237.62±82.80	266.53±260.79	223.08±317.03	0.000
GC /(pg/ml)	329.93±116.23	432.10±217.83	376.88±146.55	0.010
ET-1 /(pg/ml)	1.99±0.53	2.67±0.98	2.26±0.49	0.026
NO/(μmol/L)	105.37±36.25	73.31±26.72	93.84±26.75	0.048
PGE_2/(pg/ml)	170.34±75.68	168.19±57.26	171.55±56.14	0.035
$PGF_{2\alpha}$/(pg/ml)	13383.29±578	13422±638	13264±632	0.033
OT /(pg/ml)	240.04±227.16	286.4±279.96	248.74±127.36	0.000
AVP /(pg/ml)	220.36±109.78	270.05±165.64	258.65±127.29	0.030
5-HT/(ng/ml)	128.25±78.00	97.26±87.66	125.10±110.61	0.010

注：*P 值采用双尾 ANOVA 法计算，治疗前后相比较。

2. 香附四物汤的临床疗效分析评价　受试对象为女性志愿患者25名，年龄在18~40岁之间，符合原发性痛经诊断及中医气滞血瘀辨证，连续3个月经周期以上的原发性痛经史，月经周期规则。另招募正常女性志愿者12名，背景情况见表4-140。志愿者的遴选、临床观察、有效性评价等研究工作在江苏省中西医结合医院中西医结合内分泌科与妇科执行实施（2010.9—2011.12）。实施过程中，对入组志愿者进行痛经相关知识的培训，以保证志愿者的顺应性。其中有4例在第一试验周期因拒绝服用药物或其他疾病退出试验。

给予香附四物汤配方颗粒（XFSWF）治疗后，其中4例患者治疗无效，这4例患者第一和第四个试验周期的VAS评分均值分别为6.5±1.0和6.2±0.5，治疗前后无显著性差异（$P>0.05$）。17例治疗有效的病例，其治疗前后VAS评分均值分别为6.2±1.1和3.0±1.7，治疗前后有显著性差异（$P<0.05$）。香附四物汤的临床治疗总有效率为81%。

表4-140　临床实验志愿者背景情况

	正常组	香附四物汤组	P值*
	12	25	
平均年龄(SD)/岁	24.2(1.6)	24.1(1.9)	0.97
受大学教育程度/n(%)	12(100)	21(100)	1.00
平均体重(SD)/kg	49.3(2.1)	48.6(2.3)	0.39
BMI指数(SD)/(kg/m^2)	19.3(0.5)	18.9(0.9)	0.07
平均月经周期(SD)/天	5.4(0.8)	5.0(0.9)	0.25
平均月经时间(SD)/天	29.9(0.8)	31.0(2.3)	0.06

注：*P值采用双尾ANOVA法计算，治疗前后相比较。

临床生化指标（免疫指标：LTB_4、NO、EPO、GC、PGE_2、PGF_2、TXA_2、ET、OT、VP；内分泌指标：E_2、P、LH、FSH、T；神经递质相关指标：NA、β-EP、5-HT；血瘀及补血相关指标：血常规、凝血4项、血流变）评测结果见表4-141。$PGF_{2\alpha}$、PGE_2、LTB_4、NO、OT、VAP、5-HT、GC、T、S-LP(a)、APTT、FIB和MCHC水平在治疗前（Pre-1）与治疗3个周期后（Post-4）具有显著性差异（$P<0.05$）。XFSWF可显著降低血清中$PGF_{2\alpha}$、PGE_2、LTB_4、OT、VAP、5-HT、T、S-LP(a)水平，升高NO、GC、APTT、FIB和MCHC水平。

表4-141　痛经患者给予香附四物汤治疗前后血中生化指标的变化（$\bar{x}\pm s$，$n=17$）

分类	检测指标	治疗组治疗前	治疗组治疗后	P值*
炎症因子	$PGF_{2\alpha}$/(ng/ml)	44.47±18.99	17.82±10.23	0.012
	LTB_4/(pg/ml)	864.97±318.96	524.23±171.49	0.024
	NO/(μmol/L)	57.97±20.23	100.98±26.92	0.017
神经递质	OT/(pg/ml)	290.82±121.35	140.04±27.29	0.010
	VAP/(pg/ml)	599.51±302.32	187.66±57.39	0.011
	5-HT/(ng/ml)	160.25±72.58	71.85±29.79	0.011

续表

分类	检测指标	治疗组治疗前	治疗组治疗后	P值*
内分泌激素	T/(nmol/L)	1.17±0.68	0.79±0.37	0.036
	GC/(pg/ml)	334.57±86.51	545.48±133.10	0.012
血液相关指标	S-LP(a)/(ng/ml)	247.62±82.80	147.81±41.97	0.012
	APTT/s	29.84±3.53	33.49±3.07	0.001
	FIB/(g/L)	2.57±0.30	2.83±0.44	0.045
	MCHC/(g/L)	330.95±8.79	338.14±10.37	0.020

注:*P 值采用双尾 ANOVA 法计算,治疗前后相比较。

二、不同证型原发性痛经发病机制探讨

现代医学认为痛经疾病的发病机制与内分泌、免疫、神经系统的调节密切相关,其中前列腺素尤其是 $PGF_{2\alpha}$ 的含量升高是导致痛经发生的主要原因之一。催产素、加压素、神经内分泌激素、β- 内啡肽、神经递质的分泌失调以及机体免疫状态等因素与痛经的发生亦密切相关。

中医临床依据疾病证候的不同而遣方用药。少腹逐瘀汤为治疗妇科血瘀内阻的代表方剂之一,既能辛温通经,又能活血逐瘀。其功在温阳通经,在妇科治疗中至今不衰,疗效显著。方中小茴香、干姜、官桂温经散寒,通达下焦;元胡、没药利气散瘀,消肿定痛;蒲黄、五灵脂活血祛瘀,散结止痛,其中蒲黄生用,重在活血祛瘀,五灵脂用炒,重在止痛而不损胃气;当归、川芎乃阴中之阳药,血中之气药,配合赤芍用以活血行气,散滞调经。全方能温经散寒、活血祛瘀、消肿止痛。

香附四物汤是行气化瘀代表方之一,出自清代《不知医必要》卷四。由当归、川芎、白芍、地黄、香附、木香、延胡索组成。具有养血调血、行气止痛的功效,主治气滞血瘀所致痛经、月经不调等症。

应用代谢物组学方法对临床原发性痛经(PDM)患者血浆代谢物组的整体变化进行研究,探讨不同证候的原发性痛经患者血浆中生物标志物及其差异;在此基础上研究方剂干预后的代谢扰动规律及代谢表型的变化,阐明少腹逐瘀汤、香附四物汤干预不同证候原发性痛经的生物学机制与作用差异。

(一) 实验方法

1. 人血浆及尿液样本的收集方法　寒凝血瘀证的原发性痛经受试者 24 名,气滞血瘀证的原发性痛经受试者 21 名,受试者于第 1 个月经周期经时第一天采集血样作为第 1 个采血点;第一月经周期第一天开始服用配方颗粒剂,每日 2 剂,每剂 200ml,早晚 2 次服用,连服 5 天,第 2、3 个月经周期均提前 5 天服药;于第 2 个月经周期经时第一天采集血样作为第 2 个采血点;于第 3 个月经周期经时第一天采集血样作为第 3 个采血点;第 4 个月经周期经时第一天采集血样作为第 4 个采血点。与采血点时间相一致,共采集 4 次尿液。

2. 人血浆及尿液样本的制备方法　采血管(枸橼酸钠抗凝)以 3 000r/min 离心 10 分钟,分离出血浆。取 1ml 血浆,加 4ml 乙腈涡漩混匀 30 秒,3 000r/min 离心 10 分钟后取上清液,过 0.22 微米滤膜,续滤液作为血浆供试品溶液。

尿液 1ml 加 3ml 甲醇,3 000r/min 离心 10 分钟,上清液过 0.22 微米滤膜,续滤液作为尿

液供试品溶液。

3. UPLC-QTOF-MS 分析方法

色谱条件：Acquity UPLC BEH-C_{18} 色谱柱（2.1mm×50mm，1.7μm）；流动相：A（乙腈），B（0.5% 甲酸水溶液，V/V）；梯度洗脱：0~9 分钟，A：4%；9~9.2 分钟，A：4%~7%；9.2~15 分钟，A：7%~17%；15~24 分钟，A：17%；24~27 分钟，A：17%~30%；27~33 分钟，A：30%~40%；33~36 分钟，A：40%~50%；36~40 分钟，A：50%~100%；40~42 分钟，A：4%。流量：0.4ml/min；分流后进入质谱；柱温 30℃。

质谱检测条件：ESI 源，扫描方式：ESI^+、ESI^- 模式，毛细管电压：3.0kV，锥孔电压：40V，萃取电压：2.0V，离子源温度：100℃，脱溶剂气温度：250℃，锥孔气流量：50L/h，脱溶剂气流量：600L/h，离子能量：1V，每 0.2 秒采集 1 次图谱；准确质量测定采用亮氨酸 - 脑啡肽（leucine-enkephalin，ESI^+：*m/z* 556.277 1，ESI^-：*m/z* 555.261 5）溶液为锁定质量溶液。质量扫描范围：100~1 000*m/z*。

4. 数据处理方法　数据采用 Micromass MarkerLynx 软件进行色谱峰识别以及峰匹配，并采用主成分分析法（PCA）、PLS-DA 和 OPLS-DA 分析对各组患者血浆代谢组进行分析。

（二）少腹逐瘀汤治疗寒凝血瘀证原发性痛经的代谢组分析

1. 寒凝血瘀证原发性痛经患者血浆和尿液代谢组分析　经条件优化，采用 UHPLC-QTOF/MS 仪器在正离子模式下采集血浆、尿液样品的代谢物谱信息。图 4-82（A~D）为正离子模式下血浆、尿液样品的典型总离子流图。为了考察原发性痛经患者体内代谢物组的整体变化，采用 PCA 方法对正常组和原发性痛经组患者的血浆、尿液代谢谱的数据进行模式识别。图 4-83 显示 PD 患者经期第一天痛经时血浆和尿液代谢谱的分类，可看出痛经患者与正常对照组得到明显区分，说明与正常组相比 PD 患者机体代谢存在差异。

潜在生物标志物的选择可通过 PCA 模型的载荷图、多变量分类模型中的 VIP（very important in the projection）值及 S-plot 图进行分析与鉴定，研究采用 Loading plot 和 S-plot 方法选择潜在生物标志物。对潜在标志物进行鉴定的方法如下：①首先确定潜在标志物的准分子离子，UHPLC-QTOF/MS 正、负离子模式下同时采集的数据对准分子离子的判定提供重要依据；②根据准确分子质量并利用分子式预测工具预测化合物的元素组成，利用文献及数据库检索候选代谢物；③根据得到的多级质谱信息（MS^n）排除一些候选代谢物，进一步缩小候选代谢物的范围；④利用标准样品或者参考文献信息确认候选代谢物，并验证鉴定结果的可靠性。

图 4-84 是原发性痛经患者经期血浆代谢物组的 OPLS-DA 分析 S-plot，图中黑框标记的变量即为潜在的生物标志物。通过 METLIN 数据库（http://metlin.scripps.edu/）检索，并参照文献数据，对经期原发性痛经患者血浆中的重要代谢物结构进行推断，共鉴定出 19 种代谢产物（表 4-142），其中 PC［18：2（9*Z*，12*Z*）/16：0］、PC（0：0/16：0）、phytosphingosine、LysoPC［18：2（9*Z*，12*Z*）］、PC［18：2（9*Z*，12*Z*）/18：0］、*p*-cymene、guanidinosuccinic acid、coniferyl alcohol、LysoPE（20：0/0：0）、LysoPC（17：0）、LysoPC［18：1（11*Z*）］、LysoPC（16：0）等在 PD 患者血浆中显著性下调，而 palmitic amide、sphinganine、17-phenoxy trinor PGF2α ethyl amide、PC（18：0/0：0）［U］、PC（16：0/0：0）［U］、PC（0：0/16：0）、choline、histamine、*D*-proline、betaine、SM（d18：1/16：0）等则显著性上调。发生显著性变化的代谢产物预示着多个代谢途径发生了异常，如脂肪酸的 β- 氧化、神经鞘脂代谢及甘油磷脂代谢途径等。

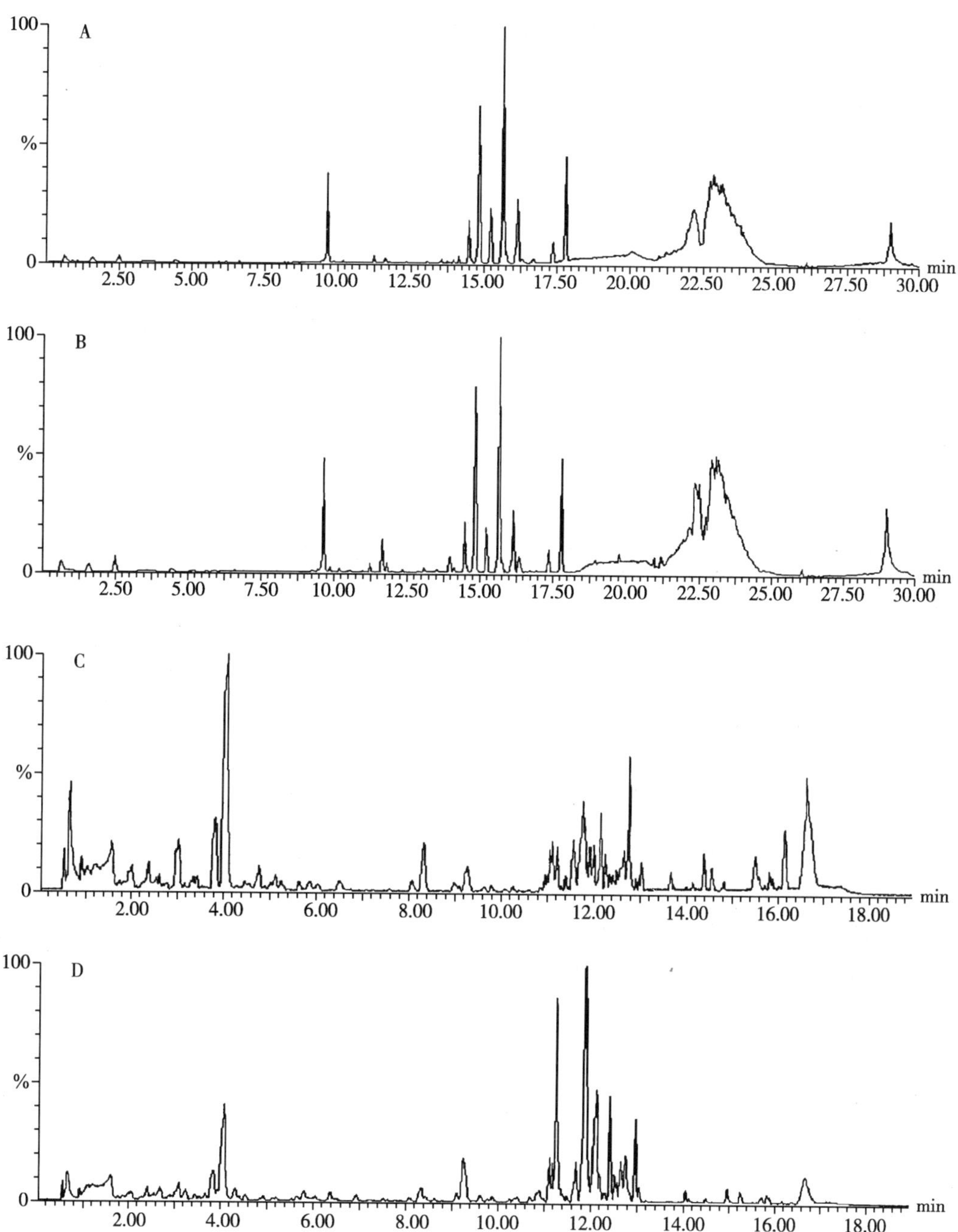

图 4-82　正离子模式下寒凝血瘀证原发性痛经患者血浆、尿液样品的典型总离子流图

A. 正常组血浆；B. 寒凝血瘀证原发性痛经患者血浆；C. 正常组尿液；D. 寒凝血瘀证原发性痛经患者尿液

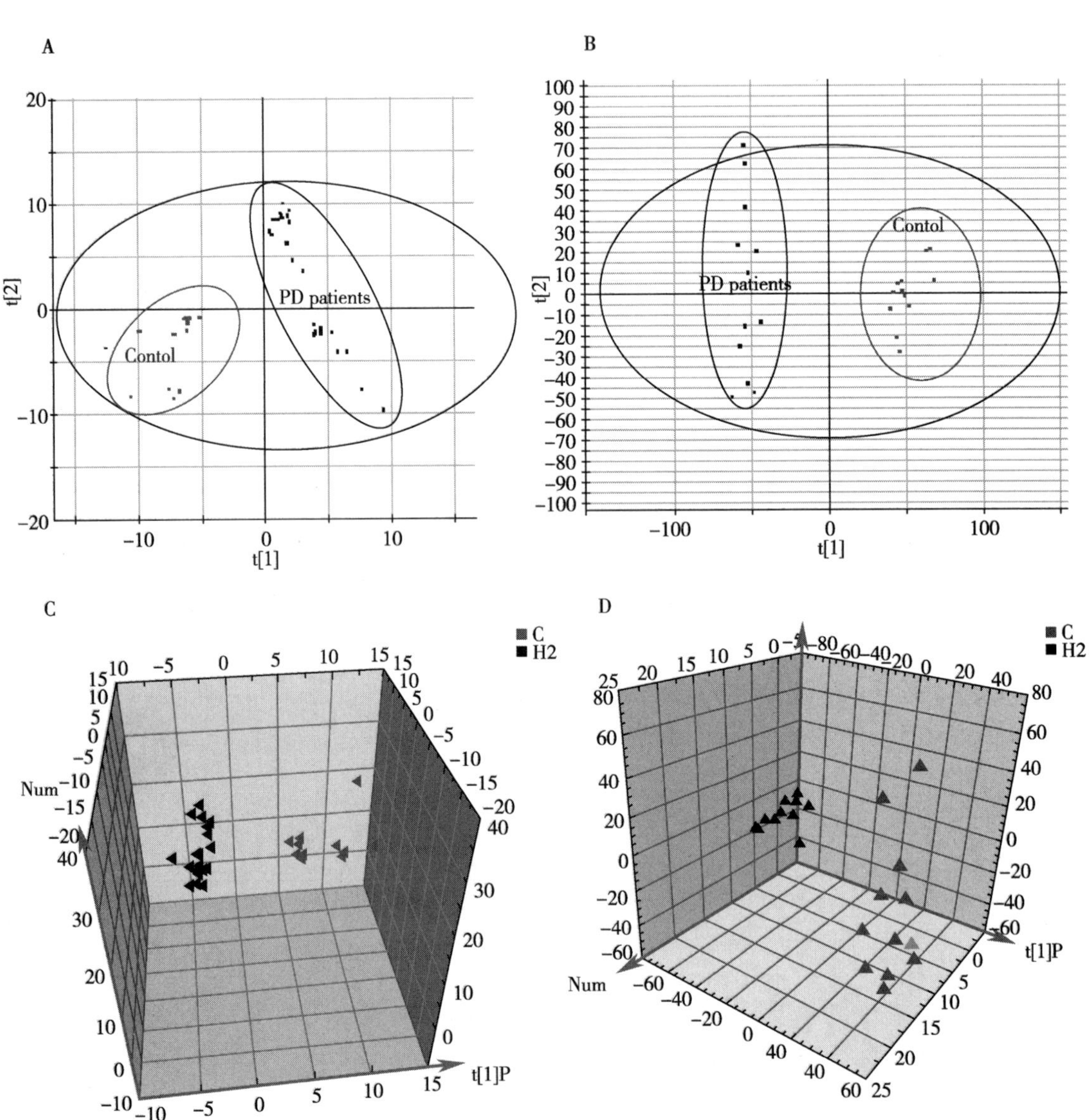

图 4-83　寒凝血瘀证原发性痛经患者经期第一天痛经时血浆（A、C）和尿液（B、D）代谢谱的分类

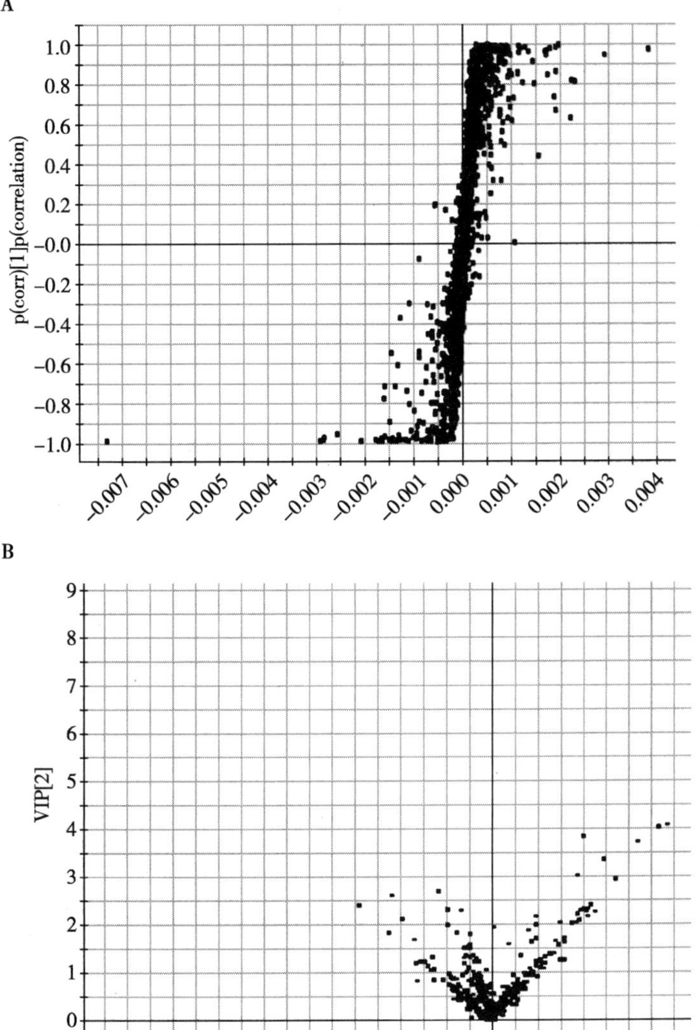

图 4-84　PLS-DA 法分析寒凝血瘀证原发性痛经患者经期血浆代谢物的 S-plot 图(A)和 VIP 图(B)

表 4-142　寒凝血瘀证原发性痛经患者血浆中的潜在标志物

序号	保留时间 /min	VIP 值	分子式	实测值 [M+H]⁺	计算值 [M+H]⁺	离子碎片 MS/MS	含量变化 [a]	代谢产物
1*(M1)	9.56	1.79	$C_{42}H_{80}NO_8P$	758.573 5	758.569 4	748,590,432,158	↑	LPA [18:2(9Z,12Z)/0:0)]
2*(M2)	11.71	1.67	$C_{18}H_{39}NO_3$	318.301 6	318.300 3	272,223,123	↓	phytosphingosine
3*(M3)	13.67	1.09	$C_{26}H_{48}NO_7P$	518.326 2	518.324 1	494,278	↓	LysoPC [18:3(9Z,12Z,15Z)]
4*(M4)	14.04	4.89	$C_{24}H_{48}NO_7P$	494.329 0	494.329 8	462,402,266	↓	LysoPC [16:1(9Z)]
5*(M5)	14.44	1.63	$C_{28}H_{50}NO_7P$	544.336 7	544.339 8	520,502,291,184	↓	LysoPC [20:4(8Z,11Z,14Z,17Z)]
6*(M6)	14.75	1.67	$C_{28}H_{50}NO_7P$	544.336 7	544.339 8	520,502,279,184	↑	2-arachidonylglycerol
7*(M7)	15.67	4.01	$C_{26}H_{52}NO_7P$	522.357 7	522.355 4	496,402,217	↑	LysoPC [18:1(11Z)]
8*(M8)	16.05	4.02	$C_{26}H_{52}NO_7P$	522.357 7	522.355 4	480,438,280,218	↑	LPA [18:1(9Z)/0:0]
9	18.89	2.59	$C_{16}H_{33}NO$	256.263 3	256.263 5	200,117	↑	palmitic amide
10	12.34	1.18	$C_{18}H_{39}NO_2$	302.307 2	302.305 4	261,217	↑	sphinganine
11	4.02	1.56	$C_{25}H_{37}NO_5$	432.280 8	432.274 5	415,362,217,146	↑	17-phenoxy trinor $PGF_{2\alpha}$ ethyl amide
12	18.08	3.72	$C_{26}H_{54}NO_7P$	524.373 6	524.371 1	506,281,217	↑	LysoPC(18:0)
13	15.97	2.67	$C_{24}H_{50}NO_7P$	497.353 7	497.347 6	478,267,184	↓	LysoPC(16:0)
14	0.82	10.39	$C_5H_{13}NO$	104.106 9	104.107 0	–	↑	choline
15	15.16	1.92	$C_{26}H_{50}NO_7P$	520.338 9	520.339 8	502,279	↓	LysoPC [18:2(9Z,12Z)]
16	19.71	1.28	$C_{18}H_{35}NO$	282.281 9	282.279 1	217,184	↓	2-phenylacetamide
17	16.70	2.18	$C_{25}H_{52}NO_7P$	510.358 8	510.355 4	261,217	↓	LysoPC(17:0)
18	18.31	2.34	$C_{25}H_{52}NO_7P$	510.358 8	510.355 4	466,261,217	↓	LysoPC(20:0)
19	20.37	3.12	$C_{39}H_{79}N_2O_6P$	703.575 1	703.574 8	550,502,264,217,184	↑	SM(d18:1/16:0)

图 4-85 是原发性痛经患者经期尿液代谢物组的 OPLS-DA 分析的 S-plot 图，图中黑框标记的变量即为潜在的生物标志物。通过 METLIN 数据库（http://metlin.scripps.edu/）检索，并参照文献数据，对经期原发性痛经患者尿液中的重要代谢产物结构进行推断，共鉴定出 16 种代谢产物（表 4-143），其中 uric acid、creatinine、cAMP、phytosphingosine、17-hydroxyprogesterone、dihydrocortisol 等在 PD 患者血浆中显著性下调，而 sphinganine、phosphorylcholine、estrone 等则显著性上调。发生显著性变化的代谢物预示着多个代谢途径发生了异常，如胆固醇代谢、甾体激素合成、神经磷脂代谢途径以及脂肪酸的 β-氧化等。

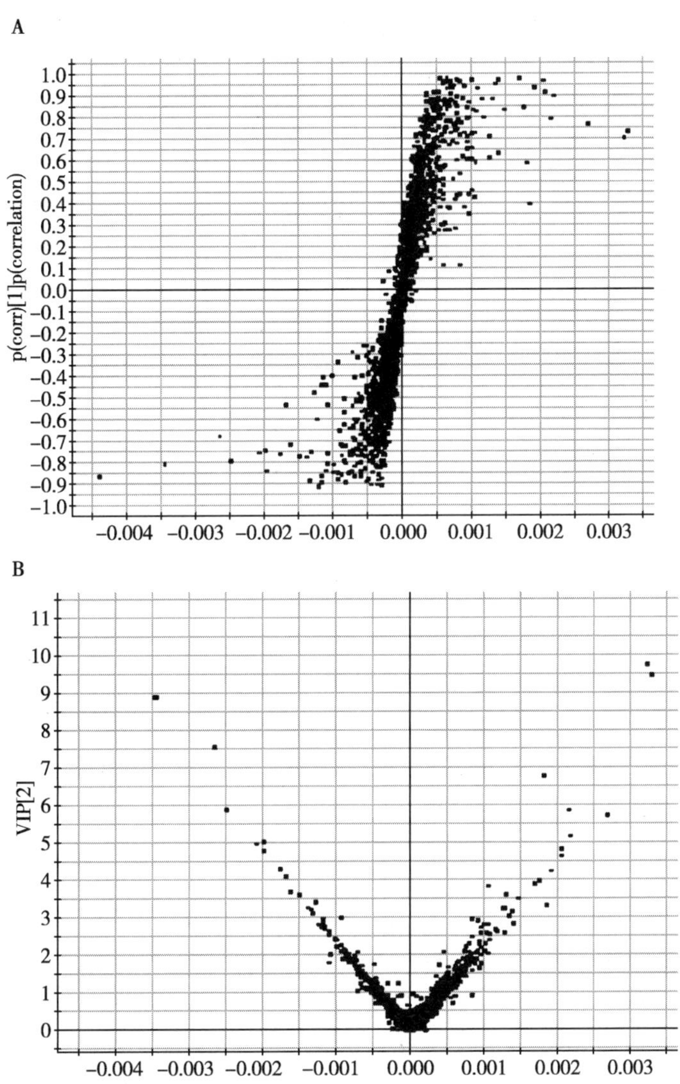

图 4-85　OPLS-DA 分析的寒凝血瘀证原发性痛经患者经期尿液代谢物的 S-plot 图（A）和 VIP 图（B）

表 4-143 寒凝血瘀证原发性痛经患者尿液中的潜在标志物

序号	保留时间 / min	VIP 值	分子式	实测值 [M+H]$^+$	计算值 [M+H]$^+$	离子碎片 MS/MS	含量变化[a]	代谢产物
1(M9)	0.9	1.88	$C_5H_4N_4O_3$	169.034 8	169.035 6	125,141,152,166	↑	uric acid
2(M10)	0.63	1.87	$C_4H_7N_3O$	114.065 8	114.066 2		↓	creatinine
3(M11)	7.18	2.58	$C_{26}H_{50}NO_7P$	520.334 6	520.339 8	503,369,217,146	↑	LysoPC [18:2(9Z,12Z)]
4(M12)	7.88	1.21	$C_{28}H_{54}NO_8P$	564.363 3	564.366 0	146,217,261,371,453,547	↑	PC [18:1(9Z)/2:0] LPA [18:1(9Z)/0:0]
5(M13)	9.25	1.48	$C_{18}H_{22}O_2$	271.166 1	271.169 2	254,147,130	↑	estrone
6(M14)	10.87	1.38	$C_{38}H_{72}NO_8P$	702.507 3	702.506 8	679,340,331,217,146	↓	PE [18:2(9Z,12Z)/15:0] LPA [18:2(9Z,12Z)/0:0]
7(M15)	14.98	11.23	$C_{10}H_{12}N_5O_6P$	330.061 2	330.060 3	261,217,195	↓	cAMP cyclic AMP
8(M16)	14.51	13.26	$C_{18}H_{39}NO_2$	302.306 0	302.268 7	261,217,133	↑	sphinganine
9(M17)	14.13	1.81	$C_{18}H_{39}NO_3$	318.300 6	318.300 3	272,261,217	↑	phytosphingosine
10(M18)	15.52	2.28	$C_{16}H_{33}NO$	256.264 6	256.263 5	217,149,133	↓	palmitic amide
11(M19)	10.86	2.56	$C_4H_{12}NO_4P$	170.060 3	170.057 7	158,146,133,155	↑	phosphorylcholine
12(M20)	12.78	2.18	$C_{18}H_{35}NO_3$	314.232 8	314.232 6	305,273,246,209	↓	palmitoylglycine [PS(16:0/16:0)]
13(M21)	12.72	2.14	$C_{18}H_{37}NO_2$	338.241 2	338.245 6	314,299,209	↑	sphingosine
14(M22)	16.71	1.88	$C_{18}H_{39}NO_7P$	413.256 7	413.253 7	391,279,167,149	↑	LysoPC(10:0) LysoPC(14:0)
15(M23)	11.81	1.58	$C_{21}H_{32}O_5$	365.233 8	365.232 2	347,310,287,269	↑	dihydrocortisol
16(M24)	11.61	1.25	$C_{21}H_{30}O_3$	331.236 2	331.226 7	283,217,177	↓	17-hydroxyprogesterone

2. 少腹逐瘀配方颗粒剂干预PD患者的整体调节作用与机制分析结果

(1) 基于血浆代谢组的少腹逐瘀配方颗粒剂对PD患者的干预效应与机制分析：采用主成分分析方法，对PD患者痛经未服药时(Pre-2)以及服药一个周期(Post-3)、服药两个周期(Post-4)、服药三个周期(Post-5)的血浆代谢指纹数据进行分析，由图4-86可看出，服用少腹逐瘀配方颗粒剂期间，患者血浆代谢产物组发生了明显变化，与用药前相比，服药过程中患者血浆代谢指纹谱被明显分类，且服药3个周期后患者血浆代谢指纹与正常人趋近。提示给予少腹逐瘀配方颗粒剂后，人体受到干扰的生物代谢逐步转归为正常。

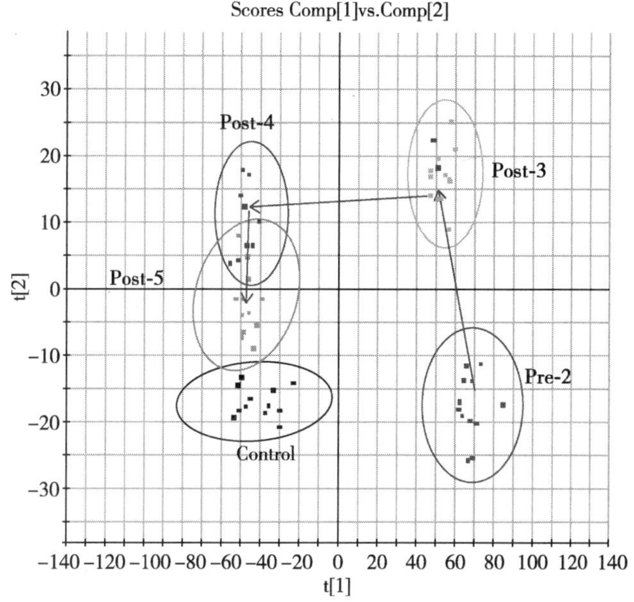

图4-86 不同时期寒凝血瘀证原发性痛经患者与正常人血浆代谢物的PCA分析图

Control：正常组；Pre-2：第1个月经周期经时第一天采集血样；Post-3：第2个月经周期经时第一天采集血样；Post-4：第3个月经周期经时第一天采集血样；Post-5：第4个月经周期经时第一天采集血样

在鉴定生物标志物的基础上，采用灵敏度高的TQ-MS/MS对8个具有显著分类意义的生物标志物(表4-141)进行定量和半定量分析。生物标志物LPA[18：2(9*Z*,12*Z*)/0：0](1)、2-arachidonylglycerol(6)、LysoPC[18：1(11*Z*)](7)在痛经时显著上调，少腹逐瘀配方颗粒剂治疗后显著下调；生物标志物phytosphingosine(2)、LysoPC[18：3(9*Z*,12*Z*,15*Z*)](3)、LysoPC[16：1(9*Z*)](4)、LysoPC[20：4(8*Z*,11*Z*,14*Z*,17*Z*)](5)、LPA[18：1(9*Z*)/0：0](8)在痛经时显著下调，少腹逐瘀配方颗粒剂治疗后具有明显上调作用。

(2) 基于尿液代谢组的少腹逐瘀配方颗粒剂对PD患者的干预效应与机制分析：采用主成分分析的方法，对PD患者痛经未服药时以及服药一个周期、服药两个周期、服药三个周期的尿液代谢指纹数据进行分析，由图4-87可看出，服用少腹逐瘀配方颗粒剂期间，患者血浆代谢物组发生了明显变化，与用药前相比，服药过程中患者尿液代谢指纹谱具有一定的分

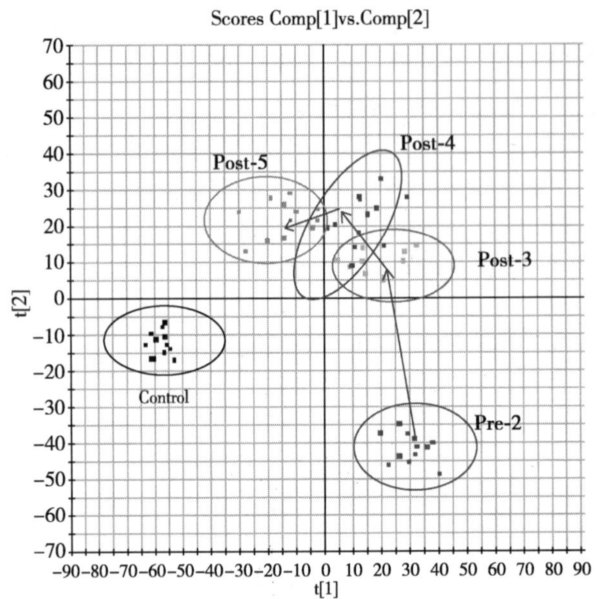

图 4-87　不同时期寒凝血瘀证原发性痛经患者与正常人尿液代谢物的 PCA 分析图

Control：正常组；Pre-2：第 1 个月经周期经时第一天采集尿液；Post-3：第 2 个月经周期经时第一天采集尿液；Post-4：第 3 个月经周期经时第一天采集尿液；Post-5：第 4 个月经周期经时第一天采集尿液

类趋势，且服药 3 个周期后患者尿液代谢指纹与正常人趋近，提示给予少腹逐瘀配方颗粒剂后，人体受到干扰的生物代谢逐步转归为正常。

在鉴定生物标志物的基础上，对 16 个具有显著变化的生物标志物（表 4-142）进行 TQ 半定量分析。生物标志物 uric acid（1）、LysoPC[18：2(9*Z*, 12*Z*)]（3）、PC[18：1(9*Z*)/2：0]（4）、cAMP（7）、phytosphingosine（9）、sphinganine（8）、phosphorylcholine（11）、sphingosine（13）、LysoPC（10：0）（14）、dihydrocortisol（15）、estrone（5）在痛经患者尿液中显著上调，少腹逐瘀配方颗粒剂治疗后显著下调；生物标志物 creatinine（2）、17-hydroxyprogesterone（16）、PE [18：2(9*Z*, 12*Z*)/15：0]（6）、palmitic amide（10）、PS [16：0/16：0]（12）在痛经患者尿液中显著下调，少腹逐瘀配方颗粒剂治疗后具有明显上调的作用。

3. 生物标志物和生化指标之间的相关性分析　采用皮尔森相关矩阵（Pearson correlation matrix analysis）分析寒凝血瘀证原发性痛经患者体内潜在生物标志物和病理生化指标之间的相关性。结果显示，T 水平与 M10（creatinine）呈强正相关（r=0.801），与 M16（sphinganine）呈负相关（r<–0.6）。E_2 和 P 水平与 M4{lysoPC[16：1(9*Z*))]}和 M12[PC(18：1(9*Z*)/0：0)] 呈显著正相关（r > 0.7）。GC 水平与 M13（estrone），M19（phosphorylcholine）呈显著正相关（r=0.8），与 M1 {PC [18：2(9*Z*, 12*Z*)/0：0)]} 呈正相关（r>0.5）。而炎症因子 PGs 与 M1，M17（phytosphingosine）呈明显负相关（r<–0.5），与 M6（2-arachidonylglycerol）呈明显正相关（r > 0.5）。LTB_4 水平与 lysophospholipid 呈强负相关。神经递质因子 5-HT，OT，VAP 与 phospholipid 代谢产物密切相关（图 4-88）。

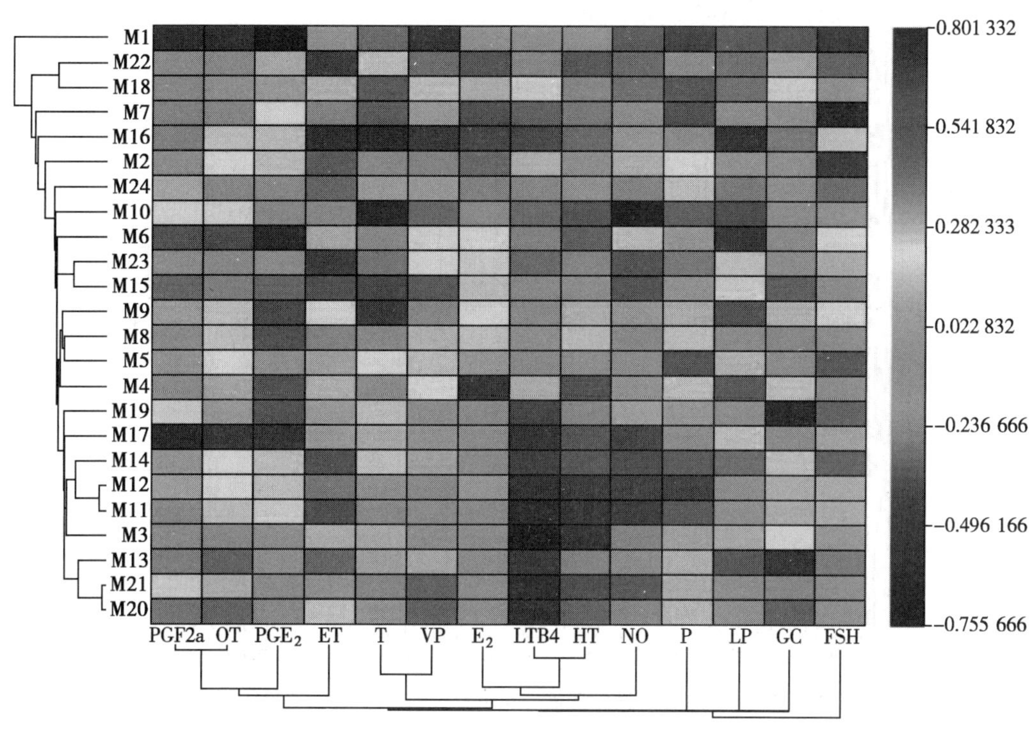

图 4-88　寒凝血瘀证原发性痛经患者体内生物标志物与生化指标相关性分析

鞘磷脂途径是普遍存在的信号系统，其中神经酰胺在该途径中起第二信使分子作用，在生物合成上占有重要位置。外源性神经酰胺增强脂多糖 LPS 诱导的环氧酶 2 表达，而神经酰胺合酶是鞘脂类化合物生物合成所需的关键酶。研究发现 phytosphingosine、sphinganine、SM（d18：1/16：0）等潜在生物标志物，通过对神经鞘脂代谢通路及潜在生物标志物的分析，推测神经酰胺合酶可能为少腹逐瘀汤的作用靶标。

甘油鞘磷脂途径中发现潜在标志物 LysoPC［18：1（11*Z*）］、Choline、LysoPC（16：0）。在磷脂代谢途径中磷脂酰胆碱可在磷脂酶 A_2 作用下，水解为溶血磷脂酰胆碱及花生四烯酸，花生四烯酸在环氧合酶尤其是 COX-2 作用下，生成前列腺素类物质，其中 $PGF_{2\alpha}$ 系列前列腺素为致炎致痛因子，是原发性痛经诊断的主要指标之一。实验研究也表明少腹逐瘀汤能够抑制 COX-2 的活性及在子宫内膜细胞中的表达水平。因此，磷脂酶 A_2、环氧合酶 COX-2 可能为药物作用的靶标，其作用机制有待深入研究。

（三）香附四物汤治疗气滞血瘀证原发性痛经的代谢组分析

1. 气滞血瘀证原发性痛经患者血浆和尿液代谢组分析　经条件优化，采用 UHPLC-QTOF/MS 仪器在正离子模式下采集患者未给药的血浆和尿液样品的代谢物谱信息。图 4-89 为正离子模式下血浆和尿液样品的典型总离子流图。采用 PCA 及 OPLS-DA 方法用于正常人和气滞血瘀证 PDM 患者经期的血浆和尿液代谢谱数据分析。

图 4-90（C、D）、图 4-91（C、D）是气滞血瘀证原发性痛经患者经期血浆和尿液代谢物组的 OPLS-DA 分析 S-plot 和 VIP 得分图，图中方框标记的变量即为潜在的生物标志物。通过 METLIN 数据库（http://metlin.scripps.edu/）检索，并参照文献数据，对经期气滞血瘀证原发性痛经患者血浆和尿液中的重要代谢产物结构进行推断（表 4-144）。

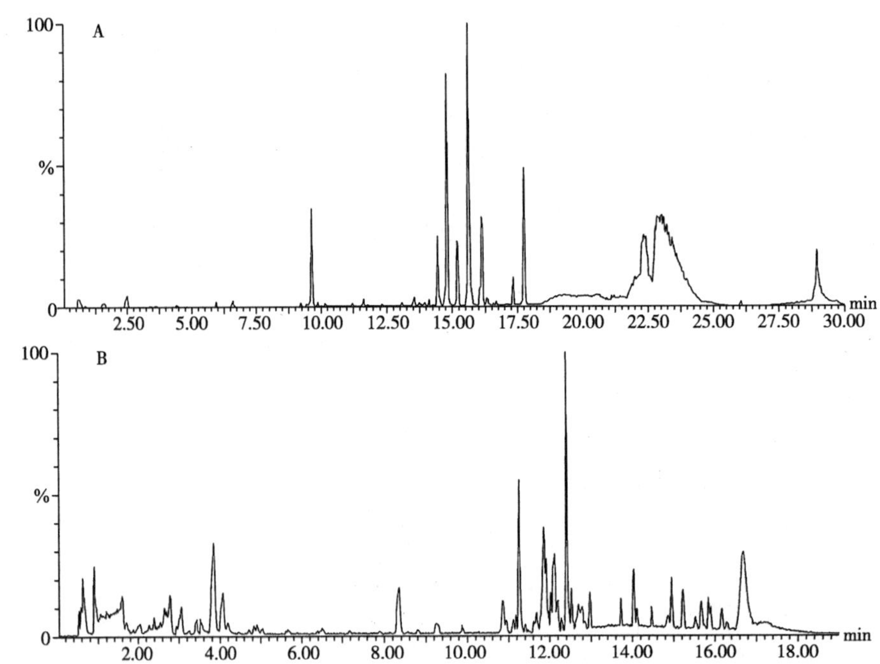

图 4-89　正离子模式下气滞血瘀证原发性痛经患者血浆(A)和尿液(B)样品的典型总离子流图

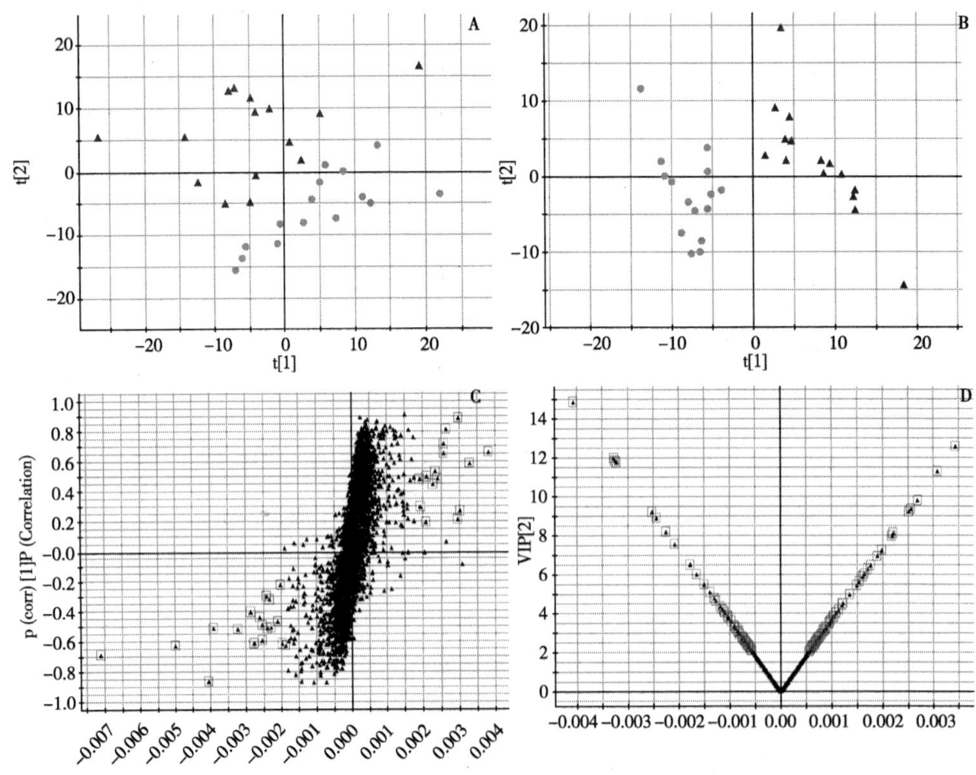

图 4-90　治疗前血浆代谢物(正离子模式)的多元统计分析结果

A. PCA 得分图;B. OPLS-DA 得分图;C. OPLS-DA 的 S-plot 图;D. OPLS-DA 的 VIP-plot 图

▲气滞血瘀证原发性痛经患者;●正常志愿者

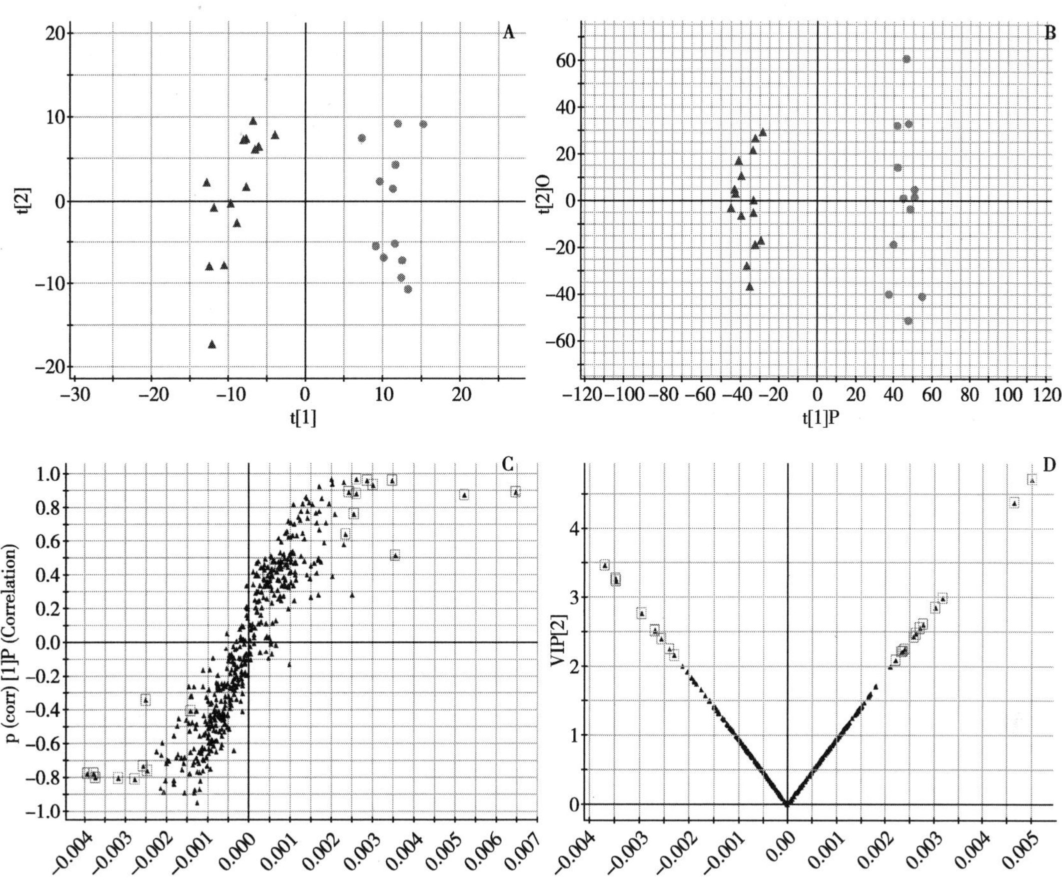

图 4-91　治疗前尿液代谢物(正离子模式)的多元统计分析结果

A. PCA 得分图;B. OPLS-DA 得分图;C. OPLS-DA 的 S-plot 图;D. OPLS-DA 的 VIP-plot 图

▲气滞血瘀证原发性痛经患者;●正常志愿者

表 4-144　气滞血瘀证原发性痛经患者血浆和尿液中的潜在标志物

序号	保留时间 /min	质荷比（m/z）	质量准确度[a] /ppm	离子碎片 MS/MS	代谢产物	代谢通路	含量变化[c]	来源
1	11.71	318.302 5	0.53	272,217,146	phytosphingosine	sphingolipid metabolism	↓	Plasma
2	13.67	518.328 9	0.83	494,217,184	LysoPC(18:3)	glycerophospholipid metabolism	↓	Plasma
3	14.16	494.329 7	1.0	346,261,217	LysoPC(16:1)	glycerophospholipid metabolism	↓	Plasma
4	14.44	544.335 6	0.86	520,217,184	LysoPC(20:4)	glycerophospholipid metabolism	↑	Plasma
5	14.75	520.331 4	1.7	502,279,184	LysoPC(18:2)	glycerophospholipid metabolism	↑	Plasma
6	15.64	496.349 8	1.9	478,267,184	LysoPC(16:0)[b]	glycerophospholipid metabolism	↑	Plasma

续表

序号	保留时间 /min	质荷比 (m/z)	质量准确度[a] /ppm	离子碎片 MS/MS	代谢产物	代谢通路	含量变化[c]	来源
7	16.05	523.359 5	1.0	482,438,184	LysoPC(18:1)	glycerophospholipid metabolism	↑	Plasma
8	9.25	271.168 1	4.1	254,147,130	estrone[b]	steroid hormone biosynthesis	↑	Urine
9	11.14	331.226 2	1.5	283,217,177	17-hydroxyprog-esterone	steroid hormone biosynthesis	↑	Urine
10	11.27	286.236 6	3.8	227,144,125	myristoylglycine	glycerophospholipid metabolism	↑	Urine
11	11.78	365.233 8	4.4	310,287,269	dihydrocortisol[b]	steroid hormone biosynthesis	↓	Urine
12	12.78	314.232 8	0.64	273,246,209	palmitoylglycine	glycerophospholipid metabolism	↓	Urine
13	13.75	318.300 6	0.94	272,261,217	phytosphingosine	sphingolipid metabolism	↓	Urine
14	16.35	338.243 2	7.1	314,299,209	sphingosine	sphingolipid metabolism	↓	Urine
15	16.71	413.256 7	7.3	279,167,149	LysoPC(10:0)	glycerophospholipid metabolism	↑	Urine

注：[a] Mass accuracy (ppm) was calculated according to the exact mass on the Pubchem website.

[b] Confirmed by standard samples.

[c] Compared with controls. (↑): up-regulated, (↓): down-regulated.

2. 香附四物汤干预对患者代谢物谱的影响　采用 PLS-DA 法，分别对气滞血瘀证痛经患者痛经未服药时（Pre-1）以及服药一个周期（Post-2）、服药两个周期（Post-3）、服药三个周期（Post-4）的血浆和尿液代谢指纹数据进行分析，由图 4-92A 可看出，痛经患者给药组代谢物谱向正常组靠拢；由图 4-92B 可看出，服用香附四物汤配方颗粒期间，患者血浆代谢物组发生了明显变化，与用药前相比，服药过程中患者血浆代谢指纹谱被明显分类，且服药 3 个周期后患者血浆代谢物谱与正常人趋近。提示给予香附四物汤配方颗粒后，人体受到干扰的生物代谢逐步转归为正常。

采用灵敏度高的 QqQ/MS 对患者血浆和尿液中前述生物标志物进行半定量分析（图 4-93）。与正常人相比，气滞血瘀证原发性痛经患者体内生物标志物 phytosphingosine 和 LysoPC（16：1）在痛经时显著下调（$P<0.05$）；LysoPC（20：4），LysoPC（18：2），LysoPC（16：0）和 LysoPC（18：1）在痛经时显著上升（$P>0.05$）；LysoPC（18：3）无显著性变化。香附四物汤配方颗粒治疗后，各生物标志物与正常组相比无显著性差异（$P>0.05$），提示香附四物汤对上述标志物均有调节作用。

3. 代谢标志物与效应指标之间的关联分析　运用代谢组学方法在人体内发现了一些重要的潜在生物标志物。为得到这些重要的代谢物的更多的信息，基于这些代谢产物的变

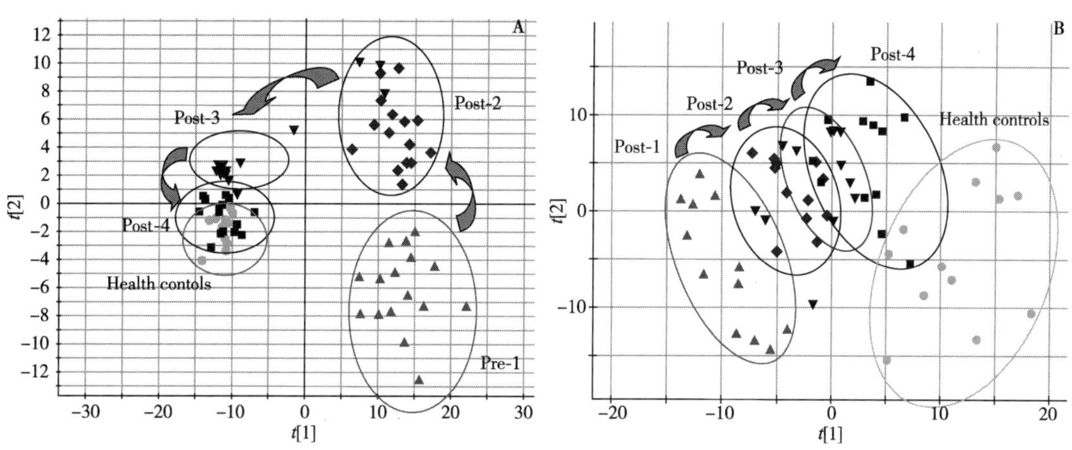

图 4-92　气滞血瘀证原发性痛经患者治疗前后血浆(A)和尿液(B)的 PCA 得分图

Pre-1:第 1 个月经周期经时第一天采集血浆和尿液(▲);Post-2:第 2 个月经周期经时第一天采集血浆和尿液(▼);Post-3:第 3 个月经周期经时第一天采集血浆和尿液(◆);Post-4:第 4 个月经周期经时第一天采集血浆和尿液(■);health controls:正常组(●)

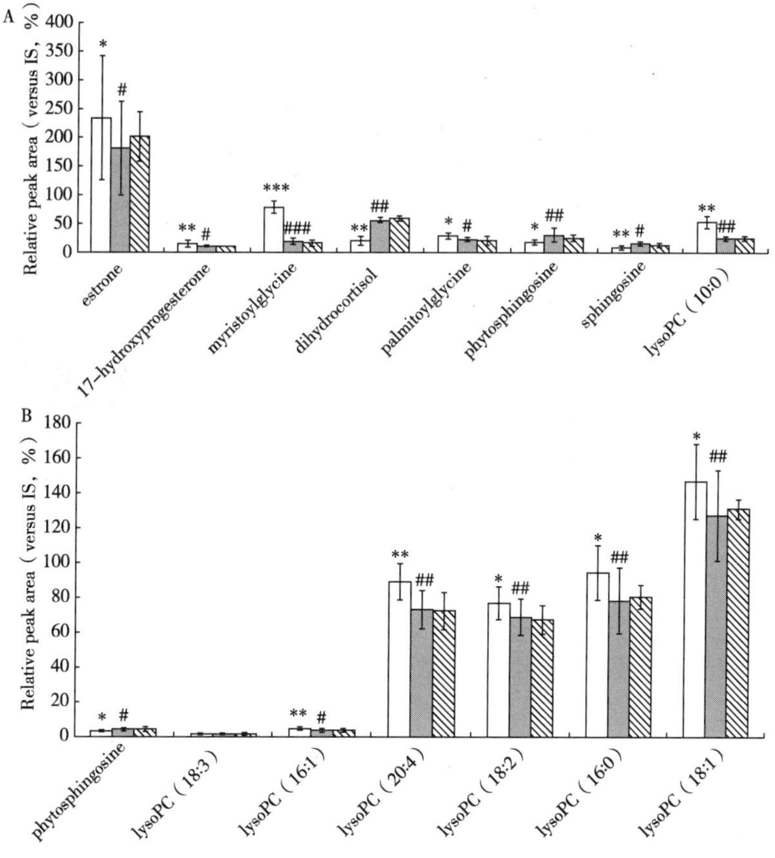

图 4-93　气滞血瘀证原发性痛经患者血浆(A)和尿液(B)中的生物标志物定量分析

□Pre-1:第 1 个月经周期经时第一天采集样品;■Post-4:第 4 个月经周期经时第一天采集样品;▧正常组

注:与正常组相比,$^{*}P<0.05$,$^{**}P<0.01$,$^{***}P<0.001$,与 Pre-1 相比,$^{\#}P<0.05$,$^{\#\#}P<0.01$。

化建立相关网络图。相关网络图不仅能够提供这些重要代谢产物间的相互关系，而且可以给出代谢物的相关代谢途径的信息，同时也有助于潜在生物标志物的选择。

根据皮尔森相关系数，将血浆中已半定量的代谢产物和生化指标（与正常组有显著差异，$P<0.05$）分别进行了相关分析。如果皮尔森相关系数的绝对值低于 0.05，那么这两个化合物在相关网络图中就不会被连接。

从图 4-94 可以看出，$PGF_{2\alpha}$，OT 和 T 水平与 LysoPC（16：0），LysoPC（10：0）与肌酰甘氨酸（myristoylglycine）呈明显正相关（$r>0.6$），与二氢皮质醇（dihydrocortisol）呈负相关（$r<-0.6$）。VAP，5-HT 和 S-LP（a）水平与肉豆蔻酰甘氨酸（myristoyl glycine）呈正相关（$r>0.6$），与 dihydrocortisol 呈明显负相关（$r<-0.6$）。NO、APTT 和 MCHC 水平与 dihydrocortisol 呈正相关（$r>0.6$）与 myristoylglycine 呈负相关（$r<-0.6$）。FIB 水平与鞘胺醇（phytosphingosine）呈显著正相关（$r=0.82$）。GC 水平与 dihydrocortisol 呈显著正相关（$r=0.77$）。这一结果表明代谢组轮廓与传统的生化指标密切相关，可以成为一个有用的工具，用于疾病诊断和治疗评价。

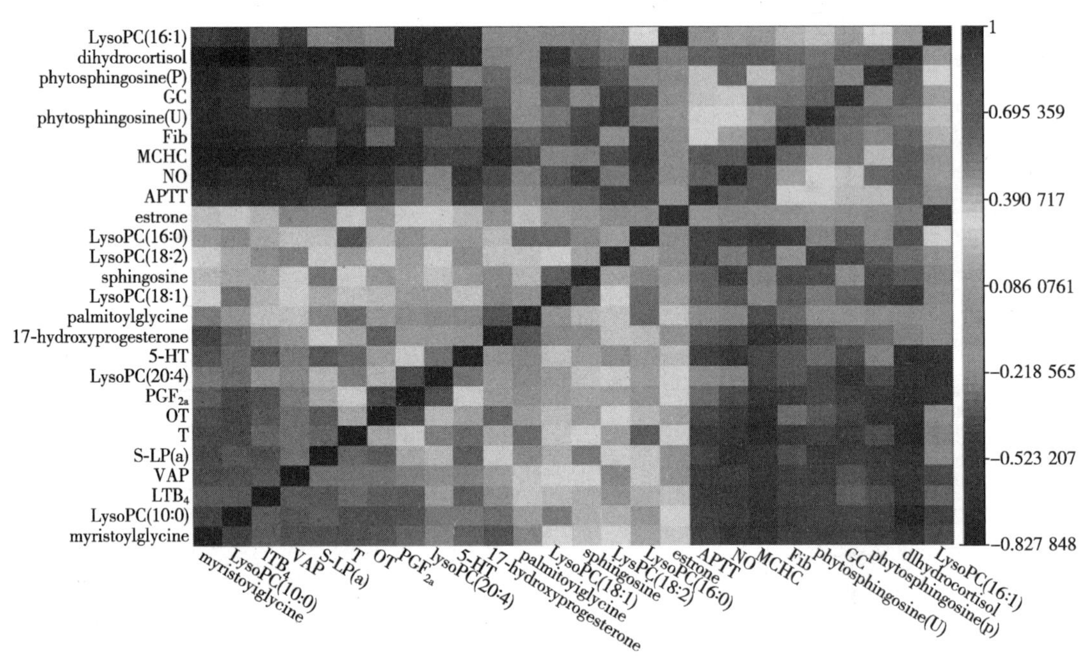

图 4-94　气滞血瘀证原发性痛经患者体内生物标志物与生化指标相关性分析

文献报道四物汤在临床中可有效治疗原发性痛经，香附四物汤由四物汤衍化而来，在对 25 例由情致失调导致的 PDM 患者的临床疗效评价中，其缓解 PDM 症状的总有效率达 80% 以上。

采用代谢组学方法探讨 PDM 发病机制和药物疗效，结果表明 PDM 患者和健康对照之间代谢物存在变化，sphingolipid 类化合物，如鞘氨醇浓度显著降低，dihydrocortisol 和雌酮、LPCs、17-hydromyristoyl glycine 和 palmitoylglycine 水平显著增加。所发现的潜在生物标志物可以分为 3 类。

第 1 类是 sphingolipid（鞘氨醇）。Sphingolipid 普遍存在于真核细胞中，phytosphingosine 可转换成神经酰胺及其磷酸衍生物 S1P。神经酰胺转换成 sphingosine 和 sphingomyelins。

鞘氨醇和神经酰胺水平降低可能是因为其合成减少，也反映了 sphingomyelins 或 S1P 水平增加。S1P 在血管增生发展过程中起着重要作用，并与肿瘤发生相关。血浆 sphingolipid 水平降低被认为是多囊卵巢综合证和子宫内膜异位症的危险因素。

第 2 类是甘油磷脂类（glycerophospholipids）化合物。LysoPC 是溶血磷脂（LyP）中的一种，LyP 通过磷脂酶（LPA）产生花生四烯酸（AA）和溶血磷脂胆碱（LPC），AA 通过 COX 酶途径氧化环合成 PG，而 LPC 与细胞信号通路，尤其是 G 蛋白受体有关，它激活特异性磷脂酶 C，释放甘油二酯和三磷酸肌醇，使细胞内 Ca^{2+} 增加。LPA 水平影响子宫内膜异位症和卵巢癌。目前的研究结果表明神经鞘脂类（sphingolipid）水平降低和 glycerophospholipids 水平增加，可能增加 PDM 患者罹患继发性痛经（SDM）的风险。

第 3 类是类固醇激素。激素是在 PDM 发生的重要标记物。临床生化终点变化与体内代谢产物的变化一致。

经过药物治疗，生物标志物与健康对照组相比，无统计学差异；自身对照的临床生化终点无统计学差异。此外，相关分析表明鞘氨醇与 FIB 显著相关；glycerophospholipids 如 myristoylglycine、LysoPC（10：0）与 S-LP（a）、5-羟色胺、VAP、前列腺素 $F_{2\alpha}$、催产素、T、OT、MCHC 和 APTT 显著相关。Dihydrocortisol 与 GC 显著相关。

综合以上结果，香附四物汤能够调控多个特定靶点的代谢网络和 NEI 生物网络相关因子，体现了中医药的整体调节作用特点和治疗疾病的整体观、系统观。

（四）不同证候原发性痛经的体内代谢通路与功能分析

1. 寒凝血瘀证候原发性痛经代谢通路与功能分析　通过 Ingenuity Pathway Analysis（IPA）软件对寒凝血瘀证原发性痛经患者血浆代谢差异生物标志物进行分析（表 4-145），发现神经鞘脂代谢（sphingolipid metabolism）和甘氨酸、丝氨酸和苏氨酸代谢（glycine，serine and threonine metabolism）受到干扰。尤其是神经鞘脂类代谢、甘油磷脂代谢影响最为突出，潜在生物标志物为 sphinganine、phytosphingosine 以及 LysoPC（16：0）、LysoPC［18：2（9*Z*，12*Z*）］、油酸酰胺（oleamide）等。体内潜在生物标志物水平定量分析结果表明，所涉及代谢通路受到显著性干扰，这些标志物水平的异常可能是导致寒凝血瘀证原发性痛经的重要因素。

表 4-145　IPA 软件分析寒凝血瘀证原发性痛经患者血浆代谢标志物结果

代谢通路	代谢产物数	预期值	Hits	原始 *P* 值（Raw *P* value）	Holm 法 *P* 值	FDR	影响值
神经鞘脂代谢	25	0.238 89	3	0.001 529 2	0.122 34	0.122 34	0.149 74
甘油磷脂代谢	39	0.372 66	3	0.005 567 9	0.439 86	0.222 72	0.125 49
甘氨酸、丝氨酸和苏氨酸代谢	48	0.458 66	2	0.075 549	1.0	1.0	0.023 37

2. 气滞血瘀证候原发性痛经代谢通路与功能分析　通过 IPA 软件对气滞血瘀证 PDM 患者血浆代谢差异生物标志物进行分析（表 4-146），结果表明气滞血瘀证原发性痛经患者体内甘油磷脂代谢、神经鞘脂代谢和苯丙氨酸代谢受到干扰，尤其是甘油磷脂类代谢、神经鞘脂代谢影响最为突出，潜在生物标志物为磷酸胆碱、LysoPC［18:2（9*Z*，12*Z*）］、LysoPC（20:4（8*Z*，11*Z*，14*Z*，17*Z*））、PA［18：1（9*Z*）/18：1（9*Z*）］、四氢醛固酮-3-葡萄糖醛酸等。

表 4-146　IPA 软件分析气滞血瘀证原发性痛经患者血浆代谢标志物结果

代谢通路	代谢产物数	预期值	Hits	原始 P 值 (Raw P value)	Holm 法 P 值	FDR	影响值
甘油磷脂代谢	39	0.275 45	3	0.002 286 6	0.182 93	0.182 93	0.15
鞘脂代谢	25	0.176 57	2	0.012 806	1.0	0.512 22	0.032 9
甘油酯代谢	32	0.226 01	1	0.204 11	1.0	1.0	0.012 47

3. 不同证候原发性痛经代谢通路与功能差异分析　经 MetPA 代谢通路分析，不同证候 PDM 患者机体代谢存在一定的差异，寒凝血瘀证原发性痛经患者主要是由于神经鞘脂代谢障碍而导致，其次是甘油磷脂、色氨酸、丝氨酸和苏氨酸代谢障碍；而气滞血瘀证原发性痛经患者主要是由于甘油磷脂代谢障碍引起，其次是神经鞘脂、苯丙氨酸代谢障碍。对经期不同证候原发性痛经患者血浆中的重要代谢物结构进行推断，发现 LysoPC［18：2(9*Z*，12*Z*)］、LysoPC(16：0) 在寒凝血瘀证 PDM 患者血浆中的水平显著高于在气滞血瘀证 PDM 患者；而 LysoPC［18：1(11*Z*)］、PC(16：0/0：0)［U］［LPA(0：0/16：0)］水平则相反。提示发生显著性变化的代谢产物水平差异可能是导致中医疾病证候差异的重要因素，其机制与患者机体内的多个代谢途径发生异常密切相关，如磷脂代谢、脂肪酸的 β- 氧化及氨基酸代谢途径等。

三、网络药理学在四物汤类方研究中的应用

网络药理学将药 - 靶网络与生物网络整合在一起，从多靶点的研究策略出发，有利于扩大现有可用药物靶点空间，是发展创新药物的重要途径和新策略。网络药理学方法在中药领域也有实践应用。

为明确四物汤及衍化方用于不同证型原发性痛经的共有规律与各异性，本研究选择四物汤类方中的差异活性成分进行分析。四物汤由当归、川芎、白芍、熟地黄四味药材组成，藁本内酯(ligustilide)、正丁烯基酞内酯(butylidene phthalide)、川芎内酯(senkyunolide)、阿魏酸(ferulic acid)、没食子酸(gallic acid)、芍药苷(peoniflorin)、焦地黄素 A(jioglutin A)、梓醇(catalpol)是该方主要活性成分；少腹逐瘀汤是在四物汤基础上，去熟地黄，加干姜、肉桂、小茴香、延胡索、蒲黄、五灵脂而成方，除与四物汤共有的活性成分外，茴香烯(*trans*-anethole)、姜酮(zingiberone)、没药酸(commiphoric acid)、丁香油酚(eugenol)、异鼠李素 -3-*O*- 新橙皮苷(isorhamnetin-3-*O*-neohesperidoside)、五灵脂酸(wulingzhic acid)是该方主要活性成分；香附四物汤是在四物汤基础上，加香附、木香、延胡索而成方，除与四物汤共有的活性成分外，α- 香附酮(α-cyperone)、莎草烯(cyperene)、木香烃内酯(costunolide)、木香酸(costic acid)、延胡索乙素(tetrahydropalmatine)、普鲁托品(protopine)是该方主要活性成分；桃红四物汤是在四物汤基础上，加桃仁、红花而成方，除与四物汤共有的活性成分外，苦杏仁苷(amygdalin)、24- 亚甲基环木菠萝烷醇(24-methylene cycloartanol)、油酸(oleic acid)、亚油酸(linoleic acid)、3- 对香豆酰奎宁酸(3-*p*-coumaroylquinic acid)、羟基红花黄色素 A(hydroxysafflor yellow A)是该方主要活性成分；芩连四物汤是在四物汤基础上加黄芩、黄连而成方，除与四物汤共有的活性成分外，黄连碱(coptisine)、小檗碱(berberine)、药根碱(jatrorrhizine)、黄芩素(baicalein)、黄芩苷(baicalin)，汉黄芩素(wogonin)是该方主要活性成分(表 4-147)。

表 4-147　用于潜在靶点预测的四物汤类方主要活性成分

方名	组方药材	用于潜在靶点预测的活性成分
四物汤	当归、川芎、白芍、熟地黄	藁本内酯(ligustilide)、正丁烯基酞内酯(butylidene phthalide)、川芎内酯(senkyunolide)、阿魏酸(ferulic acid),没食子酸(gallic acid)、芍药苷(peoniflorin),焦地黄素A(jioglutin A)、梓醇(catalpol)
少腹逐瘀汤	当归、川芎、赤芍、干姜、肉、小茴香、延胡索、蒲黄、五灵脂	茴香烯(trans-anethole)、姜酮(zingiberone)、没药酸(commiphoric acid)、丁香油酚(eugenol)、异鼠李素-3-*O*-新橙皮苷(isorhamnetin-3-*O*-neohesperidoside)、五灵脂酸(wulingzhic acid)
香附四物汤	当归、川芎、白芍、熟地黄、香附、木香、延胡索	α-香附酮(α-cyperone)、莎草烯(cyperene)、木香烃内酯(costunolide)、木香酸(costic acid)、延胡索乙素(tetrahydropalmatine)、普鲁托品(protopine)
桃红四物汤	当归、川芎、白芍、熟地黄、桃仁、红花	苦杏仁苷(amygdalin)、24-亚甲基环木菠萝烷醇(24-methylene cycloartanol)、油酸(oleic acid)、亚油酸(linoleic acid)、3-对香豆酰奎宁酸(3-*p*-coumaroylquinic acid)、羟基红花黄色素A(hydroxysafflor yellow A)
芩连四物汤	当归、川芎、白芍、熟地黄、黄芩、黄连	黄连碱(coptisine)、小檗碱(berberine)、药根碱(jatrorrhizine)、黄芩素(baicalein)、黄芩苷(baicalin)、汉黄芩素(wogonin)

在 ChemBioDraw 软件中绘制选取的化合物分子结构,将其以 MDL sdf. 格式文件导入 PharmMapper 数据库进行靶标预测(http://59.78.96.61/pharmmapper/),该数据库采用“反向药效团匹配方法”,以活性小分子为探针、搜寻潜在药物靶标、进而预测化合物生物活性。由于检索到的药物靶标存在命名不规范等问题,因此,统一使用 UniProt 数据库中 UniProtKB 搜索功能(http://www.uniprot.org/),通过输入蛋白名称并限定物种为人,将检索得到的所有蛋白校正为其官方名称(official symbol),经上述数据库检索和转化操作,获取与活性成分相关的蛋白质信息。

获取的靶点信息利用 Kyoto Encyclopedia of Genes and Genomes(KEGG)通路数据库(http://www.genome.jp/kegg/)进行通路注释和分析。根据上述类方共有和差异的化学成分靶点预测结果,采用 Cytoscape 软件构建四物汤类方成分-靶点-通路网络模型。网络包括活性成分、蛋白质以及作用通路3类节点(node)。若某一靶点为某化合物的潜在作用靶点,则以边(edge)相连。节点间的连接原则为当活性成分作用靶点与作用通路相关靶点相同时,则将活性成分与作用通路以边(edge)关联起来。

通过建立通路-蛋白-活性成分、通路-蛋白-通路、活性成分-蛋白-活性成分、蛋白-活性成分-蛋白以及基因-通路-蛋白等5种连接,构建起完整的网络图。在此基础上,通过网络分析,研究四物汤的多靶点作用及其类方潜在治疗作用的各异性。

用上述方法预测得到的四物汤类方活性成分潜在靶点见表 4-148。四物汤中的 8 个化合物涉及 33 个作用靶点(共 159 次),少腹逐瘀汤中的 6 个化合物涉及 25 个作用靶点(共 72 次),香附四物汤中的 6 个化合物涉及 21 个作用靶点(共 97 次),桃红四物汤中的 6 个化合物涉及 26 个作用靶点(共 140 次),芩连四物汤中的 6 个化合物涉及 23 个作用靶点(共 74 次)。

表 4-148　四物汤类方活性成分的潜在靶点信息

四物汤类方	靶点编号	靶点名称	频数
四物汤	1	*GTPase HRas	22
	2	Serine/threonine-protein kinase B-raf	20
	3	*AR	15
	4	*HGF receptor	13
	5	*GSK-3 beta	11
	6	*MAPK 10	10
	7	*Alcohol dehydrogenase class-3	8
	8	*Glutathione S-transferase P	6
	9	*PEPCK-C	6
	10	*Neprilysin	5
	11	BCAT(m)	3
	12	CASP-3	3
	13	MAPK 14	3
	14	Ras-related C3 botulinum toxin substrate 1	3
	15	*Retinoic acid receptor RXR-alpha	3
	16	*Tyrosine-protein kinase BTK	3
	17	*ACE	2
	18	*Beta-secretase 1	2
	19	Corticosteroid 11-beta-dehydrogenase isozyme 1	2
	20	*Cyclin-dependent kinase 2	2
	21	Estrogen sulfotransferase	2
	22	*Fatty acid-binding protein, brain	2
	23	*FGFR-1	2
	24	*ST2B1	2
	25	ADP-ribosyl cyclase 2	1
	26	*Estradiol 17-beta-dehydrogenase 1	1
	27	*Glutathione S-transferase A1	1
	28	*Glutathione S-transferase A3	1
	29	*GPI	1
	30	HMG-CoA reductase	1
	31	*IR	1
	32	*Ornithine aminotransferase	1
	33	PNMTase	1

续表

四物汤类方	靶点编号	靶点名称	频数
少腹逐瘀汤	34	RAC-alpha serine/threonine-protein kinase	11
	6	*MAPK 10	10
	35	Amine oxidase[flavin-containing]B	6
	36	Cytochrome P450 2C9	5
	23	*FGFR-1	5
	37	Phospholipase A2, membrane associated	5
	38	hPDK1	3
	16	*Tyrosine-protein kinase BTK	3
	39	Aldo-keto reductase family 1 member C3	2
	40	Carbonic anhydrase 2	2
	41	eIF4E	2
	8	*Glutathione S-transferase P	2
	42	Lactoylglutathione lyase	2
	43	PP-1G	2
	44	Tyrosine-protein phosphatase non-receptor type 1	2
	17	*ACE	1
	26	*Estradiol 17-beta-dehydrogenase 1	1
	45	Glutathione S-transferase Mu 2	1
	29	*GPI	1
	46	Heat shock protein HSP 90-alpha	1
	47	Histone acetyltransferase KAT2B	1
	32	*Ornithine aminotransferase, mitochondrial	1
	48	Prothrombin	1
	49	RAR-beta	1
	15	*Retinoic acid receptor RXR-alpha	1
香附四物汤	50	MAPKK 1	22
	51	Epidermal growth factor receptor	14
	15	*Retinoic acid receptor RXR-alpha	10
	52	Retinoic acid receptor RXR-beta	10
	3	*AR	8
	35	Amine oxidase[flavin-containing]B	6
	7	*Alcohol dehydrogenase class-3	5
	49	RAR-beta	4

续表

四物汤类方	靶点编号	靶点名称	频数
	53	Aldo-keto reductase family 1 member C2	3
	54	Betaine-homocysteine S-methyltransferase 1	2
	38	hPDK1	2
	44	Tyrosine-protein phosphatase non-receptor type 1	2
	55	Androgen receptor	1
	20	*Cyclin-dependent kinase 2	1
	56	DAP kinase 1	1
	41	eIF-4E	1
	26	*Estradiol 17-beta-dehydrogenase 1	1
	23	*FGFR-1	1
	46	Heat shock protein HSP 90-alpha	1
	37	Phospholipase A2, membrane associated	1
	43	PP-1G	1
桃红四物汤	34	RAC-alpha serine/threonine-protein kinase	16
	6	*MAPK 10	12
	1	*GTPase HRas	11
	5	*GSK-3 beta	10
	31	*IR	8
	15	*Retinoic acid receptor RXR-alpha	8
	57	MAPK 12	7
	50	MAPKK 1	7
	58	Cytochrome P450 2C8	6
	4	*HGF receptor	6
	59	TIM	6
	35	Amine oxidase [flavin-containing] B	5
	52	Retinoic acid receptor RXR-beta	5
	3	*AR	4
	8	*Glutathione S-transferase P	4
	9	*PEPCK-C	4
	43	PP-1G	4
	24	*ST2B1	4
	16	*Tyrosine-protein kinase BTK	3
	60	CALLA	2

续表

四物汤类方	靶点编号	靶点名称	频数
	61	FGF-1	2
	44	Tyrosine-protein phosphatase non-receptor type 1	2
	22	*Fatty acid-binding protein, brain	1
	62	Riboflavin kinase	1
	63	Thymidylate kinase	1
	64	UCK 2	1
芩连四物汤	1	*GTPase HRas	11
	5	*GSK-3 beta	8
	9	*PEPCK-C	6
	44	Tyrosine-protein phosphatase non-receptor type 1	6
	35	Amine oxidase[flavin-containing]B	4
	60	CALLA	4
	28	*Glutathione S-transferase A3	4
	38	hPDK1	4
	57	MAPK 12	4
	27	*Glutathione S-transferase A1	3
	16	*Tyrosine-protein kinase BTK	3
	39	Aldo-keto reductase family 1 member C3	2
	23	*FGFR-1	2
	4	*HGF receptor	2
	24	*ST2B1	2
	65	UMP synthase	2
	18	*Beta-secretase 1	1
	66	CG	1
	67	HSP 86	1
	31	*IR	1
	10	*Neprilysin	1
	68	Proto-oncogene tyrosine-protein kinase Src	1
	69	ST1A1	1

注:* 类方成分与四物汤成分预测相同的作用靶点。

从预测靶点结果来看，在细胞过程中起重要作用的 serine/threonine-protein kinase B-raf（丝氨酸苏氨酸蛋白激酶）等是四物汤活性成分的潜在作用靶点群，也是其类方共有活性成分的潜在作用靶点群，此外，类方特异活性成分的潜在作用靶点出现频次各有侧重，如，预测到涉及组胺代谢的 amine oxidase［flavin-containing］B、涉及花生四烯酸代谢的 phospholipase A2 是少腹逐瘀汤的潜在特异作用靶点；预测到与卵巢癌及其他癌瘤的发展相关的 epidermal growth factor receptor 是香附四物汤的潜在特异作用靶点等。

将四物汤主要活性成分预测出的 33 个作用靶标进行 KEGG 通路注释，得到相关通路 51 条，包括与疾病相关通路 15 条，分别为Ⅱ型糖尿病、急性髓细胞性白血病、阿尔茨海默病、肌萎缩侧索硬化症（ALS）、膀胱癌、结直肠癌、子宫内膜癌、胶质瘤、黑色素瘤、非小细胞肺癌、原发性免疫缺陷、前列腺癌、肾细胞癌、甲状腺癌和幽门螺杆菌感染。

与内分泌系统相关通路 11 条，分别为脂肪细胞因子信号通路、促性腺激素释放激素信号转导通路、胰岛素信号通路、黑色素、PPAR 信号通路、肾素血管紧张素系统、雄激素和雌激素代谢、合成类固醇、C_{21} 甾体激素代谢、细胞色素 P450 药物代谢和 P54 信号通路。

与碳水化合物代谢相关通路 6 条，分别为柠檬酸循环（TCA 循环）、果糖和甘露糖代谢、半乳糖代谢、戊糖和糖醛酸转化、磷酸戊糖途径和丙酮酸代谢。

氨基酸代谢相关的通路 4 条，分别为精氨酸和脯氨酸代谢、酪氨酸代谢、缬氨酸，亮氨酸、异亮氨酸的生物合成和谷胱甘肽代谢。

与免疫系统相关通路 3 条，分别为 B 细胞受体信号通路、Fc epsilon RI 信号通路和 T 细胞受体信号通路。

与脂质代谢相关通路 3 条，分别为胆酸合成、脂肪酸代谢和甘油酯代谢。

与信号转导相关通路有 3 条，分别为 ErbB 信号通路、MAPK 信号通路、mTOR 信号通路和 Wnt 信号通路。

与外源性化学物质的生物降解相关通路 2 条，分别为 1- 和 2- 甲基萘降解和 3-chloroacrylic acid 降解。

与细胞过程相关通路 2 条，分别为黏着连接（adherens junction）和焦点粘连（focal adhesion）。

与能量代谢相关通路 2 条，分别为甲烷代谢和硫代谢。

在对类方特异的潜在作用靶点通路注释中发现，除与四物汤相同的通路外，少腹逐瘀汤多与 α- 亚麻酸代谢、花生四烯酸代谢、醚脂质代谢、亚油酸代谢等脂质代谢通路有关；香附四物汤多与甘氨酸，丝氨酸和苏氨酸代谢、组氨酸代谢、蛋氨酸代谢、苯丙氨酸代谢、色氨酸代谢等氨基酸代谢通路有关；桃红四物汤多与糖酵解和糖异生、磷酸肌醇代谢等碳水化合物代谢相关通路有关；芩连四物汤多与 ErbB、VEGF 信号转导通路有关。

采用 Cytoscape 软件建立四物汤类方成分 - 靶点 - 通路网络模型，32 个活性成分与多靶点及多条通路间的关联关系直观地呈现于图 4-95。

通过对四物汤类方多成分 - 靶点 - 通路网络分析发现，四物汤类方共有和差异成分均作用于多个靶点，呈现出方剂多成分、多靶点、整合调节作用特点。四物汤类方差异成分分别调控不同的通路群，通路涉及神经 - 内分泌 - 免疫各个环节，各通路间又通过共有蛋白靶点连接，显示出不同成分之间的多靶点协同作用。四物汤及衍化方既有共同的作用靶点及通路，又各有偏重，体现了方剂多成分、多靶点、多途径作用模式。

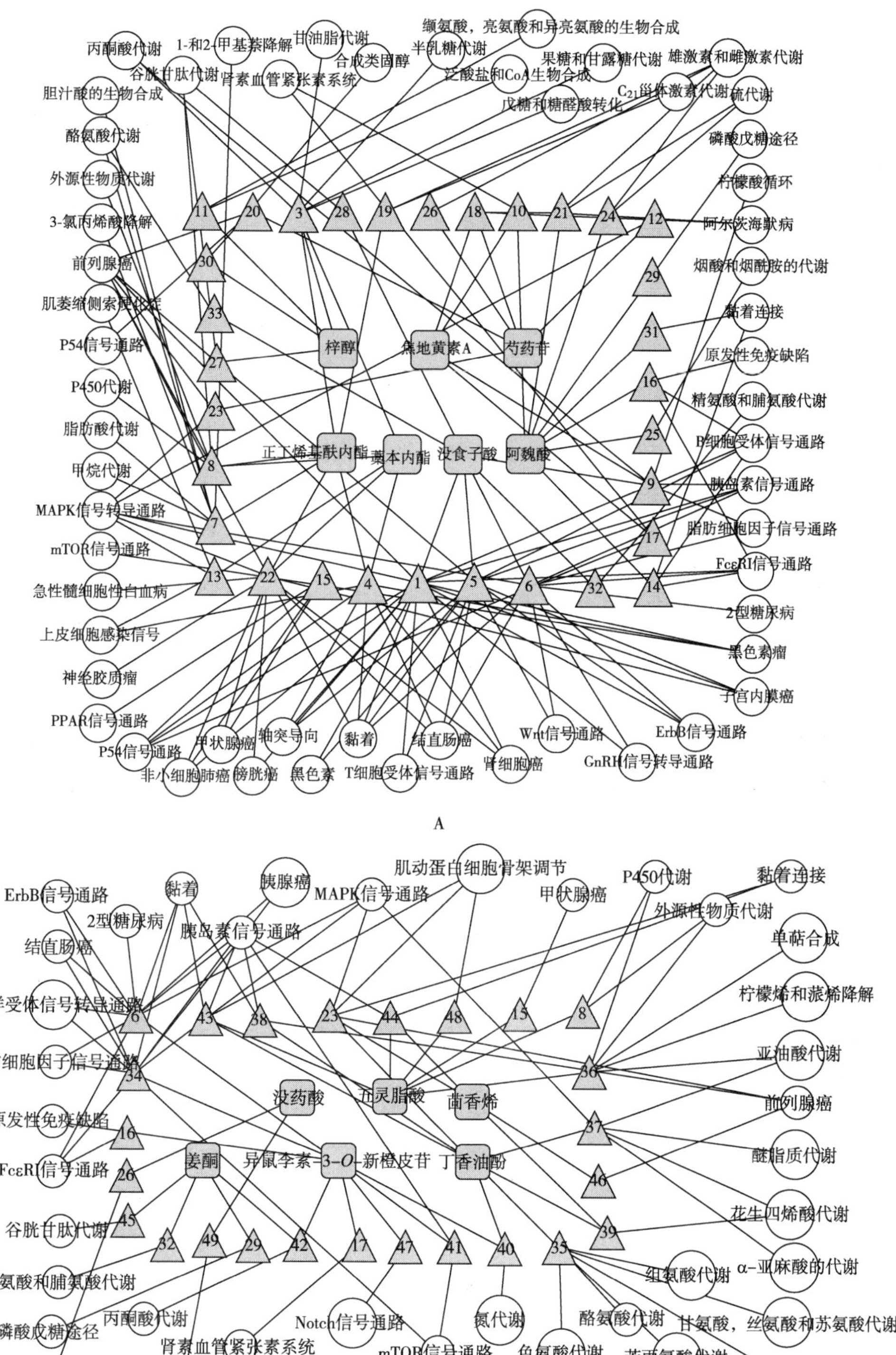

图 4-95　用于妇科血瘀证原发性痛经的四物汤类方成分-靶点-通路网络模型

A. 四物汤主要活性成分-靶点-通路网络模型；B. 少腹逐瘀汤主要活性成分-靶点-通路网络模型

□示化学成分；△示作用靶点；○示作用通路；○示各方偏重的作用通路

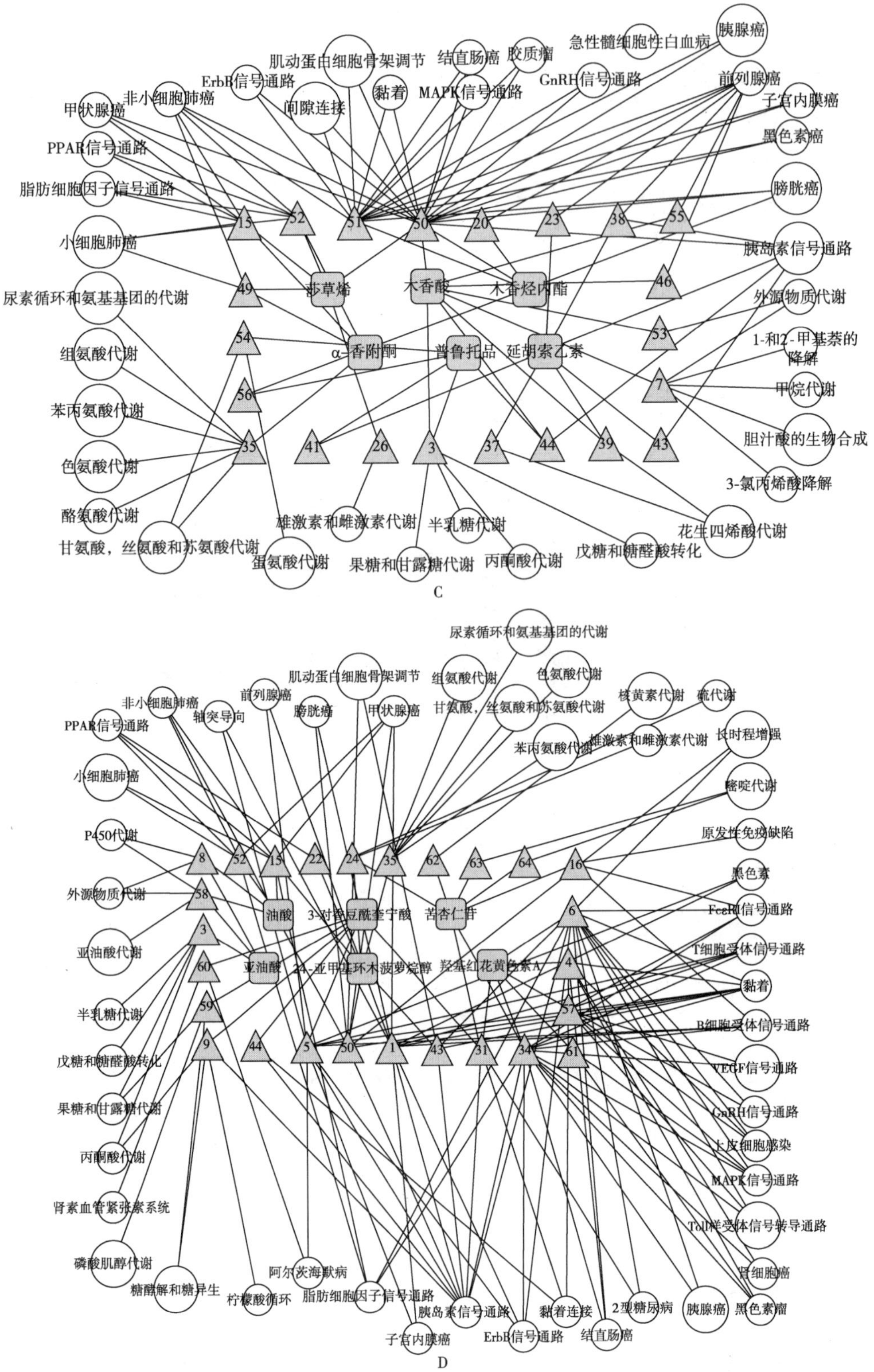

C

D

图 4-95（续）

C. 香附四物汤主要活性成分 - 靶点 - 通路网络模型；D. 桃红四物汤主要活性成分 - 靶点 - 通路网络模型

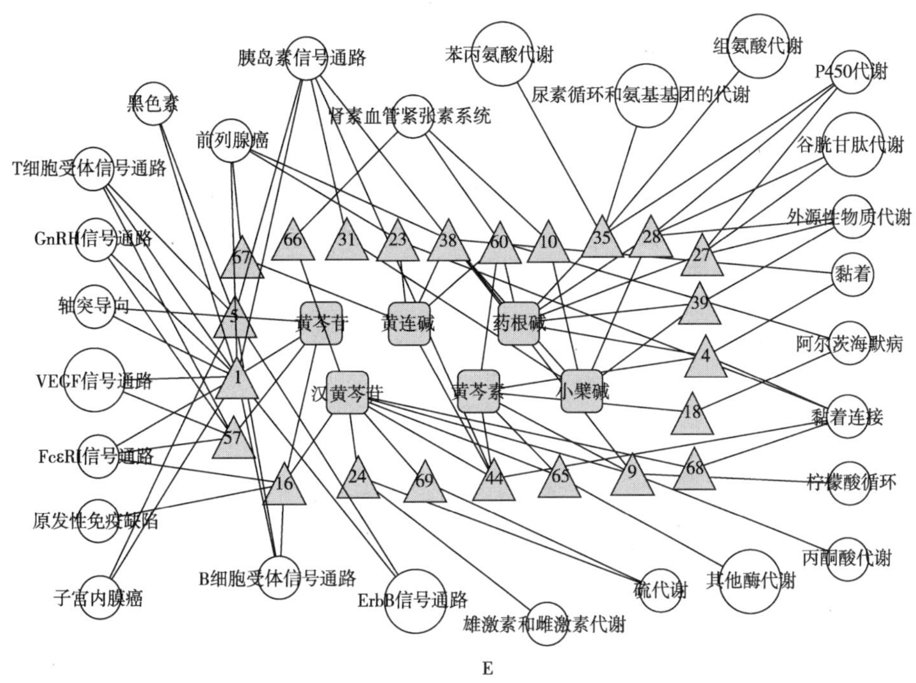

图 4-95(续)

E. 芩连四物汤主要活性成分-靶点-通路网络模型

补血、活血、调经为四物汤的主要功效，从网络分析结果来看，该功效涉及 GTP 蛋白酶、雌激素受体、肝细胞生长因子、糖原合成激酶等作用靶点，与神经-内分泌-免疫-血液系统中的多条代谢通路相关。在对类方特异的潜在作用靶点通路注释中发现，温经止痛的少腹逐瘀汤和行气止痛的香附四物汤偏重于与脂质代谢通路和氨基酸代谢通路有关。课题组前期通过对少腹逐瘀汤和香附四物汤临床治疗寒凝血瘀和气滞血瘀证原发性痛经患者血清和尿液的代谢组学研究，证明少腹逐瘀汤和香附四物汤影响脂质代谢通路，部分印证了网络分析预测结果，因此推测止痛功效与脂质代谢通路相关。而重在养血活血逐瘀的桃红四物汤偏重于糖酵解和糖异生等代谢通路，重在养血清热的芩连四物汤则偏重于信号因子转导通路，可见养血功效与糖代谢通路相关，清热功效与信号转导通路相关。

丝氨酸苏氨酸蛋白激酶是四物汤及其类方共有的潜在作用靶点群，该蛋白群可通过磷酸化其下游分子，介导或参与细胞周期的调节、细胞生长、凋亡、增殖等多种生物学活性，从而参与肿瘤的发生、发展。因此推测该蛋白群可能与四物汤类方共有的活血功效相关联。

网络还预测到与卵巢癌及其他癌瘤的发展相关的 epidermal growth factor receptor 是香附四物汤的潜在特异作用靶点，提示四物汤及其类方中的活性成分有可能开发成为潜在的预防和治疗妇科肿瘤药物。

利用 Molinspiration、PharmMapper 和 KEGG 等生物信息学手段对四物汤类方功效物质进行吸收、靶点及作用通路的预测分析，整合上述实验结果，根据皮尔森相关系数 $r=\frac{1}{n-1}\sum_{i=1}^{n}\left(\frac{X_i-\overline{X}}{s_x}\right)\left(\frac{Y_i-\overline{Y}}{s_y}\right)$，将功效物质、效应靶点与作用通路进行连接，构建了四物汤类方用于妇科血瘀证原发性痛经的功效物质组作用机制网络，为四物汤类方用于妇科血瘀证原发性痛经的基础和临床研究提供证据。

课题组通过治疗妇科血瘀证原发性痛经的四物汤类方方 - 证 - 病关联规律的研究实践，从现代药理学、物质基础、系统生物学、网络生物学等方面对四物汤类方方 - 证 - 病关联关系进行多维度、多层面的系统分析，探索了四物汤类方用于不同证候原发性痛经的功效物质组，初步形成了从中医功效的效应信息群客观表征，功效物质组发现、优化与验证，基于方剂功效物质组的方 - 证 - 病关联分析层层递进的方剂功效物质组研究策略，以及相应的技术方法体系，为中医方剂现代研究进行了有益的探索。

参考文献

[1] 陆启滨，潘艳秋，段金廒，等. 四物汤加味治疗血虚证月经过少 42 例临床观察[J]. 四川中医，2012，30(10)：104-105.

[2] SU S L，DUAN J A，WANG P J，et al. Metabolomic study of biochemical changes in the plasma and urine of primary dysmenorrhea patients using UPLC-MS coupled with a pattern recognition approach [J]. Journal of Proteome Research，2013，12(2)：852-865.

[3] LIU P，DUAN J A，WANG P J，et al. Biomarkers of primary dysmenorrhea and herbal formula intervention：an exploratory metabonomics study of blood plasma and urine [J]. Molecular Biosystems，2013，9(1)：77-87.

[4] DAVIS A R，WESTHOFF C L. Primary dysmenorrhea in adolescent girls and treatment with oral contraceptives [J]. Journal of Pediatric and Adolescent Gynecology，2001，14(1)：3-8.

[5] CHAN W Y，DAWOOD M Y. Prostaglandin levels in menstrual fluid of non dysmenorrheic and of dysmenorrheic subjects with and without oral contraceptive or Ibuprofen therapy [J]. Advances in Prostaglandin and Thromboxane Research，1980，8(8)：1443-1447.

[6] KNOBIl E. The neuroendocrine control of the menstrual cycle [J]. Recent Progress in Hormone Research，1980，36(36)：53-88.

[7] DAWOOD M Y. Primary dysmenorrhea advances in pathogenesis and management [J]. Obstetrics & Gynecology，2006，108(2)：428-441.

[8] ZAHRADNIK H P，HANJALIC-BECK A，GROTH K. Nonsteroidal anti-inflammatory drugs and hormonal contraceptives for pain relief from dysmenorrhea：a review [J]. Contraception，2010，81(3)：185-196.

[9] MARJORIBANKS J，PROCTOR M L，Farquhar C. Nonsteroidal anti-inflammatory drugs for primary dysmenorrhea [J]. Cochrane Database of Systematic Reviews，2003，2010(4)：CD001751 - CD001751.

[10] DAVIS A R，WESTHOFF C，O' CONNELL K，et al. Oral contraceptives for dysmenorrhea in adolescent girls：a randomized trial [J]. Obstetrics & Gynecology. 2005，106(1)：97-104.

[11] WONG C L，FARQUHAR C，ROBERTS H，et al. Combined oral contraceptive pill (OCP) as treatment for primary dysmenorrhea [J]. Cochrane Database of Systematic Reviews，2009，2(2)：75-79

[12] NICHOLSON J K，WILSON I D. Opinion：understanding global systems biology：metabonomics and the continuum of metabolism [J]. Nature Reviews Drug Discovery，2003，2(8)，668-676.

[13] SUN L Y，HU W H，LIU Q，et al. Metabonomics reveals plasma metabolic changes and inflammatory marker in polycystic ovary syndrome patients [J]. Journal of Proteome Research，2012，11(5)：2937-2946.

[14] FAN M. Clinical observation of Shaofu Zhuyu decotion for treating primary dysmenorrhea of cold coagulation and blood stasis [J]. Journal of Traditional Chinese Medicine，2011，30(2)：455-456.

[15] CHENG Q Q，ZHU Y. Clinical study on primary dysmenorrheal of blood-stasis of cold-coagulation syndrome treated with modified Shaofu Zhuyu decoction [J]. Journal of Traditional Chinese Medicine，2011，16(4)：

1249-1250.

[16] SU S L, GUO J M, DUAN J A, et al. Ultra-performance liquid chromatographytandem mass spectrometry analysis of the bioactive components and their metabolites of Shaofu Zhuyu decoction active extract in rat plasma[J]. Journal of Chromatography B, 2010, 878(3-4): 355-362.

[17] SU S L, HUA Y Q, DUAN J A, et al. Inhibitory effects of active fraction and its main components of Shaofu Zhuyu decoction on uterus contraction[J]. The American Journal of Chinese Medicine, 2010, 38(4): 777-787.

[18] SU S L, HUA Y Q, DUAN J A, et al. Hypothesis of active components in volatile oil from a Chinese herbs formulation, 'Shao-Fu-Zhu-Yu Decoction', using GC-MS and chemometrics[J]. Journal of Separation Science, 2008, 31(6): 1085-1091.

[19] TU C H, NIDDAM D M, CHAO H T, et al. Abnormal cerebral metabolism during menstrual pain in primary dysmenorrhea[J]. Neuroimage, 2009, 47(1): 28-35.

[20] PATTI G J, YANES O, SHRIVER L P, et al. Metabolomics implicates altered sphingolipids in chronic pain of neuropathic origin[J]. Nature Chemical Biology, 2012, 8(3): 232-234.

[21] MARSH E E, SHAW N D, KLINGMAN K M, et al. Estrogen levels are higher across the menstrual cycle in African-American women compared with Caucasian women[J]. Journal of Clinical Endocrinology and Metabolism, 2011, 96(10): 3199-3206.

[22] SCHUMACHER M, GUENNOUN R, GHOUMARI A, et al. Novel perspectives for progesterone in hormone replacement therapy, with special reference to the nervous system[J]. Endocrine Reviews, 2007, 28(4): 387-439.

[23] SUDHIR K. Clinical review: lipoprotein-associated phospholipase A2, a novel inflammatory biomarker and independent risk predictor for cardiovascular disease[J]. Journal of Clinical Endocrinology and Metabolism, 2005, 90(5): 3100-3105.

[24] HUA Y Q, SU S L, DUAN J A, et al. Danggui-Shaoyao-San, a traditional Chinese prescription, suppresses PGF2α production in endometrial epithelial cells by inhibiting COX-2 expression and activity[J]. Phytomedicine, 2008, 15(12): 1046-1052.

[25] SUN Y M, WANG L, LI G. Investigation on influencing factors of primary dysmenorrhea in 1800 female college students[J]. Tianjin Journal of Traditional Chinese Medicine, 2009, 26: 367-369.

[26] HAREL E. Dysmenorrhea in adolescents and young adults: from pathophysiology to pharmacological treatments and management strategies[J]. Expert Opinion on Pharmacotherapy, 2008, 9: 2661-2672.

[27] LIU P, DUAN JA, HUA YQ, et al. Effects of xiang-fu-si-wu decoction and its main components for dysmenorrhea on uterus contraction[J]. Journal of Ethnopharmacology, 2011, 133: 591-597.

[28] LIEDMAN R, HANSSON S R, HOWE D, et al. Reproductive hormones in plasma over the menstrual cycle in primary dysmenorrhea compared with healthy subjects[J]. Gynecological Endocrinology, 2008, 24(9): 508-513.

[29] NIGAM S, BENEDETTO C, ZONCA M, et al. Rofecoxib for dysmenorrhoea: meta-analysis using individual patient data[J]. Eicosanoids, 1991, 4: 137-141.

[30] DURHAM P L, VAUSE C V, DEROSIER F, et al. Changes in salivary prostaglandin levels during menstrual migraine with associated dysmenorrhea[J]. Headache, 2010, 50(5): 844-851.

[31] CREATSAS G, DELIGEOROGLOU E, ZACHARI A, et al. Prostaglandins: $PGF_{2\alpha}$, PGE_2, 6-keto-$PGF_{1\alpha}$ and $TXB_{2\alpha}$ serum levels in dysmenorrheic adolescents before, during and after treatment with oral contraceptives [J]. European Journal of Obstetrics & Gynecology and Reproductive Biology, 1990, 36(3): 292-298.

[32] LIEDMAN R, HANSSON S R, HOWE D, et al. Endometrial expression of vasopressin, oxytocin and their receptors in patients with primary dysmenorrhoea and healthy volunteers at ovulation[J]. European Journal of Obstetrics, Gynecology, and Reproductive Biology, 2008, 137(2): 189-192.

[33] GAULT C R, OBEID L M, HANNUN Y A. An overview of sphingolipid metabolism: from synthesis to breakdown[J]. Advances in Cirrhosis, Hyperammonemia, and Hepatic Encephalopathy, 2010, 688: 1-23.
[34] SUN L, HU W, LIU Q, et al. Metabonomics Reveals Plasma Metabolic Changes and Inflammatory Marker in Polycystic Ovary Syndrome Patients[J]. Journal of Proteome Research, 2012, 11(5): 2937-2946.
[35] 段金廒，宿树兰，刘培，等. 中医方剂现代研究的实践与思考——方剂功效物质组学的构想与建立[J]. 世界科学技术—中医药现代化，2013，15(2)：159-166.
[36] 段金廒，刘培，宿树兰，等. 基于方剂功效物质组学的四物汤类方用于妇科血瘀证原发性痛经的方-证-病关联规律分析[J]. 世界科学技术—中医药现代化，2013，15(2)：167-176.
[37] 刘艾林，杜冠华. 网络药理学：药物发现的新思想[J]. 药学学报，2010，45(12)：1472-1477.
[38] 刘培，段金廒，白钢，等. 用于妇科血瘀证原发性痛经的四物汤类方主要活性成分网络药理学分析[J]. 中国中药杂志，2014，39(1)：113-120.

第六节　四物汤类方转化应用基础研究

四物汤是中医补血、养血、调经的经典方剂，历来被中医临床用于治疗各种血虚证，包括冲任虚损、月经不调、崩中漏下及血瘕块硬、时发疼痛等。在四物汤的基础上经剂型改变开发的相关制剂有四物合剂、四物颗粒、四物片和四物膏等，其中四物合剂和四物颗粒已被收录于《中国药典》2020年版一部。经典方剂少腹逐瘀汤研究开发的相关制剂有少腹逐瘀丸、少腹逐瘀颗粒、少腹逐瘀胶囊等，少腹逐瘀丸等也已被收录入《中国药典》2020年版一部。

透皮药物传递系统(transdermal drug delivery systems，TDDS)，又称TDS或透皮治疗系统，主要指药物从特殊设计的装置释放，通过完整的皮肤，进入全身血液系统的控制释放剂型。TDDS在医疗应用上有许多独特的优势，例如TDS可以使血药浓度在一定的有效范围浓度内保持稳定，且避免了口服给药可能造成的首关消除，提高了药物的生物利用度。TDS还改善了患者的顺应性，不必频繁给药，特别适用于对用药方案不熟悉的老年患者。此外，TDS具有较高的安全性，减少口服或注射给药的危险性。近年来，随着相应技术的发展，如各种提高药物经皮转运技术，以离子导入、微针、激光等为代表的物理技术，为经皮给药创造了十分有利的条件。多样的新技术为TDS的设计展示出了令人瞩目的潜力，深入广泛的研究将为药物经皮传递创造光明的前景。

我国经皮给药方式历史悠久。在《殷墟卜辞》中已有20多种疾病使用了外治的方法，《灵枢·经脉》有“马膏”的记载。到明清时期，中药外治法已逐渐进入了成熟阶段，吴尚先撰写的《理瀹骈文》及赵雪敏所辑著的《串雅内外编》都记载了中药外治方法，其中一些方法至今仍有较高的临床价值。之后，随着中药经皮给药系统理论及临床应用的不断完善，以及相应药用高分子材料的应用与发展，在中医理论的指导下，运用现代的技术理论和方法，尝试把传统的中药外用剂型和一些适合外用的经验方研制开发成现代的药物经皮给药制剂，避免了原有剂型的诸多不利因素，也使得用药更为方便，疗效更为显著。中药TDS已受到越来越多国内外学者的关注，逐渐成为一个令人瞩目的研究课题。本节主要阐述了四物汤类方香附四物汤、少腹逐瘀汤外用贴剂的研制与转化应用基础研究。

一、香附四物汤外用贴剂的研制与转化应用

(一) 香附四物汤外用制剂促渗剂的筛选

为保证 TDS 的有效性、安全性并达到控释目的，有必要对药物的经皮渗透性进行深入的研究，从而促进处方的设计和方案优化。体外经皮渗透实验可以直接测定药物的透皮速率，并可模拟体内条件来预测药物分子经过皮肤进入体内的动力学过程，在处方工艺研究和促渗剂筛选等方面具有重要意义。现有的经皮渗透评价方法，如稳态透皮速率、累积渗透量和增渗倍数等参数，可以较好地对单一组分进行分析评价，但中药是一个复杂的多组分体系，目前针对多组分经皮渗透研究的评价方法尚存在一定的缺陷。如每个组分单独分析，结论片面且不能充分利用已有的数据信息，由于各组分渗透性的不同使得评价结果不一致，甚至相互冲突；而把各组分的数据简单累加，虽已将多个组分考虑在内，但当各组分的含量差异较大，有时甚至相差 1 个数量级以上，含量小的组分对结果评价的贡献就不能充分体现。因此多组分经皮渗透研究结果的合理评价是其难点。

香附四物汤是治疗原发性痛经的有效方剂，研究已经确证了香附四物汤效应部位(XBW)的免疫和镇痛活性，本研究对不同浓度和不同种类促渗剂作用下 XBW 中 6 种活性成分的体外经皮渗透特性并优选合适的促渗剂，为香附四物汤透皮制剂的研发、临床用药和传统剂型改革提供科学依据。

1. 实验方法　取当归、川芎、白芍、熟地黄、木香、香附、延胡索(6∶3∶3∶8∶2∶3∶3)药材饮片 20 kg，加 10 倍量水浸泡 12 小时后连续煎煮 2 次。同时提取挥发油，经无水硫酸钠脱水后即得香附四物汤挥发油部位(XEO)。合并 2 次药液，减压加热浓缩至生药浓度为 1g/ml，加入 95% 乙醇，至药液达到 80% 酒精度(V/V)，静置 24 小时后取上清液浓缩至无醇味，浓缩液经 D101 大孔吸附树脂以水、20% 乙醇、40% 乙醇、60% 乙醇梯度洗脱，收集 40%、60% 乙醇洗脱液并干燥即得相应部位(XFSW-1 和 XFSW-2)。其中，XEO、XFSW-1 和 XFSW-2 的得率分别为 0.16%、0.45% 和 0.19%。XFSW-1 和 XFSW-2 按得率比(2.4∶1)混合而成的混合物，为香附四物汤效应部位(XBW)。

实验前取 0.5g XBW 溶于 80ml 纯水配制成混悬液，加入不同促渗剂分为 8 组：A 无促渗剂(对照组)；B 5% 氮酮；C 5% 丙二醇；D 2.5% 氮酮 +2.5% 丙二醇；E 1% 氮酮 +4% 丙二醇；F 4% 氮酮 +1% 丙二醇；G 3% 氮酮 +2% 丙二醇；H 2% 氮酮 +3% 丙二醇。

取雄性 SD 大鼠，麻醉后用剃须刀将腹部毛剔除干净，24 小时后脱颈处死，剥离腹部皮肤，除去皮下血管及组织，用纯水冲洗至无白色浑浊，用铝箔包好于 −20℃保存。为尽可能消除时滞的影响，实验前将皮肤浸于 37℃纯水解冻，用无菌纱布覆盖在角质层，在纱布上滴加不同促渗剂 0.5ml，确保扩散至整个皮肤表面并充分接触 8 小时，除去纱布后用纯水洗净并立即使用。

采用垂直式 Franz 扩散池进行透皮实验，将离体腹部皮肤固定于扩散池上，角质层朝上，接受池加入 7.7ml 接受液，供给池加入 3ml 供给液，水浴槽温度控制在(37±0.2)℃，磁搅拌子转速 200r/min，分别于加样后 1，2，4，6，8，10，12 小时从接受池取 250μl 接受液作为待测液，同时补充等量等温的接受液。待测液 13 000r/min 离心 10 分钟后，取上清液用于分析。

每份供给液 3ml，分别为上述 8 组 XBW 混悬液。接受液为 20% 乙醇溶液。使用前均预热至 37℃并超声除气。分别取阿魏酸等 6 个成分的标准品适量，精密称量后用甲醇溶解

配制成标准品储备液；取适量储备液置于 10ml 容量瓶中，加甲醇稀释至刻度，配制成混合标准品溶液，其中阿魏酸、芍药苷、芍药内酯苷、普鲁托品、延胡索乙素、四氢非洲防己碱的质量浓度分别为 34.8μg/ml，60.3μg/ml，60.7μg/ml，3.87μg/ml，2.77μg/ml，3.47μg/ml。取上述混合标准品溶液并用空白皮肤接受液稀释成 6 个不同浓度的标准品工作液。

通过 3 个步骤完成中药多组分经皮渗透研究的评价：①通过体外透皮实验测得各组中每个成分在不同时间点的质量浓度；②采用主成分分析对数据进行降维处理，获取能反映原始变量的主成分及其贡献率，并计算不同时间的总因子得分 F，其反映了相应组别中所有成分质量浓度的总体情况；③以 F 代替质量浓度，按下式计算单位面积累积渗透量 Q：

$$Q=\frac{F_nV+V_0\sum_{i=1}^{n-1}F_i}{A}$$

式中 F_n，F_i 为第 n 个和第 i 个时间点的总因子得分；V(7.7ml) 为扩散池体积；V_0(0.25ml) 为每次取样体积；A($2.92cm^2$) 为扩散渗透面积。将 Q 对时间 t 作图并进行线性拟合，计算稳态透皮速率 J_s，并以 J_s 的大小来判断促渗剂的优劣。

2. 质量浓度的测定　将峰面积代入标准曲线求得不同时间各成分的质量浓度，结果见表 4-149。

3. 主成分分析

(1) 主成分提取及贡献率计算：为寻求不同组各成分经皮渗透的规律，对各组中 6 个成分不同时间点的质量浓度进行主成分分析，分析中对特征值及因子载荷矩阵采用方差最大化正交旋转，结果见表 4-150 及表 4-151。由表 4-150 可知，第 1 个因子的贡献率为 93.47%，第 2 个因子的贡献率为 2.84%，前 2 个因子的累积贡献率达到了 96.31%，说明前两个因子对指标的影响均起着主导作用，且保留了原始变量的绝大部分信息，能够比较客观地反映和代表指标的总体特征和趋势，因此选取这两个因子作为分析所用的主成分。由表 4-151 可知，经方差最大化正交旋转后，阿魏酸、芍药苷和芍药内酯苷在第 1 主成分上有较高载荷，说明第 1 主成分主要代表了这 3 个成分的综合信息；同理，第 2 主成分主要反映了普鲁托品、延胡索乙素和四氢非洲防己碱的综合信息。

(2) 总因子得分计算：总因子得分能够较全面地反映原始变量的相关关系，采用总因子得分代表原始变量时，更有利于描述研究对象的特征。以主成分因子得分与其方差贡献率乘积之和相加，得出各组样品的总因子得分，是构造综合评价函数的常用方法，可对样品进行综合评判，其计算公式为：

$$F=0.519\,7F_1+0.443\,4F_2$$

按公式计算出的各组样品不同时间的总因子得分 F，具体结果见表 4-152。

(3) 经皮渗透参数计算及方程拟合：将表 4-152 中各组不同时间的 F 代入上述方程求得 Q，并将 Q 与时间 t 进行拟合，求得回归方程，所得方程的斜率即为稳态透皮速率 J_s，具体结果见表 4-153。与 A 组相比，其余各组 J_s 均明显增大，说明促渗剂促透效果明显，其中以 F 组（4% 氮酮 +1% 丙二醇）促渗效果最为明显，为 A 组的 7.4 倍。

多组分系统原始数据庞大，且由于各成分含量差异大，促渗剂对不同成分增渗作用强弱不一，不易从原始数据中得出明显的规律，也难以直接从某个成分的参数或各成分参数之和判断整体渗透效果的优劣。运用统计学方法可简化数据并避免各成分含量或渗透性上的差

表 4-149　不同时间点各成分的质量浓度（$\bar{x}\pm s$）/（μg/ml）

组别	1h	2h	4h	6h	8h	10h	12h
A_{FA}	0.019±0.004	0.366±0.023	1.219±0.123	1.986±0.115	2.816±0.514	3.626±0.392	4.331±1.059
A_{PF}	0.794±0.122	1.146±0.371	3.643±0.162	5.743±1.532	8.595±0.683	11.650±4.632	13.765±2.531
A_{AF}	0.424±0.056	0.679±0.123	1.343±0.097	2.140±0.231	3.042±0.142	3.800±0.009	4.494±0.112
A_{PP}	0.002±0.001	0.003±0.001	0.007±0.002	0.015±0.002	0.024±0.001	0.037±0.004	0.075±0.005
A_{TP}	0.003±0.001	0.008±0.001	0.027±0.001	0.058±0.013	0.090±0.052	0.129±0.032	0.155±0.088
A_{TB}	0.006±0.002	0.022±0.005	0.064±0.013	0.132±0.045	0.197±0.013	0.292±0.092	0.374±0.048
B_{FA}	0.547±0.143	2.370±0.943	6.114±1.421	9.044±3.531	11.745±2.642	12.917±3.532	17.275±8.431
B_{PF}	2.079±0.053	11.302±2.642	33.919±10.531	50.175±7.532	63.432±18.532	69.800±9.532	97.171±33.532
B_{AF}	0.342±0.041	2.505±0.500	9.129±1.432	15.012±2.214	20.726±2.520	23.604±4.532	29.537±10.532
B_{PP}	0.004±0.001	0.024±0.001	0.106±0.001	0.195±0.342	0.295±0.042	0.365±0.041	0.442±0.101
B_{TP}	0.003±0.001	0.024±0.001	0.128±0.021	0.258±0.012	0.384±0.011	0.521±0.112	0.631±0.087
B_{TB}	0.011±0.001	0.059±0.012	0.236±0.002	0.416±0.030	0.609±0.076	0.746±0.032	0.920±0.124
C_{FA}	0.835±0.156	1.981±0.353	4.267±1.090	6.195±1.003	7.701±0.524	9.153±4.042	11.053±1.042
C_{PF}	1.845±0.032	8.421±0.832	21.543±4.531	29.321±7.432	40.513±5.427	52.432±20.322	63.431±15.428
C_{AF}	0.632±0.043	1.268±0.432	2.415±0.232	3.216±0.087	3.893±1.093	4.532±1.093	5.409±0.442
C_{PP}	0.016±0.001	0.031±0.002	0.060±0.001	0.073±0.002	0.100±0.032	0.128±0.013	0.157±0.013
C_{TP}	0.023±0.002	0.046±0.001	0.090±0.032	0.114±0.005	0.154±0.054	0.177±0.032	0.203±0.056
C_{TB}	0.033±0.003	0.066±0.005	0.228±0.100	0.285±0.032	0.375±0.042	0.481±0.102	0.605±0.093
D_{FA}	1.235±0.144	4.424±0.763	9.521±2.321	13.371±1.342	15.885±3.532	17.667±3.218	22.917±5.282
D_{PF}	3.294±1.021	13.522±0.532	31.948±5.654	44.842±10.532	54.665±8.343	62.399±19.985	84.121±10.850
D_{AF}	0.575±0.042	3.034±0.309	8.465±1.235	13.272±2.461	17.266±2.883	20.468±4.272	23.584±9.494
D_{PP}	0.004±0.001	0.024±0.001	0.086±0.043	0.163±0.044	0.231±0.063	0.305±0.009	0.353±0.026
D_{TP}	0.008±0.001	0.041±0.011	0.143±0.023	0.256±0.092	0.359±0.077	0.462±0.106	0.556±0.094
D_{TB}	0.011±0.001	0.057±0.007	0.198±0.012	0.358±0.014	0.497±0.102	0.639±0.088	0.780±0.100

续表

组别	1h	2h	4h	6h	8h	10h	12h
E_{FA}	0.296±0.100	0.906±0.053	2.775±1.020	5.233±0.422	7.646±0.984	9.348±3.437	11.573±4.532
E_{PF}	0.943±0.056	11.522±2.426	25.948±4.697	34.842±8.431	41.665±10.426	53.399±14.435	81.399±13.339
E_{AF}	0.824±0.235	3.078±0.498	6.896±1.102	10.796±1.872	13.892±0.974	16.707±2.259	19.707±5.425
E_{PP}	0.007±0.001	0.014±0.009	0.039±0.010	0.078±0.009	0.137±0.043	0.201±0.056	0.305±0.007
E_{TP}	0.010±0.005	0.021±0.007	0.058±0.010	0.114±0.032	0.204±0.055	0.330±0.104	0.453±0.101
E_{TB}	0.014±0.003	0.029±0.002	0.080±0.027	0.159±0.078	0.278±0.100	0.333±0.023	0.478±0.049
F_{FA}	1.030±0.093	3.579±0.421	9.302±0.988	13.704±5.832	16.602±4.421	18.377±3.870	23.630±3.649
F_{PF}	0.559±0.042	5.119±0.430	22.182±3.698	42.879±9.432	58.814±23.752	70.821±18.533	87.966±9.543
F_{AF}	0.022±0.002	0.968±0.032	5.504±1.042	12.141±3.094	18.496±3.435	24.183±7.432	29.269±5.760
F_{PP}	0.002±0.001	0.013±0.001	0.071±0.004	0.157±0.038	0.235±0.009	0.339±0.117	0.454±0.099
F_{TP}	0.003±0.001	0.018±0.002	0.123±0.011	0.315±0.009	0.511±0.100	0.707±0.078	0.892±0.104
F_{TB}	0.003±0.001	0.025±0.003	0.174±0.054	0.462±0.109	0.736±0.356	1.024±0.403	1.327±0.134
G_{FA}	1.235±0.350	3.403±1.059	7.324±1.553	10.285±2.593	12.219±1.285	13.590±2.007	17.628±6.532
G_{PF}	3.294±0.528	13.522±1.333	31.948±6.436	44.842±14.432	54.665±6.437	62.399±5.086	84.121±12.540
G_{AF}	0.575±0.066	3.034±0.096	8.465±0.893	13.272±4.794	17.266±5.509	20.468±2.421	23.584±4.992
G_{PP}	0.004±0.002	0.024±0.008	0.086±0.014	0.163±0.022	0.231±0.061	0.305±0.030	0.353±0.031
G_{TP}	0.008±0.003	0.041±0.003	0.143±0.042	0.256±0.017	0.359±0.029	0.462±0.009	0.556±0.103
G_{TB}	0.015±0.007	0.074±0.002	0.257±0.032	0.466±0.014	0.646±0.101	0.830±0.089	1.014±0.452
H_{FA}	0.882±0.105	3.241±0.452	7.533±1.670	10.492±4.799	13.079±3.639	14.924±2.567	19.295±6.645
H_{PF}	1.111±0.069	8.163±1.360	26.957±10.663	41.746±13.698	53.437±15.744	61.986±20.649	77.183±20.009
H_{AF}	0.121±0.295	1.664±0.098	6.819±1.324	12.001±0.587	16.303±3.243	20.444±8.504	24.393±6.423
H_{PP}	0.001±0.001	0.009±0.002	0.072±0.003	0.215±0.032	0.359±0.042	0.516±0.110	0.814±0.104
H_{TP}	0.008±0.002	0.043±0.006	0.167±0.029	0.301±0.009	0.434±0.033 3	0.533±0.199	0.662±0.109
H_{TB}	0.007±0.001	0.050±0.006	0.261±0.055	0.535±0.166	0.784±0.093	1.072±0.357	1.282±0.566

注：FA. 阿魏酸；PF. 芍药苷；AF. 芍药内酯苷；PP. 普鲁托品；TP. 延胡索乙素；TB. 四氢非洲防己碱。

表 4-150　主成分特征值与贡献率

主成分	初始特征值			载荷平方和		
	总方差	方差贡献率 /%	累积贡献率 /%	总方差	方差贡献率 /%	累积贡献率 /%
1	5.61	93.47	93.47	3.12	51.97	51.97
2	0.17	2.84	96.31	2.66	44.34	96.31
3	0.09	1.56	97.87			
4	0.07	1.13	99.00			
5	0.05	0.81	99.81			
6	0.01	0.19	100.00			

表 4-151　旋转后的因子载荷矩阵

主成分	化合物					
	阿魏酸	芍药苷	芍药内酯苷	普鲁托品	四氢巴马汀	四氢非洲防己碱
1	0.81	0.83	0.79	0.51	0.72	0.61
2	0.54	0.52	0.58	0.85	0.68	0.77

表 4-152　各组总因子得分

组别	1h	2h	4h	6h	8h	10h	12h
A	−2.08	−2.09	−1.99	−1.84	−1.67	−1.46	−1.26
B	−2.03	−1.69	−0.59	0.44	1.45	2.14	3.44
C	−1.95	−1.75	−1.24	−0.94	−0.55	−0.15	0.30
D	−1.96	−1.5	−0.47	0.48	1.26	1.97	3.04
E	−2.02	−1.79	−1.27	−0.71	−0.09	0.58	1.63
F	−2.04	−1.81	−0.8	0.55	1.77	2.92	4.37
G	−1.95	−1.54	−0.55	0.37	1.14	1.86	2.89
H	−2.03	−1.71	−0.66	0.45	1.48	2.45	3.83

表 4-153　不同组经皮渗透参数

组别	渗透方程	r^2	J_s
A	Y=0.084 X−2.308	0.987	0.08
B	Y=0.493 X−2.577	0.996	0.49
C	Y=0.200 X−2.130	0.997	0.20
D	Y=0.445 X−2.333	0.997	0.45
E	Y=0.319 X−2.486	0.984	0.32
F	Y=0.593 X−2.935	0.994	0.59
G	Y=0.434 X−2.351	0.997	0.43
H	Y=0.530 X−2.715	0.997	0.53

异造成的影响。主成分分析是从多个变量之间的相互关系入手,利用降维的思想将多个变量化为少数几个互不相关的综合变量的统计学方法,并使这些综合变量可以尽可能保留原有信息。

在医学研究中,为了客观、全面地分析问题,常要记录多个观测指标并考虑诸多的影响因素,这样的数据虽然可以提供丰富的信息,但同时也使得数据的分析工作更趋复杂化。如果仅用多个指标中的任一指标来作评价,结论显然是片面的。如果分别利用每一指标进行评价,然后再综合各指标评价的结论,可能会出现各指标评价的结论不一致,甚至相互冲突,从而给最后的综合评价带来困难;而且工作量明显增大,不利于进一步的统计分析。事实上,在实际工作中,所涉及的众多指标之间经常是有相互联系和影响的,从这一点出发,主成分分析可以通过对原始指标相互关系的研究,找出少数几个综合指标,这些指标是原始指标的线性组合,它既保留了原始指标的主要信息,且又互不相关。

主成分分析可以对原始指标进行综合,探索多个原始指标对个体特征的影响作用,还可以对样品进行综合评价。近年来已有不少学者尝试使用主成分分析在中药质量控制、原料药物理特性及配伍机制等方面进行研究。运用主成分分析对香附四物汤效应部位中多组分经皮渗透研究进行探索,经主成分分析后,原先的 6 个成分可转换为 2 个主成分即可保留绝大部分原始信息,方差最大化正交旋转后的第 1 主成分对阿魏酸、芍药苷和芍药内酯苷这 3 个水溶性成分的提取率达到了 80% 左右,第 2 主成分对普鲁托品、延胡索乙素和四氢非洲防己碱这 3 个脂溶性成分的提取率也在 68%~85%,说明同一类成分的经皮渗透性有一定的相似性。药物的经皮渗透性在很大程度上受到药物理化性质诸如分子量、熔点、脂 / 水分配系数及热力学活度等的影响,而主成分分析可以探索并归纳出这种潜在的特征。通过求得总因子得分将每组原先的 6 组数据转化为 1 组数据,既对原始数据进行了综合归一,也简化了后续计算。而且采用各主成分的贡献率作为权重进行总因子得分的计算也避免了在进行综合评价时采用主观定权的诸多弊端。

前期研究发现氮酮与丙二醇在低浓度(≤5%)促渗效果较好,随着浓度升高促渗效果逐渐减弱,甚至对一些成分产生一定的抑制作用,因此实验所用促渗剂浓度为 5%。结果表明,5% 氮酮促渗效果强于 5% 丙二醇,说明氮酮单用效果优于丙二醇,与文献报道相符。不同配比的氮酮与丙二醇表现出了一定的协同作用,其中以 4% 氮酮 +1% 丙二醇促渗效果最为显著,因此后续实验可以此配比进行制剂研究。此外,对各成分在接受液中的饱和溶解度做了初步的计算:阿魏酸、芍药苷、芍药内酯苷 >1.5mg/ml,普鲁托品、延胡索乙素、四氢非洲防己碱 >0.1mg/ml,接受液中 6 个成分在 12 小时内均能保持在漏槽状态。

(二) 香附四物汤外用制剂不同基质筛选

基质是 TDS 制剂中最为重要的组成部分,对黏附性、皮肤适应性及药物的释放都起着决定性的作用。与传统的黑膏药及橡皮膏剂相比,现代高分子材料基质展现出了更多的优越性,已成为中药 TDS 的研究热点。理想的基质应该具备以下条件:①在正常条件下不会与药物发生化学反应;②有较好的黏性、弹性及柔软性,对皮肤无刺激性和致敏性;③能提供较好的载药容量,对药物有适宜的溶解性;④揭去时应无皮肤残留,对皮肤表面水分及汗液有一定耐受性;⑤可以使药物具有足够的经皮渗透速率及透过量。

目前高分子材料基质从性质上主要可以分为亲水性基质和亲脂性基质两大类。一般情况下,亲水性基质用于凝胶膏剂(巴布剂),而亲脂性基质用于压敏胶贴剂。两类基质的特性及适用范围有所不同。亲水性基质一般为水溶性高分子材料,包括羧甲基纤维素钠、海藻酸钠、聚乙烯吡咯烷酮、聚乙烯醇等,其载药量高,使用过程中无需添加有机试剂,刺激性小,比较适用于中药经皮给药制剂。亲脂性基质包括聚异丁烯类、丙烯酸醋类、硅橡胶类等,这类基质黏合性较好,对不少成分也有适宜的释放度,但载药量相对较少,且由于自身的亲脂性,因而对脂溶性药物有一定保留作用,比较适用于化学药物或单体组分。

XBW 中既包含水溶性成分,如芍药苷、阿魏酸等,也包括脂溶性成分,如延胡索乙素、普鲁托品等。本实验对两种不同基质 XBW 中 6 种成分的体外渗透性进行了研究。

1. 实验方法

(1) 亲脂性含药基质的制备:取 8 份聚丙烯酸树脂Ⅳ加入 60% 乙醇溶液,放置一段时间使其溶解,在60℃的水浴上加入5份癸二酸二丁酯及1份丁二酸,超声溶解并脱气后加入1%的 XBW 粉末,用电动搅拌器搅拌混匀。将其涂布于背衬层上,用模具固定其性状及厚度,置于 60℃烘箱中交联固化并挥干有机试剂,冷却后切割成适宜形状及大小,用于体外透皮实验。

(2) 水性含药基质的制备:取 CMC-Na 3 份,PVP K-30 5 份,混合后加入适量水在 60℃搅拌并超声除气,静置使其充分溶胀,得胶液 A;取 PVA 10 份,加入适量水在 98℃水浴充分溶胀,超声除气并静置一段时间,得胶液 B。在 60℃混合胶液 A 和胶液 B,并加入 5 份甘油搅拌均匀。1%XBW 粉末用适量 PEG400 浸润后加入胶液中,混匀即得含药基质。将其涂布在背衬层上,用相同模具处理后干燥至表面固化,并剪切成适宜大小,用于体外透皮实验。

(3) 离体大鼠皮肤的制备:雄性 SD 大鼠,麻醉后用刀片将腹部毛发剔除干净,24 小时后脱颈处死,剥离腹部皮肤,用棉签小心去除皮下组织及脂肪,用纯水冲洗至无白色浑浊,用铝箔包好置于 −20℃冰箱保存。实验前将皮肤置于 37℃纯水解冻后立即使用。皮肤不得有任何破损。

(4) 体外经皮渗透实验:采用垂直式 Franz 扩散池进行透皮实验,接受池加入 7.7ml 接受液(20% 乙醇),将离体腹部皮肤固定于扩散池上,角质层朝上,在角质层表面分别覆上亲脂性或亲水性含药基质,并在供给池上方盖上载玻片。水浴槽温度(37±0.2) ℃,磁搅拌子转速 200r/min,加样后于 1,2,4,6,8,10,12,24 小时采用微量进样针从接受池取 250μl 接受液作为待测液,同时补充等量等温的接受液。待测液 13 000r/min 离心 10 分钟后,取上清用于分析。

2. 实验结果　接受液中 6 种成分含量测定:当两组样品(亲脂性基质与亲水性基质)检测完毕后,将测得的峰面积代入标准曲线中计算对应的浓度。按公式:

$$Q=\frac{C_nV+V_0\sum_{i=1}^{n-1}C_i}{A}$$

计算单位面积累积渗透量 Q,以 Q 为 Y 轴,时间 t 为 X 轴进行线性拟合求得回归方程,求得各组分的经皮渗透曲线。结果详见表 4-154 及图 4-96。

表 4-154　两种不同基质中 6 个成分的经皮渗透方程

组别	回归方程	r^2	Q_{24h}/(μg/cm^2)	T_{lag}/h
亲脂性基质	–	–	–	–
FA	$Q=5.38t^{1/2}+0.22$	0.961	24.68	0.04
PF	$Q=6.84t^{1/2}-2.31$	0.986	30.22	0.34
AF	$Q=2.73t^{1/2}-1.56$	0.961	10.95	0.57
PP	$Q=0.09t^{1/2}+0.03$	0.931	0.45	0.30
TP	$Q=0.24t^{1/2}+0.03$	0.938	1.11	0.14
TB	$Q=0.32t^{1/2}-0.14$	0.975	1.00	0.42
亲水性基质	–	–	–	–
FA	Q=1.09t–0.36	0.996	25.16	0.33
PF	Q=1.74t–2.09	0.995	40.70	1.19
AF	Q=0.53t–0.69	0.995	12.33	1.30
PP	Q=0.03t–0.05	0.961	0.74	1.71
TP	Q=0.04t–0.06	0.985	1.01	1.49
TB	Q=0.06t–0.12	0.971	1.40	1.98

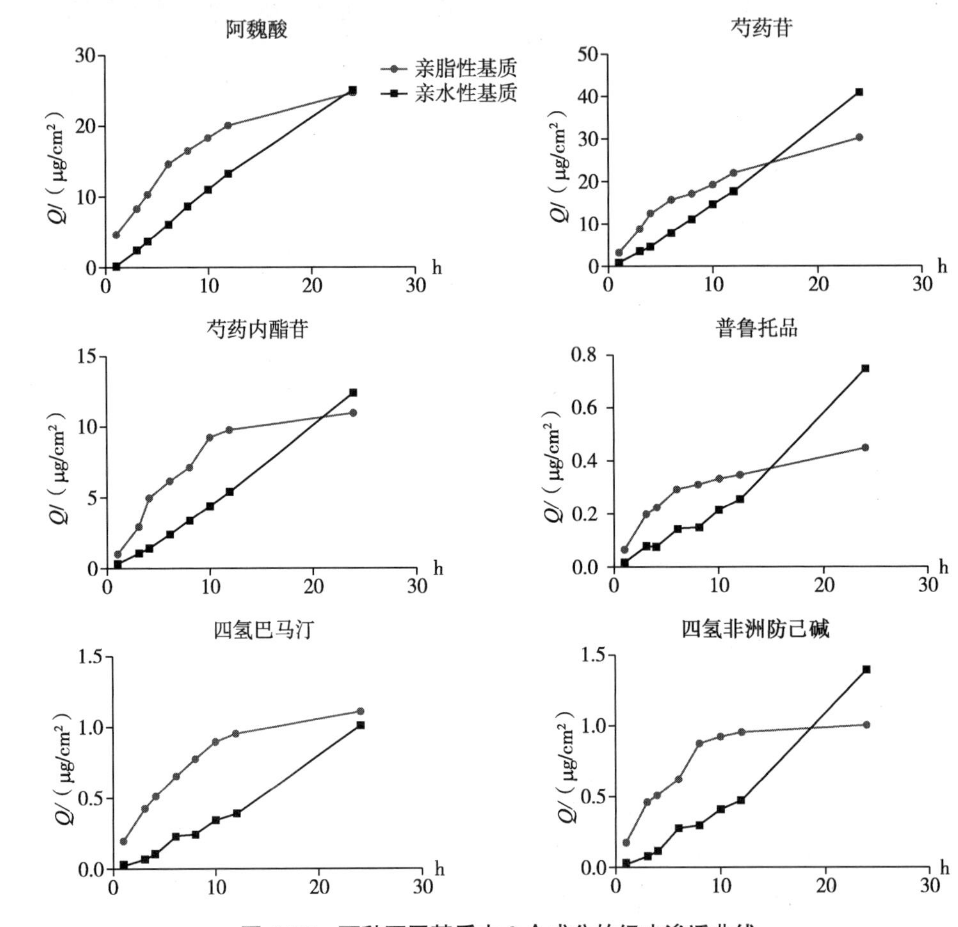

图 4-96　两种不同基质中 6 个成分的经皮渗透曲线

（三）香附四物汤外用制剂制备工艺优化

亲水性基质主要用于凝胶膏剂（巴布膏剂）。和传统膏剂相比，凝胶膏剂具有许多独特的优势：其中水溶性高分子材料与皮肤有较好的亲和性，使用舒适；载药量大，契合中药用量大的特点；透气性好、耐汗性好，不容易污染衣物；水溶性基质有利于皮肤角质层细胞水化膨胀，从而更有利于药物的透皮吸收。

凝胶膏剂的基质主要由骨架成分、增黏剂、填充剂、成膜剂、保湿剂、抑菌剂和水等成分构成。成型凝胶膏剂还需要添加适当比例的交联剂和交联调节剂，组成比较复杂。辅料之间的配比、含水量的高低、载药量的多少及促渗剂的含量对基质的性状影响较大，同时也会对药物的经皮渗透性产生明显的影响。以香附四物汤外用制剂的物理性状、稳态透皮速率等为指标，采用正交试验及单因素考察方法，并运用主成分分析方法对 XBW 及 XEO 中 9 个成分的经皮渗透性进行合理评价，从辅料配比、制备过程、载药量及促渗剂四个方面，对贴剂的制备工艺进行较全面的优化，以期获得一种黏附性较好、性状稳定且释药性能优异的香附四物汤凝胶膏剂，为中药新型经皮给药制剂的研究提供可借鉴的方法。

1. 试验方法

（1）制备流程：取 CMC-Na，PVP K-30 适量，混合后加入适量水在 60℃搅拌并超声除气，静置使其充分溶胀，得胶液 A；取 PVA，加入适量水在 98℃水浴充分溶胀，超声除气并静置一段时间，得胶液 B。在 60℃混合胶液 A 和胶液 B，并加入甘油搅拌均匀。XBW 粉末用适量 PEG400 浸润后加入胶液中，同时加入适量 XEO 及促渗剂混匀即得含药基质。将其涂布在背衬层上，用相同模具处理后干燥至表面固化，并剪切成适宜大小，进行性状特征、体外透皮实验或析晶的考察。辅料及药物用量根据实验设计而定。

（2）考察指标：考察指标主要包括凝胶膏剂的性状特征（包括黏附性、涂展性、柔软性和均匀性）、稳态透皮速率（采用主成分分析综合评价得出）及放置后膏体表面是否会析出固体结晶。黏附性采用滚球法 PSTC-6（Pressure-Sensative Tape Council），即在角度为 22.5°，高度为 10cm 的斜面把钢珠滚下，在斜面前方放置凝胶膏剂，记录钢珠前行的距离，按距离长短打分；涂展性以用剥离棒涂展时，抛锚性好，膏体均匀不断条为佳，凭感官感觉打分；柔软性以感官感觉膏体的柔软程度打分；均匀性是指膏体均匀细腻，无颗粒状胶团，无气泡，观察膏体后给分。性状特征以最佳的为 5 分，最差的为 0 分，分数在 0~5 分之间。

（3）不同辅料配比优化：选用 CMC-Na，PVA，PVP K-30，甘油及 PEG400 作为凝胶膏剂的主要辅料。参考文献及通过预实验单因素考察发现，CMC-Na，PVA，PVP K-30 和甘油对基质的性状特征影响较大，PEG400 影响较小，故选择 CMC-Na，PVA，PVP K-30 和甘油用量为考察因素，对辅料配比进行优化。

以 4 因素 3 水平 $L_9(3^4)$ 正交试验进行因素的考察及结果的分析，选择凝胶膏剂的性状特征及稳态透皮速率为考察指标。性状特征的得分或稳态透皮速率通过归一化法处理后（实际数值 = 原有数值 / 最大值）再乘以对应的权重系数（分别为 0.4 和 0.6），以两者之和为最终的结果（表 4-155）。

（4）制备过程优化：制备过程中加水量、水浴温度及搅拌速度对凝胶膏剂的性状特征也会产生较大的影响，因此，同样以 $L_9(3^4)$ 正交试验，以膏体性状特征进行各因素水平优选（表 4-156）。

表 4-155 辅料配比因素及水平

水平	A CMC-Na	B PVA	C PVP K-30	D glycerol
level 1	5	5	5	4
level 2	10	15	15	8
level 3	20	25	25	16

表 4-156 制备过程因素及水平

水平	A H_2O(折叠)	B 温度/℃	C 搅拌速度/(r/min)	D 误差项
level 1	15	60	150	–
level 2	20	70	300	–
level 3	25	80	450	–

(5) 载药量确定：按经辅料配比及制备过程优化后制备的膏体，按 0.5%、1%、2%、3% 和 4% 的比例加入 XBW，并按得率比加入相应质量的 XEO，制备凝胶膏剂。在室温下放置 24 小时后观察膏体表明是否有固体结晶析出。

(6) 促渗剂比例筛选：以前期实验筛选的促渗剂配比(4% 氮酮 +1% 丙二醇)为基础，考察 3 个不同促渗剂比例(5%、7.5%、10%，此比例为促渗剂占整个膏体质量的百分比)凝胶膏剂中 9 个成分的经皮渗透性，以稳态透皮速率为指标，优选最佳促渗剂。同时也观察高比例的促渗剂是否会对凝胶膏剂的性状产生不良影响。

2. 实验结果

(1) 不同辅料配比优化结果：通过对黏附性、涂展性、柔软性和均匀性打分，以体外透皮实验测得各组中每个成分的浓度并运用主成分分析法综合评价，人为确定性状特征和 J_s 的权重系数为 0.4 和 0.6，之后计算不同组别的综合得分(表 4-157~ 表 4-159)。从表 4-157 可

表 4-157 性状特征评价

	指数				得分
	黏附性	涂展性	柔软性	均一性	
1	2	1	1	1	5
2	2	3	3	2	10
3	2	3	5	5	15
4	1	4	4	5	14
5	4	4	4	4	16
6	5	4	3	4	16
7	2	2	3	2	9
8	4	3	4	2	13
9	2	3	4	3	12

表 4-158　辅料配比正交实验综合评价

	1 A(CMC-Na)	2 B(PVPK30)	3 C(PVA)	4 D(甘油)	综合得分(Y)=0.23*Y_1+2.15*J_s		
					性状得分 Y_1	J_s	Y
1	1	1	1	1	5	0.16	0.43
2	1	2	2	2	10	0.25	0.74
3	1	3	3	3	15	0.17	0.70
4	2	1	2	3	14	0.30	0.95
5	2	2	3	1	16	0.24	0.84
6	2	3	1	2	16	0.14	0.65
7	3	1	3	2	9	0.25	0.73
8	3	2	1	3	13	0.23	0.79
9	3	3	2	1	12	0.24	0.78
average 1	0.625	0.703	0.623	0.686			
average 2	0.816	0.792	0.825	0.707			
average 3	0.765	0.711	0.758	0.813			
range	0.191	0.089	0.202	0.127			

表 4-159　方差分析

	离差平方和	自由度	*F* 值
CMC-Na	0.059	2	3.933
PVP K-30	0.015	2	1.000
PVA	0.063	2	4.200
甘油	0.028	2	1.867
误差	0.01	2	

以看出,不同配比的膏剂性状特征差异大,无论是黏附性还是均一性等,都表现出了明显的差异,说明辅料间的配比对性状特征影响大;而各组的 J_s 差异则不大,最小值与最大值相差约 2 倍左右,说明不同组别中 9 个主要成分的整体渗透性差异不明显;从表 4-158 的极差分析可以得出 4 个因素中,对膏剂整体特征(包括性状特征和经皮渗透性)影响最大的为 PVA,其次为 CMC-Na 和甘油,而 PVP K-30 影响最小。以 PVP K-30 作为误差项进行方差分析,表 4-159 表明,虽然各因素对整体特征的影响有所不同,但并未表现出显著性差异。综上所述,各因素作用的大小依次为 C>A>D>B,最优水平为 $C_2A_2D_3B_2$,即凝胶膏剂最佳的辅料配比为 CMC-Na 10g,PVA 15g,PVP K-30 15g,甘油 16g。

(2) 制备过程优化结果:由于凝胶膏剂所选用的高分子材料均具有水溶性特征,制备过程中加入的水量对膏体的性状会产生较大影响。此外,搅拌速度造成的剪切力及制备过程中温度的控制对膏体都可能产生影响。按优选的最佳辅料配比制备凝胶膏剂,通过改变制备过程中各项条件,根据各组性状特征的得分来优化制备工艺,结果见表 4-160 和表 4-161。由结果可知,误差项极差最小,说明实验设计较为合理且操作稳定,结果可信度较高。其余 3 个因素中,按影响程度大小依次为 A(加水量)、C(搅拌器转速)和 B(水浴温度)。方差结果显示加水量对性状特征有显著影响(P<0.05),而其余两项对性状的影响则无显著性差异。综上所述,最优的制备工艺为 $A_1B_1C_1$,即按辅料重量的 15 倍添加水量,胶液 A 和胶液 B 混合温度为 60℃,控制搅拌器转速为 150r/min 左右。

表 4-160　制备过程正交试验综合评价

因子	1 A(水)	2 B(温度)	3 C(搅拌速度)	4 D(误差)	特性
1	1	1	1	1	17
2	1	2	2	2	14
3	1	3	3	3	12
4	2	1	2	3	10
5	2	2	3	1	8
6	2	3	1	2	9
7	3	1	3	2	4
8	3	2	1	3	7
9	3	3	2	1	5
average 1	14.333	10.333	11.000	10.000	
average 2	9.000	9.667	9.667	9.000	
average 3	5.333	8.667	8.000	9.667	
range	9.000	1.666	3.000	1.000	

表 4-161　制备过程方差分析

因素	离差平方和	自由度	F检验值	显著性
水	122.889	2	78.978	*
温度	4.222	2	2.713	
搅拌速度	13.556	2	8.712	
误差项	1.556	2	1.000	
误差	1.56	2		

注:*P<0.05。

(3) 载药量确定结果:按优选的最佳制备工艺制备膏体,XBW 粉末用适量 PEG 400 浸润分散后加入膏体中,并按得率比加入 XEO,搅拌均匀制得凝胶膏剂。将载药量不同的凝胶膏剂置于室温条件下 24 小时后发现,0.5%、1%、2% 和 3% 制备的凝胶膏剂性状特征稳定,与不加药物的空白膏体基本一致,且没有发现有药物结晶析出,也没有发现未溶解的固体颗粒,说明在此浓度 XBW 和 XEO 对膏体的性状影响不大。而添加 4% XBW 后,可以观察到有少量粉末不能完全溶解,放置后发现有固体结晶析出,且膏体的涂展性和柔软性有所下降。当药物在经皮给药制剂中含量较高时,可以维持药物的持续释放,且有利于在皮肤角质层中以过饱和形式存在,提高药物经皮吸收率。因此,选用 3% XBW(相应的 XEO 为 0.75%)作为凝胶膏剂的载药量。考察 PEG400 用量,发现 8g PEG400 既可以较好地分散 XBW,使其更易溶于胶液中，形成均匀的膏体，也可以起到保湿作用，有利于皮肤表面水化，提高药物经皮通透性。

(4) 促渗剂比例筛选结果：以上述制备工艺制备凝胶膏剂后，添加不同比例的混合促渗剂(4% 氮酮 +1% 丙二醇)后进行体外透皮实验，测得阿魏酸等 9 种成分不同时间点的质量浓度后，采用主成分分析的方法对结果进行综合评价。从图 4-97 可以看出，促渗剂对每个

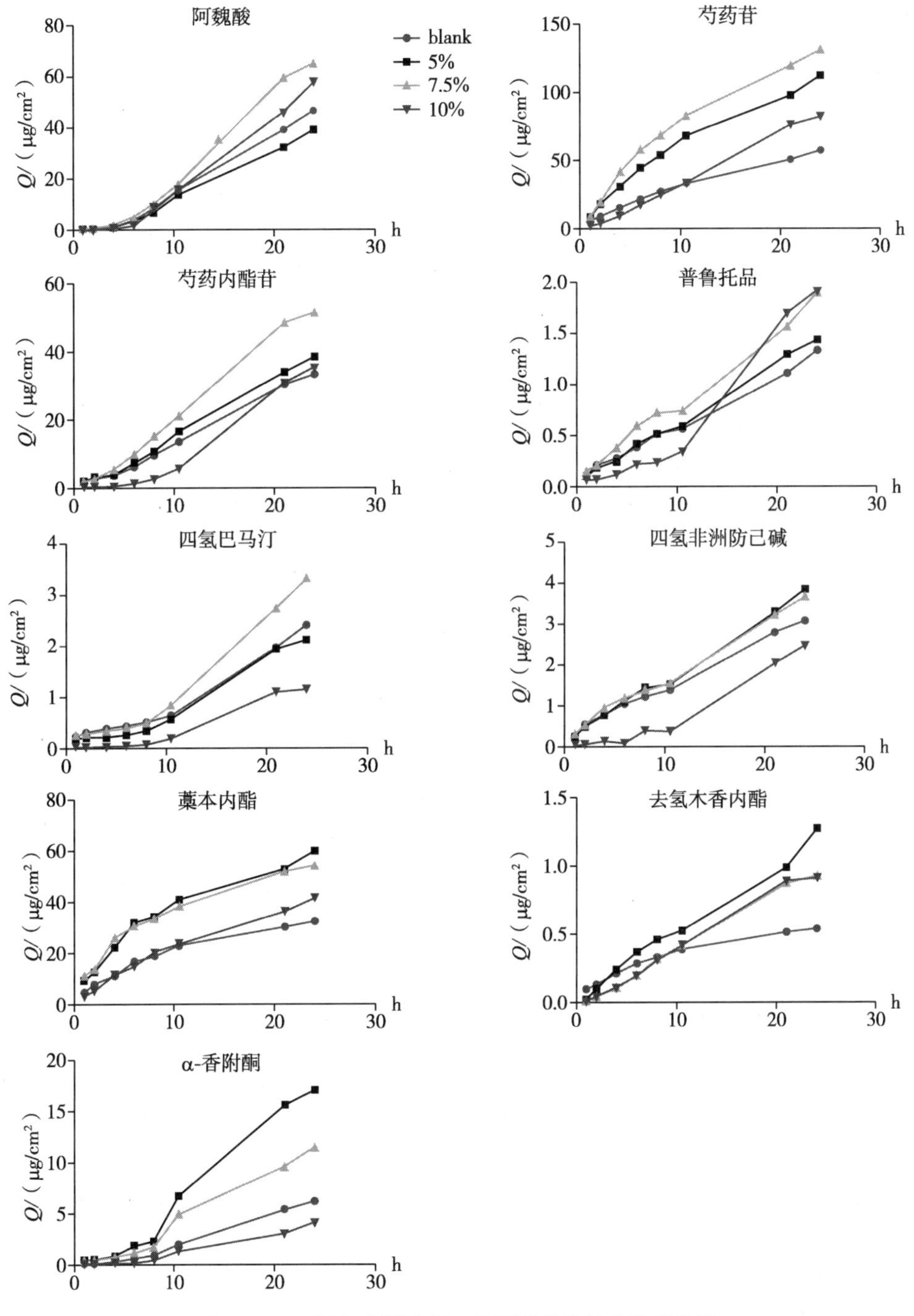

图 4-97　不同促渗剂作用下不同成分的经皮渗透曲线

成分的促渗作用不一致，难以依据经皮渗透量筛选促渗剂。因此，采用主成分分析进行评价。分析发现前两个主成分贡献率达到了 94.246%，基本保留了原始数据的所有信息，因此选取前两个主成分进一步分析(表 4-162)。由旋转后的载荷图表 4-163 可知，在第一主成分上，阿魏酸、芍药内酯苷及 3 个生物碱类成分载荷较高，这几个成分极性相对较大，因此可以认为第一主成分主要反映了强极性成分的经皮渗透情况。而第二主成分对 3 个挥发性成分，即藁本内酯、去氢木香内酯和 α- 香附酮的提取率较高，说明第二主成分主要反映了弱极性成分的经皮渗透情况。而芍药苷在第一主成分和第二主成分上差异不大，均为 0.5 左右。获取主成分后构建综合评价函数：$F=0.480\ 47F_1+0.461\ 99F_2$ 进行经皮渗透方程的拟合。表 4-164 表明，与空白组相比，10% 比例的促渗剂作用不明显，且促渗剂比例过高时，对凝胶膏剂的物理性状产生了较大影响，会使膏体流动性增大，涂展性变低，干燥固化难度加大，不利于膏剂的成型。5% 和 7.5% 可以比较明显的产生促渗作用，并以 7.5% 效果最好。在此浓度下，各成分的稳态透皮速率及累积渗透量均比较明显地提升，促渗效果显著，且对膏体的性状特征影响不大，因此选择 7.5% 作为香附四物汤凝胶膏剂的促渗剂添加比例。

表 4-162　主成分特征值与贡献率

成分	初始特征值			旋转载荷平方和		
	总方差	方差贡献率 /%	累积贡献率 /%	总方差	方差贡献率 /%	累计贡献率 /%
1	5.61	89.252	89.252	3.12	48.047	48.047
2	0.17	4.994	94.246	2.66	46.199	94.246

表 4-163　旋转后的因子载荷矩阵

成分	成分组成								
	FA	PF	AF	PP	TP	TB	LI	DE	CY
1	0.90	0.52	0.81	0.84	0.79	0.70	0.47	0.42	0.61
2	0.41	0.51	0.52	0.68	0.59	0.81	0.85	0.85	0.73

表 4-164　不同组经皮渗透方程

组别	渗透方程	r^2	J_s
空白组	$Y=0.150\ X-1.858$	0.997	0.150
5%	$Y=0.224\ X-1.913$	0.998	0.224
7.5%	$Y=0.247\ X-1.910$	0.998	0.247
10%	$Y=0.177\ X-2.432$	0.967	0.177

(5) 制备工艺流程：中药经皮给药制剂是中药药剂研究中一个新兴的领域，它以中医药理论为指导，结合现代经皮给药的技术与方法，尝试将传统的中医外用药转化为现代 TDS 制剂。近年来，随着研究进程的逐渐深入以及相关理论的完善与发展，中药 TDS 制剂取得了令人瞩目的成绩。然而，由于中医理论体系与西方医学的差异，依然有不少问题亟待解决。例如，TDS 制剂一般只包含一个或几个成分，基本不存在载药量不足导致达不到

有效血药浓度的问题。中药 TDS 制剂由于组方复杂，常以粗提物或中药浸膏为原料制备透皮制剂。由于其有效成分含量低，无效成分和杂质所占比例大，为达到期望的治疗效果，浸膏用量较大。

通过对基质辅料配比、制备过程、载药量和促渗剂比例的筛选和优化，确定香附四物汤贴剂的制备工艺(图 4-98)。

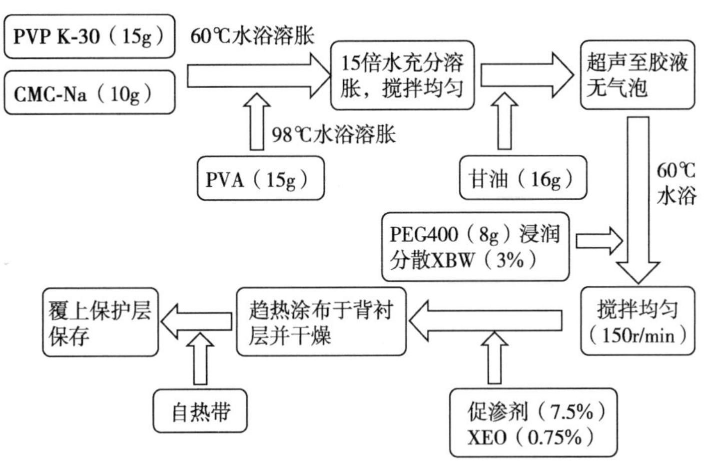

图 4-98 香附四物汤贴剂制备工艺流程图

(四) 香附四物汤外用制剂药效学研究

经皮给药具有口服给药不具备的优势，如可以持续释药，使体内的有效血药浓度维持较长时间；也可以避免首过效应，提高药物的生物利用度。本实验在前期工作基础上，以优化后制备的香附四物汤外用制剂进行小鼠镇痛实验和大鼠原发性痛经模型实验，以此来验证贴剂的有效性，同时通过对 PD 模型大鼠血液生化指标的测定，进一步解释和完善香附四物汤对 PD 进行调控的作用机制。

1. 热板致痛实验结果　与对照组相比，贴剂高、中剂量组的痛阈时间明显提高($P<0.05$ 或 $P<0.01$)，其中高剂量组在 2、4、10、24 小时都表现出了显著性差异，中剂量组只有在 4 和 24 小时有显著性差异。而低剂量组在给药后痛阈时间无明显提高。结果表明，高剂量贴剂组的痛阈时间有明显的增大趋势，说明贴剂具有一定的镇痛作用，且能维持较长的作用时间。在此药物比例下(3%)，贴剂的性状也较为稳定，因此，3% XBW 和 0.75% XEO 是比较合理的载药比例。

2. 大鼠原发性痛经模型实验结果　阳性药组与贴剂组大鼠 30 分钟内的扭体次数与模型组相比，明显减小($P<0.05$)。阳性药组的平均扭体次数小于贴剂组，但差异无统计学意义($P>0.05$)。阳性药组和贴剂组的扭体率分别为 44.09% 和 35.43%(表 4-165)。

与对照组相比，模型组 E_2 和 PGE_2 水平上升，P 与 NO 水平下降，且这些参数的差异均有统计学意义($P<0.05$ 或 0.01)，说明原发性痛经模型复制成功；与模型组相比，阳性药组与贴剂组的 E_2 均表现出不同程度的降低，P 和 NO 的含量则相对升高，差异均有统计学意义($P<0.05$ 或 0.01)；阳性药组的 PGE_2 明显降低($P<0.05$)，贴剂组的 PGE_2 则有所上升，但与模型组相比无显著性差异(表 4-166)。

表 4-165 不同组别大鼠潜伏时间及扭体次数（$\bar{x}\pm s$，n=10）

组别	潜伏期 /min	扭体次数（30min）	抑制率 /%
空白组	/	0	100
模型组	8.72±1.80	21.17±6.46	–
阳性药物组	11.43±2.99	11.83±3.43*	44.09
贴剂组	10.88±1.93	13.67±3.27*	35.43

注：与模型组相比，* P<0.05。

表 4-166 阳性药及贴剂对 PD 大鼠血液生化指标的影响（$\bar{x}\pm s$，n=10）

组别	E_2/（pg/ml）	P/（ng/ml）	PGE_2/（pg/ml）	NO/（μmol/L）
空白组	91.30±23.35	135.72±10.22	112.46±10.53	27.72±2.98
模型组	232.88±18.67##	84.45±39.21#	178.39±36.68#	17.47±3.10##
阳性药物组	194.39±21.35*	132.51±21.63*	122.47±12.30*	34.07±5.13**
贴剂组	154.25±41.86**	185.64±49.60**	198.84±41.03	29.66±6.56**

注：与对照组相比，#P<0.05，##P<0.01；与模型组相比，*P<0.05，**P<0.01。

（五）香附四物汤外用制剂药动学研究

对香附四物汤外用制剂经皮给药的药动学进行研究，同时与口服给药进行对比，对阿魏酸等 6 个成分的体内吸收情况进行比较，以此阐明经皮给药体内药动学的特征，并验证经皮给药是否可以提高活性成分的生物利用度。

8 只雌性 SD 大鼠，随机分为灌胃 XBW 混悬液和香附四物汤贴剂 2 组，实验前 12 小时开始禁食。XBW 混悬液以 0.5% CMC-Na 溶液溶解，香附四物汤贴剂同前制备，给药量均为 0.8g/kg（相当于阿魏酸 22.56mg/kg，芍药苷 132.64mg/kg，芍药内酯苷 26.56mg/kg，普鲁托品 1.04mg/kg，延胡索乙素 1.84mg/kg，四氢非洲防已碱 1.76mg/kg）。XBW 混悬液组在灌胃后 0.083、0.25、0.5、1、2、4、6、8、12、24 小时，香附四物汤贴剂组在给药后 2、4、6、8、10、12、24 小时从眼眶静脉丛采取全血 0.5ml，10 000r/min 离心 5 分钟后吸取上清血浆测定。以样品中成分的峰面积代入标准曲线中算出相应的血药浓度。AUC_{0-t}、MRT_{0-t}、$t_{1/2}$ 通过 DAS2.0 软件计算得出。C_{max} 和 t_{max} 从药时曲线上获取。

$$相对生物利用度\ F=\frac{AUC_{TDS}/D_{TDS}}{AUC_{PO}/D_{PO}}$$

式中 AUC_{TDS} 和 AUC_{PO} 分别为经皮给药和灌胃给药的曲线下面积，D_{TDS} 和 D_{PO} 分别为经皮给药和灌胃给药的给药剂量。数据统计采用 PASW Statistics 18 软件统计。

经过方法学验证的 UPLC-MS/MS 被应用于大鼠灌胃或经皮给予 XBW（0.8g/kg）的药动学研究中，同时对阿魏酸、芍药苷、芍药内酯苷、普鲁托品、延胡索乙素和四氢非洲防已碱的血药浓度进行了测定。平均血药浓度 - 时间曲线见图 4-99，各项药动学参数见表 4-167。

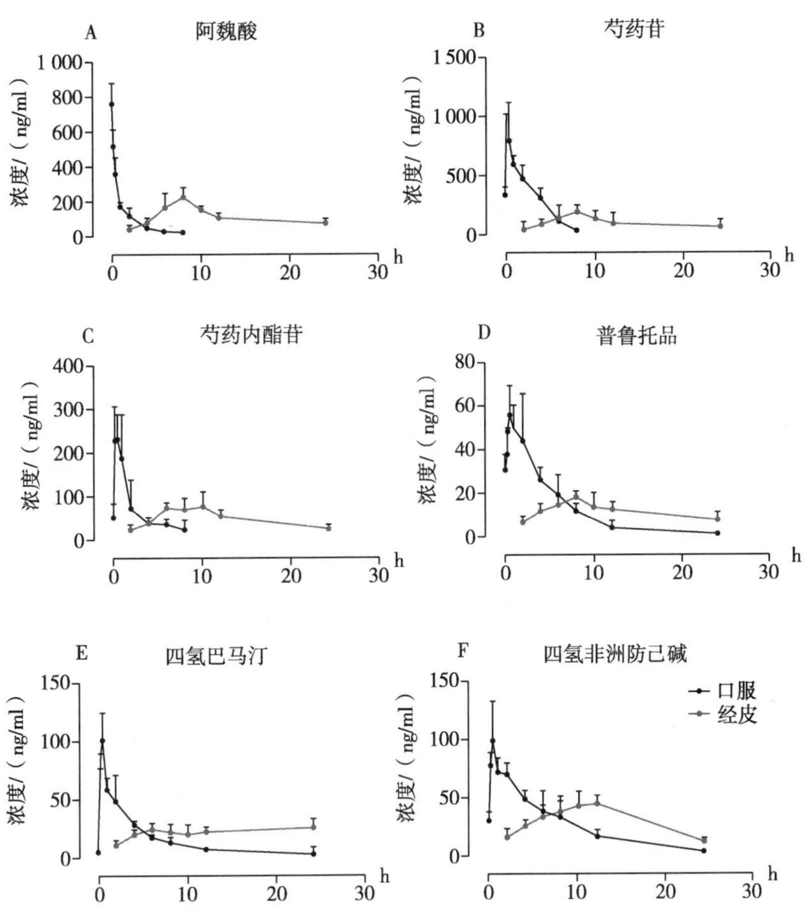

图 4-99　大鼠灌胃或经皮给药后 6 种成分的平均血药浓度 - 时间曲线

A. 阿魏酸；B. 芍药苷；C. 芍药内酯苷；D. 普鲁托品；E. 四氢巴马汀；F. 四氢非洲防己碱

表 4-167　大鼠灌胃或经皮给药后 6 种成分的主要药动学参数

成分	组别	$t_{1/2}$/h	C_{max}/(ng/ml)	t_{max}/h	MRT_{0-t}/h	AUC_{0-t}/[(ug·h)/L]	F/%
FA	灌胃给药	1.18±0.24	761.59±123.65	0.08±0.00	2.13±0.43	863.42±229.53	/
	经皮给药	3.68±0.27	224.80±54.42	7.50±1.00	11.45±1.76	2147.36±332.52	248
PF	灌胃给药	1.08±0.15	793.84±321.53	0.38±0.14	2.33±0.83	2419.38±777.09	/
	经皮给药	42.57±5.22	179.84±54.42	6.00±1.63	12.29±1.76	4450.96±1042.12	184
AF	灌胃给药	3.50±0.28	229.71±57.32	0.56±0.31	2.34±0.52	547.25±215.54	/
	经皮给药	10.07±2.25	76.38±32.10	8.50±1.91	11.24±2.39	962.72±83.31	176
PP	灌胃给药	2.57±0.75	55.78±13.43	1.00±0.71	2.57±0.42	291.70±73.32	/
	经皮给药	15.49±3.82	17.91±2.77	8.00±1.41	15.49±1.23	252.57±52.66	87

续表

成分	组别	$t_{1/2}$/h	C_{max}/(ng/ml)	t_{max}/h	MRT_{0-t}/h	AUC_{0-t}/[(ug·h)/L]	F/%
TP	灌胃给药	4.29±0.86	98.95±24.23	0.56±0.31	5.02±1.47	350.988±76.53	/
	经皮给药	104.4±52.5	24.78±6.53	11.5±8.54	13.86±4.21	401.12±64.95	114
TB	灌胃给药	4.66±1.28	98.13±32.98	0.56±0.31	6.05±1.05	616.72±102.15	/
	经皮给药	7.06±2.52	44.11±6.55	11.50±1.0	10.97±2.23	682.16±241.23	110

注：FA. 阿魏酸；PF. 芍药苷；AF. 芍药内酯苷；PP. 普鲁托品；TP. 延胡索乙素；TB. 四氢非洲防已碱。

从结果可以看出，经皮给药和灌胃给药的药时曲线差异较大。6个活性成分灌胃后达峰都比较快，t_{max} 在0.083和0.5小时之间，与文献报道相符。阿魏酸、芍药苷和芍药内酯苷达峰后迅速消除，血药浓度下降较快，在8小时后在血浆中已经检测不到。而普鲁托品、延胡索乙素和四氢非洲防已碱消除则较慢，消除相曲线相对较平缓，在给药24小时后依然可以检测到。阿魏酸、芍药苷和芍药内酯苷较小的 AUC_{0-t} 也提示这类成分口服吸收效果较差，与文献报道相符。

与灌胃给药相比，经皮给药后6个成分的血药浓度稳定在一定范围之内，波动较小。MRT_{0-t}，$t_{1/2}$ 均明显增大（$P<0.05$），表明药物经皮给药后在体内的消除变慢，滞留时间变长。除了普鲁托品外，其余5个成分的 AUC_{0-t} 均有所增大，且阿魏酸、芍药苷和芍药内酯苷3个成分差异有统计学意义（$P<0.05$），它们的相对生物利用度分别为272%、184%和176%，均有不同程度的提高。

研究结果表明，与口服给药相比，XBW经皮给药后，阿魏酸等3个活性成分的生物利用度明显增加，而生物碱类成分生物利用度提高的则相对较少。这可能与阿魏酸、芍药苷、芍药内酯苷较差的口服吸收有关。经皮给药可以避免胃肠道的首关消除或代谢，进而增加药物的吸收，提高其生物利用度。

香附四物汤外用制剂可以明显提高阿魏酸、芍药苷和芍药内酯苷在体内的吸收，提高生物利用度。与口服给药相比，活性成分在体内的血药浓度较稳定，并能维持较长的作用时间，有利于减少给药次数。同时，香附四物汤外用制剂给药途径方便，提高了患者适应性。体外研究表明，制剂中6个成分在24小时后依然能持续释放，因此可以推测，即使在24小时后，制剂中成分仍可持续释放进入体内。

二、少腹逐瘀汤外用贴剂的研制与转化应用

（一）少腹逐瘀汤外用制剂促渗剂的筛选

少腹逐瘀汤传统给药方式为口服给药，而经皮给药相对于口服给药具有独特的优势和特色，例如服药方便，药效作用时间长，给药次数较少，患者适应性较好，用药方便等，还可避免肝脏首过效应，从而提高有效物质在体内的生物利用度。本实验在前期研究的基础上，评价不同浓度和不同种类促渗剂作用下少腹逐瘀汤中9种主要效应成分的体外经皮渗透特性并优选出适宜的促渗剂，为少腹逐瘀汤透皮制剂的研发、临床应用和传统剂型改革提供一定科学依据与参考。

取组方药材粗粉930.0g，按照当归-川芎-赤芍-肉桂-小茴香-五灵脂-没药-蒲黄-延胡索-干姜（3∶1∶2∶1∶0.5∶2∶1∶3∶1∶1）比例配比，水煎煮提取2次，第1次加10倍

量水煎煮 2 小时，第 2 次加 8 倍量水煎煮 1.5 小时，合并 2 次煎出液，浓缩至一定体积，将水煎液用 95% 乙醇调至含醇量为 80%，放置 24 小时，滤过沉淀，取上清液浓缩至生药量为 1.25g/ml（SZD），其中阿魏酸（FA）、香蒲新苷（TH）、异鼠李素 -3-*O*- 新橙皮苷（IN）、芍药内酯苷（AF）、咖啡酸（CA）、没食子酸（GA）、普鲁托品（TP）、延胡索乙素（PP）、四氢非洲防己碱（TB）分别为 0.56、0.16、0.19、0.69、3.70、2.60、0.17、0.13、0.19mg/ml。

实验前取 SZD 混悬液 240ml，分为 6 组后加入不同促渗剂：无促渗剂组（对照组）；5% 氮酮组（组 1）；5% 丙二醇组（组 2）；2.5% 氮酮 +2.5% 丙二醇组（组 3）；1% 氮酮 +4% 丙二醇组（组 4）；4% 氮酮 +1% 丙二醇组（组 5）。

体外透皮实验同前，样品中各成分测定结果见表 4-168。

表 4-168　各组不同时间点各成分的质量浓度（$\bar{x}\pm s$, n=3）

成分	时间 /h	质量浓度 /（μg/ml）					
		对照组	组 1	组 2	组 3	组 4	组 5
FA	1	0.170±0.036	0.186±0.075	0.510±0.101	0.423±0.016	0.586 7±0.174	0.108±0.016
	2	0.883±0.232	0.678±0.044	1.265±0.211	1.130±0.129	1.563±0.408	0.435±0.010
	4	2.390±0.570	1.271±0.119	2.953±0.396	2.060±0.512	3.175±0.610	1.183±0.073
	6	3.548±0.500	1.727±0.227	4.343±0.894	3.733±0.342	4.720±0.580	1.251±0.333
	8	6.102±1.373	2.223±0.279	7.496±0.621	3.983±0.485	5.827±0.406	3.000±0.216
	10	7.886±1.527	2.783±0.320	8.026±1.135	4.931±0.160	6.347±0.912	3.290±0.463
	12	8.757±0.832	3.326±0.230	8.583±1.140	5.840±0.300	7.477±0.268	3.678±0.426
TH	1	0.042±0.002	0.577±0.080	0.070±0.018	0.179±0.047	0.177±0.021	0.071±0.010
	2	0.072±0.008	1.272±0.176	0.128±0.005	0.564±0.002	0.702±0.006	0.144 1±0.029
	4	0.123±0.012	2.397±0.385	0.423±0.166	1.917±0.171	1.491±0.196	0.354±0.066
	6	0.087±0.025	3.556±0.483	0.737±0.206	2.736±0.591	2.535±0.158	0.558±0.095
	8	0.201±0.043	4.593±0.773	1.156±0.183	3.734±0.504	3.095±0.313	0.706±0.139
	10	0.229±0.054	6.062±0.621	1.463±0.075	4.533±0.581	3.945±0.194	0.798±0.032
	12	0.239±0.080	6.184±0.638	1.506±0.079	4.787±0.775	4.291±0.217	1.027±0.077
IN	1	0.092±0.016	0.190±0.066	0.090±0.001	0.152±0.014	0.141±0.019	0.097±0.007
	2	0.115±0.023	0.490±0.085	0.122 0±0.028	0.394±0.134	0.365±0.071	0.163±0.024
	4	0.175±0.018	1.750±0.134	0.383±0.102	1.563±0.154 0	1.289±0.086	0.205±0.032
	6	0.220±0.061	3.024±0.125	0.876±0.148	2.435±0.114	2.442±0.232	0.412±0.146
	8	0.201±0.024	3.165±0.205	1.097±0.128	3.264±0.599	3.435±0.287	0.913±0.206
	10	0.406±0.013	4.512±0.466	1.302±0.224	3.702±0.424	3.544±0.211	1.420±0.180
	12	0.357±0.125	4.415±0.271	1.850±0.074	3.823±0.299	3.980±0.268	1.925±0.187

续表

成分	时间 / h	质量浓度 /(μg/ml)					
		对照组	组 1	组 2	组 3	组 4	组 5
AF	1	0.000±0.000	0.046±0.317	0.028±0.005	0.186±0.017	0.111±0.013	0.005±0.005
	2	0.000±0.000	0.704±0.087	0.052±0.002	0.450±0.129	0.503±0.066	0.039±0.014
	4	0.009±0.008	1.228±0.119	0.182±0.040	1.371±0.072	1.002±0.123	0.224±0.057
	6	0.041±0.008	1.432±0.094	0.522±0.060	1.479±0.158	1.841±0.057	0.176±0.108
	8	0.116±0.002	2.276±0.353	0.681±0.081	2.118±0.344	1.953±0.201	0.354±0.109
	10	0.113±0.049	3.010±0.143	0.976±0.075	2.884±0.107	2.061±0.132	0.514±0.231
	12	0.186±0.064	3.745±0.274	1.029±0.140	3.016±0.407	2.281±0.076	0.832±0.071
CA	1	0.011±0.011	0.040±0.013	0.072±0.017	0.051±0.011	0.097±0.027	0.000±0.000
	2	0.054±0.021	0.082±0.020	0.181±0.061	0.171±0.049	0.241±0.090	0.022±0.015
	4	0.273±0.086	0.199±0.043	0.403±0.120	0.427±0.070	0.669±0.121	0.117±0.018
	6	0.401±0.065	0.315±0.047	0.832±0.085	0.703±0.037	0.910±0.177	0.150±0.023
	8	0.673±0.185	0.741±0.132	0.907±0.182	0.747±0.098	1.325±0.116	0.467±0.101
	10	0.924±0.215	0.575±0.092	1.250±0.152	1.064±0.210	1.434±0.115	0.551±0.126
	12	1.053±0.303	0.507±0.161	1.275±0.306	1.195±0.146	1.450±0.158	0.655±0.103
GA	1	0.000±0.000	2.941±0.754	1.269±0.265	2.921±0.674	2.523±0.585	0.109±0.007
	2	0.804±0.218	7.383±1.000	2.777±0.258	7.286±0.943	7.112±1.002	1.438±0.361
	4	3.094±0.767	12.394±1.770	7.794±0.738	12.156±3.443	11.072±3.955	4.338±0.808
	6	4.258±0.712	15.859±1.808	10.369±2.968	17.206±1.671	18.324±1.023	6.342±0.971
	8	8.468±0.911	20.249±2.516	12.263±2.415	20.295±3.204	20.564±2.057	11.298±1.716
	10	10.181±1.508	22.945±3.289	14.163±2.950	25.396±2.665	21.131±2.683	13.663±2.083
	12	10.325±1.482	23.121±1.467	15.370±2.429	25.771±19.19	20.703±2.439	15.919±2.457
TP	1	0.000±0.000	0.002±0.001	0.000±0.000	0.000±0.000	0.000±0.000	0.000±0.000
	2	0.000±0.000	0.012±0.003	0.002±0.001	0.005±0.000	0.006±0.001	0.000±0.000
	4	0.004±0.001	0.030±0.004	0.008±0.002	0.022±0.003	0.020±0.001	0.006±0.000
	6	0.009±0.001	0.046±0.011	0.019±0.003	0.036±0.004	0.027±0.009	0.010±0.003
	8	0.022±0.006	0.073±0.004	0.029±0.003	0.046±0.009	0.042±0.008	0.025±0.002
	10	0.031±0.006	0.078±0.013	0.033±0.008	0.061±0.006	0.051±0.006	0.033±0.002
	12	0.041±0.005	0.085±0.010	0.040±0.008	0.073±0.005	0.056±0.005	0.043±0.001

续表

成分	时间 / h	质量浓度 /(μg/ml)					
		对照组	组 1	组 2	组 3	组 4	组 5
PP	1	0.000±0.000	0.015±0.002	0.001±0.000	0.004±0.001	0.004±0.003	0.001±0.000
	2	0.000±0.000	0.047±0.008	0.004±0.002	0.044±0.006	0.018±0.004	0.003±0.001
	4	0.008±0.002	0.123±0.015	0.024±0.004	0.187±0.013	0.061±0.004	0.018±0.001
	6	0.013±0.003	0.145±0.033	0.041±0.006	0.275±0.033	0.128±0.016	0.025±0.007
	8	0.025±0.005	0.159±0.015	0.054±0.010	0.370±0.099	0.164±0.015	0.062±0.002
	10	0.040±0.007	0.306±0.034	0.073±0.012	0.473±0.089	0.162±0.016	0.085±0.010
	12	0.046±0.007	0.315±0.032	0.082±0.015	0.580±0.039	0.220±0.030	0.107±0.009
TB	1	0.000±0.000	0.012±0.005	0.000±0.000	0.004±0.001	0.002±0.002	0.000±0.000
	2	0.000±0.000	0.095±0.009	0.008±0.001	0.044±0.006	0.052±0.010	0.002±0.000
	4	0.023±0.009	0.200±0.039	0.062±0.008	0.187±0.013	0.190±0.017	0.044±0.004
	6	0.060±0.005	0.346±0.050	0.119±0.028	0.275±0.033	0.282±0.051	0.093±0.012
	8	0.177±0.026	0.469±0.079	0.204±0.040	0.370±0.099	0.397±0.042	0.190±0.022
	10	0.263±0.030	0.596±0.084	0.317±0.037	0.473±0.089	0.417±0.031	0.258±0.016
	12	0.322±0.026	0.668±0.078	0.308±0.059	0.580±0.039	0.458±0.066	0.314±0.020

为了寻求不同组各成分经皮渗透的规律，对各组中 9 种成分不同时间点的质量浓度进行 PCA，结果见表 4-169。第 1 个因子的贡献率为 80.26%，第 2 个因子的贡献率为 14.59%，前 2 个因子的累积贡献率达到了 94.84%，说明前 2 个因子对指标的影响均起着主导作用，且保留了原始变量绝大部分信息，能够比较客观地反映和代表指标的总体特征和趋势，因此选取这 2 个因子作为分析所用的主成分。

表 4-169　主成分特征值与贡献率

主成分	初始特征值			旋转后特征值		
	特征值	方差贡献 /%	累计方差贡献 /%	特征值	方差贡献 /%	累计方差贡献 /%
1	7.22	80.26	80.26	5.96	66.22	66.22
2	1.31	14.59	94.84	2.58	28.62	94.84
3	0.22	2.42	97.27			
4	0.13	1.48	98.74			
5	0.05	0.57	99.31			
6	0.03	0.30	99.61			
7	0.02	0.21	99.82			
8	0.012	0.13	99.95			
9	0.00	0.05	100.00			

F 能较全面地反映原始变量的相关关系，以主成分因子得分与其方差贡献率乘积之和相加，得出各组样品的 F，是构造综合评价函数的常用方法，可对样品进行综合评判，其计算公式为 $F=0.6622\ F_1+0.2862\ F_2$，按公式计算出的各组样品不同时间的 F，具体结果见表 4-170。

表 4-170　各组总因子得分

组别	F						
	1h	2h	4h	6h	8h	10h	12h
对照组	–0.82	–0.79	–0.68	–0.59	–0.35	–0.18	–0.07
组 1	–0.71	–0.41	0.07	0.46	0.91	1.38	1.53
组 2	–0.79	–0.72	–0.50	–0.23	–0.02	0.20	0.30
组 3	–0.74	–0.52	0.08	0.48	0.86	1.32	1.56
组 4	–0.74	–0.51	–0.08	0.41	0.76	0.90	1.06
组 5	–0.81	–0.78	–0.63	–0.53	–0.22	–0.03	0.18

将表 4-170 中各组不同时间的 F 代入上述方程求得 Q，并将 Q 与 t 进行拟合，求得回归方程，所得方程的斜率即为 J_s，具体结果见表 4-171。与对照组相比，其余各组 J_s 均明显增大，说明促渗剂促透效果明显，其中以组 1 和组 3 促渗效果最明显(分别为对照组的 2.6 倍和 2.7 倍)，而组 3 为联合使用促渗剂可发挥协同促渗作用，从而减少促渗剂的用量，降低毒性反应，又可使主药发挥最佳效能，且氮酮、丙二醇是常见的促渗剂组合，氮酮具有相当的亲脂性，与极性溶剂丙二醇合用，丙二醇能够增加氮酮在皮肤角质层的溶解度，从而提高氮酮对皮肤角质层的作用时间和作用强度，并可有效地缩短时滞，因此优选 2.5% 氮酮 +2.5% 丙二醇作为适宜的促渗剂。

表 4-171　不同组经皮渗透参数

组别	渗透方程	r^2	J_s
对照组	$Y=0.3895\ X-2.9124$	0.984 2	0.389 5
组 1	$Y=1.0192\ X-2.8157$	0.988 0	1.019 2
组 2	$Y=0.5419\ X-2.8562$	0.989 3	0.541 9
组 3	$Y=1.0433\ X-2.9901$	0.987 3	1.043 3
组 4	$Y=0.8263\ X-2.6489$	0.981 1	0.826 3
组 5	$Y=0.4851\ X-3.0120$	0.991 6	0.485 1

经皮给药系统的出现，为制剂研究提供了一种新的方法和思路。它能使血药浓度稳定在有效浓度范围内，提高了药物在体内的预见性。由于避免了药物口服经胃肠道及肝的首过效应，经皮传递比口服给药更稳定地进入血液。经皮给药系统也改善了患者的顺应性，不必频繁给药，同时也减少了口服或注射给药的危险性，提高安全性。本课题组对香附四物汤和少腹逐瘀汤外用贴剂的开发进行了研究，为四物汤类方透皮制剂的研发、临床应用和传统剂型改革提供一定科学依据与参考。

（二）少腹逐瘀汤外用制剂不同基质的筛选

少腹逐瘀汤中既包含水溶性成分，如芍药苷、阿魏酸、咖啡酸等，也包括脂溶性成分，如延胡索乙素、普鲁托品等。对该汤剂中所含 9 种成分在两种不同基质的体外渗透性进行研究。通过比较其稳态透皮曲线及累积透过量来筛选合适的基质，为少腹逐瘀汤外用贴剂的研究提供科学依据。

结果表明，从表 4-172 和图 4-100 中可发现，汤剂中 9 个成分在亲脂性和亲水性基质的经皮渗透性存在较大差异。在亲脂性基质中，药物释放大多呈现出先快后慢，逐渐趋于平缓的特征，经皮渗透方程比较符合 Higuchi 方程，即单位面积累积渗透量 Q 与时间 t 的平方根成正比；而在亲水性基质中，药物释放呈现出均匀恒速的特点，经皮渗透方程符合零级释药方程。香蒲新苷、普鲁托品和延胡索乙素在两种基质中 Q_{24h} 差异较小，而阿魏酸、异鼠李素-3-*O*-新橙皮苷、芍药内酯苷、咖啡酸、没食子酸和四氢非洲防己碱在亲水性基质中 $Q24$ 小时明显大于亲脂性基质，说明亲水性基质更利于其经皮渗透。

表 4-172　两种不同基质中 9 个成分的经皮渗透方程

组别	回归方程式	r^2	Q_{24h}/(μg/cm)
	亲脂性基质		
阿魏酸	$Q=5.28t^{1/2}+0.72$	0.937	24.63
香蒲新苷	$Q=3.38t^{1/2}-1.22$	0.956	15.03
异鼠李素-3-*O*-新橙皮苷	$Q=4.28t^{1/2}+0.12$	0.962	20.09
芍药内酯苷	$Q=1.58t^{1/2}-0.72$	0.929	13.53
咖啡酸	$Q=6.28t^{1/2}-0.72$	0.982	28.58
没食子酸	$Q=4.24t^{1/2}-2.31$	0.976	20.06
普鲁托品	$Q=0.73t^{1/2}-0.56$	0.961	2.83
延胡索乙素	$Q=0.47t^{1/2}+0.03$	0.931	1.52
四氢非洲防己碱	$Q=0.20t^{1/2}+0.03$	0.935	1.17
	亲水性基质		
阿魏酸	$Q=1.25t-0.06$	0.976	30.08
香蒲新苷	$Q=0.65t-0.16$	0.928	14.68
异鼠李素-3-*O*-新橙皮苷	$Q=1.05t+0.03$	0.983	25.03
芍药内酯苷	$Q=0.35t+0.23$	0.978	16.89
咖啡酸	$Q=1.65t-0.16$	0.937	40.70
没食子酸	$Q=1.24t-1.09$	0.991	26.89
普鲁托品	$Q=0.13t-0.39$	0.955	2.58
延胡索乙素	$Q=0.08t-0.11$	0.961	1.74
四氢非洲防己碱	$Q=0.06t-0.03$	0.985	1.41

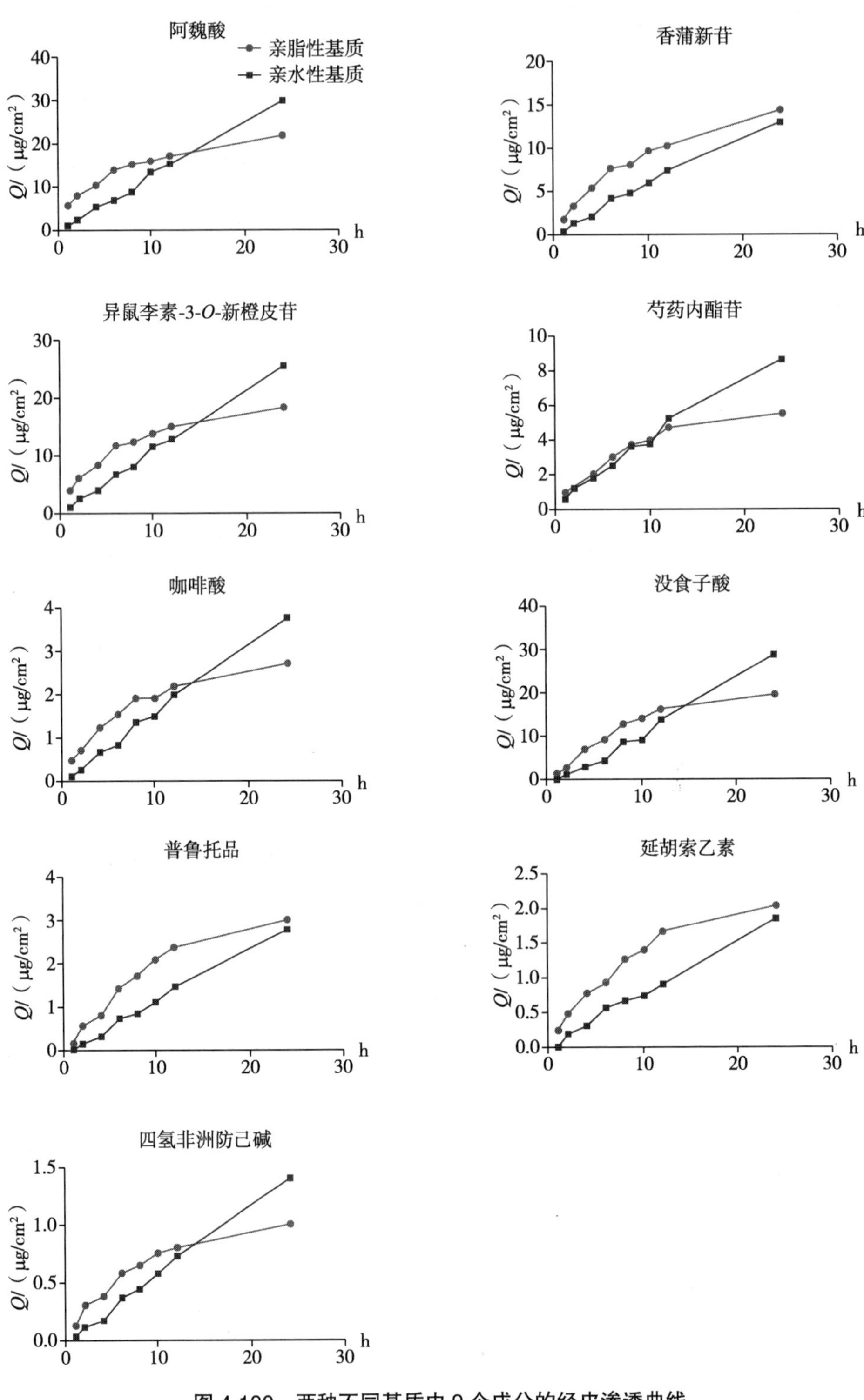

图 4-100　两种不同基质中 9 个成分的经皮渗透曲线

亲水性基质中9个成分的经皮渗透性良好，释药符合匀速、持续的特点，有利于维持药物在体内的血药浓度，适宜于治疗痛经这种持续时间较长的疾病。而亲脂性基质中药物释放很快，在8~12小时内基本释放完毕，之后的释放量较低，药物的血药浓度可能较快下降而影响疗效。因此，通过考察少腹逐瘀汤中不同成分的经皮渗透特性，确定了以亲水性基质作为少腹逐瘀汤贴剂的载体，制成中药巴布剂并将进一步对其制备工艺及辅料配比进行优化筛选。

（三）少腹逐瘀汤外用制剂制备工艺优化

采用正交实验及单因素考察的方法，以少腹逐瘀汤贴剂的物理性状、累积渗透量等为指标，从辅料配比、制备过程、载药量三个方面，对贴剂的制备工艺进行较全面的优化，以期获得一种黏附性较好、感观指标稳定且释药性能优异的少腹逐瘀汤凝胶膏剂，为中药新型经皮给药制剂的研究提供可借鉴的方法。

1. 不同辅料配比优化结果　通过对均匀性、可涂展性、黏度、柔软性等进行打分，以体外透皮实验测得每组中各成分的浓度并运用主成分分析法进行综合评价，人为确定性状特征和累计渗透率（J_s）的权重系数为0.4和0.6，然后计算不同组别的综合得分，结果见表4-173~表4-175。结果表明，不同辅料配比的膏剂性状特征差异大，无论是黏附性还是均匀性等，都表现出明显的差异，说明辅料间的配比对性状特征影响较大；而各组的J_s差异则不是很大；从表4-174的极差分析可以得出4个因素中，对膏剂整体特征（包括性状特征和经皮渗透性）影响最大的为CMC-Na，其次为PVA和甘油，而PVP K-30影响最小。以PVP K-30作为误差项进行方差分析，表4-175表明，虽然各因素对整体特征的影响有所不同，但并没有表现出显著性差异。综上所述，各因素作用的大小依次为A>D>C>B，最优水平为$A_2D_2C_2B_3$，即凝胶膏剂最佳的辅料配比为CMC-Na 10g，PVA 25g，PVP K-30 15g，甘油10g。

表4-173　少腹逐瘀汤贴剂性状评价表

	指标				得分
	黏附性	可涂展性	柔软性	均匀性	
1	1	1	1	1	4
2	2	4	3	2	11
3	3	3	4	5	15
4	1	3	4	5	13
5	4	3	4	4	15
6	5	4	5	4	18
7	2	2	3	2	9
8	4	3	4	2	13
9	2	2	4	3	11

表 4-174　辅料配比正交实验综合评价

	1 A(CMC-Na)	2 B(PVP K-30)	3 C(PVA)	4 D(甘油)	综合评分(Y)=0.022*Y_1+1.83*Y_2		
					性状得分(Y_1)	累计透过量 J_s(Y_2)	Y
1	1	1	1	1	4	0.17	0.40
2	1	2	2	2	11	0.21	0.63
3	1	3	3	3	15	0.18	0.66
4	2	1	2	3	13	0.33	0.89
5	2	2	3	1	15	0.22	0.73
6	2	3	1	2	18	0.16	0.69
7	3	1	3	2	9	0.21	0.58
8	3	2	1	3	13	0.23	0.71
9	3	3	2	1	11	0.19	0.59
average 1	0.563	0.623	0.600	0.573			
average 2	0.770	0.690	0.703	0.633			
average 3	0.627	0.647	0.657	0.753			
range	0.207	0.067	0.103	0.180			

表 4-175　方差分析

因素	偏差平方和	自由度	*F*值
A	0.067	2	9.571
B	0.007	2	1.000
C	0.016	2	2.286
D	0.050	2	7.143
误差	0.01	2	

2. 制备过程优化结果　按优选的最佳辅料配比制备凝胶膏剂，通过改变制备过程中各项条件，根据各组性状特征的得分来优化制备工艺，结果见表 4-176 和表 4-177。由表中可知，误差项极差最小，说明实验设计较为合理且操作稳定，结果可信度较高。其余 3 个因素中，按影响程度大小依次为 A(加水量)、C(搅拌器转速)和 B(水浴温度)。方差结果显示加水量对性状特征有显著影响($P<0.05$)，而其余两项对性状的影响则无显著性差异。综上，最优的制备工艺为 $A_1B_1C_1$，即按辅料重量的 10 倍添加水量，胶液 A 和胶液 B 混合温度为 70℃，控制搅拌器转速为 200r/min 左右。

表 4-176　制备过程正交实验综合评价

	1 A(水)	2 B(温度)	3 C(搅拌次数)	4 D(误差)	得分
1	1	1	1	1	17
2	1	2	2	2	14
3	1	3	3	3	12
4	2	1	2	3	10
5	2	2	3	1	8
6	2	3	1	2	9
7	3	1	3	2	4
8	3	2	1	3	7
9	3	3	2	1	5
average 1	14.333	10.333	11.000	10.000	
average 2	9.000	9.667	9.667	9.000	
average 3	5.333	8.667	8.000	9.667	
range	9.000	1.666	3.000	1.000	

表 4-177　制备过程方差分析

因素	偏差平方和	自由度	*F*值	显著性差异
A	122.889	2	78.978	*
B	4.222	2	2.713	
C	13.556	2	8.712	
D	1.556	2	1.000	
误差	1.56	2		

注：$^*P<0.05$。

3. 载药量确定结果　按优选的最佳制备工艺制备膏体，少腹逐瘀汤粉末用适量PEG400浸润分散后加入膏体中，搅拌均匀制得凝胶膏剂。将载药量不同的凝胶膏剂置于室温条件下，24小时后发现，1%、1.5%、3%和4%制备的凝胶膏剂性状特征稳定，与不加药物的空白膏体基本一致，且没有发现有药物结晶析出与未溶解的固体颗粒，说明在此浓度药物对膏体的性状影响不大。而添加5%少腹逐瘀汤粉末后，可观察到有少量粉末未完全溶解，放置后发现有固体结晶析出。当药物在经皮给药制剂中含量较高时，可以维持药物的持续释放，且有利于在皮肤角质层中以过饱和形式存在，提高药物的经皮吸收。因此，选用4% SFZYD粉末作为凝胶膏剂的载药量。考察PEG400的用量，发现10g PEG400既可以较好地分散SFZYD，使其更易溶于胶液中，形成均匀的膏体，又可以起到很好的保湿作用，有利于皮肤表面的水化，提高药物经皮通透性。

4. 制备工艺流程 通过对基质辅料配比、制备过程、载药量的筛选和优化，确定少腹逐瘀汤贴剂的制备工艺(图 4-101)。

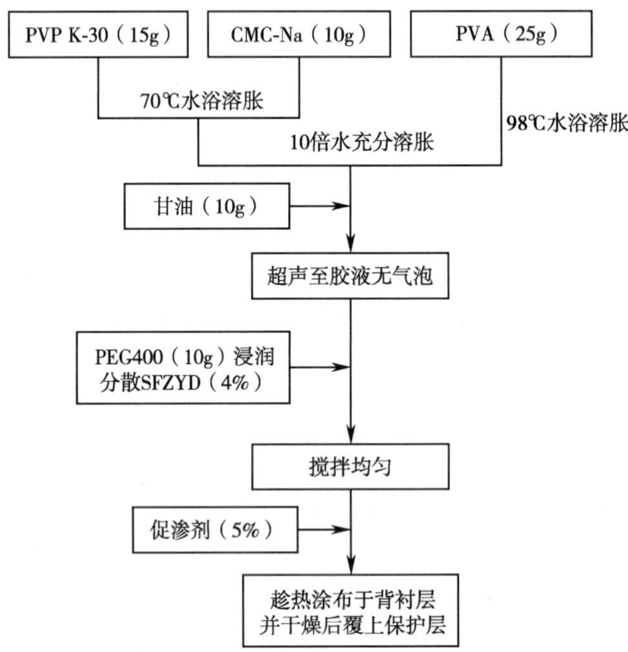

图 4-101 少腹逐瘀汤贴剂制备工艺流程图

参考文献

[1] 胡永慧，佘一鸣，韩立云，等. 中药透皮贴剂的临床应用进展[J]. 中草药，2017，48(13)：2787-2792.

[2] 柯愈诗，张纯芳，裴玲燕，等. 中药新型外用制剂研究述评[J]. 中医学报，2018，33(5)：835-839.

[3] 潘瑛，李振皓，钱大玮，等. 不同促渗剂对香附四物汤外用贴剂中效应成分体内药动学的影响[J]. 中国中药杂志，2016，41(2)：294-302.

[4] 刘继勇，韩盈，胡晋红，等. 基于微乳凝胶新载体的丹皮酚经皮给药系统的构建及药代动力学研究[J]. 药学学报，2012，47(2)：244-249.

[5] GOMAA Y A，El-KHORDAGUI L K，GARLAND M J，et al. Effect of microneedle treatment on the skin permeation of a nanoencapsulated dye[J]. Journal of Pharmacy and Pharmacology，2012，64(11)：1592-1602.

[6] 刘方艺. 经络贴巴布剂的制备工艺与体外经皮渗透研究[D]. 广州：广州中医药大学，2011.

[7] 赵立杰，冯怡，徐德生，等. 基于多元数据分析研究中药制剂原料吸湿性与其他物理特性的相关性[J]. 药学学报，2012，47(4)：517-521.

[8] 梁秉文. 中药经皮给药制剂技术[M]. 北京：化学工业出版社，2006.

[9] PURDON C H，AZZI C G，ZHANG J，et al. Penetration enhancement of transdermal delivery-current permutations and limitations[J]. Critical Reviews in Therapeutic Drug Carrier Systems，2004，21(2)：97-103.

[10] 郑俊民. 经皮给药新剂型[M]. 北京：人民卫生出版社，2006.

[11] 刘成，胡晋红，朱全刚. 透皮吸收制剂基质的研究进展[J]. 中国新药杂志，2002，11(8)：601-604.

[12] 李静,王冬梅,徐月红,等.中药复方经皮给药制剂研究概述[J].中草药,2005,36(8):1254-1257.

[13] 何群,郭建生,黄海兵,等.颈瘤康贴膏剂成型工艺研究[J].中国实验方剂学杂志,2010,16(9):25-28.

[14] 颜慷祺,何伟,卢嘉安.通络止痛贴剂制备工艺研究[J].广东药学院学报,2012,28(1):1-5.

[15] 刘淑芝,费虹,汤亚池,等.中药巴布剂制备工艺的实验研究[J].中国实验方剂学杂志,2001,7(3):9-11.

[16] KEHHETH A W. Dermatological and transdermal formulations[M]. New York:Marcel Dekker,2002.

[17] 霍宁波,汪晴.几种中药浸膏压敏胶贴片的研究[J].中医外治杂志,2006,15(2):3-6.

[18] LIU P,DUAN J A,HUA Y Q,et al. Effects of Xiang-Fu-Si-Wu Decoction and its main components for dysmenorrhea on uterus contraction[J]. Journal of Ethnopharmacology,2011,133(2):591-597.

[19] 杜冠华,张莉.中药新药成药性评价关键药理学问题探讨[J].世界科学技术——中医药现代化,2017,19(3):432-438.

[20] DAVIS A R,WESTHOFF C L. Primary dysmenorrhea in adolescent girls and treatment with oral contraceptives[J]. Journal of Pediatric and Adolescent Gynecology,2001,14(1):3-6.

[21] LIU P,DUAN J A,WANG P J,et al. Biomarkers of primary dysmenorrhea and herbal formula intervention:an exploratory metabonomics study of blood plasma and urine[J]. Molecular BioSystems,2013,9(1):77-87.

[22] 乐杰.妇产科学[M].北京:人民卫生出版社,2008.

[23] 蒋宁,杜保民,杜冠华,等.新思路新技术——中药复方新药研发相关重大科学和技术问题[J].中国药理学与毒理学杂志,2020,34(4):241-260.

[24] 华永庆,洪敏,朱荃.原发性痛经研究进展[J].南京中医药大学学报,2003,19(1):62-64.

[25] 杨钢.内分泌生理与病理生理学[M].天津:天津科学技术出版社,2000.

[26] RICHTER O N,TSCHUBEL K,SCHMOLLING J,et al. Immunohistochemical reactivity of myometrial oxytocin receptor in extracorporeally perfused nonpregnant human uteri[J]. Archives of Gynecology and Obstetrics,2003,269(1):16-24.

[27] 梁秉文.中药经皮给药制剂技术[M].北京:化学工业出版社,2006.

[28] ABDEL-HAFEZ A A,MESELHY M R,NAKAMURA N,et al. New paeonilactone-A adducts formed by anaerobic incubation of paeoniflorin with Lactobacillus brevis in the presence of arylthiols[J]. Chemical & Pharmaceutical Bulletin,2001,49(7):918-920.

[29] WEN J,QIAO Y,YANG J,et al. UPLC-MS/MS determination of paeoniflorin,naringin,naringenin and glycyrrhetinic acid in rat plasma and its application to a pharmacokinetic study after oral administration of Si-Ni-San decoction[J]. Journal of Pharmaceutical and Biomedical Analysis,2012,66(6):271-277.

[30] MURRELL J C,ROBERTSON S A,TAYLOR P M,et al. Use of a transdermal matrix patch of buprenorphine in cats:preliminary pharmacokinetic and pharmacodynamic data[J]. Veterinary Rehabilitation and Exercise Center of the Carolinas,2007,160(17):578-583.

[31] 宿树兰,华永庆,段金廒,等.少腹逐瘀方对小鼠离体子宫收缩模型的生物效应及物质基础评价[J].中国药科大学学报,2007,38(6):544-548.

[32] 宿树兰,段金廒,王团结,等.少腹逐瘀方对寒凝血瘀大鼠模型血液流变性及卵巢功能的影响[J].中国实验方剂学杂志,2008,14(12):14-34.

[33] SU S L,DUAN J A,WANG P J,et al. Metabolomic study of biochemical changes in the plasma and urine of primary dysmenorrhea patients using UPLC-MS coupled with a pattern recognition approach[J]. Journal of Proteome Research,2013,12(2):852-865.

[34] GU S Y,GAO J,HOU X M,et al. Effects of penetration enhancers on Shuangwu traumatic formula:In vitro percutaneous absorption and in vivo pharmacodynamic evaluation of an herb medicine[J]. European Journal

of Pharmaceutics and Biopharmaceutics, 2009, 73 (3): 385-390.
[35] 梁秉文，叶祖光．中药经皮给药制剂技术[M]．北京：化学工业出版社，2006.
[36] 李振皓，刘培，钱大玮，等．主成分分析用于香附四物方效应部位体外经皮渗透的研究[J]．药学学报，2013，48(6)：933-939.
[37] 黄晓晨，宿树兰，钱大玮，等．不同促渗剂对少腹逐瘀方外用贴剂中效应成分群体外透皮吸收的影响[J]．中草药，2014，45(21)：3074-3080.
[38] 潘瑛，李振皓，钱大玮，等．不同促渗剂对香附四物汤外用贴剂中效应成分体内药动学的影响[J]．中国中药杂志，2016，41(2)：294-302.
[39] 席骏钻，沈锦华，毛全高，等．香附四物汤挥发油 β- 环糊精包合物的制备、表征与成分分析[J]．中医药学报，2018，46(5)：68-73.
[40] 席骏钻，钱大玮，刘培，等．香附四物汤挥发油 β- 环糊精包合物的药动学研究[J]．广州：广州中医药大学学报，2018，35(6)：1088-1094.
[41] 马敏，瞿叶清，殳叶婷，等．应用复合磷脂脂质体人工皮肤膜表征香附四物汤活性部位生物药剂学性质[J]．中草药，2018，49(5)：1048-1055.
[42] 张悦，邓海山，时乐，等．基于非靶标血浆代谢组学研究少腹逐瘀汤对血瘀证大鼠的干预作用[J]．南京中医药大学学报，2018，34(03)：318-321.
[43] HUANG X C, SU S L, DUAN J A, et al. Effects and mechanisms of Shaofu-Zhuyu decoction and its major bioactive component for cold-stagnation and blood-stasis primary dysmenorrhea rats [J]. Journal of Ethnopharmacology, 2016, 186: 234-243.

第五章 三拗汤类方宣肺效应、效应机制及物质基础研究

三拗汤及其后世历代衍化的类方系列，是中医治疗以咳嗽、哮喘为主症的呼吸病常用方剂。通过效应评价发现其类方间既具有宣肺效应的共性特点，又存在据证衍化的优效性。其共性的效应途径涉及保护结构细胞、抗炎、免疫调节等多个环节。方中物质基础来源于其组方药材，配伍前后有成分的变化。对三拗汤及代表性衍化方进行系统研究，客观评价其共性基础和具有证特征的衍化方特点，分析中医宣肺效应、效应机制、功效物质基础，有助于阐述中医经典方剂类方体系的科学内涵。

第一节 三拗汤方证特点及类方衍化

一、三拗汤方证特点

(一) 方源、组成与剂型

三拗汤方名出自《太平惠民和剂局方·卷二》，治感冒风邪，鼻塞声重，语音不出；或伤风伤冷，头痛目眩，四肢拘倦，咳嗽多痰，胸满气短。“甘草(不炙)，麻黄(不去根、节)，杏仁(不去皮、尖)。右等分，㕮咀为粗散，每服五钱，水一盏半，姜五片，同煎至一盏，去滓通口服，是为煮散剂”。近年来，剂型改革受到重视，有些应用将本方制成片剂，如三拗片等。

方中以麻黄为君，发散风寒，宣肺平喘；杏仁为臣，味苦泄降，性温发散，既有下气定喘止咳之功，又有疏散肺经风邪、宣滞化痰之能；麻杏配伍，一宣一降，使肺经气机调畅；甘草调和麻杏宣降，且生用“补中有散”。《医学正传·医学或问》云：“因风寒外束，腠理壅遏，而肺气不得宣通而为病耳。治法当用……三拗汤等剂，使腠理开通，肺气舒畅而喘息定矣。”又《太平惠民和剂局方》三拗汤尚有一味生姜，柴中原认为“唐宋时的许多方剂，煎时往往加入些姜、枣，这是当时风气，本方以麻黄、杏仁、甘草为主体，故仍取名“三拗”。近人蒲辅周运用本方每加葱白一药，以宣通阳气，实际上也还是以麻杏甘草为主药，仍以散寒、平喘、宣肺、止咳为主要原则，况生姜尚具有散寒温肺之效，配伍应用可收佐使之效。

本方方名阐释有几种。一说“此以麻黄汤去桂枝为君。麻黄留节，发中有收；苦杏仁留尖取其发、留皮取其涩，略杵取其味易出；甘草生用，补中有散。三味与仲景法相拗故名”。(《重订通俗伤寒论》)一说采用连节麻黄、连皮杏仁、连梢甘草，与常规炮制加工方法相拗，

故名三拗汤。《医学入门·释方》云:“拗,不顺也。言甘草不炙,麻黄留节,杏仁不去皮尖也。”

该方组成的三味药,与《金匮要略·杂疗方》治“救卒死,客忤死”的还魂汤全同,但用量有异;在晋代《肘后备急方》中已有记载;但在炮制、剂量和主治功效等方面均与本方存在差异。《金匮要略·杂疗方第二十三》曰:“救卒死,客忤死,还魂汤主之方:麻黄三两,杏仁七十个,甘草一两,上三味,以水八升,煮取三升,去滓,分令咽之,通治诸感忤。”晋代《肘后备急方·卷一》记载:“救卒客忤死第三,又张仲景诸要方,麻黄四两,杏仁七十枚,甘草一两,以水八升,煮取三升,分令咽之,通治诸感忤。”

（二）三拗汤方证特点

《临证指南医案》云:“肺位居最高,受脏腑上朝之清气,禀清肃之体,性主乎降;又为娇脏,不耐邪侵,凡六淫之气一有所著,即能致病。”三拗汤所治主要为外感风寒之邪,以致毛窍闭塞,肺气不宣,病位在肺。

《太平惠民和剂局方·卷二》载其:“感冒风邪,鼻塞声重,语音不出;或伤风伤冷,头痛目眩,四肢拘倦,咳嗽多痰,胸满气短。”后世医家多尊崇局方的观点,根据方证病机对主治有一定的扩展。

宋金元时期《圣济总录》曰:“治肺感寒邪,暴嗽喘逆。”《是斋百一选方》曰:“治冬月感冒寒气,暴嗽痰喘。”《仁斋直指方论》曰:“治寒燠不常,暴嗽喘急,鼻塞痰壅。”《丹溪心法》曰:“感冒风邪,鼻塞声重,语音不出,咳嗽喘急。”《世医得效方》曰:“治感冒风邪,鼻塞声重,语音不出。或伤风伤冷,头目痛眩,四肢拘倦。咳嗽多痰,胸满短气。”《脉因证治》曰:“治传尸劳瘵,寒热交攻,久嗽咯血羸瘦。”

明代《普济方》曰:“治冬月感冒风邪。鼻塞声重。语音不出。伤风伤冷寒气。暴嗽痰喘。头痛目眩。四肢拘倦。胸满气短。”《治证准绳》《医方选要》等也记载了该方“治寒燠不常,暴嗽喘急,鼻塞痰壅。”《脉症治方》曰:“治痰喘水气。”《医方集宜》曰:“治感冒风寒鼻塞声重咳而喘急。”《丹溪治法心要》曰:“传尸劳瘵寒热交攻,久嗽咯血,日见羸瘦。”《医学入门》曰:“治感冒风邪寒冷,鼻塞声重,语音不出,咳嗽多痰,胸满气短喘急。”《保幼新编》曰:“如天行咳喘,三拗汤主之。剂留杏仁之皮尖,麻黄之根节,盖以藉其毒而治痰止喘也。”

清代《医通祖方》曰三拗汤“治风寒伤肺而咳,误行敛肺而壅嗽喘急”。《证治汇补》曰:“治风寒郁闭,喘促不得息。”《伤寒论辑义》曰:“治感冒风邪。鼻塞声重。语音不出。或伤风伤冷。头痛目眩。四肢拘倦。咳嗽多痰。胸满气短。”《伤寒大白》曰:“治肺受寒邪而嗽者。”《伤寒心法要诀》曰:“治风寒表实而喘。”《温病通论》曰:“治寒邪伤肺,咳嗽喘急。”《证治汇补》曰:“治风寒郁闭。喘促不得息。”《张氏医通》曰:“治壅嗽喘急。”《成方切用》曰:“治感冒风寒,咳嗽鼻塞。”

将上述古代文献中涉及症状进行归类整理并采用关联规则进行统计分析,支持度在25%以上的症状为:咳嗽、咳喘、鼻塞、多痰、声重、语音不出、胸满、气短,支持度在10%以上的症状为:头痛目眩、四肢拘倦、寒燠不常等。其中喘急、咳嗽分别占5成以上,因此喘急(哮鸣)、咳嗽是本方极有意义的用方指征。现代常用本方治疗外感风寒所引起的咳嗽及哮喘,简便有效,并在此基础上根据病情随证加味。

（三）临床应用

从中国期刊全文数据库(CNKI)、维普数据库、万方数据库、中国生物医学文献服务系统以及《最近十年中医临证经验精华》《呼吸病·名家医案·妙方解析》《内科病最新中医及中西医结合医案》《古今专科专病医案·肺系病》《现代著名老中医临床诊治荟萃》《中国名老中医经验集萃》《名老中医经验全编》《当代名老中医临证荟萃》《当代名医证治汇粹》中搜集三拗汤现代应用报道 208 篇，纳入临床报道 151 篇，相关病例 10 346 例，涉及外感咳嗽、支气管哮喘、喉源性咳嗽、顽固性咳嗽、咳嗽变异性哮喘、慢性支气管炎等疾病。

1. 用治哮喘　采用三拗汤加减治疗支气管哮喘疗效肯定。其组方药物也是临床治疗哮喘的常用药。

对现代公开发表的临床疗效报道以及医案中 394 首治疗哮喘的方剂进行整理挖掘，见表 5-1 及表 5-2，结果显示现代医家对麻黄、杏仁等药物的使用支持度较高。从药物的相互关系来看，麻黄、杏仁、甘草以及与祛风化痰等药物关系较为紧密。

表 5-1　治疗哮喘方中药物支持度

序号	药物	支持度	序号	药物	支持度
1	麻黄	59.39%	14	茯苓	17.01%
2	甘草	57.61%	15	款冬花	16.75%
3	杏仁	47.72%	16	紫菀	16.50%
4	地龙	38.32%	17	桑白皮	16.24%
5	半夏	35.79%	18	黄芪	16.24%
6	紫苏子	27.92%	19	细辛	15.48%
7	五味子	26.90%	20	防风	14.72%
8	黄芩	22.34%	21	白芥子	13.96%
9	蝉蜕	21.32%	22	白术	13.45%
10	桔梗	19.80%	23	射干	12.69%
11	白僵蚕	18.78%	24	前胡	12.18%
12	陈皮	18.78%	25	川贝母	11.17%
13	葶苈子	17.51%			

表 5-2　治疗哮喘方中药物关联规则

序号	药物 1	药物 2	支持度	置信度 1	置信度 2
1	杏仁	麻黄	39.34%	66.24%	82.45%
2	甘草	麻黄	36.55%	61.54%	63.44%
3	杏仁	甘草	32.23%	55.95%	67.55%
4	地龙	麻黄	31.73%	53.42%	82.78%
5	地龙	杏仁	24.87%	52.13%	64.90%
6	地龙	甘草	23.35%	40.53%	60.93%
7	半夏	麻黄	23.10%	38.89%	64.54%
8	半夏	甘草	23.10%	40.09%	64.54%
9	紫苏子	麻黄	21.32%	35.90%	76.36%

续表

序号	药物1	药物2	支持度	置信度1	置信度2
10	半夏	杏仁	18.78%	39.36%	52.48%
11	杏仁	紫苏子	18.27%	65.45%	38.30%
12	五味子	麻黄	17.51%	29.49%	65.09%
13	五味子	甘草	17.01%	29.52%	63.21%
14	麻黄	黄芩	17.01%	76.14%	28.63%
15	甘草	紫苏子	15.99%	57.27%	27.75%
16	白僵蚕	麻黄	15.48%	26.07%	82.43%
17	蝉蜕	麻黄	15.23%	25.64%	71.43%
18	地龙	紫苏子	14.21%	50.91%	37.09%
19	杏仁	黄芩	13.96%	62.50%	29.26%
20	甘草	黄芩	13.71%	61.36%	23.79%
21	杏仁	蝉蜕	13.71%	64.29%	28.72%
22	甘草	蝉蜕	13.45%	63.10%	23.35%
23	五味子	半夏	13.20%	36.88%	49.06%
24	葶苈子	麻黄	13.20%	22.22%	75.36%
25	地龙	蝉蜕	12.94%	60.71%	33.77%
26	桑白皮	麻黄	12.94%	21.79%	79.69%
27	桔梗	甘草	12.69%	22.03%	64.10%
28	地龙	白僵蚕	12.69%	67.57%	33.11%
29	杏仁	桑白皮	12.18%	75.00%	25.53%
30	半夏	陈皮	12.18%	64.86%	34.04%

也有报道运用三拗汤治疗小儿呼吸系统疾病，如盛丽先治疗哮喘寒包痰火之证，以三拗汤加桑白皮辛甘发散，泻肺而解表。江惟明、王振兵用三拗汤加味治疗小儿咳嗽变异性哮喘，效果显著。王懋成等对三拗汤在小儿咳喘中的应用进行研究，发现本方在临床上运用广泛，加减灵活，与三子养亲汤、二陈汤、苏葶汤等合用可以治疗小儿咳喘兼食滞、痰湿、饮停等病证，又可与西药等配合，在小儿咳喘的治疗中起到很好的疗效。

2. 用治咳嗽　临床常用三拗汤为主加用宣肺化痰、止咳平喘药味治疗咳嗽，相关报道较多。如丁世幸运用加味三拗汤治疗以外感咳嗽、风寒咳嗽效果甚佳。杨培兴在临床上以三拗汤为基础方，灵活辨证加减，治疗各种咳嗽，认为三拗汤药少力专，可作为四时外感咳嗽通用之方。彭铭中应用三拗汤加味治疗顽固性咳嗽；陈慧贞用三拗汤加味，治疗外感咳嗽经治疗表证不复存在，而咳嗽缠绵不愈者；赵金兰运用三拗汤加味，治疗小儿久咳不愈，均收效明显。韩玲华取三拗汤宣肺化痰止咳之功，临证加减治疗暑月外感；或久咳不愈，累及脾胃；或表证未解，入里久郁化热等各种咳嗽，取得显著疗效。管奕婷等对三拗汤治疗感染后咳嗽的疗效进行观察，治疗组愈显率60%，总有效率90%；对照组愈显率23.33%，总有效率

66.67%，两组具有显著性差异。两组患者治疗后主要症状改善，相比治疗前有显著差异，表明运用三拗汤加减治疗感染后咳嗽疗效显著。此外，李立新运用三拗汤合止嗽散治疗因服用血管紧张素转化酶抑制剂（ACEI）所致咳嗽也取得显著疗效。张咏梅通过分组实验观察三拗汤辅助治疗儿童肺炎支原体感染的疗效，发现治疗组疗效优于对照组，差异有统计学意义，治疗组临床症状消失时间较对照组显著缩短，表明三拗汤辅助治疗小儿肺炎支原体感染疗效优于单纯抗炎治疗。

3. 用治风寒感冒　有报道介绍谢昌仁主任医师运用三拗汤的临床经验：对于病毒感染引起的风寒感冒在三拗汤的基础上增金银花、板蓝根二药，辛温辛凉并用，可明显增强三拗汤治疗风寒感冒的疗效；三拗汤主要适用于支气管炎初期，以咳嗽、痰吐白沫状，苔薄白的风寒型患者，及时服用，即收显效；治疗哮喘性支气管炎以三拗汤加葶苈子、陈皮、姜半夏、桑白皮降肺气、定喘息，对哮喘兼有风寒外感，气喘痰白之人有明显效果。

4. 辅助治疗病毒性肺炎　孔沈燕等观察了三拗汤辅助治疗病毒性肺炎的疗效。对收治的 168 例病毒性肺炎患者进行分组实验，对照组在使用止咳药物、化痰药物情况下给予利巴韦林静脉滴注，观察组在对照组基础上服用三拗汤。发现对照组患者发热、咳嗽时间显著长于观察组，肺部啰音消失时间、肺部影像恢复时间对照组高于观察组；观察组治疗总有效率为 88.10%，不良反应发生率为 1.19%，对照组分别为 73.81%、8.33%，两组比较差异有统计学意义。表明三拗汤辅助治疗病毒性肺炎患者，能够缩短患者临床症状恢复时间、降低不良反应发生率、提高临床治疗效果。

5. 用治其他病证　练红燕三拗汤加减治疗上呼吸道感染、慢性咽炎引起咽干、咽痒、干咳无痰或少痰，抓住风邪是主要致病因素，用宣肺止咳的代表方三拗汤加味。冯桂兰根据三拗汤宣肺透邪的功效，用三拗汤加减治疗邪郁肺经的分泌性中耳炎、急性喉炎等疾病均取得满意疗效。潘淑范据新生儿为稚阴稚阳之体，因脏腑娇嫩、易受外邪侵入而失音的特点，用三拗汤加减治疗新生儿外感失音，取得满意疗效。冯桂兰对三拗汤在耳鼻咽喉科的临床应用进行举隅并分析，认为相关病证虽在不同阶段，但均表现出邪郁肺经的病机，用三拗汤进行治疗，均效果满意，体现了中医异病同治的证治特点。

根据文献报道可见，应用三拗汤对风寒型肺系疾病，包括咳嗽、哮喘等疾病的治疗，疗效确切，对咳喘、哮鸣音、排痰、呼吸功能等具有显著效应。在针对不同的证型进行药物加味后，三拗汤的加减方的应用非常广泛。

二、三拗汤主要衍化类方

三拗汤属于药味少而变化多的一类方剂，变化组方主要适应于肺气闭塞，失于宣通，发为咳嗽、痰喘之症；三拗汤为基础方，临床多配合其他药物，灵活加减，常加味疏风解表、降气化痰、温肺化饮或清肺化痰等，使主治证候病机进一步有所扩充。如《医方大成》引《澹寮方》在三拗汤基础上，加荆芥、桔梗，名五拗汤，治疗感受风寒及形寒饮冷，痰嗽咳逆连声者，荆芥散风解表，加强麻黄的宣散作用，桔梗化痰利咽，助杏仁、甘草降气化痰，加强了发散风寒化痰的作用。三拗汤配伍石膏、黄芩、桑白皮等清热药，如《墨宝斋集验方》五拗汤，麻黄、干姜、杏仁、细芽茶、生石膏，生姜、葱为引，微取汗，治伤寒伤风后，咳嗽，痰火盛作齁喘者。三拗汤配伍半夏、细辛、干姜等祛痰化饮药，如《世医得效方》加味三拗汤，杏仁、陈皮、甘草、麻黄、北五味子、辣桂，锉散水煎，加生姜三片，治肺感寒邪发喘，温肺化痰。若气道遏闭，肺气不宣，配伍紫苏子、莱菔子、款冬花、紫菀、旋覆花等降气化痰药等。如《医学入门》加减三拗汤，麻黄、杏仁、桑白皮、甘草、紫苏子、前胡，加生姜三片，水煎服，治风寒喘；痰盛，加天南星、半夏。

现代临床也多以三拗汤加减或与他方组合运用。因此对于三拗汤类方研究可为临床治疗应用提供指导，如"气逆合三子，痰多合二陈"。

三拗汤加减见表 5-3。

表 5-3　三拗汤类方

方剂	来源	组成	功效 / 主治	备注
加减三拗汤	《朱氏集验方》	麻黄半钱（不去节，沸汤洗，焙干，去毛），杏仁（不去皮），苦梗各二钱、甘草（生）、旋覆花（去蒂）各半钱。上吹咀。每服一大钱，水一盏，加生姜一片，五味子数粒，竹叶一片，不可多，糯米数粒，煎至半盏，分作两次，食后温服	伤风咳嗽	
五拗汤	《医方大成》引《澹寮方》	麻黄（不去节）、杏仁（不去皮尖）、甘草（生用）、荆芥穗、桔梗各等分。上吹咀，生姜三片同煎，温服，咽喉痛甚者煎熟后加朴硝少许，一方去桔梗、荆芥，用半夏、枳实等分	感寒咳嗽，肺气喘急	
加味三拗汤	《世医得效方》	杏仁（去皮尖）七钱半，陈皮一两，甘草三钱半，麻黄一两二钱，北五味子七钱半，辣桂五钱。右锉散。每服四钱，水一盏半，生姜三片煎。喘甚，加马兜铃、桑白皮；夏月，减麻黄	肺感寒邪，发喘	
三拗汤	《扶寿精方》	麻黄五钱，石膏一两，细茶五钱，甘草五钱（火炮，去皮）	痰涎咳嗽	
加减五拗汤	《幼科发挥》	麻黄（连根节）、杏仁（留皮尖）、紫苏叶、苦梗、甘草各等分。右剉，水煎，姜引服。得微汗止	洒洒恶寒，鼻流清涕，或鼻塞	
七拗汤	《摄生众妙方》	麻黄（去节）、杏仁、半夏、石膏、芽茶、北五味、甘草（炙一半，生一半），喘甚，加紫菀、马兜铃各等分。上用水二钟，姜三片，煎至七分服，于二更时候，面向东，进一服，三更、四更进一服，服毕以被覆之，少言语为佳	治喘，亦治伤寒喘嗽	
三拗汤	《仁斋直指方论·附诸方》	麻黄（不去节）、杏仁（不去皮尖）各一两，甘草（不炙）半两。上锉散。每二钱半，姜五片，煎服。寒证喘者，加生干姜、辣桂；热证喘者，加葶苈、脑荷。煎毕，入朴硝少许	寒懊不常，暴嗽喘急，鼻塞痰雍	该书"附诸方"为明代朱崇正续补
五拗汤	《仁斋直指方论·附诸方》	麻黄七分，杏仁（去皮尖）一钱，甘草四分，细茶（炒）八分，白石膏一钱五分。上作一服，白水煎	喘急痰气	同上

续表

方剂	来源	组成	功效 / 主治	备注
加减三拗汤	《证治准绳·幼科》	麻黄(去根节)三钱(水煮去沫,焙干)、桂枝二钱,杏仁七个(去皮尖,炒黄,另研如膏),甘草(炙)一钱。上为粗末,入杏膏拌匀。每服一钱,水六分,煎至四分,去滓温服,无时。以汗出为度。量大小加减。若自汗者,不宜服之		
五拗汤	《证治准绳·幼科》	麻黄(不去根节)、杏仁(不去皮尖)、荆芥(不去梗)、桔梗(蜜水拌,炒)各五钱,甘草二钱半。上每服二钱,水一盏,煎七分,无时温服	感风湿及形寒饮冷,痰嗽咳逆,连声不已	
五拗汤	《墨宝斋集验方》	麻黄(不去节)、干姜(不去皮)、杏仁(去皮尖)各二钱、细芽茶五钱、生石膏三钱	伤寒伤风后,咳嗽,痰火盛作齁喘者	
加减三拗汤	《医学入门》	麻黄一钱,杏仁、桑白皮各七分,甘草五分,苏子、前胡各三分。加生姜三片,水煎服。如痰盛,加南星、半夏;烦喘,加石膏;火喘,口干,加黄芩、瓜蒌仁、薄荷;寒喘,加细辛、肉桂;气喘,加兜铃、乌梅;气短而喘,去麻黄,加人参、茯苓		
五虎汤	《祖剂》	生甘草三钱,麻黄(不去节)六分,杏仁(去皮尖)五十粒,加石膏、知母	痰喘	
五拗汤	《祖剂》	生甘草三钱,麻黄(不去节)六分,杏仁(去皮尖)五十粒,加石膏、细茶		
三拗汤	《医门法律》	生甘草,麻黄(不去节),杏仁(去尖)。上㕮咀,二钱,水二盏,姜三片,煎八分,食远服。若憎寒恶风,取汗解,加桔梗、荆芥名五拗汤	咽痛	
加味三拗汤	《医林绳墨大全》	杏仁(去双仁,不去皮尖)二钱半,麻黄二钱,生甘草五分,羌活、桔梗各八分,防风(去芦)一钱,生姜三钱(切细)。水煎,带热服	咳因于寒,误服凉药失声	
加味三拗汤	《麻科活人》	麻黄(去节)三钱,杏仁(去油皮尖)二十粒,生甘草、荆芥、桔梗	初发热未出之时而喘者	
三拗汤	《一盘珠》	麻黄茸、杏仁、桔梗、荆芥各八分		
新加三拗汤	《重订通俗伤寒论》	带节麻黄六分,荆芥穗二钱,苦桔梗一钱,金橘饼一枚,苦杏仁一钱半,苏薄荷一钱,生甘草五分,大蜜枣一枚	风伤肺、寒伤太阳,头痛恶寒,无汗而喘,咳嗽白痰	
五拗汤	《痘疹会通》	麻黄(不去节)、干姜(不去皮)、杏仁(去皮尖)各二钱,细芽茶五钱,生石膏三钱	面青鼻扇,麻疹俱收者	
三拗汤	《麻疹阐注》	麻黄、石膏、杏仁	风寒外袭,麻毒内攻	

三、三拗汤成方制剂

《中国药典》2020年版一部成方制剂部分收录了“三拗片”，由麻黄833g，苦杏仁833g，甘草833g，生姜500g组成。

制法：取麻黄、生姜用水蒸气蒸馏，提取挥发油后，加入其余药材，滤液浓缩为浸膏，喷雾干燥，得干膏粉；取干膏粉加入挥发油的β环糊精包合物及适量的微晶纤维素和羧甲基淀粉钠，混匀，压制成1 000片，包薄膜衣，即得。

功能与主治：宣肺解表。用于风寒袭肺证，症见咳嗽声重，咳嗽痰多，痰白清稀；急性支气管炎见上述证候者。

参考文献

[1] 陈慧．三拗汤加减治疗小儿寒饮停肺型哮喘临床观察[J]．天津中医药，2006，23(1)：29-30.

[2] 白月双，胡芳．盛丽先老师运用三拗汤治疗小儿呼吸系统疾病经验[J]．中医儿科杂志，2008，4(3)：11-13.

[3] 王振兵．三拗汤合止嗽散加减治疗小儿咳嗽变异性哮喘60例[J]．光明中医，2011，26(10)：2049-2050.

[4] 江惟明．三拗汤加味治疗小儿咳嗽变异性哮喘68例[J]．陕西中医学院学报，2002，25(2)：31.

[5] 王懋成，陈钦．三拗汤在小儿咳喘中的应用[J]．光明中医，2009，24(2)：278-279

[6] 丁世幸．加味三拗汤治疗外感咳嗽60例[J]．四川中医，1997，17(1)：31.

[7] 杨培兴．三拗汤加减治疗咳嗽117例临床观察[J]．时珍国医国药，2001，12(12)：1117-1118.

[8] 彭铭中．三拗汤加味治疗顽固性咳嗽77例[J]．实用中医药杂志，2001，17(11)：161.

[9] 陈慧贞．三拗汤加味治疗外感后咳嗽不愈51例[J]．实用医学杂志，1999，15(7)：589-590.

[10] 张咏梅．三拗汤辅助治疗儿童肺炎支原体感染疗效观察[J]．中草药，2012，43(2)：341-342

[11] 韩玲华，刘有凤．三拗汤临证运用举隅[J]．新中医，1997(6)：52.

[12] 李立新，曲敬来．三拗汤合止嗽散治疗ACEI所致咳嗽的临床观察[J]．黑龙江中医药，2001(5)：8-10.

[13] 赵金兰．三拗汤加味治疗小儿久咳不愈80例[J]．江西中医药，2001，32(3)：36.

[14] 管奕婷，凌琼．三拗汤治疗感染后咳嗽30例[J]．中国中医药现代远程教育，2014，12(10)：40-41

[15] 谢佑宁．三拗汤的临床应用经验[J]．时珍国医国药，2000，11(6)：548-549.

[16] 练红燕．三拗汤加味治疗喉源性咳嗽[J]．广东医学，2003，24(2)：204-205.

[17] 孔沈燕，程率芳，李宁，华春珍．三拗汤对病毒性肺炎的辅助治疗疗效分析[J]．中华医院感染学杂志，2015，25(1)：136-138

[18] 潘淑范，孙齐力，郭又嘉．三拗汤加味治新生儿外感失音27例疗效观察[J]．中医药学报，1999，27(1)：38.

[19] 冯桂兰．三拗汤在耳鼻咽喉科的临床应用举隅[J]．辽宁中医学院学报，2003，5(1)：18.

第二节　三拗汤宣肺效应研究

通过正交设计的方法观察三拗汤的配伍关系，综合直观分析与方差分析的结果确定三拗汤最佳配伍配比为麻黄6g，杏仁9g，甘草3g，与临床常用配比剂量相近。综合评分数据的极差大小显示各因素作用主次为麻黄>杏仁>甘草，这为三拗汤麻黄为君、杏仁为臣、甘草为佐使的组方原则提供了佐证。验证试验亦显示，优选配比三拗汤对哮喘模型各指标均表现出明显改善作用。

一、基于正交试验的三拗汤配伍关系

近年来，随着中医药研究的深入，实验设计优化方法逐渐运用到中医药研究中来，应用比较多的试验设计法包括正交设计法。正交设计具有“整齐可比”“均匀分散”的优点，能大大减少试验次数，使得一个试验的次数从全面试验的 q^s 次减少到 q^2 次（因素数为 s，水平数为 q）。运用正交设计法研究三拗汤治疗哮喘时三种药材的配伍关系，试图寻找最优配伍配比。将三拗汤 3 味药：麻黄（A）、杏仁（B）、甘草（C）作为考察因素，各因素分为 4 个水平，按 $L_{16}(4^3)$ 正交设计进行试验。

复制 OVA 致敏、激发的哮喘模型。正交试验按 $L_{16}(4^3)$ 正交表将 256 只 BALB/c 小鼠随机分为 16 组，每组 16 只。于第 1、8 天皮下注射致敏液，第 15~28 天 5%OVA 溶液雾化激发，每次雾化前分别灌胃（ig）给予相应配伍配比三拗汤水煎剂。第 29 天采用气管插管和机械通气的有创方法测定小鼠气道反应性变化及病理等指标检测。

正交分析根据 ACh 激发后肺呼气阻力（Re）的增加值、肺组织病理评分、气管组织病理评分、BALF 中 EOS、血中 EOS、BALF 中白细胞数等指标对各组疗效进行综合评分。综合评分数据的极差大小显示各因素作用主次为 A>B>C（麻黄 > 杏仁 > 甘草）（表 5-4）。方差分析结果表明，因素 A（麻黄）对疗效的影响具有极显著意义，因素 B（杏仁）、C（甘草）对疗效的影响具有显著意义。综合直观分析与方差分析的结果确定三拗汤最佳配伍配比为 $A_3B_4C_2$，即麻黄 6g、杏仁 9g、甘草 3g。

表 5-4　不同配比三拗汤对 OVA 致敏哮喘模型小鼠各指标的综合分析结果表

组别	麻黄	杏仁	甘草	综合得分	Re/[cmH_2O/(ml·s)]	肺病理评分	气管病理评分	BALF 中 EOS/($\times 10^6$/L)	血中 EOS/($\times 10^9$/L)	BALF 白细胞数/($\times 10^6$/L)
1	1	1	1	85.07	6.15	8.00	4.50	5.64	9.75	43.75
2	1	2	2	69.71	5.01	6.00	3.38	5.83	5.38	59.25
3	1	3	3	70.32	4.33	4.25	2.25	9.32	3.13	88.75
4	1	4	4	60.47	4.75	4.00	2.00	6.69	2.00	73.88
5	2	1	2	48.41	5.39	1.50	3.00	2.50	4.13	24.63
6	2	2	3	56.50	6.07	7.13	2.88	2.26	2.63	23.14
7	2	3	4	50.37	5.58	6.38	2.25	1.79	2.75	21.50
8	2	4	1	50.85	4.28	4.83	1.88	4.26	2.88	43.25
9	3	1	3	43.20	3.85	4.38	2.88	2.30	2.50	24.00
10	3	2	4	46.16	3.21	5.75	2.38	3.03	3.25	39.13
11	3	3	1	42.81	3.99	5.25	1.50	2.08	4.00	21.75
12	3	4	2	34.55	3.09	3.63	1.88	1.81	2.75	18.14
13	4	1	4	47.45	4.45	6.38	3.00	2.39	1.13	25.88
14	4	2	1	60.77	5.67	7.50	4.50	2.09	3.63	20.63
15	4	3	2	46.09	3.52	6.38	3.38	1.63	3.25	27.38
16	4	4	3	42.83	3.13	5.38	3.75	1.49	3.50	16.75

续表

组别	麻黄	杏仁	甘草	综合得分	Re/[cmH$_2$O/(ml·s)]	肺病理评分	气管病理评分	BALF 中 EOS/(×10^6/L)	血中 EOS/(×10^9/L)	BALF 白细胞数/(×10^6/L)
k1	71.39	56.03	59.87							
k2	51.53	58.28	49.69							
k3	41.68	52.40	53.21							
k4	49.28	47.18	51.11							
优水平	麻黄 6g	杏仁 9g	甘草 3g							

选择正交试验中的优选组进行验证实验，造模、给药方法和检测指标均同前。结果显示，优选配比三拗汤对各指标均表现出明显改善作用（表 5-5）。

表 5-5　验证试验（$\bar{x}\pm s$, n=8）

组别	U	V	W	X	Y	Z
	Re/[cmH$_2$O/(ml·s)]]	肺病理评分	气管病理评分	BALF 中 EOS/(×10^6/L)	血中 EOS/(×10^9/L)	BALF 白细胞数/(×10^6/L)
空白	0.93 ± 0.19	0.00	0.00	0.04 ± 0.07	0.00 ± 0.00	19.63 ± 5.58
$A_1B_1C_1$	4.61 ± 2.76$^{\#\#}$	7.50	5.25	3.98 ± 1.97##	11.63 ± 4.17$^{\#\#}$	29.88 ± 3.68$^{\#\#}$
$A_3B_4C_2$	1.11 ± 0.67**	3.00	1.40	0.60 ± 0.60**	2.63 ± 1.19**	19.5 ± 8.62**

注：与空白组比较，$^{\#}P$<0.05，$^{\#\#}P$<0.01；与 $A_1B_1C_1$ 比较，$^{*}P$<0.05；$^{**}P$<0.01。

以不同的指标检测结果作为考察指标时，优选出的配伍配比有时并不一致。中药作用时有“多靶点”的特点，其往往是通过调节机体的多个方面而达到治疗效果。这就使得试验设计时试验指标的确定复杂化，针对这一点，本研究运用权重估计的方法对多指标实验结果进行了综合分析。

首先结合哮喘机制赋予各指标权重系数。哮喘是一种气道慢性炎症性疾病，主要特征性是气道高反应性和以嗜酸性粒细胞浸润为主的慢性气道炎症。气道高反应性是哮喘的重要特征之一，气道反应性的高低可以直接反映支气管哮喘的严重程度，因此气道高反应性测定不仅可以作为排除或确定哮喘诊断的有力依据，也可用于评估哮喘病情轻重，故其占综合评分的权重为 25%。嗜酸性粒细胞在哮喘和气道高反应性中起了很重要的作用，激活的嗜酸性粒细胞浸润气道是哮喘炎症的重要特征，是哮喘的特征性改变，故其占综合评分的权重为 25%。肺及气管组织病理改变是较直观的反映哮喘器质性病变和评价哮喘严重程度、药物治疗效果的指标，故肺及气管组织病理改变占 25%。血液中嗜酸性粒细胞的改变也能反映哮喘的严重程度，但不及 BALF 中嗜酸性粒细胞改变准确、敏感，故其权重系数为 15%。BALF 中白细胞数量能够反映哮喘的支气管炎症，但是这一指标特异性不强，如慢性阻塞性肺疾病也会出现气道炎细胞浸润，故占 10%。综合直观分析与方差分析的结果确定三拗汤最佳配伍配比为麻黄 6g，杏仁 9g，甘草 3g，这与临床常用配比剂量相近。综合评分数据的极差大小显示各因素作用主次为麻黄 > 杏仁 > 甘草，这为三拗汤麻黄为君、杏仁为臣、甘草为佐使的组方原则提供了佐证。验证试验亦显示，优选配比三拗汤对哮喘模型各指标均表现出明显改善作用。

二、三拗汤对哮喘小鼠变应性气道炎症的影响

采用 OVB 致敏、激发复制 BALB /c 小鼠哮喘模型，连续给药 28 天后观察三拗汤水提液高、中、低剂量（7.2、3.6、1.8g/kg）对哮喘小鼠变应性气道炎症的影响。

1. 三拗汤对哮喘模型小鼠气道阻力的影响　结果显示，与模型组比较，三拗汤中剂量（SAD-M）抑制 ACh 引起的气道阻力增加作用较显著（图 5-1）。其中当 ACh 浓度为 0.5mg/ml、1mg/ml 时，三拗汤中剂量组和阳性对照组（DM）与模型组比较差异显著（P<0.01），高剂量组（SAD-H）低于模型组（P<0.05），低剂量组（SAD-L）与模型组比较，各浓度 ACh 激发时没有差异。

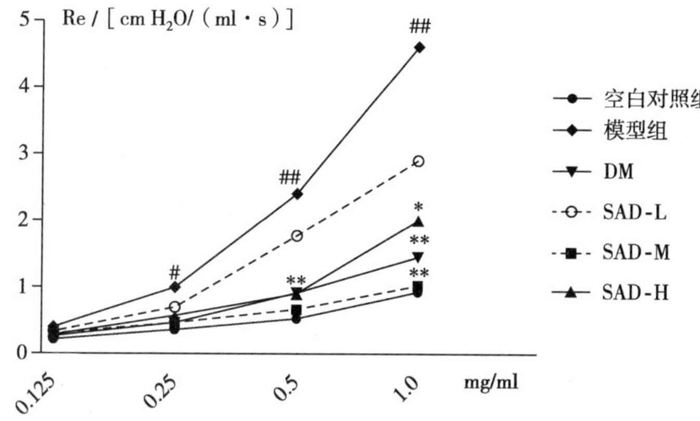

图 5-1　三拗汤对不同浓度 ACh 激发后 Re 增加值的影响

注：与空白对照组比较，# P<0.05，## P<0.01；与模型组比较，*P<0.05；**P<0.01。

2. 三拗汤对哮喘模型小鼠血及 BALF 中炎细胞水平的影响　结果发现，模型组与空白对照组相比血中 EOS 有显著差异（P<0.01）；与模型组比较，三拗汤高、中剂量组 EOS 含量降低（P<0.01），低剂量组有所降低（P<0.05）（图 5-2）。

三拗汤对哮喘小鼠 BALF 炎症细胞计数的影响：与模型组比较，三拗汤高、中、低剂量组给药后白细胞总数、嗜酸性粒细胞、淋巴细胞数显著降低（ P<0.01，P<0. 05）（表 5-6）。

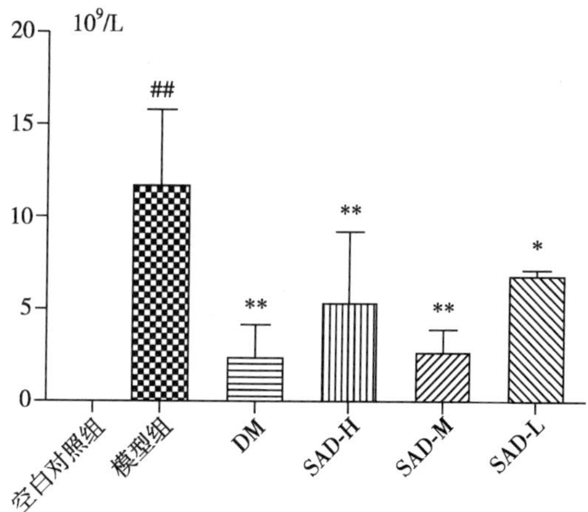

图 5-2　三拗汤对血液中嗜酸性粒细胞数的影响

注：与空白对照组比较，# P<0.05，## P<0.01；与模型组比较，*P<0.05；**P<0.01。

表 5-6　三拗汤对 BALF 中白细胞总数以及各炎症细胞的影响（$\bar{x}\pm s$）

组别	动物数	剂量/(g/kg)	白细胞总数/(×10⁶/L)	淋巴细胞/(×10⁶/L)	中性粒细胞/(×10⁶/L)	单核细胞/(×10⁶/L)	嗜酸性粒细胞/(×10⁶/L)
空白对照组	8	0	19.63 ± 5.58	2.47 ± 1.60	2.59 ± 1.51	14.53 ± 4.18	0.04 ± 0.07
模型组	8	0	29.88 ± 3.68##	7.87 ± 4.49##	4.81 ± 1.63#	13.88 ± 3.87	3.98 ± 1.97##
阳性对照组	8	0.000 75	10.50 ± 5.90**	2.29 ± 2.08**	2.09 ± 1.59**	5.49 ± 2.21**	0.63 ± 0.62**
高剂量组	9	7.2	19.00 ± 12.01**	4.13 ± 2.35*	3.61 ± 2.93	9.93 ± 6.66	1.33 ± 1.52**
中剂量组	8	3.6	19.50 ± 8.62**	4.09 ± 2.14*	3.28 ± 2.51	10.95 ± 6.46	0.60 ± 0.60**
低剂量组	8	1.8	24.13 ± 5.38*	4.53 ± 2.53	4.14 ± 2.53	13.77 ± 3.35	1.69 ± 1.05*

注：与空白对照组比较，# $P<0.05$，## $P<0.01$；与模型组比较，* $P<0.05$；** $P<0.01$。

3. 组织病理学变化　肺组织病理学检查：空白对照组肺小叶结构正常，肺泡上皮细胞未见明显变性、坏死和脱落，肺泡壁无充血、水肿，肺泡腔及支气管腔内无渗出物，间质未见炎细胞浸润。支气管壁完整，平滑肌厚度正常，细胞排列规整，管腔内无脱落上皮细胞。模型组见肺支气管平滑肌厚度明显增加，支气管黏膜下层、肌层可见大量炎细胞浸润，主要包括嗜酸性粒细胞、淋巴细胞、巨噬细胞及少量浆细胞，支气管纤毛上皮部分脱落，纤毛粘连倒伏、变性、坏死。与模型组比较，各给药组病变有减轻趋势，其中阳性对照组和三拗汤高、中剂量组优于其他组（图 5-3）。

气管组织病理学检查：空白组黏膜被覆上皮完整，未见明显坏死、脱落，固有层及黏膜下层中未见充血、水肿及炎细胞浸润，外膜可见完好的透明软骨支架。模型组可见气管黏膜下层中度炎细胞浸润，主要包括嗜酸性粒细胞，淋巴细胞、巨噬细胞及少量浆细胞。气管纤毛上皮部分脱落，纤毛粘连倒伏、变性、坏死。较之模型组，各给药组病变有减轻趋势，其中阳性对照组、三拗汤高剂量、中剂量组减轻趋势略优于其他组（图 5-4）。

实验发现 OVA 致敏、激发小鼠模型，出现气道高反应性，ACh 激发后呼气气道阻力显著增高，BALF 中 EOS、淋巴细胞、中性粒细胞等炎症细胞显著上升，肺及气管呈现病理改变。三拗汤各剂量组可以改善气道反应性、肺病理，降低 BALF 中 EOS、淋巴细胞、中性粒细胞等炎症细胞水平。其中三拗汤中剂量组效果显著，给药后气道高反应性得到缓解，分别以浓度为 0.5、1mg/ml ACh 激发时，其 Re 增加值显著低于模型组（$P<0.01$），效果与阳性药接近；同时显著降低 OVA 致敏哮喘小鼠外周血 EOS 数（$P<0.01$），显著降低 BALF 中白细胞总数、EOS 数（$P<0.01$）、淋巴细胞数（$P<0.05$）；肺及气管病理变化也较模型对照组明显减轻。高剂量有相近效应，低剂量略弱。

现代研究已经证明三拗汤中麻黄具有松弛支气管平滑肌作用；苦杏仁对呼吸中枢呈镇静作用，使呼吸运动趋于安静而达到镇咳平喘效应；甘草具有肾上腺皮质激素样作用，有抗炎、抗过敏、镇咳祛痰解毒等作用。有报道对复方三拗汤吸入治疗 38 例儿童急性下呼吸道感染的疗效进行了观察并对其治疗机制做了探讨，发现 7 例支气管肺炎、21 例支气管炎均于吸入治疗 3 天后出现了明显的咳嗽减轻、痰易排出等改善情况；2 例哮喘性支气管炎、8 例哮喘在吸入治疗后气急缓解、肺部哮鸣音减少或消失，喘息完全缓解最短的 3 天，最长的 6 天，其中 3 例哮喘做了治疗前后肺功能对照，MVV、MMF、FVC、FEV1% 均有明显提高，显示复方三拗汤具有解痉平喘，改善肺通气功能的疗效。也有对复方三拗汤的药效动物实验，以银黄平喘气雾剂、庆大霉素与糜蛋白酶混合给药作为 2 个对照组。实验结果表明，复方三拗汤制剂具有较强的镇咳、祛痰、平喘作用，其镇咳作用明显优于对照组，酚红排泄量显著增强，作用明显优于对照组。

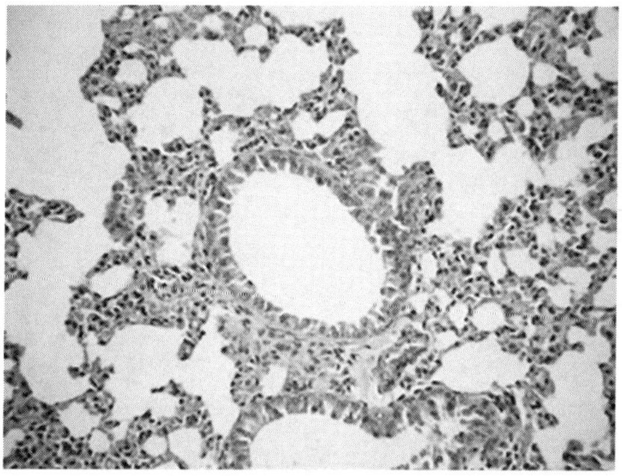

空白对照组

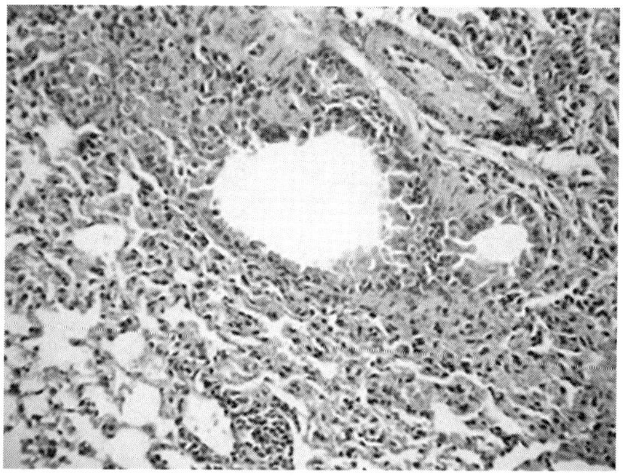

模型组

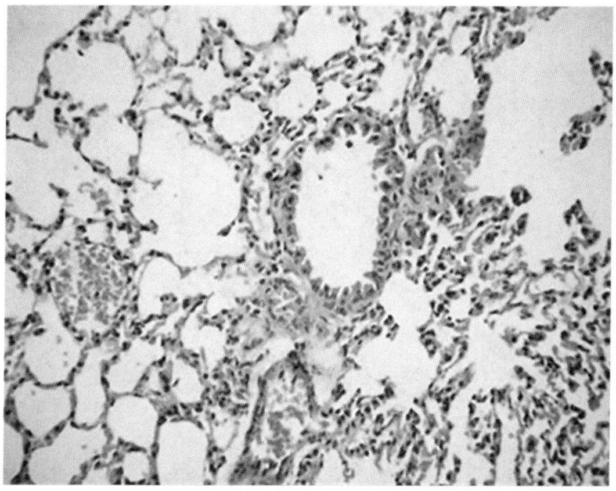

三拗汤高剂量组

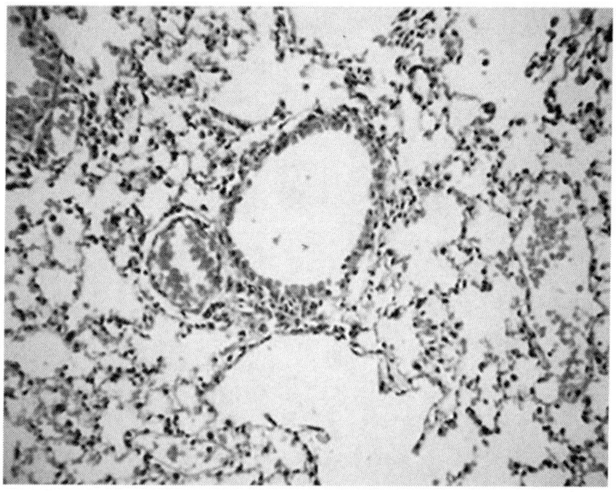

三拗汤中剂量组

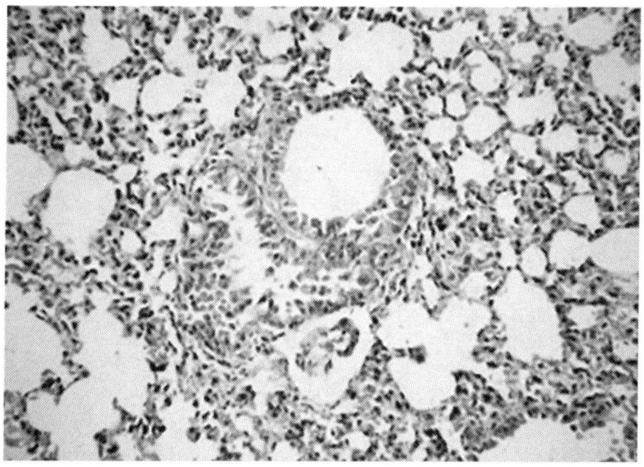

三拗汤低剂量组

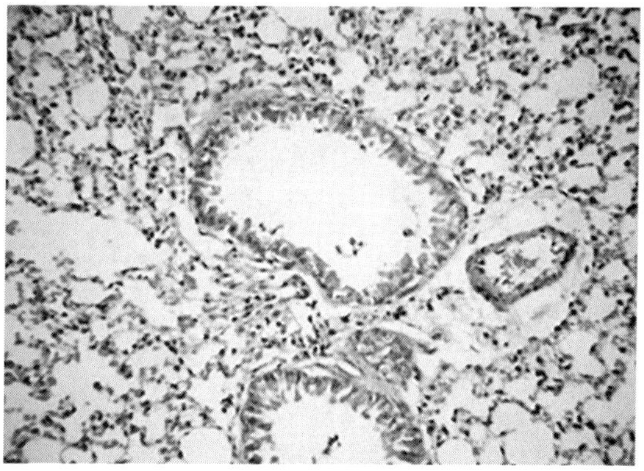

阳性对照组

图 5-3　各组肺组织病理学改变（HE，×200）

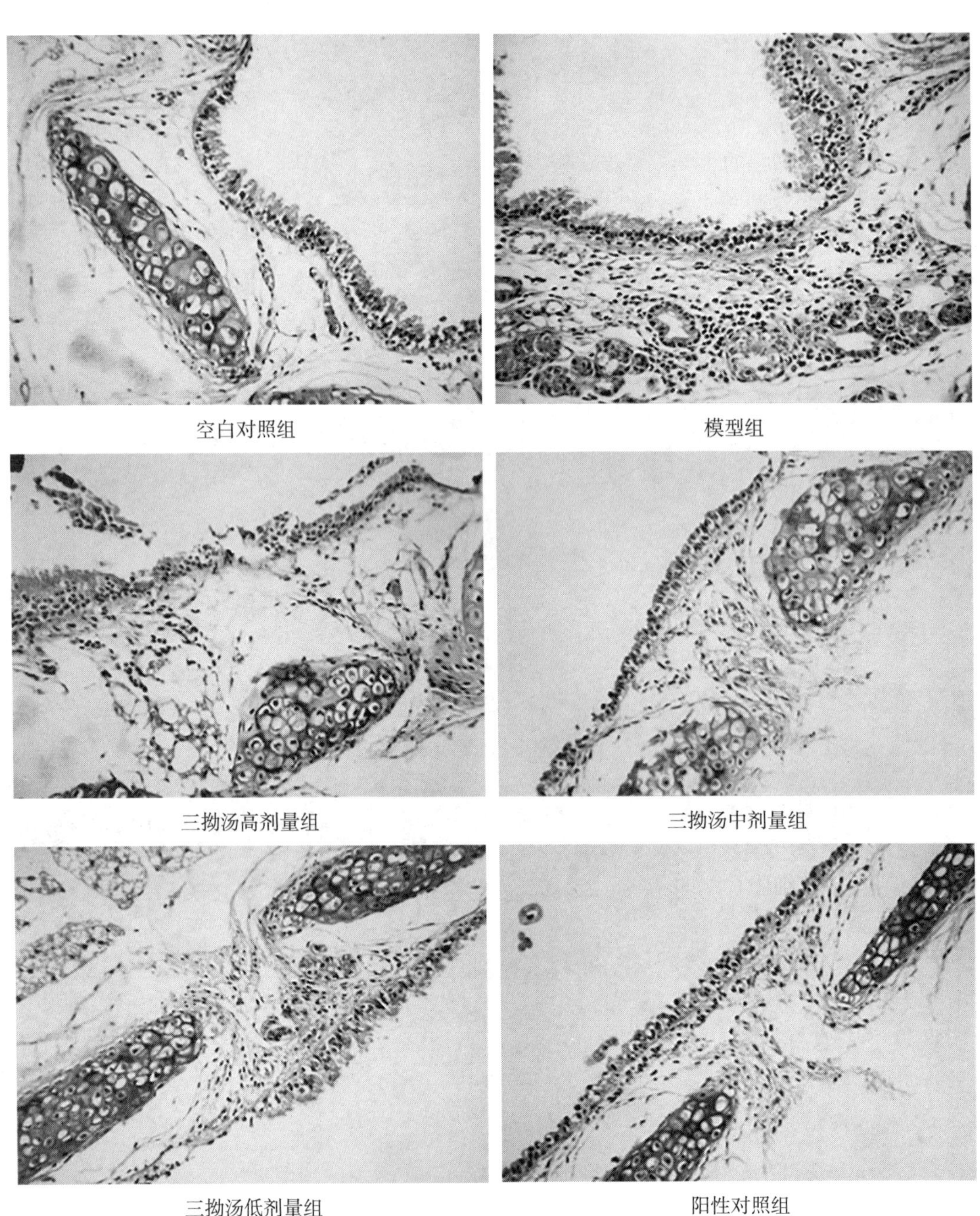

图 5-4　各组气管病理学改变（HE，×200）

研究中三拗汤高、中、低剂量并未见明显量效关系。中药作为中医治病的主要手段，其用量与药效之间同样存在一定的相关性。但是，由于中药复方绝大多数是天然药物，单味药即已成分复杂，临床应用时又多配伍使用，所以与西药相比，中药的剂量与量效关系是一个复杂而又灵活多变的问题。刘秀剑等研究厚朴麻黄汤对哮喘大鼠一氧化氮、内皮素1和肥大细胞脱颗粒的影响，实验结果显示中药高剂量组（2倍临床等效量）与中药低剂量组（临床等效量）在降低大鼠血中NO、内皮素1水平和腹腔肥大细胞脱颗粒百分率作用效果并无明显差异。秦华珍提出“中药的量效关系不是简单的线性关系，虽然其具有一般药物所共有的属性，但具有非常鲜明的特殊性”。中药配伍及用药剂量是中医辨证施治结果的具体体现，是数千年来获得的实践经验，具有其合理性。

参考文献

[1] 汪珊珊，范欣生，徐立，等．基于正交试验的三拗汤配伍关系研究[J]．中国实验方剂学杂志，2012，18(20)：149-153.

[2] 马春华，汪姗姗，马世平，等．三拗汤对哮喘小鼠变应性气道炎症的影响及其成分分析[J]．中国实验方剂学杂志，2012，18(19)：139-143.

[3] 紫秀娟．复方三拗汤雾化吸入的药效实验研究[J]．浙江中医学院学报，1997，21(4)：24-26.

[4] 刘秀剑．厚朴麻黄汤对哮喘大鼠一氧化氮、内皮素1与肥大细胞脱颗粒的影响[D]．沈阳：辽宁中医药大学，2009.

[5] 秦华珍，刘磊，王晓倩，等．中药剂量与量效关系的思考[J]．四川中医，2011，29(6)：48-49.

第三节　三拗汤相关细胞分子生物学及代谢组学研究

通过建立IL-4刺激人支气管上皮细胞（NHBE）模型及三拗汤干预观察，发现三拗汤对IL-4刺激NHBE具有保护作用，可减少NHBE凋亡，明显降低EOT-3mRNA表达量，从而降低嗜酸性粒细胞在气管上皮细胞的募集，减轻IL-4刺激后的气道炎症反应。通过临床发作期患者外周血单核细胞（MON）培养发现，三拗汤对树突细胞（DC）成熟和分化的抑制是其治疗哮喘的可能机制之一。三拗汤提高急、慢性哮喘小鼠体内Treg的水平，提示三拗汤能通过调节机体的Treg水平而发挥抗哮喘的作用。采用UPLC-TOF-MS鉴定出三拗汤抗哮喘的差异性内源性物质，这些内源性物质为溶血性磷脂酰胆碱的不同亚型、前列腺素、白三烯、雌激素等，这些物质与三拗汤抗哮喘有密切的关系。建立三拗汤功效成分-靶点-通路网络模型，其主要的11个功效成分共涉及72个靶点和46条通路，与免疫系统、信号转导、内分泌、细胞过程、物质代谢等多种机制相关。

一、三拗汤对IL-4刺激人支气管上皮细胞损伤保护的作用研究

哮喘是一种复杂的气道炎症疾病，其特征是因外界刺激引起气道狭窄而导致的气道高反应性。这种气道狭窄是由气道重塑和淋巴细胞、嗜酸性粒细胞、肥大细胞的浸润及基底膜的增厚引起的，气道上皮的剥落在哮喘中也为常见的。嗜酸性粒细胞趋化因子（eotaxin-1、eotaxin-2和eotaxin-3）作为嗜酸性粒细胞和伴随增加的TH2淋巴细胞、肥大细胞和嗜碱性粒

细胞募集的信号而存在。结构细胞，特别是气道上皮细胞这类固有细胞和游移的粒细胞之间的交互作用维持了这种自持的促炎症反应的循环。近年来已经有越来越明显的证据表明，支气管上皮细胞可以释放许多介质，以促进炎症反应和免疫应答。研究发现，正常的 NHBE 不表达或者低表达 eotaxin-3mRNA，而经过 IL-4 刺激后，则会高表达。eotaxin-3 是 EOT 家族中的一类，具有对 EOS 化学趋化作用，除了使 EOS 募集到炎症部位外，还能激活 EOS、嗜碱性粒细胞、Th2 细胞。基于 IL-4 和 eotaxin 在哮喘发病过程中的重要性，选择用 IL-4 刺激 NHBE，并观察 eotaxin mRNA 表达的影响。

1. 三拗汤水提液对 IL-4 刺激 NHBE 的保护作用　NHBE 于 10% 小牛血清 DMEM 中培养，胰蛋白酶消化传代一次。取对数生长期的细胞，种于 96 孔板中，每孔细胞数为 6×10^4 cells/ml，分为正常组和三拗汤组。三拗汤组给予不同浓度的三拗汤（50、100、150、200、250、300、350、400、450、500、550、600、650、700、750、800、850、900、950、1 000μg/ml）。24 小时之后，加入 100μl MTT（1mg/ml）培养 4 小时，酶标仪（Biorad，American）在 λ 490nm 波长下检测每孔的吸光度。

（1）对 NHBE 凋亡和周期的影响：MTT 检测 IL-4 和各浓度的三拗汤对于 NHBE 细胞活力的影响。NHBE（6×10^4 cells/ml）在与 IL-4 和三拗汤共同培养 24 小时后，IL-4 导致 NHBE 的死亡，与正常组比较，三拗汤大剂量组(555.55μg/ml) 可以明显降低 NHBE 的凋亡($P<0.05$)，与 IL-4 组比较具有显著性差异。

AO/EB 染色观察 IL-4 刺激后的 NHBE 形态变化。细胞培养 24 小时后，荧光显微镜下观察，IL-4 刺激后的细胞显著地出现细胞核聚缩、细胞膜发泡，核碎裂和凋亡小体（图 5-5）。

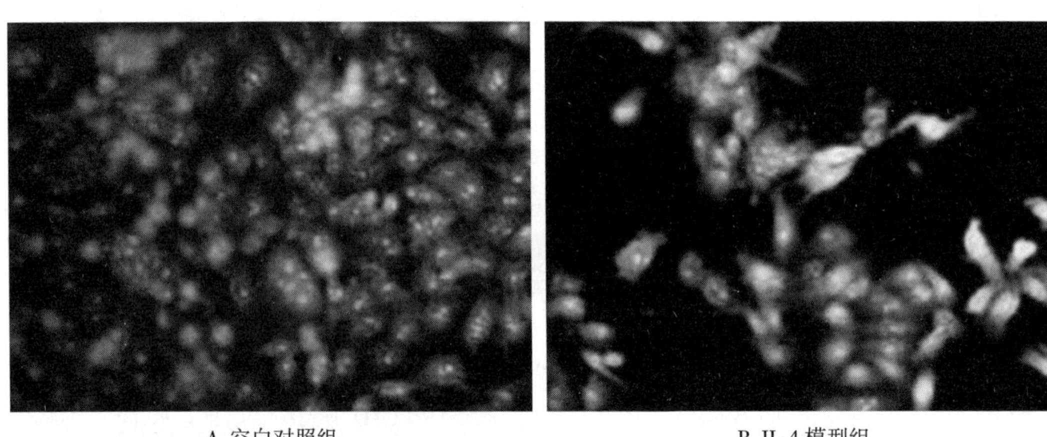

A. 空白对照组　　B. IL-4 模型组

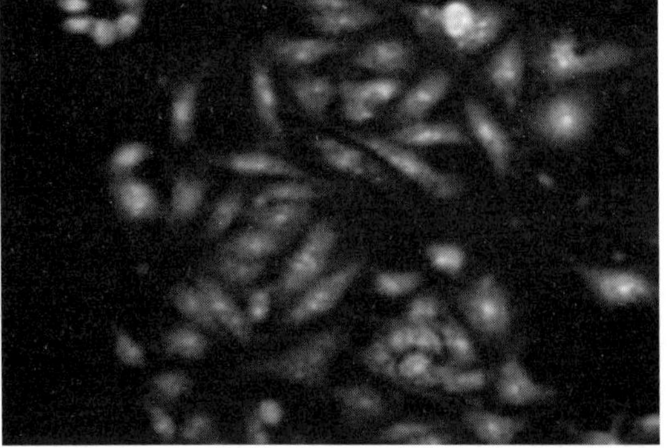

C. 三拗汤组

图 5-5　各组 AO/EB 荧光染色结果

流式细胞仪检测结果见表 5-7 及图 5-6。正常组的细胞周期为 Dip G_1 53.58%，Dip G_2 9.95%，Dip S 36.47%；IL-4 组的细胞周期为 Dip $G_1$74.05%，Dip G_2 10.37%，Dip S 15.58%；三拗汤组的细胞周期为 G_1 42.31%，Dip G_2 12.25%，Dip S45.43%。IL-4 组增加了 G_0/G_1，间接提示 IL-4 引起了细胞的凋亡。IL-4 组同正常组（凋亡率为 0.17%）比较，有一个明显的凋亡峰存在（凋亡率为 19.87%）。三拗汤可以显著地降低 G_0/G_1（凋亡率为 0.77%）。

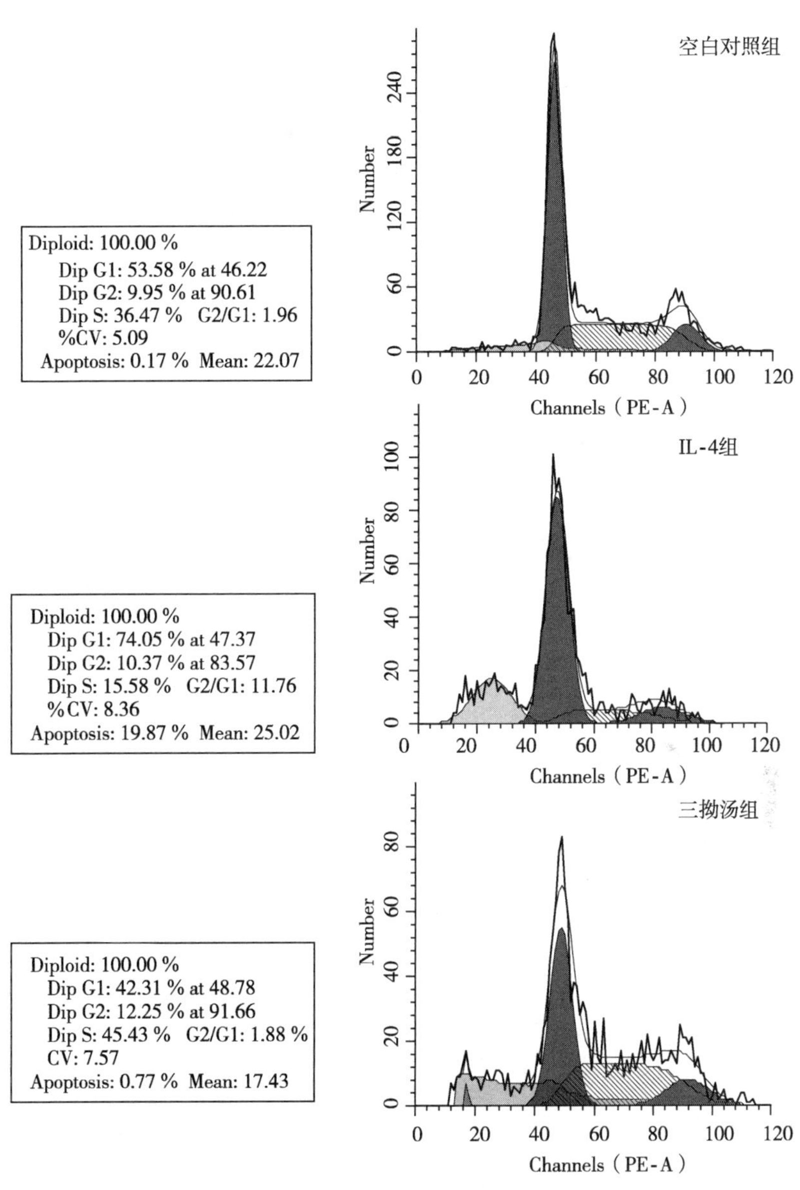

图 5-6 各组细胞凋亡及细胞周期结果

表 5-7　流式细胞仪检测结果

组别	凋亡率 /%	细胞周期 /%		
		G_0/G_1	G_2/M	S
空白对照组	0.17	53.58	9.95	36.47
IL-4 组	19.87	74.05	10.37	15.58
三拗汤组	0.77	42.31	12.25	45.43

（2）对 EOT-3mRNA 表达的影响：RT-PCR 检测药物对 EOT-3mRNA 表达的影响。选取处于对数生长期的 HBE，设空白对照组、模型组和用药组。EOT-3 上游引物：5’-GGAACTGCCACACGTGGGAGTGAC-3’；EOT-3 下游引物：5’-CTCTGGGAGGAAACACCCTCTCC-3’；(312bp)β-actin 上游引物：5’-AAAGGGTGTAACGCAACTAA-3’；β-actin 下游引物：5’-GTGGACATCCGCAAAGAC-3’(302bp) EOT-3 扩增条件为：94℃ 2 分钟，28 个循环在 94℃ 30 秒、58℃ 30 秒、72℃ 30 秒，最后 72℃ 2 分钟；β-actin 扩增条件为：94℃ 2 分钟，30 个循环在 94℃ 30 秒、52.8℃ 30 秒、72℃ 30 秒，72℃ 2 分钟。BandScan4.0 软件进行灰度扫描，计算相对含量。

经 IL-4 刺激后，与正常组相比，支气管上皮细胞对 EOT-3 的表达明显增高；经三拗汤干预后，其表达量明显降低，提示三拗汤可以减少经 IL-4 刺激后的气道炎症反应，这可能是三拗汤治疗哮喘的作用机制之一。

2. 三拗汤主要成分对 IL-4 刺激人支气管上皮细胞的保护作用　IL-4 刺激细胞后，EOT-3mRNA 表达量明显增高，用三拗汤三味药主要成分麻黄碱、苦杏仁苷、甘草酸予以干预可下调 EOT-3mRNA 表达；麻黄碱抑制 EOT-3mRNA 表达效果最明显，其次为甘草酸和苦杏仁苷。ELISA 检测 IL-4 刺激细胞后，细胞培养上清液中的 EOT 和 TNF-α 的含量明显增高，麻黄碱、苦杏仁苷、甘草酸可以有降低 EOT 以及 TNF-α 水平。麻黄碱不同剂量对 IL-4 刺激细胞后上清液中的 EOT 和 TNF-α 水平见图 5-7。

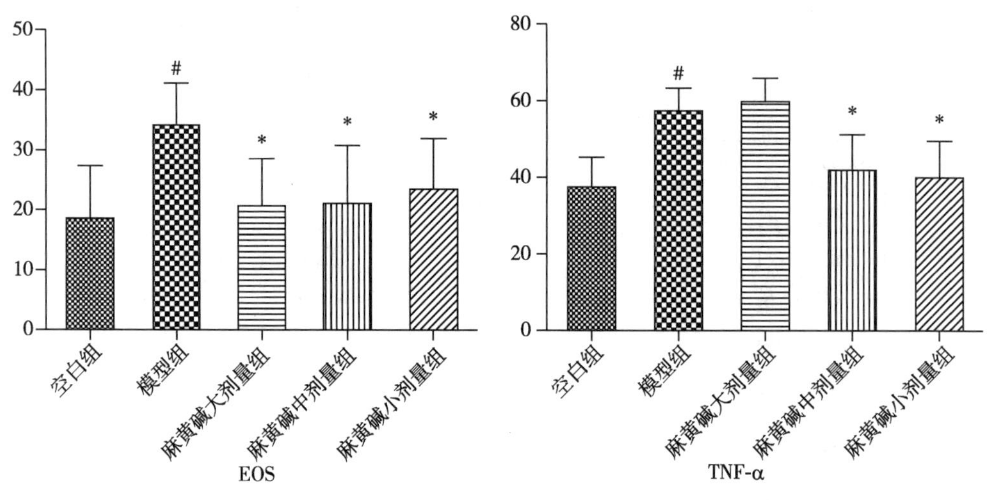

图 5-7　麻黄碱不同剂量对 IL-4 刺激 HBE 细胞 EOT 的影响

注：IL-4 组与空白对照组相比，$^{\#}P<0.05$；用药组和模型组比较，$^{*}P<0.05$。

二、三拗汤对发作期患者外周血单核细胞来源的树突状细胞成熟的影响

树突状细胞(dendritic cell,DC)是专职性抗原提呈细胞(antigen-present cell,APC),其表面有许多树枝状突起、核不规则,能显著刺激初始T细胞增殖,可调节Th1/Th2反应,在免疫应答中具有独特地位。支气管哮喘存在Th细胞亚群异常,故DC在哮喘发病中的作用备受重视。观察三拗汤对发作期患者外周血单核细胞来源的DC成熟的影响,初步探讨三拗汤在免疫应答早期抗原提呈过程中的作用。

取哮喘发作期患者(一月内未用激素治疗)外周血经肝素抗凝血,RPMI-1640单培稀释混匀,淋巴分离液分离,加入含GM-CSF(50ng/ml)、IL-4(50ng/ml)的含RPMI-1640全培常规培养,于培养的第6天加入LPS 100ng/ml培养1天。

细胞分离后每天用倒置显微镜观察其形态和数量的变化。采血当天细胞形态为圆形,细胞个个独立分开未形成集落;第1天细胞形态变化不大,但有个别2、3个细胞聚集成簇;第2天细胞开始增殖,形态基本还是圆形;其后不规则形细胞数量明显增多,细胞树突状伪足也增多;第5天可以见到具有明显的DC形态;第6天待加入LPS后,细胞团逐渐分散而细胞形态多为不规则表面有大量的毛刺状突起。

将第6天未成熟的DC随机分为用药组和模型组,用药组加入三拗汤水煎液(终浓度为555.5μg/ml)+LPS(100ng/ml),模型组加入相应体积的无菌双蒸水+LPS(100ng/ml),培养1天后在倒置相差显微镜下观察细胞形态的改变。

每组标本在400倍目镜下计数成熟的DC细胞和未成熟的DC。相差倒置显微镜下用药前后DC形态的变化:模型组可见许多成熟的树突状细胞,形态不规则,表面有毛刺状突起,圆形的未成熟DC数量较少;用药组可见许多未成熟的树突状细胞,形态仍成圆形,偶见不规则形态的细胞,与模型组相比具有统计学意义。

支气管哮喘是一种多种炎症细胞及炎症介质相互作用的慢性气道炎症性疾病,近年来研究发现支气管哮喘最重要的免疫异常是Th1/Th2细胞比例和功能的失衡,主要表现为Th2细胞数量的增多和功能亢进,产生Th2类细胞因子如IL-4、IL-5等增多以及血IgE产生过量,导致气道局部嗜酸性粒细胞性慢性炎症,产生气道高反应性而致哮喘。气道DC在诱导幼稚型T细胞对吸入抗原的初级免疫反应和过敏反应的发生发展中起重要作用,亦即DC为始动气道变态反应之必需。

DC是体内功能最强的专职抗原提呈细胞,也是能够在体内或体外激活初始T细胞增殖、启动初次免疫应答的APC,是机体免疫应答的始动者。DC的分化发育经历由未成熟至成熟两个阶段。未成熟的DC识别外来抗原后,表现出强大的摄取能力,但其抗原提呈能力比较弱;成熟DC识别外来抗原后,表现出较大的抗原提呈能力。本研究发现三拗汤可抑制DC的成熟分化,使其抗原提呈能力减退,减少T细胞的激活和分化,从而调节Th1/Th2细胞比例,达到干预哮喘的发生和发展的目的。三拗汤对DC成熟和分化的抑制是其治疗哮喘的可能机制之一,但三拗汤对DC的功能如表面抗原的表达及细胞因子的影响还有待进一步探讨。

三、三拗汤对哮喘大鼠Th1、Th2相关的转录调节机制

陈慧等报道三拗汤对哮喘大鼠Th1,Th2转录调节机制,试验分为7组,分别为正常对照组、哮喘模型组、阳性药地塞米松组、三拗汤(由炙麻黄6g、炒杏仁12g、甘草5g组成)低、中、

高剂量组[3.68、11.04、18.40g/(kg·d)],以鸡卵清蛋白腹腔注射并雾化吸入复制大鼠哮喘模型,检测 BALF 中 IL-4 和 IFN-γ 含量,RT-PCR 检测转录因子 T-bet 和 GATA-3 mRNA 表达水平。

结果见各组大鼠肺泡灌洗液中,中药中剂量与高剂量组 IFN-γ 含量均升高,IL-4 /IFN-γ 下降,具有显著性差异;同时,中药中剂量还表现出对 IL-4 的抑制作用。各组大鼠转录因子 T-bet 和 GATA-3 mRNA 表达水平,中药中剂量与高剂量组 T-bet 表达均升高,具有显著性差异。同时,中剂量还表现出对 GATA-3 的抑制作用。

四、三拗汤对哮喘小鼠 Treg 细胞的免疫调节作用

三拗汤基本方效应机制复杂,除对 TH1、TH2 免疫平衡的影响外,也对 Treg、TH17 具有的免疫调节作用。

(一)三拗汤对急性哮喘小鼠 Treg 细胞免疫调节作用

1. 哮喘模型的建立及分组给药　将 BALB/c 小鼠随机分为 6 组,空白组(control)、模型组(model)、三拗汤高、中、低剂量组(SAD-H, SAD-M, SAD-L),阳性组(DM)。除空白组外,各组动物于第 1 天,8 天,每只皮下、腹腔注射 0.1ml 致敏液[0.2ml 致敏液含 OVA0.1mg, $Al(OH)_3$0.02mg],第 15~28 天 5%OVA 溶液雾化,每次雾化 20 分钟。空白组以等体积生理盐水代替致敏液,并用生理盐水雾化。15~28 天雾化,每次雾化前 30 分钟灌胃给药。

2. 小鼠脾脏 Treg 细胞检测　制备小鼠脾细胞悬液,流式检测小鼠脾脏 CD4CD25Foxp3⁺Treg 细胞(图 5-8,图 5-9)。

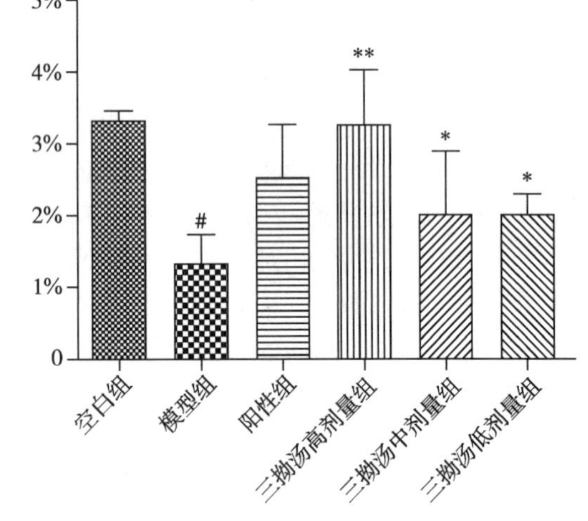

图 5-8　Treg 细胞百分数

(二)三拗汤不同部位对慢性哮喘小鼠 Treg 细胞免疫调节作用

1. 慢性过敏性哮喘小鼠模型的建立及给药　精密称取炙麻黄(300g),炒杏仁(900g),甘草(600g),浸泡 30 分钟,加 8 倍的水煎煮 2 小时,取滤液,再加 8 倍的水煎煮 2 小时,取滤液,合并两次滤液,醇沉,浓缩至 2 000ml,从极性小大,依次用环己烷、乙酸乙酯和正丁醇萃取,各部位的萃取水浴烘干,得浸膏,4℃保存。

110 只 BALB/c 小鼠,随机分为空白组,模型组,地塞米松组,三拗汤环己烷部位剂量 1、2 组,三拗汤乙酸乙酯部位剂量 1、2 组,三拗汤正丁醇部位剂量 1、2 组,三拗汤三部位合并剂量 1、2 组,共 11 组。除空白组,其余每组小鼠于 1、7、15 天腹腔及皮下各注入 0.1mlPBS (0.2mlPBS 含有 0.1mgOVA 与 25μg 氢氧化铝凝胶),第 22 天开始雾化 2.5% 的 OVA,连续雾化 7 天,30 天开始隔天雾化,每次雾化前 30 分钟,给予地塞米松、三拗汤各部位、三拗汤各部位合并部位。

2. 小鼠脾脏 CD4CD25Foxp3⁺Treg 细胞检测　制备脾脏细胞悬液,加入缓冲液混匀,流式细胞仪检测(图 5-10)。结果发现三拗汤各部位组具有程度不同的升高 Treg 细胞的作用。

研究中发现在急性哮喘小鼠模型中 $CD4^+CD25^+Foxp3^+$ 细胞数在 CD4+ 细胞中所占的比例较正常对照组明显降低;三拗汤不同部位组,尤其是乙酸乙酯部位则明显地提高慢性哮喘

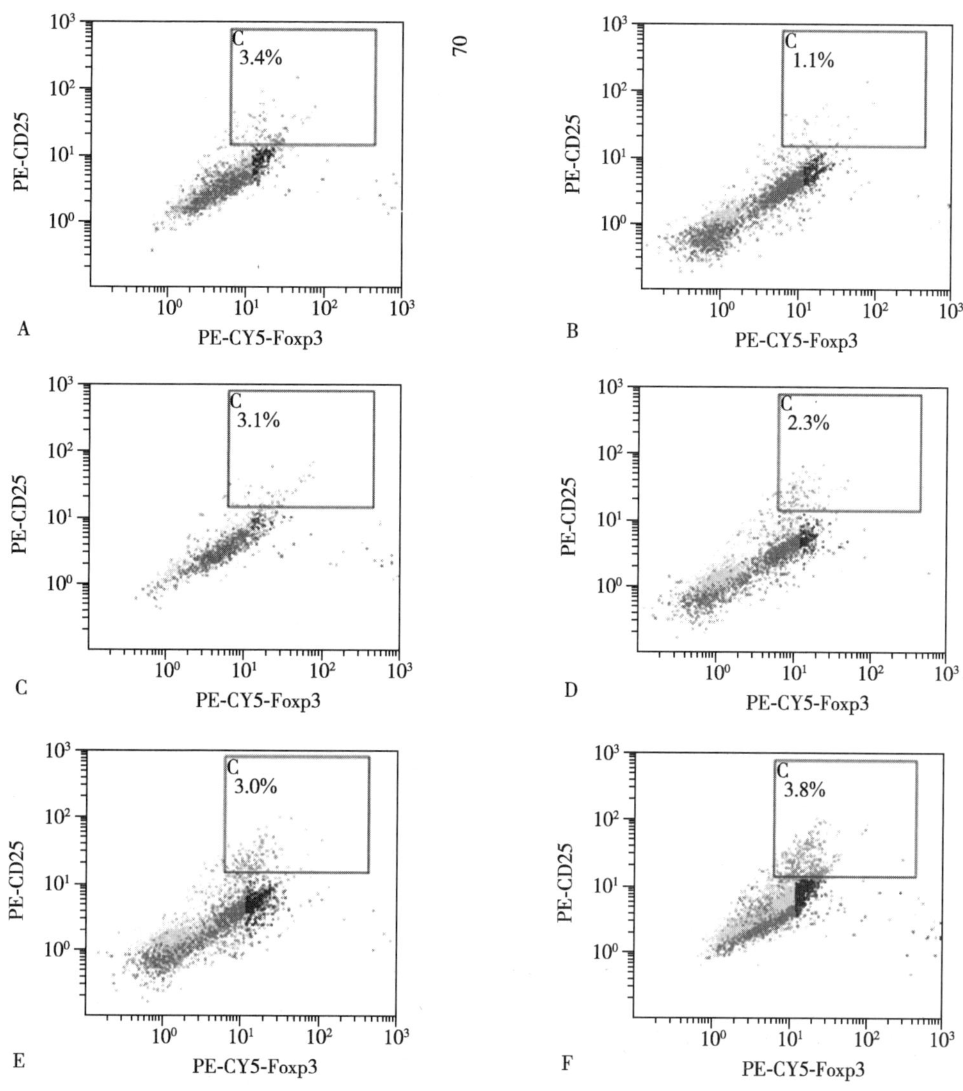

图 5-9 Treg 细胞流式图

A. 空白组；B. 模型组；C. 地塞米松组；D. 三拗汤低剂量组；E. 三拗汤中剂量组；F. 三拗汤高剂量组

小鼠体内 Treg 水平，说明三拗汤能通过调节机体 Treg 水平而发挥抗哮喘的作用。

五、三拗汤干预哮喘的代谢研究

将 BALB/C 小鼠随机分为模型组、三拗汤组（3.6g/kg）、空白组、阳性地塞米松（0.75mg/kg）组。除空白组外，各组动物于第 1，8 天，每只皮下、腹腔注射 0.1ml 致敏液[0.2ml 致敏液含 OVA 0.1mg，$Al(OH)_3$ 0.02mg]，第 15~28 天 5%OVA 溶液雾化，每次雾化 20 分钟。空白组以等体积生理盐水代替致敏液，并用生理盐水雾化。15~28 天雾化，每次雾化前 30 分钟灌胃给药。末次给药 24 小时，从小鼠眼眶取血、制备血浆，加入纯甲醇沉淀蛋白，离心、取上清液，过 0.22μm 滤膜，进 UPLC-TOFMS 分析。

色谱柱：Acquity UPLC BEH C18 柱（100mm × 2.1mm，1.7μm）；流动相：0.1% 甲酸 - 水（A）

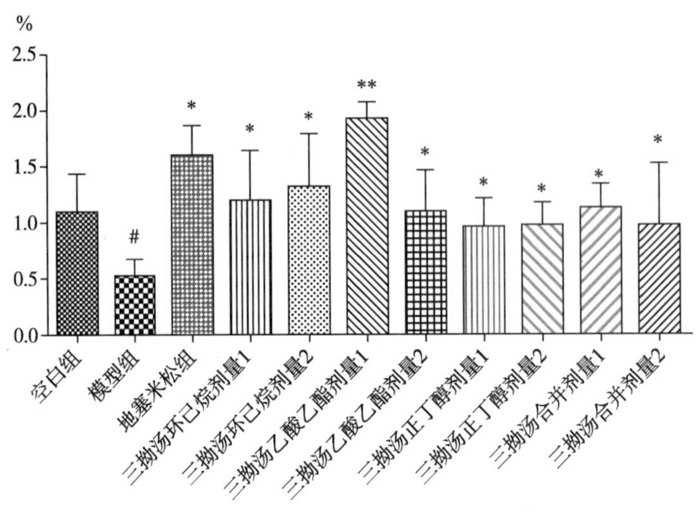

图 5-10　各组 Treg 细胞百分数

注：与空白组相比，$^{\#}P<0.05$；与模型组相比，$^{*}P<0.05$，$^{**}P<0.01$。

乙腈（B），梯度洗脱（0~8 分钟，95%~80% A，8~12 分钟，80%~70% A，12~15 分钟，70%~65%A，15~18 分钟，65% A，18~21 分钟，65% A~20% A，21~23 分钟，20%~5%A，23~24 分钟，5%A，25 分钟，95%）；柱温 30℃；流速 0.4ml/min，进样量 5μl。

TOF 条件：ESI 源，扫描方式：ESI+ 模式，毛细管电压：3kV，锥孔电压：40V，离子源温度：120℃，脱溶剂气温度：350℃，锥孔气流量：50L/h，脱溶剂气流量：600L/h，碰撞能量（6~40V），离子能量：1V；采用全离子扫描方式，质量扫描范围 *m/z* 100~1 000。

TIC 数据图采用 MassLynxV4.1 进行分析。

1. 空白、模型、三拗汤组色谱图　利用 UPLC-TOFMS 对空白组、模型组、三拗汤组进行检测，其色谱图见图 5-11。

2. 代谢组差异性成分鉴定　通过 MassLynxV4.1 软件对内源性物质进行分析，得到相关内源性物质。

3. 内源性物质及鉴定　利用 UPLC-TOFS 鉴定出 9 种内源性物质，其结果见表 5-8。

内源性物质鉴定过程是采用与标准品比对，在相同 UPLC-TOFMS 条件下，核对保留时间，以鉴定峰 18.10-496.341 1 为例，其结果见图 5-12。

表 5-8　内源性物质鉴定结果

RT-*m/z*	生物标志物	代谢物	变化趋势（模型组 vs. 对照组）	变化趋势（治疗组 vs. 模型组）
18.10-496.341 1	LysoPC（16：0）	$C_{26}H_{54}NO_7P$	↑	↓
21.25-524.371 4	LysoPC（18：0）	$C_{26}H_{54}NO_7P$	↑	↓
6.11-396.792 3	PG（16：0/18：0）	$C_{40}H_{79}O_{10}P$	↑	↓
18.87-522.357 5	LysoPC［18：1（9*Z*）］	$C_{26}H_{52}NO_7P$	↑	↓
6.12-397.295 1	ergosterol	$C_{28}H_{44}O$	↓	↑

续表

RT-*m/z*	生物标志物	代谢物	变化趋势（模型组 vs. 对照组）	变化趋势（治疗组 vs. 模型组）
18.40-534.298 0	LysoPE［0:0/22:2(13*Z*,16*Z*)/0:0］	$C_{27}H_{52}NO_7P$	↑	↓
17.50-520.343 7	LysoPC［18:2(9*Z*,12*Z*)］	$C_{26}H_{50}NO_7P$	↑	↓
4.04-453.210 7	20-oxo-leuktotriene	$C_{23}H_{34}NO_6S$	↑	↓
3.72-568.346 6	LysoPC［22:6(4*Z*,7*Z*,10*Z*,13*Z*,16*Z*,9*Z*)］	$C_{30}H_{50}NO_7P$	↑	↓

利用UPLC-TOF成功地鉴定出三拗汤抗哮喘的差异性内源性物质，主要为溶血性磷脂酰胆碱的不同亚型、前列腺素、白三烯、雌激素等，这些物质与三拗汤抗哮喘有密切的关系。

溶血性磷脂酰胆碱是一类来源于细胞膜的活性化合物，前期一些研究报道，溶血性磷脂酰

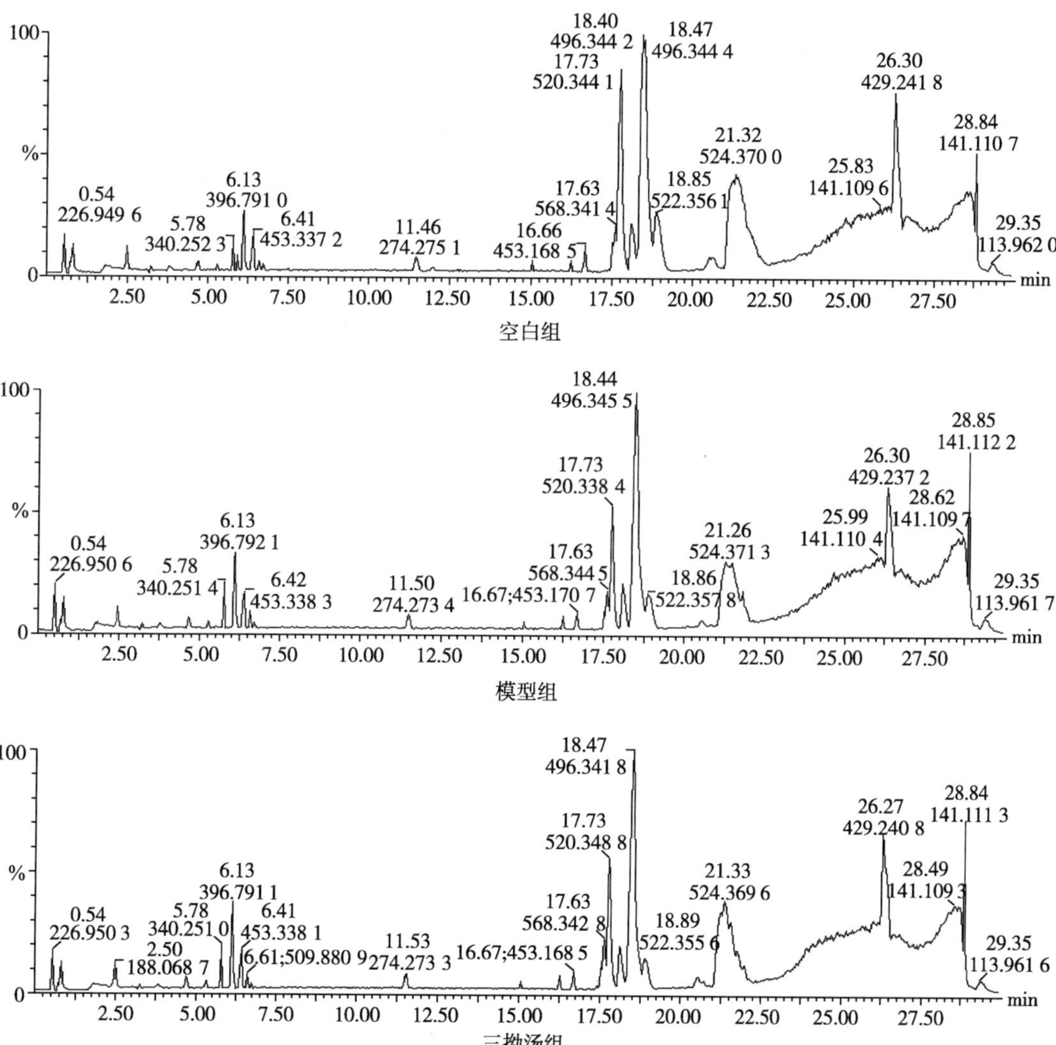

图5-11　BPI色谱图

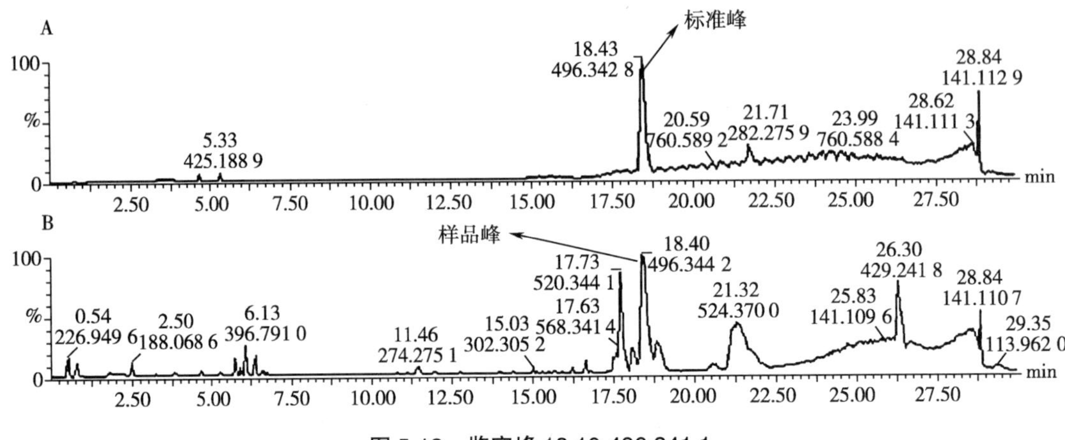

图 5-12　鉴定峰 18.10-496.341 1

A. 标准品图；B. 样品图

胆碱对机体的血管、气管有损害作用。实验中模型组中小鼠溶血性磷脂酰胆碱高于空白组，而三拗汤组则明显降低，可以认为三拗汤抗哮喘可能是通过调节溶血性磷脂酰胆碱而发挥作用。

白三烯是一类来源于花生四烯酸代谢产物的活性小分子，白三烯在上下呼吸道的炎症中起重要作用。在诱导鼻过敏反应方面，白三烯的作用比组织胺强 1 000 多倍。在变应原诱导的鼻过敏反应中，无论是在速发反应还是迟发反应阶段，白三烯的数量都显著增加。越来越多的证据表明，白三烯在上下呼吸道的炎症病变中起关键作用。本实验中，模型组中小鼠白三烯高于空白组，而三拗汤组则明显降低，可以认为三拗汤抗哮喘可能是通过调节白三烯而发挥作用。

前列腺素由含一个五元环的二十碳不饱和脂肪酸衍生而来的一组生物活性物质。前列腺素能使支气管平滑肌舒张，降低通气阻力，当机体内前列腺素含量升高，可以诱导哮喘的发生。实验中模型组中小鼠前列腺素高于空白组，而三拗汤组则明显降低，可以认为三拗汤抗哮喘可能是通过调节前列腺素而发挥作用。

综上所述，所鉴定出的内源性物质与三拗汤抗哮喘密切相关，为三拗汤在临床治疗哮喘提供理论依据。

六、三拗汤多靶点调控网络构建

通过分析方剂的主要成分、寻找其相对应的作用靶点，得到的靶标信息直接与疾病发病机制相关，三拗汤与哮喘发病作用途径的相关靶标分别与炎症反应、免疫调节以及细胞损伤、凋亡相关。此外通过综合分析筛选了三拗汤中主要功效成分，建立三拗汤功效成分 - 靶点 - 通路网络模型，以发现方剂更广泛的潜在靶点和作用途径，其主要的 11 个功效成分共涉及 72 个靶点和 46 条通路，与免疫系统、信号转导、内分泌、细胞过程、能量代谢、物质代谢等多种机制相关，拓展了方剂治疗疾病的作用途径，同时为研制开发新药奠定了基础。

(一) 三拗汤主要成分 - 靶标 - 疾病网络构建

1. 三拗汤主要成分及相关靶点　采用 UPLC-QTO-MS 方法进行药物成分鉴定，通过色谱保留时间 (t_R)、质谱碎片离子 (m/z)、紫外吸收特征 (λ_{max})，确定了其中 22 个色谱峰信号的化学成分（图 5-13、表 5-9）。

表 5-9　三拗汤成分分析

峰号	保留时间 /min	成分名称	分子式	紫外最大吸收波长 λ_{max}/nm	[M−H]⁻ m/z				[M+H]⁺ m/z			
					平均测量质量 /Da	理论精确质量	质量精确度 /ppm	二级碎片离子 MS"	平均测量质量 /Da	理论精确质量 /Da	(ppm)	二级碎片离子 MS"
1	4.62	catechin	$C_{15}H_{14}O_6$	210	289.070 4	289.071 2	-1.7	245,205				
2	4.90	amygdalin	$C_{20}H_{27}NO_{11}$	220	456.149 6	456.150 6	−1.9	323				
3	5.97	epicatechin	$C_{15}H_{14}O_6$	210	289.071 7	289.071 2	1.4	245,205				
4	6.16	vicenin	$C_{27}H_{30}O_{15}$	287	593.147 8	593.150 6	−4.7	593,234	595.166 4	595.166 3	0.0	595,315
5	7.18	schaftoside/isoschaftoside	$C_{26}H_{28}O_{14}$	215	563.137 1	563.140 1	−6.0	563,391	565.156 1	565.156 7	0.7	565,257
6	8.05	liquiritin apisoside	$C_{26}H_{30}O_{13}$	276	549.160 0	549.160 8	1.1	[417,255]				
7	8.28	isoliquirtin apioside	$C_{26}H_{30}O_{13}$	363	549.155 4	549.156 8	−2.7	549,255				
8	10.94	licuraside	$C_{26}H_{30}O_{13}$	361	549.157 3	549.160 8	−5.8	549,255				
9	11.33	formononetin	$C_{16}H_{12}O_4$	248	267.064 3	267.065 3	−5.2	266				
10	13.29	icorice saponin	$C_{42}H_{63}O_{16}$	250	823.140 2	823.141 6	−1.7	823				
11	15.60	licorice saponin G2	$C_{48}H_{62}O_{17}$	252	837.390 6	837.390 7	−1.6	[775,625]				
12	19.35	licorice saponin H2	$C_{42}H_{62}O_{16}$	252	821.396 1	821.396 0	0.1	821 [351]				
13	19.67	glycyrrhizin acid/licorice saponin K2	$C_{42}H_{62}O_{16}$	252	821.396 0	821.396 5	0.6	821 [351]				
14	2.05	[norpseudoephedrine-CH_3]-edrine	$C_9H_{12}N$	210					134.095 2	134.096 0	−3.4	117
15	2.17	[norephedrine-CH_3]-	$C_9H_{12}N$	210					134.096 6	134.097 0	−3.0	117
16	2.44	norpseudoephedrine	$C_9H_{13}NO$	210					148.111 8	148.112 6	−4.4	133,117
17	2.59	norephedrine	$C_9H_{13}NO$	210					148.112 0	148.112 6	−4.1	133,117
18	2.98	methylephedrine1)/ methylpseudoephedrine	$C_{11}H_{17}NO$	210					180.138 3	180.138 8	2.2	162,147
19	8.09	isoliquiritigenin1)	$C_{15}H_{12}O_4$	228					257.080 3	257.081 4	−4.3	257
20	8.29	liquiritigenin	$C_{15}H_{12}O_4$	215					257.082 5	257.001 4	−5.4	257
21	11.34	ononin	$C_{22}H_{22}O_9$	238					431.131 5	431.134 2	−6.3	431.269
22	14.63	licorice saponin A3	$C_{48}H_{72}O_{21}$	248					985.480 1	985.447 0	−2.9	985,647

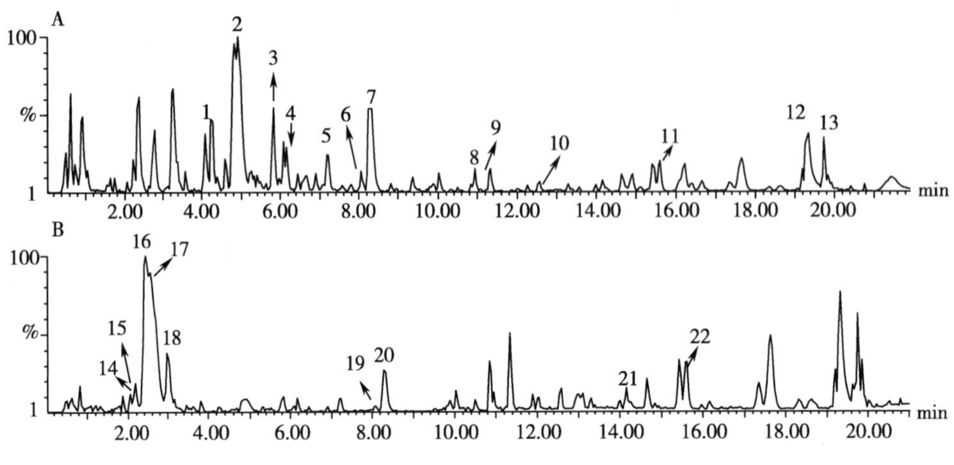

图 5-13　三拗汤全方总离子流图

A. 负离子模式采集总离子流图;B. 正离子模式采集总离子流图

利用 STITCH 数据库搜集 22 个化学成分对应的靶点,去除重复数据,将靶点对应到人类生物学反应及信号通路数据库 Reactome 数据库中,对通路数据进行整理(表 5-10)。

表 5-10　三拗汤组方药物对应靶点

	靶点名称	ID	注释
1	ABCB1	9606.ENSP00000265724	ATP-binding cassette, sub-family B (MDR/TAP), member 1
2	ACAN	9606.ENSP00000268134	aggrecan; this proteoglycan is a major component of extracellular matrix of cartilagenous tissues
3	ACHE	9606.ENSP00000303211	acetylcholinesterase (Yt blood group)
4	ADRA1A	9606.ENSP00000369960	adrenergic, alpha-1A-, receptor; this alpha-adrenergic receptor mediates its action by association with G proteins that activate a phosphatidylinositol-calcium second messenger system
5	ADRB2	9606.ENSP00000305372	adrenergic, beta-2-, receptor, surface; beta-adrenergic receptors mediate the catecholamine-induced activation of adenylate cyclase through the action of G proteins
6	Akr1b1	10116.ENSRNOP00000012879	aldose reductase (AR) (EC 1.1.1.21) (aldehyde reductase)
7	APOH	9606.ENSP00000205948	apolipoprotein H (beta-2-glycoprotein I)
8	ARSH	9606.ENSP00000370522	arylsulfatase family, member H
9	ASS1	9606.ENSP00000253004	argininosuccinate synthetase 1
10	BAX	9606.ENSP00000293288	BCL2-associated X protein
11	CALCOCO1	9606.ENSP00000262059	calcium binding and coiled-coil domain 1
12	CAT	9606.ENSP00000241052	catalase

续表

	靶点名称	ID	注释
13	Cdc25c	10116.ENSRNOP00000057498	cell division cycle 25C
14	CEL	9606.ENSP00000361151	carboxyl ester lipase (bile salt-stimulated lipase)
15	Cntn3	10116.ENSRNOP00000008221	contactin-3 precursor (brain-derived immunoglobulin superfamily protein 1) (BIG-1)
16	COMT	9606.ENSP00000354511	catechol-*O*-methyltransferase
17	CTLA4	9606.ENSP00000303939	cytotoxic T-lymphocyte-associated protein 4
18	DNMT1	9606.ENSP00000352516	DNA (cytosine-5-)-methyltransferase 1
19	DOK7	9606.ENSP00000344432	docking protein 7
20	DPEP1	9606.ENSP00000261615	dipeptidase 1 (renal)
21	ERH	9606.ENSP00000216520	enhancer of rudimentary homolog (drosophila)
22	Esr2	10116.ENSRNOP00000043144	estrogen receptor beta (ER-beta) (nuclear receptor subfamily 3 group A member 2)
23	FARSA	9606.ENSP00000320309	phenylalanyl-tRNA synthetase
24	FASN	9606.ENSP00000304592	fatty acid synthase
25	FOS	9606.ENSP00000306245	FBJ murine osteosarcoma viral oncogene homolog
26	GBA2	9606.ENSP00000367343	glucosidase, beta (bile acid) 2
27	HBA2	9606.ENSP00000251595	hemoglobin, alpha 2
28	HBB	9606.ENSP00000333994	hemoglobin, beta
29	HBD	9606.ENSP00000369654	hemoglobin, delta
30	HBG1	9606.ENSP00000327431	hemoglobin, gamma A
31	HBZ	9606.ENSP00000252951	hemoglobin, zeta
32	HCN	9606.ENSP00000402909	metastasis associated lung adenocarcinoma transcript 1
33	IL6	9606.ENSP00000258743	interleukin 6 (interferon, beta 2)
34	INS	9606.ENSP00000348986	insulin
35	LIME1	9606.ENSP00000309521	Lck interacting transmembrane adaptor 1
36	LOX	9606.ENSP00000231004	lysyl oxidase
37	MPO	9606.ENSP00000225275	myeloperoxidase
38	MTOR	9606.ENSP00000354558	mechanistic target of rapamycin (serine/threonine kinase)
39	NFKB1	9606.ENSP00000226574	nuclear factor of kappa light polypeptide gene enhancer in B-cells 1
40	NMUR2	9606.ENSP00000255262	neuromedin U receptor 2
41	NOS3	9606.ENSP00000297494	nitric oxide synthase 3 (endothelial cell)
42	Notch2	10116.ENSRNOP0000025718	neurogenic locus notch homolog protein 2 precursor (notch 2)

续表

	靶点名称	ID	注释
43	NQO1	9606.ENSP00000319788	NAD(P)H dehydrogenase, quinone 1
44	ODC1	9606.ENSP00000234111	ornithine decarboxylase 1
45	ODD	9986.ENSOCUP00000005271	odd-skipped related 1(drosophila)
46	OGN	9606.ENSP00000262551	osteoglycin
47	OSTF1	9606.ENSP00000340836	osteoclast stimulating factor 1
48	PPOX	9606.ENSP00000343943	protoporphyrinogen oxidase
49	RARB	9606.ENSP00000332296	retinoic acid receptor, beta
50	SERPINE1	9606.ENSP00000223095	serpin peptidase inhibitor, clade E (nexin, plasminogen activator inhibitor type 1), member 1
51	SIRT1	9986.ENSOCUP00000022814	sirtuin (silent mating type information regulation 2 homolog) 1 (S. cerevisiae)
52	SLC16A1	9606.ENSP00000358640	solute carrier family 16, member 1 (monocarboxylic acid transporter 1)
53	SLC18A2	9606.ENSP00000298472	solute carrier family 18 (vesicular monoamine), member 2
54	SLC47A1	9606.ENSP00000270570	solute carrier family 47, member 1
55	SLC6A2	9606.ENSP00000369237	solute carrier family 6 (neurotransmitter transporter, noradrenalin), member 2
56	SOD2	9606.ENSP00000337127	superoxide dismutase 2
57	SRMS	9606.ENSP00000217188	src-related kinase lacking C-terminal regulatory tyrosine and *N*-terminal myristylation sites
58	TNF	9606.ENSP00000392858	tumor necrosis factor (TNF superfamily, member 2)
59	TOP2A	9606.ENSP00000411532	topoisomerase (DNA) II alpha 170kDa
60	TUBB4	9606.ENSP00000264071	microRNA 220b
61	TYR	9606.ENSP00000263321	tyrosinase (oculocutaneous albinism IA)
62	TYRL	9606.ENSP00000243152	tyrosinase-like protein, fragment

2. 药物 - 靶标相互作用网络分析　三拗汤与哮喘发病作用途径的相关靶标分别与炎症反应、免疫调节以及细胞损伤、凋亡相关。分析网络的拓扑结构性质为理解药物靶标相互作用机制提供重要的信息。将 22 个候选化合物及其潜在的靶标相连来构建药物 - 靶标相互作用网络，药物 - 靶标相互作用网络包含 143 个节点(药物、靶点)和 398 条边(相互作用)。有 62 个潜在靶标被注释与三拗汤药理作用有重要的关系。

药物 - 靶标 - 疾病网络通过两个步骤生成：①药物靶标的连接是通过连接候选化合物与他们所有的潜在靶标；②潜在靶标的疾病信息来自于 PharmGkb 和 Therapeutic Targets Database 数据库。药物 - 靶点网络和药物 - 靶点 - 疾病网络的构建使用软件 Cytoscape 3.1.0。

在生成的网络中，节点代表化合物、蛋白质或疾病，边代表化合物 - 靶标或靶标 - 疾病相互作用。网络的所有拓扑性质分析使用的是 Cytoscape 的插件 Network Analysis 和 CentiScaPe 1.2。

网络分析表明，三拗汤配伍治疗哮喘主要涉及了炎症反应通路、免疫调节、细胞损伤等途径。

（二）三拗汤功效成分 - 靶点 - 通路网络构建

筛选文献中已知三拗汤活性功效成分，应用 ChemBioDraw 软件绘制各成分的分子结构，通过 PharmMapper 数据库进行靶标预测（http://59.78.96.61/ pharmmapper/）。由于检索到的药物靶标存在命名不规范等问题，因此使用 Uniprot 数据库中 UniProtKB 搜索功能（http://www.uniprot.org/），将检索得到的所有与人类相关的靶点蛋白校正为其官方名称。获取的与功效成分相关的蛋白信息在博奥数据库 MAS3.0 系统中进行通路预测（http://bioinfo.capitalbio.com/mas3/），分析和筛选与哮喘相关通路，建立成分 - 靶点 - 通路数据库，采用 Cytoscape 软件绘制网络药理图。

1. 筛选功效成分、靶点和通路　综合文献分析（表 5-11），三拗汤中麻黄、杏仁、甘草具有抗炎、调节免疫、平喘、镇咳、祛痰、抗氧化、调节离子通道作用的活性成分约 53 个。

表 5-11　麻黄、杏仁、甘草主要活性成分

	麻黄	杏仁	甘草
1	ephedrine	amygdalin	glycyrrhizic acid
2	pseudoephedrine	emulsion	glycyrrhetinic acid
3	norephedrine	linoleic acid	3-*O*-acetyl-glycyrrhetinic acid
4	norpseudoephedrine	oleic acid	liquiritin
5	methylephedrine	benzaldehyde	liquiritigenin
6	α-terpineol	stigmastenol	isoliquiritin
7	2,3,5,6-tetramethylpyrazine	β-sitosterol	isoliquititigenin
8	apigenin		neoliquiritin
9	apigenin-5-rhamnoside		formononetin
10	kaempferol-3-rhamnoside		licoricidin
11	tricin		licoricone
12	3-methoxyherbacetin		iquiritigenin-7,4′-diglucoside
13	herbacetin		liquiritigenin-7-*O*-β-*D*- apiofuranosyl-4′-*O*-β-*D*-giusopyranoside
14	*o*-benzoyl-*L*(+)-pseudoephedrine		isolicoflavonol
15			glycyrol
16			glycylcoumarin
17			5,6,7,8-tetrahydro-4-methylquinoline
18			liconeolignan
19			glycyrrhisoflavone

续表

	麻黄	杏仁	甘草
20			glycyrrhiza A
21			licochalcone A
22			licoflavone B
23			7-hydroxy-2-methylisoflavone
24			betulinic acid
25			dulcidol
26			estriol
27			genkwanin
28			*n*-tricosane
29			*l*-asparticacid
30			phloretinic acid
31			cosadiol
32			trans-sinapicacidmethylester

为了进一步筛选与哮喘密切相关的功效成分，通过网络模拟、参考文献报道以及课题组前期研究确定了其中的11个成分为主要功效成分：麻黄碱(ephedrine)、伪麻黄碱(pseudoephedrine)、甲基麻黄碱(methylephedrine)、2,3,5,6-四甲基吡嗪2,3,5,6-tetramethylpyrazine、α-松油醇(α-terpineol)、苦杏仁苷(amygdalin)、亚油酸(oleic acid)、甘草酸(gycyrrhizic acid)、甘草苷(liquiritin)异甘草苷(isoliquiritin)、刺芒柄花素(formononetin)。

2. 三拗汤功效成分靶点通路的注释和分析　三拗汤11个功效成分作用于76个靶点(表5-12)。频次较高的靶点为：双重特异性丝裂原活化蛋白激酶1(35次)、丝裂原活化蛋白激酶1(27次)、丝裂原活化蛋白激酶14(23次)、丝裂原活化蛋白激酶10(17次)、RAC-α丝氨酸/苏氨酸蛋白激酶(12次)、GTP酶(12次)、Ras相关C3肉毒杆菌毒素底物1(11次)、肝细胞生长因子受体(11次)。

表5-12　三拗汤功效成分的部分靶点信息

靶点编号	靶点名称	频数
1	dual specificity mitogen-activated protein kinase kinase 1	35
2	mitogen-activated protein kinase 1	27
3	mitogen-activated protein kinase 14	23
4	mitogen-activated protein kinase 10	17
5	RAC-alpha serine/threonine-protein kinase	12
6	gTPase HRas	12
7	ras-related C3 botulinum toxin substrate 1	11
8	hepatocyte growth factor receptor	11

续表

靶点编号	靶点名称	频数
9	retinoic acid receptor RXR-alpha	10
10	proto-oncogene tyrosine-protein kinase Src	10
11	cyclin-dependent kinase 2	10
12	3-phosphoinositide-dependent protein kinase 1	10
13	serine/threonine-protein phosphatase PP1-gamma catalytic subunit	9
14	fibroblast growth factor receptor 1	9
15	cytochrome P450 2C8	9
16	sulfotransferase family cytosolic 2B member 1	8
17	glutathione *S*-transferase P;glutathione S-transferase A1	8
18	glutathione *S*-transferase P	8
19	retinoic acid receptor RXR-beta	7
20	glutathione *S*-transferase A1	7
21	prothrombin	6
22	glycogen synthase kinase-3 beta	6
23	aspase-3	6
24	aldo-keto reductase family 1 member C3	6
25	alcohol dehydrogenase class-3	6
26	tyrosine-protein phosphatase non-receptor type 1	4
27	retinoic acid receptor beta	4
28	phospholipase A2,membrane associated	4
29	hematopoietic prostaglandin D synthase	4
30	estradiol 17-beta-dehydrogenase 1	4
31	cytochrome P450 2C9	4
32	corticosteroid 11-beta-dehydrogenase isozyme 1	4
33	amine oxidase[flavin-containing]B	4
34	vascular endothelial growth factor receptor 2	3
35	tyrosine-protein phosphatase non-receptor type 11	3
36	tyrosine-protein kinase BTK	3
37	phosphoenolpyruvate carboxykinase,cytosolic[GTP]	3
38	fatty acid-binding protein,heart	3
39	fatty acid-binding protein,brain	3
40	estrogen sulfotransferase	3
41	apoptotic protease-activating factor 1	3

续表

靶点编号	靶点名称	频数
42	aldo-keto reductase family 1 member C2	3
43	tyrosine-protein kinase Lck	2
44	tyrosine-protein kinase ABL1	2
45	triosephosphate isomerase	2
46	thyroid hormone receptor beta	2
47	retinoic acid receptor RXR-beta;retinoic acid receptor beta	2
48	pyruvate kinase PKLR	2
49	mitogen-activated protein kinase 15	2
50	insulin-like growth factor I	2
51	glutathione S-transferase Mu 1	2
52	gastrotropin	2
53	fibroblast growth factor 1	2
54	bifunctional 3′-phosphoadenosine 5′-phosphosulfate synthase 1	2
55	antigen peptide transporter 1	2
56	transforming growth factor beta-2	1
57	serine/threonine-protein kinase Chk1	1
58	s-adenosylmethionine synthase isoform type-1	1
59	peroxisome proliferator-activated receptor delta	1
60	peroxisome proliferator-activated receptor alpha	1
61	neprilysina	1
62	NAD-dependent malic enzyme, mitochondrial	1
63	leukotriene A-4 hydrolase	1
64	lactoylglutathione lyase	1
65	insulin receptor	1
66	hydroxyacylglutathione hydrolase, mitochondrial	1
67	hydroxyacyl-coenzyme A dehydrogenase, mitochondrial	1
68	hepatocyte growth factor	1
69	heat shock protein HSP 90-alpha	1
70	glucose-6-phosphate isomerase	1
71	fatty acid-binding protein, adipocyte	1
72	eukaryotic translation initiation factor 4E	1
73	estradiol 17-beta-dehydrogenase 117-beta	1
74	cystathionine beta-synthase	1
75	aldose reductase	1
76	alcohol dehydrogenase class-3;cytochrome P450 2C8	1

三拗汤主要功效成分涉及 46 条通路，从共同通路探析药物之间的配伍关系，从特有通路考察其各异性。三药共同通路 14 条，其中与免疫系统相关通路 4 条：Fc epsilon RI 信号通路、T 细胞受体信号通路、B 细胞受体信号通路、抗原加工和呈递。与信号转导相关通路 3 条：ErbB 信号通路、MAPK 信号通路、VEGF 信号通路。与内分泌系统相关通路 3 条：PPAR 信号通路、P53 信号通路、外源性物质的细胞色素 P450 代谢。与细胞过程相关通路：Focal adhesion。与能量代谢相关通路：硫代谢。氨基酸代谢相关通路：谷胱甘肽代谢。与疾病相关通路：小细胞肺癌。

除三药共有通路外，麻黄和杏仁还包括共同通路 3 条。与氨基酸代谢相关通路：含硒氨基酸代谢；与碳水化合物代谢相关通路：丙酮酸代谢；与外源性化学物质的生物降解相关通路：香叶醇降解。

麻黄和甘草还包括共同通路 4 条。与内分泌系统相关通路：雄激素和雌激素代谢；与细胞过程相关通路：细胞周期；与免疫系统相关通路：白细胞跨内皮迁移；与信号转导相关通路：细胞因子及其受体的相互作用。

杏仁和甘草还包括共同通路 12 条。与细胞过程相关通路 4 条：Focal adhesion、细胞凋亡、长时程增强、调节肌动蛋白细胞骨架。与免疫系统相关通路 3 条：Toll 样受体信号通路、自然杀伤细胞介导的细胞毒作用、原发性免疫缺陷。与信号转导相关通路 2 条：mTOR 信号通路、Wnt 信号通路。与疾病相关通路：非小细胞肺癌。与脂质代谢相关通路：花生四烯酸代谢。与氨基酸代谢相关通路：酪氨酸代谢。

麻黄特有通路 3 条。与免疫系统相关通路：Notch 信号通路；与信号转导相关通路：神经活性配体 - 受体相互作用；与脂质代谢相关通路：α- 亚麻酸代谢。杏仁特有通路 4 条。与细胞过程相关通路：Gap junction；与信号转导相关通路：轴突导向；与碳水化合物代谢相关通路：糖酵解 / 糖异生；与免疫系统相关通路：视黄醇（维生素 A）代谢。甘草特有通路 6 条。与信号转导相关通路：TGF-β 信号通路、磷酸肌醇代谢；与免疫系统相关通路：JAK-STAT 信号通路；与内分泌系统相关通路：促性腺激素释放激素信号转导通路、肾素 - 血管紧张素系统。与脂质代谢相关通路：亚油酸代谢。

采用 Cytoscape 软件建立三拗汤功效成分 - 靶点 - 通路网络模型，包括 11 个成分与多靶点及多条通路间的关联关系，三拗汤组成药物麻黄、杏仁、甘草功效成分 - 靶点 - 通路网络模型（表 5-13）。

上述两种方法的共同点是从方剂的主要成分出发，寻找其相对应的作用靶点，以揭示方剂的效应机制及物质基础。不同的是，第一种方法是用化学手段提取得到方剂的主要成分，如采用 UPLC-QTO-MS 方法进行成分鉴定，通过色谱保留时间（t_R）、质谱碎片离子（m/z）、紫外吸收特征（λ_{max}）等确定了三拗汤 22 个色谱峰信号的化学成分。再通过靶点数据库如 STITCH 数据库搜集 22 个化学成分对应的靶点。再通过疾病信息数据库如 PharmGkb、Therapeutic Targets Database 数据库等，使用 Cytoscape 软件构建药物 - 靶点 - 疾病网络模型，以明确该方剂治疗哮喘不同的作用途径和机制。该方法得到的靶标信息直接与疾病发病机制相关，如三拗汤 22 个化学成分涉及 62 个靶标，这些靶标分别与炎症反应、免疫调节以及细胞损伤、凋亡相关，这些都是哮喘发病的作用途径。

第二种方法是根据方剂中药物化学成分分析及大量的文献信息总结，找出与某一种疾病相关的功效成分，如通过综合分析筛选了三拗汤中 11 个主要功效成分。再运用靶点（蛋

表 5-13　三拗汤功效成分 - 靶点 - 通路

药物	成分	靶点	通路	特有通路	共同通路			
					麻 - 杏 - 草（n=14）	麻 - 杏（n=17）	麻 - 草（n=18）	杏 - 草（n=26）
麻黄	5	29	24	notch、neuroactive ligand-receptor interaction、alpha-linolenic acid metabolism	VEGF、PPAR、Fc epsilon RI、P53、MAPK、ErbB、T cell receptor、B cell receptor、focal adhesion、Small cell lung cancer、metabolism of xenobiotics by cytochrome P450、glutathione metabolism、sulfur metabolism、antigen processing and presentation	…… selenoamino acid metabolism、pyruvate metabolism、metabolism、geraniol degradation	…… androgen and estrogen metabolism、cell cycle、leukocyte transendothelial migration、cytokine-cytokine receptor interaction	…… mTOR、Wnt、toll-like receptor、adherens junction、long-term potentiation、regulation of actin cytoskeleton、non-small cell lung cancer、arachidonic acid metabolism、tyrosine metabolism、apoptosis、natural killer cell mediated cytotoxicity、primary immunodeficiency
杏仁	2	51	33	gap junction、axon guidance、glycolysis/gluconeogenesis、retinol metabolism				
甘草	4	57	36	TGF-β、JAK-STAT、GnRH、linoleic acid metabolism、inositol phosphate metabolism、renin-angiotensin system				

白)数据库如PharmMapper数据库进行靶标预测,使用Uniprot数据库中UniProtKB搜索功能,将检索得到的所有与人类相关的靶点蛋白校正为其官方名称。将获取的与功效成分相关的蛋白信息在博奥数据库MAS3.0系统中进行通路预测,分析和筛选与哮喘相关通路,建立三拗汤功效成分-靶点-通路网络模型,采用Cytoscape软件绘制网络药理图。该方法除了能够明确方剂的作用机制和效应成分,还可能发现方剂更广泛的潜在靶点和作用途径。如三拗汤11个功效成分共涉及72个靶点和46条通路,可以发现三拗汤治疗哮喘可能与免疫系统、信号转导、内分泌、细胞过程、能量代谢、物质代谢等多种机制相关,拓展了方剂治疗疾病的作用途径,同时为研制开发新药奠定了基础。

参考文献

[1] 杨艺红.树突状细胞与哮喘[J].国外医学:免疫学分册,2005,28(3):103-107

[2] 范欣生.三拗汤方证与应用探讨[J].安徽中医学院学报,2006,25(6):1-3

[3] LI Y,WANG M Y,FAN X S,et al.Effect of San-ao Decoction,a traditional Chinese prescription,on IL-4 treated normal human bronchial epithelium [J].Journal of Ethnopharmacology,2010,131(1):104-109.

[4] 李育,姜静,齐栩,等.三拗汤对人外周血来源的树突状细胞成熟的影响[J].临床肺科杂志,2008,13(11):1415-1416

[5] HARTWIG C,CONSTABEL H,NEUMANN D,et al.Impact of boostering for the strength of asthma parameters and dendritic cell numbers in a C57BL/6 model of allergic airway inflammation [J].Experimental and Toxicologic Pathology,2008 ,60(6):425-434.

[6] PASARE C,MEDZHITOV R.Toll pathway-dependent blockade of $CD4^+$、$CD25^+$ T cell-mediated suppression by dendritic cells [J].Science,2003,299(5609):1033-1036.

[7] 陈慧,马融.三拗汤对支气管哮喘大鼠Th1,Th2转录调节机制的研究[J].中国中药杂志,2012,37(9):1324-1326.

[8] LI Y,FAN X S,YU J H,et al. $CD4^+CD25^+FOXP3^+T$ cells,Foxp3 gene and protein expression's contribution to antiasthmatic effects of San'ao Decoction in mice model of asthma [J].Phytomedicine,2014,21(5):656-662.

[9] VON BOEHMER H. Mechanisms of suppression by suppressor T cells [J].Nature Immunology,2005,6(4):338- 344.

[10] BRUCE SJ,JONSSON P,ANTTI H,et al. Evaluation of a protocol for metabolic profiling studies on human blood plasm by combined ultra-performance liquid chromatography/mass spectrometry from extraction to data analysis [J].Analytical Biochemistry,2008(372),237-249.

[11] SERVIERE C,FABRY P. Principal component analysis and blind source Separation of modulated sources for electro-mechanical systems diagnostic [J].Mechanical Systems and Signal Processing,2005(19):1293-1311.

[12] HWANG S,SON S W,KIM S C,et al. A protein interaction network associated with asthma [J].Journal of Theoretical Biology,2008,V252N4 :722-731.

[13] HOPKINS A L. Network pharmacology:the next paradigm in drug discovery [J].Nature Chemical Biology,2008,V4N11 :682-690.

[14] 周玲,吴德康,唐于平,等.麻黄中化学成分研究进展[J].南京中医药大学学报,2008,24(1):71-72,74.

[15] SHU X Y,TANG Y P,JIANG C,et al. Comparative analysis of the main bioactive components of San-ao decoction and its series of formulations [J].Molecules,2012,17(11):12925-12937.

[16] 李芸.三拗汤古今文献整理及效应机制挖掘研究[D].南京:南京中医药大学,2014.

[17] 刘洪,范欣生.三拗汤主要功效成分多靶点网络构建[J].中草药,2015,46(22):3370-3376.

第四节　三拗汤类方对不同病原诱导的气道炎症影响

根据三拗汤的衍化特点，采用OVA致敏激发气道炎症模型为基础，同时针对临床易感性等特点，改良建立了呼吸道合胞病毒诱导、脂多糖诱导、小分子化学物质诱导的重型哮喘气道炎症模型，分别对三拗汤及其衍化方五拗汤、七拗汤、三拗汤加味方进行了方剂之间、效应部位之间的比较分析，结果发现，三拗汤类方对气道炎症具有程度不同的干预效应，其中三拗汤是形成效应的共性基础，而根据不同诱导因素模拟的病证模型中，类方各具特点，其中七拗汤在呼吸道合胞病毒诱导、脂多糖诱导的重症哮喘气道炎症模型中具有优效，五拗汤、七拗汤在致敏物诱导的模型中具有优效，三拗汤加味在小分子化学物质TMA诱导的职业性哮喘模型中具有优效。

一、三拗汤类方对OVA诱导哮喘动物气道炎症的影响

1. 三拗汤及类方水煎液对OVA诱导哮喘豚鼠模型的影响　复制OVA诱导哮喘豚鼠模型，观察三拗汤（麻黄、杏仁、甘草）、三拗汤类方Ⅰ（麻黄、杏仁、甘草、桔梗等）、三拗汤类方Ⅱ（麻黄、杏仁、甘草、制半夏等）、三拗汤类方Ⅲ（麻黄、杏仁、甘草、细辛）水煎液不同剂量对OVA诱导哮喘豚鼠模型的影响。三拗汤及各类方均可不同程度延长模型动物的引喘潜伏期，各给药组均可降低EOS水平，相比较类方Ⅰ、Ⅱ组与模型组比较差异更为显著。

2. 三拗汤类方Ⅱ水煎液对豚鼠哮喘模型肺病理的影响　三拗汤类方Ⅱ各剂量组干预后，减轻支气管周围炎的病变程度，大、中剂量组效果较好，与模型组比较有统计学显著性差异（图5-14）。

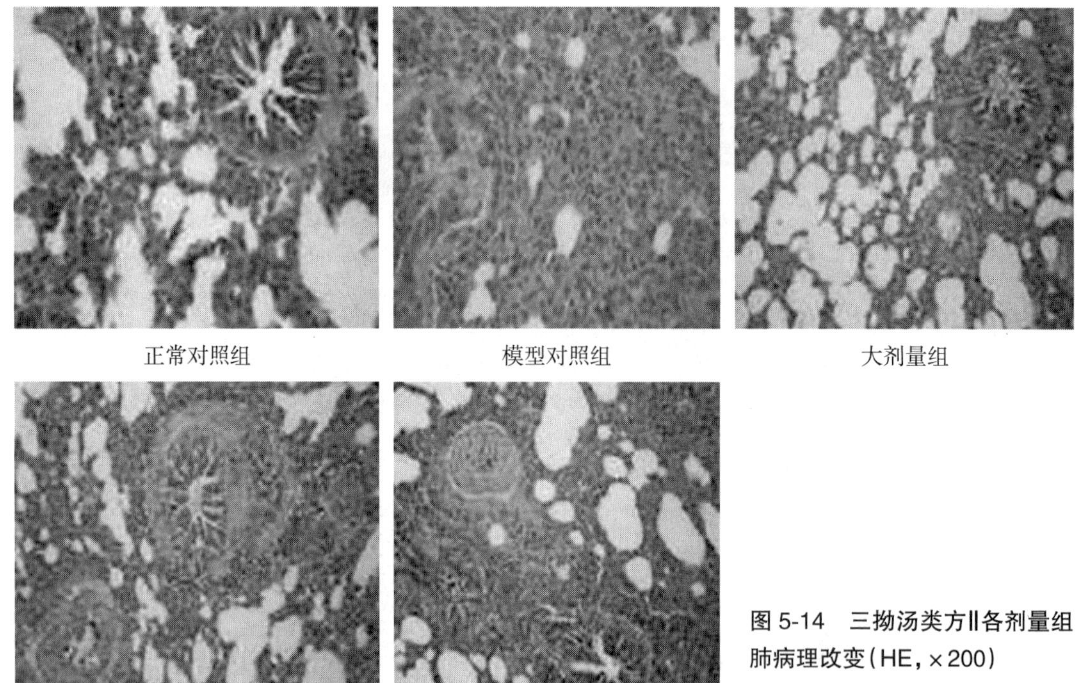

图5-14　三拗汤类方Ⅱ各剂量组肺病理改变（HE，×200）

三拗汤类方Ⅱ各剂量组均可对失衡的细胞因子水平有所改善，小剂量组对升高 INF-γ 与 INF-γ/IL-4 水平与模型组有比较显著差异（$P<0.01$），对 IL-4、IL-5 影响不显著，大、中剂量组对三种细胞因子均见统计学差异（$P<0.05$），其中大、中剂量组在调节 INF-γ/IL-4 比值和降低 IL-5 方面均有明显差异（$P<0.01$）。

3. 三拗汤及类方挥发部位对哮喘豚鼠模型气道炎症的影响　建模方法同前，给予三拗汤及类方挥发油部位。第 28 天末次激发时，与模型组相比，三拗汤、三拗汤类方Ⅰ和类方Ⅱ挥发油组对豚鼠的行为学均有明显改善，降低动物行为学评分，三拗汤类方Ⅱ挥发油明显延长动物的引喘潜伏期。各给药组 BALF 中 EOS 百分比与模型组相比均有显著差异。三拗汤类方Ⅰ和类方Ⅱ挥发油显著抑制血清 IL-4 和 IL-5，提高血清 IFN-γ 含量。

4. 五拗汤乙酸乙酯部位对 OVA 致敏 BALB/c 小鼠哮喘模型气道炎症的作用　在三拗汤各类方不同部位筛选比较基础上，选取五拗汤乙酸乙酯部位进行剂量梯度效应评价。

复制 OVA 致敏、激发的慢性哮喘模型。第 1、8、15 天腹腔注射 0.5ml 致敏［OVA25μg+$Al(OH)_3$ 凝胶 2mg］。第 22 天给予雾化吸入 25g/L（2.5%）的 OVA 溶液 30 分钟，10ml 激发。第 22 天至第 28 天每日同法雾化激发 1 次，第 29 天至第 49 天隔天雾化 1 次，共激发 18 次。第 43 天随机分组为模型对照组、阳性对照组，五拗汤乙酸乙酯部位大、中、小剂量。第 43 天至第 49 天按分组灌胃给药，共 7 次。

(1) 五拗汤乙酸乙酯部位对模型小鼠血及 BALF 中炎细胞水平的影响：模型对照组血中 EOS 明显增高，与正常对照组相比有显著差异（$P<0.01$）。阳性对照组减少血中 EOS，与模型组相比有明显差异（$P<0.01$）。乙酸乙酯各剂量组中大、中剂量组降低血中 EOS 含量，与模型组相比有明显差异（$P<0.01$）。小剂量组亦可见对血中 EOS 的减少（$P<0.05$）（图 5-15）。

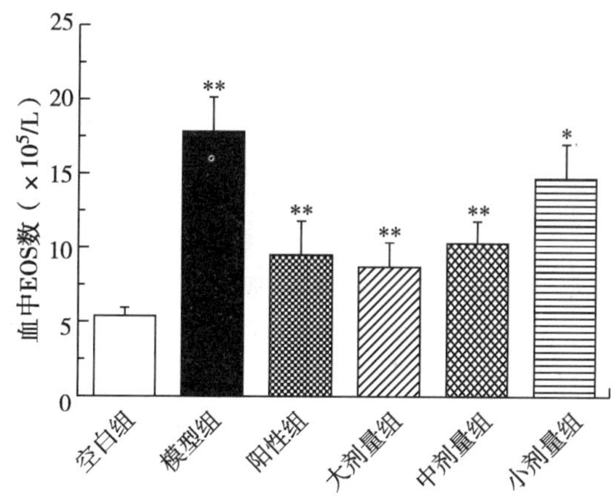

图 5-15　五拗汤乙酸乙酯部位对血中 EOS 水平的影响

五拗汤乙酸乙酯部位降低模型 BALF 中炎细胞水平，WBC、EOS、中性粒细胞（NEU）、单核细胞（MON）均明显降低，大、中剂量组与模型组相比，具有极显著差异（$P<0.01$）（图 5-16）。

(2) 五拗汤乙酸乙酯部位对哮喘模型小鼠气道阻力（Re）的影响：哮喘模型小鼠肺阻力阻力增加，反应曲线明显升高。其中乙酸乙酯大、中剂量组在各个激发浓度，气道阻力均明显降低（$P<0.01$）（图 5-17）。

(3) 五拗汤乙酸乙酯部位对哮喘模型小鼠病理组织学影响：哮喘模型组小鼠病变主要表

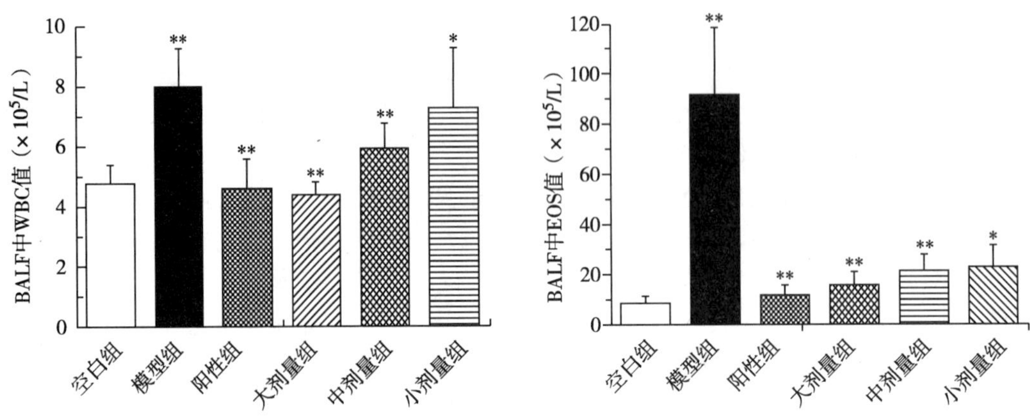

图 5-16 五拗汤乙酸乙酯部位对 BALF 中 WBC、EOS 水平的影响

注：与正常组比较，$^*P<0.05$，$^{**}P<0.01$。

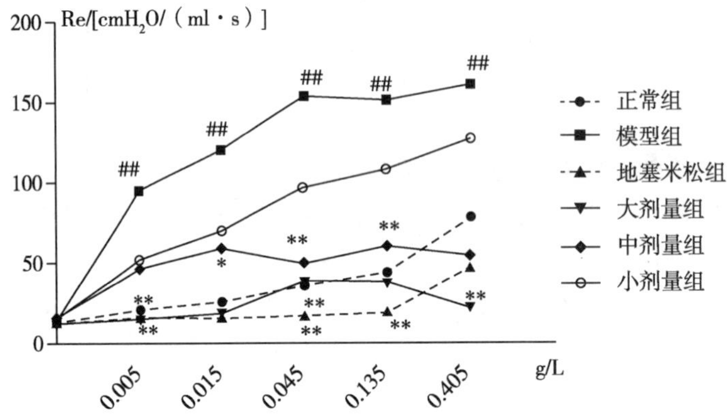

图 5-17 对五拗汤乙酸乙酯部位对哮喘模型小鼠不同浓度 ACh 激发 Re 的影响（$\bar{x}\pm s$，，n=8）

注：与正常组比较，$^{\#\#}P<0.01$；与模型组比较，$^*P<0.05$，$^{**}P<0.01$。

现为细小支气管的病变，肺内细小支气管管壁增厚，管壁周围可见较多的嗜酸性粒细胞、单核细胞、淋巴细胞浸润。少量支气管上皮细胞变性坏死脱落，支气管腔内可见黏液栓形成。乙酸乙酯各剂量组病变有减轻的趋势，乙酸乙酯低剂量组见肺内细小支气管管壁周围嗜酸性粒细胞、单核细胞、淋巴细胞浸润减少，部分支气管腔内可见少量分泌物及脱落的上皮细胞；中剂量组见肺内细小支气管管壁周围嗜酸性粒细胞、单核细胞、淋巴细胞浸润明显减少，部分支气管腔内可见脱落的上皮细胞；高剂量组见肺内细小支气管管壁周围嗜酸性粒细胞、单核细胞、淋巴细胞浸润明显减少，部分支气管腔内可见脱落的上皮细胞。中、高剂量组病变减轻趋势略优于低剂量组（图 5-18）。

结果提示五拗汤主要效应部位乙酸乙酯部位对 OVA 致敏激发的小鼠哮喘模型气道炎症具有明显作用，降低炎症细胞水平、气道反应性和肺病理变化，具有剂量梯度。

二、三拗汤类方及成分对病毒诱导哮喘模型的作用研究

1. 呼吸道合胞病毒诱导致敏小鼠建立病毒性哮喘模型　据统计，有 5%~10% 的哮喘患

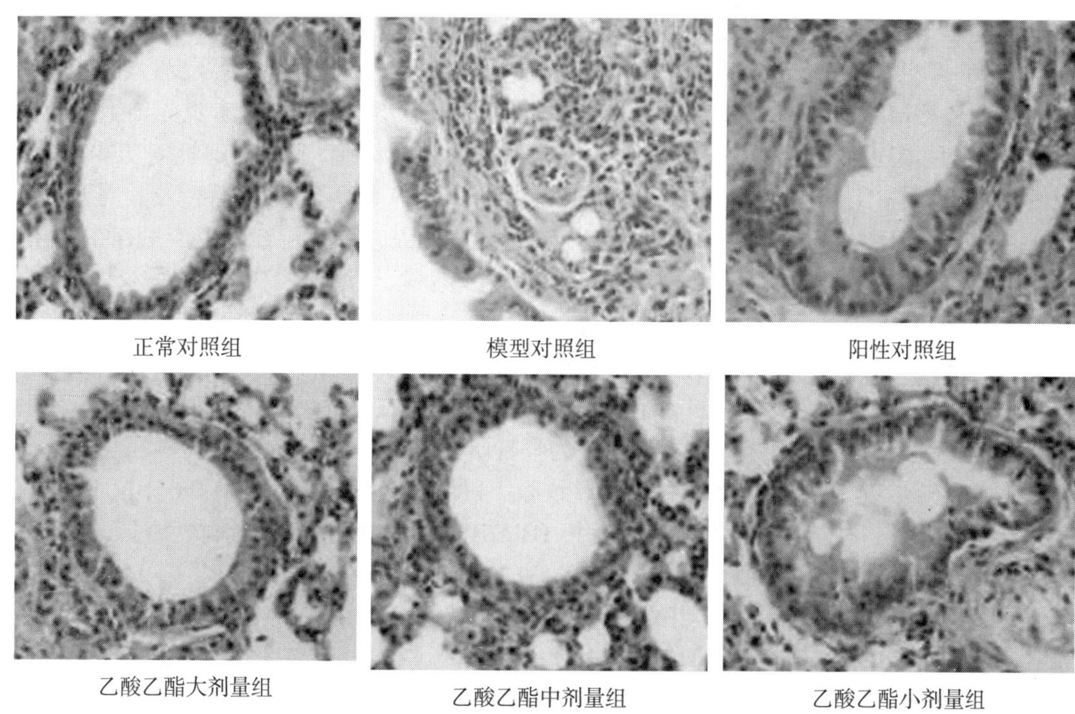

图 5-18　各组肺病理改变（HE，×400）

者对常规治疗无反应，初步推测病毒感染很有可能是该类哮喘诱发或加重的原因之一。导致病毒性哮喘的病因、分子、细胞和免疫学机制还不是十分明确，而且实验研究常缺乏合适的病毒性哮喘动物模型。目前，大量调查研究证实，呼吸道合胞病毒（RSV）感染可诱发哮喘。但其加重、促发，甚至作为变应原引起哮喘的机制尚不完全清楚。Barends 等研究发现，在 OVA 致敏条件下，RSV 感染可明显增加小鼠气道炎症和气道反应性，加重肺组织病理改变。而且 RSV 感染对哮喘小鼠气道上皮的破坏也是导致气道产生高反应性，诱发或加重哮喘的重要原因之一。采用 RSV 结合 OVA 诱导致敏小鼠复制急性哮喘模型，旨在为建立急性病毒性哮喘动物模型提供一种较理想的方法。

以腹腔、皮下注射 OVA 致敏结合 OVA 持续雾化吸入和一定滴度 RSV 多次滴鼻激发的方法制备小鼠急性病毒性哮喘模型。采用半数细胞感染量法（Reed-Muench 法）测定单层细胞上接种病毒的病毒滴度。病毒滴度为：5 $TCID_{50}$/40μl=$10^{6.5}$ $TCID_{50}$/ml。

（1）行为学观察：雾化激发过程中，可以观察到 OVA/RSV 组、OVA/PBS 组及 RSV/RSV 组小鼠出现不同程度的头面部瘙痒、前肢缩抬、呼吸急促、腹肌抽搐、安静少动等症状。OVA/RSV 组及 OVA/PBS 组滴鼻后，小鼠呼吸加快加深，并有明显喘鸣音，尤其 OVA/RSV 组症状更为严重；PBS/RSV 组、RSV/RSV 组滴鼻后出现类似表现但症状较轻；PBS 对照组未见上述阳性症状。

（2）气道反应性变化：与 PBS 对照组比，各组分别以 5、15μg/ml ACh 激发时气道反应性均无明显变化。45、135、405μg/ml ACh 激发时，与 PBS 对照组比，各组 R_L 均明显升高（P<0.05，P<0.01）；OVA/RSV 组的 R_L 与其他模型组之间均有显著性差异（P 均 <0.01）。

（3）BALF 中细胞分类计数：与 PBS 对照组比，各组炎细胞总数（TCS）、巨噬细胞（MAC）、淋巴细胞（LYM）、嗜酸性粒细胞（EOS）及中性粒细胞（NEU）均显著升高（P 均 <0.01）；OVA/

RSV 组的 TCS、MAC、EOS、NEU 与其他模型组之间均有显著性差异（P 均 <0.01）。

（4）肺病理变：HE 染色，OVA/RSV 组可见肺泡壁明显增厚、充血、水肿及炎症细胞浸润，气道壁明显增厚，气道黏膜皱襞增多，管腔狭窄，血管周围及支气管周围有炎症细胞围管性浸润，主要是淋巴细胞、巨噬细胞、中性粒细胞及嗜酸性粒细胞，上皮细胞轻度变性；OVA/PBS 组、PBS/RSV 组肺泡壁、气道壁病变程度均较 OVA/RSV 组明显减轻，管壁及其周围少量炎症细胞浸润且以淋巴细胞、巨噬细胞为主，中性粒细胞及嗜酸性粒细胞极少量存在，肺泡腔清晰，支气管腔内均无明显渗出物；RSV/RSV 组肺泡壁、气道壁病变程度均较 OVA/RSV 组减轻，但较 PBS/RSV 组、OVA/PBS 组严重；PBS 对照组肺组织结构清晰，肺泡壁、肺内支气管壁及血管无明显病变，间质无明显炎细胞浸润。

应用腹腔、皮下注射 OVA 致敏结合 OVA 持续雾化吸入和一定滴度 RSV 多次滴鼻激发的方法制备小鼠急性病毒性哮喘模型，可以为哮喘研究提供更好的选择工具。

2. 三拗汤类方对呼吸道合胞病毒诱导致敏小鼠气道炎症的作用 BALB/c 小鼠 220 只，随机分为 11 组，磷酸缓冲溶液（PBS）对照组、OVA/RSV 组、DM 组、SAD（麻黄、杏仁、甘草）-S 组、SAD-L、ACPⅠ（三拗汤加细辛）-S 组、ACPⅡ（三拗汤加桔梗、荆芥）-S、ACPⅡ-L、ACPⅢ（三拗汤加石膏、五味子、半夏、绿茶）-S 组的 EOS 数量明显减少，SAD-S、SAD-L、ACPⅢ-S、ACPⅢ-L。造模方法同前 PBS/PBS 对照组小鼠于上述时点用 PBS 进行致敏、激发并在气道内滴入 PBS 50μl/ 只。每日观察小鼠症状。第 28~34 天，SAD-S、SAD-L、ACPI-S 组、ACPI-L、ACP1-S、ACPⅠ-L、ACPⅡ-S、ACPⅡ-L 组在滴鼻前 1 小时分别灌胃给相应剂量浓度的 SAD 及 ACP 溶液；DM 组在滴鼻前 1 小时灌胃给 DM 溶液，1 次 / 天，连续 7 天；PBS 对照组、OVA/RSV 模型组灌胃给相同体积的生理盐水。于最后 1 次滴鼻后 24 小时测定相关指标。

（1）气道反应性变化：11 组各取 10 只小鼠，麻醉，气管切开，用动物呼吸机行机械通气，调节呼气末正压为 –8cm H_2O（1cm H_2O=0.098kPa），通过计算机软件测定气道反应性变化，以 ACh 激发后肺阻力（R_L）表示。ACh 质量浓度（5、15、45、135、405μg/ml）、容积（50μl/ 次）尾静脉注射激发应用，给予每个剂量后连续记录 5 分钟。

与 PBS 对照组比，各组分别以 5、15μg/ml ACh 激发时气道反应性均无明显变化。45、135、405μg/ml ACh 激发时，与 PBS 对照组比，OVA/RSV 组 R_L（与基值比较）均明显升高（P<0.05，P<0.01）；45、135μg/ml ACh 激发时，DM 组、ACPⅠ-S 组、ACPⅡ-S 组 R_L 增高值与 OVA/RSV 组比均显著降低（P<0.05，P<0.01），405μg/ml ACh 激发时，各给药组 R_L 增高值与 OVA/RSV 组比均显著降低（P<0.05，P<0.01）。由气道反应性的结果可以见 ACPⅠ-S 组、ACPⅡ-S 组的疗效较其他各组好（图 5-19）。

（2）BALF 中细胞分类计数：与 PBS 对照组比，OVA/RSV 组 TCS、MAC、LYM、EOS 及 NEU 均显著升高（P 均 <0.01）；各给药组 TCS、MAC、LYM、EOS 数量与 OVA/RSV 组比均明显降低（P 均 <0.01），其中 SAD-S、ACPⅡ-S、ACPⅡ-L、ACPⅢ-S、ACPⅢ-L 组的 TCS 明显减少，地塞米松组、SAD-S、ACPI-S、ACPⅡ-S、ACPⅡ-L、ACPⅢ-S 组的 LYM 明显减少，SAD-S、ACPⅡ-S、ACPⅡ-L、ACPⅢ-S 组的 EOS 数量明显减少，SAD-S、SAD-L、ACPⅢ-S、ACPⅢ-L 组的 NEU 数量明显减少。

（3）BALF 及血清中 IFN-γ、IL-4、IL-5 含量的变化：用 ELISA 法检测 BALF 上清液中细胞因子 IFN-γ、IL-4、IL-5 的含量，与 PBS 对照组比较，OVA/RSV 组的 IFN-γ 含量显著降低，IL-4、IL-5 含量均显著升高（P<0.05，P<0.01）。各给药组 IFN-γ 含量较 OVA/RSV 组明显升高

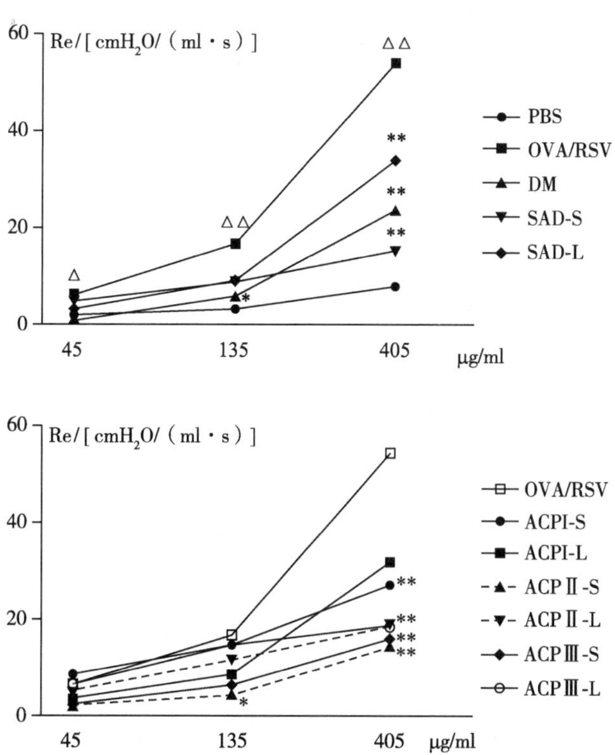

图 5-19　各组气道反应性的变化（$\bar{x} \pm s$，n=10）

注：与 PBS 对照组相比，$^{\triangle}P<0.05$，$^{\triangle\triangle}P<0.01$；与 OVA/RSV 组相比，$^{*}P<0.05$，$^{**}P<0.01$。

（$P<0.05$，$P<0.01$），IL-4、IL-5 的含量明显降低（$P<0.05$，$P<0.01$），其中 DM 及 SAD、ACPI、ACPⅡ的大剂量和小剂量组均使 IFN-γ 明显增加；DM 及 ACPⅢ-S 的大剂量和小剂量组均使 IL-4、IL-5 显著降低。

（4）肺病理变化：HE 染色，OVA/RSV 组可见肺泡壁明显增厚、充血、水肿及炎症细胞浸润，气道壁明显增厚，气道黏膜皱襞增多，管腔狭窄，血管周围及支气管周围有炎症细胞围管性浸润，主要是淋巴细胞、巨噬细胞、中性粒细胞及嗜酸性粒细胞，上皮细胞轻度变性，细胞排列轻度紊乱；各给药组肺泡壁、气道壁病变程度均较 OVA/RSV 组减轻，管壁及其周围浸润的炎细胞数量减少，支气管上皮细胞变性不明显，支气管腔内均无明显渗出物。其中 ACPI-S、ACPⅡ-L、ACPⅢ-S、ACPⅢ-L 组病变程度更轻。PBS 对照组肺组织结构清晰，肺泡壁、肺内支气管壁及血管无明显病变，间质无明显炎细胞浸润（图 5-20）。

3. 三拗汤类方挥发部位与水提物部分对合胞病毒诱导致敏小鼠的效应研究　比较三拗汤挥发油（volatile oil of San-ao decoction，SAD-VO）、三拗汤水提物（aqueous extract of San-ao decoction，SAD-AE），类方Ⅰ挥发油（volatile oil of Analogical Complex PrescriptionⅠ，ACPI-VO）、类方Ⅰ水提物（aqueous extract of Analogical Complex PrescriptionⅠ，ACPI-AE），类方Ⅱ挥发油（ACPⅡ-VO）、类方Ⅱ水提物（ACPⅡ-AE），类方Ⅲ挥发油（ACPⅢ-VO）、类方Ⅲ水提物（ACPⅢ-AE）各两个剂量组对合胞病毒诱导致敏小鼠的作用。

BALB/c 小鼠随机分为 11 组：PBS 对照组、OVA/RSV 组、DM 组、SAD-VO 组、SAD-AE 组、

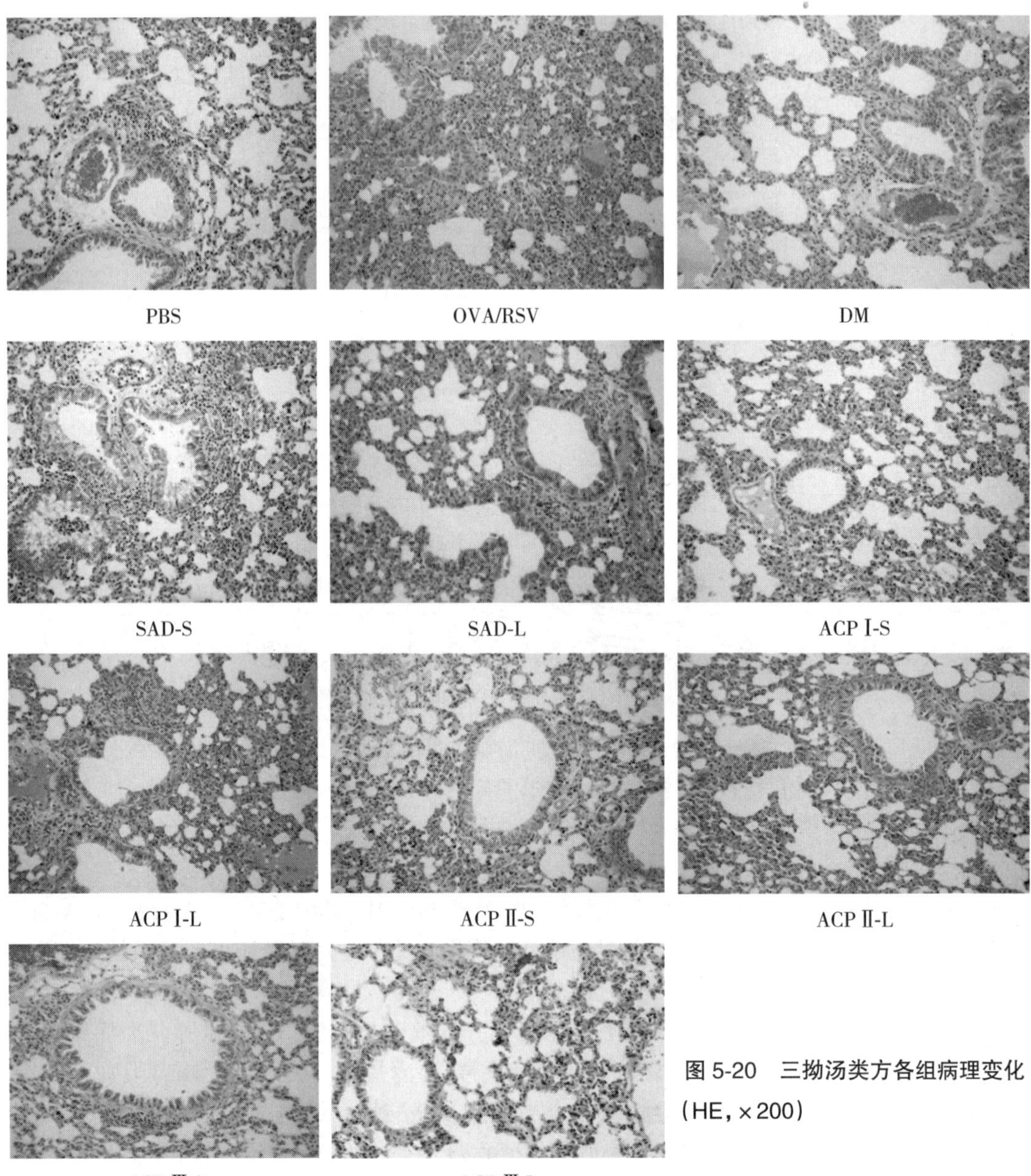

图 5-20 三拗汤类方各组病理变化（HE，×200）

ACPI-VO 组、ACPI-AE 组、ACPⅡ-VO 组、ACPⅡ-AE 组、ACPⅢ-VO 组、ACPⅢ-AE 组。各造模同前。于最后 1 次滴鼻后 24 小时测定相关指标。

(1) 气道反应性变化：与 PBS 对照组比，各组分别以 5、15μg/ml ACh 激发时气道反应性均无明显变化。45、135、405μg/ml ACh 激发时，与 PBS 对照组比，OVA/RSV 组 R_L 增高值均明显升高（P 均 <0.01）；DM 组、SAD-AE、ACPI-AE、ACPⅡ-VO、ACPⅡ-AE、ACPⅢ-VO、ACPⅢ-AE 组 R_L 值与 OVA/RSV 组比均显著降低（P 均 <0.01）。由气道反应性的结果可以看出 ACPⅢ-VO、ACPⅢ-AE 组的疗效较其他各给药组好（图 5-21）。

(2) 气道炎症细胞水平变化：与 PBS 对照组比，OVA/RSV 组 TCS、MAC、LYM、EOS 及

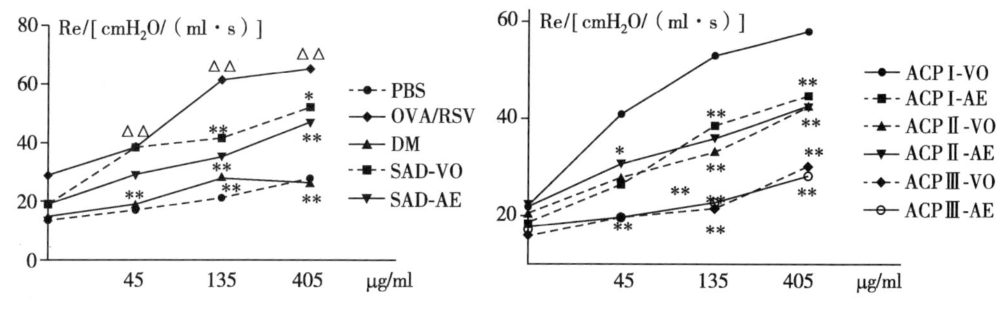

图 5-21　各组气道反应性的变化($\bar{x}\pm s$, n=10)

注:与 PBS 对照组相比,$^{\triangle\triangle}P$<0.01;与 OVA/RSV 相比,$^{\triangle}P$<0.05,$^{\triangle\triangle}P$<0.01。

NEU 均显著升高(P 均 <0.01);各给药组 TCS、MAC、LYM、EOS、NEU 数量与 OVA/RSV 组比均明显降低(P 均 <0.01),其中 DM、ACPⅢ-VO、ACPⅢ-AE 组的 TCS 明显减少,DM、ACPI-AE、ACPⅡ-VO、ACPⅡ-AE、ACPⅢ-VO、ACPⅢ-AE 组的 MAC 明显减少,DM、SAD-AE、ACPⅢ-VO、ACPⅢ-AE 组的 LYM 明显减少,DM、ACPⅡ-AE、ACPⅢ-VO、ACPⅢ-AE 组的 EOS 数量明显减少,DM、ACPⅢ-AE 组的 NEU 明显减少。其中 DM、ACPⅢ-VO 对各类炎细胞均有显著的抑制效果。

(3) 肺及支气管病理变:HE 染色,OVA/RSV 组可见肺泡壁明显增厚、充血、水肿及炎症细胞浸润,气道壁明显增厚,气道黏膜皱襞增多,管腔狭窄,血管周围及支气管周围有炎症细胞围管性浸润,主要是淋巴细胞、巨噬细胞、中性粒细胞及嗜酸性粒细胞,上皮细胞轻度变性,细胞排列轻度紊乱;各给药组肺泡壁、气道壁病变程度均较 OVA/RSV 组减轻,管壁及其周围浸润的炎细胞数量减少,支气管上皮细胞变性不明显,支气管腔内均无明显渗出物。其中 ACPI-AE、ACPⅡ-AE、ACPⅢ-VO 组病变程度更轻。PBS/PBS 组肺组织结构清晰,肺泡壁、肺内支气管壁及血管无明显病变,间质无明显炎症细胞浸润(图 5-22)。

呼吸道病毒感染是引起儿童、成人哮喘和诱发哮喘加重的重要原因。呼吸道病毒感染使纤毛上皮细胞脱落,纤毛清除能力下降;病毒感染使血管通透性增加,结果导致气道中大量黏液、细胞碎片、血浆渗出物等堆积,以及侵入气道的炎症细胞填充细支气管、肺泡,使之闭塞,加重哮喘。体外实验证实 RV、RSV 感染时气道上皮细胞分泌多种细胞因子,还可诱发上皮细胞的氧化应激、刺激趋化因子产生,促进炎症细胞(如嗜酸性粒细胞、中性粒细胞、淋巴细胞、嗜碱性粒细胞)进入气道。而这些炎症细胞可进一步释放多种活性物质,促进和放大炎症,加重气道上皮的损伤。病毒感染可引起神经内肽酶活性降低,降解缓激肽的能力下降,以及缓激肽的表达神经激肽受体改变。此外,病毒感染还降低组胺 N- 甲基转移酶的灭活,共同引起支气管收缩和血管通透性增加。

呼吸道病毒感染和变应性炎症在哮喘发病中具有协同作用。呼吸道病毒感染加重哮喘的确切机制除上述呼吸道病毒对气道上皮细胞的破坏、炎症介质及细胞因子的释放以及 M_2 受体功能障碍导致的胆碱能神经活性增强外,其他分子、细胞水平和免疫学方面的机制尚未明确,临床上也缺乏有效的治疗药物。近十数年来中医药防治哮喘的临床及实验研究表明:应用中药治疗不仅是咳喘消失的天数,还是哮鸣音消失时间及住院天数皆较西医对照组为短,而且在体液免疫和细胞免疫的调节方面作用显著。

应用三拗汤类方及其挥发油和水提物成分对各组小鼠气道反应性的测定发现,当以

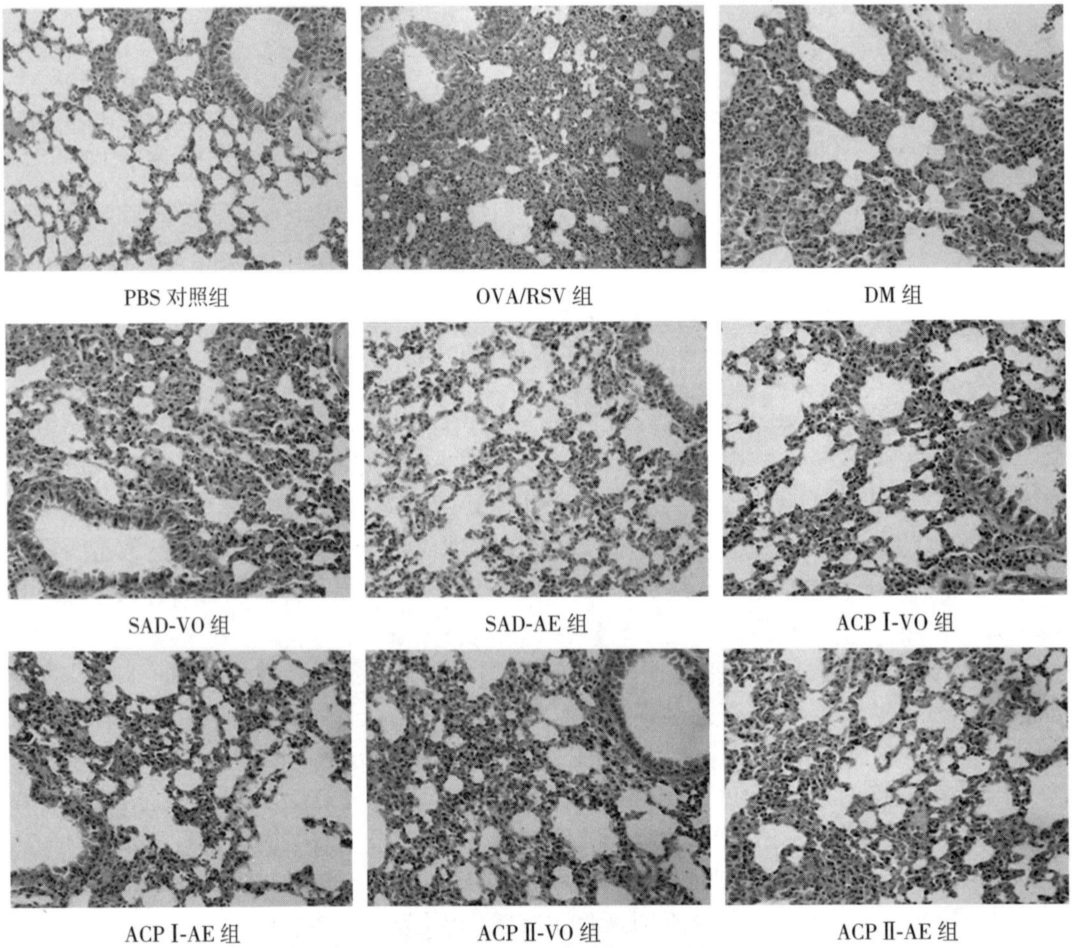

PBS 对照组

OVA/RSV 组

DM 组

SAD-VO 组

SAD-AE 组

ACP Ⅰ-VO 组

ACP Ⅰ-AE 组

ACP Ⅱ-VO 组

ACP Ⅱ-AE 组

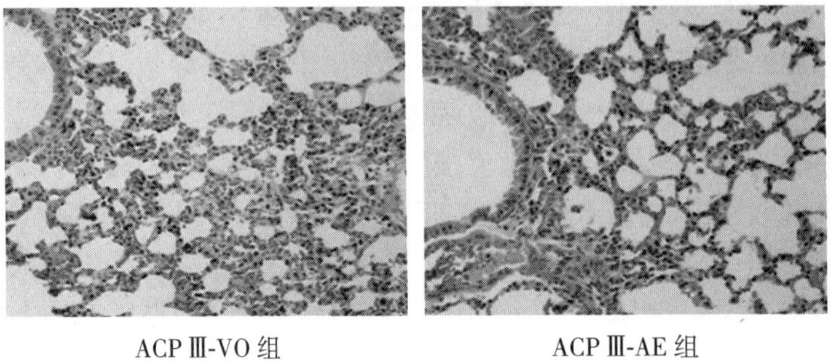

ACP Ⅲ-VO 组

ACP Ⅲ-AE 组

图 5-22　三拗汤类方挥发油及水提物各组肺病理变化（HE，×200）

45、135、405μg/ml ACh 激发时，OVA/RSV 组 R_L 增高值（与基值比较）与 PBS 对照组比均明显升高（$P<0.05$，$P<0.01$），给药后 R_L 值均有所下降；BALF 上清中细胞分类计数表明，OVA/RSV 组较 PBS 对照组细胞 TCS、MAC、LYM、EOS 及 NEU 显著升高（P 均 <0.01），各给药组的 TCS、MAC、LYM、EOS 数量与 OVA/RSV 组比均明显降低（P 均 <0.01）；OVA/RSV 组的肺组织病变程度明显重于 PBS 对照组（$P<0.01$），主要表现为支气管周围炎及血管周围炎，药物应用后能减轻支气管周围炎的病变程度。以上结果提示三拗汤类方及其挥发油和水提物成分对病毒性哮喘模型有显著治疗作用。

三拗汤类方能明显降低气道反应性，显著减少各种炎症细胞，显著减轻肺组织的病变程度；ACPⅢ的挥发油及水提物成分对气道反应性、炎症细胞数量、肺病理变化均有较好的治疗效果，其中 ACPⅢ-VO、ACPⅢ-AE 对嗜酸性粒细胞均有显著降低作用。ACPⅢ所含药物具有清热化痰的功效，对痰阻气郁、痰热壅肺有针对疗效，对本实验所复制的病毒性哮喘模型具有较好的治疗效果，一定程度上也支持了热哮证相当于西医的感染型之说法。

研究中发现各给药组给药后均明显降低 BALF 中嗜酸性粒细胞、淋巴细胞、中性粒细胞的数量，其中 ACPⅢ- 降低中性粒细胞的作用更为显著。近年来，不少研究表明，中性粒细胞浸润引起的气道炎症在哮喘的发生发展中也起重要作用。通过对 ACPⅢ成分的进一步研究分析，发现 ACPⅢ-VO、ACPⅢ-AE 均使中性粒细胞显著降低，ACPⅢ-VO 的抑制作用更为明显。

三、三拗汤类方对内毒素诱导哮喘模型的作用研究

1. 内毒素诱导的哮喘模型的建立及评价　近年来的研究结果显示，内毒素能够与其他可导致气管炎症的物质（如过敏物）相互作用，使支气管哮喘（简称哮喘）更加严重。哮喘患者比普通人更容易因吸入内毒素而引起支气管阻塞和前炎症效应。动物实验结果也表明，在 OVA 致敏小鼠哮喘的激发期吸入内毒素可以加重气道感染。这些研究结果提示，对过敏性哮喘动物模型给予内毒素可以引发较严重的支气管哮喘。为了建立并评价这一模型，采用内毒素来加重哮喘，并从行为学观察、BALF 中细胞分类计数、气道反应性以及肺组织病理学等 4 个方面进行观察。

BALB/c 小鼠随机分为 PBS 对照组（A 组），OVA/PBS 组（B 组），LPS/LPS 组（C 组，按 LPS 的剂量分为低、高两个剂量组，记为 C1、C2 组），OVA/LPS 组（D 组，按 LPS 的剂量分为低、高两个剂量组，记为 D1、D2 组）。参照文献方法略有改进。D1 组及 D2 组小鼠于第 1 天、第 8 天背部皮下、腹腔注射含 100μg OVA 和 20μg 氢氧化铝的致敏液 0.2ml。第 14~27 天将小鼠置于透明密闭容器中以 50g/L OVA 溶液 20ml 雾化吸入激发，每次 20 分钟，1 次 / 天；第 28、31、34 天用乙醚浅麻醉小鼠后，鼻腔滴入含 LPS（D1 组为 50μg，D2 组为 100μg）的磷酸盐缓冲液 50μl。第 29、30、32、33 天继续以 50g/L OVA 溶液 20ml 雾化吸入激发；A 组小鼠于上述时点用 PBS 进行致敏、激发并鼻腔滴入 PBS50μl；B 组小鼠于上述时点用含 100μg OVA 和 20μg 氢氧化铝的致敏液 0.2ml 进行致敏、50g/L OVA 溶液吸入激发，并鼻腔滴入 PBS50μl；C1 组及 C2 组小鼠于上述时点用含 LPS（C1 组为 50μg，C2 组为 100μg）和 20μg 氢氧化铝的致敏液 0.2ml 进行致敏、PBS 吸入激发并鼻腔滴入含 LPS（C1 组为 50μg，C2 组为 100μg）的磷酸盐缓冲液 50μl。末次滴鼻 24 小时后测定相关指标。

（1）行为学变化：雾化激发过程中，可以观察到 D1 组、D2 组及 B 组小鼠出现不同程度的头面部瘙痒、前肢缩抬、呼吸急促、腹肌抽搐、安静少动等症状。滴鼻诱发过程中，D1 组及 D2 组滴鼻后，小鼠呼吸加快加深，并有明显喘鸣音，尤其 D2 组症状更为严重；C1 组及 C2 滴鼻后出现类似表现但症状较轻；A 组未见上述阳性症状。

（2）BALF 中细胞分类计数：与 A 组相比，B 组、D1 组及 D2 组 TCS、MAC、LYM、EOS 及 NEU 数量均显著升高（$P<0.05$，$P<0.01$），C1 组及 C2 组 TCS、MAC、LYM 及 NEU 均显著升高（$P<0.05$，$P<0.01$）；与 B 组相比，D1 组的 TCS、LYM、EOS、NEU 均有显著升高（均 $P<0.01$），D2 组的 TCS、MAC、LYM、NEU 均有显著升高（均 $P<0.05$）。

（3）气道反应性变化：各组小鼠 ACh 激发前，与 A 组相比，C1 组、C2 组、D1 组及 D2 组

R_L 均明显升高(均 $P<0.01$)。与 B 组相比,D1 组及 D2 组 R_L 均明显升高(均 $P<0.01$);各组小鼠用 5g/L ACh [5g/LACh(cmH_2O/(ml·s)]激发后,与 A 组相比,B 组、C1 组、C2 组、D1 组及 D2 组 R_L 均明显升高(均 $P<0.01$)。与 B 组相比,D1 组及 D 2 组小鼠 R_L 均明显升高(均 $P<0.01$)。

(4) 肺病理变化:HE 染色,A 组肺组织基本正常;B 组肺组织病变较轻,支气管管壁及血管周围有少许炎症细胞围管性浸润,主要是 LYM、MAC、NEU 及 EOS,部分区域肺泡壁略有增厚;C1 组肺组织病变较重,表现为严重的支气管炎、支气管周围炎、支气管肺炎及肺泡炎,血管周围有大量炎症细胞围管性浸润。支气管黏膜上皮变性、坏死,管腔内可见大量 NEU 渗出,NEU、MAC、LYM 呈围管浸润。病变的支气管周围肺泡壁破坏,大量 NEU 浸润,呈支气管肺炎样改变。C2 组与 C1 组相似,但是支气管炎和肺炎病变程度明显加重;D1 组可见肺泡壁明显增厚、充血、水肿及炎细胞浸润,气道壁明显增厚,血管周围及支气管周围有炎症细胞围管性浸润,主要是 LYM、MAC、NEU 及 EOS,上皮细胞变性;D2 组与 D1 组相似,但是支气管炎病变程度明显加重(图 5-23)。

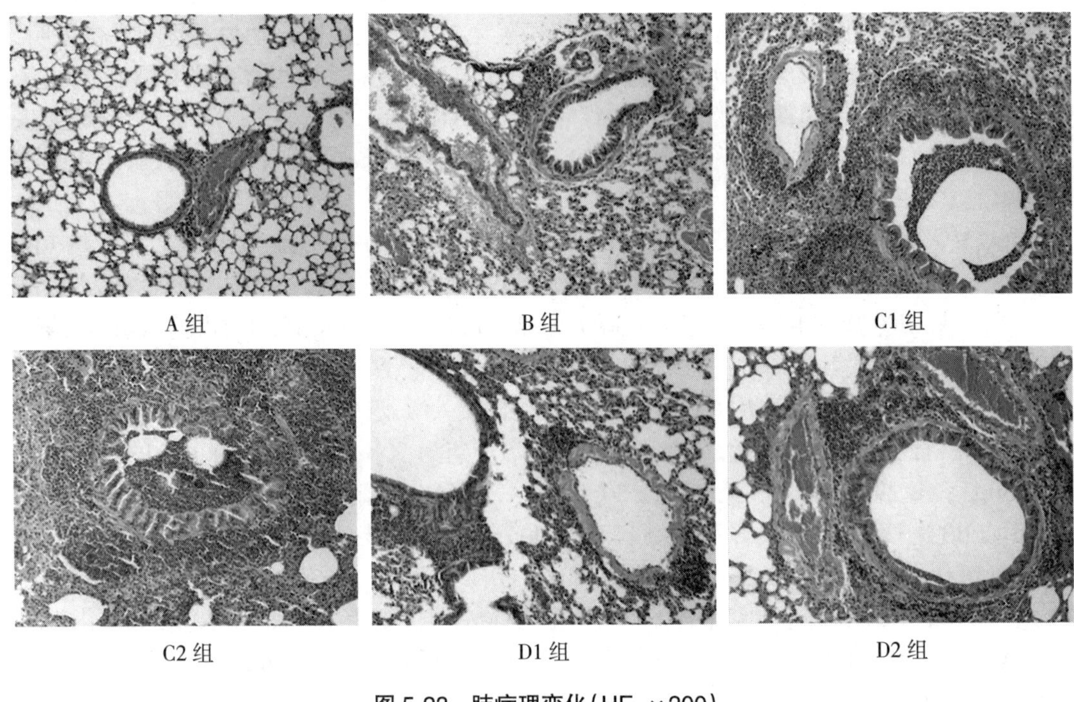

图 5-23　肺病理变化(HE,×200)

有研究指出在接触内毒素后,无须大量的过敏原就可降低过敏性哮喘患者肺部排出气体的能力。临床上有大量伴随细菌感染的过敏性哮喘患者,此类患者反复发作,病情逐步加重。建立并评价内毒素参与的哮喘动物模型对研究此类哮喘起到重要作用。

OVA 致敏 OVA 激发 LPS 诱发加重的模型组(D1 组和 D2 组)小鼠有着较严重的哮喘,具体体现在更严重支气管炎症改变以及明显的气道高反应性。C1 组及 C2 组小鼠出现了类似哮喘的症状、气道炎症以及气道高反应性,但 BALF 中 EOS 没有显著增多的现象,病理结果也显示有较为严重的支气管肺炎。急性炎症导致了 C1 组及 C2 组小鼠的气道高反应性,造成了类似哮喘的症状。有研究表明,内毒素暴露对人群的过敏状态影响很小,但对人群的气管炎症影响最为显著，这和本实验的结果相一致。

在内毒素诱导过敏小鼠哮喘的过程中，内毒素的剂量和给予时机很关键。

结果可见B组、D1组以及D2组的BALF中NEU所占白细胞总数的比例分别是17.4%、20.3%、46.7%，NEU水平随哮喘程度加重同步提高，提示我们NEU可能与哮喘加重密切相关。

2. 三拗汤类方对内毒素诱导的哮喘小鼠的作用研究　哮喘以气道的慢性炎症紊乱，可逆性气道阻塞及气道高反应性为特征，微生物感染影响哮喘的发展和严重程度。在发病早期暴露在细菌内毒素下被认为可以刺激免疫系统的Th1应答来抗衡哮喘的Th2反应，从而阻止哮喘的进一步发展。在发病后期微生物感染或内毒素暴露会加剧已建立的哮喘，这样的观点被广泛接受。

在内毒素加重型哮喘模型上评价三拗汤及其类方（七拗汤，出自《摄生众妙方》，由麻黄、苦杏仁、甘草、半夏、石膏、五味子、绿茶组成）对气道炎症和高反应性的作用。

180只BALB/c小鼠随机分为正常组、模型组、地塞米松组、三拗汤小剂量、中剂量、大剂量组、七拗汤小剂量组、中剂量、大剂量组。造模方法同内毒素诱导哮喘模型的建立，第28~34天，三拗汤小剂量组、三拗汤中剂量组、三拗汤大剂量组、七拗汤小剂量组、七拗汤中剂量组、七拗汤大剂量组在滴鼻或雾化前1小时分别灌胃给2.2g/kg、4.4g/kg、8.8g/kg的三拗汤及6.7g/kg、13.4g/kg、26.8g/kg的七拗汤溶液；地塞米松组在滴鼻或雾化前灌胃给予0.002 4g/kg的醋酸地塞米松溶液；正常组、模型组灌胃给相同体积的生理盐水。每日观察小鼠症状。于末次滴鼻激发24小时后测定相关指标。

（1）BALF中细胞分类计数：与空白组相比，模型组TCS、MAC、LYM、EOS及NEU均显著升高（P均<0.01）；三拗汤小剂量组、三拗汤中剂量组及七拗汤大剂量组仅EOS显著降低（$P<0.01$）。与模型组相比，三拗汤大剂量组MAC显著增加，EOS及NEU显著降低（$P<0.05$，$P<0.01$）；七拗汤小剂量组MAC显著增加，LYM及EOS显著降低（$P<0.05$，$P<0.01$）；与模型组相比，七拗汤中剂量组TCS、MAC、LYM、EOS及NEU均显著降低（$P<0.05$，$P<0.01$）。

（2）气道反应性变化：模型组小鼠5g/L ACh激发前后的R_L与空白组比均有显著增高（P均<0.01）；除三拗汤小剂量组外，其余各给药组小鼠ACh激发前后的R_L与模型组相比均具有显著降低（$P<0.05$，$P<0.01$）。

（3）BALF上清液中细胞因子测定：与正常组相比，模型组肺泡灌洗液上清液中有较高的IL-4和IL-5水平，较低的IFN-γ水平（$P<0.05$或$P<0.01$）。四个药物治疗组的IFN-γ水平均明显高于模型组（$P<0.01$）。四个药物治疗组的IL-4水平均低于模型组。同时，地塞米松组、三拗汤中剂量组及三拗汤大剂量组的IL-5的水平显著低于模型组（$P<0.05$或$P<0.01$）。

（4）肺病理变化：模型组的肺组织病变程度明显重于空白对照组（$P<0.01$），主要表现为支气管周围炎及血管周围炎；地塞米松应用后能减轻支气管周围炎的病变程度，与模型组比较有统计学显著性差异（$P<0.05$）；药物应用后能减轻支气管周围炎的病变程度，其中三拗汤中剂量组、三拗汤大剂量组、七拗汤小剂量组、七拗汤中剂量组及七拗汤大剂量组效果较好，半定量评分与模型组比较有统计学显著性差异（$P<0.01$，$P<0.05$）。其中以三拗汤大剂量组、七拗汤中剂量与大剂量组效果最为明显（图5-24）。

采用OVA致敏OVA激发结合LPS诱导的方法成功制备了有着更严重支气管炎症改变以及更明显的气道高反应性的哮喘模型，在此基础上评价三拗汤及其类方七拗汤对气道

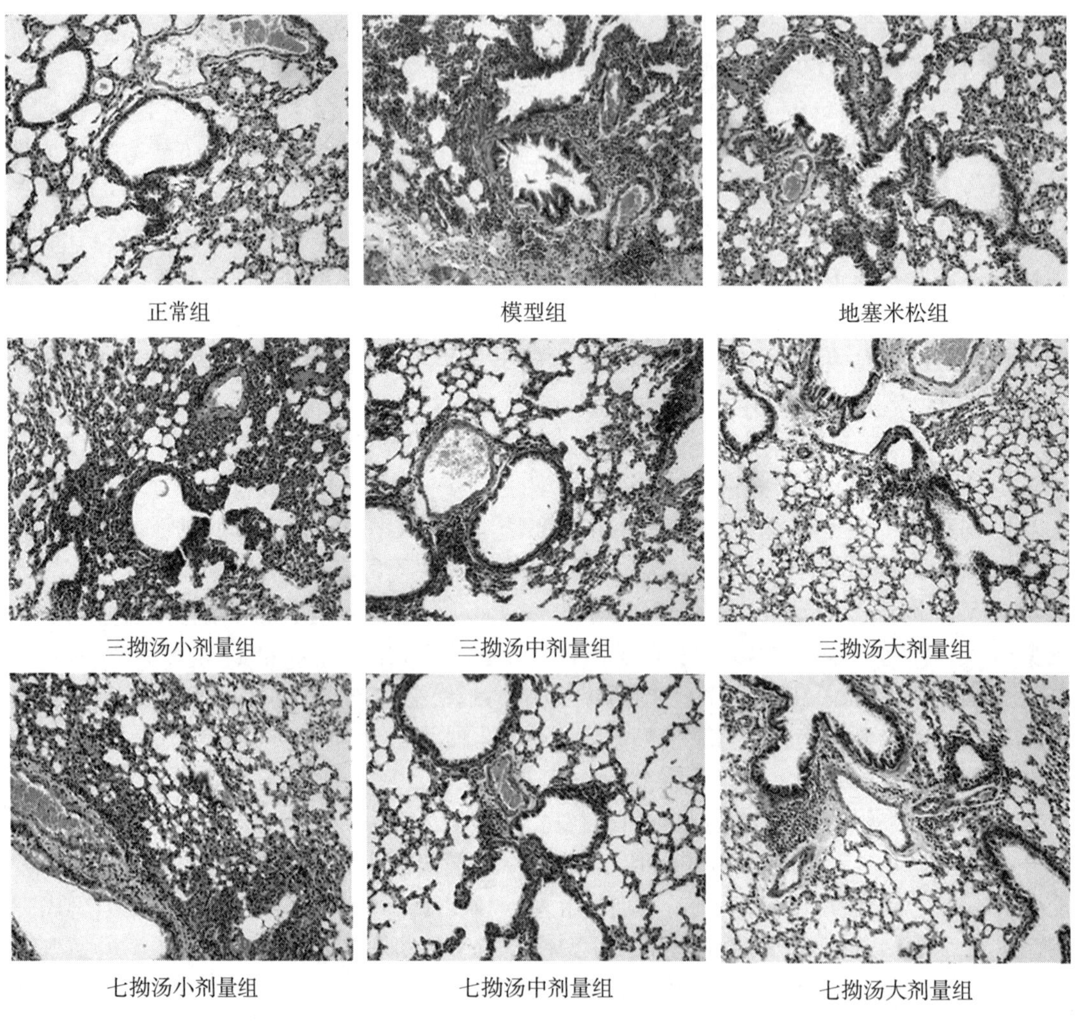

图 5-24　各组肺病理变化(HE，×100)

炎症和高反应性的作用。结果表明,4.4g/kg 和 8.8g/kg 的三拗汤可以显著抑制内毒素加重型哮喘的气道高反应性,各剂量组的三拗汤不同程度上提高内毒素加重型哮喘的 Th1 型细胞因子(IFN-γ)、降低 Th2 型细胞因子(IL-4 和 IL-5),趋向 Th1/Th2 的平衡。七拗汤 6.7g/kg、13.4g/kg 和 26.8g/kg 的显著抑制其气道高反应性(AHR),中剂量最优。综合评价,就干预内毒素加重型哮喘气道炎症而言,七拗汤优于三拗汤,可能与方中增加了清泄肺热的药物有关。

3. 七拗汤活性部位对内毒素诱导的哮喘小鼠的作用研究　在三拗汤类方之七拗汤对内毒素加重型哮喘有较好干预作用的基础上,评价七拗汤活性部位对气道炎症和气道高反应性的作用。

180 只小鼠随机分为正常组、模型组、地塞米松组(DM)、环己烷提取部位小剂量组(QAD1-S)、环己烷提取部位大剂量组(QAD1-L)、乙酸乙酯提取部位小剂量组(QAD2-S)、乙酸乙酯提取部位大剂量(QAD2-L)组、正丁醇提取部位小剂量组(QAD3-S)、正丁醇提取部位大剂量组(QAD3-L)。造模同前。第 28~34 天,QAD1-S 组、QAD1-L 组、QAD2-S 组、QAD2-L 组、QAD3-S 组、QAD3-L 组在滴鼻或雾化前 1 小时分别灌胃给予 13.4g/kg 的环己烷提取部位,

26.8g/kg 的环己烷提取部位,13.4g/kg 的乙酸乙酯提取部位,26.8g/kg 的乙酸乙酯提取部位,13.4g/kg 的正丁醇提取部位,26.8g/kg 的正丁醇提取部位;DM 组在滴鼻或雾化前灌胃给予 0.002 4g/kg 的醋酸地塞米松溶液;正常组、模型组灌胃给相同体积的生理盐水。于末次滴鼻激发 24 小时后测定相关指标。

(1) BALF 中细胞分类计数:与正常组相比,模型组 TCS、MAC、LYM、EOS 及 NEU 均显著升高(P 均 <0.01);各给药组白细胞总数与模型组比均有降低,其中乙酸乙酯部位大、小剂量组及正丁醇部位大、小剂量组与模型组比显著降低(P<0.05,P<0.01);除地塞米松组外各给药组 MAC、LYM 与模型组比均有显著降低(P<0.05,P<0.01);各给药组 EOS 与模型组比均有显著降低(P 均 <0.01);除环己烷部位大、小组剂量外其余各给药组 NEU 与模型组比显著降低(P<0.05,P<0.01)。

(2) 气道反应性变化:模型组小鼠 5g/L ACh 激发前后的 R_L 与空白组比均有显著增高;除环己烷部位大、小剂量组外,其余各给药组小鼠 ACh 激发前后的 R_L 与模型组相比均具有显著降低(P 均 <0.01)。

(3) BALF 上清液中细胞因子测定:与正常组相比,模型组肺泡灌洗液上清液中有较高的 IL-4 和 IL-5 水平,较低的 IFN-γ 水平(P<0.05 或 P<0.01)。QAD1-S 组,QAD1-L 组肺泡灌洗液上清液中的 IFN-γ、IL-4 和 IL-5 水平与模型组比较没有显著差异。DM 组,QAD2-S 组,QAD2-L 组,QAD3-S 组和 QAD3-L 组肺泡灌洗液上清液中的 IFN-γ 水平均明显高于模型组,IL-4 和 IL-5 水平均显著低于模型组(P<0.05,P<0.01)。

(4) 肺病理变化:HE 染色,正常组肺组织结构清晰,肺泡壁、肺内支气管壁及血管无明显病变,间质无明显炎症细胞浸润;模型组可见肺泡壁明显增厚、充血、水肿及炎症细胞浸润,气道壁明显增厚,气道黏膜皱襞增多,管腔狭窄并可见少许渗出物,血管周围及支气管周围有炎症细胞围管性浸润,主要是淋巴细胞、巨噬细胞、中性粒细胞及嗜酸性粒细胞,上皮细胞轻度变性;与模型组相比,阳性药组病变明显减轻。仅见轻度的支气管周围炎及血管周围有少许炎症细胞围管性浸润,大部分肺组织恢复正常;各提取部位给药组肺泡壁、气道壁病变程度均较模型组减轻,管壁及其周围浸润的炎细胞数量减少,支气管上皮细胞变性不明显,支气管腔内渗出物不同程度地减少。其中以乙酸乙酯部位小剂量组、乙酸乙酯部位大剂量组、正丁醇部位小剂量组、正丁醇部位大剂量组效果最为明显(图 5-25)。

结果表明,七拗汤的两个活性部位(QAD2:乙酸乙酯提取部位,QAD3:正丁醇提取部位)能显著性抑制内毒素加重型哮喘小鼠的气道炎症和气道高反应性(AHR)。同时,它们不同程度上增强了内毒素加重型哮喘的 Th1 型细胞因子(IFN-γ)、降低 Th2 型细胞因子(IL-4 和 IL-5)。七拗汤的两个活性部位对内毒素加重型哮喘有较好的治疗效果,尤其是乙酸乙酯提取部位,表明七拗汤的两个活性部位具有潜在较好的临床应用前景。

四、三拗汤类方对 TMA 诱导哮喘模型的作用研究

1. 职业性哮喘大鼠模型的建立与评价 职业性哮喘是指接触工作环境中某些化学致喘物而诱发的哮喘,临床表现为在接触这些致喘物后出现发作性胸闷、气短、喘息、哮鸣,常伴有咳嗽、咳痰等。偏苯三酸酐(TMA)和邻苯二甲酸酐(PA)均是已知的化工、印染等工作环境中经常接触并容易引发职业性哮喘的小分子致喘物,国外曾经对 PA 和 TMA 诱发职业性哮喘的动物模型做过一些探讨,国内对这方面的模型研究报道较少,根据这些文献所提供

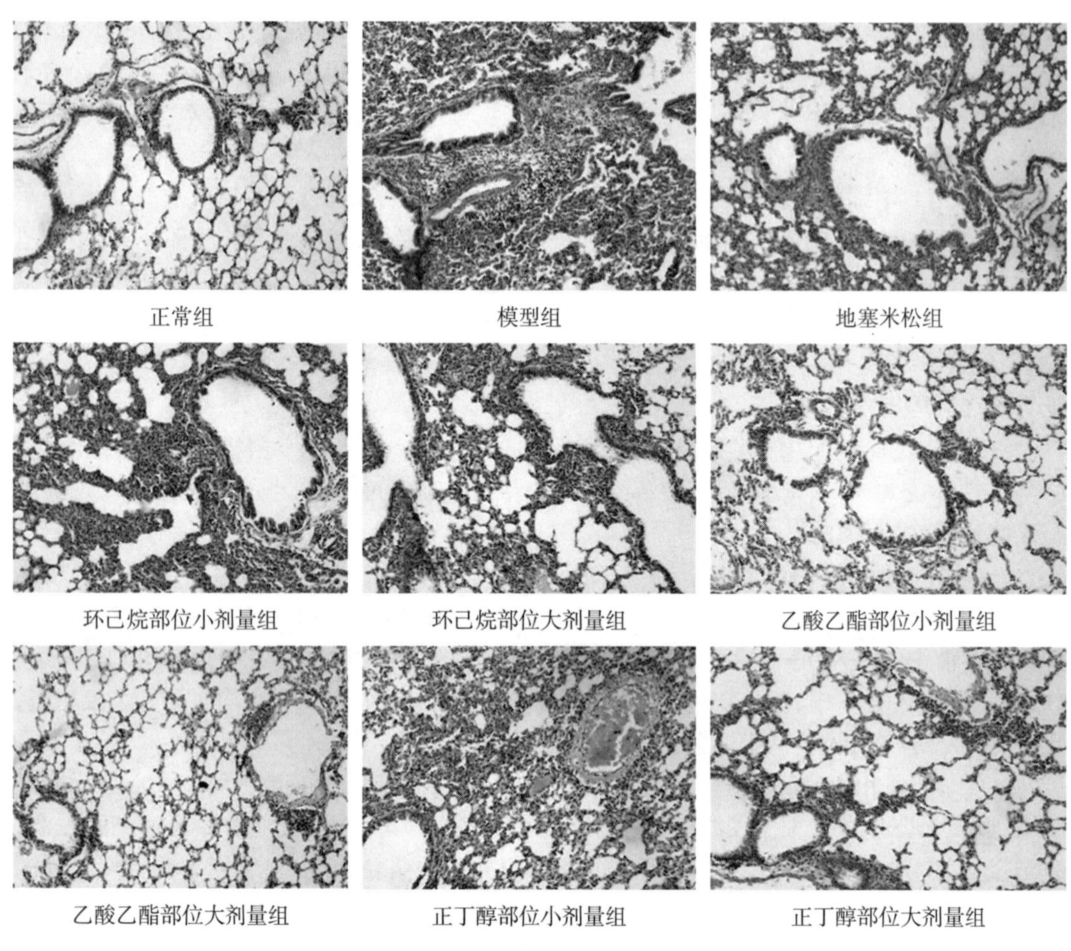

图 5-25　各组肺病理变化（HE，×100）

的条件很难重复模型的复制结果。为此 TMA 作为致敏剂，以大鼠行为学体征、血液及支气管肺泡灌洗液细胞学指标和肺病理组织学检查作为评判哮喘模型的标准，探讨 TMA 复制职业性哮喘模型可行性、可靠性和稳定性。

大鼠按体重随机分为 TMA 模型一组、TMA 模型二组和正常对照组。模型复制方法参照 R.J. Dearman，J.H.E. Arts 与 Z.H. Cui 等的方法，加以改进。模型一组：实验前一天，大鼠后背备皮；第 1 天致敏：大鼠背部两侧各皮内注射含 50%TMA 的 AOO（丙酮：橄榄油 =4：1，体积比）致敏剂 0.15ml，每侧分 4 个点注射；第 8 天致敏：两耳背各皮下注射含 25%TMA 的 AOO 致敏剂 0.075ml；于第 22、29、36、43、50、57 天分别雾化激发剂[200mgBSA 溶于 20ml 含 0.05M 的四硼酸钠缓冲液（pH=9.4），4℃下加入 30mg TMA 磁力搅拌 1 小时，再加入 30mg TMA 磁力搅拌 2 小时]，使雾化激发剂浓度保持在 30mgTMA/m^3，向雾化箱中致敏大鼠喷雾激发 15 分钟。模型二组：除第 1 天和第 8 天使用的致敏剂浓度、基质和注射剂量不同于模型一组外（大鼠背部两侧各皮内注射 0.1ml 含 0.3%TMA 的玉米油溶液），其余均与前相同。正常对照组：实验日程和方法同模型一组，致敏剂与激发剂均以生理盐水（NS）代替。末次激发后 24 小时，检测各项指标。大鼠气管条的张力信号通过 POWER LAB S8 记录。

喘促发生百分率计算公式：

$$喘促发生百分率(\%)=\frac{组中发生喘促的大鼠数量}{该组的样本量}\times 100\%$$

（1）引喘潜伏期：各模型组大鼠经激发均能出现明显的喘促，TMA 模型一组的引喘潜伏期相对较短，第 22 天、第 36 天、第 43 天、第 57 天的引喘潜伏期与正常对照组相比有统计学差异，各组中出现喘促症状的大鼠在组中所占百分比差异较大，TMA 模型一组维持在 50% 左右，TMA 模型二组在 30% 以下（表 5-14）。

表 5-14　哮喘模型大鼠引喘潜伏期（$\bar{x}\pm s$，n=7）

组别	引喘潜伏期 /min					
	d22	d29	d36	d43	d50	d57
正常对照组	120.0 ± 0.0	120.0 ± 0.0	120.0 ± 0.0	120.0 ± 0.0	120.0 ± 0.0	120.0 ± 0.0
TMA 模型一组	76.14 ± 43.09*	102.0 ± 30.88	78.14 ± 39.79*	87.29 ± 32.65*	99.0 ± 28.18	87.0 ± 33.19*
TMA 模型二组	113.29 ± 17.76	112.29 ± 20.41	101.0 ± 32.51	120.14 ± 0.38	116.14 ± 10.21	110.14 ± 26.08

注：与正常对照组比较，*P<0.05。

（2）外周血和 BALF 中 EOS 水平比较：TMA 模型一组血液 EOS 计数、BALF 中 EOS 百分比与正常对照组相比均明显升高，统计学差异显著（图 5-26）。

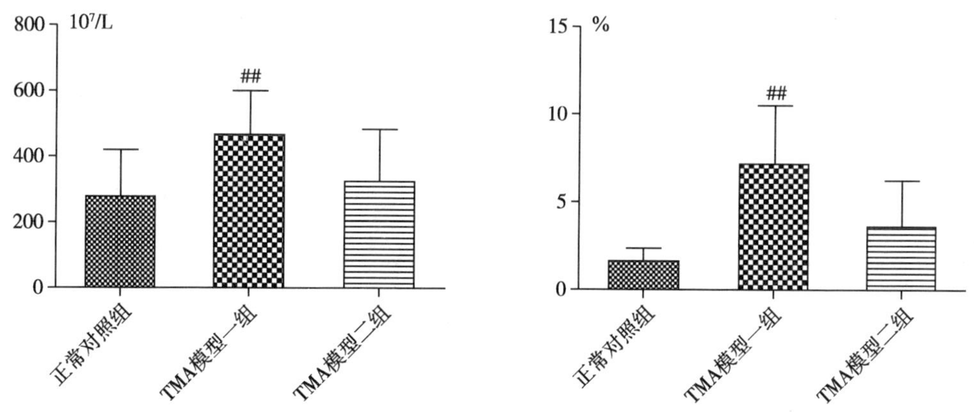

图 5-26　模型大鼠血液 EOS 计数和 BALF 中 EOS 百分比（$\bar{x}\pm s$，n=7）

注：与正常对照组比较，##P<0.01。

（3）大鼠离体气管条对乙酰胆碱的反应性：在恒温（37 ± 1）℃浴槽中，随着乙酰胆碱浓度的升高，引起离体气管条张力也随之变化，本实验以气道反应性为指标评价乙酰胆碱对不同给药剂量组大鼠离体气管条的影响（表 5-15）。

$$气道反应变化率(\%)=\frac{激发后气道张力-激发前气道张力}{激发前气道张力}\times 100\%$$

表 5-15　哮喘模型大鼠离体气管条对乙酰胆碱的气道反应变化率（$\bar{x} \pm s$, n=7）

组别	不同浓度乙酰胆碱下的气道反应变化率				
	10^{-6}mol/L	10^{-5}mol/L	10^{-4}mol/L	10^{-3}mol/L	10^{-2}mol/L
正常对照组	0.01 ± 0.01	0.04 ± 0.02	0.13 ± 0.05	0.22 ± 0.05	0.29 ± 0.06
模型组	0.01 ± 0.02	0.08 ± 0.02**	0.34 ± 0.13**	0.62 ± 0.21**	0.90 ± 0.28**

注：与正常对照组相比，**P<0.01。

(4) 肺组织病理学检查：病理检测显示，正常大鼠支气管腔内无渗出物，黏膜上皮无变性坏死脱落，管壁及其周围组织无炎症细胞浸润；肺泡间隔未增厚，无炎症细胞浸润，肺泡腔内无渗出物。TMA 模型一组病变主要表现为肺内细小支气管管壁周围及支气管上皮内可见较多的嗜酸性粒细胞、单核细胞、淋巴细胞浸润。少量支气管上皮细胞变性坏死脱落，支气管腔内可见大量嗜酸性粒细胞、单核细胞、淋巴细胞等炎症渗出物，病变的细小支气管周围部分肺组织实变，肺泡腔及肺泡壁大量嗜酸性粒细胞、单核细胞、淋巴细胞浸润。TMA 模型二组比 TMA 模型一组病变程度轻。

TMA 模型一组的引喘潜伏期相对较短，与正常对照组相比有统计学差异；BALF 中 EOS 百分比、淋巴和肥大细胞计数和白细胞总数与正常对照组相比均明显升高，且统计学差异显著。表明用 TMA 作为复制职业性哮喘大鼠模型是可行的，实验所用的观察指标稳定可靠。

2. 三拗汤及类方对 TMA 诱导大鼠哮喘模型的作用研究　采用 TMA 诱导大鼠哮喘模型，将 SD 大鼠随机分为正常对照组、致敏对照组、模型组、地塞米松组、三拗汤组、类方Ⅰ组（三拗汤加桔梗、荆芥）、类方Ⅱ组（三拗汤加半夏、五味子等）和类方Ⅲ组（加细辛等）组，各方给药剂量均为等效量，连续 7 天。

(1) 三拗汤及类方对模型大鼠外周血和 BALF 中 EOS 的影响：模型组血 EOS 显著高于正常对照组，各给药组均明显低于模型组，三拗汤组、类方Ⅰ组和类方Ⅲ组与模型组相比有显著差异（P<0.01）。

给药后各组的 BALF 白细胞总数均比模型组低，类方Ⅱ、Ⅲ组与模型组比较有统计学意义（P<0.01，P<0.05）。各给药组 BALF 中 EOS 水平明显低于模型组（P<0.01）。

(2) 三拗汤及类方对 TMA 致哮喘模型大鼠肺组织病理学的影响：病理检测显示，模型组病变主要表现为肺内细小支气管管壁周围及支气管上皮内可见较多的嗜酸性粒细胞、单核细胞、淋巴细胞浸润。少量支气管上皮细胞变性坏死脱落，支气管腔内可见大量嗜酸性粒细胞、单核细胞、淋巴细胞等炎症渗出物，病变的细小支气管周围部分肺组织实变，肺泡腔及肺泡壁大量嗜酸性粒细胞、单核细胞、淋巴细胞浸润。与模型组相比，各给药组病变有减轻的趋势，三拗汤类方Ⅲ组、阳性药组病变减轻趋势略优于其他给药组。各给药组对气道炎症反应均有不同的治疗作用，其中类方Ⅲ作用更显著。

3. 三拗汤类方Ⅲ水煎液对 TMA 诱导哮喘模型大鼠的作用　模型建立同前，SD 大鼠随机分为模型组、地塞米松组、类方Ⅲ大剂量组、类方Ⅲ中剂量组和类方Ⅲ小剂量组，按组灌胃给药，正常对照组、致敏对照组和模型组以 NS 灌胃，大剂量为等效量，由临床用量换算所得，大、中、小剂量浓度梯度为 1∶0.5∶0.25。

(1) 类方Ⅲ不同剂量对 TMA 致哮喘模型大鼠血、BALF 中 EOS 的影响：模型组与正常对照组大鼠血 EOS 相比明显升高($P<0.01$)，各给药组均明显低于模型组，大剂量组与模型组相比有统计学意义($P<0.05$)。

模型组与对照组相比 BALF 中白细胞总数、EOS、NEU 均显著高于正常对照组($P<0.01$)。类方Ⅲ大、中剂量组白细胞总数和 EOS、NEU 数量与模型组相比有统计学意义($P<0.05$，$P<0.01$)。

(2) 类方Ⅲ不同剂量对 TMA 致哮喘模型大鼠肺组织病理学的影响：类方Ⅲ对 TMA 致敏大鼠哮喘模型效果最佳，该方在麻黄、杏仁、甘草基本方基础上，配伍细辛，宣肺化痰、温肺化饮的功效。该方大、中剂量组对 TMA 诱导大鼠气道炎症模型的血及 BALF 中 EOS 的影响显著，对炎细胞浸润和上皮坏死等病理减轻趋势更为明显，大剂量组效果更为明显。

4. 三拗汤类方Ⅲ乙酸乙酯部位对 TMA 致哮喘模型大鼠的作用研究　对优效方及部位进行计量梯度评价。对致敏组大鼠行为体征结合血 EOS 计数随机分为模型组、地塞米松组、类方Ⅲ乙酸乙酯部位大剂量组、中剂量组和小剂量组。

(1) 类方Ⅲ乙酸乙酯部位对 TMA 模型大鼠血液和 BALF 中 EOS 水平的影响：给药后各组血 EOS 含量与模型组相比均有明显下降，其中大剂量组最为明显，与模型组相比有明显差异($P<0.01$)，中剂量组和小剂量组与模型组相比有统计学意义($P<0.05$)。

模型组与正常对照组相比，BALF 白细胞总数、EOS、LYM 和 NEU 细胞计数均有显著差异($P<0.01$)；类方Ⅲ乙酸乙酯部位大剂量组、中剂量组与模型组相比，白细胞总数、EOS、LYM 和 NEU 细胞计数均有显著差异($P<0.01$，$P<0.05$)。

(2) 不同剂量给药组大鼠离体气管条对乙酰胆碱的反应性：在恒温(37±1℃)浴槽中，随着乙酰胆碱浓度的升高，引起离体气管条张力也随之变化，本实验以气道反应性为指标评价乙酰胆碱对不同给药剂量组大鼠离体气管条的影响。

$$\text{气道反应性}=\frac{\text{后负荷}-\text{前负荷}}{\text{前负荷}}$$

结果表明，当离体气管条浴液中 ACh 浓度在 10^{-6}mol/L 时各组反应均不明显，在 10^{-5}mol/L 时各组开始有反应，但组间差异并不明显，从 10^{-4}mol/L 到 10^{-2}mol/L 各组出现明显的量效反应曲线且组间差异较为明显，正常对照组反应曲线较为平稳，在各浓度均与模型组有显著差异($P<0.01$)；在 10^{-3}mol/L 和 10^{-2}mol/L 浓度，大剂量组与模型组相比有统计学意义($P<0.05$，$P<0.01$)，中剂量组与模型组相比差异有统计学意义($P<0.05$)；地塞米松组从 10^{-4}mol/L 到 10^{-2}mol/L 与模型组相比均有统计学差异($P<0.05$)(图 5-27)。

(3) 类方Ⅲ乙酸乙酯部位对 TMA 致哮喘模型大鼠肺组织病理学的影响：模型组病变主要表现为肺内细小支气管管壁增厚，管壁周围及支气管上皮内可见较多的嗜酸性粒细胞、单核细胞、淋巴细胞浸润。少量支气管上皮细胞变性坏死脱落，支气管腔内可见大量分泌物，可见巨噬细胞，病变的细小支气管周围部分肺组织实变，部分小动脉周围大量嗜酸性粒细胞围管性浸润。与模型组相比，各给药组病变有减轻的趋势，类方Ⅲ乙酸乙酯组大剂量组病变减轻趋势略为明显。

TMA 致哮喘模型大鼠经 TMA 雾化激发后，BALF 中 EOS 等炎症细胞与正常对照组比较显著增多，类方Ⅲ乙酸乙酯部位大剂量和中剂量组动物给药后 EOS 等炎症细胞与模型组相

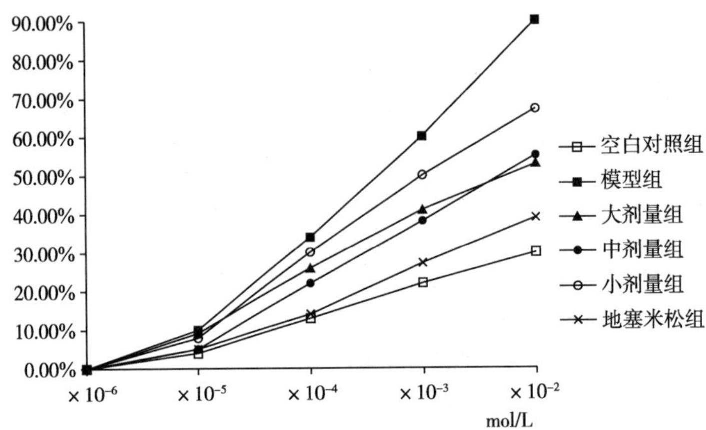

图 5-27　不同剂量给药组对大鼠离体气管条对乙酰胆碱反应性的影响

比显著减少，且有统计学差异（$P<0.01$，$P<0.05$），结果提示在三拗汤基本方基础上配伍辛温化饮药物对 TMA 诱导的气道炎症模型具有较好干预作用。

参考文献

[1] 汪珊珊，范欣生，徐立，等．基于正交试验的三拗汤配伍关系研究[J]．中国实验方剂学杂志，2012，18(20)：184-188.

[2] 马春华，汪姗姗，马世平，等．三拗汤对哮喘小鼠变应性气道炎症的影响及其成分分析[J]．中国实验方剂学杂志，2012，18(19)：149-153.

[3] 许惠琴，顾鹏程，范欣生，等．三拗汤及其类方对 RSV 诱导的哮喘小鼠气道反应性的影响[J]．世界科学技术—中医药现代化，2009，11(5)：702-706.

[4] GU P C，FAN X S，JIANG C X，et al. Effect of San'ao decoction the airway inflammation and hyperresponsiveness in a murine model of lipopolysaccharide-enhanced asthma[J]. Chinese Journal of Integrative Medicine，2011，17(7)：537-541.

[5] 张颖，童黄锦，俞晶华，等．三拗汤类方对哮喘小鼠气道炎症反应的影响[J]．中西医结合学报，2009，7(4)：354-359.

[6] 冯里，徐立，范欣生，等．三拗汤及类方挥发油对卵蛋白致敏哮喘豚鼠模型的效应评价[J]．中国实验方剂学杂志，2009，15(5)：35-38.

[7] 纪蕾蕾，徐立，范欣生，等．三拗汤及类方对卵蛋白致敏豚鼠哮喘模型引喘潜伏期及其 EOS 的影响[J]．南京中医药大学学报，2008，24(6)：391-393.

[8] 童黄锦，范欣生，许惠琴，等．一种病毒性哮喘模型制作方法的建立及评价[J]．西安交通大学学报(医学版)，2008，29(3)：349-352.

[9] 顾鹏程，许惠琴，范欣生，等．内毒素诱导致敏小鼠建立支气管哮喘动物模型的实验研究[J]．中华结核和呼吸杂志，2010，1(33)：56-59.

[10] MURAKAMI D，YAMADA H，YAJIMA T，et al. Lipopolysaccharide inhalation exacerbates allergic airway inflammation by activating mast cells and promoting Th2 responses[J]. Clinical & Experimental Allergy，2007，37(3)：339-347.

[11] JIANG C X，FAN X S，GU P C，et al. The effect of Qi'ao Decoction on ovalbumin induced and

lipopolysaccharide enhanced severe asthma mice and its mechanism [J]. Chinese Journal of Natural Medicines, 2013, 11 (6): 638-644.

[12] KIM Y K, OH S Y, JEON S G, et al. Airway exposure levels of lipopolysaccharide determine type 1 versus type 2 experimental asthma [J]. Journal of Immunology, 2007, 178 (8): 5375-5382.

[13] 刘洪. 三拗汤及其加味方功效物质靶点网络构建及干预 PM2.5 诱导加重哮喘的研究[D]. 南京: 南京中医药大学, 2017.

[14] BOEHLECKE B, HAZUCHA M, ALEXIS N E, et al. Low-dose airborne endotoxin exposure enhances bronchial responsiveness to inhaled allergen in atopic asthmatics [J]. Journal of Allergy and Clinical Immunology, 2003, 112 (6): 1241-1243.

[15] GEREDA J E, LEUNG D Y, THATAYATIKOM A, et al. Relation between house-dust endotoxin exposure, type 1 T-cell development, and allergen sensitisation in infants at high risk of asthma [J]. Lancet, 2000, 355 (9216): 1680-1683.

[16] 章晶晶, 李梦雯, 范欣生, 等. 三拗汤对 OVA 诱导哮喘小鼠模型的效应及 $TRPV_2$ 表达的影响[J]. 中国中药杂志, 2020, 45 (11): 2619-2625.

[17] CORTIJO J, BLESA S, MARTINEZ-LOSA M, et al. Effeets of taurine on pulmonary responses to antigen in sensitized Brown-Norway rats [J]. European Journal of Pharmacology, 2001, 431 (1): 111-117.

[18] ARTS J H, KUPER C F, SPOOR S M, et al. Airway morphology and function of rats following dermal sensitization and respiratory challenge with low molecular weight chemicals [J]. Toxicology and Applied Pharmacology, 1998, 152 (1): 66-76.

[19] 徐立, 时乐, 冯里, 等. 偏苯三酸酐诱导职业性哮喘大鼠模型的研究[J]. 国际呼吸杂志, 2012, 32 (20): 1536-1540.

[20] 汪珊珊, 冯理, 徐立, 等. 三拗汤及加味对 TMA 致大鼠哮喘模型气道炎症的影响[J]. 南京中医药大学学报, 2011, 27 (6): 542-545.

第五节　三拗汤类方提取分离与生物效应跟踪评价

一、三拗汤及其类方挥发油部位化学成分研究

1. 三拗汤挥发油部位化学成分研究　采用水蒸气蒸馏法提取三拗汤及其富含挥发油的组方药材麻黄、苦杏仁的挥发油，并通过 GC-MS 联用技术对其进行分析鉴定和比较研究（表 5-16）。结果显示三拗汤挥发油的 GC-MS TIC 化学信号主要来源于组方药材麻黄和苦杏仁，但是单味药材麻黄和苦杏仁中一些化学信号于复方三拗汤中未检测到。

表 5-16　三拗汤及组方药材麻黄、苦杏仁挥发油中化学成分分析结果

	化合物	保留时间 / min	分子量	来源和相对含量 /%		
				A	B	C
1	benzaldehyde	6.15	106.12	95.10	0.31	79.25
2	benzyl alcohol	8.02	108.14	0.08	–	0.07
3	tetramethyl-pyrazine	9.42	136.19	0.13	0.29	–
4	1-methyl-4-(1-methylethylidene)-cyclohexene	9.50	136.23	–	0.31	–
5	3,7-dimethyl-1,6-octadien-3-ol	9.96	154.25	0.06	0.67	–

续表

	化合物	保留时间 / min	分子量	来源和相对含量 /%		
				A	B	C
6	cycloheptane	10.09	98.19	0.07	–	0.06
7	1-methyl-4-(1-methylethyl)-3-cyclohexen-1-ol	11.15	154.25	–	0.24	–
8	1-methyl-4-(1-methylethenyl)-cyclohexanol	11.60	154.25	0.05	0.99	–
9	1-ethenyl-4-methoxy-benzene	11.70	134.18	0.25	3.62	–
10	menthone	11.79	154.25	0.21	2.53	–
11	benzenecarboxylic acid	12.30	122.12	0.20	–	1.01
12	4-methyl-1-(1-methylethyl)-3-cyclohexen-1-ol	12.63	154.25	0.08	1.07	–
13	2-hydroxy-benzoic acid, methyl ester	12.99	152.15	0.13	–	–
14	α, α-4-trimethyl-3-cyclohexene-1-methanol	13.12	154.25	1.39	29.18	–
15	3-methyl-6-(1-methylethylidene)-cyclohexene	13.27	136.23	–	1.37	–
16	3-phenyl-oxiranecarboxylic acid ethyl ester	13.99	192.21	–	–	0.05
17	(*R*)-3, 7-dimethyl-6-octen-1-ol	14.10	156.27	–	0.37	–
18	pulegone	14.50	152.23	0.18	2.29	–
19	4-(1-methylethyl)-benzaldehyde	14.66	148.20	–	0.27	–
20	(*E*)-3, 7-dimethyl-2, 6-octadien-1-ol	14.87	154.25	0.15	1.44	–
21	camphene	15.22	136.23	–	0.47	–
22	unidentified	15.32	154.25	0.31	3.57	–
23	4-(1-methylethyl)-1-cyclohexene-1-carboxaldehyde	15.82	152.23	0.11	1.85	–
24	4-(1-methylethyl)-benzenemethanol	16.32	150.22	0.08	0.06	–
25	α-hydroxy-benzeneacetonitrile	17.51	133.15	–	–	1.08
26	1-(2-hydroxy-4-methoxyphenyl)-ethanone	21.02	166.17	0.12	–	0.19
27	nerylacetone	21.22	194.31	–	0.27	–
28	aromadendrene	21.63	204.35	–	0.29	–
29	4-(2, 6, 6-trimethyl-1-cyclohexen-1-yl)-3-buten-2-one	22.18	192.30	–	0.36	–
30	hedycaryol	26.25	222.37	–	0.22	–
31	α-neo-clovene	26.80	204.35	–	0.90	–
32	copaene	27.22	204.35	–	0.23	–
33	α-eudesmol	27.36	222.37	–	0.47	–
34	β-maaliene	27.56	204.35	–	0.22	–
35	γ-gurjunene	28.00	204.35	–	0.34	–

续表

	化合物	保留时间 / min	分子量	来源和相对含量 /%		
				A	B	C
36	(*E*,*E*)-3,7,11-trimethyl-2,6,10-dodecatrien-1-ol	28.17	222.37	–	0.41	–
37	hexadecanedioic acid	28.52	286.41	0.78	–	–
38	unidentified	29.05	220.00	–	0.99	–
39	patchoulanol	29.40	222.37	–	4.04	–
40	6,10,14-trimethyl-2-pentadecanone	30.09	268.48	–	1.31	–
41	2-methyl-7-octadecyne	30.36	264.49	–	0.21	–
42	oleic acid	30.70	282.46	–	1.68	–
43	farnesyl acetone	31.36	262.43	–	0.42	–
44	hexadecanoic acid methyl ester	31.65	270.41	–	0.41	–
45	unidentified	31.92	242.00	–	–	0.35
46	*n*-hexadecanoic acid	32.51	254.41	–	0.24	15.78
47	isopropyl linoleate	33.87	322.53	–	3.04	–
48	unidentified	34.92	266.00	0.1	31.06	–
49	unidentified	35.98	338.00	–	1.15	–
50	chloromethyl 6-chlorododecanoate	36.21	283.23	–	–	0.05

注：A．三拗汤；B．麻黄；C．苦杏仁；“–”未检测到。

2. 三拗汤加味挥发油部位化学成分研究　在对三拗汤加味挥发油部位化学成分研究时，采用水蒸气蒸馏法提取三拗汤加味及其组方药材麻黄、苦杏仁和细辛的挥发油，并通过GC-MS联用技术对其进行分析鉴定和比较研究，发现三拗汤加味挥发油的GC-MS TIC化学信号主要来源于组方药材麻黄和细辛的贡献，但是也发现单味药材麻黄、苦杏仁和细辛中一些化学信号于复方三拗汤中未检测到（表5-17）。

表5-17　三拗汤加味方及组方药材麻黄、苦杏仁和细辛挥发油中化学成分分析结果

	化合物	保留时间 / min	分子量	来源和相对含量 /%			
				A	B	C	D
1	benzaldehyde	6.15	106.12	46.20	0.31	79.25	–
2	β-terpinene	6.49	136.23	0.11	–	–	0.12
3	β-myrcene	6.69	136.23	0.17	–	–	0.12
4	α-phellandrene	7.20	136.23	0.36	–	–	0.34
5	3-carene	7.26	136.23	0.92	–	–	1.18
6	*p*-cymene	7.72	134.22	0.50	–	–	0.34
7	*D*-limonene	7.84	136.23	0.21	–	–	0.17
8	β-thujene	7.90	136.23	0.16	–	–	0.10

续表

	化合物	保留时间 / min	分子量	来源和相对含量 /%			
				A	B	C	D
9	benzyl alcohol	8.02	108.14	–	–	0.07	–
10	γ-terpinene	8.68	136.23	0.08	–	–	0.05
11	(+)-4-carene	9.38	136.23	0.07	–	–	0.06
12	tetramethyl-pyrazine	9.42	136.19	0.04	0.29	–	–
13	1-methyl-4-(1-methylethylidene)-cyclohexene	9.50	136.23	0.37	0.31	–	0.33
14	1-methyl-4-(1-methylethenyl)-benzene	9.68	132.20	0.10	–	–	0.07
15	3,7-dimethyl-1,6-octadien-3-ol	9.96	154.25	0.08	0.67	–	0.05
16	cycloheptane	10.09	98.19	0.07	–	0.06	–
17	1-methyl-4-(1-methylethyl)-3-cyclohexen-1-ol	11.15	154.25	–	0.24	–	–
18	1-methyl-4-(1-methylethenyl)-cyclohexanol	11.60	154.25	–	0.99	–	–
19	eucarvone	11.70	150.22	10.34	3.62	–	9.99
20	menthone	11.79	154.25	0.21	2.53	–	0.31
21	benzenecarboxylic acid	12.30	122.12	–	–	1.01	–
22	linderol	12.38	154.25	0.20	–	–	0.21
23	4-methyl-1-(1-methylethyl)-3-cyclohexen-1-ol	12.63	154.25	0.14	1.07	–	0.10
24	*p*-cymenol	12.87	150.22	0.05	–	–	0.07
25	2-hydroxy-benzoic acid methyl ester	12.99	152.15	0.06	–	–	–
26	α,α-4-trimethyl-3-cyclohexene-1-methanol	13.12	154.25	0.79	29.18	–	–
27	estragole	13.18	148.20	0.94	–	–	1.05
28	3-methyl-6-(1-methylethylidene)-cyclohexene	13.27	136.23	–	1.37	–	–
29	sabinyl acetate	13.39	194.13	0.05	–	–	0.07
30	3-phenyl-oxiranecarboxylic acid ethyl ester	13.99	192.21	–	–	0.05	–
31	(*R*)-3,7-dimethyl-6-octen-1-ol	14.10	156.27	–	0.37	–	–
32	2-methoxy-4-methyl-1-(1-methylethyl)-benzene	14.18	164.24	0.05	–	–	0.07
33	pulegone	14.50	152.23	0.13	2.29	–	0.14
34	4-(1-methylethyl)-benzaldehyde	14.66	148.20	–	0.27	–	–
35	isochrysanthenone	14.77	150.22	0.08	–	–	0.12
36	(*E*)-3,7-dimethyl-2,6-octadien-1-ol	14.87	154.25	0.08	1.44	–	–
37	camphene	15.22	136.23	–	0.47	–	–

续表

	化合物	保留时间 / min	分子量	来源和相对含量 /%			
				A	B	C	D
38	unidentified	15.32	154.25	0.09	3.57	–	–
39	3,5-dimethoxytoluene	15.41	152.19	1.33	–	–	1.89
40	4-(1-methylethyl)-1-cyclohexene-1-carboxaldehyde	15.82	152.23	0.04	1.85	–	–
41	safrole	16.22	162.19	1.01	–	–	1.51
42	4-(1-methylethyl)-benzenemethanol	16.32	150.22	–	0.06	–	–
43	α-hydroxy-benzeneacetonitrile	17.51	133.15	–	–	1.08	–
44	α-terpineol acetate	18.02	196.29	–	–	–	0.07
45	eugenol methyl ether	19.81	178.23	30.85	–	–	65.97
46	3,4,5-trimethoxytoluene	19.98	182.22	0.17	–	–	0.43
47	β-gurjunene	20.72	204.35	–	–	–	0.06
48	(+)-α-longipinene	20.88	204.35	–	–	–	0.09
49	1-(2-hydroxy-4-methoxyphenyl)-ethanone	21.02	166.17	0.08	–	0.19	–
50	unidentified	21.05	204.35	–	–	–	0.06
51	nerylacetone	21.22	194.31	–	0.27	–	–
52	α-santalene	21.33	204.35	0.04	–	–	0.16
53	β-(*Z*)-farnesene	21.38	204.35	0.08	–	–	0.11
54	aromadendrene	21.63	204.35	–	0.29	–	–
55	4-(2,6,6-trimethyl-1-cyclohexen-1-yl)-3-buten-2-one	22.18	192.30	–	0.36	–	–
56	unidentified	22.54	204.35	–	–	–	0.09
57	pentadecane	22.89	212.41	0.08	–	–	0.25
58	butylated hydroxytoluene	22.96	220.35	–	–	–	0.10
59	myristicine	23.54	192.21	0.84	–	–	0.60
60	elemicin	24.47	208.25	2.80	–	–	11.03
61	*trans*-nerolidol	25.04	222.37	–	–	–	0.07
62	elemicine	25.13	208.25	–	–	–	0.12
63	hedycaryol	26.25	222.37	–	0.22	–	–
64	humulene oxide Ⅱ	26.54	220.35	–	–	–	0.10
65	α-neo-clovene	26.80	204.35	–	0.90	–	–
66	unidentified	26.92	222.00	–	–	–	0.03

续表

	化合物	保留时间 / min	分子量	来源和相对含量 /%			
				A	B	C	D
67	copaene	27.22	204.35	–	0.23	–	–
68	α-eudesmol	27.36	222.37	–	0.47	–	–
69	β-maaliene	27.56	204.35	–	0.22	–	–
70	patchouli alcohol	27.59	222.37	–	–	–	0.06
71	β-bisabolene	27.77	204.35		–	–	0.05
72	γ-gurjunene	28.00	204.35	–	0.34	–	–
73	(*E*,*E*)-3,7,11-trimethyl-2,6,10-dodecatrien-1-ol	28.17	222.37	–	0.41	–	–
74	unidentified	29.05	220.00	–	0.99	–	–
75	patchoulanol	29.40	222.37	–	4.04	–	–
76	6,10,14-trimethyl-2-pentadecanone	30.09	268.48	–	1.31	–	–
77	2-methyl-7-octadecyne	30.36	264.49	–	0.21	–	–
78	oleic acid	30.70	282.46	–	1.68	–	–
79	farnesyl acetone	31.36	262.43	–	0.42	–	–
80	hexadecanoic acid methyl ester	31.65	270.41	–	0.41	–	–
81	Unidentified	31.92	242.00	–	–	0.35	–
82	*n*-hexadecanoic acid	32.51	254.41	–	0.24	15.78	–
83	isopropyl linoleate	33.87	322.53	–	3.04	–	–
84	unidentified	34.92	266.00	–	31.06	–	–
85	unidentified	35.98	338.00	–	1.15	–	–
86	chloromethyl 6-chlorododecanoate	36.21	283.23	–	–	0.05	–

注：A．三拗汤加味方；B．麻黄；C．苦杏仁；D. 细辛；"–"未检测到。

3. 五拗汤挥发油部位化学成分研究　五拗汤来源于《医方大成》引《澹寮》，是由三拗汤加荆芥、桔梗蜜拌炒而来，为三拗汤类方之一。它有宣肺解表，化痰止咳的功效。主治感寒咳嗽，肺气喘急；或感寒而语声不出，咽喉肿痛，证见痰多咳逆连声者。本课题组采用水蒸气蒸馏法提取五拗汤及其富含挥发油的组方药材麻黄、苦杏仁、桔梗和荆芥的挥发油，并通过 GC-MS 联用技术对其进行分析鉴定和比较研究。五拗汤挥发油的 GC-MS TIC 化学信号主要来源于组方药材麻黄、桔梗、荆芥的贡献，但是也发现单味药材中一些化学信号在复方五拗汤中未检测到（表 5-18）。

表 5-18　五拗汤及组方药材麻黄、苦杏仁、桔梗、荆芥挥发油中化学成分分析结果

	化合物	保留时间 / min	分子量	来源和相对含量 /%				
				A	B	C	D	E
1	benzaldehyde	6.15	106.12	41.6	0.31	79.3	–	0.42
2	1-octen-3-ol	6.46	128.21	0.30	–	–	–	0.48

续表

	化合物	保留时间 /min	分子量	来源和相对含量 /%				
				A	B	C	D	E
3	β-myrcene	6.70	136.23	0.12	–	–	–	–
4	1,3,8-*p*-menthatriene	7.72	134.22	0.09	–	–	–	–
5	*D*-limonene	7.84	136.23	0.64	–	–	–	0.75
6	benzyl alcohol	8.02	108.14	–	–	0.07	–	–
7	tetramethyl-pyrazine	9.42	136.19	–	0.29	–	–	–
8	1-methyl-4-(1-methylethylidene)-cyclohexene	9.50	136.23	–	0.31	–	–	–
9	3,7-dimethyl-1,6-octadien-3-ol	9.96	154.25	–	0.67	–	–	–
10	cycloheptane	10.09	98.19	–	–	0.06	–	–
11	1-octenyl acetate	10.12	152.11	0.12	–	–	–	0.16
12	*trans*-1-methyl-4-(1-methylethenyl)-2-cyclohexenol	10.71	152.23	0.08	–	–	–	0.31
13	1-methyl-4-(1-methylethyl)-3-cyclohexenol	11.15	154.25	–	0.24	–	–	0.28
14	1-methyl-4-(1-methylethenyl)-cyclohexanol	11.60	154.25	–	0.99	–	–	–
15	1-ethenyl-4-methoxy-benzene	11.70	134.18	0.20	3.62	–	–	0.08
16	*p*-menthone	11.79	154.25	26.1	2.5	–	3.73	52.5
17	*p*-menthan-3-one	12.09	154.25	3.45	–	–	0.43	3.37
18	*dl*-menthol	12.28	156.27	0.30	–	–	–	0.40
19	benzenecarboxylic acid	12.30	122.12	–	–	1.01	–	–
20	1,3,4-trimethyl-3-cyclohexene-1-carboxaldehyde	12.44	152.23	0.48	–	–	–	0.50
21	3-*p*-menthol	12.54	156.27	0.17	–	–	–	0.28
22	4-methyl-1-(1-methylethyl)-3-cyclohexen-1-ol	12.63	154.25	–	1.07	–	–	–
23	2-hydroxy-benzoic acid methyl ester	12.99	152.15	0.09	–	–	–	–
24	α-terpieol	13.12	154.25	1.01	29.2	–	0.26	0.17
25	3-methyl-6-(1-methylethylidene)-cyclohexene	13.27	136.23	0.16	1.37	–	–	0.51
26	(3*Z*,5*E*)-1,3,5-undecatriene	13.52	150.26	0.09	–	–	–	0.17
27	2-allyl-4-methylphenol	13.83	148.20	0.17	–	–	–	0.67
28	3-Phenyl-oxiranecarboxylic acid ethyl ester	13.99	192.21	–	–	0.05	–	–
29	(*R*)-3,7-dimethyl-6-octen-1-ol	14.10	156.27	–	0.37	–	–	–
30	pulegone	14.50	152.23	13.9	2.29	–	3.16	28.8
31	*trans*-5-methyl-2-(1-methylethenyl)-cyclohexanone	14.62	152.23	–	–	–	–	0.10
32	4-(1-methylethyl)-benzaldehyde	14.66	148.20	–	0.27	–	–	–

续表

	化合物	保留时间 / min	分子量	来源和相对含量 /%				
				A	B	C	D	E
33	(*E*)-3,7-dimethyl-2,6-octadien-1-ol	14.87	154.25	0.11	1.44	–	–	–
34	piperitone	15.02	152.23	0.30	–	–	–	0.75
35	camphene	15.22	136.23	–	0.47	–	–	–
36	*trans*-*p*-menth-2-en-7-ol	15.32	136.11	0.18	3.57	–	–	–
37	4-(1-methylethyl)-1-cyclohexene-1-carboxaldehyde	15.82	152.23	0.11	1.85	–	–	–
38	unidentified	16.13	153.14	–	–	–	–	0.14
39	4-(1-methylethyl)-benzenemethanol	16.32	150.22	–	0.06	–		–
40	α-hydroxy-benzeneacetonitrile	17.51	133.15	–	–	1.08	–	–
41	eucarvone	17.77	150.22	0.48	–	–	–	2.41
42	α-cubebene	18.98	204.35	–	–	–	0.11	0.09
43	methyleugenol	19.75	178.23	0.55	–	–	2.11	0.92
44	caryophyllene	20.39	204.35	0.45	–	–	0.75	1.35
45	1-(2-hydroxy-4-methoxyphenyl)-ethanone	21.02	166.17	–	–	0.19	–	–
46	nerylacetone	21.22	194.31	–	0.27	–	–	–
47	α-caryophyllene	21.51	204.35	–	–	–	–	0.37
48	aromadendrene	21.63	204.35	–	0.29	–	–	–
49	copaene	22.11	204.35	–	–	–	0.30	–
50	4-(2,6,6-trimethyl-1-cyclohexen-1-yl)-3-buten-2-one	22.18	192.30	–	0.36	–	–	–
51	germacrene D	22.29	204.35	0.18	–	–	0.28	0.57
52	A-selinene	22.54	204.35	–	–	–	0.18	–
53	(+)-*δ*-cadinene	22.83	204.35	–	–	–	0.19	–
54	(+)-cuparene	23.17	202.34	–	–	–	0.73	–
55	A-amorphene	23.30	204.35	–	–	–	0.48	–
56	(–)-β-cadinene	23.45	204.35	–	–	–	0.30	0.16
57	(–)-calamenene	23.57	202.34	–	–	–	0.40	–
58	caryophyllene oxide	25.82	220.35	0.11	–	–	1.06	0.71
59	hedycaryol	26.25	222.37	–	0.22	–	–	–
60	cedrol	26.54	222.37	–	–	–	0.55	0.09
61	9-octadecenal	26.62	266.46	8.20	–	–	–	–
62	unidentified	26.69	194.00	–	–	–	–	0.10

续表

	化合物	保留时间 / min	分子量	来源和相对含量 /%				
				A	B	C	D	E
63	α-neo-clovene	26.80	204.35	–	0.90	–	0.36	–
64	viridiflorol	26.93	222.37	–	–	–	0.32	–
65	β-*cis*-caryophyllene	27.01	204.35	–	–		0.22	–
66	(–)-α-gurjunene	27.18	204.35	–	–	–	0.19	–
67	γ-muurolene	27.22	204.35	–	–	–	0.27	0.15
68	α-eudesmol	27.36	222.37	–	0.47	–	0.44	0.19
69	β-maaliene	27.56	204.35	–	0.22	–	0.26	0.27
70	1,6-dimethyl-4-(1-methylethyl)-Naphthalene	27.59	198.30	–	–	–	0.39	–
71	(–)-spathulenol	27.86	220.35	0.03	–	–	0.16	0.18
72	unidentified	27.93	218.00	–	–	–	0.33	–
73	α-gurjunene	28.00	204.35	–	0.34	–	–	–
74	2,2',5,5'-tetramethyl-1,1'-biphenyl	28.04	210.31	–	–	–	0.23	–
75	tetradecanal	28.17	212.37	–	–	–	0.56	–
76	(*E*,*E*)-3,7,11-trimethyl-2,6,10-dodecatrien-1-ol	28.17	222.37	–	0.41	–	–	–
77	methyl tetradecanoate	28.28	242.40	–	–	–	0.10	–
78	aristolone	28.63	286.41	–	–	–	0.43	–
79	tetradecanoic acid	28.90	228.37	–	–	–	3.93	–
80	unidentified	29.05	220.00	–	0.99	–	–	–
81	anthracene	29.23	178.23	–	–	–	0.45	0.05
82	patchoulanol	29.40	222.37	–	4.04	–	–	–
83	1,13-tetradecadiene	29.70	194.36	–	–	–	0.17	–
84	hexahydrofarnesyl acetone	30.09	268.48	0.06	1.31	–	1.34	0.28
85	2-hydroxy-cyclopentadecanone	30.22	212.16	–	–	–	1.06	–
86	2-methyl-7-octadecyne	30.36	264.49	–	0.21	–	–	–
87	unidentified	30.40	278.00	–	–	–	1.78	–
88	pentadecanoic acid	30.50	242.40	–	–	–	1.18	–
89	oleic acid	30.70	282.46	–	1.68	–		–
90	1-heptadecanol	30.81	256.47	–	–	–	0.47	–
91	methyl palmitoleate	31.21	268.43	–	–	–	0.67	–
92	farnesyl acetone	31.36	262.43	–	0.42	–		–
93	hexadecanoic acid methyl ester	31.65	270.41	–	0.41	–	4.01	–

续表

化合物		保留时间 / min	分子量	来源和相对含量 /%				
				A	B	C	D	E
94	unidentified	31.92	242.00	–	–	0.35	–	–
95	9-hexadecenoic acid	32.07	254.41	–	–	–	4.16	–
96	butyl 2-ethylhexyl phthalate	32.30	334.45	–	–	–	0.92	–
97	*n*-hexadecanoic acid	32.51	254.41	–	0.24	15.8	51.1	0.42
98	isopropyl linoleate	33.87	322.53	–	3.04	–	–	–
99	unidentified	34.92	266.00	–	31.1	–	–	–
100	unidentified	35.98	338.00	–	1.15	–	–	–
101	methyl octadecadienoate	36.19	294.47	–	–	–	5.18	–
102	chloromethyl 6-chlorododecanoate	36.21	283.23	–	–	0.05	–	–
103	*cis*-11-octadecenoic acid methyl ester	36.43	294.49	–	–	–	1.95	–
104	(*E*)-9-octadecenoic acid methyl ester	36.65	294.49	–	–	–	0.29	–
105	phytol	36.80	296.53	–	–	–	–	0.13

注：A．五拗汤；B．麻黄；C．苦杏仁；D. 桔梗；E. 荆芥；“–”未检测到。

4. 七拗汤挥发油部位化学成分研究　七拗汤出自《摄生众妙方》，由三拗汤加半夏、五味子、生石膏、细辛组成。主治喘病及伤寒喘嗽。至今对于七拗汤的研究大多限于其中单味药的成分和药理活性研究，而对于七拗汤整方的物质基础和配伍效应研究则少有报道。本课题组为探讨挥发性成分在复方中的作用，寻找七拗汤治疗呼吸性疾病的物质基础，采用气相色谱 - 质谱（GC-MS）联用法对七拗汤中挥发性成分进行分析研究，并模拟相同条件对各单味药材进行了与七拗汤的分析比较，为七拗汤的物质基础与配伍机制研究奠定基础（表 5-19）。

表 5-19　七拗汤及组方药材麻黄、苦杏仁、五味子挥发油中化学成分分析结果

化合物		保留时间 / min	分子量	来源和相对含量 /%			
				A	B	C	D
1	benzaldehyde	6.15	106.12	18.93	0.31	79.25	–
2	*p*-cymol	7.72	134.22	0.03	–	–	–
3	limonene	7.84	136.23	0.03	–	–	–
4	benzyl alcohol	8.02	108.14	–	–	0.07	–
5	tetramethyl-pyrazine	9.42	136.19	–	0.29	–	–
6	α-terpinolen	9.50	136.23	0.05	0.31	–	–
7	3,7-dimethyl-1,6-octadien-3-ol	9.96	154.25	0.14	0.67	–	–
8	cycloheptane	10.09	98.19	0.05	–	0.06	–
9	1-methyl-4-(1-methylethyl)-3-cyclohexen-1-ol	11.15	154.25	–	0.24	–	–
10	β-terpineol	11.60	154.25	0.07	0.99	–	–

续表

	化合物	保留时间 / min	分子量	来源和相对含量 /%			
				A	B	C	D
11	*p*-methoxystyrene	11.70	134.18	0.13	3.62	–	–
12	menthone	11.79	154.25	0.06	2.53	–	–
13	benzenecarboxylic acid	12.30	122.12	–	–	1.01	–
14	4-terpineol	12.63	154.25	0.06	1.07	–	–
15	2-hydroxy-benzoic acid methyl ester	12.99	152.15	0.06	–	–	–
16	1-α-terpineol	13.12	154.25	1.65	29.18	–	–
17	3-methyl-6-(1-methylethylidene)-cyclohexene	13.27	136.23	0.09	1.37	–	–
18	3-phenyl-oxiranecarboxylic acid ethyl ester	13.99	192.21	–	–	0.05	–
19	(*R*)-3,7-dimethyl-6-octen-1-ol	14.10	156.27	–	0.37	–	–
20	pulegone	14.50	152.23	0.06	2.29	–	–
21	4-(1-methylethyl)-benzaldehyde	14.66	148.20	–	0.27	–	–
22	(*E*)-3,7-dimethyl-2,6-octadien-1-ol	14.87	154.25	0.04	1.44	–	–
23	camphene	15.22	136.23	–	0.47	–	–
24	unidentified	15.32	154.25	0.05	3.57	–	–
25	phellandral	15.82	152.23	0.04	1.85	–	–
26	3,5-dimethyl-benzenemethanol	15.87	136.19	0.05	–	–	–
27	4-(1-methylethyl)-benzenemethanol	16.32	150.22	0.08	0.06	–	–
28	α-hydroxy-benzeneacetonitrile	17.51	133.15	–	–	1.08	–
29	copaene	18.98	204.35	0.48	–	–	0.77
30	β-gurjunene	19.07	204.35	0.10	–	–	–
31	α-santalene	19.50	204.35	1.83	–	–	9.74
32	α-elemene	19.65	204.35	–	–	–	1.03
33	eugenol methyl ether	19.75	178.23	0.32	–	–	–
34	(+)-cyclosativene	19.86	204.35	0.26	–	–	–
35	(+)-epi-bicyclosesquiphellandrene	20.60	204.35	0.67	–	–	1.79
36	thujopsene	20.89	204.35	0.46	–	–	–
37	paeonal	21.02	166.17	0.08	–	0.19	–
38	2-carene	21.10	136.23	–	–	–	4.85
39	(−)-alloaromadendrene	21.22	204.35	0.53	0.27	–	1.74
40	γ-muurolene	21.65	204.35	1.23	0.29	–	2.13
41	α-longipinene	21.83	204.35	0.09	–	–	–
42	β-himachalene	21.91	204.35	–	–	–	13.99

续表

	化合物	保留时间 / min	分子量	来源和相对含量 /%			
				A	B	C	D
43	(+)-cuparene	22.08	202.34	0.29	–	–	16.01
44	4-(2,6,6-trimethyl-1-cyclohexen-1-yl)-3-buten-2-one	22.18	192.30	4.04	0.36	–	–
45	β-chamigrene	22.30	204.35	1.49	–	–	17.52
46	β-cadinene	22.54	204.35	0.13	–	–	4.30
47	α-gurjunene	22.66	204.35	1.39	–	–	–
48	α-uurolene	22.86	204.35	8.71	–	–	5.26
49	γ-cadinene	23.32	204.35	8.62	–	–	1.42
50	δ-cadinene	23.47	204.35	1.58	–	–	–
51	(–)-calamenene	23.59	202.35	0.57	–	–	–
52	α-chamigrene	23.81	204.35	0.93	–	–	–
53	α-cedrene	24.03	204.35	2.60	–	–	–
54	germacrene B	24.48	204.35	1.77	–	–	–
55	nerolidol	25.04	222.37	0.64	–	–	–
56	hedycaryol	26.25	222.37	0.76	0.22	–	0.86
57	α-neo-clovene	26.80	204.35	0.71	0.90	–	–
58	4-isopropyl-1,6-dimethyl-1,2,3,4,4a,7-hexahydronaphthalene	26.90	204.35	1.00	–	–	–
59	cubenol	27.22	222.37	1.57	0.23	–	0.37
60	D-longifolene	27.33	204.35	0.46	–	–	–
61	α-eudesmol	27.36	222.37	0.55	0.47	–	–
62	β-maaliene	27.56	204.35	0.65	0.22	–	–
63	α-santalol	27.92	220.35	1.86	–	–	1.93
64	γ-gurjunene	28.00	204.35	0.44	0.34	–	–
65	isolongifolen-9-one	28.12	218.33	–	–	–	2.94
66	(*E*,*E*)-3,7,11-trimethyl-2,6,10-dodecatrien-1-ol	28.17	222.37	0.18	0.41	–	–
67	β-santalene	28.39	204.35	0.61	–	–	1.01
68	unidentified	28.69	204.35	3.46	–	–	1.40
69	unidentified	28.88	204.35	1.47	–	–	3.18
70	unidentified	28.98	222.37	–	–	–	1.74
71	unidentified	29.05	220.00	1.63	0.99	–	–

续表

	化合物	保留时间 / min	分子量	来源和相对含量 /%			
				A	B	C	D
72	unidentified	29.12	222.37	2.11	–	–	–
73	patchoulanol	29.40	222.37	2.76	4.04	–	–
74	6,10,14-trimethyl-2-pentadecanone	30.09	268.48	1.15	1.31	–	–
75	2-methyl-7-octadecyne	30.36	264.49	0.05	0.21	–	–
76	oleic acid	30.70	282.46	0.11	1.68	–	–
77	farnesyl acetone	31.36	262.43	–	0.42	–	–
78	hexadecanoic acid methyl ester	31.65	270.41	0.13	0.41	–	–
79	unidentified	31.92	242.00	–	–	0.35	
80	*n*-hexadecanoic acid	32.51	254.41	–	0.24	15.78	
81	isopropyl linoleate	33.87	322.53	–	3.04	–	–
82	unidentified	34.92	266.00	–	31.06	–	–
83	unidentified	35.98	338.00	–	1.15	–	–
84	chloromethyl 6-chlorododecanoate	36.21	283.23	0.17	–	0.05	

注：A. 七拗汤；B. 麻黄；C. 苦杏仁；D. 五味子；"–"未检测到。

二、三拗汤水提部位化学成分的分离与鉴定

利用各种色谱、光谱方法对三拗汤水提部位进行了系统分离和结构鉴定。共得到化合物 12 个并鉴定了它们的化学结构，包括糖苷类 2 个，苦杏仁苷及甘草酸；黄酮类 3 个，芒柄花素、甘草素和异甘草素；甾醇类 1 个，β- 谷甾醇；有机酸类 3 个，苯甲酸、琥珀酸及正三十烷酸；生物碱类 2 个，麻黄碱及伪麻黄碱；以及苦杏仁苷的水解产物扁桃腈。

三、三拗汤类方乙酸乙酯部位 HPLC/ESI-MS 定性分析

采用 HPLC-DAD/Q-TOF-MS，对三拗汤及其类方各效应部位进行分析。根据质谱信息，并结合 UV 谱图及文献报道，大致确定了 34 个主要成分的可能结构，经过与对照品比对，确定一些代表性成分如甘草素、异甘草素、芒柄花素等的化学结构。分析测定了三拗汤及其类方有效部位中不同类型的化学成分，为方剂中多种类型复杂效应物质的分析评价提供参考（表 5-20~ 表 5-23）。

表 5-20　三拗汤效应部位（SA-06）HPLC-MS 分析结果

	保留时间 /min	成分鉴定	$[M-H]^-$	MS^n 特征离子
2	17.93	对羟基苯甲酸 *p*-hydroxybenzoic acid	137	
3	22.87	苯甲酸 benzoic acid	121	
5	24.49	甘草素 -4′- 芹糖苷 liquiritigenin-4′-apiosyl（1 → 2）-glucoside	549	255，135

续表

	保留时间 /min	成分鉴定	[M-H]⁻	MSⁿ 特征离子
6	25.29	甘草苷 liquiritin	417	255,135
7	32.21	异甘草苷 isoliquiritin	417	255,135
9	36.99	甘草素 liquiritigenin	255	135
12	42.09	槲皮素 quercetin	301	
15	46.88	2,3- 二氢异甘草素 2,3-dihydroiso-liquiritigenin	257	135
16	48.45	异甘草素 isoliquiritigenin	255	
17	49.11	芒柄花素 formononetin	267	
20	56.76	甘草醇 glycyrol	367	337,267
21	57.92	甘草异黄酮乙 licoisoflavone B	351	
22	58.99	甘草双氢异黄酮 licoisoflavanone	353	297,269
23	60.87	甘草利酮 licoricone	381	
24	61.37	甘草黄烷酮 licoflavanone	339	
25	61.74	甘草异黄酮甲 licoisoflavone A	353	297,269
26	62.70	新甘草酚 neoglycyrol	365	307,279,251
27	64.95	乌拉尔醇 uralenol	369	
29	66.14	甘草香豆素 glycycoumarin	367	309,265,221
30	66.98	光甘草酮 glabrone	351	
31	67.69	光甘草宁 glabranin	323	
33	69.97	3′- 甲氧基光甘草定 3′-methyoxy-glabridin	369	
34	73.86	3- 羟基光甘草酚 3-hydroxyglabrol	407	

表 5-21　三拗汤加味效应部位（SJ-06）HPLC-MS 分析结果

	保留时间 /min	成分鉴定	[M-H]⁻	MSⁿ 特征离子
1	15.36	甘草查耳酮新苷 neochalcoside	401	
3	22.81	苯甲酸 benzoic acid	121	
5	24.44	甘草素 -4′- 芹糖苷 liquiritigenin-4′-apiosyl (1 → 2)- glucoside	549	255,135
6	25.06	甘草苷 liquiritin	417	255,135
7	32.54	异甘草苷 isoliquiritin	417	255,135
9	36.52	甘草素 liquiritigenin	255	135
12	42.08	槲皮素 quercetin	301	
15	46.82	2,3- 二氢异甘草素 2,3-dihydroiso-liquiritigenin	257	
16	48.09	异甘草素 isoliquiritigenin	255	
17	49.08	芒柄花素 formononetin	267	

续表

	保留时间 /min	成分鉴定	[M-H]⁻	MSⁿ 特征离子
20	56.77	甘草醇 glycyrol	367	337,267
21	57.92	甘草异黄酮乙 licosisoflavone B	351	
23	60.84	甘草利酮 licoricone	381	
24	61.38	甘草黄烷酮 licoflavanone	339	
26	62.52	新甘草酚 neoglycyrol	365	307,279,251
30	66.91	光甘草酮 glabrone	351	
31	67.53	光甘草宁 glabranin	323	
32	69.34	异甘草醇 isoglycyrol	363	

表 5-22　五拗汤效应部位(WA-06)HPLC-MS 分析结果

	保留时间 /min	成分鉴定	[M-H]⁻	MSⁿ 特征离子
2	18.16	对羟基苯甲酸 *p*-hydroxybenzoic acid	137	
3	22.78	苯甲酸 benzoic acid	121	
4	24.13	3- 羟基 -4(8)- 烯 -*p*- 薄荷烷 -3(9)- 内酯 3-hydroxy-4(8)-ene-*p*-menthane-3(9)-lactone	181	
6	25.13	甘草苷 liquiritin	417	255,135
7	32.61	异甘草苷 isoliquiritin	417	255,135
9	36.71	甘草素 liquiritigenin	255	135
10	37.14	木犀草素 luteolin	285	
11	39.85	蜜橘素 tangeritin	373	
14	45.38	tilianin	445	
15	46.73	2,3- 二氢异甘草 2,3- dihydrois-liquiritigenin	257	
16	48.27	异甘草素 isoliquiritigenin	255	
17	48.99	芒柄花素 formononetin	267	
21	57.99	甘草异黄酮乙 licosisoflavone B	351	
23	60.84	甘草利酮 licoricone	381	
26	62.47	新甘草酚 neoglycyrol	365	307,379,251
28	65.08	桔梗皂苷元 platycodigenin	519	
32	69.26	异甘草醇 isoglycyrol	363	

表 5-23　七拗汤效应部位(QA-06)HPLC-MS 分析结果

	保留时间 /min	成分鉴定	[M-H]⁻	MSⁿ 特征离子
5	24.49	甘草素 -4′- 芹糖苷 liquiritigenin-4′-apiosyl(1 → 2)-glucoside	549	255,135
6	25.14	甘草苷 liquiritin	417	255,135

续表

	保留时间 /min	成分鉴定	[M-H]⁻	MSⁿ 特征离子
7	32.40	异甘草苷 isoliquiritin	417	255,135
8	33.26	大黄酚 chrysophanol	253	
9	36.45	甘草素 liquiritigenin	255	135
13	44.99	五味子醇甲 schizandrin	431	
15	46.64	2,3- 二氢异甘草素 2,3-dihydroiso-liquiritigenin	257	
16	48.10	异甘草素 isoliquiritigenin	255	
17	48.93	芒柄花素 formononetin	267	
18	51.02	acetylbinankadsurin B	459	
19	54.84	benzoylgomisin Q	551	
20	56.76	甘草醇 glycyrol	367	337,267
21	57.87	甘草异黄酮乙 licosisoflavone B	351	
22	58.97	甘草双氢异黄酮 licoisoflavanone	353	296,269
23	60.84	甘草利酮 licoricone	381	
26	62.70	新甘草酚 neoglycyrol	365	307,279,251
30	66.96	光甘草酮 glabrone	351	
32	69.14	异甘草醇 isoglycyrol	363	
33	69.81	3′- 甲氧基光甘草定 3′-methyoxy-glabridin	369	

经各效应研究实验结果总结，表明各类方主要效应部位皆为乙酸乙酯部位，因此本实验着重研究各类方的乙酸乙酯部位，即 SA-06、SJ-06、WA-06 以及 QA-06 部位。

实验结果表明各类方中的主要化学成分为黄酮类，小分子有机酸，包括少量木质素和香豆素等。其中黄酮类成分大多来源于组方药材甘草。

黄酮类化合物的准分子离子[M-H]⁻ 比较明显，当样品浓度较高时，还易形成二聚体离子[2M-H]⁻，通过它们很容易确定该类化合物的分子量。黄酮和黄烷酮骨架裂解的碎片离子的水加和离子峰很强，成为特征碎片峰，用于确定黄酮各环是否有羟基或甲氧基等取代基。

黄酮苷的多级裂解质谱可得到脱糖的碎片离子，糖完全离去后的苷元碎片的再次裂解与黄酮的裂解规律完全相同，可用于推断黄酮苷元的结构。黄酮类化合物的裂解示例见图 5-28。

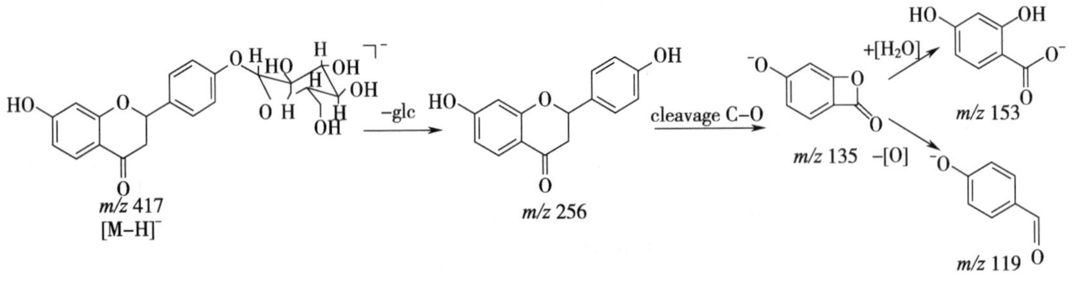

图 5-28　甘草苷的质谱裂解方式

香豆素类化合物准分子离子峰与黄酮的特点相同，[M-H]$^-$准分子离子以及二聚体[2M-H]$^-$离子容易辨认。该类化合物的裂解示例见图 5-29。

[M+H-55]$^+$

HO O O OCH$_3$ O OH

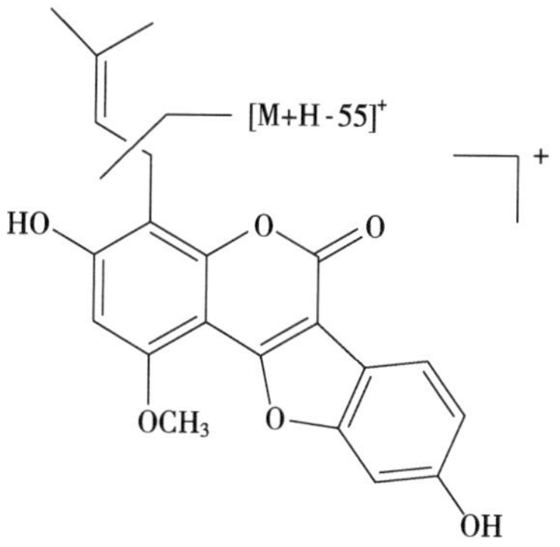

图 5-29 新甘草酚的质谱裂解方式

方剂作为一个复杂体系，其成分则更加复杂，虽然HPLC能对其进行较好的分离，但由于常规紫外检测所能提供的分子结构信息较少，且灵敏度较低，无法对方剂中多种不同类型成分进行分析。采用 HPLC/ESI-MS^n 联用方法对方剂这一复杂体系进行分析，以 ESI-MS 获得的准分子离子峰确定化合物的分子量，根据多级质谱（ESI-MS^n）所得的碎片峰，结合紫外光谱、保留时间以及参考文献报道推测三拗汤及其类方效应部位中化学成分的可能结构，为方剂物质基础研究工作奠定了一定基础。

四、三拗汤及其类方乙酸乙酯部位效应成分的定量比较分析

采用 RP-HPLC-DAD 方法，比较了三拗汤及其类方中 7 种主要有效物质（麻黄碱、苦杏仁苷、甘草苷、苯甲酸、异甘草苷、芒柄花素和甘草酸）的含量变化（表 5-24）。三拗汤配伍煎液中，除芒柄花素外，麻黄碱、苦杏仁苷、甘草苷、苯甲酸、异甘草苷和甘草酸的含量合煎液均小于单煎液；五拗汤中，苦杏仁苷和甘草苷的含量显著升高，芒柄花素的含量也高于单味药材；七拗汤中麻黄碱和苦杏仁苷的含量显著升高；加味三拗汤中麻黄碱和苦杏仁苷的含量显著升高，甘草苷、异甘草苷、芒柄花素和甘草酸的含量有所降低。提示我们五拗汤中因加入了荆芥、桔梗，加强了苦杏仁和甘草的作用，而七拗汤和加味三拗汤中因其他中药的作用，加强了麻黄和苦杏仁的作用，各类方中宣肺的共性效应主要源于药物配伍后化学成分的重新组合。

表 5-24 样品含量测定结果（$\bar{x} \pm s$, n=3）

样品	含量 /（mg / g）							总量
	1	2	3	4	5	6	7	
SAD	2.24	6.78	6.96	1.26	0.41	1.2	11.92	30.77
WAT	2.22	20.29	17.34	1.41	0.43	1.04	12.13	54.86
QAT	3.17	26.51	13.22	0.71	0.58	0.71	7.32	52.22
JAT	2.42	11.09	4.92	1.07	0.21	0.72	8.68	29.11
EH	3.85							3.85
AS		16.82		1.26				18.08
GR			10.48		0.43	0.87	13.31	25.09

从实验结果中可以发现，甘草、麻黄和杏仁在组成方剂后有效物质的溶出受药物相互作用有增有减。三拗汤配伍煎液中，除芒柄花素外，麻黄碱、苦杏仁苷、甘草苷、苯甲酸、异甘草苷和甘草酸的含量合煎液均小于单煎液；五拗汤中，苦杏仁苷和甘草苷的含量显著升高，芒柄花素的含量也高于单味药材；七拗汤中麻黄碱和苦杏仁苷的含量显著升高；加味三拗汤中

麻黄碱和苦杏仁苷的含量显著升高，甘草苷、异甘草苷、芒柄花素和甘草酸的含量有所降低。提示五拗汤中因加入了荆芥、桔梗，加强了苦杏仁和甘草的作用，而七拗汤和加味三拗汤中因加入了其他中药，加强了麻黄和苦杏仁的作用，各类方中"宣肺"的共性效应主要源于药物配伍后化学成分的重新组合。

五、三拗汤及其组方药味主要有效物质的配伍比较分析

三拗汤中甘草的主要活性成分为甘草酸和黄酮类成分，甘草酸和甘草次酸具有保肝、抗菌、抗病毒等活性；黄酮类成分具有抑菌、抗病毒、抗氧化以及保肝作用等活性，异甘草素还能抑制肿瘤增殖作用。苦杏仁中的主要活性成分苦杏仁苷具有抗溃疡、抗肿瘤和免疫抑制作用；麻黄中的麻黄碱和甲基麻黄碱具有松弛平滑肌、收缩血管、抗炎及中枢兴奋、发汗解热、抗菌抗病毒、镇咳平喘等作用。

杨翀、梁光义、李灵、李诗梅等分别用高效液相法或薄层扫描法测定了三拗汤中麻黄碱、苦杏仁苷和甘草酸的含量。目前仍无对三拗汤整方多种有效物质同时进行定量分析的报道，本课题组在前期研究工作中发现了三拗汤的主要效应部位为乙酸乙酯部位，因此本实验以三拗汤及各单味药材效应部位为研究对象，采用 RP-HPLC-DAD 方法，对三拗汤不同煎液中的 12 种主要有效成分进行了含量测定和比较分析（表 5-25，图 5-30）。

表 5-25　样品含量测定结果 /（mg / g）

样品	1	2	3	4	5	6	7	8	9	10	11	12
三拗汤	1.13	2.34	0.86	0.55	3.72	3.80	0.38	0.89	0.13	0.23	0.28	0.02
甘草	–	–	–	–	3.86	0	0.62	1.73	0.42	0.73	0.25	0.02
麻黄	0	2.68	0.94	–	–	–	–	–	–	–	–	–
杏仁	1.65	–	–	0.50	–	3.50	–	–	–	–	–	–
麻甘	–	1.23	0.42	–	2.69	–	0.31	1.54	0.27	0.51	0.18	0.02
麻杏	1.31	1.11	0.48	0.39	–	3.36	–	–	–	–	–	–
甘杏	1.30	–	–	0.61	4.11	1.10	0.53	0.58	0.11	0.19	0.22	0.02

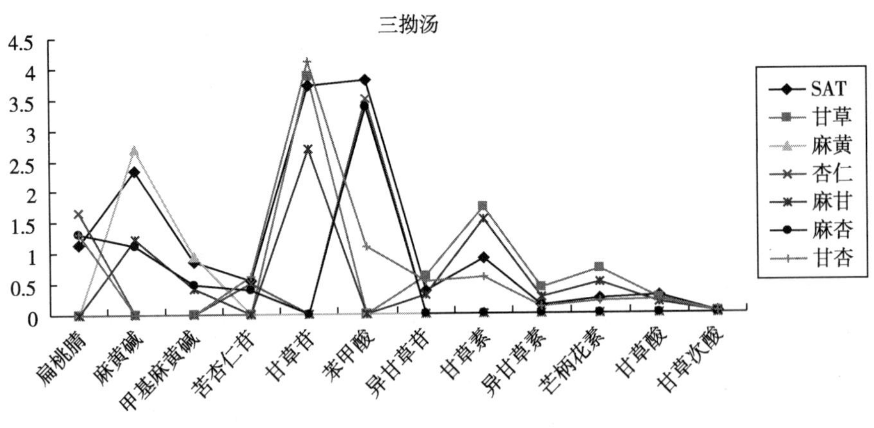

图 5-30　12 种成分含量变化结果图

从实验结果中可以发现，三拗汤配伍煎液中，扁桃腈、盐酸麻黄碱、甲基麻黄碱、甘草苷、异甘草苷、甘草素、异甘草素、芒柄花素的含量合煎液小于单煎液；苯甲酸、苦杏仁苷和甘草次酸的含量合煎液大于单煎液，甘草次酸的含量变化较小。总之，甘草、麻黄和杏仁在组成方剂三拗汤后有效物质的溶出受药物相互作用有增有减。由于方剂化学成分的复杂性，中药复方汤剂在煎煮过程中，各药味成分相互影响，产生助溶或沉淀等现象，使中药复方汤剂中的有效成分的提取率产生变化，直接影响中药复方汤剂在临床上的疗效，其有效物质增减程度可能与方剂配伍应用原理密切相关。

参考文献

[1] 周玲，范欣生，吴德康，等．三拗汤及其组方药材挥发性成分比较分析[J]. 中国实验方剂学杂志，2009，15(2)：1-4.

[2] 周玲，范欣生，唐于平，等．气相色谱 - 质谱联用分析三拗汤加味及其组方药材挥发性成分[J]. 中国药科大学学报，2008，39(6)：515-518.

[3] 周玲，唐于平，吴德康，等．五拗汤及其组方药材挥发油 GC-MS 比较分析[J]. 中国中药杂志，2009，34(10)：1245-1250.

[4] 范欣生．三拗汤方证与应用探讨[J]. 安徽中医学院学报，2006，25(6)：1-3.

[5] 范欣生，段金廒，孙世发，等．类方研究在方剂现代研究中的意义探析[J]. 世界科学技术—中医药现代化，2007，9(6)：17-20.

[6] 宋丹，武孔云．经方“三拗汤”的研究进展[J]. 贵阳中医学院学报，2004，26(4)：10-12.

[7] 杨翀，梁光义，贺祝英，等．三拗汤不同配伍中麻黄碱、甘草酸和苦杏仁苷的变化[J]. 中草药，2008，39(3)：372-375.

[8] 杨翀，梁光义，贺祝英，等．HPLC 测定三拗汤不同煎液中甘草酸的含量及体外抗菌作用比较[J]. 中国中药杂志，2007，32(11)：1031-1034.

[9] 杨翀，梁光义，周静宜，等．HPLC 法测定三拗汤不同煎液中苦杏仁苷[J]. 中草药，2007，38(6)：848-850.

[10] 梁光义，杨翀，周静宜，等．HPLC 测定三拗汤不同煎液中麻黄碱的含量并比较其体外的抗菌作用[J]. 华西药学杂志，2007，22(2)：131-133.

[11] 李灵，罗佩卓，周丽霞．高效液相色谱法测定三拗汤中麻黄碱含量[J]. 广西中医药，2000，23(6)：43-44.

[12] 李诗梅．薄层扫描法测定三拗汤中麻黄碱和苦杏仁甙的含量[J]. 中成药，1992，14(7)：11-12.

[13] 范欣生，朱海青，项晓人，等．三拗汤加味对哮喘豚鼠肺内嗜酸细胞凋亡的影响[J]. 江苏中医药，2008，40(11)：119-120.

[14] 周玲，范欣生，唐于平，等．气相色谱 - 质谱联用分析三拗汤加味及其组方药材挥发性成分[J]. 中国药科大学学报，2008，39(6)：515-518.

[15] 周玲，范欣生，吴德康，等．三拗汤及其组方药材挥发性成分比较分析[J]. 中国实验方剂学杂志，2009，15(2)：1-4.

[16] 张颖，童黄锦，俞晶华，等．三拗汤类方对哮喘小鼠气道炎症反应的影响[J]. 中西医结合学报，2009，7(4)：354-359.

[17] 冯里，徐立，范欣生，等．三拗汤及类方挥发油对卵蛋白致敏哮喘豚鼠模型的效应评价[J]. 中国实验方剂学杂志，2009，15(5)：35-38.

[18] 纪蕾蕾，徐立，范欣生，等．三拗汤及类方对卵蛋白致敏豚鼠哮喘模型引喘潜伏期及其 EOS 的影响[J]. 南京中医药大学学报，2008，24(6)：391-393.

[19] SHU X Y，TANG Y P，JIANG C X，et al. Comparative analysis of the main bioactive components of San-ao decoction and its series of formulations[J]. Molecules，2012，17(11)：12925-12937.

[20] SHU X Y,TANG Y P,JIANG C X,et al. The quantitative comparative analysis for nine main bioactive components of San-ao decoction,its herb pairs and three single herbs[J]. Journal of Liquid Chromatography & Related Technologies,2013,36(8):1030-1042.
[21] 范欣生,唐于平,许惠琴,等.三拗汤类方宣肺功效的共性论析[J].中国中西医结合杂志,2015,35(11):1384-1387.
[22] 张金花,刘陶世,程建明,等.三拗汤不同配伍煎液中盐酸麻黄碱、盐酸伪麻黄碱、苦杏仁苷和甘草酸动态规律变化[J].世界科学技术——中医药现代化,2015,17(11):2312-2317.

第六节　定向剔除技术对三拗汤主要物质基础的验证

一、三拗汤不同成分对 PPARγ 的影响

三拗汤环己烷和正丁醇萃取物的活性相似,乙酸乙酯部分活性最强。环己烷、乙酸乙酯和正丁醇的提出得率分别为 4.6、1.3 和 4.8g/100g。0.3g/ml 的三拗汤提取物的活性约相当于 40% 的 0.5μmol/L 的 T174(PPARγ 抑制剂)。

二、UPLC-ESI-MS/MS 分析三拗汤中 PPARγ 的活性

采用 UPLC-ESI-MS/MS 分离并鉴定激活 PPARγ 激活的乙酸乙酯部分的化学成分。在 UPLC 条件下,利用 UV 探测法,共分离 10 个峰。通过比较保留时间,紫外线和 ESI-MS 光谱标准,10 个峰值分别鉴定为苦杏仁苷,甘草苷,6'- 甘草素,6'- 乙酰甘草苷,甘草素,异甘草素,芒柄花素,甘草双氢异黄酮,甘草酚,甘草香豆素和槲皮素(表 5-26)。

表 5-26　UPLC-Q-TOF/MS 分析三拗汤乙酸乙酯部位化学成分

峰号	保留时间 /min	MS^2 特征离子	ESI^-MS $[M-H]^-$	λ_{max} /nm	成分鉴定
1	3.59	385.14,340.18,237.08,187.09,165.05	456.15	210,252,263,269	苦杏仁苷
2	4.39	417.11,366.11,255.06,151.04,135.00	418.15	241,275,327	甘草苷
3	5.73	417.11,255.06,135.00	469.13	230,258,277,320	6'- 乙酰甘草苷 6'-acetyliquiritigenin
4	5.75	135.01	255.07	236,272,315	甘草素
5	7.68	135.01	255.06	240,330,395	异甘草素
6	8.29	255.06,135.01	267.06	248,300	芒柄花素
7	10.17	297.20,269.08	353.10	227,260,330	甘草双氢异黄酮(licoisoflavanone)
8	10.59	353.11,329.22,183.02,141.02	367.11	236,327,370,384	甘草香豆素
9	11.79	335.10,267.04	365.10	229,286,351,382	甘草酚
10	13.57	227.16	301.16	254,312	槲皮苷

三、乙酸乙酯中 10 个化合物对 PPARγ 的影响

此外,对乙酸乙酯分离出的 10 个化合物(每种 5 个浓度)进行评价,结果(每种化合物

的最佳浓度，分别为苦杏仁苷 4.57μg/ml、甘草素 3.84μg/ml、甘草苷 4.19μg/ml、异甘草素 2.56μg/ml、芒柄花素 1.34μg/ml、甘草酚 2.93μg/ml、甘草双氢异黄酮，3.54μg/ml、甘草香豆素 3.68μg/ml、6'- 乙酰甘草苷 7.05μg/ml、槲皮苷 3.02μg/ml）。甘草苷，异甘草素，甘草香豆素和芒柄花素（5μm）的活性最大。

四、乙酸乙酯中芒柄花素的量效关系

采用 HPLC 法，将芒柄花素完全从乙酸乙酯中提取出来，芒柄花素的剂量与效应关系见图 5-31，其最佳浓度为 1.34μg/ml。当芒柄花素被逐渐加入到已被分离芒柄花素的乙酸乙酯中时，其量效关系的变化趋势与芒柄花素的量效关系基本相同。当乙酸乙酯中芒柄花素的浓度为 1.34μg/ml 时，其对 PPARγ 的活化效果甚至优于芒柄花素本身，当乙酸乙酯中芒柄花素为 0.76μg/ml 时与芒柄花素 0.76μg/ml 效果相同。这些结果表明，芒柄花素可能是激活三拗汤中 PPARγ 的主要活性成分。

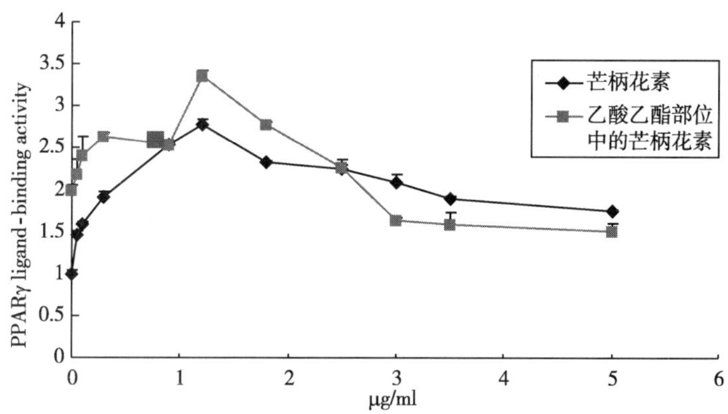

图 5-31　三拗汤乙酸乙酯部位中芒柄花素对 PPARγ 影响的量效关系

UPLC-Q-TOF/MASS 第一次被用于分离和鉴定 SAD 中激活 PPARγ 的主要化合物，共发现 10 个化合物，包括异甘草素、芒柄花素与其他黄酮类化合物。与 TLC 和 HPLC 等方法相比，该方法可快速分离并分析中药复杂成分。利用荧光素酶的活性测定激活三拗汤乙酸乙酯片段中 PPARγ 的化合物的效应，发现一些大豆异黄酮类成分，特别是芒柄花素，表现出显著的活性。芒柄花素是豆科植物中较常见的异黄酮，已被证明能够降低纤维细胞中 LPS 刺激产生的巨噬细胞的数量，减少炎症介质的产生和肠上皮细胞数量。芒柄花素的剂量 - 效应关系的比较研究结果显示，芒柄花素是激活三拗汤中 PPARγ 的主要化学成分。

参考文献

[1] ZHOU L，TANG Y P，LIU C M，et al. Chemical constituents from San-ao decoction and their effects on the activation of PPARγ[J]. Asian Chemistry Letters，2009，13（1&2）：47-52.

[2] ZHOU L，TANG Y P，GAO L，et al. Separation，characterization and dose-effect relationship of the PPARγ-activating bio-active constituents in the Chinese herb formulation 'San-Ao Decoction'[J]. Molecules，2009，14（10）：3942-3951.

第七节　三拗汤现代应用开发研究

三拗汤来源于《太平惠民和剂局方》卷二，是治疗咳嗽的常用基础方，具有宣肺散寒，止咳化痰功效。适用于急性支气管炎、慢性支气管炎急性发作的风寒袭肺证。

在系统查阅了三拗汤历代临床用药特点的基础上，结合处方中各味药的有效成分，并以药效学为依据，采用现代中药制药提取、分离技术对三拗汤进行了二次开发，将其制备为片剂——三拗片。

一、三拗片的临床前研究结果

1. 处方组成　麻黄，杏仁，甘草，生姜。

2. 制备工艺　以上四味，水提取再精制后，经干法制粒，压片（椭圆形，1.5g/片），包薄膜衣，分装（100片/瓶），即得。

3. 原料药的入选标准的制定　对药材的来源、产地进行了研究，对所用药材的来源和产地以及质量作了具体规定；采用TLC法和HPLC指纹图谱对麻黄、苦杏仁、甘草进行了定性鉴别，除制剂通则项下的检查外，还对重金属和砷盐进行检查，采用HPLC法分别对麻黄、苦杏仁、甘草药材中的活性成分进行了定量分析。在上述研究的基础上修订了三拗汤配方颗粒的原料药材的质量标准草案。

4. 制剂质量标准的制定　为了确保三拗片的质量及疗效，采用TLC法对制剂中的麻黄、甘草、生姜进行了定性鉴别，采用HPLC法对制剂中的苦杏仁进行定量测定；以HPLC法分别对麻黄中麻黄碱、苦杏仁中苦杏仁苷、甘草中甘草酸进行含量测定。在上述研究的基础上修订了三拗片的质量标准草案，经过对多批三拗片样品的检测，结果表明本标准易于操作，能有效地控制三拗片的质量。

5. 稳定性考察　根据三拗片的质量标准草案对三批拟上市包装样品进行了24个月的留样试验，试验结果表明，三拗片在留样过程中其性状、鉴别、检查、微生物限度、含量均无明显变化，符合质量标准。说明三拗片稳定性良好。

6. 与功能主治有关的主要药效学试验　主要药效学试验结果表明：三拗片可明显降低感染甲型流感病毒小鼠的肺指数；明显降低感染金黄色葡萄球菌小鼠的死亡率；明显延长枸橼酸致豚鼠咳嗽潜伏期及明显减少枸橼酸致豚鼠咳嗽的次数；明显减少雾化氨水致小鼠咳嗽的次数；明显增加小鼠呼吸道酚红排出量，明显延长豚鼠引喘潜伏期，明显减少二甲苯引起的小鼠耳肿胀程度；明显降低角叉菜胶引起的大鼠足跖肿胀率。

7. 毒理研究结论

（1）急性毒性试验：三拗片小鼠最大耐受量约相当于为临床成人用药量的625倍。

（2）长期毒性试验：在大鼠经口服途径给药的长期毒性试验中，未发现三拗片在连续给药4周后对大鼠有毒性作用。实验结果表明：三拗片在临床上每天用量为18g时是较安全的。

二、三拗片的临床研究结果

本品经国家药品监督管理局（批件号：2001ZL347）批准，于2002年10月至2004年3月进行随机双盲双模拟、平行对照、多中心试验。Ⅱ期：试验组118例，对照组119例；试验组剔除 2 例、对照组剔除 1 例。Ⅲ期：试验组 333 例，对照组 111 例；试验组剔除 3 例、脱落 4 例，对照组剔除 1 例、脱落 1 例。

诊断标准：急性支气管炎属风寒袭肺证。咳嗽为必备症状，体温在 38℃以下，病程 7 天以内。

观察项目：咳嗽、痰色、声音、咽痒、恶寒、发热等。

疗效标准（尼莫地平法）：痊愈：中医症状疗效指数 $n \geq 95\%$。显效：中医症状疗效指数 $70\% \leq n < 95\%$。有效：中医症状疗效指数 $30\% \leq n < 70\%$。无效：中医症状疗效指数 $n < 30\%$。

给药方案：三拗片，温开水送服，一次 2 片，一日 3 次；通宣理肺口服液，口服，一次 20ml，一日 3 次。同时服用对应的模拟药。疗程 7 天。

试验结果：Ⅱ期试验（PP 分析）：试验组愈显率为 76.27%；对照组愈显率为 63.03%。同时咳嗽症状改善情况试验组为 78.81%；对照组为 64.71%。Ⅲ期试验（ITT 分析）：试验组愈显率为 71.22%；对照组愈显率为 56.25%。同时咳嗽症状改善情况试验组为 67.95%；对照组为 50.89%。Ⅱ期：试验组无不良事件发生。Ⅲ期：试验组有 1 例出现胃脘不适，经判断与药物无关。

第六章 二妙丸类方治疗代谢病的效应机制及物质基础研究

二妙丸引自《医学纲目》朱震亨方，由苍术、黄柏组成，是清热燥湿的经典方剂，也是治疗下焦湿热病证的基本方剂。临床依据证候变化在二妙丸基础上又衍生出三妙丸、四妙丸二首治疗下焦湿热症的经典方剂。四妙加味方是按照二妙丸类方衍生规律，从临床治疗急性痛风的加味四妙方中筛选获得。本章主要介绍二妙丸及其类方（二妙丸、三妙丸、四妙丸、四妙加味方）衍化形成、治疗痛风的生物效应及效应物质基础。

第一节　二妙丸类方体系及其衍化特点

二妙散清热燥湿，是治疗下焦湿热的基本方剂，后世以二妙散为基本方加减化裁的类方较多，并衍化成二妙丸类方体系，如三妙散、三妙丸、四妙散、四妙丸及其衍化方。

一、二妙丸类方体系及其历史沿革

（一）二妙丸及其衍生方

二妙散原为散剂，原名苍术散，由苍术、黄柏各等份组成，苍术苦温燥湿，黄柏苦寒、清热燥湿，两味合用，清热燥湿功力较强，为主治湿热下注筋骨疼痛或两足痿软或足膝红肿、下部湿疮、带下以及湿热成痿诸症的首选方。现多用丸剂或汤剂，炒黄柏、苍术各等份，用米泔浸炒为末，每服二钱，沸汤入姜汁调服。

二妙散最早出自元代危亦林所著《世医得效方》，记载治疗“一切风寒湿热，令足膝痛，或赤肿，脚骨间作热痛，虽一点，能令步履艰苦，及腰膝臀髀大骨疼痛，令人痿痹。一切脚气，百用皆效”。元代朱震亨《丹溪心法》将由黄柏、苍术组成的苍术散另称为二妙散，主治“筋骨疼痛，因湿热者”。从此，朱震亨的二妙散遂成为医林皆晓的清热燥湿名方。清代林佩琴所著《类证治裁》又将二妙散改作丸剂，称为二妙丸，用以治疗“湿热”，并又在二妙丸内加入牛膝、防己，治疗“有气如火，从脚下起入腹，属湿郁成热”（《类证治裁》卷一），此系二妙丸的最早命名及其化裁应用。日前市售的中成药二妙丸，虽然与苍术散、二妙散的药味组成相同，但林佩琴最早称之为二妙丸。在临床应用中有二妙丸的衍生方，如《景岳全书》《古今医鉴》等中记载有三味药的加味二妙丸。

（二）三妙丸及其衍化方

由于二妙散方简效著、清热燥湿，后世依此为基本方加减化裁应用，或增加药味或改变剂型。明正德十年(1515年)虞抟所著《医学正传》卷五将二妙散内加入牛膝,煮糊为丸,称为三妙丸。牛膝能补肝肾,祛风湿,引药下行,主治"湿热下流,两脚麻木,或如火烙之热"。沿用于今的三妙丸,或改成散剂即三妙散,或改成汤剂即三妙汤。三妙丸治疗范围在后世临床应用中逐渐扩大,如徐春甫《古今医统大全》中用于治疗麻木、李梴《医学入门》中用于治疗痛风历节证、林佩琴《类证治裁》中用于痿证。《成方便读》记载为三妙丸,《医方集解》《罗氏会约医镜》中改为散剂"三妙散"。在临床应用中有三妙丸的衍化方,如《医学入门》中记载有加味三妙丸。民国时期诸多名中医用三妙丸加减方治疗湿热下注之痹证,如《北京四大名医医案选集》《济仁医录》《痹证通论》等。

清乾隆七年(1742年)吴谦主编《医宗金鉴》将二妙散中加入槟榔,共研细末,首称三妙散,但仅供外用,撒于肚脐处,治疗"脐痈",止痒渗湿,治疗"湿癣",但迄今应用很少。乾隆五十四年(1789年)罗国纲所著《罗氏会约医镜》卷七首中,将虞氏的三妙丸(由苍术、黄柏、牛膝组成)改作散剂,水煎温服,治证与之相同,名为三妙散。可见,古代三妙散有两个,但名同而实异,两者均源于危氏的苍术散。而当今沿用内服的三妙散,实际是罗氏的三妙散。

(三)四妙丸

清代张秉成《成方便读》在三妙丸的基础上加入薏苡仁制得四妙丸,薏苡仁能利湿舒筋,故主治湿热下注之痿证,更是增加了淡渗利湿的功效。《全国中药成药处方集》中,以二妙散为基本方加入薏苡仁、怀牛膝,泛水为丸,称为四妙丸,治疗湿热下注,两脚麻木,下肢痿弱,筋骨疼痛,足胫湿疹痛痒等病症。

二、二妙丸类方在下焦湿热疾病中的应用

二妙丸、三妙丸、四妙丸为历版《中国药典》所收载,其使用范围尽管较前人有所扩大,但未出苍术散所载适应证的范畴(表6-1)。

表6-1　二妙丸、三妙丸与四妙丸组方及功效比较

药名	处方组成	剂量/g*	功效与主治
二妙丸			燥湿清热。用于湿热下注,足膝红肿热痛,下肢丹毒,白带,阴囊湿痒
	炒苍术	500	燥湿健脾,祛风,散寒,明目
	炒黄柏	500	清热燥湿,泻火除蒸,解毒疗疮
三妙丸			清热燥湿。用于湿热下注所致的痹病,症见足膝红肿热痛、下肢沉重、小便黄少
	炒苍术	600	燥湿健脾,祛风,散寒,明目
	炒黄柏	400	清热燥湿,泻火除蒸,解毒疗疮
	牛膝	200	补肝肾,强筋骨,逐瘀通经,引血下行
四妙丸			清热利湿。用于湿热下注所致的痹病,症见足膝红肿、筋骨疼痛
	苍术	125	燥湿健脾,祛风,散寒,明目
	盐黄柏	250	滋阴降火
	牛膝	125	逐瘀通经,补肝肾,强筋骨,引血下行
	薏苡仁	250	利水渗湿,健脾止泻,除痹排脓,清热散结

注:* 处方各药味剂量参照2020年版《中国药典》。

二妙丸中以苍术燥湿健脾，黄柏清热燥湿，两药同可燥湿，故二妙丸主要用于湿重于热的情况。祛湿不仅要健脾，也需理气，苍术芳香走窜的特点，可促进气血循环，加速病理产物的代谢吸收，缓解炎症症状，促进皮损的愈合。在皮肤病方面，黄柏有解毒疗疮的功效。二妙丸的功能主治根据《中国药典》及《二妙丸非处方药说明书》中载明的功能，主治湿热下注、足膝红肿热痛、下焦湿疮，临床主要治疗足膝红肿热痛、下肢丹毒、湿热带下、脚气、阴部(囊)湿痒、湿疹，在内、外、妇、儿、皮肤等科多有应用。二妙丸加牛膝而成三妙丸，牛膝能补肝肾，祛风湿，引药下行，故其专治下焦湿热之痹证。临床用于治疗湿热下注致两足麻木肿痛、湿热带下、痿证湿热积于皮肤引起的皮疹等。

四妙丸是二妙丸的衍化方，方中以黄柏清热燥湿为君，苍术燥湿健脾为臣，牛膝补肝肾，强筋骨，活血通经，兼可引药下行，同时为佐、使药。薏苡仁渗湿泄浊，导湿热从小便出，为佐药。苍术和薏苡仁配伍，强化健脾利湿之功，断湿热之源。全方共奏清热、利湿、活血之功，是治疗下肢痿弱，足膝红肿，筋骨疼痛，关节屈伸不利之良方。本方重用薏苡仁，薏苡仁能利湿舒筋，四妙丸的功效是偏于补，兼有补肾活血通痹之功。而黄柏用量较二妙丸减少，且采用盐炒黄柏，乃取其偏于滋阴降火，从而全方的清热的效力大为减弱。因此，四妙丸偏于利湿除痹，而二妙丸专于清热燥湿。对于急性皮炎、急慢性泌尿系感染、急慢性前列腺炎、妇科附件炎、糜烂性宫颈炎、下肢丹毒、带状疱疹、脚气感染等疾病，首选二妙丸。四妙丸的功能主治足膝红肿热痛，即类风湿关节炎的典型症状，用于湿热下注，足膝红肿，筋骨疼痛疗效更有针对性。故主治湿热下注之痿证，临床常用于治疗湿热下注所致下肢痿软无力，足膝红肿热痛、湿热带下、下部湿疮等。对于以上疾病慢性期，湿热不重，尤其是老年人、下肢关节痹痛、痿软无力可用四妙丸。

三、基于四妙丸类方衍化用药规律筛选抗急性痛风四妙加味方

临床常用以二妙丸、三妙丸、四妙丸为基本方加减配伍治疗各种湿热下注病证。急性痛风是由于长期嘌呤代谢障碍、血尿酸增高、导致尿酸盐结晶沉积在关节皮下组织而致的一种疾病，临床表现为反复发作的关节红、肿、热、痛及痛风石的形成，与中医的下肢“热痹证”相似，湿热下注、热瘀互结为本病的基本病理特征，治疗以清热、利湿、活血为法。临床常用二妙丸、三妙丸、四妙丸加味治疗痛风，统计临床中医治疗急性痛风的文献发现，临床治疗痛风以四妙加味为主。其中苍术苦温燥湿、黄柏苦寒，入下焦祛湿热毒邪，牛膝活血化瘀通络，且能补肝肾强筋骨，薏苡仁祛湿热而利筋络。四妙方清热燥湿，解毒消肿，化瘀止痛的组方结构针对痛风急性期的病理特征，符合急性痛风的治疗大法，但由于四妙丸的清热、利湿的功力不强，临床常加味治疗急性痛风。

基于四妙类方衍化组方用药规律，进一步筛选治疗急性痛风有效处方。统计1988至2002年临床中医治疗急性痛风的文献，加味药多达102种，其中出现2次以上的药物有53种，出现次数最多的是土茯苓(21次)，其次为赤芍(15次)、忍冬藤(14次)、地龙(14次)、知母(12次)、生石膏(12次)等，出现10次以上的药物共计20味。加味药虽多，基本分为利湿药、清热药及活血药三类，以清热药居多，与四妙丸的组方结构相似，说明临证组方分别为加强四妙或祛湿、或清热、或活血方面的功效。因此，依据四妙丸的组方原则及急性痛风的病机、立法、用药特点，将加味药按清热解毒、祛湿利湿、活血通经功效分类，选用各类使用频率高的2味加味药分别与四妙丸组成4组四妙加味方，即：

表 6-2　四妙加味方对 MSU 诱导大鼠足肿胀的抗炎作用（$\bar{x} \pm s$，n=8）

组别	剂量/(g/kg)	造模前足容积/ml		造模后					
				1h	2h	3h	4h	5h	6h
模型组	–	1.30 ± 0.12	造模后足容积/ml	1.55 ± 0.19$^{\#}$	1.55 ± 0.17$^{\#\#}$	1.59 ± 0.14$^{\#\#}$	1.59 ± 0.18$^{\#\#}$	1.61 ± 0.18$^{\#\#}$	1.56 ± 0.23$^{\#}$
			足肿胀率/%	18.89 ± 8.78	18.95 ± 5.54	22.24 ± 5.04	22.24 ± 8.46	23.41 ± 5.23	19.71 ± 7.46
吲哚美辛组	0.013	1.25 ± 0.08	造模后足容积/ml	1.29 ± 0.12	1.30 ± 0.09	1.28 ± 0.09	1.28 ± 0.09	1.34 ± 0.11	1.31 ± 0.09
			足肿胀率/%	2.88 ± 3.48**	3.69 ± 1.68**	2.78 ± 2.01**	2.83 ± 3.62**	7.08 ± 6.72**	5.35 ± 6.34**
A 方组	17.7	1.34 ± 0.08	造模后足容积/ml	1.42 ± 0.09	1.47 ± 0.09$^{\#}$	1.49 ± 0.08$^{\#\#}$	1.49 ± 0.11$^{\#}$	1.51 ± 0.06$^{\#\#}$	1.53 ± 0.08$^{\#\#}$
			足肿胀率/%	6.00 ± 2.48**	10.01 ± 6.18*	11.56 ± 4.53**	11.47 ± 5.76*	13.33 ± 6.88**	14.20 ± 7.05
B 方组	17.7	1.33 ± 0.07	造模后足容积/ml	1.42 ± 0.13	1.52 ± 0.11$^{\#\#}$	1.53 ± 0.09$^{\#\#}$	1.59 ± 0.12$^{\#\#}$	1.55 ± 0.07$^{\#\#}$	1.56 ± 0.09$^{\#\#}$
			足肿胀率/%	6.51 ± 5.10**	13.98 ± 7.42	15.36 ± 8.13	19.61 ± 8.25	16.47 ± 6.46*	17.34 ± 8.16
C 方组	17.7	1.31 ± 0.06	造模后足容积/ml	1.45 ± 0.12$^{\#}$	1.54 ± 0.14$^{\#\#}$	1.57 ± 0.12$^{\#\#}$	1.62 ± 0.10$^{\#\#}$	1.64 ± 0.10$^{\#\#}$	1.65 ± 0.13$^{\#\#}$
			足肿胀率/%	10.48 ± 5.41*	17.35 ± 6.02	19.68 ± 6.56	23.16 ± 4.31	25.20 ± 5.97	25.37 ± 6.32
D 方组	17.7	1.33 ± 0.07	造模后足容积/ml	1.43 ± 0.14	1.46 ± 0.11$^{\#}$	1.51 ± 0.14$^{\#\#}$	1.52 ± 0.16$^{\#}$	1.55 ± 0.12$^{\#\#}$	1.58 ± 0.14$^{\#\#}$
			足肿胀率/%	7.19 ± 6.78*	9.74 ± 5.72**	13.26 ± 6.18*	13.71 ± 9.42	16.35 ± 8.55	18.93 ± 10.76

注：自身造模前后比较，$^{\#}P<0.05$，$^{\#\#}P<0.01$；与模型组比较，$^{*}P<0.05$，$^{**}P<0.01$；MSU：尿酸盐结晶。

A 方：四妙丸加清热解毒药（忍冬藤、土茯苓）

B 方：四妙丸加清热利湿药（泽泻、车前子）

C 方：四妙丸加活血止痛药（地龙、赤芍）

D 方：四妙丸加各类药（忍冬藤、土茯苓、泽泻、车前子、地龙、赤芍）。

采用微晶型尿酸钠（MSU）诱导大鼠足肿胀动物模型，以足容积和足肿胀率为指标评价4组四妙加味方醇提和水提取液的抗痛风药效（表6-2），发现A方抗急性痛风药效最为显著，且具有起效快、作用时间长的特点。经临床验证，筛选出四妙配伍清热药（忍冬藤、土茯苓）治疗急性痛风的有效处方。

参考文献

[1] 尹莲，史欣德．四妙丸加味治疗痛风关节炎概述[J]．中国中医药科技，2004，11（1）：63-64.

[2] 时乐，徐立，尹莲．四种不同加味四妙散抗实验性痛风的比较研究[J]．南京中医药大学学报（自然科学版），2005，21（2）：106-107.

[3] 尹莲，史欣德，钱祖稀．加味四妙丸治疗痛风的处方筛选研究[J]．世界科学技术—中药现代化，2006，8（6）：27-30.

[4] 尹莲．二妙丸系列类方作用规律的相关性探讨[J]．中国实验方剂学杂志，2007，（8）：71-73.

第二节　二妙丸类方治疗急性痛风的功效特点与生物学机制

我国痛风患者日趋增加，已成为当今世界尤其是中老年男性的常见病，且痛风患者有年轻化趋势。本病起病急骤，患者多于午夜因剧痛而惊醒，最易受累部位为第一跖趾关节，局部常表现为红肿热痛，并可伴头痛、发热、白细胞增多等全身症状，对患者的生活质量、生命健康的影响日益突出。二妙丸类方是临床治疗痛风的常用方剂，本节重点介绍二妙丸类方（二妙丸、三妙丸、四妙丸、四妙丸加味方）治疗急性痛风的功效特点与生物学机制。

一、急性痛风的传统与现代认识

（一）急性痛风的传统认识

中医对痛风性关节炎的认识可以追溯到《黄帝内经》，认为痛风性关节炎属于“热痹”“风湿热痹”范畴。《血证论》说：“痛风，身体不仁，四肢疼痛，今名痛风，古曰痹症”。属风寒湿三气杂至、侵袭肌表经络，痹阻气血引起关节肿痛。与古代的“痛风”“历节风”“脚气”“痰火毒”等有一定的关系，因其走注关节，痛势甚剧，故又名“白虎历节”。现代中医通过广泛实践提出痛风“名为风而实非风，症似风而本非风”的观点。

目前中医对痛风性关节炎的病因病机的认识主要有四方面：①素体阳盛，脏腑蕴毒；②湿热浊毒，留注关节；③脾虚为本，湿浊为标；④外邪侵袭。多数学者认为痛风性关节炎的发病机制主要与湿浊、痰瘀、热毒有关，痛风多由于禀赋不足，或后天劳损，或年迈脏衰，使脾胃功能障碍，运化失职，清浊不分，水谷不归正化，湿浊随之而生。若嗜食膏粱厚味，烟酒过度，情志所伤则进一步内耗正气，伤及脾胃，脾失健运，痰湿内生，阻遏中焦，土壅木郁，气血瘀滞不通，进而痰瘀互结，瘀久化火。又因肝肾同源，肝失疏泄，则肾气化失司，升清降浊无权，不能有效分清别浊，酿生浊毒，流注凝涩，痹阻经络，伤筋蚀骨，发为本病。临床多表现为关节、肌肉、筋骨红肿热痛，屈伸不利等热痹之象。

嗜食肥甘、脾肾两虚、浊毒积蓄、经络阻滞是痛风的病机，痛风的发生为本虚标实之证，脾肾双亏为本，湿、热、痰、浊、毒凝滞为标。本病常见于中年以上肥胖及嗜食肥甘厚味醇酒之人，且患病关节局部皮肤常兼见静脉扩张和瘀斑之征象，故其证型以湿热兼血瘀多见。

痛风急性发作的临床症状与中医的下肢“热痹证”相似。引起下肢热痹的病因，多为平素过食膏粱厚味，如过多饮酒，进食高蛋白、高糖、高嘌呤食物，以及感染、过度疲劳、精神性损伤及服用某些药物等，以致湿热内盛，下注关节经络，气血壅滞不畅，关节红肿热痛。故湿热下注，热瘀互结为本病的基本病理特征。湿甚则肿，热甚则红而灼热，瘀滞则痛。因此在治疗上以清热利湿、凉血解毒为治则。

（二）对痛风的现代认识

现代研究表明，痛风是长期嘌呤代谢障碍、血尿酸持续增高导致尿酸盐结晶沉积引起关节组织炎症损伤的一组临床综合征。临床特点为高尿酸血症，特征性急性关节炎反复发作，在关节滑液的白细胞内可找到尿酸钠结晶，痛风石形成，其严重者可导致关节活动障碍和畸形，肾尿酸结石或痛风性肾实质病变。

1. 高尿酸血症　高尿酸血症是一种常见的代谢性疾病，主要特征是因嘌呤代谢障碍所引起的血清中的尿酸值异常地升高。高尿酸血症可以有很多发病因素，包括遗传、肾功能不全、肥胖、利尿剂的使用以及酒精摄入。嘌呤代谢的增加和高嘌呤食物的摄入都可以使尿酸的生成增加。而肾脏疾病则使得尿酸的排泄减少，导致血清中的尿酸水平异常地升高。男性血尿酸正常值的上限为 420μmol/L（7mg/dl），女性为 360μmol/L（6mg/dl），超过此值则被认为是高尿酸血症。此外，酒精等饮料的摄入，因其可以同时增加尿酸的生成以及减少尿酸的排泄，也是引发高尿酸血症的一个重要因素。

痛风分为原发性和继发性两大类，原发性痛风患者有不足 1% 为酶缺陷所致，如次黄嘌呤 - 鸟嘌呤磷酸核苷酸转换酶完全缺乏造成的，其余大都病因不明。继发性可由肾脏病、血液病及药物等多种原因引起。其发生必须具备以下基本条件：

（1）嘌呤代谢紊乱导致尿酸生成增加：据统计，原发性高尿酸血症患者约 10% 患者的主要发病原因是由于尿酸生成增多。尿酸合成的起点是核酸糖 -5- 磷酸盐，转化为磷酸核糖焦磷酸（PRPP），PRPP 接着转化成次黄嘌呤核苷酸（IMP），IMP 是个中间化合物，通过它还可以得到一磷酸腺苷（AMP）和鸟苷酸（GMP）。IMP 和 AMP 可以得到次黄嘌呤核苷，然后会降解成次黄嘌呤，在黄嘌呤氧化酶（XOD）作用下变成黄嘌呤。GMP 得到鸟嘌呤核苷和鸟嘌呤，由鸟嘌呤转化为黄嘌呤，黄嘌呤在 XOD 作用下就会变成尿酸。

嘌呤代谢过程中，相关酶的缺乏或活性增强会引起嘌呤代谢障碍，从而导致尿酸生成增多，如磷酸核糖焦磷酸合成酶（PRS）活性过高，会导致磷酸核糖焦磷酸和嘌呤核苷酸生成过多，次黄嘌呤核苷酸合成增加，进而导致尿酸合成增多，尿酸大量累积而引发高尿酸血症；次黄嘌呤鸟嘌呤磷酸核糖转移酶（HPRT）活性减低，将导致次黄嘌呤和鸟嘌呤核苷酸生成减少，使得嘌呤生成的负反馈抑制减低，细胞内次黄嘌呤鸟嘌呤磷酸核糖浓度增加，最终导致血尿酸增多，引发高尿酸血症；而黄嘌呤和次黄嘌呤在 XOD 作用下，生成尿酸，若 XOD 活性增加，则使得两者的分解代谢增多，导致大量尿酸的生成，易引起高尿酸血症的发生。

此外，在饮食方面，高嘌呤、高蛋白饮食均可增加尿酸的合成。而由于乙醇能够促进腺嘌呤核苷酸转化而尿酸生成增多，因此酗酒也是造成高尿酸血症频发的重要原因之一。另外，饥饿因其能使血浆乙酰乙酸和β-羟丁酸水平增加也能导致高尿酸血症。因此，合理健康的饮食也是预防和配合治疗高尿酸血症的重要途径之一。

(2) 尿酸排泄减少：约90%原发性高尿酸血症患者发病的主要原因是尿酸排泄减少或者不够迅速。正常人体每天可产生并排出尿酸约750mg，其中三分之一分泌入肠道后被细菌分解，由肠道排出；三分之二由肾脏排泄，大部分是以游离尿酸盐形式随尿排出，小部分由白细胞内的过氧化酶降解为尿囊素和二氧化碳排出体外。

因此，肾脏是人体内影响尿酸排泄能力的主要部位，主要包括肾小球的滤过作用、肾小管的重吸收和分泌作用：肾小球滤过的尿酸减少、肾小管排泌的尿酸减少、肾小管对尿酸的重吸收增加等，均可以导致尿酸的排泄量减少，因而引起高尿酸血症的发生。其中，肾小管的作用是影响尿酸排泄的重要因素，因为98%以上肾小球滤过的尿酸，会被肾小管重新吸收后再分泌。

目前已鉴定28个全基因位点与高尿酸水平密切相关，其中6个是参与尿酸盐转运基因，其中，4种尿酸盐转运蛋白（离子通道）参与了人近曲肾小管对尿酸盐的转运，即尿酸盐转运体，hUAT（human urate transporter），阴离子交换体hURAT1（human urate-anion exchanger），有机阴离子转运体hOAT1（human organic anion transporter 1）和hOAT3（human organic anion transporter 3）。目前由于尿酸转运蛋白可介导多种药物转运，对药物的分布与排泄有重要意义而备受关注。*ABCG2*基因上单核苷酸多态性位点rs2231142（Q141K）与高尿酸血症、痛风关系密切。基因的多位点相互作用与高尿酸水平、痛风发病机制相关，涉及多种功能、能量平衡的“抑制-激活”信号通路。

2. 痛风性关节炎　痛风是由尿酸钠结晶（monosodium urate crystals，MSU）诱导的关节炎症反应。最新研究表明，由MSU刺激的炎症反应有复杂的细胞机制，MSU刺激的炎症反应致中性粒细胞（PMN）-血管内皮细胞粘连（HUVEC）是急性痛风产生的本质，其分子生物学基础在于PMN与HUVEC表面黏附分子的相互作用，其中细胞间黏附分子-1（ICAM-1）与黏附功能关系最密切。炎症反应主要涉及NOD蛋白家族炎症体及Toll样受体两种信号通路，MSU激活NOD蛋白家族炎症体NALP3，致Caspase-1活化产生active IL-1β，促炎细胞因子增加引起急性发作。Toll样受体（Toll-like receptors，TLRs）在固有免疫和炎症因子产生及信号传递过程中发挥重要作用，可在关节滑液的成纤维细胞、破骨细胞、软骨细胞表达。Toll样受体与MSU结合后，与胞浆内衔接蛋白MyD88（myeloid differentiation primary response protein 88）结合形成复合物，激活转录因子NF-κB等，启动前炎症因子基因转录和表达。NOD与TLRs信号通路有协同作用，促进IL-1β的活化。

二、二妙丸类方治疗急性痛风生物效应的差异

湿热下注，热瘀互结是急性痛风的基本病理特征，因此，用二甲苯致小鼠耳肿胀模型、醋酸致小鼠扭体模型、尿酸抑制剂致小鼠高尿酸模型、高尿酸血症大鼠诱导的急性痛风模型及MSU致HUVEC损伤的细胞模型，系统比较二妙丸、三妙丸、四妙丸、四妙加味方抗炎、镇痛、降血尿酸、活血的抗痛风作用特征。

（一）二妙丸类方提取物对抗炎镇痛的影响

水提醇沉法制备二妙丸、三妙丸、四妙丸、四妙加味方提取物，用二甲苯致小鼠耳肿胀及

醋酸致小鼠扭体模型比较二妙丸类方抗炎、镇痛活性，结果见表 6-3。

表 6-3　二妙丸类方对二甲苯所致小鼠耳肿胀及醋酸致小鼠疼痛反应的影响（$\bar{x} \pm s$，n=10）

组别	剂量 /（g/kg）	扭体次数	肿胀度 /g
模型组	–	20.4 ± 9.7	0.020 1 ± 0.004 9
二妙丸组	9	9.3 ± 5.0 *	0.011 3 ± 0.003 8**
三妙丸组	14	10.1 ± 7.7*	0.004 6 ± 0.001 9**
四妙丸组	18	7.5 ± 7.1**	0.005 0 ± 0.001 5**
四妙加味方组	27	8.4 ± 3.9**	0.007 6 ± 0.002 8**

注：与模型组比较，**P<0.01，*P<0.05。

结果表明，与模型组相比，二妙丸组、三妙丸组、四妙丸组及四妙加味方组对二甲苯所致小鼠耳肿胀急性炎症有显著的抑制作用（P<0.01），并能明显减少由醋酸引起的小鼠扭体次数（P<0.01，P<0.05），其中，四妙丸、四妙加味方镇痛作用较二妙丸、三妙丸强，表明二妙丸类方的抗炎作用显著、镇痛作用依次增强。

（二）二妙丸类方提取物对小鼠血清尿酸水平的影响

水提醇沉法制备二妙丸、三妙丸、四妙丸、四妙加味方提取物，用尿酸酶抑制剂诱导的小鼠高尿酸模型比较二妙丸类方降血尿酸作用，结果见表 6-4。结果表明，与模型组相比，二妙丸组、三妙丸组、四妙丸组及四妙加味方组对高尿酸小鼠的降血尿酸作用依次增强，四妙丸及四妙加味方降血尿酸作用显著（P<0.01，P<0.05）。

表 6-4　二妙类方对小鼠血清尿酸水平的影响（$\bar{x} \pm s$，n=10）

组别	剂量 /（g/kg）	尿酸值 /（μmol/L）
对照组	–	129.6 ± 185.1
模型组	–	1 103.1 ± 374.2##
二妙丸组	9	840.6 ± 384.2
三妙丸组	14	842.6 ± 280.6
四妙丸组	18	624.1 ± 224.7*
四妙加味方组	27	589.0 ± 274.9**

注：与对照组比较，## P<0.01；与模型组比较，**P<0.01，*P<0.05。

（三）对痛风性关节炎大鼠血液流变学指标的影响

水提醇沉法制备二妙丸、三妙丸、四妙丸、四妙加味方提取物，用高尿酸血症诱导的痛风性关节炎大鼠模型比较二妙丸类方提取物对血液流变学指标的影响，结果见表 6-5、表 6-6。

表 6-5　对痛风性关节炎大鼠红细胞沉降率和右后肢足面微循环的影响（$\bar{x} \pm s$，n=8）

组别	剂量 /（g/kg）	红细胞沉降率 /（mm/h）	微循环 /Volts
空白组	–	13.3 ± 4.33	0.078 ± 0.020
模型组	–	24.2 ± 4.69**	0.018 46 ± 0.005 935 189**

续表

组别	剂量 /(g/kg)	红细胞沉降率 /(mm/h)	微循环 /Volts
二妙丸组	14	17.4 ± 7.08 △	0.035 ± 0.013 △△
三妙丸组	18	12.5 ± 5.89 △△	0.039 ± 0.018 △△
四妙丸组	27	15.4 ± 3.96 △△	0.032 ± 0.013 △
四妙加味方组	54	15.0 ± 4.53 △△	0.035 ± 0.010 △△

注：与空白组比较，**P<0.01；与模型组比较，△ P<0.05，△△ P<0.01。

表 6-6 对痛风性关节炎大鼠全血黏度和血浆黏度的影响($\bar{x} \pm s$, n=8)

组别	全血黏度 /(mpa·s)				血浆黏度 /(mpa·s)
	$200s^{-1}$	$30s^{-1}$	$5s^{-1}$	$1s^{-1}$	
空白组	4.29 ± 0.54	5.52 ± 0.40	9.94 ± 1.27	21.3 ± 0.92	1.11 ± 0.10
模型组	5.28 ± 0.38**	6.24 ± 0.51**	11.6 ± 0.68**	23.1 ± 1.06**	1.41 ± 0.40
二妙丸组	4.28 ± 0.77 △△	5.44 ± 0.99 △	9.36 ± 2.00 △△	19.9 ± 4.50 △	1.14 ± 0.05 △
三妙丸组	4.28 ± 1.22 △	5.26 ± 1.33 △	9.74 ± 2.76	21.8 ± 6.32	1.13 ± 0.07 △
四妙丸组	4.65 ± 0.89 △	5.69 ± 0.60 △	10.40 ± 2.17	23.0 ± 5.20	1.15 ± 0.06 △
四妙加味方组	4.08 ± 0.95 △△	5.01 ± 0.94 △△	9.06 ± 2.41 △	19.9 ± 5.84	1.07 ± 0.06 △

注：与空白组比较，**P<0.01；与模型组比较，△ P<0.05，△△ P<0.01。

结果表明，二妙丸组可减慢痛风性关节炎大鼠的红细胞沉降率(P<0.05)，三妙丸、四妙丸和四妙加味方组红细胞沉降率显著减慢(P<0.01)；二妙丸、三妙丸和四妙加味方组微循环值显著升高(P<0.01)，四妙丸组可升高微循环值(P<0.05)。此外，高切变速度($200s^{-1}$)时，三妙丸和四妙丸对痛风性关节炎大鼠的全血黏度有一定降低作用(P<0.05)，能够改善红细胞的变形性，而二妙丸和四妙加味方能够显著降低痛风性关节炎大鼠的全血黏度(P<0.01)，红细胞变形性显著增加；切变速度($30s^{-1}$)时，二妙丸、三妙丸和四妙丸对痛风性关节炎大鼠的全血黏度有一定的降低作用(P<0.05)，而四妙加味方组能够显著降低痛风性关节炎大鼠的全血黏度(P<0.01)；切变速度($5s^{-1}$)时，二妙丸能显著降低痛风性关节炎大鼠的全血黏度(P<0.01)，四妙加味方对痛风性关节炎大鼠的全血黏度有降低作用(P<0.05)；切变速度($1s^{-1}$)时，二妙丸能够降低痛风性关节炎大鼠的全血黏度(P<0.05)，降低红细胞的聚集性。提示三妙丸和四妙丸具有一定的改善痛风性关节炎模型大鼠的血流变作用，而二妙丸和四妙加味方能够显著改善痛风性关节炎大鼠的血流变。二妙丸类方对痛风性关节炎大鼠可不同程度地改善关节微循环、减慢红细胞沉降率、降低血浆黏度，达到活血的作用。

(四) 二妙丸类方对 MSU 致血管内皮细胞损伤的保护作用

水提取醇沉法分别制备二妙丸、三妙丸、四妙丸、四妙加味方提取物，采用 MSU 致 HUVEC 损伤的急性痛风细胞模型，比较二妙丸类方抗急性痛风炎症作用。

1. 对 MSU 刺激 HUVEC 活力的影响 HUVEC 细胞分对照组(200μlDMEM 培养液)、模型组(100μg/ml MSU 溶液)、干预 A 组(100μg/ml MSU 溶液 +0.5mg 生药 /ml 二妙丸)、干预 B 组(100μg/mlMSU 溶液 +0.75mg 生药 /ml 三妙丸)、干预 C 组(100μg/ml MSU 溶液 +1.0mg 生药 /ml 四妙丸)、干预 D 组(100μg/mlMSU 溶液 +1.5mg 生药 /ml 四妙加味方)、干预 E 组(100μg/mlMSU 溶液 +0.2mg/ml 吲哚美辛)。MTT 法检测细胞活力，吸光度(OD)值见图 6-1。

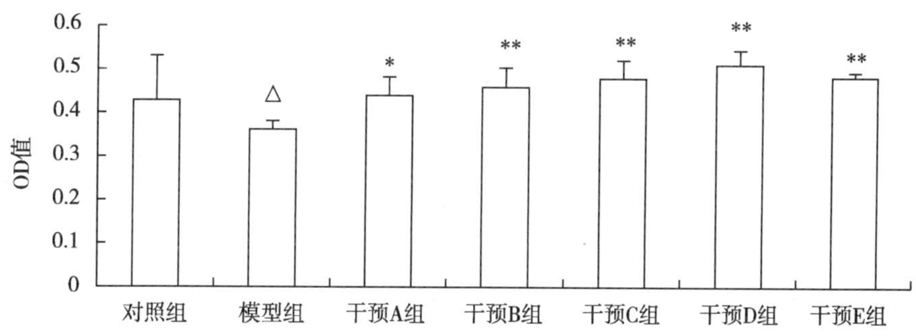

图 6-1　二妙丸类方对 MSU 刺激的 HUVEC 活力的影响

注：与空白组比较，△ $P<0.05$；与模型组比较，* $P<0.05$，** $P<0.01$。

与模型组比较，二妙丸组、三妙丸组、四妙丸组及四妙加味方组的细胞活力依次增强（$P<0.01$，$P<0.05$），提示二妙丸类方对 MSU 诱导 HUVEC 急性损伤具有保护作用。

2. 对 MSU 刺激 HUVEC　ICAM-1 表达的影响　用 ELISA 法、RT-PCR 法检测 MSU 刺激 HUVEC 后二妙丸类方提取物对 ICAM-1 表达的抑制作用。HUVEC 细胞分对照组（200μl DMEM 培养液）、模型组（100μg/ml MSU 溶液）、干预 A 组（100μg/ml MSU 溶液 +0.5mg 生药 /ml 二妙丸）、干预 B 组（100μg/mlMSU 溶液 +0.75mg 生药 /ml 三妙丸）、干预 C 组（100μg/ml MSU 溶液 +1.0mg 生药 /ml 四妙丸）、干预 D 组（100μg/mlMSU 溶液 +1.5mg 生药 /ml 四妙加味方）、干预 E 组（100μg/mlMSU 溶液 +0.2mg/ml 吲哚美辛）（图 6-2，图 6-3）。

二妙丸组、三妙丸组、四妙丸组及四妙加味方组对 MSU 诱导的 HUVEC 损伤致炎症模型下的 ICAM-1 的表达都有抑制作用，并呈现逐渐增强的趋势。

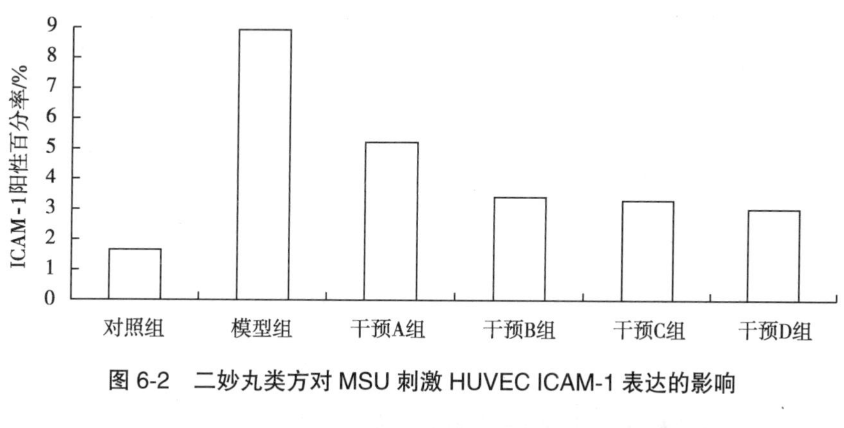

图 6-2　二妙丸类方对 MSU 刺激 HUVEC ICAM-1 表达的影响

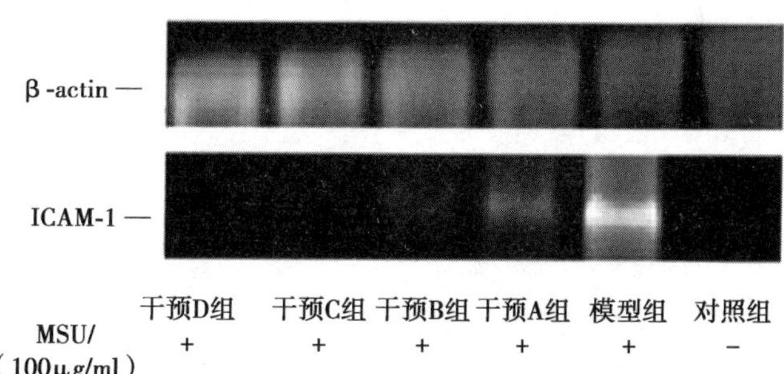

图 6-3　二妙丸类方对 MSU 刺激 HUVEC ICAM-1 在 mRNA 水平上表达的影响

3. 对 MSU 刺激 HUVEC 细胞形态的影响　HUVEC 分对照组(200μlDMEM 培养液)、模型组(100μg/ml MSU 溶液)、干预 A 组(100μg/ml MSU 溶液 +0.5mg 生药 /ml 二妙丸)、干预 B 组(100μg/mlMSU 溶液 +0.75mg 生药 /ml 三妙丸)、干预 C 组(100μg/ml MSU 溶液 +1.0mg 生药 /ml 四妙丸)、干预 D 组(100μg/mlMSU 溶液 +1.5mg 生药 /ml 四妙加味方),在显微镜下观察细胞形态(图 6-4)。

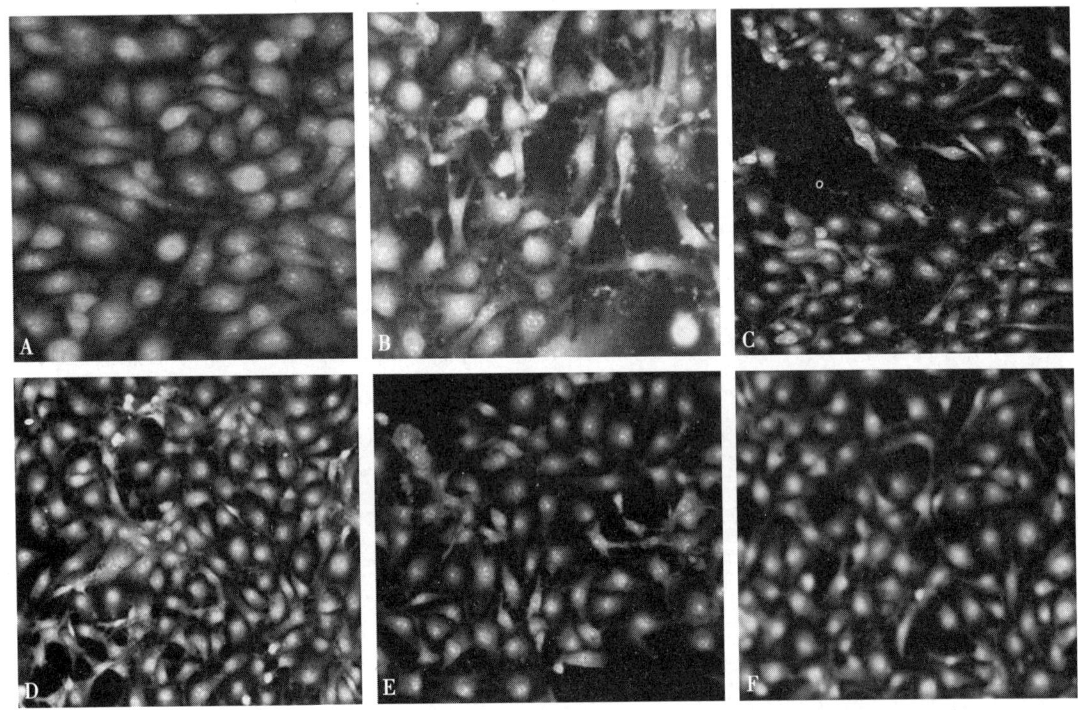

图 6-4　二妙丸类方对 MSU 诱导的 HUVEC 细胞核的影响

A. 正常组;B. 模型组;C. 二妙丸组;D. 三妙丸组;E. 四妙丸组;F. 四妙加味方组

正常组可以看到细胞核完全完整,无皱缩现象。1 000μg/ml MSU 刺激 HUVEC 细胞后有明显凋亡现象,细胞皱缩,细胞碎片增加。二妙丸组橘色凋亡细胞分布零散,三妙丸和四妙丸组凋亡细胞明显减少,细胞碎片也相应减少。四妙加味方组凋亡细胞明显减少。二妙丸类方对 MSU 刺激 HUVEC 细胞的保护作用依次增强。

急性痛风是血尿酸水平增高致 MSU 沉积于关节组织引起的关节炎症,ICAM-1 作为细胞黏附分子中免疫球蛋白超家庭成员之一,参与了急性痛风关节炎的发病过程,在免疫监督、炎症反应、吞噬等过程中起重要作用。抑制 ICAM-1 的表达是抑制痛风炎症的重要环节之一。二妙丸类方干预 MSU 诱导的痛风炎症模型,不同程度地保护 MSU 致 HUVEC 的损伤,提高 HUVEC 活力,抑制 ICAM-1 在 mRNA 水平上的表达,有显著的抗急性痛风炎症作用。

三、二妙丸类方治疗急性痛风的作用机制

(一) 四妙加味方抗痛风性关节炎的作用机制

痛风性关节炎是一种结晶性关节炎,当尿酸产生过多和(或)尿酸排泄不足,血液中尿酸浓度超过 7mg/dl 呈过饱和状态时,尿酸与钠离子结合形成的尿酸盐结晶,在关节腔内刺激细

胞分泌 IL-1β 及 TNF-α 等炎症介质及金属蛋白酶(MMPs)、聚蛋白多糖酶(ADAMTS)等蛋白水解酶,最终导致炎症反应及软骨基质的降解,且炎症反应产生亦会促使 MMPs 及 ADAMTS 的大量分泌,加速软骨基质的降解,最终造成关节软骨的破坏。因此,用 MSU 刺激大鼠足关节的急性痛风模型及刺激软骨细胞建立的体外细胞模型研究四妙加味方抗痛风性关节炎炎症反应的作用机制。

1. 对 MSU 诱导的大鼠急性痛风模型足肿胀的抑制作用　从表 6-7 可看出,MSU 刺激大鼠后 1 小时,四妙加味方大剂量组关节肿胀度减轻,与模型组比较有统计学差异(P<0.05)。致炎后 3 小时,四妙加味方大、中、小剂量组关节肿胀度明显减轻,与模型组比较有显着性差异(P<0.05,P<0.01),吲哚美辛组与模型组比较有统计学差异(P<0.05)。致炎后 5 小时,四妙加味方大剂量组关节肿胀度明显减轻,与模型组比较有显着性差异(P<0.05),提示四妙加味方能抑制急性痛风模型大鼠踝关节肿胀度,在 3 小时达到高峰。

表 6-7　四妙加味方对 MSU 诱导大鼠足肿胀的影响($\bar{x}\pm s$,n=8)

组别	剂量 /(g 生药 / kg)	n	足肿胀 /cm		
			1h	3h	5h
正常组		8	1.72 ± 2.1**	1.70 ± 3.1**	1.65 ± 2.1**
模型组	–	8	22.8 ± 8.8	39.6 ± 14.1	32.9 ± 7.3
吲哚美辛组	0.012 5	8	18.0 ± 9.1	25.0 ± 13.1*	26.9 ± 8.1
四妙加味方组	10	8	13.1 ± 7.5*	18.2 ± 10.8**	21.8 ± 9.1*
	5	8	16.2 ± 5.9	23.4 ± 6.4**	28.0 ± 15.7
	2.5	8	19.4 ± 6.4	25.2 ± 10.7*	32.1 ± 12.4

注:与模型组比较,*P<0.05,**P<0.01。

2. 对 MSU 诱导的大鼠急性痛风模型关节病理组织的影响　空白对照组关节组织无明显充血、水肿,无炎细胞浸润,周围组织无炎症。MSU 刺激大鼠后 5 小时后,模型组关节组织炎症细胞浸润,伴充血、水肿。与模型组相比,四妙加味方大剂量组及吲哚美辛组病变明显减轻;四妙加味方中、小剂量组病变程度也有所减轻。实验结果提示四妙加味方组可减轻 MSU 致大鼠关节的急性炎症(图 6-5)。

3. 含药血清对软骨细胞 MSU 刺激后的生长影响　用 MSU 刺激软骨细胞建立的体外模型诱导软骨细胞的破坏及生长抑制,MTT 法观察四妙加味方含药血清对软骨细胞的生长影响(表 6-8)。

表 6-8　四妙加味方含药血清对软骨细胞 MSU 刺激后的生长影响($\bar{x}\pm s$,n=6)

组别	剂量 /%	OD 值		
		24h	48h	72h
空白血清组	20	0.39 ± 0.03	0.42 ± 0.04▲	0.43 ± 0.04▲
MSU 刺激组	–	0.35 ± 0.04	0.32 ± 0.02	0.33 ± 0.04
MSU+ 四妙加味方含药血清组	20	0.36 ± 0.01	0.41 ± 0.03▲▲	0.41 ± 0.01▲
	10	0.36 ± 0.01	0.40 ± 0.03▲	0.41 ± 0.03▲
	5	0.35 ± 0.01	0.38 ± 0.01▲	0.39 ± 0.02

注:与 MSU 刺激组比较,▲P<0.05,▲▲P<0.01。

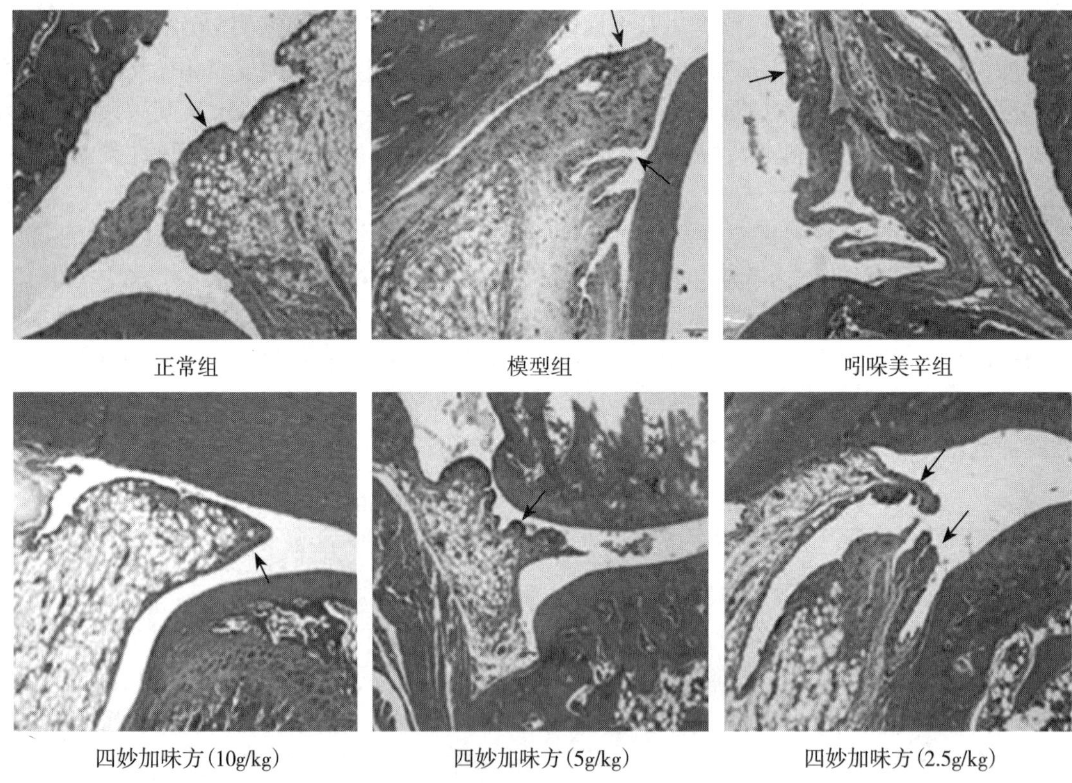

图 6-5　四妙加味方对 MSU 刺激大鼠急性痛风模型关节病理组织的影响(HE,100×)

实验结果显示,软骨细胞培养 24 小时后,各组细胞生长未见统计学差异(P>0.05),培养 48 小时、72 小时后,MSU 刺激组细胞生长降低,MSU+ 四妙加味含药血清组细胞生长百分率明显上升,与 MSU 刺激组比较有显著性差异(P<0.01,P<0.05),表明四妙加味方可抑制 MSU 致软骨细胞的破坏,对软骨细胞有一定的保护作用。

4. 对软骨细胞 MSU 刺激后 IL-1β、TNF-α、iNOS、NO 的影响　痛风性关节炎患者关节组织在发炎期间,关节腔内的细胞如软骨细胞、滑膜细胞等,彼此由介质间的交互作用而互相影响,活化 NLRP3 炎症体进一步制造并分泌 IL-1β 及 TNF-α,对软骨细胞的增殖有抑制作用,刺激软骨细胞活化一氧化氮合酶(iNOS)进而产生大量一氧化氮(NO),导致软骨结构的破坏。

用 ELISA 法检测四妙加味方含药血清对软骨细胞 IL-1β 及 TNF-α、iNOS 及 NO 含量的影响(表 6-9),MSU 刺激软骨细胞后,IL-1β 及 TNF-α、iNOS 及 NO 含量明显上升,与空白血清组比较有显著性差异(P<0.01,P<0.05)。与 MSU 刺激组相比,四妙加味方含药血清组可显著降低 IL-1β 及 TNF-α、iNOS 及 NO 的含量(P<0.01,P<0.05)。实验结果表明四妙加味方通过降低 MSU 刺激软骨细胞的 IL-1β 及 TNF-α 分泌,减轻炎症介质对软骨细胞合成功能的抑制作用,并使 IL-1β 及 TNF-α 对 iNOS 的激活降低,阻断 NO 的合成,防止其进一步氧化及亚硝化,减轻软骨细胞的破坏,阻断炎症反应的路径而发挥抗炎作用。

表 6-9　四妙加味方含药血清对 MSU 刺激后软骨细胞 IL-1β 及 TNF-α 的影响（$\bar{x} \pm s$，n=4）

组别	剂量 /%	IL-1β/（pg/ml）	TNF-α/（pg/ml）	iNOS/（U/ml）	NO/（μmol/L）
空白血清组	20	8.28 ± 2.08▲	49.58 ± 12.29▲▲	2.39 ± 0.74▲▲	0.60 ± 0.37▲▲
MSU 刺激组	–	16.77 ± 6.76	177.50 ± 13.04	11.42 ± 1.49	9.69 ± 1.70
MSU+ 四妙加味方含药血清组	20	9.54 ± 4.16▲	81.25 ± 16.64▲▲	4.72 ± 0.55▲▲	2.51 ± 0.00▲▲
	10	7.65 ± 4.93▲	97.08 ± 34.07▲▲	5.45 ± 1.39▲▲	3.41 ± 0.20▲▲
	5	13.94 ± 7.09	120.42 ± 32.57▲▲	5.72 ± 0.85▲▲	3.23 ± 0.39▲▲

注：与 MSU 刺激组比较，▲P<0.05，▲▲P<0.01。

5. 对 MSU 刺激后软骨细胞蛋白多糖保护的影响　蛋白多糖是糖胺多糖（GAG）为旁链结合至核心蛋白所组成，而色氨酸（Hyp）为胶原纤维所特有，可反映关节软骨损伤的程度。为观察四妙加味方含药血清对关节软骨的保护作用，用阿利新蓝法（DMS）及试剂盒法检测 GAG 及 Hyp 含量，甲苯胺蓝染色观察软骨细胞蛋白多糖的表达。MSU 刺激软骨细胞促进 GAG 及 Hyp 的释放（P<0.01），加速关节的损伤程度。四妙加味方含药血清组可降低 GAG、Hyp 含量（P<0.05、P<0.01），减少 MSU 致软骨细胞基质降解作用，使蛋白多糖表达增加（P<0.05）（表 6-10、图 6-6）。

表 6-10　四妙加味方含药血清对软骨细胞 MSU 刺激后 GAG 及 Hyp 的影响（$\bar{x} \pm s$，n=4）

组别	剂量 /%	GAG	Hyp/（μg/ml）
空白血清组	20	1.52 ± 0.26▲▲	0.93 ± 0.03▲▲
MSU 刺激组	–	2.74 ± 0.32	2.32 ± 0.03
MSU+ 四妙加味方含药血清组	20	2.24 ± 0.25▲	1.28 ± 0.07▲▲
	10	2.24 ± 0.23▲	1.29 ± 0.01▲▲
	5	2.57 ± 1.18	1.30 ± 0.07▲▲

注：与 MSU 刺激组比较，▲P<0.05，▲▲P<0.01。

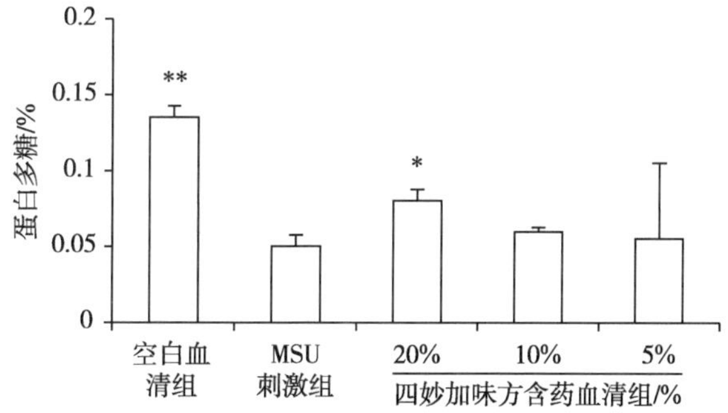

图 6-6　四妙加味方含药血清对软骨细胞 MSU 刺激后蛋白多糖表达的影响

注：与 MSU 刺激组比较，*P<0.05，**P<0.01。

6. 对 MSU 刺激的关节软骨细胞蛋白多糖及胶原蛋白的保护作用　软骨细胞在关节组织中合成 MMPs、ADAMTS 及其抑制金属蛋白酶抑制剂（TIMPs）来调控基质的恒定状态。MMPs 及 ADAMTS 可降解软骨基质，而 TIMPs 调控其降解的程度，使正常关节软骨组织得以维持汰旧换新的动态平衡。因此，为观察四妙加味方含药血清对关节软骨细胞蛋白多糖及胶原蛋白的保护作用，用 ELISA 法检测 MMP-3 及 TIMP-1 水平，Western-blot 法检测软骨细胞 ADAMTS-4 及 TIMP-3 蛋白表达（表 6-11，表 6-12，图 6-7）。

表 6-11　四妙加味方含药血清对软骨细胞 MSU 刺激后 MMP-3 及 TIMP1 的影响（$\bar{x}\pm s$，n=4）

组别	剂量 /%	MMP-3/（pg/ml）	TIMP-1/（pg/ml）	MMP-3/TIMP-1
空白血清组	20	182.46 ± 124.59▲	143.86 ± 90.30	1.63 ± 1.00▲
MSU 刺激组	–	657.89 ± 131.47	133.33 ± 3.04	4.92 ± 0.87
MSU 组 + 四妙加味方含药血清组	20	287.72 ± 48.90▲	175.44 ± 87.49	1.86 ± 0.65▲▲
	10	391.23 ± 80.40▲	115.79 ± 82.72	2.30 ± 1.17▲
	5	436.84 ± 56.93	112.28 ± 49.75	4.23 ± 1.17

注：与 MSU 刺激组比较，▲ P<0.05，▲▲ P<0.01。

表 6-12　四妙加味方含药血清对软骨细胞 MSU 刺激后 ADAMTS-4 及 TIMP-3 的影响（$\bar{x}\pm s$，n=3）

组别	剂量 /%	ADAMTS-4	TIMP-3	ADAMTS-4/TIMP-3
空白血清组	20	0.22 ± 0.01▲▲	0.68 ± 0.03	0.33 ± 0.00▲▲
MSU 刺激组	–	1.08 ± 0.03	0.92 ± 0.10▲	1.18 ± 0.10
MSU+ 四妙加味方含药血清组	20	0.84 ± 0.08▲▲	1.06 ± 0.08▲▲	0.79 ± 0.02▲▲
	10	0.93 ± 0.06▲	0.97 ± 0.02▲▲	0.96 ± 0.05▲
	5	1.16 ± 0.06	0.89 ± 0.04▲▲	1.30 ± 0.01

注：与 MSU 刺激组比较，▲ P<0.05，▲▲ P<0.01。

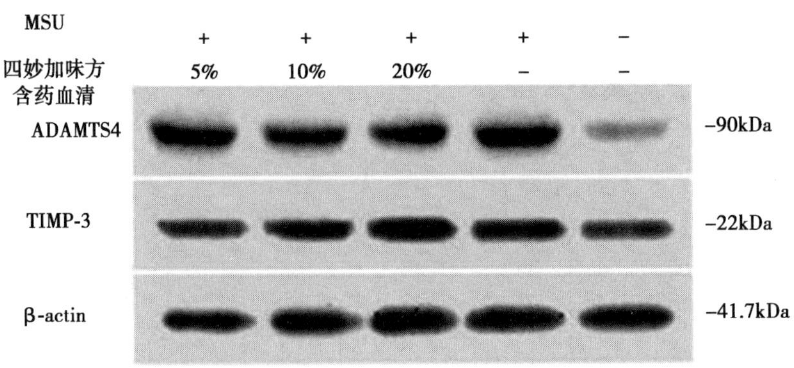

图 6-7　四妙加味方含药血清对软骨细胞 MSU 刺激后 ADAMTS-4 及 TIMP-3 的影响

MSU 刺激软骨细胞后，MMP-3 含量、ADAMTS-4 蛋白表达、MMP-3/TIMP-1 和 ADAMTS-4/TIMP-3 比值升高（P<0.01，P<0.05），四妙加味方含药血清组能使 MSU 刺激软骨细胞 MMP-3 含量、ADAMTS-4 蛋白表达下降（P<0.05），且 MMP-3/TIMP-1、ADAMTS-4/TIMP-3

的比值降低($P<0.01$,$P<0.05$)。表明四妙加味方可通过抑制MMP-3及ADAMTS-4活性,降低软骨细胞由MSU致的MMP-3、ADAMTS-4过量分泌,缓解因MMP-3、ADAMTS-4大量增加而与TIMP-1、TIMP-3之间的恒定状态失衡,从而减轻软骨基质中蛋白多糖及胶原降解的程度,使因结构破坏而流失的GAG及Hyp减少,防止软骨组织的崩坏,通过对MSU致关节软骨细胞的损伤有保护作用达到治疗急性痛风炎症的作用。

(二)二妙类方治疗高尿酸血症的生物学机制

人体嘌呤代谢过程中相关酶的缺乏或活性增强会引起嘌呤代谢障碍,从而导致尿酸生成增多。肾脏是人体内影响尿酸排泄能力的主要部位,肾小球滤过的尿酸减少、肾小管对尿酸的重吸收增加等,均可以导致尿酸的排泄量减少,因而引起高尿酸血症的发生。

1. 二妙丸　用氧嗪酸钾盐诱导的小鼠高尿酸血症模型研究二妙丸水提取物(3.9、7.8g生药/kg)降血尿酸作用机制(图6-8,图6-9),二妙丸能显著抑制肝脏黄嘌呤氧化酶(XOD)活性,下调XOD mRNA和蛋白的表达水平,降低肾脏mURAT1 mRNA和蛋白表达水平。实验结果表明二妙丸水提取物具有抑制高尿酸血症小鼠尿酸生成和促进尿酸排泄的双重调节作用治疗高尿酸血症,其机制可能与抑制XOD与mURAT1 mRNA和蛋白表达水平有关。

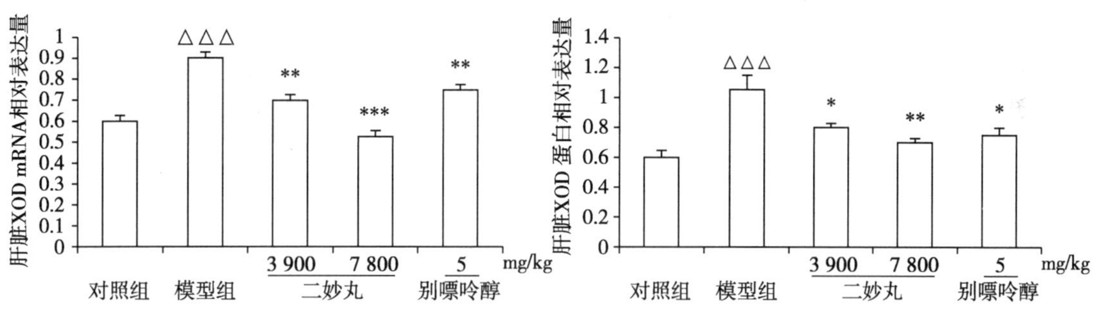

图6-8　二妙丸对肝脏XOD mRNA和蛋白表达水平的影响

注:与模型组比较,$^{*}P<0.05$,$^{**}P<0.01$,$^{***}P<0.001$;与对照组比较,$^{\triangle\triangle\triangle}P<0.001$。

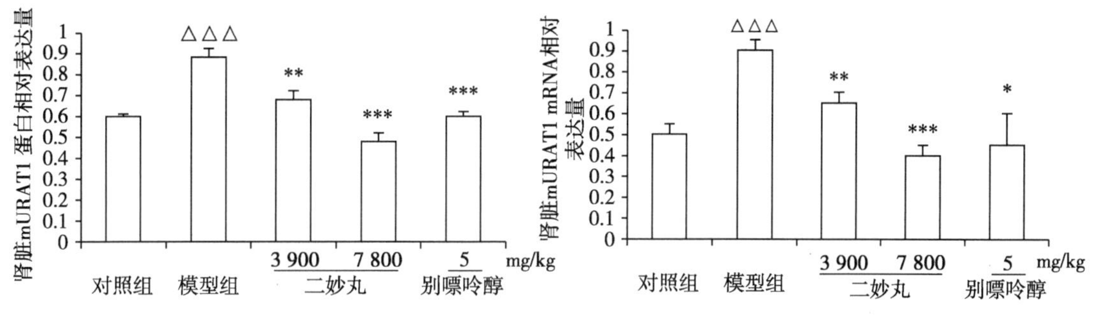

图6-9　二妙丸对肾脏URAT1mRNA和蛋白表达水平的影响

注:与模型组比较,$^{*}P<0.05$,$^{**}P<0.01$,$^{***}P<0.001$;与对照组比较,$^{\triangle\triangle\triangle}P<0.001$。

2. 三妙丸　用氧嗪酸钾盐诱导的小鼠高尿酸血症模型研究三妙丸水提取物降血尿酸作用机制(图6-10,图6-11),三妙丸水提取物能显著抑制肝脏XOD活性、下调XOD mRNA和蛋白表达,降低肾脏mURAT1 mRNA和蛋白表达水平。实验结果提示三妙丸水提取物具有抑制高尿酸血症小鼠尿酸生成和促进尿酸排泄的双重调节作用,降低血清尿酸水平,其机

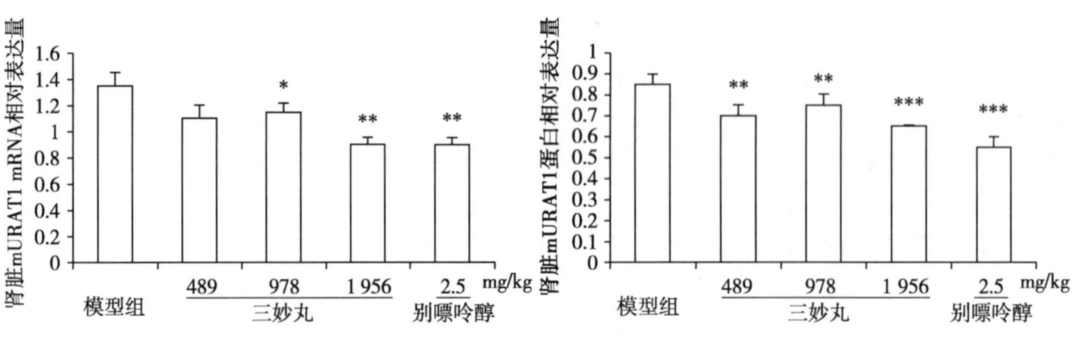

图 6-10　三妙丸对肝脏 XOD mRNA 和蛋白表达水平的影响

注:与模型组比较,*P<0.05,**P<0.01,***P<0.001。

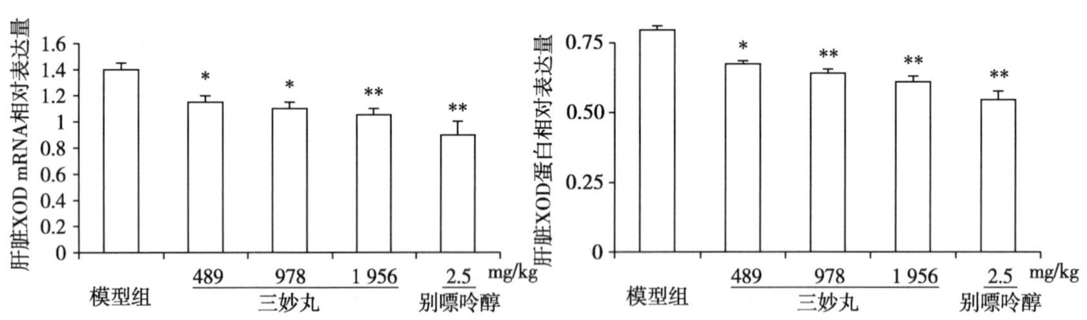

图 6-11　三妙丸对肾脏 mURAT1、mURAT1 表达水平的影响

注:与模型组比较,*P<0.05,**P<0.01,***P<0.001。

制可能与抑制 XOD 与 mURAT1 mRNA 和蛋白表达水平有关。

3. 四妙丸　用氧嗪酸钾盐诱导的小鼠高尿酸血症模型研究四妙丸水提取物降血尿酸作用机制(图 6-12~ 图 6-15),四妙丸能显著降低氧嗪酸钾盐诱导的高尿酸血症小鼠肾脏 mURAT1、mGLUT9 和 mRNA 水平,增加肾 mOAT1、mOCT1、mOCT2、mOCTN1 和 mOCTN2 mRNA 水平。表明,四妙丸通过调节高尿酸小鼠肾有机离子转运蛋白达到降尿酸、保护肾脏的作用。

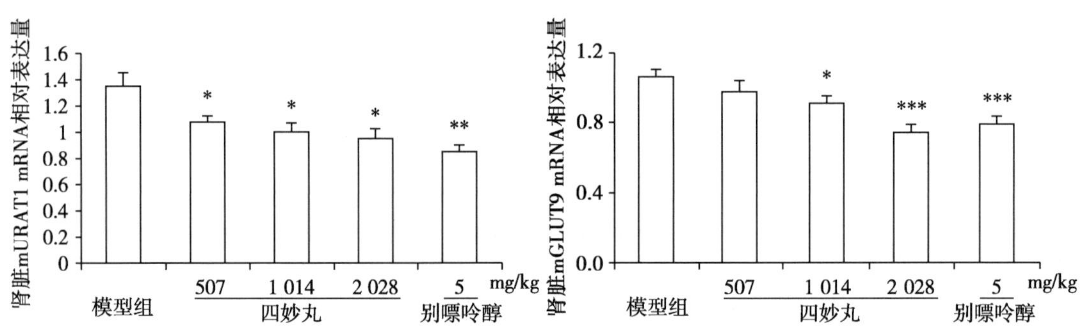

图 6-12　四妙丸对肾脏 mURAT1、mGLUT9 表达水平的影响

注:与模型组比较:*P<0.05,**P<0.01,***P<0.001。

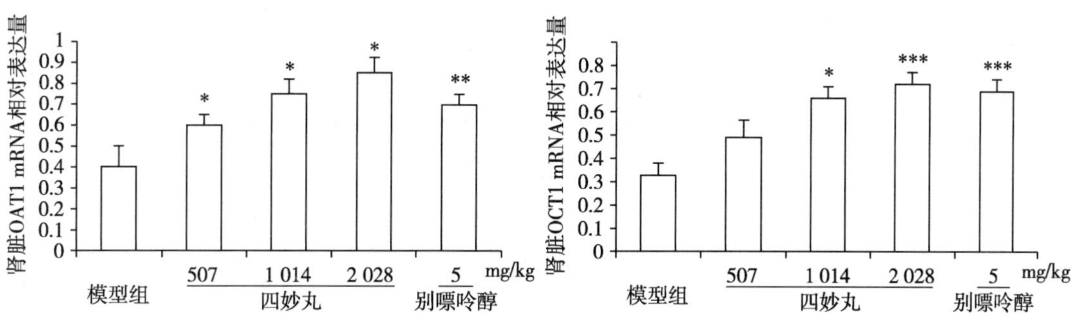

图 6-13　四妙丸对肾脏 OAT1、OCT1 mRNA 表达水平的影响

注：与模型组比较，*$P<0.05$，**$P<0.01$，***$P<0.001$。

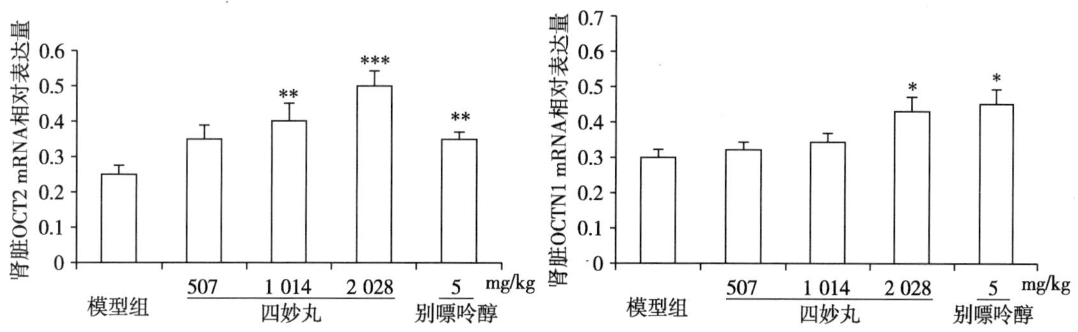

图 6-14　四妙丸对肾脏 OCT2 、OCTN1 mRNA 表达水平的影响

注：与模型组比较，*$P<0.05$，**$P<0.01$，***$P<0.001$。

4. 四妙加味方　用尿酸酶抑制剂抑制大鼠体内的尿酸酶，同时给予高嘌呤喂饲，建立大鼠可持续的高尿酸血症模型，研究四妙加味方对尿酸合成相关酶的影响(表 6-13、表 6-14)，四妙丸加味方可显著降低高尿酸大鼠关节液、血液、肾脏、尿液中尿酸含量，抑制血液及肝脏中 XOD 活性，使尿酸合成减少，升高血液中嘌呤核苷磷酸化酶（PNP）活性，使尿酸合成的前体次黄嘌呤转入其他代谢途径而减少。

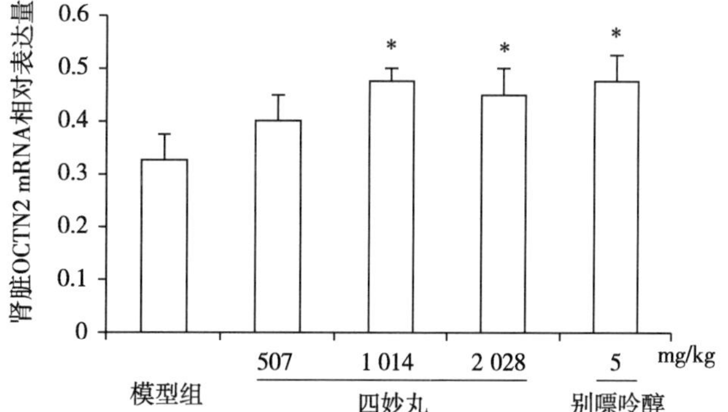

图 6-15　四妙丸对肾脏 OCTN2 mRNA 表达水平的影响

注：与模型组比较：*$P<0.05$。

用尿酸排泄抑制剂所致大鼠高尿酸血症模型观察四妙加味方对尿酸代谢中 XOD、尿酸酶（UO）活性的影响（表 6-15），四妙丸加味方可显著升高肝脏中 UO 活性，加速尿酸的分解，降低血液中 XOD 活性，减少尿酸的生成。

表 6-13　对血液、尿液、肾脏、关节中尿酸的影响（$\bar{x} \pm s$，n=8）

组别	剂量 /(g/kg)	尿酸含量 /(μmol/L)			
		血液	尿液	肾脏	关节液
空白组	–	79.8 ± 21.9	32.25 ± 32.69	6.1 ± 3.3	103.3 ± 84.7
模型组	–	1 133.9 ± 357.7##	753.13 ± 502.24##	233.8 ± 61.5##	394.8 ± 114.1##
四妙加味方组	50	454.6 ± 190.9**	112.63 ± 57.2**	95.3 ± 63.6**	254.3 ± 50.1**

注：模型组与空白组比较，## P<0.01；给药组与模型组比较，**P<0.01。

表 6-14　对血液及肝脏相关酶指标的影响（$\bar{x} \pm s$，n=8）

组别	剂量 /(g/kg)	XOD/(U/L)		PNP/(mmol/g)	
		血液	肝脏	血液	肝脏
空白组	–	30.01 ± 7.34	5.80 ± 1.05	12.85 ± 4.63	12.14 ± 1.62
模型组	–	36.94 ± 2.32#	6.68 ± 1.25	13.06 ± 2.39	11.11 ± 1.57
四妙加味方组	50	31.54 ± 4.48**	9.50 ± 2.57**	18.01 ± 2.76**	12.34 ± 1.70

注：模型组与空白对照组比较，# P<0.05；给药组与模型组比较，**P<0.01。

表 6-15　对肝脏、血液相关酶指标的影响（$\bar{x} \pm s$，n=8）

组别	剂量 /(g/kg)	肝脏 XOD/(U/gprot)	血液 XOD/(U/L)	肝脏 UO/(U/gprot)
空白组	–	5.80 ± 1.05	30.01 ± 7.34	1.69 ± 0.25
模型组	–	9.70 ± 2.89##	35.67 ± 4.80	2.15 ± 0.24##
四妙加味方组	50	11.96 ± 2.40	28.40 ± 3.44**	2.48 ± 0.29*

注：模型组与空白组比较，## P<0.01；给药组与模型组比较，**P<0.05、*P<0.01。

研究显示，四妙加味方能全面降低高尿酸大鼠血液、肝脏、关节及尿液中尿酸含量，与抑制尿酸合成及促进尿酸分解的机制有关。

参考文献

[1] DUAN P, YOU G. Short-term regulation of organic anion transporters [J]. Pharmacology & Therapeutics, 2010, 125(1): 55-61.

[2] DALBETH N, MERRIMAN T. Crystal ball gazing: new therapeutic targets for hyperuricaemia and gout [J]. Rheumatology, 2009, 4(3): 222-226.

[3] ZHANG L L, SPENCER K L, VORUGANTI V S, et al. Association of functional polymorphism rs2231142 (Q141K) in the ABCG2 gene with serum uric acid and gout in 4 US populations: the PAGE study [J]. American Journal of Epidemiology, 2013, 177(9): 923-932.

[4] KÖTTGEN A, ALBRECHT E, TEUMER A, et al. Genome-wide association analyses identify 18 new loci associated with serum urate concentrations [J]. Nature Genetics, 2013, 45(2): 145-154.

[5] PUNZI L, SCANU A, RAMONDA R, et al. Gout as autoinflammatory disease: new mechanisms for more appropriated treatment targets [J]. Autoimmunity Reviews, 2012, 12(1): 66-71.

[6] JIN M, YANG F, YANG I, et al. Uric acid, hyperuricemia and vascular diseases[J]. Frontiers in Bioscience, 2012, 17(1): 656-669.
[7] PEVSNER-FISCHER M, MORAD V, COHEN-SFADY M, et al. Toll-like receptors and their ligands control mesenchymal stem cell functions[J]. Blood, 2007, 109(4): 1422-1432.
[8] KRISHNAN J, SELVANAJOO K, TSUCHIYAM, et al. Toll-like receptor signal transduction[J]. Experimental & Molecular Medicine, 2007, 39(4): 421-438.
[9] SCOTT P, MA H, VIRIYAKOSOL S, et al. Engagement of CD14 mediates the inflammatory potential of monosodium urate crystals[J]. The Journal of Immunology, 2006, 177(9): 6370-6378.
[10] UNDERHILL D M. Collaboration between the innate immune receptors dectin-1, TLRs, and Nods[J]. Nature Reviews Immunology, 2007, 219(1): 75-87.
[11] 吕耀中，胡庆华，王星，等. 二妙丸水提取物对高尿酸血症小鼠尿酸失衡及其相关基因和蛋白水平的影响[J]. 中草药，2010，41(3)：418-423.
[12] WANG X, WANG C P, HU Q H, et al. The dual actions of Sanmiao wan as a hypouricemic agent: down-regulation of hepatic XOD and renal mURAT1 in hyperuricemic mice[J]. Journal of Ethnopharmacology, 2010, 128(1): 107-115.
[13] HU Q H, JIAO R Q, WANG X, et al. Simiao pill ameliorates urate underexcretion and renal dysfunction in hyperuricemic mice[J]. Journal of Ethnopharmacology, 2010, 128(3): 685-692.
[14] 吴源陶，邹译娴，张春虎，等. 基于网络药理学和分子对接探讨四妙丸治疗痛风的分子机制[J]. 中南药学，2020，18(7)：1120-1126.

第三节　二妙丸类方抗痛风效应物质基础研究

在二妙丸类方组方药苍术、黄柏、牛膝、薏苡仁、忍冬藤、土茯苓成分研究基础上，以抗痛风药效为指标筛选四妙加味方及其组方药抗炎、镇痛、降尿酸有效部位(群)，最后筛选出二妙丸类方抗痛风有效部位群。用 HPLC-MS 和 GC-MS 法分析有效部位成分，基于离心超滤质谱技术、药代动力学及网络药理学方法研究二妙丸及四妙加味方抗痛风活性成分。

一、二妙丸类方抗痛风有效部位群研究

(一) 二妙丸类方中各组方药材的成分组成

黄柏(Phellodendri Cortex)为芸香科植物黄皮树 *Phellodendri chinensis* Schneid. 的干燥树皮，主要含小檗碱、四氢小檗碱、药根碱、四氢药根碱、木兰花碱、黄柏碱、*n*-甲基大麦芽碱、巴马汀、四氢掌叶防己碱、蝙蝠葛碱等生物碱类成分。还含有黄柏酮、黄柏内酯、白鲜脑交酯、黄柏酮酸、青荧光酸、7-脱氢豆甾醇等、β-谷甾醇、菜油甾醇等成分。

苍术(Atractylodis Rhizoma)为菊科植物北苍术 *Atractylodes chinensis* (DC.) koiciz. 的干燥根茎。苍术根茎含挥发油 3.25%~6.92%，主要由 β-桉叶醇、苍术呋喃烃、β-芹子烯、α-甜没药萜醇、茅术醇、榄香醇、苍术酮、芹子二烯酮、苍术素、苍术素醇等单萜及倍半萜成分组成。此外还含有倍半萜内酯、倍半萜糖苷、聚乙烯炔类等成分。

牛膝(Achyranthis Bidentatae Radix)为苋科植物牛膝 *Achyranthis bidentatae* BL. 的根，主要含齐墩果酸-α-*L*-吡喃鼠李糖基-β-*D*-吡喃半乳糖苷等三萜皂苷类成分，牛膝甾酮、蜕皮甾酮、旌节花甾酮 A 等甾酮类化合物以及具有免疫活性的肽多糖。

薏苡仁（Coicis Semen）为禾本科植物薏米 *Coix lacryma-jobi* L.var.*Ma-yuen*（Romanet）Stapf 的种仁。种仁含薏苡仁酯，粗蛋白 13%~14%，脂类 2%~8%。脂类中三酰甘油 61%~64%，二酰甘油 6%~7%，一酰甘油 4%，甾醇酯 9%，游离脂肪酸 17%~18%。在三酰甘油中亚油酸含量可达 25%~28%，在游离脂肪酸中亚油酸含量为 27%~28%，游离脂肪酸还有棕榈酸，硬脂酸，顺 -8- 十八碳烯酸即油酸等。一酰甘油中有具抗肿瘤作用的 α- 单油酸甘油酯，甾醇酯中有具促排卵作用的顺 -、反 - 阿魏酰豆甾醇和顺 -、反 - 阿魏酰菜油甾醇等。种仁还含具抗补体作用的葡聚糖和酸性多糖 CA-1、CA-2 及降血糖作用的薏苡多糖 A、B、C。

忍冬藤（Lonicerae Japonicae Caulis）为忍冬科植物忍冬 *Lonicera japonica* Thunb. 的茎枝，主要有酚酸类、环烯醚萜苷类、黄酮类、三萜皂苷类等成分。酚酸类化合物主要有绿原酸、异绿原酸、咖啡酸等。环烯醚萜苷类化合物主要有马钱子苷，断马钱子苷二甲基缩醛，断马钱子苷半缩醛内酯，表断马钱子苷半缩醛内酯、马钱素、当药苷、马钱子苷等。黄酮类化合物主要有木犀草素、香叶木素、圣草酚、金圣草黄素、芹菜素等。皂苷类成分主要有常春藤皂苷元 -3-α-*L*- 吡喃阿拉伯糖苷、常春藤皂苷元 -3-*O*-β-*D*- 吡喃葡萄糖基（1 → 2）-α-*L*- 吡喃阿拉伯糖苷、常春藤皂苷元 -3-*O*-α-*L*- 吡喃鼠李糖基（1 → 2）-α-*L*- 吡喃阿拉伯糖苷、常春藤皂苷元 -3-*O*-α-*L*- 吡喃阿拉伯糖基 -28-*O*-β-*D*- 吡喃葡萄糖基（1 → 6）-β-*D*- 吡喃葡萄糖苷、常春藤皂苷元 -3-*O*-β-*D*- 吡喃葡萄糖基（1 → 2）-α-L- 吡喃阿拉伯糖基 -28-*O*-β-*D*- 吡喃葡萄糖基（1 → 6）-β-*D*- 吡喃葡萄糖苷、齐墩果酸 -3-*O*-α-*L*- 吡喃鼠李糖基（1 → 2）-α-*L*- 吡喃阿拉伯糖基 -28-*O*-β-*D*- 吡喃葡萄糖基（1 → 6）-β-*D*- 吡喃葡萄糖苷、齐墩果酸 -3-*O*-β-*D*- 吡喃葡萄糖基（1 → 2）-α-*L*- 吡喃阿拉伯糖基 -28-*O*-β-*D*- 吡喃葡萄糖基（1 → 6）-β-*D*- 吡喃葡萄糖苷等。

土茯苓（Smilacis Glabrae Rhizoma）为百合科植物光叶菝葜 *Smilax glabra* Roxb. 的干燥根茎，主要含黄酮类、有机酸类成分。主要有槲皮素、落新妇苷、山柰酚、2,4,6- 三羟基苯乙酮 -2,4- 二 -*O*-β-*D*- 吡喃葡萄糖苷、白藜芦醇、白藜芦醇 -3-*O*-β-*D*- 吡喃葡萄糖苷、琥珀酸、棕榈酸、阿魏酸等。还有薯蓣皂苷、胡萝卜皂苷、替告皂苷等皂苷类成分。

（二）二妙丸类方抗痛风有效部位的筛选

1. 四妙加味方抗痛风有效部位筛选　二妙丸类方中牛膝、黄柏、土茯苓等药材含多糖类成分，为了观察多糖类成分抗痛风作用，采用醋酸刺激致小鼠扭体反应实验、二甲苯致小鼠耳肿胀实验、尿酸钠结晶致大鼠足肿胀实验，比较四妙加味方水提取物及水提醇沉提取物抗炎、镇痛、抑制急性痛风大鼠足肿胀作用，结果表明，四妙加味方水提物去多糖工艺处理后，仍保持显著的抗炎、镇痛作用，且有量效关系，提示四妙加味方中多糖类成分对总提取物的抗炎、镇痛作用无影响。

再将四妙加味方中其他各类成分经系统分离，用 MSU 结晶致大鼠足肿胀实验、醋酸刺激引起小鼠扭体反应实验、二甲苯致小鼠耳肿胀实验系统评价各类成分的抗炎、镇痛活性（表 6-16，表 6-17）。方中各类成分均表现出一定的抗炎或镇痛作用，其中，镇痛作用较强的是酚酸部位，抗炎作用较强的是黄酮部位，对 MSU 结晶致大鼠足肿胀抑制作用较强的是生物碱类成分及方中总低聚糖类成分。由此筛选出四妙加味方中抗炎、镇痛、抗急性痛风的有效部位是黄酮、皂苷、有机酸、生物碱、挥发油及低聚糖类成分，其中，生物碱部位来源于黄柏，挥发油来源于苍术，黄酮及酚酸类成分主要来源于加味药忍冬藤、土茯苓，皂苷类成分主要来源于牛膝、忍冬藤等。

表 6-16　各类成分抗炎、镇痛作用（$\bar{x} \pm s$，n=8）

组别	剂量 /(g 生药 /kg)	扭体次数	耳廓肿胀度 /g
模型组	–	38.1 ± 9.1	0.019 9 ± 0.006 5
吲哚美辛组	0.028	5.3 ± 4.3**	0.003 7 ± 0.004 1**
四妙加味方组	75	5.1 ± 8.3**	0.009 7 ± 0.005 4**
生物碱组	75	23.3 ± 18.4	0.011 7 ± 0.003 6**
黄酮组	75	27.5 ± 12.9	0.009 1 ± 0.003 8**
酚酸组	75	6.9 ± 13.2**	0.010 9 ± 0.005 6**
皂苷组	75	24.1 ± 14.5*	0.010 4 ± 0.005 8**
低聚糖组	75	17.6 ± 13.9**	0.010 1 ± 0.007 5*
挥发油组	75	18.4 ± 14.9**	0.012 6 ± 0.005 1*

注：与模型组比较，*P<0.05，**P<0.01。

表 6-17　对 MSU 诱导大鼠足肿胀的影响（$\bar{x} \pm s$，n=8）

组别	剂量 /(g/kg)	足肿胀率 /%				
		1h	2h	3h	4h	5h
模型组	–	28.2 ± 10.6	38.4 ± 12.7	48.6 ± 15.7	54.9 ± 19.7	55.8 ± 24.4
吲哚美辛组	0.013	14.1 ± 4.4*	22.8 ± 3.8*	30.2 ± 4.0*	24.7 ± 7.4**	16.1 ± 8.9**
四妙加味方组	35.4	12.4 ± 4.5**	23.9 ± 8.4*	33.4 ± 3.0*	35.5 ± 4.2*	35.4 ± 9.2
生物碱组	35.4	14.3 ± 3.5*	24.8 ± 5.6*	37.4 ± 7.0	38.4 ± 6.9	31.7 ± 5.7*
黄酮组	35.4	15.4 ± 3.8*	25.9 ± 5.2*	38.8 ± 7.9	44.9 ± 6.7	37.7 ± 5.9
皂苷组	35.4	15.2 ± 5.7*	27.0 ± 8.2	39.7 ± 7.3	40.5 ± 8.2	38.7 ± 3.3
低聚糖组	35.4	12.7 ± 5.9*	31.7 ± 8.7	33.4 ± 5.5*	33.8 ± 7.6*	26.5 ± 9.2*
有机酸组	35.4	16.8 ± 6.2*	28.8 ± 4.1	38.0 ± 7.2	39.1 ± 8.4	36.7 ± 13.6
挥发油组	35.4	17.8 ± 5.7	28.4 ± 7.3	36.9 ± 9.9	43.1 ± 8.8	39.4 ± 13.1

注：与模型组比较，*P<0.05，**P<0.01。

2. 土茯苓降尿酸有效部位的筛选　用系统溶剂法制备土茯苓三氯甲烷、乙酸乙酯、正丁醇及水层部位，体外比色法检测 XOD 活性，筛选抑制 XOD 活性的土茯苓有效部位（表 6-18）。乙酸乙酯部位抑制 XOD 活性最强，并强于土茯苓总提取物，经分析该部位中总黄酮含量达 90.06%，为土茯苓抑制 XOD 活性有效部位。

表 6-18　土茯苓及各萃取部位抑制 XOD 活性结果

样品	剂量 /(μg 生药 /kg)	吸光度(OD 值)	抑制率 /%
XOD	–	0.116	–
土茯苓总提液	15.0	0.091	21.55
氯仿部位	15.0	0.191	–64.66

续表

样品	剂量 /(μg 生药 /kg)	吸光度(OD 值)	抑制率 /%
乙酸乙酯部位	15.0	0.065	43.96
正丁醇部位	15.0	0.118	–1.72
水部位	15.0	0.117	–0.86

进一步筛选土茯苓抗炎镇痛活性部位及其活性成分，采用醋酸刺激致小鼠扭体反应实验、二甲苯致小鼠耳肿胀实验，比较土茯苓总提取物及各部位的抗炎、镇痛作用(表 6-19)。土茯苓总黄酮类成分具有显著的抑制二甲苯致小鼠耳肿胀作用($P<0.05$)，强于总提取物；总提取物与总黄酮类成分均能显著抑制醋酸刺激致小鼠扭体反应($P<0.01$)。实验结果提示土茯苓总黄酮类成分是土茯苓抗炎、镇痛、抑制 XOD 活性的有效部位。

表 6-19　土茯苓各部位对抗炎、镇痛作用的实验结果($\bar{x} \pm s$, n=10)

组别	剂量 /(g 生药 /10g)	耳廓肿胀度 /mg	扭体次数 /n
模型组	0.16	16.3 ± 1.3	26.2 ± 8.5
吲哚美辛组	0.002 5	5.8 ± 3.8**	7.3 ± 3.6**
土茯苓总提液	0.16	15.4 ± 2.0	11.6 ± 4.3**
乙酸乙酯部位	0.16	13.4 ± 3.4*	13.4 ± 1.7**
正丁醇部位	0.16	15.5 ± 1.6	18.3 ± 9.0

注：与模型组比较，*$P<0.05$；与模型组比较，**$P<0.01$。

3. 忍冬藤抗炎镇痛有效部位筛选　系统分离忍冬藤中黄酮、酚酸及苷类(皂苷、环烯醚萜苷类)成分，用二甲苯所致小鼠耳肿胀、醋酸致小鼠扭体、尿酸酶抑制剂致小鼠高尿酸实验评价这三个部位抗炎、镇痛、降尿酸作用(表 6-20，表 6-21)，忍冬藤中黄酮、酚酸部位可显著抑制二甲苯所致小鼠耳肿胀($P<0.05$，$P<0.01$)，其中黄酮部位抑制耳肿胀作用优于忍冬藤总提取物；忍冬藤中黄酮、酚酸及苷类成分均能显著减少醋酸致小鼠扭体次数($P<0.01$)，强于总提取物；忍冬藤总提取物及各类成分对高尿酸小鼠均没有降血尿酸作用。实验结果提示，忍冬藤中黄酮、酚酸、皂苷、环烯醚萜类成分为抗炎、镇痛有效部位。

表 6-20　忍冬藤各部位抗炎、镇痛作用结果($\bar{x} \pm s$, n=10)

组别	剂量 /(g 生药 /10g)	耳廓肿胀度 /mg	扭体次数
模型组	0.16	16.3 ± 1.3	30.2 ± 9.0
吲哚美辛组	0.002 5	10.7 ± 3.8**	7.3 ± 3.6**
忍冬藤总提取物	0.16	14.1 ± 5.8*	16.2 ± 6.3*
酚酸部位	0.16	14.4 ± 2.5*	11.6 ± 4.6**
黄酮部位	0.16	11.5 ± 3.4**	13.9 ± 4.9**
苷类部位	0.16	16.0 ± 2.5	13.7 ± 3.4**

注：与模型组比较，*$P<0.05$，**$P<0.01$。

表 6-21　忍冬藤各部位对小鼠高尿酸血模型的降尿酸作用结果（$\bar{x}\pm s$，n=10）

样品	剂量 /(g 生药 /10g)	尿酸值 /(μmol/L)	
		1h	3h
空白组	0.16	167 ± 86.0	131.2 ± 82.1
模型组	0.16	446.4 ± 150.3▲▲	295.9 ± 160.1▲
别嘌呤醇组	0.002 5	6.2 ± 6.2**	14.1 ± 10.1**
忍冬藤总提取物	0.16	465.4 ± 90.0	200.4 ± 76.6
酚酸部位	0.16	337.5 ± 111.1	234.4 ± 141.1
黄酮部位	0.16	423.3 ± 87.8	244.6 ± 88.5
苷类部位	0.16	437.3 ± 133.5	229.5 ± 118.1

注：与空白组比较，▲ $P<0.05$，▲▲ $P<0.01$；与模型组比较，** $P<0.01$。

4. 牛膝抗炎部位筛选　牛膝皂苷类成分已有抗炎、镇痛作用报道，在此基础上，用 MSU 致 HUVEC 损伤的体外模型，MTT 法评价牛膝总皂苷类成分对 HUVEC 的保护作用(表 6-22)，牛膝皂苷类成分可显著保护 MSU 致 HUVEC 损伤，提示具有抗痛风炎症作用。

表 6-22　牛膝总皂苷部位对 MSU 致 HUVEC 损伤的保护作用（$\bar{x}\pm s$，n=6）

组别	浓度 /(μg 生药 /ml)	吸光度 /OD 值	细胞活力 /%
对照组	–	0.49 ± 0.02	100.00
模型组	–	0.42 ± 0.02▲	86.23
牛膝总皂苷组	125	0.48 ± 0.02**	97.03
	250	0.47 ± 0.02**	96.25
	500	0.46 ± 0.02**	93.42
	1 000	0.45 ± 0.02*	91.19

注：与空白组比较，▲ $P<0.05$；与模型组比较，* $P<0.05$，** $P<0.01$。

（三）二妙类方抗痛风有效部位群的筛选

将四妙加味方中 6 个抗炎、镇痛有效部位设为因素，这些部位的有无设为二水平，选用 $L_8(2^7)$ 型正交表进行各部位组合配伍（表 6-23），以二甲苯所致小鼠耳肿胀抗炎试验、醋酸引起小鼠化学性刺激镇痛实验及小鼠高尿酸模型的降尿酸实验评价各组合部位抗炎、镇痛、降血尿酸作用，筛选有效部位群（表 6-24）。

表 6-23　各有效部位组合及浓度

试验组	部位组合	浓度 /(g 生药 /ml)
A 组	黄酮、皂苷、有机酸、挥发油、生物碱、低聚糖	4.0
B 组	生物碱、皂苷、有机酸	4.4
C 组	生物碱、黄酮、挥发油	4.4
D 组	生物碱、低聚糖	5.3

续表

试验组	部位组合	浓度/(g生药/ml)
E组	皂苷、挥发油、低聚糖	4.8
F组	皂苷、黄酮	4.0
G组	有机酸、挥发油	6.0
H组	有机酸、黄酮、低聚糖	4.8

表 6-24　组合部位抗炎、镇痛、降血尿酸作用($\bar{x} \pm s$, n=8)

组别	剂量/(g/kg)	扭体次数	耳廓肿胀度/g	尿酸值/(μmol/L)	
				1h	3h
空白组	–	–	–	156.3 ± 57.9	87.8 ± 14.2
模型组	–	32.8 ± 5.1	0.021 3 ± 0.004 6	1 562.7 ± 589.8▲▲	1 223.5 ± 616.0▲▲
吲哚美辛组	0.028	13.4 ± 5.7**	0.009 1 ± 0.004 2**	–	–
全方组	75	8.6 ± 8.1**	0.018 7 ± 0.007 9	576.5 ± 170.6**	335.5 ± 72.5**
A组	75	6.3 ± 7.6**	0.013 8 ± 0.006 1*	711.5 ± 186.9**	465.0 ± 389.7*
B组	75	34.8 ± 15.8	0.018 7 ± 0.003 0	954.5 ± 305.1*	676.0 ± 293.4
C组	75	23.4 ± 16.5	0.018 5 ± 0.005 9	935.2 ± 473.6	605.2 ± 277.6*
D组	75	24.2 ± 10.4	0.019 3 ± 0.005 4	1 051.0 ± 345.4	683.7 ± 250.9
E组	75	25.3 ± 11.7	0.014 7 ± 0.007 0*	968.5 ± 113.0*	502.3 ± 172.9*
F组	75	18.0 ± 11.0**	0.017 5 ± 0.006 3	987.8 ± 247.7	742.8 ± 173.5
G组	75	24.0 ± 15.0	0.014 2 ± 0.004 3**	686.7 ± 372.5*	733.0 ± 494.2
H组	75	32.5 ± 14.3	0.020 5 ± 0.004 9	914.3 ± 383.1*	712.5 ± 344.5

注：与空白组比较，▲▲P<0.01；与模型组比较，*P<0.05，**P<0.01。

结果表明，各有效部位的抗炎、镇痛作用弱于四妙加味方总提取物，而配伍组合后药效明显增强，A组合降尿酸、抗炎、镇痛作用与总提取物相当，并表现出强于其他组合的优势。由此确定，A组合即挥发油、生物碱、皂苷、黄酮、有机酸及低聚糖六个部位的组合为四妙丸加味方抗痛风的有效部位群。

再依据二妙方、三妙方、四妙方中有效部位成分特征，综合评价，分别筛选出二妙方、三妙方、四妙方抗痛风有效部位(群)。

二、二妙丸类方有效部位成分分析

(一) 二妙丸类方中各组方药有效部位的成分分析

1. 苍术挥发油部位　水蒸气蒸馏法提取苍术挥发油，用GC-MS法分析，通过计算机自动检索、人工解析质谱图及参考文献核对，鉴定了其中相对含量较多的36个化合物(表6-25)，主要为单萜类、倍半萜类成分。

表 6-25　北苍术挥发油化学成分

保留时间 /min	名称	保留时间 /min	名称
6.608	camphene（莰烯）	23.475	γ-cadinene（γ- 荜澄茄烯）
8.117	β-phellandrene（β- 水芹烯）	23.738	β-sesquiphellandrene（β- 倍半水芹烯）
8.769	3-carene（3- 蒈烯）	24.396	elemol（榄香醇）
8.963	α-phellandrene（α- 水芹烯）	24.555	γ-elemene（γ- 榄香烯）
9.260	α- caryophyllene（α- 石竹烯）	24.693	aristolon-1,8-dine（1,8- 马兜铃二烯）
10.072	ocimene（罗勒烯）	25.138	caryophyllene oxide（石竹烯氧化物）
10.398	γ-phellandrene（γ- 水芹烯）	26.298	γ-eudesmol（γ- 桉叶油醇）
11.387	4- carene（ 4- 蒈烯）	26.550	agarospirol（苍术醇）
11.821	myrcene（月桂烯）	26.933	β-eudesmol（β- 桉叶油醇）
15.822	1-methoxy-4-methyl-2-（1-methylethyl）benzene(1- 甲氧基 -4- 甲基 -2- 异丙基苯）	27.207	1,4- 二甲基 -3-（2- 甲基 -1- 烯丙基）-4-乙烯基 -1- 环辛烯
15.976	2-methoxy-4-methyl-1-（1-methylethyl）benzene(1- 甲氧基 -4- 甲基 -1- 异丙基苯）	27.321	4α,8α- 二甲基 -7- 异丙基八氢 -1- 萘酮
17.445	borneol acetate （龙脑乙酯）	27.573	α-bisabolo（α- 甜没药萜醇）
20.154	geranyl acetate（牻牛儿醇乙酸酯）	28.344	eudesm-11-en-2-ol（11- 桉叶烯 -2- 醇）
21.091	β-caryophyllene（β- 石竹烯）	28.893	aristolone（马兜铃酮）
21.954	α-humulene（α- 葎草烯）	29.648	7-phenyl-2-heptene-4,6-diyn-1-ol（7- 苯基 -2- 庚烯 -4,6- 二炔 -1- 醇）
22.566	4,11-eudesmene（4,11- 桉叶二烯）	33.185	palmitic acid（棕榈酸）
23.035	β-selinene（β- 芹子烯）	35.506	linoleic acid methyl ester（亚油酸甲酯）
23.298	β- cadinene（β- 荜澄茄烯）	36.323	linoleic acid（亚油酸）

2. 黄柏生物碱部位　以 HPLC-MS 法分析黄柏生物碱提取物，采用 Kromasil C_{18} 色谱柱（4.6mm × 200mm，5μm），流动相：甲醇（A）和 1.5% 乙酸（B），0~60min（10%~45%A）梯度洗脱，正离子扫描方式，分析黄柏生物碱成分 12 个（表 6-26）。

表 6-26　黄柏生物碱部位成分

峰号	生物碱类成分	峰号	生物碱类成分
1	dedimethoxylmagnoflorine	7	tetrahydropalmatine
2	phellodendrine	8	skimmianine
3	magnoflorine	9	jatrorrhizine
4	7-*O*-*p*-β-*D*-glucopyranoside-1-(*p*-hydroxybenzyl)-6,7-dihydroxy-*N*-methyltetrahydroisoquinoline	10	berberine
5	corytine	11	palmatine
6	7-hydroxy rutaecarpin	12	5-hydroxy berberine

3. 土茯苓有效部位

(1) 有效部位及血清移行成分分析：以 UPLC-MS 法分析土茯苓有效部位提取物及其喂服该提取物高尿酸大鼠的血清成分，采用 Acquity UPLC HSS T3 色谱柱，甲醇 -1.5% 冰醋酸梯度洗脱，负离子扫描方式，分析有效部位成分及血清移行成分（表 6-27，表 6-28）。土茯苓有效部位中主要为黄酮类成分和酚酸类成分。

表 6-27　土茯苓黄酮部位 UPLC-MS 分析结果

峰号	[M-H]⁻	化合物	峰号	[M-H]⁻	化合物
1	255	palmitic acid	9	449	astilbin
2	289	catechin	10	449	neoisoastilbin
3	179	caffeic acid	11	449	isoastilbin
4	289	epicatechin	12	433	engeletin
5	335	5-*O*-caffeoylshikimic acid	13	447	quercitrin
6	303	taxifolin	14	433	isoengeletin
7	339	smiglanin	15	301	quercetin
8	449	neoastilbin	16	271	naringenin

表 6-28　土茯苓部位血清移行成分 UPLC-MS 分析结果

峰号	[M-H]⁻	化合物	峰号	[M-H]⁻	化合物
1	189	palmitic acid	9	639	3′-*O*-methyiastilbin glucuronide
2	255	unidentified	10	539	unidentified
3	247	astilbin glucuronide	11	493	3′-*O*-methyltaxifolin glucuronide
4	625	caffeic acid sulfate	12	429	*o*-methyl-5-*O*-caffeoylshikimic acid sulfate
5	259	dihydrokaempferol sulfate	13	511	5-*O*-caffeoylshikimic acid glucuronide
6	367	*O*-methyl-caffeic acid sulfate	14	403	resveratrol glucuronide
7	273	3′-*O*-methyltaxifolin glucuronide	15	287	dihydrokaempferol
8	493	palmitic acid	16	403	resveratrol glucuronide

(2) 与降血尿酸活性相关的血清移行成分分析：土茯苓有效部位具有降血尿酸作用，用土茯苓有效部位灌服尿酸酶抑制剂致高尿酸血症模型大鼠，HPLC-QTOF/MS/MS 法分析经时血清移行成分的强度，同时检测血尿酸值。用 SPSS 16.0 统计软件分析土茯苓有效部位血清移行成分相对强度和高尿酸血症大鼠血尿酸含量的经时相关性，依据相关系数推测出了落新妇苷葡萄糖醛酸化物（astilbin glucuronide）、咖啡酸的硫化物（caffeic acid sulfate）、*O*- 甲基二氢咖啡酸的硫化物（*O*-methyl-caffeic acid sulfat）、3′-*O*- 甲基化花旗松素的葡萄糖醛酸化物（3′-*O*-methyltaxifolin glucuronide）、3′-*O*- 甲基化落新妇苷的葡萄糖醛酸化物（3′-*O*-methyiastilbin glucuronide）、白藜芦醇的葡萄糖醛酸化物（resveratrol glucuronide）和二氢山柰酚（dihydrokaempferol）与大鼠血清尿酸抑制率成正相关，其中，落新妇苷葡萄糖醛酸化物、3′-*O*- 甲基化花旗松素的葡萄糖醛酸化物、3′-*O*- 甲基化落新妇苷的葡萄糖醛酸化物、白

藜芦醇的葡萄糖醛酸化物和二氢山柰酚的相关系数的值在 0.5 以上。由此初步推测这些成分为土茯苓有效部位潜在降尿酸作用的效应成分。

4. 忍冬有效部位

(1) 总提取物成分分析:用 HPLC-QTOF/MS/MS 方法分析忍冬藤总提取物成分,用 Thermo 色谱柱,乙腈 -1.5% 冰醋酸水溶液梯度洗脱,负离子扫描方式,忍冬总提取物 38 个成分中(图 6-16,表 6-29),分析鉴定了 35 个成分,主要是酚酸类、环烯醚萜类成分,还含少量黄酮类成分。

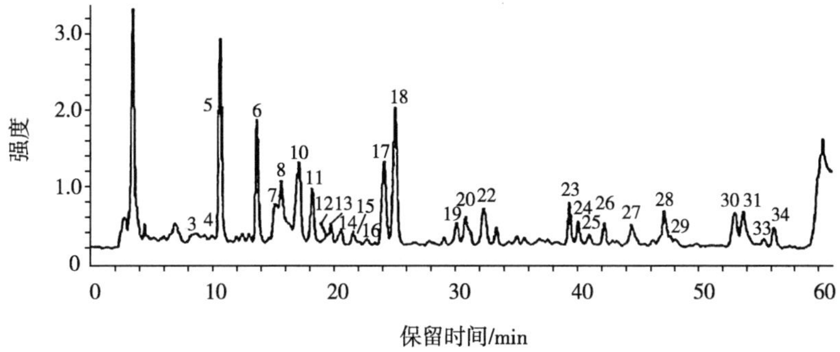

图 6-16　忍冬藤总提取物 HPLC-QTOF/MS/MS 总离子流图

表 6-29　忍冬藤提取物 HPLC-QTOF/MS/MS 分析结果

峰号	成分	峰号	成分
1	quinic acid	20	secoxyloganin
2	(±)-malic acid	21	epi-vogeloside
3	scandoside	22	secologanin(loniceroside)
4	5-*O*-caffeoylquinic acid	23	3,4,5-tricaffeoylquinic acid
5	1,3-*O*-dicaffeoyl quinic acid	24	7-O-(4β-D-glucopyranosyloxy-3-methoxylbenzoyl) secologanolic acid
6	8-epiloganic acid	25	iridin
7	caffeic acid hexoside	26	unidentifed
8	loganic acid	27	unidentifed
9	secologanoside	28	3,5-*O*-dicaffeoyl quinic acid
10	3-*O*-caffeoylquinic acid	29	methyl caffeate
11	secologanic acid	30	phloridzin
12	caffeic acid	31	4,5-*O*-dicaffeoyl quinic acid
13	syringetin hexoside	32	L-phenylalaninosecologanin
14	unidentifed	33	vanillic acid derivatives
15	4-*O*-caffeoylquinic acid	34	grandifloroside
16	7-ketologanin	35	1,4-*O*-dicaffeoyl quinic acid
17	sweroside	36	Luteolin
18	loganin	37	2-(3,4-dimethoxyphenyl)-5-hydroxy-7-methoxy-chromone
19	vogeloside	38	tricin

(2) 有效部位及血清移行成分分析：HPLC-QTOF/MS/MS 法分析忍冬藤有效部位及其喂服角叉菜胶致炎症模型大鼠血清成分，Acquity UPLC HSS T3 色谱柱，甲醇 -1.5% 冰醋酸梯度洗脱，负离子扫描方式，分析有效部位成分及血清移行成分见表 6-30。忍冬藤有效部位中 33 个成分，分析鉴定了 29 个成分，主要有酚酸类、环烯醚萜类成分，还含少量黄酮类成分。27 个血清移行成分中，分析鉴定了 23 个成分，其中，酚酸类成分主要以代谢物的形式存在，环烯醚萜类成分主要以原型形式存在(表 6-30)。

表 6-30　忍冬藤有效部位及血清移行成分 HPLC-QTOF/MS/MS 分析结果

峰号		成分	峰号		成分
血清	体外		血清	体外	
1	1'	malic acid	20	13'	7-ketologanin
2	2'	quinic acid	21	14'	sweroside
3		caffeic acid sulphate	22	15'	loganin
4		vanillic acid sulphate		16'	vogeloside
5		dihydrocaffeic acid sulphate	23	17'	secoxyloganin
6		unidentified		18'	*epi*-vogeloside
7		unidentified		19'	secologanin
8		ferulic acid sulphate		20'	unidentified
	3'	scandoside	24		ferulic acid
	4'	5-*O*-caffeoylquinic acid		21'	unidentified
9		unidentified	25	22'	7-*O*-(4β-D-glucopyranosyloxy-3-methoxylbenzoyl) secologanolic acid
10		unidentified		23'	rutin
	5'	1,3-*O*-dicaffeoylquinic acid		24'	3,4,5-tricaffeoylquinic acid
11	6'	8-epiloganic acid		25'	unidentified
12		ferulic acid glucuronide		26'	unidentified
	7'	caffeic acid hexoside		27'	3,5-*O*-dicaffeoylquinic acid
13		caffeic acid glucuronide	26		methyl caffeate
14	8'	loganic acid		28'	aldosecologanin
15	9'	chlorogenic acid		29'	phloridzin
16	10'	secologanic acid		30'	*L*-phenylalaninosecologanin
	11'	syringetin hexoside	27	31'	grandifloroside
17	12'	4-*O*-caffeoylquinic acid		32'	luteolin
18		caffeic acid		33'	quercetin
19		methyl caffeate glucuronide			

(3) 与抗炎活性相关的血清移行成分分析：忍冬藤有效部位具有抗炎作用，用忍冬藤有效部位喂服角叉菜胶致炎症模型大鼠，HPLC-QTOF/MS/MS 法分析经时血清移行成分的强度，同时检测大鼠足肿胀率、前列腺素 E_2 (PGE_2) 含量，用 SPSS 16.0 统计软件分析忍冬藤有效部位血清移行成分相对强度与叉菜胶致炎症大鼠足肿胀率、PGE_2 含量的经时相关性，依据计算的相关系数推测出了忍冬藤有效部位血清移行成分中 phenolic acids including malic acid, caffeic acid, caffeic acid glucuronide, 4-*O*-caffeoylquinic acid and chlorogenic acid, iridoid glycosides including loganic acid, secologanic acid, 7-ketologanin, sweroside, loganin and grandifloroside 与抗炎作用相关，由此初步推测这些成分为忍冬藤有效部位潜在抗炎效应成分。

(二) 三妙丸成分分析

用 HPLC-TOF/MS 分析三妙丸 50% 甲醇提取液成分，采用乙腈 -0.1% 甲酸水溶液梯度洗脱，正离子模式扫描(图 6-17)，鉴定了三妙丸中 23 个化学成分(表 6-31)。

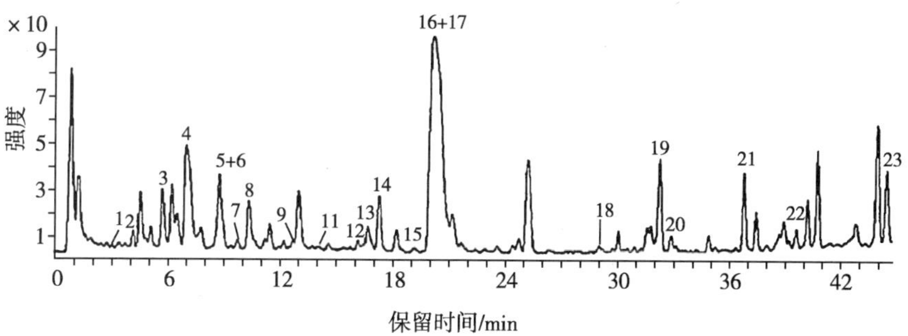

图 6-17　三妙丸提取物 HPLC-TOF/MS 总离子流图

表 6-31　三妙丸提取物成分鉴定结果

峰号	化合物	成分类型与归属	峰号	化合物	成分类型与归属
1	tryptophane	牛膝氨基酸	12	*N*-methylphoebine	黄柏生物碱
2	3,5-dimethoxy-4-glucosyloxypheny-lallylalcohol	苍术	13	columbamine	黄柏生物碱
			14	jatrorrhizine	黄柏生物碱
3	phellodendrine	黄柏生物碱	15	berberrubine	黄柏生物碱
4	magnoflorine	黄柏生物碱	16	palmatine	黄柏生物碱
5	tetrahydroberberine	黄柏生物碱	17	berberine	黄柏生物碱
6	lotusine	黄柏生物碱	18	*N*-candicine	黄柏生物碱
7	litcubine	黄柏生物碱	19	obaculactone	黄柏内酯
8	menisperine	黄柏生物碱	20	bornyl acetate	苍术挥发油
9	ecdysterone	牛膝甾酮	21	obacunone	黄柏内酯
10	tetrahydropalmatine	黄柏生物碱	22	3-hydroxyatractylone	苍术挥发油
11	inokosterone	牛膝甾酮	23	selina-4(14),7(11)-dien-one	苍术挥发油

三、二妙丸抗痛风效应成分研究

(一) 基于离心超滤质谱技术筛选二妙丸抑制黄嘌呤氧化酶活性成分

用体外酶活性实验方法检测二妙丸水提液对黄嘌呤氧化酶活性的抑制作用，结果显示二妙丸具有较强的抑制黄嘌呤氧化酶活性作用。进一步采用离心超滤质谱技术(UF-UPLC/Q-TOF/MS)对二妙丸水提物中潜在的黄嘌呤氧化酶抑制性成分进行筛选，从中筛选并鉴定了 9 种具有潜在黄嘌呤氧化酶抑制活性的化合物，均为黄柏生物碱类成分，即黄柏碱、木兰花碱、莲心季铵碱、蝙蝠葛仁碱、巴马汀、非洲防己碱、药根碱、小檗红碱及小檗碱，其中巴马汀、小檗红碱和小檗碱与黄嘌呤氧化酶的结合强度均大于 10%。

(二) 基于药代动力学研究二妙丸生物碱成分药代动力学特征

二妙丸抗炎、降尿酸生物碱有效部位主要成分为小檗碱、药根碱和巴马汀，经研究，Beagle 犬单剂量口服盐酸小檗碱胶囊，血药浓度 - 时间曲线不规则，有双峰现象。药根碱静脉滴注给药后，易分布到组织中去，延长半衰期以利于疾病的治疗。

用 Beagle 犬灌二妙丸制剂后，0~48 小时间隔采集血样，电喷雾正离子化质谱法监测血浆中小檗碱、药根碱和巴马汀的浓度(表 6-32)。Beagle 犬口服药二妙丸后，小檗碱、药根碱和巴马汀的血药浓度低，达峰时间快，消除半衰期长。与单独给药小檗碱、药根碱和巴马汀相比，二妙丸中的小檗碱在 Beagle 犬体内的双峰现象消失，$t_{1/2}$ 增大；药根碱后半衰期明显延长，巴马汀在 Beagle 犬体内的 t_{max} 减小，吸收速率加快，提示二妙丸中黄柏生物碱小檗碱、药根碱、巴马汀配伍苍术后，二妙丸中其他成分显著影响它们在体内的药代动力学行为、促进其向组织中的分布。

表 6-32　二妙丸中小檗碱、药根碱和巴马汀在 Beagle 犬体内药代动力学参数($\bar{x} \pm s$, n=6)

参数	小檗碱	药根碱	巴马汀
C_{max}/(ng/ml)	4.474 ± 1.8	0.508 3 ± 0.2	0.812 4 ± 0.7
$t_{1/2}$/h	38.1 ± 15.4	23.8 ± 9.9	20.2 ± 17.1
$AUC_{0\text{-}48h}$/(ng·h/ml)	37.4 ± 3.9	3.75 ± 1.2	3.01 ± 0.9

(三) 基于网络药理学方法预测二妙丸类方抗痛风成分

通过中医药数据库(TcmSP™)及相关文献查询，收集二妙丸类方 6 单味药中 631 个化学成分，其中苍术 49 个、黄柏 58 个、牛膝 176 个、薏苡仁 38 个、忍冬藤 236 个及土茯苓 74 个化学成分，用网络药理方法预测二妙类方中抗痛风成分作用的信号通路。

1. 二妙丸类方中药物总成分性质与功效的关系　二妙丸类方中，在二妙丸清热利湿的组方结构基础上，其加味方均是“清热、利湿、活血”的组方结构，因此，分别分析二妙丸类方中 6 味药材总成分的性质，以探讨与药性功效的相关性。检索 TcmSP™ 数据库获得各味药物总成分的分子量(MW)、氢键供体原子数(nHDon)、氢键受体原子数(nHAcc)、脂水分配系数(MLogP)、口服生物利用度(OB)和类药性(DL)(表 6-33)。二妙丸中苍术与黄柏在 MW、HAcc、DL 之间有显著差异(P<0.01, P<0.05)，提示祛湿药清热药药物总成分性质间有差异；三妙丸中活血药牛膝与分别于苍术、黄柏总成分除 MLogP 外均有较大的差异(P<0.01)。利湿药意苡仁与苍术之间有较大的相似性，除 MLogP，这与苍术主要成分为亲脂性挥发油有关。清热药忍冬藤与黄柏之间差异较小。土茯苓具有清热、利湿功效，与苍术、黄柏均具有一定的相似性。结果提示，二妙丸类方中“清热、利湿、活血”药物间总成分性质间有较大的差异，而相同功效药物间的总成分性质有较大的相似性。

表 6-33　二妙丸类方中 6 味药物总成分性质的比较结果($\bar{x} \pm s$)

项目	苍术	黄柏	牛膝	薏苡仁	忍冬藤	土茯苓
MW	300.42	363.57 (136.00#)	405.94 (200.10##, 270.91**)	361.74 (157.94)	307.7 (190.22)	367.04 (129.68, 223.87)

续表

项目	苍术	黄柏	牛膝	薏苡仁	忍冬藤	土茯苓
MLogP	4.27	3.29 (2.37)	3.505 (2.63)	7.16 (2.59$^{\#\#}$)	2.5 (3.11)	3.25 (2.93, 2.89)
Hdon	1.31	1.62 (1.85)	3.9 (3.27$^{\#\#}$, 3.27**)	0.76 (1.25)	2.38 (2.92)	3.08 (2.19$^{\#\#}$, 3.20**)
Hacc	2.51	5.03 (3.08$^{\#\#}$)	7.98 (5.43$^{\#\#}$, 6.11**)	2.5 (2.16)	4.87 (5.03)	6.08 (3.38$^{\#\#}$, 5.07)
OB	32.90	32.3 (14.51)	22.28 (17.32$^{\#\#}$, 17.71**)	32.90 (13.98)	30.01 (20.20)	33.24 (20.08, 20.49)
DL	0.29	0.49 (0.31$^{\#\#}$)	0.31 (0.30, 0.32**)	0.32 (0.28)	0.23 (0.28**)	0.25 (0.27, 0.30**)

注：与苍术比较，$^{\#\#}P<0.01$，$^{\#}P<0.05$；与黄柏比较，$^{**}P<0.01$。

2. 二妙丸类方成分作用靶点的预测研究　基于人类孟德尔遗传数据库(OMIM)、人类基因数据库(GeneCards)及文献查询，获取了与痛风疾病相关的277个不同基因。通过PubMed或SciFinder等数据库，提取二妙丸类方中成分与痛风疾病相关靶点信息，作为潜在成分、预测靶点，用Cytoscape软件作二妙丸类方成分-痛风疾病基因靶点网络图(图6-18)。

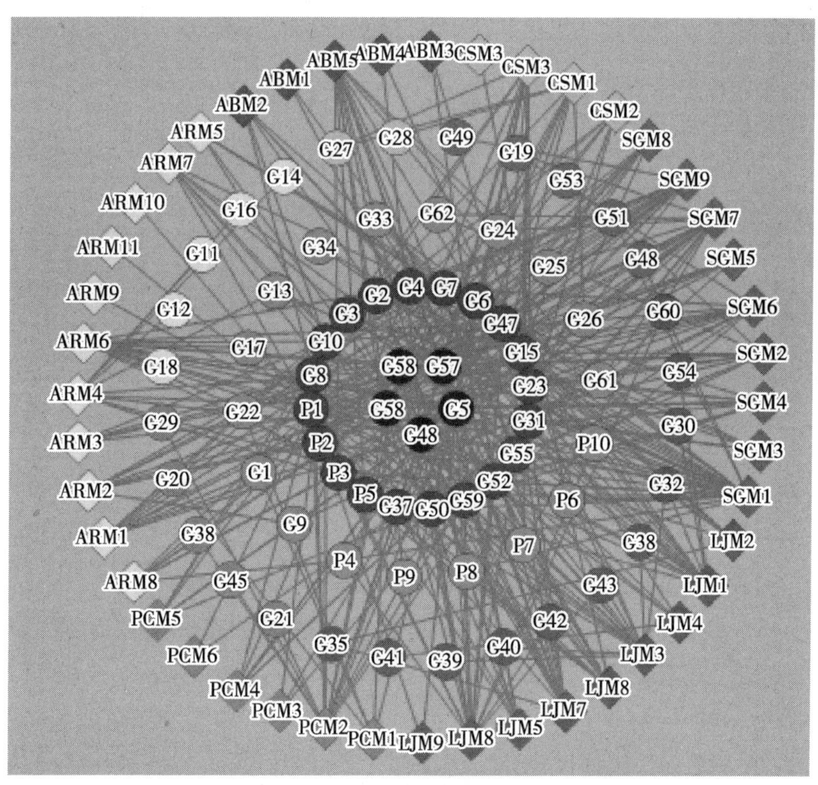

图6-18　四妙加味方成分作用痛风疾病网络靶点

注：◇：成分；○：作用靶点(G表示基因，P表示蛋白)

AR. 苍术；PC. 黄柏；AB. 牛膝；CS. 薏苡仁；LJ. 忍冬藤；SG. 土茯苓

结果表明，二妙丸类方中44个候选成分作用于痛风疾病网络中72个相关靶点，内圈靶点群又由多个成分作用，槲皮素、薯蓣皂苷、汉黄芩素、木犀草素、阿魏酸、芦丁、薏苡素、绿原酸等作用于IL-6、TNF、IL1β、COX-2等炎症因子及XOD、URAT1、OAT1、OAT3等尿酸合成与转运蛋白。研究结果提示二妙丸类方多成分多靶点通过炎症及尿酸生成与转运蛋白，发挥抗痛风整体调节作用。

3. 二妙丸类方中核心成分作用痛风疾病的主要信号通路　在二妙丸类方成分-靶点网络图中（图6-18），44个候选成分作用于20多种炎症、尿酸合成与排泄信号通路。进一步分析连接核心成分与相关的信号通路，方中30核心成分与25个靶点涉及的重要通路有9个（图6-19）。其中，16个成分通过调节TLR、NF-kappa B和MAPK信号通路直接作用于诱发急性痛风性关节炎的主要炎症介质IL-1β，超过半数成分作用XOD，与二妙丸类方有效部位群抑制黄嘌呤氧化酶活性、抗痛风炎症的结果一致。

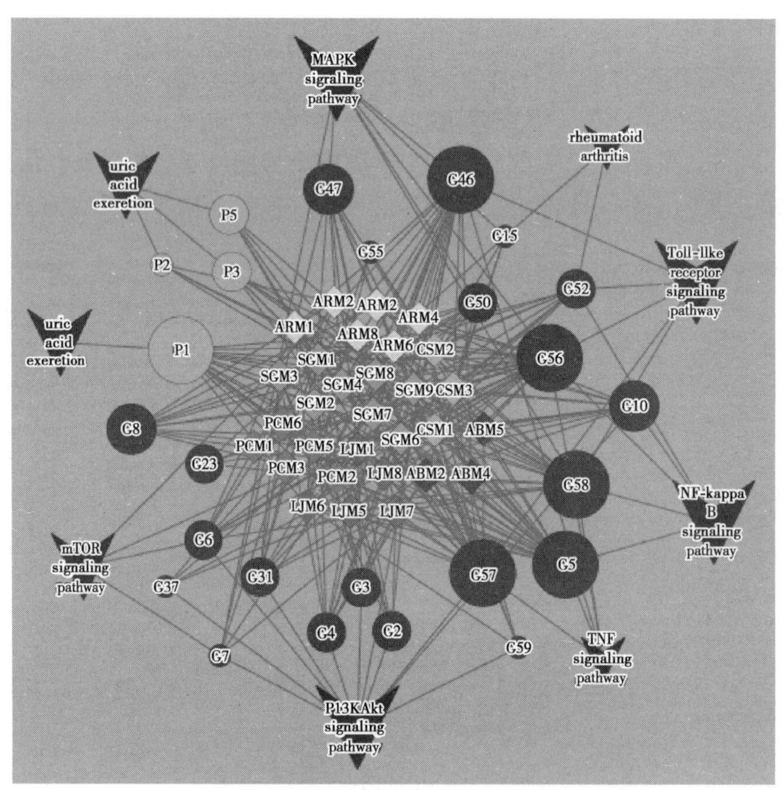

图6-19　四妙加味方治疗痛风的核心成分-靶点-通路网络图

P. 与尿酸合成与排泄相关靶点；G. 炎症相关靶点

AR. 苍术；PC. 黄柏；AB. 牛膝；LJ. 忍冬藤；SG. 土茯苓

◇：成分；○：靶点；V字形：通路

4. 二妙丸类方成分作用痛风网络的差异　二妙丸类方各组方药物成分对痛风疾病靶点的作用网络见图6-20。清热药黄柏和忍冬藤中的主要成分小檗碱、丁香苷、木犀草素、绿原酸等通过作用于炎症靶点，如IL-6、TNF-α、IL-1β、MAPK1等通路，起到抗痛风炎症作用。利湿药苍术、薏苡仁成分主要通过作用于尿酸代谢相关靶点与信号通路起降血酸作用。

此外，二妙丸类方中基本方二妙丸成分作用于大部分关键基因(内圈)，通过调控抗炎与尿酸代谢信号通路，对治疗痛风发挥关键作用。三妙丸成分作用大多数炎症和尿酸代谢相关的关键基因。四妙丸在三妙丸基础上加薏苡仁，作用所有核心靶点(内圈)，对痛风疾病的治疗发挥了重要作用。四妙加忍冬藤和土茯苓后，作用痛风疾病所有的炎症、尿酸代谢相关靶点，具有整体治疗的效果。研究结果显示，二妙丸类方中基本方清热利湿的组方药成分作用痛风炎症、尿酸代谢关键基因，对抗痛风其重要作用。基本方配伍加味药后，全面作用于痛风疾病网络，起到多成分、多靶点整体调节作用。

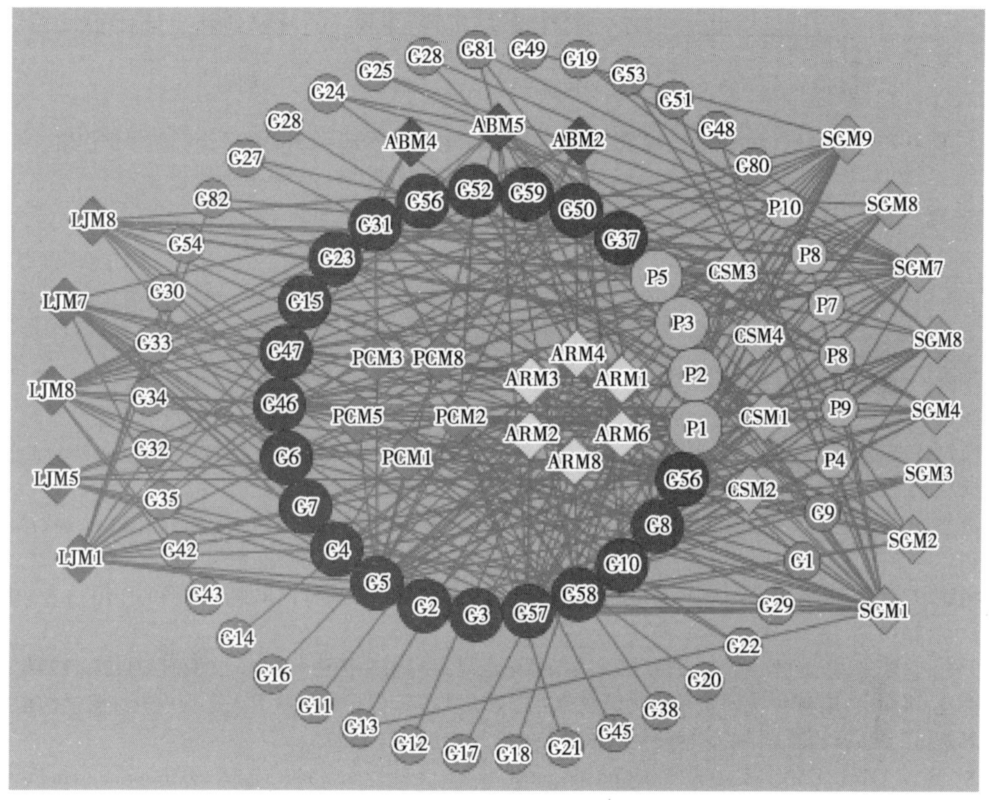

图 6-20　二妙丸类方成分 - 痛风疾病靶点网络图

○：作用靶点(G 表示基因，P 表示蛋白)，其中内圈○表示核心成分作用的关键靶点，外圈○表示次要靶点；◇：成分
AR. 苍术；PC. 黄柏；AB. 牛膝；CS. 薏苡仁；LJ. 忍冬藤；SG. 土茯苓
二妙丸：AR+PC；三妙丸：AR+PC+AB；四妙丸：AR+PC+AB+CS；四妙加味：AR+PC+AB+CS+LJ+SG

5. 二妙丸类方中预测活性成分抗痛风效应的验证　用 MSU 致 HUVEC 损伤的急性痛风炎症模型，验证清热药黄柏、忍冬藤和土茯苓中核心成分小檗碱、落新妇苷、绿原酸、阿魏酸和咖啡酸抗痛风作用。MTT 法检测细胞活力、流式细胞仪检测 ICAM-1 表达(图 6-21)，这 5 个成分均有显著保护 MSU 致 HUVEC 损伤、抑制 ICAM-1 表达的作用，其抗痛风炎症作用与吲哚美辛相同。

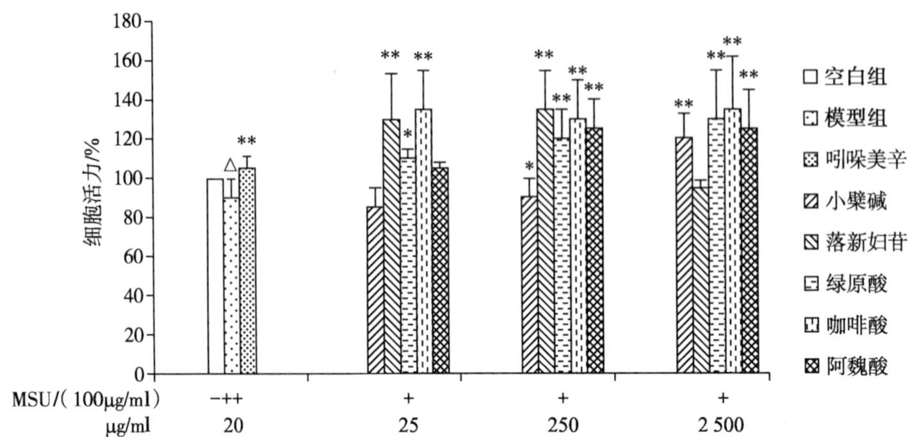

图 6-21 小檗碱、落新妇苷、绿原酸、阿魏酸和咖啡酸对 MSU 致 HUVEC 损伤的保护作用

注：与空白组比，$^{\triangle}$ $P<0.05$；与模型组比，* $P<0.01$，** $P<0.05$。

参考文献

[1] 尹莲，徐立，时乐，等．加味四妙丸有效部位群的筛选研究[J]. 世界科学技术—中药现代化，2005，7(4)：28-33.

[2] 徐婷婷，承志凯，尹莲，等．土茯苓抑制黄嘌呤氧化酶活性的物质基础研究[J]. 中药材，2012，35(4)：582-585.

[3] 徐文皑，尹莲．土茯苓黄酮部位成分分析及指纹图谱研究[J]. 中国实验方剂学杂志，2013，19(7)：134-138.

[4] 杨妍华，尹莲，朱晓勤，等．牛膝总皂苷的制备及其保护尿酸钠致血管内皮细胞损伤的作用[J]. 中医药信息，2010，27(2)：15-18.

[5] 尹莲，赵琰玲，张爱华．麸炒北苍术挥发油指纹图谱研究[J]. 中国中药杂志，2007，132(12)：1229-1230.

[6] 尹莲，邓海山，朱晓勤，等．黄柏生物碱成分在二妙丸类方中保护尿酸盐致人血管内皮细胞损伤作用及其配伍变化的研究[J]. 高等学校化学学报，2009，30(8)：1522-1527.

[7] XU W A，YIN L，PAN H Y，et al. Study on the correlation between constituents detected in serum from Rhizoma Smilacis Glabrae and the reduction of uric acid levels in hyperuricemia. Journal of Ethnopharmacology，2013，150(2)：747-754.

[8] ZHANG Y D，HUANG X，ZHAO F L，et al. Study on the chemical markers of Caulis Lonicerae Japonicae for quality control by HPLC/DAD/ESI-MS/MS and chromatographic fingerprints combined with chemometrics methods[J]. Analytical Methods，2015，7(5)：2064-2076.

[9] 李祥，吕磊，窦幼萌，等．中药复方三妙丸中化学成分的 HPLC-TOF/MS 分析[J]. 药物分析杂志，2013，33(5)：788-793.

[10] 徐晨，刘舒，刘志强，等．离心超滤质谱法筛选中药复方二妙丸中黄嘌呤氧化酶抑制剂[J]. 高等学校化学学报，2014，35(8)：1640-1645.

[11] 房长进，宋敏，杭太俊，等．二妙丸中 3 种生物碱成分在 Beagle 犬体内的药代动力学[J]. 中国药科大学学报，2012，43(5)：438-442.

[12] ZHAO F L，LI G C，YANG Y H，et al. A network pharmacology approach to determine active ingredients and rationality of herb combinations of modified-simiaowan for treatment of gout[J]. Journal of Ethnopharmacology，2015，168：1-16.

第七章 定志丸类方功效物质基础与生物学机制研究

定志丸首载于唐代孙思邈《备急千金要方》，由人参、远志、石菖蒲、茯苓四味药组成。全方体现了益气养心、开窍醒神两大安神剂的配伍方法，自创立起已衍化为治疗心悸怔忡、忧愁健忘的基础方剂。历代医家运用时多有阐述和发挥，加减变化形成治疗情志疾病的定志丸类方，如治疗健忘的开心散与孔圣枕中丹，治疗思虑过度、劳伤心脾的归脾丸，除怔忡、定惊悸的天王补心丹等。现代则作为基本方，多用于老年痴呆症与抑郁症的治疗。定志丸类方的配伍充分体现了中医辨证论治的思想，配伍比例随证型不同而变化，又随着证候的变化派生出衍化方，体现了方随证立，证变则方变的“方证相应”理论和组方思想。随着更多类方现代研究技术方法的运用，定志丸类方的功效物质基础与相关的生物学机制，也得到了科学阐释。

第一节 定志丸类方体系及其衍化特点

一、定志丸基本方及其历史源流

定志丸的记载，始见于公元652年，唐代孙思邈所撰《备急千金要方》卷十四“小肠腑·风虚惊悸第六”。初名“定志小丸”，方剂组成为“菖蒲、远志各二两，茯苓、人参各三两”，主治“主心气不定，五脏不足，甚者忧愁悲伤不乐，忽忽喜忘，朝瘥暮剧，暮瘥朝发，狂眩方”，用法为“上四味末之，蜜丸。饮服如梧子大七丸，日三。加茯神为茯神丸，散服亦佳”。

悲伤不乐，好忘，眩晕，是定志丸的主证。心气虚损，虚中夹湿，湿邪蔽窍，是此证病机。心主神明，心气虚损，湿浊上阻，蒙蔽清窍，则神志异常。《素问·调经论》谓：“神有余则笑不休，神不足则悲”。忧伤不乐，亦是心气虚损不足使然。眩晕则分虚实，虚证是因为心气不足，心动无力，气不束脉，血不上荣于脑；实证是因痰饮水湿闭阻清空。好忘是因浊阴闭阻元神，脑失阳气温煦所致。因此，此证虚实错杂。依脏腑辨证，此证为心系疾病；按八纲与气血津液辨证，则为心气虚损，湿浊闭阻的虚中夹湿。因此，法当补气强心以克心气虚损，祛痰化湿以开壅蔽清窍。故方用人参大补心气，推动血液上荣于脑。远志祛痰泄浊，菖蒲化湿开窍，茯苓淡渗利水，使痰湿得化，下行而不上僭。四药同用，共奏补虚安神、开心益智之功。

二、定志丸类方体系配伍衍化特点

开心散自唐宋以来，成为历代医家补虚安神，开心益智的基本方，收载于多家重要方书，并随证加减剂量和加味，方名也常相应有所改变，各种变化详述如下。

（一）剂量变化

与定志丸中药物组成相同，仅配伍剂量不同，见于历代方书中记载的方剂如表7-1所示。

从方中药物配伍剂量变化看，四味药物的组合可分为定志丸与开心散两大类。定志丸中4味药剂量相对均衡，开心散则普遍加重茯苓与菖蒲的用量。此变化皆依据两方方证兼具心气不足与津凝为湿的双重病理。定志丸主治神志障碍诸证，证情偏虚，则人参、茯苓用量大于远志、菖蒲。若针对湿浊阻窍，证情偏实的善忘，则加大茯苓、菖蒲的用量。虚实各有所偏，则药量亦随证变。若药量变化，作用殊途，法随证变，可见一斑。

（二）适应证变化

据《中医方剂大辞典》，统计定志丸中4味药俱见的治疗心系疾病方剂，共得177张方。以此为基础进行加减的方剂主要用治如下证候。

1. 心神不安、心悸怔忡、不寐多梦类　惊悸、怔仲是指患者自觉心中急剧跳动，惊慌不安，不能自主，或脉见参伍不调的一种证候。主要由于阳气不足，阴虚亏损，心失所养；或痰饮内停，瘀血阻滞，心脉不畅所致。不寐的病因病机大致可分为外感和内伤两种，由外感病引起，多见于热病过程中；由内伤引起者，则多由于情志不舒、心脾两虚、阴虚火旺、心肾不交、痰热内扰、胃气不和等引起。定志丸兼顾补心与化湿，其中远志、菖蒲亦可交通心肾，故后世以此为加减治疗上述诸证。为加强宁心安神的作用，方中的茯苓常换用茯神，或茯苓、茯神并用。

如《世医得效方》远志丸由本方加茯神、龙齿组成，治因物扰有所大惊，梦寐不祥，登高涉险，神魂不安，惊悸恐怯。《卫生宝鉴》八物定志丸由本方加牛黄、茯神、麦冬、白术组成，能平补心气，安神镇惊，除膈热痰实。《备急千金要方》小镇心丸由本方加朱砂、紫石英、银屑、铁精、雄黄、茯神、当归、桂心、干姜、细辛、防己、桔梗组成，治心气少弱、惊虚振悸，胸中逆气，魇梦参错，谬忘恍惚。《济生方》归脾汤由本方减菖蒲，加酸枣仁、龙眼肉、当归、黄芪、人参、白术、甘草、木香组成，治思虑过度，劳伤心脾，健忘怔忡。《太平惠民和剂局方》妙香散由本方减菖蒲加辰砂、茯神、木香、黄芪、山药、甘草、桔梗组成，治男子妇人心气不足，志意不定，惊悸恐怖，悲忧惨戚，虚烦少睡，喜怒无常，夜多盗汗，饮食无味，头目昏眩。《沈氏尊生书》天王补心丹由本方（茯苓改为茯神）加柏子仁、酸枣仁、五味子、麦冬、天冬、玄参、生地、当归、丹参、黄连、桔梗组成，能宁心保神，令人不忘，除怔忡，定惊悸，养育心神。

2. 忧愁不乐等郁证　郁证的发生主要为肝失疏泄，脾失健运，心失所养。虚证与心的关系最为密切，如心神失养、心血不足、心阴亏虚等。故以定志丸为基本方加减产生了一系列衍化方剂，如《三因极一病证方论》小定志丸由本方加味茯神，用治心气不定，五脏不足，甚者忧愁不乐，忽忽喜忘，朝瘥暮剧，暮愈朝发；《医方类聚》引《经验秘方》之归神丹，加茯神、柏子仁、琥珀、当归、酸枣仁、乳香、朱砂治一切惊忧思虑；《太平惠民和剂局方》预知子丸由本方加预知子、茯神、朱砂、柏子仁、枸杞子、地骨皮、黄精、山药组成，治忪悸烦郁、愁忧惨戚；《普济方》引《卫生家宝》镇心丹由本方加苁蓉、牛膝、菟丝子、五味子、山药、鹿角霜、龙齿、黄芪、茯神，治忧愁思虑过伤。

表 7-1　历代方书中与定志丸药味相同方剂一览表

序号	方名	出处	年代	药物组成				主治	用法
				人参	远志	菖蒲	茯苓		
1	定志小丸	《备急千金要方》	652 年	三两	二两	二两	三两	主心气不定，五脏不足，甚者忧愁悲伤不乐，忽忽喜忘，朝瘥暮剧，暮瘥朝发，狂眩方	上四味末之，蜜丸。饮服如梧子大七丸，日三
2	定志小丸	《外台秘要》（南宋刊本）	752 年	三两	二两	二两	二两	主心气不定，五脏不足，甚者忧愁悲伤不乐，忽忽喜忘，朝瘥暮剧，暮瘥朝发，狂眩方	上四味捣下筛，服方寸匕，后食，日三。蜜和丸如梧桐子，服六七丸，日五亦得
3	定志小丸	《外台秘要》（明程衍道本）	752 年	三两	二分	二分	二分	主心气不定，五脏不足，甚者忧愁悲伤不乐，忽忽喜忘，朝瘥暮剧，暮瘥朝发，狂眩方	上四味捣下筛，服方寸匕，后食，日三。蜜和丸如梧桐子，服六七丸，日五亦得
4	定志汤	《医心方》	984 年	四两	四两	四两	四两	主心气不足，心痛惊恐方	上四味，以水一斗煮取三升半，分三服
5	定志丸	《太平惠民和剂局方》	1078 年	三两	二两	二两	三两	治心气不定，五脏不足，恍惚振悸，忧愁悲伤，差错谬忘，梦寐惊魇，恐怖不宁，喜怒无时，朝差暮剧，暮差朝剧，或发狂眩，并宜服之	右为细末，炼蜜圆，如梧桐子大，朱砂为衣。每服七圆，加至二十圆，温米饮下，食后，临卧，日三服
6	定志丸	《景岳全书》	1624 年	二两	一两	一两	二两	治心气不足，惊悸恐怯，或语鬼神，喜笑，及目不能近视，反能远视，乃阳气不足也，宜此方主之	炼蜜丸，桐子大，朱砂为衣。每服五七十丸，米饮下
7	开心散	《备急千金要方》	652 年	四分	四分	一两	二两	主好忘方	上四味治下筛，饮服方寸匕，日三
8	开心散	《孙真人千金方》	652 年	一分	一分	一两	二两	主好忘方	上四味治下筛，饮服方寸匕，日三
9	开心散	《医心方》	984 年	一两	一两	一两	二两	主好忘方	四味，饮服方寸匕，日三
10	开心丸	《医心方》	984 年	二两	四两	三两	三两	令人不忘方	蜜丸，后饭服卅丸，丸如梧子，加至四五十丸，恒服之佳
11	开心散	《景岳全书》	1624 年	二钱半	二钱半	一两	二两	治好忘	上为细末。过服一钱，食后米饮调下

3. 健忘　健忘多因心脾虚损、心肾不交、痰瘀痹阻而致。故养心安神，交通心肾、开窍涤痰是善忘证的基本治法。《备急千金要方》由本方加茯神组成令人不忘方。同书中菖蒲益智丸由本方加附子、桂心、牛膝、桔梗，治善忘恍惚，破积聚，止痛，安神定志，聪耳明目。《医心方》之孔子练精神聪明不忘开心方，以开心散加龙骨、蒲黄所成。《太平圣惠方》由本方加白茯神、巴戟天、地骨皮、黏米组成状元丸，开心通窍，治健忘。《丹溪心法》由本方(茯苓改为茯神)加朱砂、丹参、天冬、熟地黄、甘草组成二丹丸，治健忘，养神定志和血，内安心神，外华腠理。

4. 遗精白浊　心藏神、肾藏精，“动于心者，神摇于上，则遗精于下”。故养心安神，交通心肾是遗精浊的治法之一，前人有谓定志丸治血浊者。

《济生方》茯神汤由本方加酸枣仁、当归、生地黄、黄连、甘草组成。治欲心大炽、思想太过、梦泄不禁、夜卧不宁、心悸。《本草衍义》桑螵蛸散由本方(茯苓改为茯神)加桑螵蛸、龙骨、龟甲、当归组成，能安神魂，定心志，治健忘，小便数(亦治遗精)，补心气。《景岳全书》秘元煎由本方减石菖蒲，加酸枣仁、芡实、金樱子、五味子、山药、白术、甘草，治遗精带浊等证，此方专主心脾。《寿世保元》镇神锁精丹由本方(茯苓改为茯神)加柏子仁、酸枣仁、白龙骨、牡蛎、辰砂组成，治神不守舍，从欲而动，梦交精泄，久而不已，遂成虚损。

5. 治疗舌强不语类　心在窍为舌，心脉系舌根，心气不足，则痰涎乘虚塞其经络，舌强不能言。故以养心益气、开窍豁痰为治法。定志丸中远志、石菖蒲二味具化痰开窍之功，因此定志丸化裁可治舌强不语。

方如《医方类聚》补心丸，由本方(茯苓改为茯神)加紫石英、龙齿、熟地黄、当归、川芎、黄芪、桂心、附子组成，治忧愁思虑过度，心血虚寒，惊悸不乐，舌强话难，恍惚、喜忘、愁虑，面黄多汗，不进饮食。《济生方》涤痰汤由本方减远志，加橘红、半夏、胆南星、枳实、竹茹、甘草组成，治中风痰迷心窍，舌强不能言。《张氏医通》祛风定志丸由本方加酸枣仁、当归、橘红、天南星、羌活、生姜、甘草组成，治心虚惊悸，不能言。《世医得效方》菖蒲丸由本方加朱砂、麦冬、乳香、当归、川芎组成，治受胎，其母卒郁惊怖、邪气乘心，舌本不通，四五岁长，犹不能言。

6. 视力下降　定志丸及衍化方还用于眼科能近怯远症。《审视瑶函》以定志丸治目不能远视能近视者。“不能远视，责其无火，法宜补心”。故以定志丸补心治之。《张氏医通》加味定志丸，即以本方加黄芪、肉桂组成，治亦同，益心火力量更强。《圣济总录》茯神汤，以本方(以茯苓易茯神)去石菖蒲，加肉苁蓉、地骨皮、蔓荆子、青葙子、羚羊角、炙甘草、甘菊花，治“眼昏黯，将成青盲”。

以上诸方，都以定志丸为基础，配伍安神、清心养阴、助阳益气、养血活血、行气开窍、祛痰等药物组成。治心虚惊悸、失眠健忘，遗精白浊，舌强不语等症，须以养心安神为治法时，皆可用定志丸及其衍化方治疗。由此可见，定志丸是治疗心系虚证的基础方。

参考文献

[1] 陈潮祖. 中医治法与方剂[M]. 北京：人民卫生出版社，2009.
[2] 何贵平，包祖晓，陈宝君，等. 开心散及其类方方证特征分析[J]. 中华中医药学刊，2012，30(3)：583-584.

第二节　定志丸类方治疗抑郁症的功效特点与生物学机制

定志丸治疗情志疾病适用的症状为忧愁不乐、头晕目眩等，在中医临床可见于郁证、脏躁、不寐、奔豚等证，其中主要归属“郁证”。因此，定志丸用于治疗的精神疾患非常类似于现代的抑郁症。时至今日，定志丸类方依旧是中医临床治疗抑郁症的基础方之一。

一、抑郁症的传统认识

郁证多由情志不舒，气机郁滞而致病。以心情抑郁、情绪不宁、胸部满闷、胁肋胀痛，或易怒欲哭，或咽中如有异物梗阻等为主要症状。

在《黄帝内经》中已有对情志致郁的病机论述。如《素问·举痛论》说：“思则心有所存，神有所归，正气留而不行，故气结矣。”《灵枢·本神》说：“愁忧者，气闭塞而不行。”《素问·本病论》说：“人忧愁思虑即伤心”，“人或恚怒，气逆上而不下，即伤肝也。”《金匮要略》在“妇人杂病”篇里，有属于郁证的脏躁及梅核气两种证候，运用甘麦大枣汤与半夏厚朴汤治疗，并沿用至今。《诸病源候论·气病诸候·结气候》谓：“结气病者，忧思所生也。心有所从存，神有所止，气留而不行，故结于内”，指出忧思会导致气机郁结。金元时代，郁证开始作为一种独立的病证来论述。如元代朱丹溪《丹溪心法·六郁》已将郁证列为一个专篇：“气血冲和，万病不生，一有怫郁，诸病生焉。故人身诸病，多生于郁”，强调了气、血郁滞是导致许多疾病的重要病理因素。明代虞抟《医学正传》首先采用“郁证”作为病证名称，其以《素问》与《丹溪心法》为主要依据指出郁证是包括情志、外邪、饮食等因素所致的广义的郁。该书谓：“或七情之抑遏，或寒热之交侵，故为九气怫郁之候。或雨湿之侵凌，或酒浆之积聚，故为留饮湿郁之疾。”自明代以后，所论郁证虽然仍包括外感致郁及情志致郁，但已经逐渐将情志所引起的郁作为郁证的主要内容。如明代徐春甫《古今医统·郁证门》说：“郁为七情不舒，遂成郁结，既郁之久，变病多端。”明确指出郁证的病因是七情不舒，并深刻认识到郁久可以出现多种多样的临床症状。孙一奎《赤水玄珠·郁门·郁》云：“有素虚之人，一旦事不如意，头目眩晕，精神短少，筋痿气急，有似虚证，先当开郁顺气，其病自愈”，指出了体质素虚是郁症发病的内在因素。张景岳对郁证作了比较详细的论述，《景岳全书·郁证》谓：“凡五气之郁则诸病皆有，此因病而郁也。至若情志之郁，则总由乎心，此因郁而病也”，将五气之郁称为因病而郁；将情志所致的郁，称为因郁而病。现代所称的郁证即是指因郁而病的情志之郁。叶天士《临证指南医案·郁》治疗情志之郁，治则治法涵盖疏肝理气、苦辛通降、平肝息风、清心泻火、健脾和胃、活血通络、化痰涤饮、益气养阴等。叶氏还充分注意到精神治疗对郁证具有十分重要的意义，认为“郁症全在病者能移情易性”。王清任则强调了郁证中血行郁滞病机，在《医林改错·血府逐瘀汤所治之症目》说：“瞀闷，即小事不能开展，即是血瘀”；“急躁，平素和平，有病急躁，是血瘀”；“俗言肝气病，无故爱生气，是血府血瘀”，对应用活血化瘀法治疗郁证做出了贡献。

郁证的病因主为情志内伤，涉及脏腑主要为心、肝、脾三脏。其具体病机如下：

1. 忧思郁怒，肝气郁结　肝主疏泄，性喜条达，忧思郁虑，愤懑恼怒等精神刺激均可使肝失条达，气机不畅以致肝气郁结而成气郁，这是郁证的主要病机。因气为血帅，而气行则血行，气滞则血瘀，气郁日久，影响及血，使血液的运行不畅，甚至发生瘀血阻滞，则形成血郁。若气郁日久化火，则会发生肝火上炎的病变而形成火郁。津液运行不畅，停聚于脏腑、经络，凝聚成痰，则形成痰郁。郁久耗伤阴血，则可导致肝阴不足。

2. 忧愁思虑，脾失健运　由于忧愁思虑，精神紧张，或长期伏案思索，使脾气郁结；或肝气郁结之后横逆侮脾，均可导致脾失健运，使脾运化水谷及运化水湿的功能受到影响。若脾不能消磨水谷，必致食积不消，而形成食郁；若不能运化水湿，水湿内停，则形成湿郁；若水湿内聚，凝为痰浊，则形成痰郁。久郁伤脾，饮食减少，气血生化乏源，则可导致心脾两虚。

3. 情志过极，心失所养　由于所愿不遂，精神紧张，家庭不睦，遭遇不幸，忧愁悲哀等精神因素，损伤心神，心失所养而发生一系列病变。若损伤心气，以致心气不足则心悸、短气、自汗；耗伤营血以致心血亏虚，则心悸、失眠、健忘；耗伤心阴以致心阴亏虚，心火亢盛，则心烦、低热、面色潮红，脉细数；心神失守，以致精神惑乱，则见悲伤哭泣、哭笑无常等多种症状。心的病变还会进一步影响到其他脏腑。

综上，郁证初病体实，病变以气滞为主，常兼血瘀、化火、痰结、食滞等，多属实证。经久不愈，则由实转虚，随其影响的脏腑及损耗气血阴阳的不同，而形成心、脾、肝、肾亏虚的不同病变。如《类证治裁·郁证》说："七情内起之郁，始而伤气，继必及血，终乃成劳"。临床上，虚实夹杂，以及初起即因耗伤脏腑的气血阴阳而表现为虚证名，亦较多见。

抑郁症的古代用药情况，运用贝叶斯网络技术，以《中国精神障碍分类与诊断标准》（第3版）中抑郁症诊断的必备症状——心境低落（抑郁情绪）为基本线索，在《中医方剂大辞典》"主治"项中查找能体现"情感低落"含义的方剂，再经临床专家审核，共统计出药物使用频次超过10次的方剂共235首，使用药物75味（表7-2)。《中医方剂大辞典》中235首抑郁情绪治疗方剂的基础上，分析药物与治法的使用频次，发现益气药和温阳药的使用频次最多；益气、补（温）阳、安神是抑郁情绪的主要治疗方法；因此认为抑郁情绪属虚寒性疾病，阳气亏虚、升发无力是主要病机，益气温阳法是抑郁情绪治疗的重要治法。

表7-2　抗抑郁古代方剂中辨证用药使用频次

功用	药材	使用频次	功用	药材	使用频次
安神	人参	145	温阳	肉桂	102
	茯苓	112		干姜	56
	远志	91		附子	53
	茯神	35		肉苁蓉	25
	石菖蒲	52		杜仲	30
	朱砂	46		天雄	24
	柏子仁	29		紫石英	22
	五味子	26		巴戟天	20
	龙骨	24		山茱萸	19
	酸枣仁	23		菟丝子	18
	紫石英	22	滋阴	麦冬	62
	大枣	21		生地黄	28
	牛黄	17		山茱萸	19
	龙齿	17		石斛	18

续表

功用	药材	使用频次	功用	药材	使用频次
益气	人参	145	渗湿	茯苓	112
	甘草	123		泽泻	17
	白术	71	养血	当归	67
	黄芪	35		白芍	47
	山药	33		熟地黄	38
	大枣	21		大枣	21
疏风升阳	防风	72	活血	川芎	38
	川芎	38		牛膝	24
	细辛	33			

收集中国期刊全文数据库(CNKI)中中医药治疗抑郁症文献中的处方,运用相关软件进行数据处理,对筛选出治疗抑郁症的方剂进行组方规律分析。结果筛选出符合要求的40首治疗抑郁症的处方,确定了11味常用药物和3味核心药物(表7-3)。从所用药物来看,抑郁症的现代治疗以疏肝健脾、调气和血为主要治法,并根据不同兼证,酌情配伍具有清热、化痰、开窍、安神等功效药物,以达到标本同治的目的。

表7-3 抗抑郁现代方剂中辨证用药使用频次

药材	使用频次	药材	使用频次
柴胡	26	陈皮	12
茯苓	16	合欢皮	9
当归	16	栀子	9
白芍	15	川芎	9
甘草	14	半夏	8
郁金	14	石菖蒲	7
酸枣仁	14	薄荷	7
香附	13		

针对常见的郁证证候,结合受损脏腑与主要病变,可分为肝气郁结、气郁化火、血行郁滞、痰气郁结、心阴亏虚、心脾两虚、肝阴亏虚及心神惑乱等八种证候。前4种证候属实证,后4种证候则属虚证。肝气郁结常用柴胡疏肝散(柴胡、枳壳、白芍、甘草、川芎、香附、陈皮)、越鞠丸(川芎、苍术、香附、神曲、栀子)与六郁汤(陈皮、半夏、苍术、川芎、茯苓、栀子、砂仁、甘草)进行加减,疏肝解郁、理气畅中;气郁化火常用丹栀逍遥散(白术、柴胡、当归、茯苓、甘草、牡丹皮、栀子、芍药)、化肝煎(青皮、陈皮、芍药、牡丹皮、栀子、泽泻、浙贝母)加减,疏肝解郁、清肝泻火;血行郁滞常用血府逐瘀汤(桃仁、红花、当归、生地黄、牛膝、川芎、桔梗、赤芍、枳壳、甘草、柴胡)、血郁汤(香附、牡丹皮、赤曲、川通草、穿山甲、降真香、苏木、山楂肉、麦芽、红花)加减,活血化瘀、理气解郁;痰气郁结多用半夏厚朴汤(半夏、厚朴、茯苓、生姜、紫苏叶)

加减，行气化痰、开郁散结；心阴亏虚多用天王补心丹（人参、茯苓、玄参、丹参、桔梗、远志、当归、五味子、麦冬、天冬、柏子仁、酸枣仁、生地黄）、二阴煎(生地、麦冬、枣仁、甘草、玄参、黄连、茯苓、木通)、交泰丸（川连、肉桂）等加减，滋阴养血、补心安神；心脾两虚多用归脾汤（白术、人参、黄芪、当归、甘草、茯苓、远志、酸枣仁、木香、龙眼肉、生姜、大枣）、八珍汤（人参、白术、白茯苓、当归、川芎、白芍药、熟地黄、炙甘草）等加减，健脾养心、益气补血；肝阴亏虚多用杞菊地黄丸（枸杞子、菊花、熟地黄、酒萸肉、牡丹皮、山药、茯苓、泽泻）加减，滋养阴精、补益肝肾；心神惑乱则多用甘麦大枣汤（甘草、小麦、大枣）等加减，甘润缓急、养心安神。

二、抑郁症的现代认识

抑郁症是一类情感障碍或心境障碍的疾病，以显著而持久的心境低落为主要临床特征，同时伴有失眠、记忆缺失、饮食失调等症状。若这些症状持续两周以上，且无明显改善，患者可被确诊为抑郁症。据报道，人群中有 16% 的人在一生的某个时期会出现抑郁症症状。据世界卫生组织统计，全球抑郁症发病率约为 11%，已成为世界第 4 大疾患；并且预计到 2020 年，可能成为仅次于冠心病的第二大疾病。我国抑郁症的发病率约为 5%~6%。

抑郁症的核心症状为心境低落和兴趣减退，同时伴有自我评价下降，认知功能损害、行为缓慢、生活被动疏懒、睡眠障碍、食欲减退、身体任何部位疼痛、性欲减退等。抑郁症患者极易有轻生念头，是自杀的高危人群。患者给家人往往带来沉重的精神负担，同时造成沉重的社会负担。

抑郁症的发病机制很复杂，尚未完全阐明，目前研究发现的发病学说主要有以下几种：

1. 单胺类神经递质调控紊乱假说　长期以来，单胺类神经递质调控紊乱假说被认为是抑郁症的主要发病机制。该假说认为，神经元突触间隙内神经递质 5- 羟色胺（serotonin，5-HT），去甲肾上腺素（norepinepherine，NE），多巴胺（dopamine）重摄取增加，含量降低，神经传导异常，是导致抑郁症的主要原因，因此会出现记忆缺失与情绪低落等症状。因此，现有治疗抑郁症的药物，均以提高神经元突触间隙神经递质的浓度，抑制神经递质的重摄取为治疗与药物开发靶点。这些也是目前临床上最常用的抗抑郁药。目前，主要有以下几类：①三环类和四环类（tricyclic and tetracyclic antidepressants），如丙米嗪（imipramine）、氯米帕明（clomipramine）；②单胺氧化酶抑制剂（monoamine oxidase inhibitors，MAOIs），苯乙肼（phenelzine）、司来吉兰（selegiline）；③选择性 5- 羟色胺再摄取抑制剂（selective serotonin reuptake inhibitors，SSRIs），如氟西汀（fluoxetine）、舍曲林（sertraline）、氟伏沙明（fluvoxamine）等；④5- 羟色胺拮抗与再摄取抑制剂（serotonin antagonist and reuptake inhibitors，SARIs），如曲唑酮（trazodone），奈法唑酮（nefazodone）；⑤5- 羟色胺拮抗与去甲肾上腺素再摄取抑制剂（serotonin and noradrenaline reuptake inhibitors，SNRIs），如文拉法辛（venlafaxine），米那普仑（milnacipran）；⑥去甲肾上腺素与特异性 5- 羟色胺抗抑郁药（noradrenaline and specific serotonin antidepressants，NaSSA），如米氮平（mirtazapine）、米那普仑（milnacipran）；⑦去甲肾上腺素与多巴胺再摄取抗抑郁药（noradrenaline and dopamine reuptake inhibitors，NDRIs），如安非他酮（anfebutamone）；⑧5- 羟色胺部分激动剂，如丁螺环酮（buspirone）；⑨5- 羟色胺再摄取增强剂，如噻奈普汀（tianeptine）。

2. 神经生长营养因子调控失常假说　神经营养因子（neurotrophin）是一类维持神经元生长与存活所必需的蛋白质分子，在神经元的生存、分化发育、突触形成、神经可塑方面起着重要作用。神经营养因子家族主要有神经营养因子（NGF）、脑源性神经营养因子（BDNF）、神经营养因子 3（NT-3）、神经营养因子 4/5（NT-4/5）等，以及具有相似功能的胶质细胞源性神经营养因子（GDNF）等。神经营养因子由神经元，神经元所支配的组织（target tissues）、肌肉和神经胶质细胞，如星形胶质细胞（astrocytes）等产生，通常在神经末梢以 Trk 家族受体介导式入胞的方式进入神经末梢，再经逆向轴浆运输抵达胞体，促进胞体合成有关的蛋白质，发挥其促进神经突触生长、维持神经元存活与增强神经元可塑性的作用。

临床研究发现，抑郁症患者血清中神经营养因子，尤其是脑源性神经营养因子（BDNF）的含量下降。除了 BDNF 之外，神经生长因子（NGF）的水平在抑郁症患者血清中的含量也同样低下。动物研究证明，抑郁症动物脑中 NGF、BDNF 的含量表达下降，尤其是在与抑郁症发病最密切相关的海马与前额皮质部位。尸检发现，抑郁症患者海马、前额皮质、杏仁核部位的神经元、胶质细胞数量明显减少。这种改变都与神经营养因子缺乏，神经细胞萎缩、细胞分化受阻以及细胞凋亡增加有关。因此，神经营养因子表达下降，神经可塑性受损，是抑郁症的重要发病机制。

3. 神经内分泌假说　现已发现，抑郁症与特定的神经内分泌改变有关。抑郁症，包括单相抑郁与双相抑郁均与多种内分泌改变，涉及下丘脑 - 垂体 - 肾上腺（HPA）轴、下丘脑 - 垂体 - 甲状腺（HPT）轴、下丘脑 - 垂体 - 生长激素（HPGH）轴、下丘脑 - 垂体 - 性腺（HPG）轴、松果体褪黑激素分泌等。其中研究较多的是 HPA、HPT。

HPA 轴是研究最多的神经内分泌轴。应激状态时，精神刺激激活边缘系统，促使下丘脑（hypothalamus）释放促肾上腺皮质释放激素（corticotrophin releasing factor，CRH）；CRH 促进垂体（pituitary gland）分泌促肾上腺皮质激素（corticotrophin，CRF）；促肾上腺皮质激素促进肾上腺皮质（adrenal gland cortex）分泌皮质醇（cortisol），皮质醇负反馈作用于海马，减少 CRH 与 CRF 的释放，保护海马组织。抑郁症患者 HPA 轴功能异常，负反馈被打破，导致 CRH 与 CRF 的释放失控，皮质醇释放增加，作用于海马神经元的糖皮质激素受体，最终损害海马组织，导致神经元与胶质细胞受损，影响神经可塑性，导致并加剧抑郁症。值得注意的是，神经递质系统调控与 HPA 轴调控间具有交互作用，边缘系统皮质下中枢结构可通过突触间去甲肾上腺素（NE）能神经与下丘脑相联系。NE 功能下降，可促进下丘脑释放 CRH，进一步促进 CRF 分泌增多，CRF 又促使肾上腺皮质分泌皮质醇，使 HPA 轴功能亢进。皮质醇分泌增多，又可使中枢 5- 羟色胺含量下降，加重抑郁。

HPT 轴学说则认为，下丘脑释放促甲状腺素激素释放激素（thyrotropin-releasing hormone，TRH），TRH 促进垂体分泌促甲状腺素（thyrotropin stimulating，TSH），TSH 促进甲状腺（adrenal gland cortex）分泌甲状腺素（thyroxine）。甲状腺素相对缺乏时，突触后膜肾上腺素能 α_1 受体敏感性增高，反馈使突触前膜 α_2 受体敏感性增高，从而抑制突触前膜对去甲肾上腺素的释放，并使去甲肾上腺素重吸收增加；同时突触后膜 β_1 受体敏感性增高，反馈使突触后膜 β_2 受体敏感性增高，抑制去甲肾上腺素的释放，因而使突触间隙中去甲肾上腺素含量下降，出现抑郁。

目前，针对 HPA 神经内分泌轴机制的促肾上腺皮质激素释放激素受体拮抗剂正在临床实验中。此外，已开发出褪黑激素受体激动剂阿戈美拉汀，在激动褪黑素受体的同时，拮抗 5-HT_{2C} 受体。因此在缓解抑郁症核心症状的同时，显著改善患者睡眠质量，又避免了 5- 羟色胺再摄取抑制剂和 5- 羟色胺去甲肾上腺素再摄取抑制剂类药物的常见副作用。

4. 细胞因子学说　细胞因子(cytokine)是一类淋巴细胞、巨噬细胞和其他免疫细胞分泌的大分子多肽调节蛋白。作为免疫递质参与免疫应答,介导和调节炎症反应,参与细胞的生长分化和功能调节。细胞因子主要有:①白介素(interleukin,IL)。分为炎症前因子和炎症因子。炎症前因子主要有IL-1、IL-6。抗炎症因子有IL-4、IL-10、IL-13;②肿瘤坏死因子(tumor necrosis factors);③干扰素(interferons);④趋化因子(chemokines);⑤红细胞生成素(hematopoietins);⑥集落刺激因子家族(colony stimulating factors,CSF)。

目前认为,细胞因子增多是抑郁症的发病机制之一,主要是通过影响HPA轴与神经递质的综合作用进行。细胞因子IL-6会促进促皮质激素释放因子(CRF)的生成,CRF又促进垂体分泌促肾上腺皮激素(CRH);CRH促进肾上腺皮质分泌皮质醇(cortisol),发生抑郁症。IL-6还使下丘脑和皮质醇的受体数量减少,降低神经递质敏感性,导致下丘脑和垂体对皮质醇升高的敏感性下降,导致负反馈减少,因而使CRH和cortisol分泌大大增加,HPA功能亢进,加剧抑郁。此外,IL-1,IL-6还可以活化吲哚胺加双氧酶,促使色氨酸转化为3-羟基犬尿酸(3-OH-Kyn)与喹啉酸(QUIN),导致活性氧原子(ROS)过度产生,提高单胺氧化酶(MAO)活性,导致去甲肾上腺素与5-羟色胺过度降解,产生抑郁症。喹啉酸则会激动NMDA受体,引起神经兴奋毒性,损伤海马神经元,海马组织萎缩,抑制了海马对HPA轴的负反馈抑制作用,导致HPA轴过度活跃,引起抑郁症。

三、定志丸类方治疗抑郁症的生物学机制

目前,针对定志丸类方抗抑郁的机制,从整体动物到离体细胞,都有诸多探讨。在整体动物水平上,利用符合抑郁症的发病过程,以及能够较好地模拟抑郁症患者快感缺失的临床特征的慢性不可预见性温和型应激模型(chronic unpredictable mild stress,CUMS),以糖水消耗实验(sucrose preference test)为行为学指标,发现定志丸类方中的3种比例,开心散千金方组(K-652)、开心散医心方组(K-984)、定志丸千金方组(D-652)均能显著逆转压力刺激所致的糖水消耗量减少的趋势,显示出明显的抗抑郁作用(图7-1)。在模拟行为绝望(behavioural despair)的小鼠强迫游泳模型上,定志丸类方均可以降低小鼠强迫游泳及小鼠悬尾不动时间,其中《备急千金要方》所记录的定志丸作用最好(D-652)。大鼠CUMS模型亦呈现类似结果。研究认为其作用机制可能有如下几方面:

1. 神经递质调控　在慢性应激压力抑郁大鼠模型上,压力刺激可以显著地降低大鼠脑内与抑郁症密切相关的3种神经递质:多巴胺、去甲肾上腺素与5-羟色胺的含量。此降低趋势可以被重症抑郁的首选药物丙米嗪所逆转。同时开心散不同剂量组均显示出相似的趋势。与此同时,开心散还可逆转因压力刺激而导致的神经递质受体下调趋势,从增加神经递质含量、上调神经递质受体表达两方面来发挥抗抑郁作用(图7-2)。

为了进一步揭示开心散提升脑内神经递质含量的作用机制,对抑郁大鼠脑内多巴胺、去甲肾上腺素、5-羟色胺合成与降解代谢通路上的关键酶表达进行研究,发现开心散可以提升多巴胺与去甲肾上腺素的合成酶:酪氨酸羟化酶(tyrosine hydroxylase)、*L*-芳香酸脱羧酶(*L*-aromatic acid dehydroxylase)、多巴胺-β-羟化酶(dopamine-β-hydroxylase)与5-羟色胺的合成酶——色氨酸羟化酶(tryptophan hydroxylase)mRNA转录水平的表达,同时降低降解酶——儿茶酚胺-*O*-甲基转移酶(COMT)的表达,提示开心散通过促进神经递质的合成,抑制其降解的作用来提升脑内神经递质含量(图7-3)。

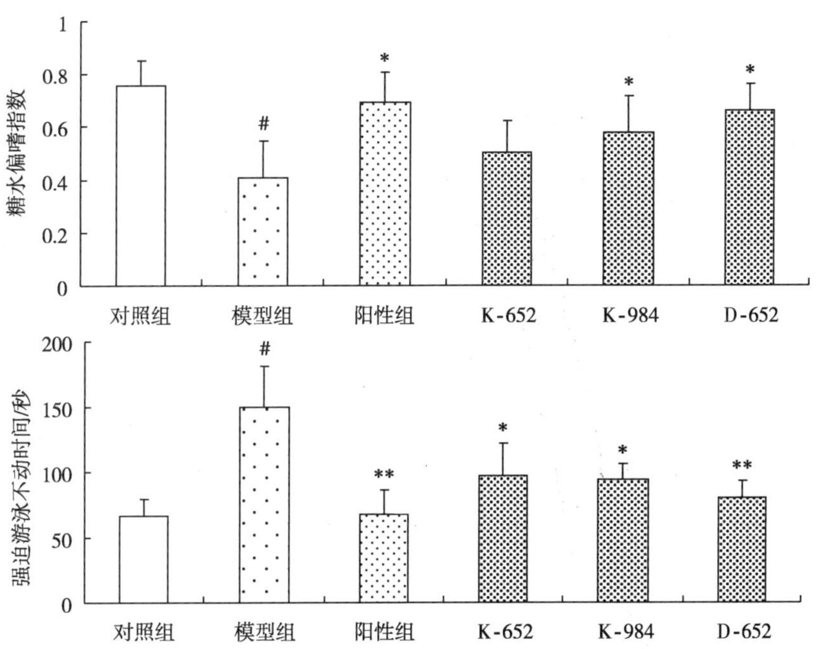

图 7-1　定志丸类方改善 CUMS 造模小鼠的抑郁症状（$\bar{x} \pm s$，n=10）

注：对照组与模型组比较，#P<0.05；给药组与模型组比较，**P<0.01，*P<0.05。

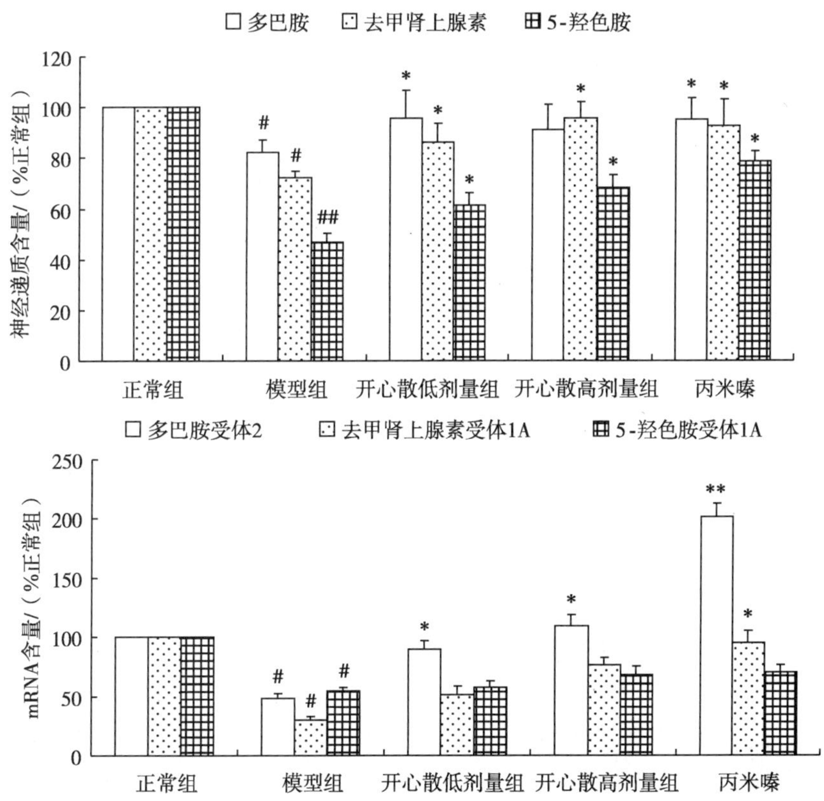

图 7-2　开心散对 CUMS 大鼠脑中神经递质与受体表达的影响（$\bar{x} \pm s$，n=10）

注：正常组与模型组比较，#P<0.05，##P<0.01；给药组与模型组比较，*P<0.05，**P<0.01。

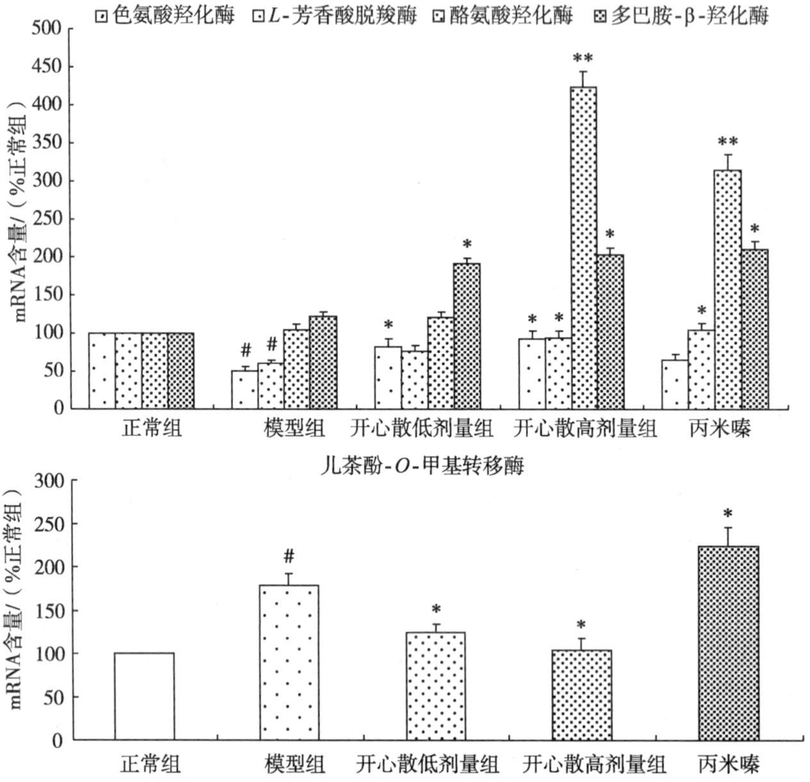

图 7-3　开心散对神经递质合成与降解酶表达的影响（$\bar{x} \pm s$，n=10）

注：正常组与模型组比较，$^{\#}P$<0.05；给药组与模型组比较，$^{*}P$<0.05，$^{**}P$<0.01。

2. 神经营养因子调控　研究证实，抑郁症患者脑内神经营养因子的含量下降是导致神经元死亡的重要原因。在 CUMS 所致的大鼠抑郁模型上，大鼠脑内神经营养因子（NGF），脑源性神经营养因子（BDNF）、胶质细胞源性神经营养因子（GDNF）的表达显著下降。开心散给药后，可以显著提升上述神经营养因子与相关受体的表达水平（图 7-4）。

3. 神经内分泌调控　研究发现，在 CUMS 大鼠抑郁模型上，定志丸可以降低 CUMS 大鼠血清中升高的皮质酮和促肾上腺皮质激素（ACTH），提示定志丸可以降低抑郁模型中 HPA 轴活性（图 7-5）。

近年研究发现，定志丸类方还可以通过调节肠道微生态，抑制压力应激轴的异常激活，减轻中枢神经炎症，即调控“脑肠轴”发挥抗抑郁作用。在慢性压力应激导致的抑郁样小鼠中发现，压力应激显著上调肠道革兰氏阴性菌的丰度，下调革兰氏阳性菌的丰度，引起肠道菌群组成紊乱。同时脂多糖、炎症因子 IL-1、IL-6 与肿瘤坏死因子等致炎物质的表达显著增高，肠道屏障蛋白表达显著下调。同时，模型小鼠脑中的脂多糖与炎症因子 IL-1、IL-6 与肿瘤坏死因子的表达也显著增高，血脑屏障蛋白下调显著。此外，模型动物血清与器官中的压力激素如 CRF、ACTH 与皮质醇的表达也显著增高。上述现象说明，肠道炎症 - 压力应激 - 中枢神经炎症的级联反应可能是抑郁症的重要病理机制。上述趋势均可以被组方药味不同配伍比例的定志丸逆转，其中以 D-652 的作用趋势最强。用多种抗生素处理过的伪无菌小鼠验证发现，开心散的上述作用趋势均被抗生素扭转，充分证明了肠道炎症 - 压力应激 - 中

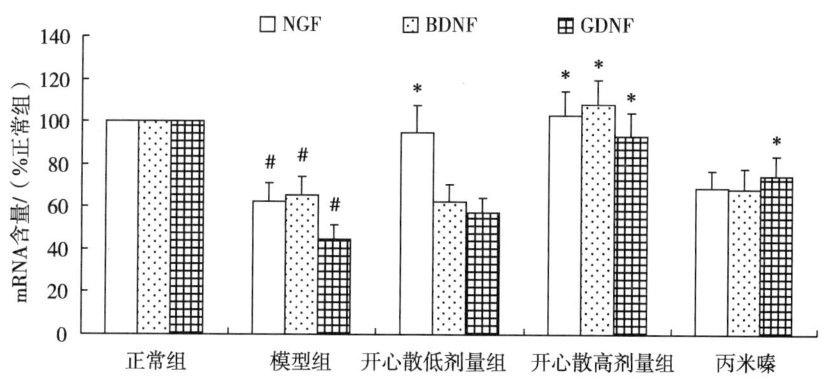

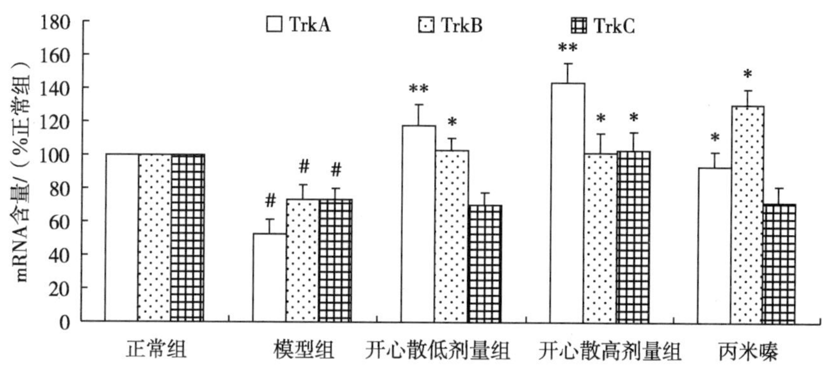

图 7-4　开心散对 CUMS 大鼠脑中神经营养因子与受体表达的影响（$\bar{x} \pm s$, n=10）

注：正常组与模型组比较，#P<0.05；给药组与模型组比较，*P<0.05，**P<0.01。

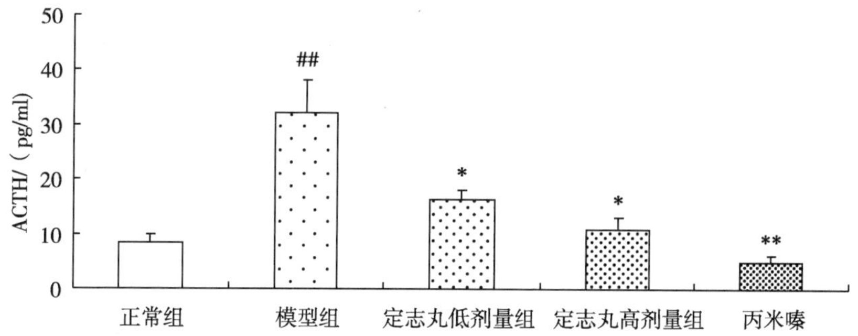

图 7-5　定志丸对 CUMS 大鼠血清中 ACTH 含量的影响（$\bar{x} \pm s$, n=10）

注：正常组与模型组比较，##P<0.01；给药组与模型组比较，*P<0.05，**P<0.01。

枢神经炎症调控是开心散抗抑郁的重要作用环节。

神经元发育异常是精神类疾病发病的重要原因之一，基于神经元发育异常这一抑郁症发病机制，开心散抗抑郁机制的细胞水平研究主要从其对神经元细胞不同发育阶段的影响以及神经胶质细胞分泌神经营养因子的影响等方面进行研究。如图 7-6 所示，神经元经过分化后形成突触，构成神经信号转导的基本单元。在神经冲动到达，动作电位作用下，突触囊泡与神经元突触前膜融合，释放出内含的神经递质，作用于神经突触后膜的神经递质受体，完成信号转导过程。在此过程中，神经元分化与突触形成过程中关键蛋白的表达是保证神经元功能正常发挥的物质基础。而神经元的生长、分化、发育又离不开神经胶质细胞所供给的神经营养因子。因此,细胞水平的研究将围绕神经元细胞分化,突触蛋白表达,神经营养因子的合成与释放等方面进行。

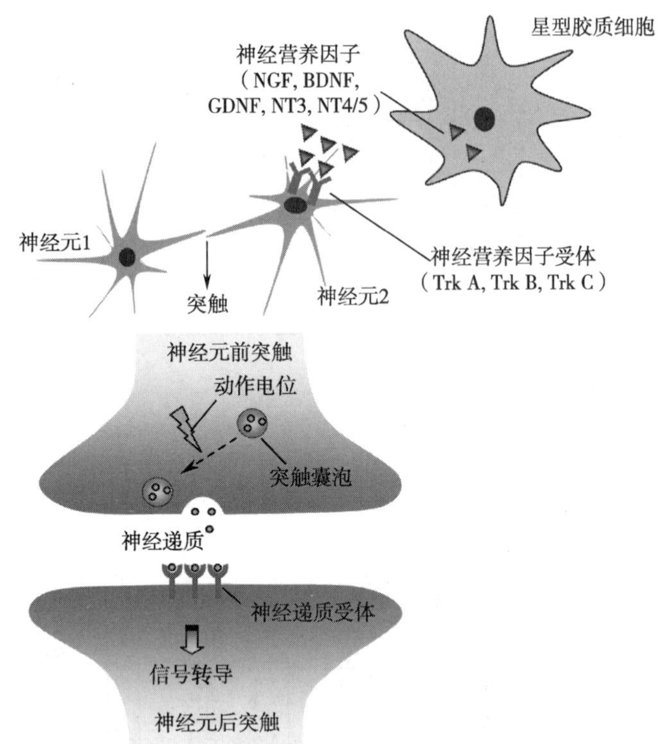

图 7-6　定志丸类方细胞学研究思路示意图

4. 促进神经元分化　神经元分化是神经元细胞一生中重要的阶段,以神经突起的生长为特征。神经突起的生长则为突触的形成奠定基础。大鼠肾上腺嗜铬瘤细胞株(PC12 cell line)因其加入神经营养因子(NGF)后显示出极强的神经突起生长表型,同时可以表达神经元特有的神经丝蛋白(neurofilament)。因此被选作评价促神经元分化作用最常用的模型。如图 7-7 所示,PC12 细胞加上 NGF(50ng/ml)后,神经突起(neurite)生长明显。同时计算分化的细胞(神经突起长度大于胞体直径)数目以及统计神经突起的生长长度,可对此现象进行量化分析。如图显示,3 种比例的开心散水提物加至 PC12 细胞时,并没有显示出明显的神经突起生长现象,分化细胞数目与神经突起长度与对照组相比未显示出明显差异。

开心散水提物虽然不能直接促进PC12细胞神经突起生长,却可以促进神经丝蛋白的表达。神经丝蛋白是神经元的标志蛋白之一,由 68kDa、160kDa、200kDa 3 种不同分子量的蛋白组成,也是构成神经突起的结构性蛋白。此现象说明,开心散提取物有促进神经丝蛋白表达的能力,但无法直接促进神经突起的增长。在 3 种不同比例的开心散水提物中,以石菖蒲与茯苓用量多的 K-652 促神经丝蛋白表达作用最为明显,单味药材中尤以石菖蒲作用最为明显(图 7-8)。

进一步研究发现,开心散提取物虽然不能直接促进神经突起增长,但可以增强 NGF 促进神经突起增长的能力。如图 7-9 所示,将开心散提取物与低浓度的 NGF(0.5ng/ml)同时加至 PC12 细胞,细胞出现了显著的神经突起增长,而对照组与单纯的 NGF(0.5ng/ml)均未出现明显的神经突起增长,同时神经丝蛋白的表达也显著增长(图 7-10),提示开心散提取物具有增益低浓度 NGF 促神经元细胞分化的功能。鉴于抑郁症患者脑内的 NGF 浓度显著下降的病理特征,开心散的增益功能是其维持神经元细胞正常生长的重要特征。同样,以石菖蒲与茯苓用量多的 K-652 增益作用最为明显。

为了揭示开心散促 PC12 细胞分化的作用机制,从信号通路方面进行研究。神经元细胞分化细胞的信号通路主要有 AKT,PKA,ERK 激酶依赖的信号通路。相应信号通路被激活后,最终都导致细胞核内三磷酸腺苷应答元件结合蛋白(cAMP response element binding protein,

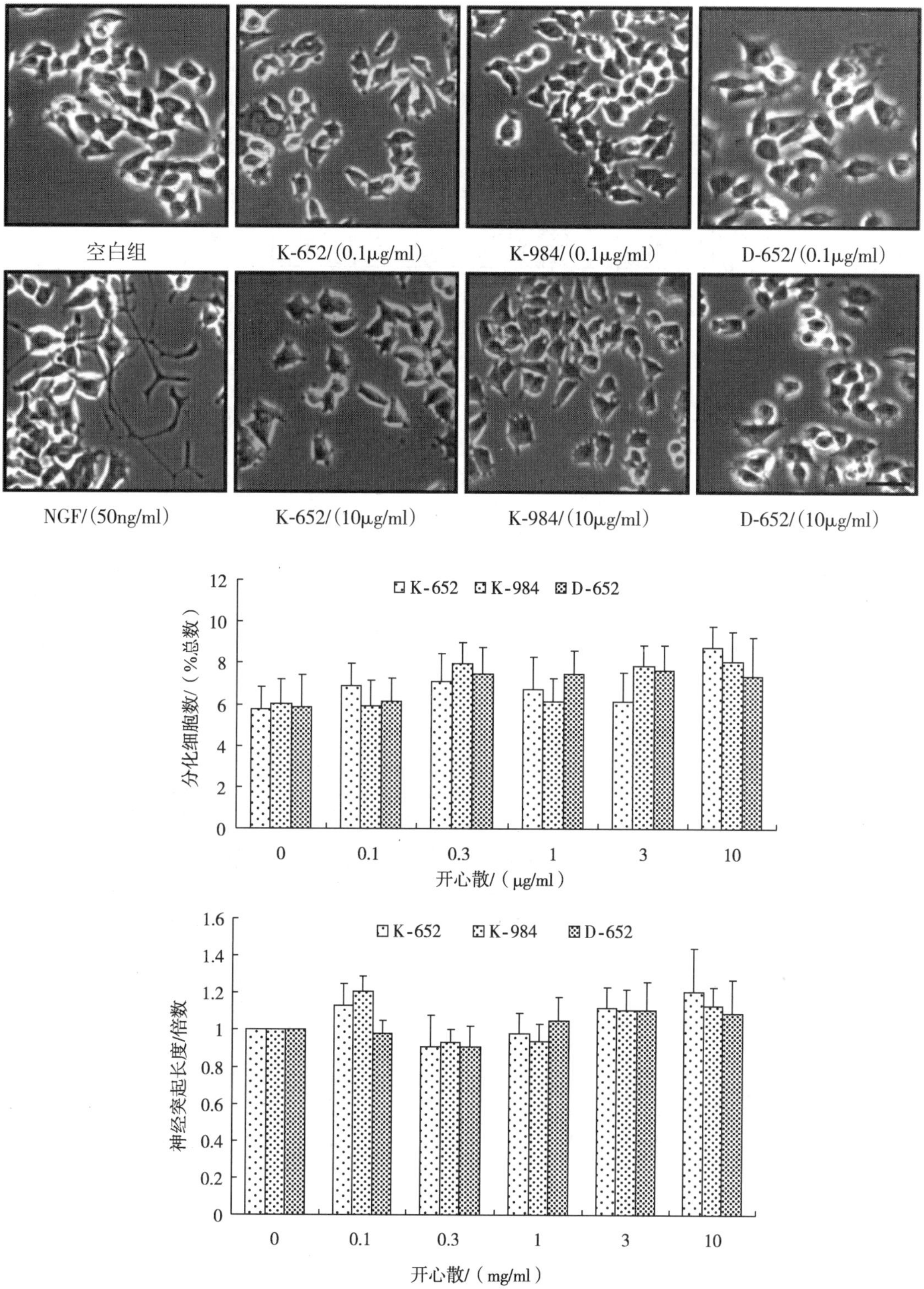
空白组
K-652/(0.1μg/ml)
K-984/(0.1μg/ml)
D-652/(0.1μg/ml)
NGF/(50ng/ml)
K-652/(10μg/ml)
K-984/(10μg/ml)
D-652/(10μg/ml)
K-652
K-984
D-652
分化细胞数/(%总数)
12
10
8
6
4
2
0
0
0.1
0.3
1
3
10
开心散/(μg/ml)
K-652
K-984
D-652
神经突起长度/倍数
1.6
1.4
1.2
1
0.8
0.6
0.4
0.2
0
0
0.1
0.3
1
3
10
开心散/(mg/ml)

图 7-7　定志丸类方对 PC12 细胞神经突起生长的影响

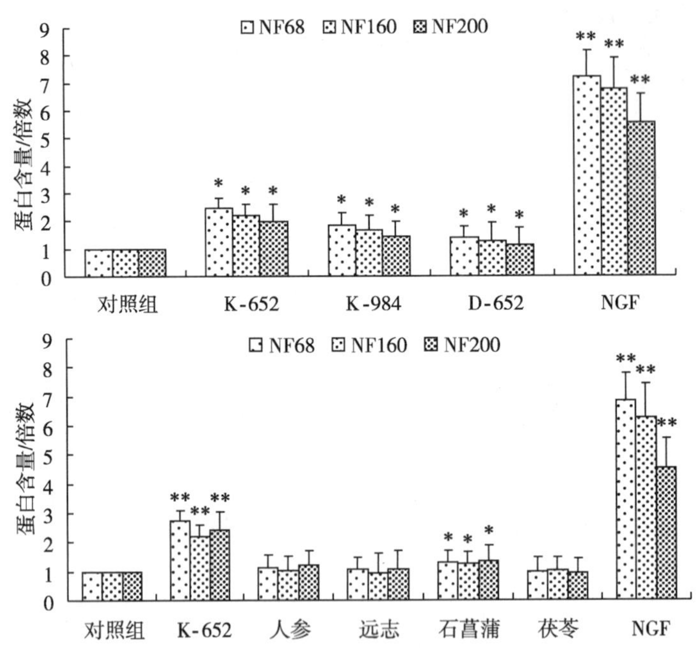

图 7-8　开心散与方中药材对 PC12 细胞神经丝蛋白表达的影响

注：与模型组比较，**P*<0.05，***P*<0.01。

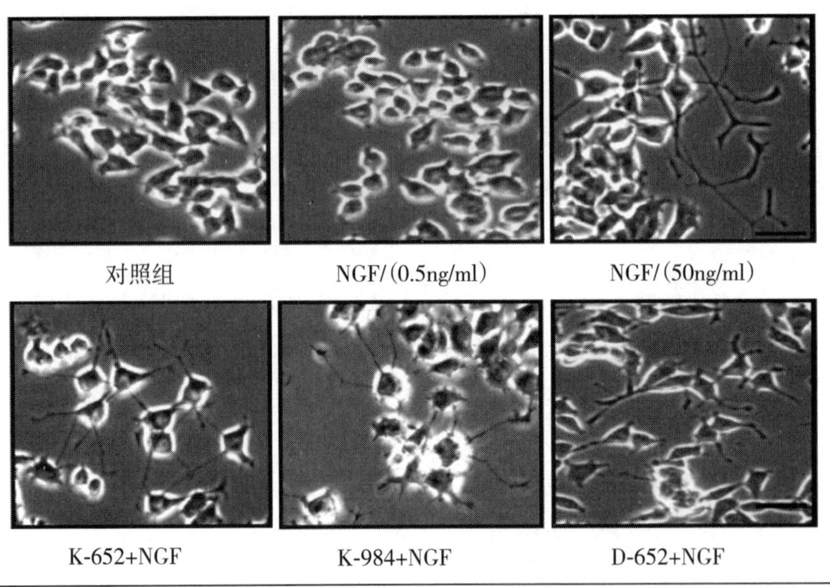

开心散 /(3μg/ml)+NGF/(0.5ng/ml)

图 7-9　定志丸类方增益 NGF 促 PC12 细胞分化作用

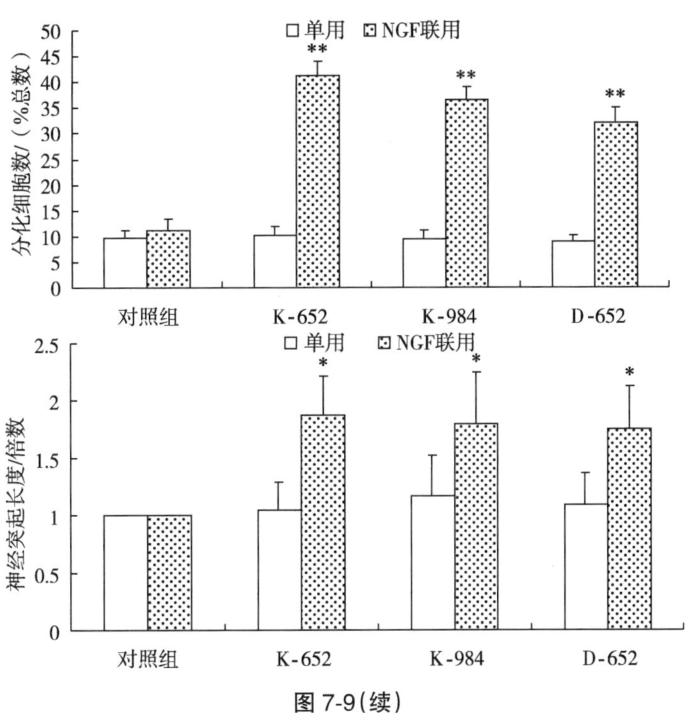

图 7-9（续）

注：与对照组相比，*$P<0.05$，**$P<0.01$。

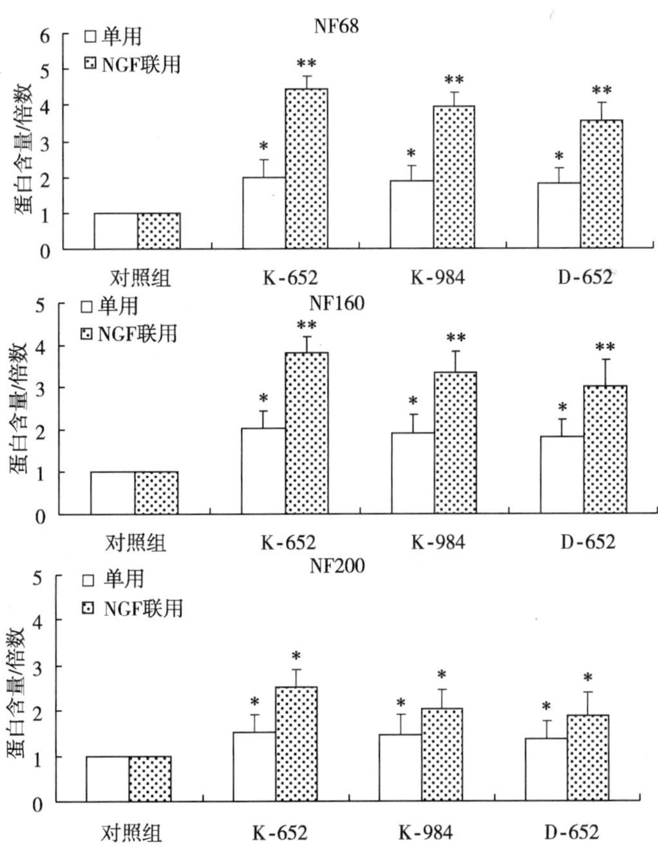

图 7-10　定志丸类方增益 NGF 促进 PC12 细胞神经丝蛋白表达

注：与对照组相比，*$P<0.05$，**$P<0.01$。

CREB)磷酸化。磷酸化的 CREB 结合至靶基因调控序列上的启动子 cAMP 响应原件(cAMP response element,CRE),从而启动与分化相关基因的转录与表达,最终促使神经突起生长。

为了检测开心散给药后对 CRE 的启动能力,利用 DNA 重组技术来加以检测。在体外构建 CRE 响应原件联合荧光素酶表达序列的质粒,转染至 PC12 细胞,加以开心散水提物 2 天后,检测荧光素酶的表达。若提取物能够启动 cAMP 响应原件,则荧光素酶表达量增多,活性增强。如图 7-11 所示,开心散水提物可以显著启动 cAMP 响应原件,并在 0.3~10μg/ml 的剂量范围内呈现出显著的量效关系。与低浓度 NGF 联用后,启动能力得以显著增强,从而提示 CRE 是开心散核内的重要作用靶点。据报道,CRE 也是现有抗抑郁药物核内的重要靶点,因此 CRE 元件的启动可能是开心散抗抑郁作用的重要机制。

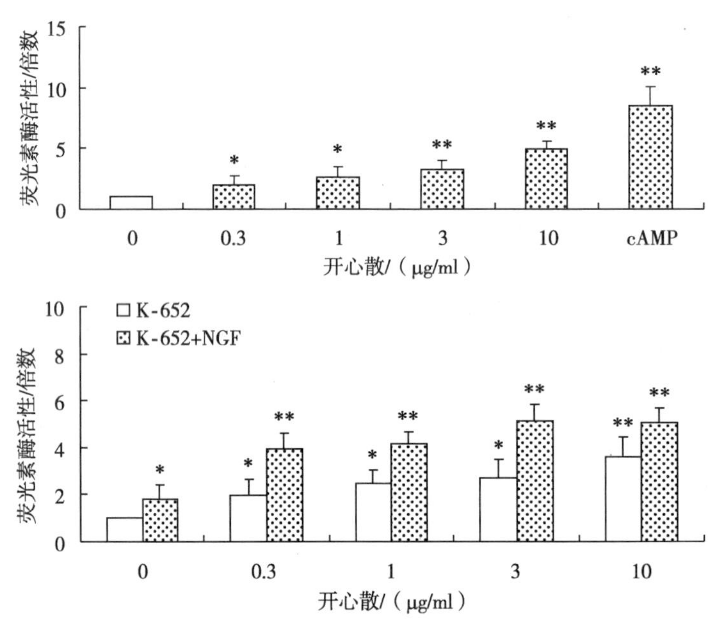

图 7-11　开心散对 CRE 元件的启动作用

注:与对照组相比,*$P<0.05$,**$P<0.01$。

5. 促进神经突触蛋白表达　神经突触是神经元交流的基本单位,由一个神经元的轴突末梢与另一个神经元的树突、胞体和轴突形成轴 - 轴、轴 - 胞、轴 - 树式三种突触形式。突触由突触前膜、突触间隙与突触后膜组成一个功能单元。当动作电位抵达轴突终末时,钙离子通道开放,细胞外液钙离子内流,引发神经递质囊泡与突触前膜融合,囊泡内含神经递质释放至突触间隙,一部分作用于神经突触后膜上的受体,引起神经冲动;另一部分则被回收,被突触前膜重吸收利用。神经突触结构受损与突触丢失是抑郁症患者脑内最常见的病理表现之一。基于此病理机制,对定志丸类方促进神经突触蛋白表达,维持神经突触结构方面进行了研究。

研究选取大鼠原代培养皮层与海马神经元作为细胞模型。皮层覆盖大脑表面,海马位于脑干周围的边缘系统,两个部位的神经元均与运动,情绪、记忆等高级活动密切相关。抑郁症患者尸检亦发现,前额皮质与海马神经元突触存在显著丢失与坏死现象。在体外培养的条件下,皮层与海马神经元在体外可以存活 30 天。因此,选取体外培养第五天(day in vitro，DIV5）与体外培养第 20 天（DIV20）两个时间点，分别代表突触生长的前期和后期，加以定志丸类方提取物，选取突触前膜囊泡蛋白（synaptotagmin，SV48）与突触后膜（post synaptic density，PSD95）两种蛋白，考察定志丸类方对构建突触的关键蛋白表达的影响。

由图 7-12 显示，在神经元生长的初期阶段，定志丸类方水提物可以显著促进皮层与海马神经元中 SV48 与 PSD95 蛋白的表达，其中以 K-984 比例效果最好。海马神经元中的 PSD95 表达，D-652 效果略优于 K-984，但未见显著性差异。此结果提示，在神经元发育前期，开心散可以促进神经元突触蛋白的表达，有助于神经突触的发育。在单味药材中，石菖蒲对皮层神经元 SV48 的促进作用最强，人参与远志则对皮层神经元中 PSD95，海马神经元中 SV48 与 PSD95 功效更显著（图 7-13）。

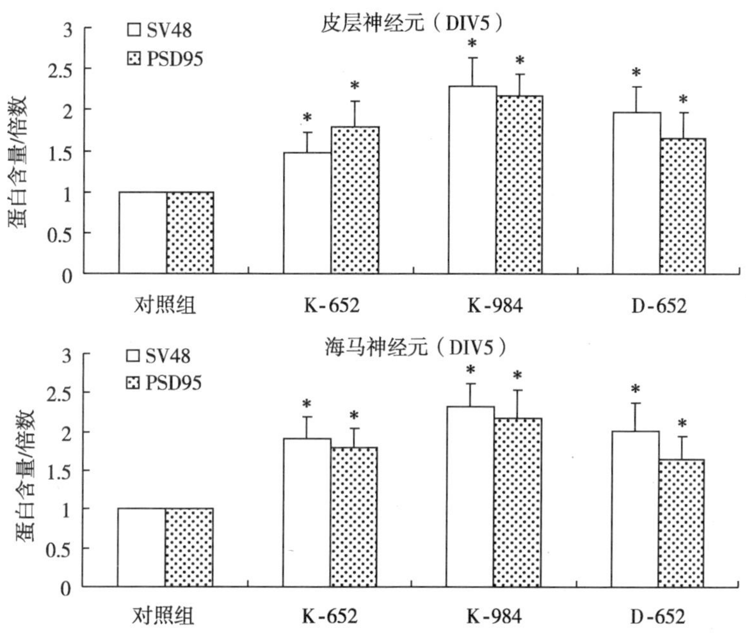

图 7-12　定志丸类方对皮层与海马神经元（DIV5）突触蛋白表达的影响

注：与对照组相比，$^*P<0.05$。

在神经元生长后期（DIV20），加以定志丸类方的水提物，发现定志丸类方水提物同样可以显著促进皮层与海马神经元中 SV48 与 PSD95 蛋白的表达。其变化趋势与第 5 天给药相似，K-984 比例效果较好，D-652 比例则对海马神经元 PSD95 的表达促进较大（图 7-14）。此结果提示，在神经元发育后期，定志丸类方可以维持突触的后期生长。单味药材中，人参与远志作用较石菖蒲与茯苓作用强，这与人参与远志所用比例较高的 K-984 与 D-652 作用的趋势一致（图 7-15）。

6. 促进神经营养因子的合成与释放　神经元细胞与胶质细胞构成了脑内细胞的两大类型，其中神经元细胞约占 10%，胶质细胞约占 90%。胶质细胞又可细分为：小胶质细胞、少突胶质细胞与星型胶质细胞 3 种，其中星型胶质细胞在中枢神经系统中分布最为广泛。近年来，胶质细胞在脑内的功能越来越受到关注。星型胶质细胞具有以下功能：①构成血 - 脑

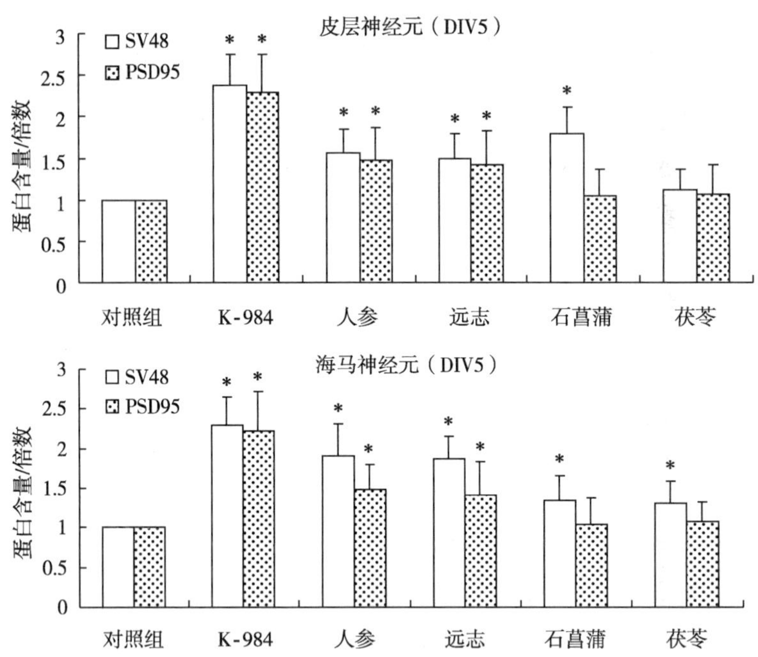

图 7-13　开心散与方中药材对皮层与海马神经元（DIV5）突触蛋白表达的影响

注：与对照组相比，*P<0.05。

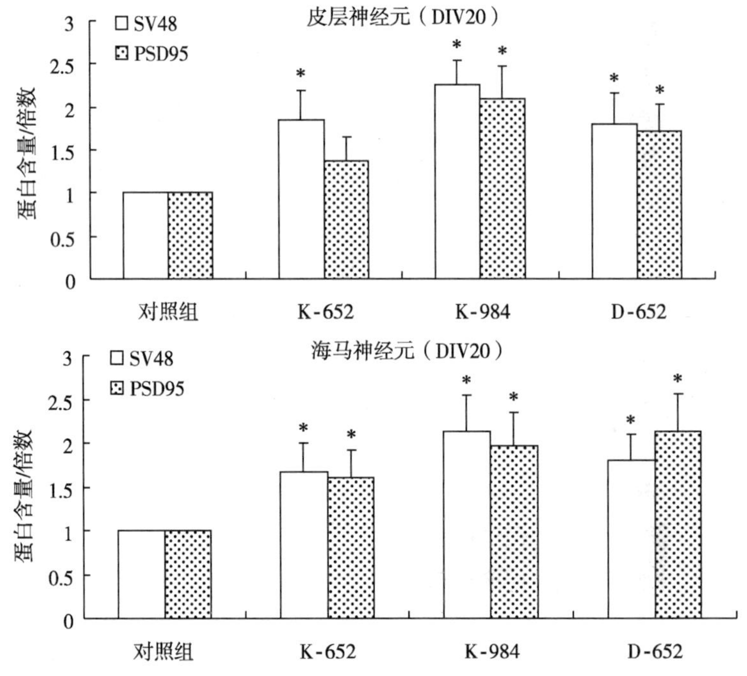

图 7-14　定志丸类方对皮层与海马神经元（DIV20）突触蛋白表达的影响

注：与对照组相比，*P<0.05。

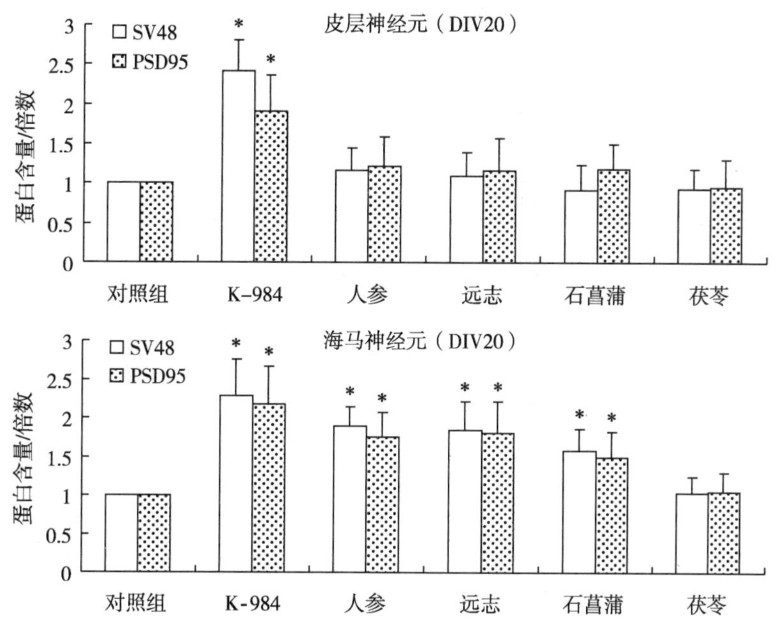

图 7-15　开心散与方中药材对皮层与海马神经元（DIV20）突触蛋白表达的影响

注：与对照组相比，*P<0.05。

屏障，调节脑内钾离子平衡；②参与神经递质代谢：通过对谷氨酸的摄取起到稳定细胞外环境，保护神经元和调节突触活动的功能；③影响突触发生，调节突触可塑性；④分泌神经营养因子，保护营养神经。基于星型胶质细胞分泌神经营养因子的功能，研究不同比例配伍开心散对星型胶质细胞分泌神经营养因子的影响。

将体外培养的皮层星型胶质细胞，加以不同比例的定志丸类方水提物，检测神经营养因子（NGF）、脑源性神经营养因子（BDNF）、胶质源性营养因子（GDNF）、神经营养因子 -3（NT-3）、神经营养因子 -4/5（NT-4/5）的表达，发现定志丸类方可以显著促进星型胶质细胞内上述神经营养因子除 NT4/5 外的表达，并呈现出量效关系（图 7-16），单味药材中以人参效用最强（图 7-17）。

神经营养因子在胞内进行合成后，须释放至胞外，作用于神经元细胞上的神经营养因子受体，才能起到营养神经元的作用。因此，将定志丸类方提取物加至体外培养的皮层星型胶质细胞，利用酶联免疫吸附法（ELISA 法）检测释放到细胞液中的 NGF、BDNF、GDNF 的含量，发现定志丸类方提取物可以显著促进星型胶质细胞内上述神经营养因子的释放（图 7-18）。

综合所述，发现开心散组方药味不同比例对中枢神经系统细胞存在不同程度的影响（表 7-4），方中石菖蒲与茯苓药对，对于开心散促进神经细胞分化起主要作用，而人参与远志对神经突触的生长与维持具有更重要的意义。

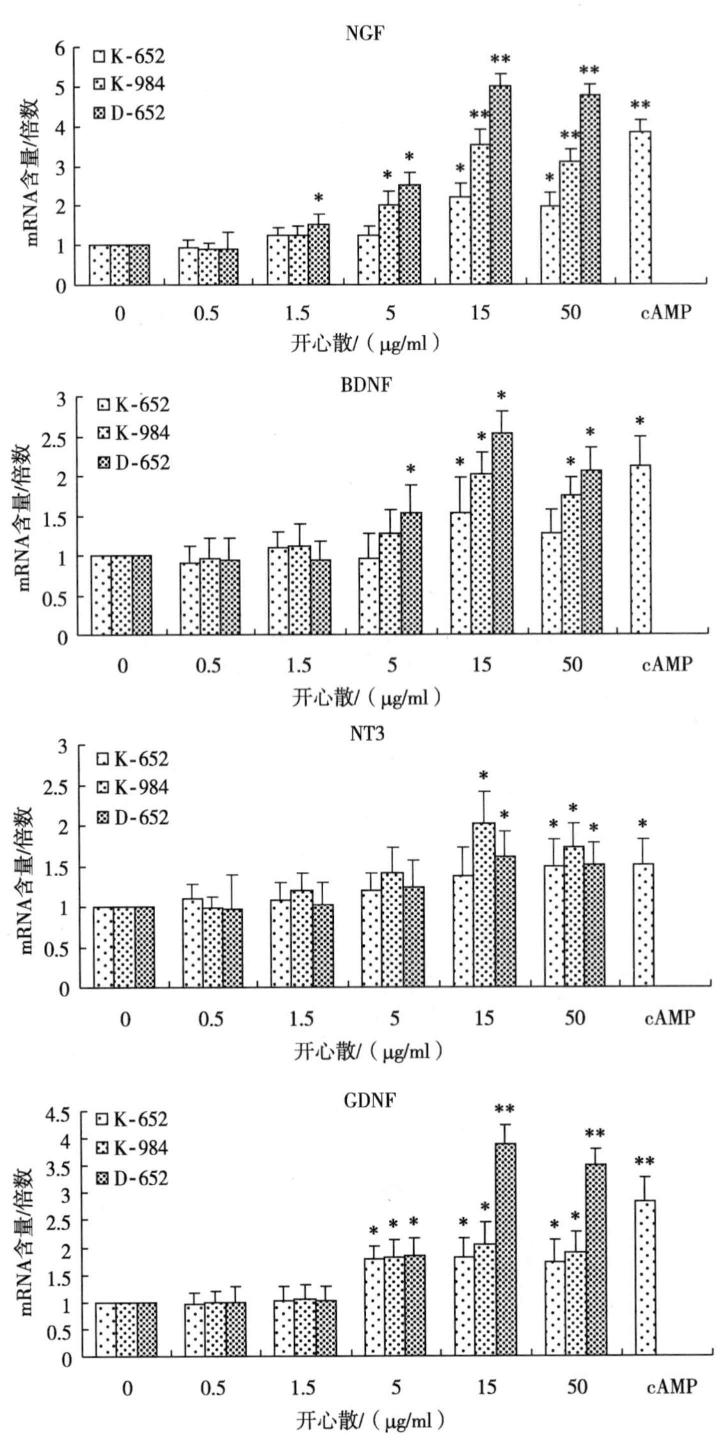

图 7-16　定志丸类方对皮层与海马神经元（DIV20）突触蛋白表达的影响

注：与对照组相比，*P<0.05，**P<0.01。

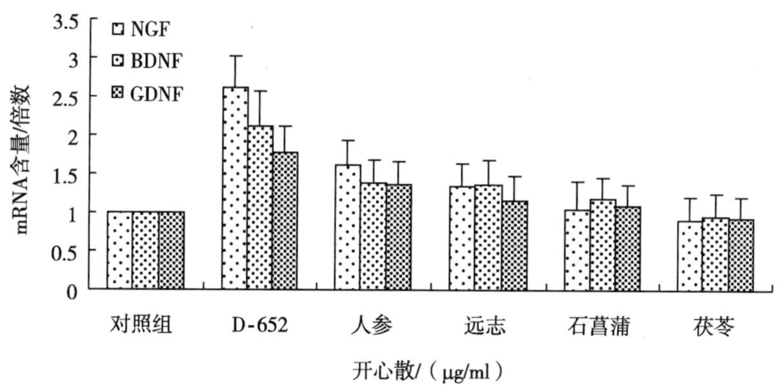

图 7-17　定志丸与单味药材对皮层星型胶质细胞内神经营养因子表达的影响

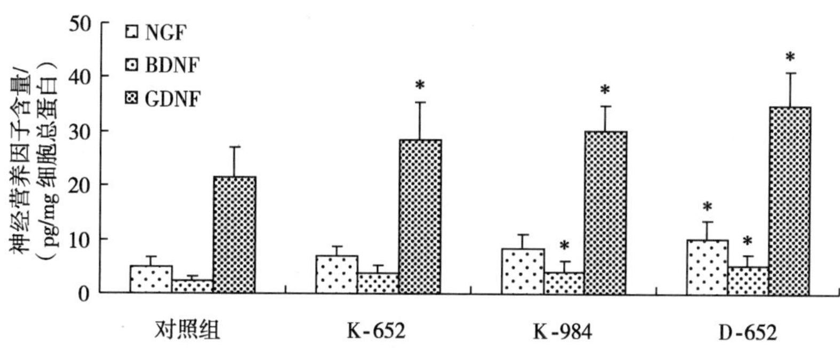

图 7-18　开心散对皮层星型胶质细胞神经营养因子释放的影响

注：与对照组相比，$^*P<0.05$。

表 7-4　定志丸类方细胞水平评价影响（$\bar{x}\pm s$，n=3）

	神经元分化		突触蛋白表达		神经营养因子	
	神经丝蛋白表达	神经突起生长	发育早期	发育后期	胞内表达	胞外释放
K-652	+++	+++	+	++	+	+
K-984	++	++	+++	+++	++	++
D-652	+	+	++	+	+++	+++

参考文献

[1] 黄文东，方药中．实用中医内科学[M]. 上海：上海科学技术出版社，2009.

[2] 包祖晓，田青，高新彦，等．235 首抑郁情绪治疗方剂的用药组方规律分析[J]. 浙江中医药大学学报，2010，5（15）：763-765.

[3] 黄海量，吕征，臧运华，等．现代中医药文献中治疗抑郁症方剂组方规律分析[J]. 中医药信息，2014，31（5）：67-69.

[4] 龚绍麟．抑郁症[M]. 北京：人民卫生出版社，2011.

[5] MILLAN M J. Multi-target strategies for the improved treatment of depressive states：Conceptual foundations and neuronal substrates，drug discovery and therapeutic application[J]. Pharmacology & Therapeutics，2006，110（2）：135-370.

[6] KRISHNAN V，NESTLER E J. The molecular neurobiology of depression[J]. Nature，2008，455（7215）：894-902.

[7] 刘屏,汪进良,王燕,等.开心散类方配伍及抗抑郁作用研究[J].中华中医药杂志,2005,20(5):279-281.
[8] ZHU K Y,MAO Q Q,IP S P,et al. A standardized Chinese herbal decoction,Kai-Xin-San,restores decreased levels of neurotransmitters and neurotrophic factors in the brain of chronic stress-induced depressive rat[J]. Evidence-based Complementary and Alternative Medicine,2012(13):149256-149268.
[9] DONG X Z,LI Z L,ZHENG X L,et al. A representative prescription for emotional disease,Ding-Zhi-Xiao-Wan restores 5-HT system deficit through interfering the synthesis and transshipment in chronic mild stress-induced depressive rats[J]. Journal of Ethnopharmacology,2013,150(3):1053-1061.
[10] 秦旭华,金沈锐.定志小丸对老龄大鼠海马中神经生长因子和脑源性神经营养因子含量的影响[J].中药药理与临床,2001,17(6):7-8.
[11] DANG H,SUN L,LIU X,et al. Preventive action of Kai Xin San aqueous extract on depressive-like symptoms and cognition deficit induced by chronic mild stress[J]. Experimental Biology & Medicine,2009,234(7):785-793.
[12] ZHU K Y,XU S L,CHOI R C,et al. Kai-Xin-San,a Chinese herbal decoction containing Ginseng Radix et Rhizoma,Polygalae Radix,Acori Tatarinowii Rhizoma and Poria,stimulates the expression and secretion of neurotrophic factors in cultured astrocytes[J]. Evidence-based Complementary and Alternative Medicine,2013(8):731385.
[13] ZHU Y,DUAN X,HUANG F,et al. Kai-Xin-San,a traditional Chinese medicine formula,induces neuronal differentiation of cultured PC12 cells:Modulating neurotransmitter regulation enzymes and potentiating NGF inducing neurite outgrowth[J]. Journal of Ethnopharmacology,2016,193:272-282.
[14] ZHU Y,DUAN X,CHENG X,et al. Kai-Xin-San,a standardized traditional Chinese medicine formula,up-regulates the expressions of synaptic proteins on hippocampus of chronic mild stress induced depressive rats and primary cultured rat hippocampal neuron[J]. Journal of Ethnopharmacology,2016,193:423-432.
[15] CAO C,LIU M,QU S,et al. Chinese medicine formula Kai-Xin-San ameliorates depression-like behaviours in chronic unpredictable mild stressed mice by regulating gut microbiota-inflammation-stress system[J]. Journal of Ethnopharmacology,2020,261:113055.

第三节　定志丸类方治疗阿尔茨海默病的功效特点与生物学机制

在老龄化疾病中,神经退行性疾病是一类高发疾病,其又称为神经退化性疾病,表现为中枢神经系统(大脑和脊髓)的神经元细胞丧失,感觉信息处理与运动控制等功能受损。由于神经元细胞为高度特化性细胞,一般不会再生,因此其损害不可逆转。其中发病率最高的是阿尔茨海默病。阿尔茨海默病(Alzheimer's disease,AD),又称老年痴呆症。临床早期最显著的症状为以记忆力受损的记忆障碍、掌握运用新知识与社交能力下降等认知障碍,并伴随有抑郁、情感淡漠或焦躁不安、注意力涣散等精神障碍。据统计,1990 年中国人群中 AD 患者为 193 万,2000 年为 380 万,2010 年统计数字已上升为 568 万,发病增长率惊人。目前,中国已成为全世界阿尔茨海默病发病人数最多的国家(*Lancet*)。定志丸类方是常用的治疗"健忘"与"痴呆"的方剂,现代临床依然以其为基础方剂,应用于阿尔茨海默病的治疗。本节试从阿尔茨海默病的古今认识以及定志丸类方增强记忆的生物学机制入手,揭示定志丸类方治疗阿尔茨海默病的功效特点与生物学机制。

一、健忘与痴呆的传统与现代认识

"健忘"一病最早记载见于《黄帝内经》,如《素问·五常政大论》云:"太阳司天,寒气下临，心气上从……善忘。”《灵枢·大惑论》阐述了本病的病因病机：“上气不足，下气有余，肠胃实而心肺虚，虚则营卫留于下，久之不以时上，故善忘也。”盖心肺虚而胃肠实，营卫留于下，则肾中之精气，不能时时上交于心，故健忘。唐代孙思邈《备急千金要方》中，称“好忘”，立开心散等十六方治疗本病。宋《圣济总录·心脏门·心健忘》中，强调了心虚、血气虚衰对本病的影响，指出：“健忘之病，本于心虚，血气衰少，精神昏愦，故志动乱而多忘也。盖心者，君主之官，神明出焉，苟为怵惕思虑则伤心……心伤则喜忘。”列安神定志人参汤等方以治之。严用和《济生方·健忘论治》对于本病之定义及病因病机亦有发挥，治疗重视调理心脾：“夫健忘者，常常喜忘是也。盖脾主意与思；心亦主思。思虑过度，意舍不清，神官不职，使人健忘。治之之发，当理心脾，使神意清宁，思则得之矣。”订归脾汤治疗本病。金元时期，论述渐丰。《丹溪心法·健忘》指出本病之成因“亦有痰者”。该篇载有戴元礼的论述：“健忘者，为事有始无终，言谈不知首尾，此以为病之名，非比生成愚顽不知人事者。”对健忘与痴呆进行了区别。明代李梴认为，健忘与怔忡有密切关系，指出：“怔忡久则健忘”，并对不同证候，提出了不同的治疗办法（《医学入门》）。明代李中梓《医宗必读·健忘》认为本病当责之心肾不交：“心不下交于肾，则火乱其神明；肾不上交于心，精气伏而不用。火居上则因而为痰，水居下则因而生躁，扰扰纭纭，昏而不宁，故补肾而使之时上，养心而使之善下，则神气清明，志意常治，而何眩志之有。”清代陈士铎《辨证录·健忘门》在强调治疗健忘补心肾的同时，进而指出，健忘“乃五脏俱伤之病，不止心肾二经之伤也。”又云：“人有气郁不舒，忽忽如有所失，目前之事，竟不记忆，一如老人之善忘，此乃肝气之滞，非心肾之虚耗也”，重视肝郁对本病的影响。清代林珮琴《类证治裁·健忘》阐述本病的病机，在注重心肾的同时，责之脑髓不足：“人之神宅于心，心之精依于肾，而脑为元神之府，精髓之海，实记性所凭也。”主张：“治健忘者，必交其心肾，使心之神明，下通于肾，肾之精华，上升于脑，精能生气，气能生神，神定气清，自鲜遗忘之失。”

总之，历代医家对健忘之病因病机的认识大抵有以下认识：

1. 心脾亏损　心主神志，脾志为思，若萦思过度，或劳心诵读，致使心脾亏损，而成健忘。

2. 心肾失交　大病之后，身体亏虚；或起居失节，阴精暗耗；肾阴不足则无以上交于心，心火亦难下交于肾，以致心肾失交。

3. 年老神衰　年迈之人，五脏俱衰，心肾不足，神明失聪；肝脾不足，经脉失养。人之神宅于心，而心之精依于肾；脑为元神之府，精髓之海，若神明失聪，精髓失养，则其述前事必犹若茫然。

4. 痰瘀痹阻　脾失健运，湿痰内生；或喜食肥甘，聚湿为痰；或缘肝郁化火，熬精生痰；以致痰迷心窍而多忘。若瘀血内停，或痰瘀痹阻，心神不宁，亦令人喜忘。

该证责之心肾虚损或失调者居多，多因心脾亏损，心肾不交，年老神衰，痰瘀痹阻引起。治疗亦宗宁心、健脾、益肾诸法。根据健忘因虚而致者居多，治疗以补其不足为主要原则；或则补益心脾，或则交通心肾。若系痰瘀痹阻，则在扶正固本的同时，参用涤痰化瘀之品。

在用药选择方面，古代治疗健忘偏于补心肾安神，治疗痴呆偏于温化痰湿。治疗健忘更多使用远志养心安神，茯苓渗湿健脾、益气安神，麦冬滋阴养心，熟地黄益肾填精，生地黄凉血养阴滋肾，龙骨益肾固精、镇心安神，柏子仁益气养心安神，五味子涩精固肾护阴，肉桂温补命门、益火之源，天冬滋补肾阴，大枣补益心脾。治疗痴呆则多用燥湿化痰，附子温中散寒、回阳救逆，胆南星燥湿化痰、祛风通络，陈皮理气健脾、燥湿化痰。文献中治疗健忘高频使用药物名见表 7-5。

表 7-5　文献中治疗健忘高频使用药物名

古代		现代	
药味	使用频率	药味	使用频率
人参	68.3	菖蒲	59.7
远志	68.3	远志	45.1
菖蒲	46.3	川芎	39.9
茯苓	45.7	熟地黄	38.5
茯神	45.1	何首乌	34.7
甘草	38.4	当归	33.3
麦冬	37.8	丹参	31.9
酸枣仁	36.6	山茱萸	31.6
当归	34.1	黄芪	31.3
朱砂	32.9	枸杞子	29.9
熟地黄	23.8	茯苓	28.8
生地黄	20.7	郁金	24.0
白术	20.1	胆南星	17.7
柏子仁	18.3	桃仁	17.0
龙骨	18.3	益智仁	16.7
五味子	17.7	甘草	16.7
肉桂	15.9	山药	16.3
天冬	15.2	红花	15.6
白芍	14.0	赤芍	14.9
黄芪	14.0	龟甲	14.9
黄连	12.2	党参	13.5
陈皮	11.0	半夏	13.5
生姜	11.0	菟丝子	13.5
丹参	10.4	人参	13.2
玄参	10.4	生地黄	13.2
山药	10.4	淫羊藿	13.2
半夏	9.8	五味子	12.5
防风	9.1	酸枣仁	12.2
木香	7.9	白术	11.8
附子	7.3	白芍	11.5
菟丝子	7.3	天麻	11.1

针对心脾两虚，治拟补益心脾，方用归脾汤（人参、黄芪、白术、甘草、当归、龙眼肉、茯神、远志、酸枣仁、木香），或可合用孔圣枕中丹（龟甲、龙骨、远志、石菖蒲）；针对心肾不交，治拟交通心肾，用心肾两交汤（熟地黄、山茱萸、人参、当归、酸枣仁、白芥子、黄连、肉桂）化裁；针对年老神衰，治拟养荣固本，用人参养荣汤（人参、黄芪、白术、茯苓、甘草、熟地黄、当归、白芍、

川芎、远志、肉桂、陈皮、生姜、大枣、五味子）化裁；针对痰瘀痹阻，治拟涤痰化瘀，用导痰汤，或可用寿星丸（远志、人参、黄芪、白术、甘草、当归、生地黄、白芍、茯苓、陈皮、肉桂、南星、琥珀、朱砂、五味子、猪心血、姜汁糊丸）。

痴呆是以呆傻愚笨为主要临床表现的一种神志疾病。其轻者可见神情淡漠、寡言少语、善忘、迟钝等症。重者常表现为终日不语或闭户独处，或口中喃喃，或言辞颠倒，举动不经，或忽笑忽哭，或不欲食，数日不知饥饿。

有关本病专论较少，明代张景岳《景岳全书·杂证谟》有"癫狂痴呆"专论，张氏对其病因病机及证候描述较详，指出"痴呆证凡平素无痰而或以郁结、或以不遂、或以思虑、或以疑惑、或以惊恐而渐效痴呆，言辞颠倒，举动不经，或多汗，或善愁，其证则千奇万怪，无所不至"。对其定位及治法张氏则谓"此其逆气在心，或肝胆二经，气有不清而然，但察其形体强壮，饮食不减，别无虚脱等证，则悉宜服蛮煎治之，最稳最妙"。张氏还对预后问题作了分析，谓"此证有可愈者，有不可愈者，亦在乎胃气元气之强弱，待时而变，非可昏乱者，此当以速扶正气为主，宜七福饮或大补元煎主之"。

清陈士铎《辨证录》立有"呆病门"，不仅对呆病症状描绘甚详，并分析其成因是"大约其始也，起于肝气之郁；其终也，由于胃气之衰。肝郁则木克土，而痰不能化，胃衰则土制水而痰不能消，于是痰积于胸中，盘踞于心外，使神明不消，而成呆病矣。"陈氏提出呆病主要的治法是"开郁逐痰，健胃通气"，立有洗心汤、转呆丹、还神至圣汤等，临床颇资参考。

1. 禀赋不充　自幼痴呆者与先天禀赋不足有关；也有由于临产时产伤，伤及脑髓，使血瘀清窍而致病。

2. 痰浊阻窍　中壮年人的痴呆起于癫狂或痫证之后者，多与痰浊阻窍密切关联。如痫久气血耗伤而积痰内盛，癫久因肝气郁结，克伐脾土；或起居、饮食失节，使脾胃受伤，以致痰湿壅阻，蒙蔽清窍而生本病。

3. 肝肾不足　老年人病痴呆者，当由久病血亏气弱，心神失养，或肝肾不足，脑髓不充而成。综观本病进程缓慢，以虚为多见，也有部分病例属本虚标实证。其虚在肝肾者，以脑髓不健为主；其虚在脾胃者，多生痰湿，闭阻清窍；还有产伤血瘀所致者；若瘀久则耗气耗血，终成虚实夹杂之证。

此病证候主要有禀赋不足与痰湿瘀阻两种。针对禀赋不足，或见肾虚之证，治宜补肾填精，或健脾益气，要在培补先天、后天，以冀脑髓得充，化源得滋，有助治疗。常用七福饮（熟地黄、当归、人参、白术、炙甘草、远志、杏仁）加减；针对痰湿瘀阻，则开郁逐痰，或健脾化痰，或清心涤痰，或泻火祛痰，或痰瘀同治。治宜益气健脾、化痰宣窍，常以洗心汤（人参、甘草、半夏、陈皮、石菖蒲、附子、茯神、酸枣仁、神曲）加减。

二、阿尔茨海默病的现代认识

阿尔茨海默病（Alzheimer's disease，AD），又称老年性痴呆，是一种中枢神经系统退行性疾病，主要表现为记忆和认知功能障碍、行为及人格异常改变。目前，AD已成为威胁老年人生活质量并导致死亡的最严重疾病之一，患者通常在确诊后的10年内不治而亡，给患者家庭及社会带来了极大的痛苦和沉重的负担。阿尔茨海默病的具体发病机制尚不完全清晰，但是与抑郁症以及其他神经退行性疾病类似，都存在神经损伤加剧、神经元生长发育异常、神经传导阻滞三个环节。

1. 神经损伤加剧

(1) Aβ 毒性学说：AD 的一项重要病理特征是脑内存在大量老年斑（senile plaque，SP），SP 的主要成分是含 39-42 个氨基酸残基的 Aβ，由该蛋白前体 APP 经 β，γ- 分泌酶（secretase）降解所产生。Aβ 在脑内位于细胞外，主要以 Aβ40 和 Aβ42 两种形式存在，其中 Aβ42 易于聚集为原纤维而沉积，形成弥漫性 SP。

高浓度的 Aβ 对已分化的、成熟的神经元有毒性作用。Aβ 自我积聚形成的各种寡聚体，也具有神经毒性作用，可致正常突触功能受损，使前脑基底部的胆碱能神经退化。

微量的、可溶性的 Aβ 会减少受体 G 蛋白接触而和增高细胞溶质性的 GRK2 /GRK5，这些增长的细胞溶质性 GRK2 与损坏的线粒体和神经纤维缠结（NFT）共区域化。不仅仅是大脑中 GRK2 的总水平与患者的认知水平成反比，外周血样中的也是如此。它同时会加速一个恶循环的发生，以致更多的 Aβ 沉积和扩大大脑炎症。

(2) 自由基损伤学说：机体在遭受各种有害刺激时，体内高活性分子氧自由基（ROS）产生过多，蓄积程度超出机体清除能力，导致氧化系统和抗氧化系统失衡，损伤组织。相对于其他组织器官，脑在氧化应激状态下更容易受到攻击。在脑组织老化过程中，神经元细胞膜上的不饱和脂肪酸被氧化而产生大量 ROS，使内质网蛋白折叠功能受损，蛋白酶及自体吞噬介导的受损蛋白清除功能下降，促使 Aβ 积聚，最后导致 AD 发生。

此外，Aβ 是强效活性氧生成剂，能激活一氧化氮（NO）。NO 是具有保护和毒性双重作用的特殊分子，如果 NO 释放过量，可直接导致神经元细胞凋亡，直接参与 AD 的病理过程。除直接作用外，NO 还与同时产生的超氧阴离子等多种生物分子发生化学反应，其产物多数为自由基，引起神经毒性反应，促进神经细胞凋亡。NO 还可与细胞因子协同，加速神经组织损伤，最终导致 AD 的发生。

氧化应激还体现在 Aβ 通过诱导产生 ROS 而使神经细胞膜系统的脂质和蛋白被氧化修饰，活性氧增加，激活小胶质细胞而加剧氧化应激反应。

(3) 兴奋性氨基酸毒性学说：谷氨酸是中枢神经系统的主要兴奋性神经递质，生理数量的谷氨酸是维持正常大脑活动所必需的物质。谷氨酸及谷氨酸受体参与了神经元的兴奋性突触传递，调节多种形式的学习和记忆过程等。

在 AD 和其他神经退行性改变的疾病中，过量地激活 *N*- 甲基 -*D*- 天冬氨酸（NMDA）受体，去极化激活膜电位依赖式谷氨酸受体（GluR），使钙离子大量内流，细胞内钙超载，激活磷酸肌醇环路，破坏神经元超微结构，产生神经兴奋性毒性，使其发生变性死亡。此外，谷氨酸的快速兴奋作用还会引起神经元细胞膜去极化，氯离子、钠离子及水内流，导致细胞渗透性溶解加剧。

(4) 金属离子毒性学说：目前报道的主要有钙、铝、锌、铁离子在脑部，如前脑基底、海马和大脑皮层等部位的代谢发生紊乱，参与 AD 的病理过程。

钙离子代谢紊乱：钙离子稳态的破坏会减少可溶性 APP 的形成，加速 APP 水解，产生更多的 Aβ，并形成恶性循环。AD 者神经元内钙浓度升高，刺激 Aβ 聚集，后者可在脂质膜上形成非电压依赖性阳离子通道，导致钙摄取增加，加重钙超负荷，也就是说 Aβ 的产生与钙离子水平之间存在正反馈机制。这种相互刺激的作用促进了 AD 病理改变的快速进展。早老素有调控钙稳态的作用，其基因突变可致 Aβ42 水平增高，使内质网内钙增多并释入胞质内，诱发早发型家族性 AD 的发生。钙稳态的破坏也可直接或间接影响神经元的长时程增强（LTP），使神经元可塑性降低，导致记忆障碍。此外，Tau 蛋白的磷酸化与钙的调节有关。

其余铁离子、铝离子、铜离子代谢紊乱则表现为以下共同的机制，脑内金属离子超载引起：①促进 Aβ 的分泌；②和 Aβ 结合，促进 Aβ 的聚集及纤维化；③和过磷酸化的 Tau 蛋白结合，促进 NFT 形成；④通过 Fenton 反应产生过多的氧自由基，使神经元损伤加剧。

(5) 炎症因子学说：慢性炎症反应是 AD 发生发展的重要病理改变，其对脑组织的损伤作用主要与小胶质细胞和星形胶质细胞有关。已发现 AD 患者脑 SP 内富含激活的小胶质细胞和星形胶质细胞。小胶质细胞起初能通过吞噬作用降低 Aβ 水平，但随其活性增强，通过释放趋化因子，启动炎症细胞因子级联释放，导致白介素 IL-1、IL-6 和 TNF-α 等水平增高，使神经元受损。

局部炎症反应还与 Aβ 的沉积交织在一起。Aβ 沉积过程中，小胶质细胞活化和星形胶质细胞聚集，促使细胞分泌细胞因子和神经毒性产物，导致神经元退行性变和细胞死亡。同时小胶质细胞能表达糖基化终末产物受体（RAGE），与 Aβ 结合，增加细胞因子、谷氨酸和 NO 的生成，增强神经毒性作用和炎症反应，促使神经元受损死亡。

2. 神经生长异常

(1) 细胞骨架改变：神经元细胞骨架由微管、微丝和中间丝组成，对细胞起机械支撑作用，参与轴浆运输，并在神经系统的形成和轴突的通讯传导中起着至关重要的作用。微管由微管相关蛋白（MAP）和微管蛋白共同构成，其中 Tau 蛋白是 MAP 的主要成分之一。Tau 蛋白是微管蛋白聚合微管的启动子，可促进微管蛋白聚集成微管，并在微管之间形成横桥，增强微管的稳定性，维持细胞的生长发育。正常成年人脑内的 Tau 蛋白在生理状态下呈适度磷酸化状态，并通过磷酸化和去磷酸化的平衡调控着神经元细胞骨架的稳定和轴突的形态。过度磷酸化的 Tau 蛋白不可溶，与微管亲和力低，阻碍微管的组装，导致神经元骨架蛋白结构异常和神经元死亡。同时，过度磷酸化的 Tau 蛋白异常积聚，形成神经元纤维缠结（NFT）。

此外，Tau 蛋白的过磷酸化与 Aβ 也有密切的关系，Aβ 的生成和沉积可以对线粒体产生毒性作用和损伤，造成 Ca^{2+} 超载，而 Ca^{2+} 可以激活 CaMK-Ⅱ进一步导致 Tau 过度磷酸化。

研究发现，AD 患者脑脊液中总 Tau 蛋白和磷酸化 Tau 蛋白的水平均升高，并与神经心理学测验分值的下降相关。脑脊液中磷酸化 Tau 蛋白 T181，T231 和总 Tau 蛋白水平升高，对预测轻度认知功能损害（MCI）进展为 AD 具有临床意义。

(2) 神经细胞凋亡：AD 患者脑内神经元线粒体数量减少，多种线粒体酶（如丙酮酸脱氢酶复合体、酮戊二酸脱氢酶复合体和细胞素 C 氧化酶等）活性下降。此病理过程亦与 Aβ 密切相关。Aβ 可使某些线粒体酶，尤其是细胞色素 C 氧化酶活性下降，引起线粒体释放超氧阴离子自由基，转化为过氧化氢，导致氧化应激，释放细胞色素 C，进而促使细胞凋亡，导致 AD 发生发展。

(3) 轴突转运障碍学说：轴突为神经元的输出通道，作用是将细胞体发出的神经冲动传递给另一个或多个神经元或分布在肌肉或腺体的效应器，是主要的信号传递渠道。每个神经元细胞只有一个轴突。AD 的发病与神经元细胞轴突病变和轴突转运障碍密切相关。AD 患者转运发生障碍，APP 和驱动蛋白积聚于肿胀的轴突，使局部 Aβ 沉积，神经元变性。Aβ 的异常聚集又能加重轴突转运障碍，使轴突病变和突触功能障碍更趋明显，并引起 Tau 蛋白功能异常，损伤神经细胞骨架。

(4) 突触受损学说：突触受损是 AD 早期的病理变化之一。突触减少与神经元丧失不成比例，与痴呆的严重程度密切相关。与年龄相关的突触减少主要局限在海马的齿状回。脑内注射 Aβ 可立即诱发突触减少；在经 Aβ 处理的脑片和存在 SP 的鼠脑中，突触参与记忆过程的两个重要标记，神经信号的传递和 LTP 的维持均明显受抑制。

3. 神经传导损伤　中枢神经胆碱能递质是保证学习和记忆正常进行的必要条件。乙酰胆碱（ACh）是一种神经递质，由胆碱和乙酰辅酶 A 在胆碱乙酰转移酶（ChAT）的催化作用下合成，ACh 与其受体 AChR 结合传递神经冲动后，被乙酰胆碱酯酶（AChE）水解成胆碱和乙酸。ACh 的含量会随着年龄的增加而下降，正常老人比青年时下降 30%，而老年痴呆患者下降更为严重，可达 70%~80%。ChAT 和 AChE 活性反映了胆碱能神经元的活性，胆碱能调节大脑皮层和海马中 NFG 的合成与释放。Aβ 沉积会增加 AChE 表达，在 AD 患者的大脑中神经纤维缠结和 SP 内 AChE 活性显著升高，造成 ACh 神经递质的异常。当投射到皮质和海马的 ACh 减少时，皮质和海马的 NGF 释放减少，使其营养作用得不到发挥，并进一步导致 Aβ 的沉积和 NFT 形成，产生恶性循环的 Aβ 毒害作用。因此，抑制 AChE 活性，对 AD 症状的缓解，可能起到一定的积极作用。目前，胆碱能假说已逐渐被人们所接受，成为 AD 发病机制中重要的假说之一，并对 AD 的治疗有一定指导意义。

4. 神经内分泌紊乱学说　越来越多的证据证实雌激素、胰岛素、褪黑素等与 AD 的发病有关。

(1) 雌激素不足：女性 AD 的患病率要远远高于男性。除了女性平均寿命较长的原因外，绝经后妇女体内雌激素水平的下降也是 AD 发病的重要原因。雌激素对中枢神经系统具有广泛的作用，它不仅作用于脑内与生殖相关的神经回路，影响生殖过程；而且还作用于与认知功能相关的神经回路，起神经保护作用，影响学习记忆。大脑内特定区域的神经元有雌激素受体的表达，其分布与 AD 患者脑内发生病理学改变的部位一致。其作用机制可能为：雌激素直接促进脑内神经细胞轴突、树突的生长和突触的形成，并能促进星形胶质细胞发育，支持神经元功能，对损伤的脑细胞有促进修复的作用；促进 ACh、DA、5-HT 等神经递质的合成，促进基底前脑核及其投射区胆碱乙酞基转移酶活性增加；增加 5-HT，从而抗抑郁焦虑，改善 AD 患者情绪反应，提高患者的积极性；扩张血管，改善血供；雌激素可直接营养基底前脑胆碱能神经元，起到神经生长因子（NGF）的作用，还有保护海马区神经元的作用；抑制载脂蛋白 E（apolipoprotein E，ApoE），清除 Aβ 等。

(2) 胰岛素抵抗：葡萄糖耐受不良和 2 型糖尿病可能是发生痴呆的危险因素。胰岛素抵抗导致神经元能量缺乏、氧化应激和代谢损伤，影响突触的可塑性。由于 AD 患者神经元葡萄糖的利用障碍，神经元处于能量应激状态，故神经元易损伤。糖原合酶激酶 3β（GSK 3β）具有广泛的细胞调节功能，可抑制糖原合成及葡萄糖转运，促进糖异生并阻碍胰岛素信号转导，抑制胰岛素分泌，从而升高血糖。Aβ 在体外能降低胰岛素降解酶的水平。

(3) 褪黑素缺失：褪黑素是迄今发现的最强的内源性自由基清除剂，近年相继报道褪黑素在抗氧化、拮抗自由基、减少 Aβ 生成、抑制 Tau 蛋白过度磷酸化等方面发挥重要作用。临床资料也显示：给予 AD 患者褪黑素补充治疗后，某些患者的认知功能得到改善。

伴随年龄增加，褪黑素水平降低被认为是脑衰老的一个标志。研究表明，AD 患者脑脊液中褪黑素水平仅为同龄正常对照组的 1 /5。与年龄相匹配的正常受试者比较，AD 患者分泌褪黑素明显减少，衰老过程加速。随着年龄增加，AD 患病率升高，但血及脑脊液中褪黑素水平则下降。

5. 脂类代谢紊乱学说　血清中的高脂肪和高胆固醇含量均是AD发病的危险因素。大脑是人体内胆固醇含量最高的器官，虽然脑重量仅占体重的2%，但其胆固醇含量占人体内总量的20%。脑内胆固醇大多以游离状态(非酯化形式)存在，并且大多是在特化的髓鞘膜中。另外，少量的胆固醇存在于神经元、神经胶质和细胞外脂蛋白，这些胆固醇参与了中枢内的脂类平衡调节。血清总胆固醇水平与AD和轻度认知损害患病率呈正性关联；既往血清胆固醇水平升高可增加AD风险达3倍以上；在AD进行性加重期间，脑胆固醇水平先期增加；高胆固醇水平与动脉粥样硬化相关联，而动脉粥样硬化是AD的一种危险因素；高胆固醇饮食增加动物脑的Aβ，而Aβ沉淀是AD的病理特征。

6. 神经血管学说　神经血管功能对AD的严重程度有重要影响。大部分AD患者脑皮质和基底节深部白质有不同程度的小血管病变，主要病理改变是大脑皮质及软脑膜的小血管壁的中层和外膜有Aβ沉积，部分患者还存在血-脑屏障破坏和大血管粥样硬化。小血管壁Aβ沉积加剧脑血管痉挛，使脑血流量降低，局部能量供应不足。同时，AD患者周围血管和血-脑屏障清除Aβ的能力受损。神经血管解偶联学说认为，Aβ通过血-脑屏障的转运障碍主要原因是低密度脂蛋白受体相关蛋白(LRP)和糖基化终末产物(AGE)表达异常，从而有可能造成Aβ内外流动失衡。神经血管功能的衰退使神经血管解偶联、血管退化、脑底灌注等，最终影响血管屏障功能，从而导致神经外环境失衡，引起AD。最近的人类脑部影像学研究和动物模型资料表明，脑血管功能障碍先于认知功能障碍和神经退行性改变。脑血管血流量的减少可影响和记忆与学习有关蛋白质的合成，最终导致神经炎性损伤和神经元的死亡。神经血管功能的衰退为AD的研究提供了新的视角。

7. 遗传因素　研究发现(表7-6)，约10%AD病患者有明确家族史，尤其是65岁前发病的患者。从遗传学角度发现，类淀粉蛋白前体(amyloid precursor protein，APP)基因、早老素1(presenilin 1，PS1)基因和早老素2(presenilin 2，PS2)基因突变可导致常染色体显性遗传性FAD。而ApoE与低密度脂蛋白受体相关蛋白(low density lipoprotein receptor related protein)等基因多态性位点亦被认为可能增加AD病患风险。

表7-6　与阿尔茨海默病发病相关的基因

基因	染色体/号	发病年龄/岁	可能作用机制
类淀粉蛋白前体基因	21	40~60	增加Aβ生成
早老素1基因	14	30~50	增加Aβ生成
早老素2基因	1	30~65	增加Aβ生成
载脂蛋白E_4等位基因	19	40~75	增加Aβ积聚
低密度脂蛋白受体相关蛋白基因	11	40~60	增加Aβ生成

迄今为止，AD尚无法根治，药物治疗的目的在于：①延缓或阻止痴呆严重程度的加重；②减轻痴呆的程度和改善记忆的功能；③抑制和逆转痴呆早期的关键性病理发生；④提高痴呆患者的日常生活能力，提高生活质量；⑤减少并发症，延长存活期等。目前，胆碱酯酶抑制剂仍是AD治疗的首选药物。另有一些药物则针对不同的病理环节，起到缓解病标，延缓病程的治疗效果，这些药物主要为：①胆碱酯酶抑制剂，如多奈哌齐(donepezil)、重酒石酸卡巴拉汀(rivastigmine hydrogen tartarte)、加兰他敏(galantamine)、石杉碱甲(huperzine)。此

类药物均针对抑制 AChE、抑制 ACh 降解、改善胆碱能神经传递来发挥作用；②谷氨酸受体拮抗剂，如美金刚（akatinol），主要通过拮抗 NMDA 受体，抑制谷氨酸与 NMDA 受体结合发挥神经保护作用。当谷氨酸以病理数量过量释放时，美金刚可以减少谷氨酸的神经毒性作用；当谷氨酸释放量过少时，美金刚又可以改善记忆过程所必需的谷氨酸传递；③抗氧化剂，如司来吉兰（selegiline），主要通过选择性抑制单胺氧化酶 B，并部分抑制多巴胺的重摄取及突触前受体活性，促进脑内多巴胺功能；④钙通道拮抗剂，如尼莫地平（nimodipine）、氟桂利嗪（flunarizine）、桂利嗪（cinnarizine）等，通过扩张脑血管，增加脑组织血流量，发挥脑保护作用；同时降低或消除血管平滑肌细胞与神经细胞内钙离子的超负荷状态，降低神经兴奋性毒性；⑤脑代谢赋活剂，如双氢麦角碱（dihydroergotoxine）、吡拉西坦（piracetam）、维生素 E、脑活素（cerebrolysin）、小牛血清蛋白提取物（actovegin）。此类药物能改善脑神经元对葡萄糖的利用、改善脑内能量利用状况、抑制自由基的产生、维持神经元细胞的正常生长与代谢等；⑥其他药物，如胞磷胆碱（citicoline），通过促进磷脂酰胆碱的合成改善脑功能；银杏叶提取物（ginaton），通过降低血黏度、改善脑部循环、改善神经递质及受体障碍、清除自由基等改善 AD 症状。

三、定志丸类方治疗阿尔茨海默病的生物学机制

长期以来，对定志丸类方治疗阿尔茨海默病的机制研究主要有以下几个方面：

1. 神经保护作用　定志丸类方可以有效对抗Aβ所致的神经损伤。开心散（3∶2∶2∶3）可改善 $A\beta_{1-42}$ 对 ICR 小鼠记忆以及海马 LTP 的抑制作用，增强动物记忆能力。在 $A\beta_{25-35}$ 诱导 PC12 细胞损伤制造体外 AD 细胞模型上，加以开心散（1∶1∶1∶2）含药血清，用 MTT 法检测开心散对 $A\beta_{25-35}$ 诱导 PC12 细胞损伤的影响，结果发现开心散含药血清可显著改善 $A\beta_{25-35}$ 诱导 PC12 细胞生存活力的下降，认为开心散含药血清通过提高 PC12 细胞生存活力而显示了神经保护作用。用 $A\beta_{25-35}$ 处理人神经母细胞瘤细胞（SK-N-SH 细胞）模拟 AD 患者脑内神经元病理损伤，并以含开心散大鼠血清拮抗其作用，结果显示暴露 $A\beta_{25-35}$ 后 SK-N-SH 细胞存活率明显下降，凋亡细胞比例增加，而含开心散药物血清处理能显著提高 $A\beta_{25-35}$ 损伤细胞的存活率，减少细胞凋亡率，同时提高细胞内 SOD 的活力，显示开心散可降低 Aβ 代谢相关的 *APP* 基因的表达并提高 *NEP* 基因的表达，减少内源 Aβ 产生，从而抑制细胞凋亡。在 6 种不同配伍比例的定志丸类方中，定志小丸可显著提高皮质酮损伤的 SH-SY5Y 细胞的存活率并明显减少 LDH 的释放浓度，各种配伍比例均有明显提升 $A\beta_{25-35}$ 损伤的 PC12 细胞的存活率、减少 LDH 的释放浓度的作用；其中以《备急千金要方》之开心散的作用最为显著；《古今录验》之茯神丸可显著提高 MPP^+ 损伤的 SH-SY5Y 细胞的存活率、减少 LDH 的释放。

除Aβ外，定志丸类方还可对抗因金属离子、脑缺血、氧自由基、衰老所导致的神经损伤。在 $AlCl_3$ 记忆损伤小鼠、衰老大鼠、双侧颈总结扎脑缺血等拟痴呆动物模型上，给以开心散（1∶1∶1∶2），测定血浆及组织（肝、心、脑、肾）中 SOD 与 MDA 含量，发现开心散能提高动物血浆及组织中 SOD 活性，降低 MDA 含量，认为开心散具有减轻脂质过氧化反应、清除自由基的作用，是药物健脑益智，抗衰老作用的途径之一。

在衰老小鼠模型上发现，开心散（1∶1∶1∶2）能够显著提高 D- 半乳糖诱导的衰老小鼠脑、肝脏中 SOD 的活力，降低高级糖基化终末产物（AGEs）、MDA 的含量，认为开心散可能通过降低体内 AGEs 的含量以及清除自由基的作用来改善 D- 半乳糖诱导小鼠的学习记忆能力。比较开心散和去茯苓开心散对注射 *D*- 半乳糖致 AD 动物模型学习记忆的改善作用，

发现开心散能显著改善模型动物学习记忆能力，降低模型动物脑组织皮层区乙酰胆碱酯酶活力，升高超氧化物歧化酶活力，降低丙二醛含量，而去除茯苓的开心散对模型动物的学习记忆能力没有改善作用或作用减弱，认为茯苓是开心散复方中起重要作用的成分。开心散(1：1：25：50)还可以延缓衰老加速小鼠(senescence accelerated mouse，SAM)的衰老进程，抑制体重下降，增强运动能力。定志小丸可使*D*-半乳糖致衰老小鼠跳台错误潜伏期显著延长，错误次数显著减少，血清和脑组织SOD活力提高，MDA含量降低，认为定志小丸改善*D*-半乳糖致衰老小鼠的学习记忆功能，其机制可能与降低脑组织中脂质过氧化物的含量有关。在衰老大鼠模型上发现，开心散(1：1：1：2)则能够降低21月龄大鼠全血黏度、全血还原黏度、血浆黏度和红细胞聚集指数。开心散还能提高大鼠红细胞变形能力，抑制家兔体外血小板聚集，延长凝血活酶时间，具有降低血液黏稠度、改善微循环的作用，有利于减少或延缓老年性疾病的发生和发展。

此外，开心散能够降低不完全性脑缺血模型大鼠的脑含水量、毛细血管通透性，并且能够降低缺血脑组织过氧化脂质含量，提高过氧化物歧化酶活性。在胸腺切除损伤小鼠记忆损伤模型上，开心散明显扭转因胸腺损伤所致的记忆下降现象，增加主动回避次数，但是并未改善因胸腺缺失所致的免疫低下。

2. 调节神经传导作用　乙酰胆碱是促进学习记忆的递质，M胆碱受体阻滞剂东莨菪碱可阻断大脑皮层和海马胆碱能传递，抑制条件反射的形成，影响学习记忆等功能活动，训练前给药，可造成动物记忆获得障碍。在东莨菪碱所致大鼠记忆障碍模型上发现，开心散能增强记忆障碍模型大鼠的记忆能力，提高脑内多巴胺、去甲肾上腺素、5-羟色胺等单胺类神经递质的含量，抑制乙酰胆碱酯酶活性，提高SOD活性，降低MDA含量，提示开心散通过调节神经递质含量、减轻脂质过氧化反应、清除自由基等作用改善模型动物的记忆功能。在大鼠衰老模型上亦发现了类似趋势。

采用东莨菪碱所致小鼠记忆获得障碍模型，发现开心散后能够显著降低小鼠脑组织NO和NOS含量，抑制ChE活性。研究提示开心散可能具有调节胆碱能神经系统活动的功能，并通过降低NOS活性和抑制NO生成起到保护神经细胞、促进记忆的作用。

在东莨菪碱、亚硝酸钠、乙醇致小鼠获得性、巩固性和再现性记忆缺损，*D*-半乳糖诱导亚急性衰老小鼠、自然老龄小鼠和大鼠学习记忆功能低下等模型均发现，定志小丸能对抗东莨菪碱所致获得性学习记忆障碍，提示该方的益智作用与提高中枢胆碱能神经系统功能活动有关。在避暗学习反应实验中，定志丸千金方组于一次给药对东莨菪碱所诱发学习记忆障碍之改善情形并不显著，但于2周长期给药则有明显改善学习记忆障碍之作用，提示其作用机转可能与增强中枢胆碱系统之活性有关。

开心散(3：2：2：3)有效部位能逆转氢溴酸东莨菪碱诱导记忆障碍模型小鼠AChE活性的升高和SOD活性的降低，提示该有效部位对模型小鼠的学习记忆能力有一定的改善作用，其成分主要为皂苷与糖酯成分。

除胆碱能神经外，定志丸类方对其余神经传导系统亦有影响。开心散可提升动物下丘脑去甲肾上腺素等神经递质含量，并改善下丘脑胆碱能神经功能。在双侧杏仁核损伤小鼠模型上，开心散可减轻小鼠获得性记忆损伤，但是因杏仁核损伤所下降的乙酰胆碱转运酶的活性并未改善，提示开心散可能并非单一通过改善胆碱能神经传递发挥记忆改善作用。同时发现，开心散均表现出显著的增强损伤大鼠学习记忆能力的作用，尤其是能够增强海马区神经元长时间记忆(LTP)的作用,认为这可能是开心散改善记忆的脑内作用部位。在方中的4味药物中,茯苓与人参是起作用的主要药味。定志小丸还可增加东莨菪碱所致学习记忆障碍小鼠脑中谷氨酸、5-羟色胺、多巴胺和乙酰胆碱含量,降低GABA含量和AChE活性,提示定志小丸改善东莨菪碱所致小鼠学习记忆障碍作用机制可能与调节Glu/GABA系统有关。

除上述两方面外,亦有研究发现,定志小丸可增加大鼠Y型电迷宫的学习记忆能力,提高大鼠常压缺氧耐受力,增加大鼠肝、脾和胸腺的脏器体重重量比,认为其提高大鼠学习记忆能力的机制可能与提高大鼠的耐缺氧能力有关;肝、脾和胸腺的脏器体重重量比的增加,则提示定志小丸增强记忆的作用可能与提高机体的免疫功能有关。

参考文献

[1] 黄文东,方药中.实用中医内科学[M].上海:上海科学技术出版社,2009.
[2] 谢娟.基于数理统计的老年期痴呆方组方配伍规律研究[D].南京:南京中医药大学硕士研究生学位论文,2009.
[3] HUANG Y,MUCKE L. Alzheimer mechanisms and therapeutic strategies[J]. Cell,2012,148(6):1204-1222.
[4] 吴江,贾建平,崔丽英.神经病学[M].北京:人民卫生出版社,2005.
[5] 黄树明,任丽民,李健英,等.开心散改善Aβ1-42所致在体小鼠海马LTP抑制的实验研究[J].中医药信息,2013(6):61-63.
[6] 温薇,张超,刘明,等.开心散含药血清对Aβ诱发的PC12细胞损伤的改善作用[J].中医药信息,2012,29(4):80-81.
[7] 王丽娜,夏文,杨玲玲,等.开心散对Aβ25-35诱导损伤SH-NK神经细胞的保护作用及机制[J].毒理学杂志,2007,21(1):22-26.
[8] 赵海霞,周小江,胡园,等.6种开心散类方对不同物质损伤神经细胞的保护作用[J].中国中药杂志,2012,37(22):3472-3476.
[9] 黄玉芳,卞慧敏,郭海英.开心散对老年大鼠记忆力和单胺类神经递质的影响[J].中华老年医学杂志,1998,17(3):154.
[10] 黄玉芳,卞慧敏,刘涛,等.开心散对记忆障碍小鼠脑组织一氧化氮,胆碱酯酶含量的影响[J].北京中医药大学学报,2001,24(4):40-41.
[11] 黄玉芳,卞慧敏.开心散对4种动物模型SOD,MDA含量的影响[J].南京中医药大学学报,1999,15(3):151-152.
[12] 卞慧敏,黄玉芳.开心散对东莨菪碱模型大鼠脑内单胺类神经递质和胆碱酯酶活性的影响[J].中药药理与临床,2000,16(1):5-7.
[13] 卞慧敏,郭海英,黄玉芳.开心散对四种动物模型记忆功能的影响[J].中国实验方剂学杂志,1999,5(5):51-53.
[14] 黄玉芳,卞慧敏.开心散对拟痴呆小鼠记忆功能的影响[J].中国老年学杂志,1999,19(5):290-292.
[15] 黄玉芳,戴晓明.开心散对肾缺血再灌注大鼠肾脏保护作用研究[J].安徽中医学院学报,2000,19(6):54-56.
[16] 黄玉芳,卞慧敏.老年大鼠神经,内分泌,血流变学改变及开心散的影响[J].实用老年医学,1999,13(6):306-308.
[17] 钱云飞,姚文兵,王华,等.开心散抑制过氧化氢诱导的PC12细胞凋亡的机制[J].中国天然药物,2007,5(5):379-384.
[18] 高冰冰,徐淑萍,刘新民,等.开心散与去茯苓开心散改善拟AD动物学习记忆作用比较[J].中国比

较医学杂志,2010(7):57-62.

[19] ZHANG Y,SAITO H,NISHIYAMA N,et al. Effects of DX-9386,a traditional Chinese medicinal prescription, on long-term potentiation in the dentate gyrus in rats[J]. Biological & Pharmaceutical Bulletin,1994,17(10):1337-1340.

[20] NISHIYAMA N,ZHOU Y,SAITO H. Ameliorative effects of chronic treatment using DX-9386,a traditional Chinese prescription,on learning performance and lipid peroxide content in senescence accelerated mouse[J]. Biological & Pharmaceutical Bulletin,1994,17(11):1481-1484.

[21] NISHIYAMA N,ZHOU Y,TAKASHINA K,et al. Effects of DX-9386,a traditional Chinese preparation,on passive and active avoidance performances in mice.[J]. Biological & Pharmaceutical Bulletin,1994,17(11):1472-1476.

[22] SMRIGA M,SAITO H,NISHIYAMA N. Hoelen(Poria Cocos Wolf) and ginseng(Panax ginseng C. A. Meyer), the ingredients of a Chinese prescription DX-9386,individually promote hippocampal long-term potentiation in vivo [J]. Biological & Pharmaceutical Bulletin,1995,18(4):518-522.

[23] 马世平,瞿融,夏卫军,等.抗老年痴呆药定志小丸的抗应激和免疫作用[J].中国临床康复,2004,8(1):108-109.

[24] 瞿融,马世平,夏卫军,等.定志小丸对不同模型鼠学习记忆功能的影响[J].中药药理与临床,2004,19(5):4-6.

[25] 瞿融,马世平,詹莹,等.定志小丸对老龄大鼠学习记忆能力的影响[J].中国临床康复,2004,8(4):684-685.

[26] 邹琼宇,马世平,瞿融,等.定志小丸对老龄小鼠学习记忆能力的影响[J].中药药理与临床,2004,20(1):3-4.

[27] 瞿融,马世平,夏卫军,等.定志小丸对 *D*- 半乳糖致衰老模型小鼠学习,记忆能力及抗氧化活性的影响[J].中国现代应用药学,2005,22(3):815-816.

[28] 谢明村,褚俊杰.定志丸对东莨菪碱诱发大鼠被动回避反应的影响[J].中国中药杂志,1996,21(8):490-493.

[29] 尚伟芬,杜力军.开心散有效部位对小鼠学习记忆功能的影响[J].中国实验方剂学杂志,2003,9(2):24-27.

[30] 闫娟娟,刘明,胡园,等.定志小丸对东莨菪碱所致小鼠学习记忆障碍的影响及机制[J].中国中药杂志,2012,37(21):3293-3296.

第四节　定志丸类方的功效物质基础研究

一、定志丸类方的功效物质组成

定志丸作为现代临床常用的治疗抑郁症与抗阿尔茨海默病等的基本方,其方中 4 味药物的化学成分与药理作用已有大量的报道。现归纳总结如下:

(一)定志丸类方中单味药材的功效物质研究

1. 人参的化学成分与药理活性　研究发现,生晒参主要含有三萜皂苷类成分。除齐墩果酸型的人参皂苷 Ro 外,其他均为达马烷型皂苷,分为两类,即原人参二醇型皂苷 Ra_1~Rd,Rg_3,以及原人参三醇型皂苷 Re~Rh_1。鲜人参中含有特征性的丙二酰基人参皂苷 M-Rb_1~M-Rd。红参成分除生晒参中所含成分外,尚含有特征的人参皂苷 20(*R*)-Rg_3、20(*R*)- 原人参三醇、Rs_1、Rs_2 等。

目前,从人参中共分离得到 30 多种达马烷型皂苷。除皂苷外,从人参中还分离到多种成分，包括多炔类、倍半萜类、有机酸类、甾醇类、糖类、氨基酸和多肽类、生物碱、磷脂类、木脂素、维生素、无机元素等。人参经过蒸炙炮制后，其炮制品红参的化学成分发生改变。主要变化是人参皂苷 20(*S*)位发生消旋化产生 20(*R*)型异构体，或脱水形成$\Delta^{20,22}$或$\Delta^{20,21}$衍生物；皂苷糖链发生水解，产生分子量较小的皂苷，包括新皂苷 20(*R*)- 原人参三醇，Rs_1、Rs_2等；丙二酸单酰人参皂苷发生酯水解，或脱羧产生乙酰化人参皂苷。炮制后人参皂苷的组成和含量均发生变化，主要是大分子量的人参皂苷 Rb_1 等转化为较小分子量的皂苷，其变化与蒸炙时间及温度正相关。此外，红参中还含有炮制产生的麦芽醇及麦芽醇 -3-*O*- 葡萄糖苷，该类化合物具有较强的抗氧化作用。

人参对中枢神经系统作用的有效成分，主要是人参皂苷类，并与人参皂苷的单体组成种类和含量、用药剂量有关。人参皂苷 Rb_1，Rg_1 可以增加脑突触体对胆碱的摄取，增加乙酰胆碱的合成和释放，同时提高 M 胆碱受体的密度，证明人参皂苷具有改善中枢胆碱能神经系统的功能，人参皂苷能剂量依赖性的抑制脑突触体对 DA、NE、5-HT 等多种单胺类递质以及 Glu、GABA 等的吸收，另有研究表明人参对机体 GABA 能神经具有双向调节作用，说明人参皂苷也能通过影响单胺能神经系统、氨基酸能神经系统的交互作用，共同调节对 CNS 学习记忆等多种功能的作用。

体外神经细胞培养实验证明，人参皂苷 Rb_1、Rg_1 均可明显降低其死亡率，延长生存时间，具有神经营养作用，阈下剂量的 NGF 对 Rb_1，有协同增效作用，表明人参皂苷可直接促进神经细胞的生长发育和营养维护。

采用突触定量技术研究发现，人参皂苷 Rb_1、Rg_1 可明显增加小鼠海马 CA3 区的细胞突触数目，促进幼鼠脑神经发育，易化其学习记忆能力。对突触传递的长时程增强（LTP）效应研究表明，GNS 可剂量依赖性增强大鼠海马齿状回的基础突触传递活动、高频刺激所诱导的 LTP，也说明 GNS 可以改善突触可塑性，促进长期记忆的形成。

研究表明，人参总皂苷可通过基因的转录和蛋白质表达，产生多种药理作用。人参皂苷 Rg_1 可诱导 c-fos mRNA 及 Fos 蛋白的表达，进而促进记忆的获得和长时记忆的建立。人参皂苷 Rb_1 可以促进乙酰胆碱转移酶（ChAT）和 NGF 的 mRNA 表达，证实了 Rb_1 对胆碱能神经系统和神经营养因子样的作用。

采用动物脑缺血再灌注模型等研究表明，人参皂苷 Rb_1，Re 具有一定抗氧化作用，能直接抑制氧自由基、NO 的氧化损伤，同时又能显著抑制细胞超氧化物歧化酶、乳酸脱氢酶及 NOS 的活性下降，间接增强清除自由基能力，具有脑保护作用。对谷氨酸、海藻酸介导的神经毒性氧化损伤，人参总皂苷及其中的 Rb_1、Rg_3 也有显著保护作用。研究发现，人参皂苷 Rb_1 能拮抗原代培养的大鼠胎鼠海马神经细胞凋亡，这种作用可能也与抑制 NOS 活性、减少 NO 的氧化损伤有关。

人参皂苷 Rb_1，Rg_1 能降低老年鼠海马内的 Ca^{2+} 水平、高浓度 Glu 介导的 Ca^{2+} 异常升高等，其中 Rb_1 可通过抑制钙调蛋白活性、增强 Na^+-K^+-ATP 酶活性而起作用，而人参三醇类皂苷 Rg_3 主要是抑制细胞膜各型钙离子通道和 NMDA 受体调控的钙离子通道。这表明 GNS 可通过调节细胞钙离子平衡，从而产生神经保护作用。

细胞膜结构的流动性的保持，对维护和保持细胞的正常生理功能有重要影响。有研究报道，老年鼠的脑皮层细胞膜流动性发生改变，而人参皂苷 Rg_1，明显增加膜流动性，提示人参皂苷具有稳定细胞膜结构，从而改善细胞功能的作用。

采用动物脑缺血再灌注模型研究表明，人参总皂苷能增加脑血流量，减少钙堆积，减轻脑水肿，促进再灌注恢复。人参制剂可增加兔脑葡萄糖的摄取，并可使葡萄糖的利用从无氧代谢途径转化为有氧代谢。研究表明，人参皂苷及 Rb_1 可以调节绵羊红细胞内葡萄糖转运体功能，从而增强向各种细胞提供葡萄糖的调节能力。

2. 远志的化学成分与药理活性

远志的化学成分主要有皂苷类、糖酯类、酮类、生物碱类等。从远志中分到的皂苷类成分有远志皂苷 A~G。从远志中分离到多种糖酯类成分，Miyase 分离到 16 个五糖酯类的远志寡糖 A~P 以及 15 个二糖酯和三糖酯类化合物；Ikeya 另分离到新的蔗糖酯类化合物远志蔗糖酯 A~E 及 1 个已知物；从西伯利亚远志中也分离到 10 个蔗糖酯类化合物，其中有 6 个新化合物西伯利亚远志糖 A_1~A_6。远志中含有大量呫酮类化合物；西伯利亚远志中也分到新的呫酮碳苷类化合物西伯利亚远志呫酮 A~B。研究报道从远志中分离到 7 个生物碱类成分以及其他类成分 3,4,5- 三甲氧基桂皮酸等。西伯利亚远志中还发现乙酰酚酮苷类成分远志苯酮以及脂肪油、树脂等。从远志中分出多种新的呫酮类成分以及瓜子金皂苷 XXⅧ。另从远志中分到远志皂苷元和细叶远志皂苷 。

通过应用快速老化小鼠模型进行学习、记忆实验，发现远志水浸膏对脑具有保护作用。为探讨远志中具有脑保护活性的成分，采用小鼠 KCN 低氧脑障碍模型进行研究，结果表明远志中的呫酮碳糖苷和糖酯类成分是对神经细胞营养因子起作用的主要活性成分。研究显示，远志提取物对谷氨酸、App 蛋白学习记忆损伤、AChE 均有剂量依赖性作用。研究证明，远志水提物对 P 物质和脂多糖刺激小鼠脑星形胶质细胞分泌的 TNF-α 和 IL-1 有明显的抑制作用，因而具有抗炎活性并可防治各种炎症性脑病。采用 *D*- 半乳糖致衰小鼠研究表明，远志水煎剂可使衰老小鼠 RBC 中 SOD、肝组织 GSH-Px 活性明显升高，提示其对衰老小鼠具有抗衰老作用。

远志对神经系统有镇静作用，远志根皮、未去木心的远志全根和根部木心对巴比妥类药物均有协同作用。小鼠灌服 3.125g/kg 可使阈下剂量的戊巴比妥钠产生催眠作用；远志根甲醇提取物腹腔注射给予小鼠，可非常显著的延长环已烯巴比妥钠（90μg/kg）和盐酸氯丙嗪（3mg/kg）的睡眠时间。进一步研究发现，能延长小鼠戊巴比妥钠睡眠时间的活性物质是 3,4,5- 三甲氧基肉桂酸、3,4,5- 三甲氧基肉桂酸和对甲氧基肉桂酸，提示远志水提物中含有三甲氧基肉桂酸的天然前体化合物。远志皂苷 E、F、G 等可非竞争性地抑制环腺苷酸磷酸二酯酶，其 IC_{50} 值与罂粟碱相当。药代动力学研究表明，远志皂苷 F 像罂粟碱一样非竞争性抑制环腺苷酸磷酸二酯酶，可延长环已烯巴比妥给药小鼠的睡眠时间。

对大鼠穿梭行为及脑区域性代谢影响的研究发现，口服远志提取物 4.28g/kg，服药后第 5~9 天，条件反射及非条件反射次数均增多，间脑中辅酶 I（NAD^+）浓度显著增高。海马、尾纹核和脑干内的辅酶 I 和还原型辅酶 I（NADH）浓度均增高，表明远志具有促进动物体力和智力作用。从远志中提出一种多巴胺受体的配基——四氢非洲防己胺，分析显示该化合物的抑制作用是通过竞争性与非竞争性混合机制实现的。另有研究表明，远志皂苷类成分是 DA-2 和 5-HT 受体的拮抗剂，具有潜在的抗精神病作用。

3. 石菖蒲的化学成分与药理活性　石菖蒲所含成分主要是挥发油类，包括多种单萜类、倍半萜类，其中以 β- 和 α- 细辛脑为主要成分。从石菖蒲水煎液中分到 8 个化合物，即 2,4,5- 三甲氧基苯甲酸、2,4,5- 三甲氧基苯甲醛、4- 羟基 -3- 甲氧基苯甲酸、丁二酸、辛二酸、5-羟甲基糠醛、双-(5-甲酰基糠基)-醚、2,5-二甲氧基苯醌。从石菖蒲中还分到5个生物碱类成分,为菖蒲碱A~C(tatarine A~C)和tataramide A~B与多个新的苯丙烷和倍半萜类成分。

研究表明,石菖蒲对多种化学品造成的实验动物记忆获得障碍、记忆巩固不良、记忆再现缺失和缺氧状态均有明显改善作用。另有研究表明,石菖蒲各提取部位均有促进学习记忆作用,但以其总挥发油及其中的主要成分β-和α-细辛醚作用最明显。此外,从石菖蒲中分到的生物碱tatarine A~C也具有促进学习记忆作用。

石菖蒲水煎剂腹腔注射小鼠,可明显降低其自发活动,对阈下催眠剂量的戊巴比妥钠有显著的协同作用,其挥发油的镇静作用强于水煎剂。石菖蒲醇提取物能明显对抗小鼠最大电休克发作、戊四氮最小阈发作、士的宁惊厥反应,具有明显的抗惊厥作用。挥发油及主要成分β和α-细辛醚是其主要活性成分。

石菖蒲可通过降低单胺类递质起到中枢镇静作用。放射性配基结合实验也表明,石菖蒲水煎剂可竞争性地和D_1-R,D_2-R,$GABA_A$-R受体结合。

4. 茯苓的化学成分与药理活性　茯苓的主要成分为三萜酸和多糖类。从茯苓中分到34个三萜酸类化合物,均为羊毛甾烯型和3,4-开环羊毛甾烯型。从茯苓中分离到茯苓聚糖(pachyman)、茯苓次聚糖(pachymaran)及高度分支的β-*D*-葡聚糖H11(glucan H11)。此外,茯苓中尚含有麦角甾醇、长链脂肪酸等成分。

茯苓煎剂腹腔注射小鼠,可明显降低其自发活动,对抗咖啡因所致过度兴奋,对戊巴比妥、硫喷妥钠的麻醉作用有明显的协同作用,证明茯苓有较好的镇静作用。研究发现,茯苓中的羧甲基茯苓多糖是镇静的有效成分之一。茯苓在体内外均明显抑制MAO-B活性。

大量研究表明茯苓具有较强的免疫调节作用,其中茯苓聚糖具有免疫增强作用,能够改善细胞免疫功能,对体液免疫无明显影响;茯苓素对细胞免疫和体液免疫均有相当强度的抑制作用,主要是通过剂量依赖性地抑制白细胞介素-2(IL-2)的产生而发挥作用。茯苓三萜1和7可增强巨噬细胞产生各类集落刺激因子,可用于治疗白细胞下降。

茯苓三萜类成分具有显著的抗炎活性,其作用与氢化可的松相当,可作为抗炎剂使用。茯苓三萜可作为磷脂酶的抑制剂,通过该酶调控多种炎症过程。此外,茯苓素可能是一组潜在性醛固酮受体拮抗剂。此外,茯苓三萜尚有胰岛素活性增强、止吐、结合细胞膜蛋白等作用。

(二)开心散功效物质基础研究

按照《备急千金要方》定志小丸处方比例,取人参(6kg)、茯苓(6kg)、远志(4kg)和石菖蒲(4kg)共20kg,粉碎并混合后用70% EtOH回流提取4次。提取物经大孔树脂处理,H_2O-EtOH梯度洗脱,共得到5个部位。其中部位3(KXS-3A)经药理实验发现有较好的益智抗痴呆活性,是开心散的主要活性部位。KXS-3A部分经硅胶柱层析,$CHCl_3$-MeOH-H_2O(90∶10∶1~0∶100∶0)梯度洗脱得到150个馏分。各馏分分别经TLC检识,合并为8个组分。经硅胶、反相硅胶、凝胶反复多次柱层析,由以上组分分离得到各化合物。KXS-3B部分经硅胶柱层析,$CHCl_3$-MeOH-H_2O(95∶5∶0.5~0∶100∶0)梯度洗脱得到90个馏分。各馏分分别经TLC检识,合并为11组分。部分6经硅胶、反相硅胶、凝胶反复多次柱层析,分离得到化合物有:人参皂苷Rh_1、Rg_5、Rg_4、Rg_3、Rg_2、Rg_1、Rf、Re、Rd、Rc、Rb_2、Rb_1、R_4、Ro、RoA,伪人参皂苷Rc_1,远志皂苷Ⅲ、Ⅳ,远志皂苷F、O、Pg、Qg、L、J、R、S、T、Sg、Ug、Gg、Fg、Ng、Tg,三七

皂苷 R_2,瓜子金皂苷 ⅩⅩⅫ,远志糖酯 A。以上成分均来自于人参与远志。其中人参皂苷 RoA 为齐墩果酸型皂苷,是一新化合物;伪人参皂苷 Rc_1 为首次从人参中分离得到。远志皂苷均为齐墩果酸型皂苷,其中新化合物有远志皂苷 O、Pg、Qg、L、J、Z、L 等。

二、定志丸配伍比例对功效物质成分溶出率的影响

依据开心散组方药味功效物质成分来源于人参的人参皂苷 Rb_1,Rd,Rg_1,Re(ginsenoside Rb_1,Rd,Rg_1,Re);来源于远志的 3,6′- 二芥子酰基蔗糖酯(3,6′-disinapoyl sucrose);来源于石菖蒲的 α- 细辛醚(α-asarone)与 β- 细辛醚(β-asarone);来源于茯苓的茯苓酸(pachymic acid),利用 HPLC-DAD-QQQ-MS/MS,建立上述成分含量测定方法,制定了提取物中各成分的含量范围,设定各个指标成分的含量下限,建立开心散提取物的质量控制方法(图 7-19)。

基于上述已建立的含量测定方法,比较单味药材与复方中指标成分的溶出度。结果发现,远志、茯苓与人参配伍有助于人参皂苷溶出,石菖蒲抑制人参皂苷溶出;人参、石菖蒲与远志配伍有助于 3,6- 二芥子酰基蔗糖酯溶出,茯苓则抑制 3,6- 二芥子酰基蔗糖酯溶出;人

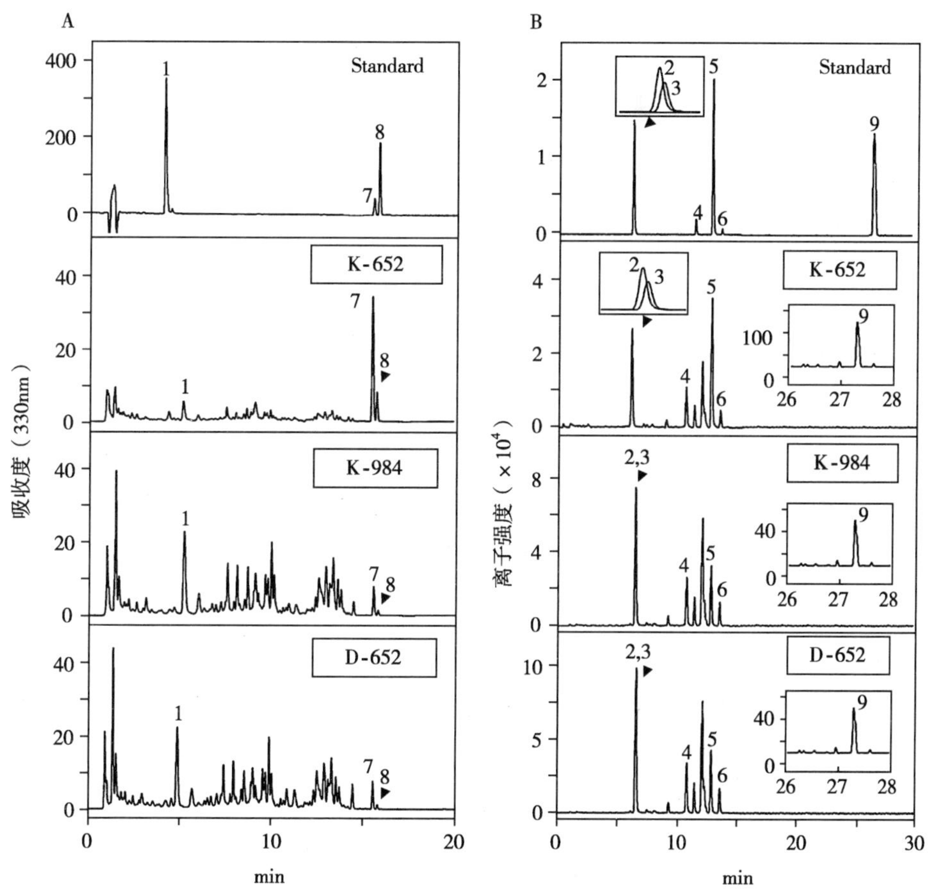

图 7-19　开心散水提取物的化学指纹图谱

A. DAD 检测器:(1)3,6′-二芥子酰基蔗糖酯,(7)β-细辛醚,(8)α-细辛醚(8);B. 质谱检测器:(2)人参皂苷 Rg_1,(3)人参皂苷 Re,(4)人参皂苷 Rb_1,(5)黄芪甲苷(内标),(6)人参皂苷 Rd,(9)茯苓酸

参、茯苓与石菖蒲配伍有助于细辛醚溶出，远志则抑制细辛醚溶出；人参，远志与茯苓配伍有助于茯苓酸溶出，石菖蒲则抑制茯苓酸溶出。从全方看，三种配伍比例的开心散全方较单味药有效成分的溶出度都得以提高，提示复方的配伍并非单味药材的简单叠加，人参 - 远志药对含量增加有助于石菖蒲 - 茯苓药对中有效成分含量的溶出，反之亦然（图 7-20）。

三、定志丸类方体内物质基础研究

基于药物必须经过吸收进入血液循环才能起作用（肠道直接起作用及外用药除外）的认识，分析口服给药后血清中成分，探讨中药和复方的体内直接作用物质，成为快速、准确地研究

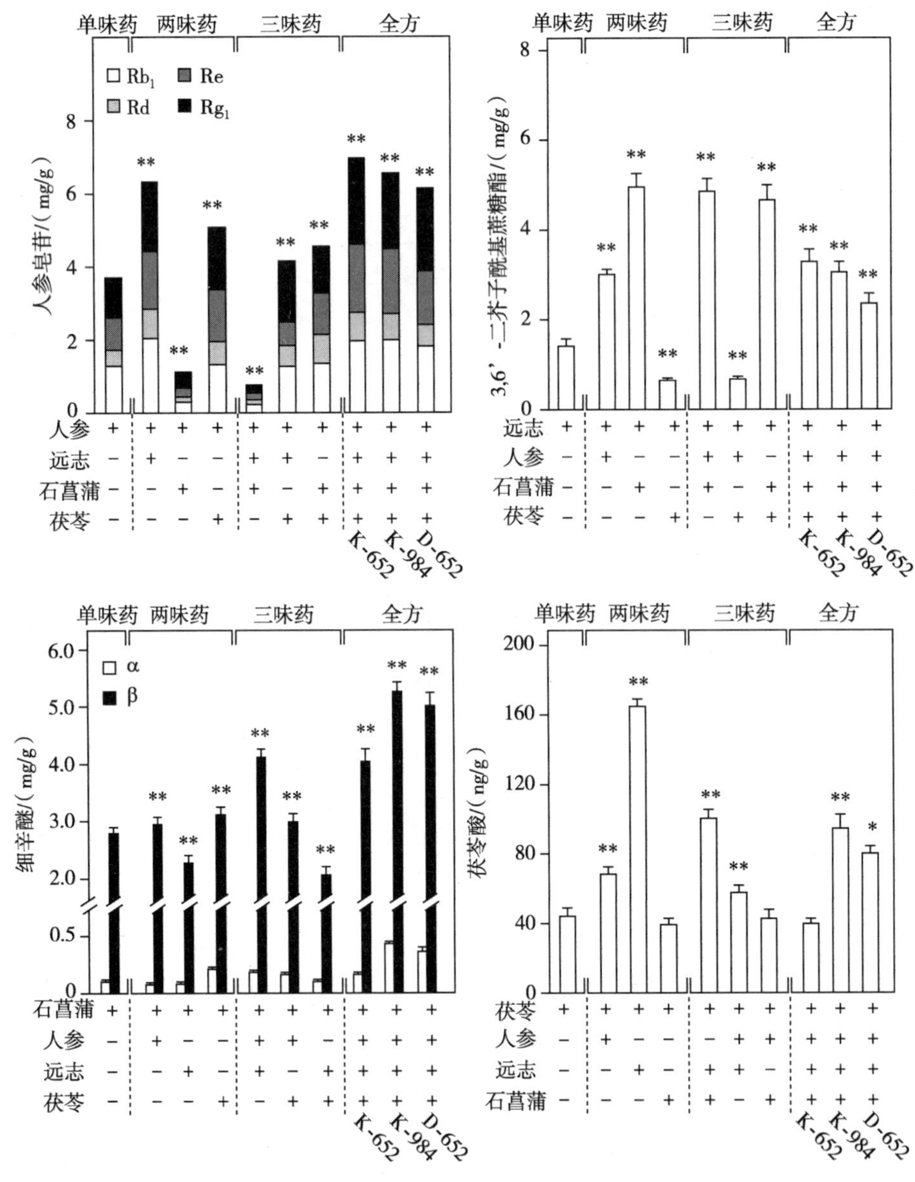

图 7-20　开心散配伍对药材有效成分溶出率的影响

中药药效物质基础的有效途径之一。

研究结果显示，开心散及开心散 60% 乙醇提取物（KXS-60%E）能明显改善痴呆动物学习和记忆能力，而含有开心散类方的大鼠血清对 Aβ 诱发的 PC12 细胞损伤具有明显的改善作用，含药脑脊液对离体培养的 PC12 细胞具有明显的促生长作用，说明其药效物质基础客观存在。刘学伟等应用 UPLC-TOF-MS 技术，分析了开心散 60% 乙醇提取物体外各成分以及大鼠灌服提取物后，空白血清与含药血清的成分异同，发现其中 13 个为新产生的代谢产物，28 个成分为该提取部位的原型成分。在原型成分中 18 个来源于远志，7 个来源于人参，未发现来源于石菖蒲及茯苓的入血成分。

利用 HPLC 法对开心散及 4 味单药正常大鼠血清及各脏器化学特征图谱、痴呆模型大鼠血清及各脏器化学特证图谱进行研究，以期阐明其入血成分、代谢产物以及入血成分药味来源，为进一步确定开心散类方成分提供依据，并为研究其药代动力学提供参考。建立 SD 大鼠灌胃开心散后含药血清的高效液相色谱图谱分析方法，分析开心散全方 / 单味药及其大鼠含药血清特征图谱。结果从大鼠开心散含药血清中显示出 24 个入血成分，其中 14 个为原型成分，10 个为代谢产物，15 个峰来源于远志，7 个峰来源于石菖蒲，2 个峰来源于远志和石菖蒲，其中原型成分有来源于远志的西伯利亚远志糖 A5，西伯利亚远志糖 A6，远志屾酮Ⅲ和 3，6′- 二芥子酰基蔗糖及来源于石菖蒲的 β- 细辛醚。

参考文献

[1] 刘江云 . 中药经方开心散抗老年性痴呆的物质基础研究[D]. 北京：中国协和医科大学博士研究生学位论文，2004.

[2] ZHU K Y，FU Q，XIE H Q，et al. Quality assessment of a formulated Chinese herbal decoction，Kaixinsan，by using rapid resolution liquid chromatography coupled with mass spectrometry：A chemical evaluation of different historical formulae[J]. Journal of Separation Science，2010，33(23-24)：3666-3674.

[3] 刘学伟，刘爽，黄树明 . 抗老年性痴呆复方开心散有效提取物血清药物化学研究[J]. 中国实验方剂学杂志，2014，20(6)：179-183.

[4] 巴寅颖，刘洋，姜艳艳，等 . 开心散血清 HPLC 特征图谱研究[J]. 北京中医药大学学报，2011，34(6)：409-412.

[5] 曲苏晨，曹程，戚明珠，等 . 中药复方开心散调控慢性压力应激小鼠海马炎性细胞因子水平抗抑郁作用机制研究[J]. 世界科学技术—中医药现代化，2019，21(11)：2302-2309.

[6] 曹程 . 基于脑 - 肠轴调控的开心散抗抑郁功效物质基础研究[D]. 南京：南京中医药大学硕士研究生学位论文，2019.

[7] 曹程，肖钧元，刘梦秋，等 . 中药复方开心散调控神经营养因子抗抑郁物质基础与作用机制研究[J]. 世界科学技术—中医药现代化，2018，20(6)：847-855.

[8] 史乙伟，陈云，刘梦秋，等 . 加味开心散对多因素神经损伤痴呆小鼠学习记忆能力的影响[J]. 南京中医药大学学报，2017，33(1)：44-48.

[9] 王海霞，姜宁，吕静薇，等 . 开心散抗抑郁、改善学习记忆作用及机制研究进展[J]. 中草药，2020，51(14)：3802-3813.

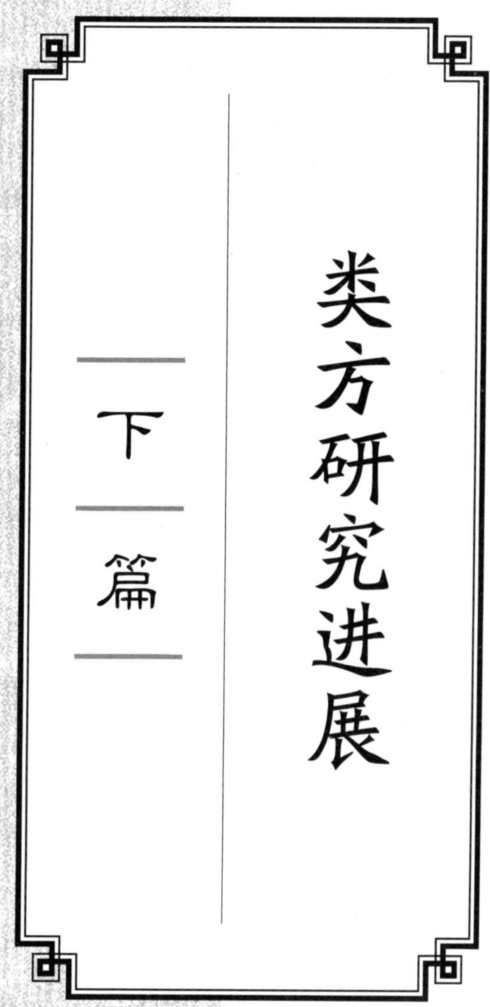

下篇

类方研究进展

第八章 解表剂类方研究进展

凡以解表药为主组成，具有发汗、解肌、透疹等功效，用以治疗表证的方剂，统称解表剂。本类方剂的立法依据为汗法，应用于风寒所伤或温病初起，以及麻疹、疮疡、水肿、疟疾、痢疾等病初起之时，见恶寒、发热、头疼、身痛、无汗或有汗、苔薄白、脉浮等表证者。主要包括辛温解表类、辛凉解表类、扶正解表类三类。麻黄汤类方、桂枝汤类方等是典型的解表剂类方。

第一节 麻黄汤类方现代研究

麻黄汤出自《伤寒论》第35条，“太阳病，头疼发热，身疼腰痛骨节疼痛，恶风，无汗而喘者，麻黄汤主之”。该方由麻黄、桂枝、杏仁、甘草四味药组成，共奏辛温解表，宣肺平喘之功。方中以麻黄为君，以开腠发汗，宣肺平喘，祛在表之风寒，开闭郁之肺气。以桂枝为臣，解肌发汗，温通经脉，既助麻黄解表，使发汗之力倍增；又畅行营阴，使疼痛之症得解。以杏仁为佐，降利肺气，与麻黄相伍，一宣一降，以恢复肺气之宣降，加强宣肺平喘作用。以甘草为使且兼佐药，既调和麻、杏之宣降，又能缓和麻、桂相和之峻烈，使发汗不致过猛而耗伤正气。

一、麻黄汤类方及其衍化特点

麻黄汤由麻黄、桂枝、杏仁、甘草等四味药所组成，为伤寒表实证的基础治疗方剂。但随着患者体质差异，病机变化与不同证候，随证施治，演变为麻黄汤类方。较为著名的有《伤寒论》中的大青龙汤、麻杏石甘汤、小青龙汤、麻黄附子细辛汤、麻黄连轺赤小豆汤；《金匮要略》中的麻黄加术汤、麻黄杏仁薏苡甘草汤以及后世方书中的相关方剂。可分为以下几类：

1. 表寒实证　表寒实证是外感病的第一关。《伤寒论》云“太阳病，或已发热、或未发热，必恶寒、体痛、呕逆，脉阴阳俱紧者，名曰伤寒”。又说“太阳病，头痛发热，身疼腰痛，骨节疼痛，恶风、无汗而喘者，麻黄汤主之”。寒邪郁遏在表，正气向外抗邪，邪正斗争于体表，恶寒愈甚，发热愈高，是正气有力抗邪的表现。寒邪束表，毛窍闭塞，汗液不能外泄则无汗。寒邪束表，血络因寒而挛，营卫运行被阻，水液通调失度，则头痛身疼，肢体酸软。表寒实证的病机是风寒病邪郁遏人体之表，正气抗邪有力，故用麻黄汤开表发汗，峻汗以祛邪。

寒邪郁遏化热，变成里热，以致烦躁。故以麻黄汤辛温发汗，去其在表寒邪，邪去则恶寒、无汗、身疼等症可除；加入石膏，外解肌热，内清里热，热清则烦躁可解；恐石膏寒凉害胃，故佐姜枣和中，兼调营卫。故“发热恶寒，身疼痛，不汗出而烦躁者，大青龙汤主之”。

风寒束表，入里化热，热饮壅肺，肺失肃降，遂呈喘咳。身热口渴，苔黄脉数，皆为热象。但苔黄有津，是饮邪为患而非热盛津伤。故用麻黄疏泄表邪，宣降肺气，津气并调，疏通腠理。肺失宣降以致气郁化热，辛温的麻黄显然与病性不符，故配入石膏之寒以清郁热，同时兼制麻黄，减弱其发汗力量，充分发挥宣肺降逆与行水涤饮效力；石膏得麻黄之辛散为助，更好发泄肌腠与胸中郁热，相反相成，所以石膏也是主药。辅以杏仁辛开苦降，协助麻黄宣降肺气，增强平喘之功。佐炙甘草之缓急，有助于平喘；其和中作用又可防止石膏寒凉害胃，有利无弊。四药共用，是为麻杏石甘汤。

除此以外，《太平惠民和剂局方》之三拗汤、华盖散；《摄生众妙方》之定喘汤皆依据风寒表实见咳嗽、气喘等证伍用相应药味而成。

2. 表兼湿热证　素有湿病，肌表外感寒湿，阳气为湿邪郁压，运行受阻，出现全身疼痛、烦躁不安状态，同时还有发热、恶寒、无汗等表证。由于表实，因此须用麻黄汤发汗祛湿，使邪从汗解。但强迫出汗，恐湿化为热，致有发黄或血衄等变证，故加白术健脾去湿。麻黄得术，发汗不致过汗；术得麻黄，能行表里之湿，不仅适合于寒湿，而且也是湿病解表微微汗出的具体方法。故《金匮要略》云：“湿家身烦疼，可与麻黄加术汤，发其汗为宜……”。又说“病者一身尽疼，发热，日晡所剧者，名风湿。此病伤于汗出当风，或久伤取冷所致。可与麻黄杏仁薏苡甘草汤”。两者虽均为表证有湿，但前者麻黄加术汤证为风寒湿痹，麻黄杏仁薏苡甘草汤证为风湿热痹，故在麻黄汤的基础上去桂枝加薏苡，利湿去痹。

伤寒表邪未解，当有发热恶寒无汗身痒等表证。又因热不外泄，与湿相合，湿热郁遏于里，以致阳黄兼表之证。故以麻黄汤去桂枝解表散邪；连翘、赤小豆、生梓白皮苦寒清热退黄；炙甘草、大枣甘平和中，是为麻黄连翘赤小豆汤。

另有《集验方》加白术、防风、羌活、防己、茯苓、葛根、细辛增强祛风胜湿之功，用治关节骨疽。《伤科补要》之麻桂温经汤去杏仁，加红花、白芷、细辛、桃仁、赤芍，增强温经散寒胜湿，活血祛瘀之功。

3. 表兼里水证　若见恶寒、发热、无汗，脉浮紧等太阳伤寒表证，同时兼见干呕、咳嗽、气喘，痰多清稀，小便不利、下腹部胀满等证，为表证兼见水饮内停之证。以麻黄汤与桂枝汤合方加减，以麻黄发汗平喘利水，桂枝通阳宣散，干姜、细辛散寒化饮，五味子敛肺止咳，半夏降逆化痰，甘芍相配敛阴和营，并解挛急，是为小青龙汤。

4. 表兼里虚证　若见正气虚弱，发热，脉沉的太阳少阴两感之证。虽然是外感发热，其脉不浮而沉，是寒束于外，阳虚于里，正气虚弱抗病力差的表现。所以用麻黄汤去桂枝、杏仁、甘草，加附子、细辛以温经散寒，方是为麻黄附子细辛汤。

另有以麻桂伍用当归、芍药、知母、天冬、葳蕤、生石膏、干姜、白术、茯苓等，组成麻黄升麻汤，用治上热下寒的正虚阳郁证。以麻黄伍用人参、麦冬、桂枝、当归身、炙甘草、白芍、黄芪、五味子形成麻黄人参芍药汤用治咯血等。

综观麻黄汤类方，虽加减药味各有不同，归纳起来，可分六类：第一类是配伍清热之石膏、知母、黄芩、黄连、黄柏、桑皮等药，兼具清热之功，代表方如麻杏石甘汤、大青龙汤、定喘汤、麻黄升麻汤等。第二类是加入祛风湿之防风、羌活、防己、白术、薏苡仁等药，兼具祛风胜湿之能，代表方如麻黄左经汤、麻黄加术汤等。第三类是伍以止咳化痰之苏子、陈皮、桔梗、茯苓等药，兼具化痰止咳定喘之功，代表方如定喘汤、华盖散等。第四类配伍活血之桃仁、红花、赤芍等活血散瘀。第五类伍用温中之炮姜、生姜等温中散寒。第六类伍用益气养血养阴之人参、黄芪、当归、白芍、天冬、葳蕤等药。第四、五、六类代表方如麻桂温经汤、麻黄人参芍药汤等。

在此基础上，麻黄汤的功效也由原来的发汗散寒、宣肺平喘发展到发汗解表，清热，祛风除湿，止咳化痰平喘，活血止痛，扶正发汗解表等等。主治由单纯治疗外感风寒表实证扩大到外感风湿、外寒里热、内外皆寒、外寒兼血脉受阻、正虚邪实之证。发展变化虽多，总离不开麻黄汤的基本药物（麻黄、杏仁或桂枝、炙甘草）、制方大法（发汗解表散寒）和主因主证（外感风寒表实证所致之恶寒发热，无汗而喘、脉浮紧）三个基本因素。麻黄汤及其类方见表8-1。

表8-1　麻黄汤及其类方

方名	方源	组成	主治
麻黄汤	《伤寒论》	麻黄（去节）三两，桂枝（去皮）二两，杏仁（去皮尖）七十个，炙甘草一两	太阳病，头痛发热，身疼腰痛，骨节疼痛，恶风，无汗而喘者；太阳与阳明合病，喘而胸满者
麻杏石甘汤	《伤寒论》	麻黄四两，石膏半斤，杏仁五十个，炙甘草二两	表邪化热壅遏于肺或外感风邪，身热、有汗或无汗咳逆气急，甚或鼻煽。口渴苔薄白或黄脉浮数滑
大青龙汤	《伤寒论》	麻黄（去节）六两，桂枝（去皮）二两，杏仁（去皮尖）四十枚，炙甘草二两，石膏（碎）如鸡子大，生姜（切）三两，大枣（擘）十枚	太阳中风，脉浮紧，发热恶寒，身疼痛，不汗而出烦躁者；伤寒脉浮缓，身不疼但重，乍有轻时，无少阴症者
小青龙汤	《伤寒论》	麻黄（去节）三两，桂枝（去皮）三两，芍药三两，干姜三两，细辛三两，半夏（洗）半升，五味子半升，炙甘草三两	伤寒表不解，心下有水气，干呕发热而咳，或渴，或利，或噎，或小便不利，少腹满，或喘者
麻黄附子细辛汤	《伤寒论》	麻黄（去节）二两，附子（炮，去皮，破八片）一枚，细辛二两	少阴病，始得之，反发热，脉沉者
麻黄连轺赤小豆汤	《伤寒论》	麻黄（去节）二两，杏仁（去皮尖）四十个，炙甘草二两，连招（连翘根）二两，赤小豆一升，大枣（擘）十二枚，生姜二两，生梓白皮（切）（近多用桑白皮）一升	伤寒，瘀热在里，身心黄
麻黄升麻汤	《伤寒论》	麻黄（去节）二两半，桂枝（去皮）六铢，升麻一两一分，当归一两一分，芍药六铢，知母十八铢，天门冬六铢，葳蕤十八铢，生石膏（碎，纤裹）六铢，干姜六铢，白术六铢，茯苓六铢，炙甘草六铢	伤寒六七日，大下后，寸脉沉而迟，手足厥逆。下部脉不至，咽喉不利，唾脓血，泄利不止

续表

方名	方源	组成	主治
麻黄加术汤	《金匮要略》	麻黄(去节)三两,桂枝二两,杏仁(去皮尖)七十个,炙甘草一两,白术四两	湿家,身烦疼
定喘汤	《摄生众妙方》	麻黄三钱,白果(去壳,砸碎,炒黄色)二十枚,款冬花三钱,半夏(法制)三钱,桑皮(蜜炙)三钱,苏子二钱,黄芩(微炒)一钱五分,杏仁(去皮尖)一钱五分,甘草一钱	治风寒外束,痰热内蕴所致的喘证。症见痰多气急、痰稠色黄或有表证恶寒发热等,苔黄腻,脉滑
麻黄杏仁薏苡甘草汤	《金匮要略》	麻黄(去节,汤泡)半两,杏仁(去皮尖,炒)二十个,薏苡仁半两,炙甘草一两	病者一身尽疼,发热,日晡加剧者,名风湿。此病伤于汗出当风,或久伤取冷所致也
华盖散	《太平惠民和剂局方》	麻黄(去根节)一两,杏仁(去皮尖,炒)十个,炙甘草半两,紫苏子(炒)一两,桑白皮(炙)一两,陈皮一两,赤茯苓(去皮)一两	肺感风寒。咳嗽上气,胸膈烦满,项背拘急,声重鼻塞,头昏目眩,痰气不利,呀呷有声,脉浮者
三拗汤	《太平惠民和剂局方》	麻黄(不去根节)、杏仁(不去皮尖)、甘草(不炙)各等分	感冒风邪,鼻塞声重,语音不出,或伤风伤冷,头痛目眩,四肢拘倦,咳嗽多痰,胸满气短
麻黄左经汤	《三因极一病证方论》	麻黄(去节)、桂心(不去尖)、白术(切,米泔水浸)、防风、羌活、防己、茯苓、葛根、细辛、炙甘草各等分	风寒暑湿流注足太阳经,手足挛痹,行步艰难,憎寒发热,无汗恶风或自汗恶风,头疼眩晕,腰重关节痛
麻黄人参芍药汤	《脾胃论》	人参三分,麦门冬三分,桂枝五分,当归身五分,麻黄一钱,炙甘草一钱,白芍一钱,黄芪一钱,五味子二个	冬居旷室,衣服复单薄,是重虚其阳。表有大寒,壅遏里热,火邪不得舒伸,故血出于口

二、麻黄汤功效物质基础及配伍效应研究

麻黄汤源于《伤寒论》,由麻黄、桂枝、杏仁和炙甘草四味药物组成,具有发汗解表,宣肺平喘的功效。传统用于治疗太阳伤寒表实证所见恶寒发热,头痛身疼,无汗而喘,苔薄白,脉浮紧等症。现代研究表明,该方具有解热、促进腺体分泌、抗病毒、镇咳、祛痰、平喘、抗过敏等作用。临床上也常用于治疗发热、哮喘等疾病。

(一) 麻黄汤功效物质基础研究

1. 麻黄汤不同配伍对其化学成分含量的影响　建立气相色谱 - 质谱法(GC-MS)并采用 L8 (2^7) 正交设计法分析麻黄、杏仁、甘草及两两交互作用对桂皮醛含量的影响。结果表明麻黄、杏仁对方中桂皮醛的含量影响具有显著性差异,甘草及两两交互作用对其影响不显著。通过建立麻黄汤煎液中麻黄碱与伪麻黄碱的 GC-MS 定量方法,测定麻黄汤及麻黄与其他各味中药配伍后构成的组方中麻黄碱与伪麻黄碱的煎出量,并考察其煎出量的变化。结果发现麻黄单煎液中麻黄碱与伪麻黄碱的溶出量较与杏仁合煎液中显著减少,较与桂枝合煎液

中显著增多,较与甘草合煎液中无明显变化(图 8-1)。采用 RP-HPLC-DAD 同时测定麻黄汤及不同配伍后 9 种主要成分的含量,结果表明与麻黄单味药相比,麻黄 - 桂枝和麻黄 - 甘草中麻黄碱、伪麻黄碱和甲基麻黄碱的含量有所降低,在麻黄 - 杏仁中却显著升高,麻黄汤全方中麻黄碱含量降低而伪麻黄碱和甲基麻黄碱含量升高;与桂枝单味药相比,配伍麻黄后能增加肉桂醇和肉桂酸的溶出量而降低肉桂醛的溶出量。此外,配伍杏仁或甘草后 3 种成分均降低;与杏仁单味药相比,配伍任何其他药味,苦杏仁苷的含量均升高;与甘草单味药相比,配伍其他药味后甘草苷的含量无明显变化趋势,而甘草酸的含量均呈现下降趋势。

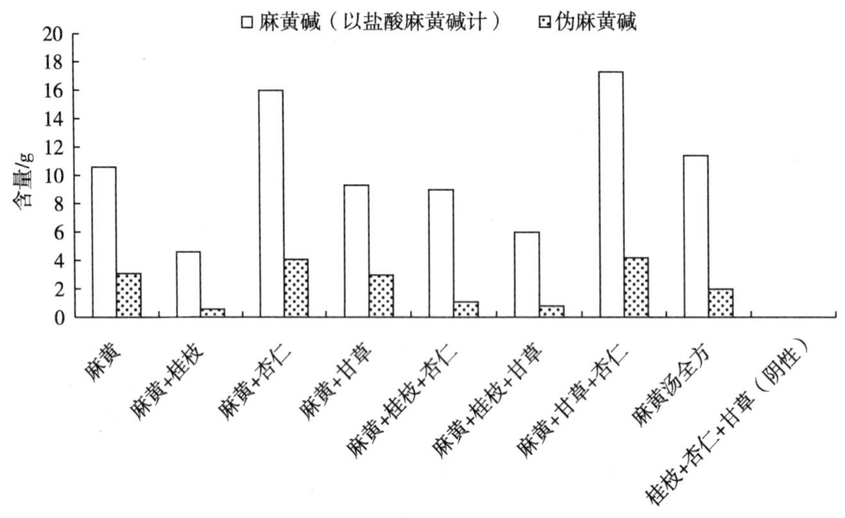

图 8-1　麻黄汤各组方配伍中麻黄碱与伪麻黄碱含量测定

2. 麻黄汤分煎及合煎汤剂中化学成分含量比较　采用 HPLC 法测定麻黄汤分煎与合煎液中甘草酸的含量。结果表明分煎液甘草酸平均回收率为 102.43%(RSD%= 2.65%);合煎液甘草酸平均回收率为 99.41%(RSD%= 3.11%),即合煎液甘草酸含量高于分煎液。采用 GC-MS 法测定麻黄汤不同煎煮方法下桂皮醛含量发现麻黄汤合煎液中桂皮醛明显小于麻黄汤分煎合并液中桂皮醛的含量。

3. 麻黄汤超微饮片与传统饮片盐酸麻黄碱溶出量对比研究　采用薄层色谱法鉴定麻黄汤中麻黄、桂枝;对水溶性、醇溶性浸出物进行含量测定;HPLC 测定麻黄碱含量等化学分析方法,对超微饮片与传统饮片化学成分进行对比研究。薄层色谱结果可见在对照品相应位置上两种饮片均出现相同斑点;超微饮片的水溶性及醇溶性浸出物重量分别是传统饮片的 1.5、1.25 倍;超微饮片中盐酸麻黄碱溶出量是传统饮片的 1.77 倍。

4. 麻黄汤中化学成分的 GC-MS 及 UPLC-Q-TOF-MS 分析　采用气相色谱 - 质谱联用法分析了麻黄汤水提液中脂溶性化学成分,并与麻黄汤中各单味药进行比较分析研究。麻黄汤水提液中分离了 50 个色谱峰,鉴定了麻黄碱、伪麻黄碱等共 42 个化学成分。分析结果表明麻黄汤水提液中伪麻黄碱成分的含量比单味麻黄水提液中伪麻黄碱成分明显增高,且伪麻黄碱成分与麻黄碱成分的比例也明显发生改变。采用梯度萃取法,将麻黄汤水煎液中的化学组分分为脂溶性和水溶性成分进行定性分析。采用 GC-MS 技术分离麻黄汤乙酸乙酯提取部分化学成分,共鉴定出 40 个化学成分;采用 UPLC-Q-TOF-MS 技术分离麻黄汤水提部分化学成分,共鉴定出 39 个化学成分。

5. GC-MS 法测定人体内麻黄汤代谢产物麻黄生物碱类成分的浓度 采用 GC-MS 法同时测定人体单次口服麻黄汤后尿液中 5 种麻黄碱的浓度,结果发现在 24 分钟内去甲伪麻黄碱、去甲麻黄碱、麻黄碱、伪麻黄碱和甲基麻黄碱达到良好分离;尿液中去甲伪麻黄碱、去甲麻黄碱、麻黄碱、伪麻黄碱和甲基麻黄碱的含量分别为(5.763 ± 0.275)μg/ml,(10.333 ± 5.751)μg/ml,(59.558 ± 20.835)μg/ml,(21.279 ± 8.772)μg/ml,(17.453 ± 2.648)μg/ml。采用 GC-MS 法测定麻黄汤煎液以及人体口服麻黄汤煎液后尿液中的各麻黄生物碱的含量。口服麻黄汤煎液中含 4.38mg 去甲基伪麻黄碱(norpseudoephedrine,NMP),3.24mg 去甲基麻黄碱(norephedrine,NME),97.45mg 麻黄碱(ephedrine,E),26.15mg 伪麻黄碱(pseudoephedrine,PE),6.16mg 甲基麻黄碱(methylephedrine,ME)。健康志愿者口服麻黄汤 24 小时后,尿液中 NMP,NME,E,PE 和 ME 的平均排泄量分别为 5.20,9.46,68.39,23.73 和 2.35mg,其平均累积排泄率分别为 118.4%,291.6%,70.18%,90.74% 和 38.10%。NME 作为麻黄汤煎液的主要活性成分之一,其在服药后 0~24 小时各时间段排泄最快,而 ME 排泄最慢。口服麻黄汤煎液后,小部分的 ME 以原型通过肾脏从尿液中排出。

6. 麻黄汤中化学成分的药代动力学及组织分布研究 采用酸性染料比色法测定血浆样品中总生物碱含量,通过房室模型拟合并计算麻黄汤中总生物碱的药代动力学参数,利用 HPLC 测定血浆样品中盐酸麻黄碱含量,比较两者在大鼠体内的含量变化。结果表明总生物碱在 4~144mg/L 与吸光度呈良好线性关系,总生物碱在大鼠体内的代谢过程符合一室模型,$t_{1/2}$=339.88 分钟,t_{max}=265.86 分钟,AUC=326 631.38(mg·min)/L,C_{max}=387.33mg/L;盐酸麻黄碱 10 分钟入血,但在第 6 小时基本未能测出。通过建立气相色谱 - 选择离子质谱法(GC-MS/SIM)测定了人体血液中麻黄碱、伪麻黄碱的浓度,并对该成分进行了药代动力学研究。将血药浓度 - 时间数据进行拟合,用非房室模型计算得到麻黄碱的药动力学参数 t_{max} =(2.0 ± 1.1)小时,C_{max} =(294.4 ± 36.0)ng/ml,AUC =(2 281.9 ± 394.9)(ng·h)/L,$t_{1/2}$ =(4.5 ± 0.9)小时,V_d =(282.2 ± 46.6)L/kg,Cl =(36.4 ± 7.1)L/(min·kg);伪麻黄碱的药动力学参数 t_{max} =(1.7 ± 0.45)小时,C_{max} =(84.78 ± 8.64)ng/ml,AUC =(734.0 ± 216.9)(ng·h)/L,$t_{1/2}$ =(4.5 ± 0.9)小时,V_d =(350.9 ± 34.7)L/kg,Cl =(36.4 ± 7.1)L/(min·kg)。采用 UPLC-MS 分析比格犬口服麻黄汤后血液中麻黄碱、甲基麻黄碱、苦杏仁苷和甘草酸的药代动力学变化,结果发现该方法适用于这几种成分的分析,并得到麻黄碱的动力学参数 t_{max}=30 分钟,C_{max} =(18.5 ± 2.8)μg/L,AUC =(4 089.8 ± 34.8)(mg·min)L,$t_{1/2}$ =(176.5 ± 12.8)min,Cl =(3.4 ± 1.2)L/(min·kg);甲基麻黄碱的动力学参数 t_{max}=30 分钟,C_{max} =(26.7 ± 3.5)μg/L,AUC =(598.8 ± 39.6)(mg·min)L,$t_{1/2}$ =(245.6 ± 21.3)min,Cl =(2.9 ± 0.9)L/(min·kg);苦杏仁苷的动力学参数 t_{max}=30 分钟,C_{max} =(12.9 ± 3.9)μg/L,AUC =(3 985.6 ± 43.2)(mg·min)L,$t_{1/2}$ =(255.7 ± 13.6)分钟,Cl =(4.9 ± 0.8)L/(min·kg);甘草酸的动力学参数 t_{max}=30 分钟,C_{max} =(12.2 ± 1.9)μg/L,AUC =(3 864.3 ± 39.4)(mg·min)L,$t_{1/2}$ =(227.8 ± 11.5)分钟,Cl =(5.2 ± 1.2)L/(min·kg)。采用 GC-MS/SIM 法分析麻黄汤(HED)和单味麻黄(HE)中麻黄碱(ephedrine,E)、伪麻黄碱(pseudoephedrine,PE)在小鼠脑、肺、心、肝、肾的动态变化,成功建立了组织中 E、PE 的测定方法。HED 及 HE 中 E、PE 在各组织中的动力学变化不一致,且 HED、HE 中 E 或 PE 在同一组织中的动力学参数亦不同,其中 E 在脑、肺、肾的分布量是 HE>HED,可能由于 HED 中桂枝、杏仁、甘草影响了 E、PE 在小鼠组织的动力学过程。

（二）麻黄汤生物效应及机制研究

1. 麻黄汤及其主要成分对麻黄生物碱肠吸收的影响　通过比较麻黄碱、伪麻黄碱和甲基麻黄碱单体透过Caco-2细胞单层膜的速度以及桂枝、甘草和杏仁中主要成分对于麻黄碱、伪麻黄碱和甲基麻黄碱转运的影响，最后比较了麻黄、麻黄汤、麻黄-桂枝、麻黄-杏仁和麻黄-甘草提取液中这3种成分的双向运输作用。结果表明，麻黄单味药中麻黄碱、伪麻黄碱和甲基麻黄碱与这3种单体的吸收作用相似；麻黄碱、伪麻黄碱和甲基麻黄碱的肠吸收主要是通过被动扩散实现的；桂枝、杏仁和甘草与麻黄配伍以及除肉桂醛以外化学成分的配伍均能抑制麻黄碱、伪麻黄碱和甲基麻黄碱的透膜吸收。研究结果提示麻黄汤的发汗作用和毒性作用较麻黄单味药低可能是由于配伍桂枝、杏仁和甘草后能够抑制麻黄生物碱的吸收。

2. 麻黄汤不同配伍对氨基酸类神经递质含量的影响　以2,4-二硝基氟苯为衍生化试剂，HPLC/UV法测定给予不同配伍麻黄汤后，大鼠额叶皮层中氨基酸类神经递质含量的变化。结果发现，桂枝是影响天冬氨酸含量的显著性因素，而杏仁、甘草的影响不显著；麻黄-桂枝、麻黄-杏仁以及麻黄汤全方均能抑制单用麻黄时谷氨酸/γ-氨基丁酸比值的增大；麻黄配伍桂枝后能拮抗麻黄升高甘氨酸和γ-氨基丁酸含量的作用，麻黄配伍杏仁后显著降低了谷氨酸的量，而对γ-氨基丁酸影响不显著，麻黄配伍甘草后显著升高了谷氨酸的含量，而对γ-氨基丁酸影响不显著。谷氨酸和天冬氨酸是脑部的重要兴奋性神经递质，而γ-氨基丁酸和甘氨酸是脑部重要的抑制性神经递质，实验结果提示臣药桂枝在氨基酸类神经递质的改变这一层面上具有降低麻黄副作用的效果。

3. 麻黄汤抗哮喘作用　通过对麻黄汤各拆方配伍组对哮喘小鼠5-脂质氧合酶激活蛋白（FLAP）、白介素-4（IL-4）基因的表达和白三烯C_4（LTC_4）的影响来探讨其配伍规律。建立小鼠卵清蛋白哮喘模型，除正常对照组和模型组外，其余各组分别灌胃给予麻黄汤及拆方（以麻黄生药剂量2 500mg/kg）和阳性药地塞米松（2mg/kg），连续用药7天后用实时荧光定量PCR方法检测肺组织中FLAP、IL-4的mRNA表达变化，用ELISA方法检测支气管肺泡灌洗液中LTC_4含量，结果发现哮喘小鼠肺组织中FLAP、IL-4基因表达水平，支气管肺泡灌洗液（BALF）中LTC_4水平均较正常对照组显著升高。麻黄汤及拆方组可以不同程度抑制小鼠肺组织中FLAP，IL-4基因表达水平，BALF中LTC_4水平，提示麻黄汤具有明显的抗过敏性哮喘的作用，拆方分析显示麻黄汤全方效果最佳（图8-2）。采用卵清蛋白致敏的方法，建立小鼠哮喘模型，强制振荡技术、HE染色、酶联免疫法（ELISA）以及流式细胞术分别用于评价麻黄汤对哮喘小鼠气道阻力、病理学变化、Th1/Th2和Th17细胞因子以及Th17细胞的影响。研究发现麻黄汤能够显著抑制哮喘小鼠气道阻力和嗜酸性粒细胞数量的增加以及IL-4，升高哮喘小鼠的IFN-γ水平；组织病理学研究表明麻黄汤能抑制肺组织中卵清蛋白导致的嗜酸性粒细胞增多症；流式细胞术结果表明麻黄汤能抑制Th17细胞。研究结果提示麻黄汤对于哮喘病具有改善作用。

4. 麻黄汤不同配伍对大鼠发汗作用的影响　采用组织形态学方法，以大鼠腋窝部皮肤汗腺的空泡发生百分率作为评价发汗强度的指标，观察麻黄汤不同配伍给药后30分钟对大鼠的发汗作用。结果发现麻黄+桂枝组发汗作用最强，含麻黄的各配伍组其发汗作用均强于不含麻黄的配伍组；配伍桂枝后发汗作用增强；配伍杏仁后各配伍组的发汗作用没有明显变化；配伍甘草后发汗作用减弱。通过对麻黄汤及其效应成分对小鼠发汗作用的影响发现，麻黄汤及其所含效应成分麻黄碱、伪麻黄碱及桂皮醛对小鼠腋窝部皮肤汗腺导管内径均有

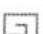

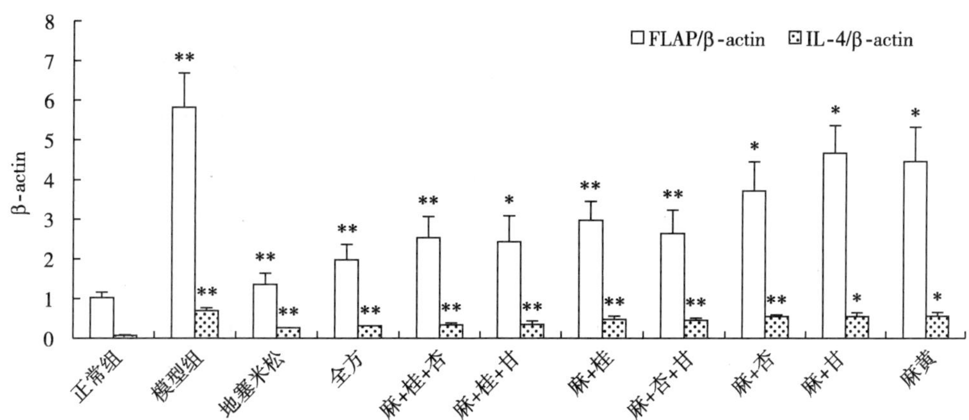

图 8-2 麻黄汤及拆方对哮喘小鼠肺组织中 FLAP 和 IL-4 基因表达影响

注：与模型组比较，$^{*}P<0.05$，$^{**}P<0.01$。

扩张作用，且呈量 - 效关系（图 8-3）。通过对麻黄汤发汗作用机制的研究发现麻黄汤具有发汗作用，阿托品对麻黄汤的发汗作用有抑制作用，但不能完全阻滞，随着阿托品剂量增加，发汗作用减弱；麻黄汤 + 阿托品组的发汗作用强于阿托品 + 麻黄汤组，提示麻黄汤发汗作用与激动 M 受体有关，但并非唯一途径。采用皮肤电阻反射的电生理学方法，观察了大鼠在给麻黄汤前及给后 15 分钟、30 分钟、60 分钟时的皮肤电阻的变化，结果给予麻黄汤后大鼠皮肤电位的幅度明显增高，而潜伏期无明显的改变，麻黄汤还能明显降低耳朵温度、舌下温度。表明麻黄汤发汗作用机制可能是作用于下丘脑的体温调节中枢，使体温调定点下降，通过神经途径使汗腺分泌增加，从而使体温下降。

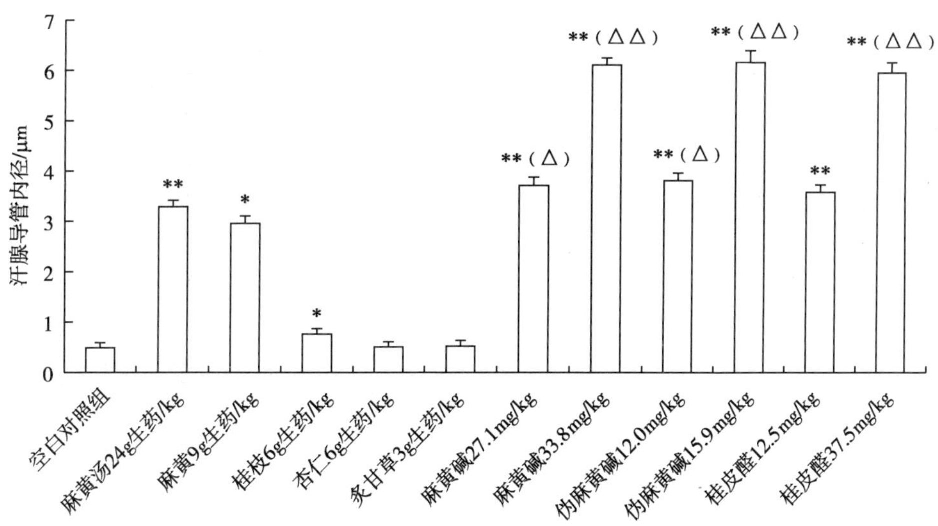

图 8-3 麻黄汤及其效应成分对小鼠腋窝部皮肤汗腺导管的影响

注：与空白对照组比较，$^{*}P<0.05$，$^{**}P<0.01$；与麻黄汤组比较，$^{\triangle}P<0.05$，$^{\triangle\triangle}P<0.01$。

5. 麻黄汤拆方对过敏性炎症的抑制作用 采用在体试验观察致敏小鼠抗原攻击后 BALF 和外周血中的嗜酸性粒细胞聚集反应，离体试验观察致敏大鼠抗原攻击后腹腔肥大细胞脱颗粒反应。结果发现麻黄汤及拆方减少 BALF 和外周血中嗜酸性粒细胞的浸润不完全相同;麻黄汤及拆方也不同程度抑制致敏大鼠腹腔肥大细胞脱颗粒反应。麻黄汤对嗜酸性粒细胞和肥大细胞具有抑制作用,拆方分析显示麻黄汤全方效果最佳。此外,通过对麻黄汤各拆方配伍研究,发现麻黄汤对二甲苯致小鼠耳肿胀、中性粒细胞趋化和中性粒细胞释放白三烯具有抑制作用,拆方分析显示麻黄汤全方效果最佳(图 8-4、图 8-5)。

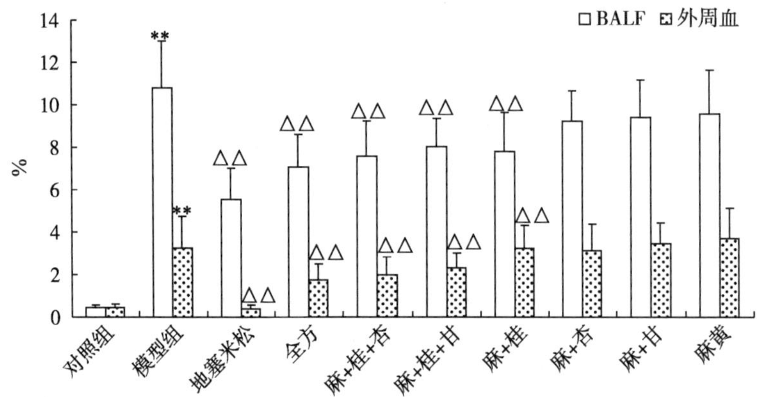

图 8-4　麻黄汤及拆方配伍对致敏小鼠抗原攻击后 BALF 和外周血中嗜酸性粒细胞的影响

注:与对照组比较,**P<0.01;与模型组比较,△△ P<0.01。

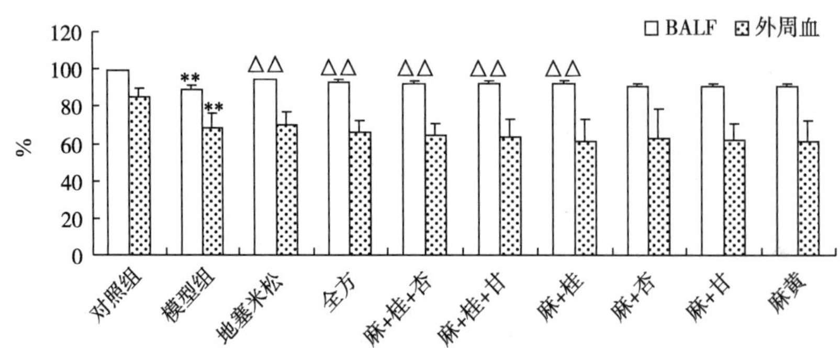

图 8-5　麻黄汤及拆方配伍对致敏小鼠抗原攻击后 BALF 和外周血中淋巴单核细胞的影响

注:与对照组比较,**P<0.01;与模型组比较,△△ P<0.01。

6. 麻黄汤超微饮片与传统饮片对斑马鱼胚胎毒性的比较研究　采用模式生物斑马鱼发育正常的胚胎比较麻黄汤超微饮片与传统饮片水煎液对斑马鱼胚胎毒性的影响。在不同药物浓度药物环境中培养 72 小时后,于倒置显微镜下观察胚胎的存活、发育、致畸情况,72 小时后,计算致斑马鱼胚胎半数死亡浓度(LC_{50})。发现麻黄汤超微饮片组与传统饮片组 LC_{50} 分别为 4.641mg/ml,7.59mg/ml,提示相同药物和相同浓度时,超微中药饮片毒性大于传统中药饮片。

7. 麻黄汤对小鼠外周血淋巴细胞 DNA 的损伤作用　采用单细胞凝胶电泳技术结合正交设计方法研究麻黄汤对小鼠外周血淋巴细胞 DNA 的损伤作用。给药 7 天,麻黄汤对小鼠外周血淋巴细胞 DNA 无损伤作用,而其中单味药麻黄对淋巴细胞 DNA 有显著损伤作用,单味药桂枝、甘草、杏仁则无明显影响。研究结果提示麻黄分别与桂枝、甘草合用能显著降低麻黄的损伤作用。

（三）麻黄汤临床应用

麻黄汤具有发汗解表，宣肺平喘的功效，用治太阳伤寒表实证，恶寒发热，头痛身疼，无汗而喘，苔薄白，脉浮紧等症。现代研究发现麻黄汤对于急性呼吸道感染并发全身炎症反应综合征、周围神经病、小儿外感发热、咳嗽变异性哮喘、急性喘息型支气管炎等疾病也具有良好的疗效。将 86 例风寒犯肺证咳嗽变异性哮喘患者随机分为对照组和治疗组，各 43 例，对照组给予沙美特罗替卡松粉吸入剂治疗，治疗组在对照组治疗基础上以麻黄汤合止嗽散加减，随症加减。20 天后，临床疗效总有效率对照组为 72.1%，治疗组为 93.0%，两组比较，有显著性差异。治疗前，2 组患者肺功能激发试验均显示阳性，治疗后，治疗组肺功能激发试验显示转阴者为 9 例，对照组为 3 例，两组有显著性差异。

三、小青龙汤功效物质基础及配伍效应研究

小青龙汤出自《伤寒论》，由麻黄、桂枝、芍药、炙甘草、五味子、干姜、细辛、半夏组成，具有解表散寒，温肺化饮，止咳平喘的功效。传统用于外感风寒，内停水饮所致的恶寒发热，无汗，咳嗽痰白清稀，微喘，甚则喘息不得卧，身体痛重，头面四肢浮肿，舌苔白滑，脉浮等症。现代研究表明，小青龙汤具有止咳、平喘、抗炎、解热、抑菌、抗过敏、增强免疫、抗癌等作用，目前临床主要用于呼吸、循环、消化系统及过敏性疾病的治疗。

（一）小青龙汤功效物质基础研究

1. 生熟五味子在小青龙汤中化学成分比较　采用 HPLC 法比较生熟五味子对小青龙汤中（含生五味子或酒五味子）五味子醇甲、芍药苷含量的影响。结果发现含生五味子的小青龙汤中五味子醇甲、芍药苷的含量分别为 0.052 4%、0.015 2%，而含酒五味子的小青龙汤中五味子醇甲、芍药苷的含量分别为 0.050 2%、0.014 6%。从化学成分角度进一步验证五味子“入嗽药生用”的传统理论。

2. 小青龙汤中麻黄碱在人尿液中的消除　单次给予 6 位受试者 2.5g 小青龙汤浓缩液，于服药 48 小时后收集尿液，采用 HPLC 测定尿麻黄碱的浓度，并计算麻黄碱在尿中的消除半衰期。结果显示，单剂量给予小青龙汤后麻黄碱和去甲麻黄碱从尿液中排出。麻黄碱的峰浓度为(3.88 ± 1.87)mg/ml，其含量远低于世界反兴奋剂机构允许的含量(10mg/ml)。麻黄碱、伪麻黄碱、去甲麻黄碱和去甲伪麻黄碱的消除半衰期分别为(5.3 ± 1.2)小时，(4.9 ± 0.9)小时，(4.4 ± 1)小时和(5.4 ± 1.8)小时。研究表明单次服用小青龙汤并不会违反反兴奋剂规则；而在 1 天 3 次连续 3 天服用后，其尿液中麻黄碱含量为 13.7mg/ml，该含量高于世界反兴奋剂机构允许的含量，因此运动员在服用小青龙汤时应避免连续多次服用。

（二）小青龙汤生物效应及机制研究

1. 小青龙汤对体外培养 RBL-2H3 细胞增殖及凋亡的影响　通过观察小青龙汤对体外培养 RBL-2H3 细胞增殖及凋亡的影响，探讨小青龙汤治疗过敏性鼻炎的机制。结果发现小青龙汤可抑制体外培养 RBL-2H3 细胞的增殖，呈一定的浓度依赖性，并可促进体外培养 RBL-2H3 细胞的凋亡，提示小青龙汤对过敏性鼻炎的治疗作用与其抑制肥大细胞增殖及促进其凋亡有关。

2. 小青龙汤抗人呼吸道合胞病毒感染作用　采用菌斑还原法、蛋白质印迹法和酶联免疫吸附实验，验证小青龙汤能有效减少呼吸道黏膜细胞系中人呼吸道合胞病毒诱导的细胞斑块形成的假说。结果表明，在 HepG-2 和 A549 细胞中，小青龙汤水提物对人呼吸道合

胞病毒诱导的细胞斑块形成的抑制作用呈现剂量依赖性（$P<0.01$）；而在病毒接种前给药，其抑制作用更为明显（$P<0.01$）。小青龙汤剂量为 300μg/ml 时，能够同时降低人呼吸道合胞病毒诱导的合胞体的数量及大小；小青龙汤在病毒接种前后均能够通过刺激上皮细胞分泌 IFN-β 来抑制病毒感染。

3. 小青龙汤对哮喘大鼠气道平滑肌迁移的作用　探讨 Toll 样受体 4（Toll-like receptor 4，TLR4）及 p-Akt 在哮喘发病中的作用及小青龙汤对气道平滑肌迁移的影响。将 SPF 级大鼠 40 只随机分为正常对照组（A）、哮喘 4 周组（B）、哮喘 8 周组（C）、小青龙汤 4 周组（D）和小青龙汤 8 周组（E），每组 8 只，以卵清白蛋白（OVA）致敏与激发建立哮喘大鼠气道重塑模型。结果发现，B 组、C 组、D 组和 E 组大鼠的管壁面积 / 管腔的内周长（WAt/Pi）、支气管平滑肌面积 / 管腔的内周长（WAm/Pi）较正常对照组均增加（$P<0.01$），间距 /Pi 减小（$P<0.01$）；B 组和 C 组大鼠的 WAt/Pi 高于 E 组，间距 /Pi 则较两组明显缩短（$P<0.05$）；TLR4 在 B 组和 C 组气道平滑肌上呈阳性或强阳性表达，表达量高于 A 组（$P<0.01$），C 组亦高于 B 组（$P<0.05$），E 组的表达量亦低于 C 组和 D 组（$P<0.01$）。p-Akt 在 B 组 C 组及 D 组的表达均高于 A 组（$P<0.01$），D 组亦高于 B 组（$P<0.05$），E 组低于 B 组和 D 组，与 D 组相比亦降低（$P<0.05$）。研究结果提示 TLR4 和 p-Akt 参与哮喘气道平滑肌的迁移，小青龙汤可能通过抑制 TLR4 和 p-Akt 的表达在哮喘气道重塑方面发挥一定的作用。

4. 小青龙汤射干麻黄汤及其合方对哮喘模型大鼠血清 IL-5 及 IL-13 的影响　研究小青龙汤射干麻黄汤及其合方对哮喘模型大鼠血清 IL-5 及 IL-13 的影响。结果发现，模型对照组与正常对照组血清中 IL-5 及 IL-13 含量水平有显著性差异，表明大鼠哮喘模型存在着血清 IL-5 及 IL-13 含量异常增高的病理状态；小青龙汤 + 射干麻黄汤合方组与小青龙汤组射干麻黄汤组比较，合方组血清中 IL-5 及 IL-13 含量水平最低组间比较均有显著性差异（$P<0.05$）；与其他中药治疗组比较，布地奈德组血清中 IL-5 含量水平最低，组间比较均有显著性差异（$P<0.05$）。

5. 小青龙汤对大鼠哮喘模型肺组织糖皮质激素受体的影响　用放射性配基竞争结合法测定连续激发哮喘和小青龙汤治疗后，各时点大鼠肺组织糖皮质激素受体（GCR）和 β 受体（βAR）含量。结果表明，激发第 1 天肺组织胞浆 GCR 结合位点数显著升高，3 天后迅速下降至正常水平。肺组织胞膜 βAR 结合位点数于激发后逐日下降，第 3、7 天明显低于正常对照组，而第 7 天又明显低于第 3 天。小青龙汤治疗后，肺组织 GCR、βAR 与哮喘第 7 天组相比均显著增高。研究结果提示小青龙汤具有上调哮喘大鼠肺组织 GCR 和 βAR 水平的作用(图 8-6)。

6. 小青龙汤对哮喘大鼠 ET-1 和 NO 的作用研究　观察小青龙汤对哮喘大鼠模型 ET-1 和 NO 水平以及病理组织的影响，结果发现小青龙汤能降低大鼠哮喘模型血清 NO 及肺泡灌洗液（BALF）中 ET-1 水平；病理组织学观察显示，小青龙汤能改善黏膜水肿、管腔阻塞程度，其阻断基层细胞增生和平滑肌增厚的作用优于氨茶碱组。研究结果提示抑制 ET-1 的分泌及内源性 NO 的合成，改善气道高反应性和气道重塑，可能是该方治疗支气管哮喘的作用机制之一。

7. 小青龙汤对哮喘小鼠肺组织 Th1/Th2 作用的实验研究　观察小青龙汤对哮喘模型小鼠肺组织内 Th1/Th2 比值的影响并探讨其作用机制。结果如下：①各组哮喘小鼠肺组织内 Th1 和 Th2 数量均显著增多；小青龙汤大剂量组较小青龙汤小剂量组显著减少；小青龙汤大剂量组、地塞米松组、丙酸倍氯米松组、联合用药组之间均无显著性差异。②哮喘组小鼠肺

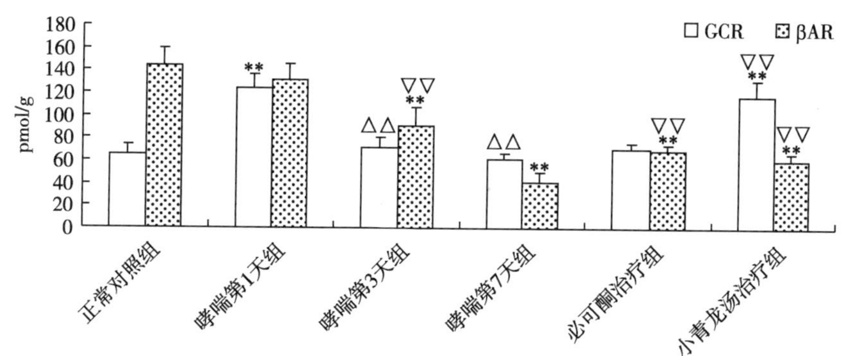

图 8-6 哮喘发病过程中肺组织 GCR、βAR 的变化及小青龙汤对其影响

注:与正常对照组比较,$^{**}P<0.01$;与哮喘第 1 天比较,$^{\triangle\triangle}P<0.01$;与哮喘第 7 天比较,$^{\nabla\nabla}P<0.01$。

组织内 Th1/Th2 比值非常显著性降低,肺内细胞因子呈明显的 Th2 表型变化;各治疗组较哮喘组均呈非常显著性升高,肺内细胞因子呈明显的 Th1 表型变化;各治疗组间均无显著性差异,且接近正常对照组。

8. 小青龙汤对哮喘豚鼠肺及胸腺的神经生长因子表达作用研究　研究小青龙汤对哮喘豚鼠肺及胸腺的神经生长因子(NGF)表达的影响,采用免疫组织化学和 RT-PCR 法观察正常对照组、哮喘组、小青龙汤组、氨茶碱组及小青龙汤组配氨茶碱组的豚鼠肺和胸腺 NGF 表达的变化。结果显示,哮喘组豚鼠 NGF 在肺和胸腺表达明显高于正常组,差异具有统计学意义($P<0.05$),而小青龙汤组则能明显降低豚鼠 NGF 在肺和胸腺表达。研究结果提示 NGF 可能参与哮喘的发病过程,小青龙汤抑制哮喘豚鼠 NGF 的表达可能是其治疗哮喘的作用机制之一。

9. 小青龙汤对支气管哮喘小鼠肺泡灌洗液中炎症细胞及 IL-4,IFN-γ 水平的影响　研究小青龙汤对小鼠哮喘模型气道炎症白介素 -4(IL-4)及干扰素(IFN-γ)表达的影响,将 30 只 SPF 级 BALB/c 小鼠随机分为正常对照组(A 组)、哮喘模型组(B 组)、小青龙汤治疗组(C 组)。B、C 组采用 OVA 腹腔注射致敏与雾化吸入激发制作哮喘模型,在实验 21~28 天,A、B 组灌胃生理盐水 15ml/kg,C 组激发前 1 小时灌胃小青龙汤 15g/kg 并于 OVA 激发结束后 24 小时收集支气管肺泡灌洗液(BALF),计算炎症细胞总数及嗜酸粒细胞(EOS)数目,并测定 BALF 上清液中 IL-4 和 IFN-γ 水平变化。结果表明小青龙汤的干预治疗能显著降低小鼠 BALF 中炎症细胞总数及嗜酸粒细胞数量;BALF 上清液中 IFN-γ 水平明显升高,IL-4 水平显著下降 C 组与 A 组 B 组比较有显著性差异($P<0.05$)。

10. 小青龙汤对屋尘螨所致的支气管哮喘的治疗作用及机制　采用气管内接种屋尘螨造成小鼠支气管哮喘模型,通过评价气道重塑、炎症、肺组织学特征以及细胞因子和各种基因的表达,研究小青龙汤的治疗作用及其免疫调节机制。结果发现,小青龙汤能显著降低支气管的炎症细胞浸润及气道重塑;同时还能够抑制屋尘螨导致的血清中 IgE 和 IgG1 的升高,并通过抑制 NF-κB 的活化改变支气管肺泡灌洗液中的 TH2-bios。胶原测定及组织病理学检查表明,小青龙汤能够减小肺的气道重塑;RT-PCR 分析表明能够下调 IL-10、IL-13、RANTES、Eotaxin 和 MCP-1mRNA 的表达。EMSA 和免疫组织化学染色结果表明,小青龙汤能够抑制支气管上皮细胞的细胞核 NF-κB 的表达。

11. 小青龙汤证大鼠尿液代谢组学研究　采用 GC-MS 技术检测造模及治疗前后大鼠

的尿液并进行比较，寻找小青龙汤证的小分子标记物。分别于造模前、造模后和灌药后，即在第 7 天、第 36 天及第 51 天取大鼠尿液进行 GC/MS 技术检测。通过对尿液数据进行 PLS-DA 分析，得到散点图和载荷图，结合 NIST 软件谱库及相关文献，找到与小青龙汤证相关的小分子标记物。结果获得乳酸、甘氨酸、松醇、反丁烯二酸、脯氨酸、山梨醇、尿苷、琥珀酸、亚麻酸、丙氨酸等 10 个显著性标记物，这些标记物在大鼠尿液动态观察过程中发生了明显的变化。

12. 小青龙汤证大鼠肺组织代谢组学研究　通过分析各组大鼠肺组织代谢物图谱，发现小青龙汤证肺组织的生物标志物，为临床诊断和治疗提供客观依据。模型组与空白对照组相比，亮氨酸、异亮氨酸、缬氨酸、精氨酸、组氨酸、丙氨酸和牛磺酸增高（P<0.05），赖氨酸、苏氨酸和甲硫氨酸降低（P<0.05）。小青龙汤组与空白对照组、模型组相比，较空白对照组缬氨酸、精氨酸、牛磺酸、丙氨酸和组氨酸仍增高，较模型组缬氨酸、牛磺酸和丙氨酸有所降低，精氨酸比模型组中的含量高；苏氨酸和甲硫氨酸较空白对照组低，较模型组高。

13. 小青龙汤证大鼠血液代谢组学研究　通过分析各组大鼠血液代谢物图谱，发现小青龙汤证血液的生物标志物。空白对照组与模型组比较，模型组中肌酸 3- 羟基丁酸、牛磺酸、天冬氨酸、瓜氨酸、谷氨酰胺升高（P<0.05），乳酸、醋酸、酪氨酸、脯氨酸、甘氨酸降低（P<0.05），小青龙汤组经治疗后肌酸牛磺酸仍升高，但和模型组相比有所降低（P<0.05），酪氨酸、脯氨酸仍低于空白对照组，但较模型组升高，瓜氨酸和谷氨酰胺在较模型组更高（P<0.05）。即血液中的代谢标志物主要与能量代谢紊乱、机体免疫力以及机体应激有关，尤其与能量代谢和免疫相关的代谢物变化较明显。

14. 小青龙汤对内毒素致急性损伤大鼠肺组织 TLR4mRNA 表达的影响　研究加味小青龙汤对脂多糖（LPS）诱导的急性肺损伤（ALI）大鼠肺组织 Toll 样受体 4（TLR4）mRNA 表达的影响，结果发现与模型组相比，在 8 小时组中，加味小青龙汤高、低剂量组 TLR4 的 mRNA 表达均明显降低（P<0.01）。组织病理学观察表明，模型组大鼠肺组织出现大片出血及坏死，各治疗组大鼠肺组织病理改变明显轻于模型组，肺细支气管偶见炎症改变，水肿较轻，中性粒细胞（PMN）和红细胞渗出较少。加味小青龙汤能减轻内毒素致 ALI 大鼠肺组织损伤，对肺损伤有保护作用，其机制可能与降低内毒素致 ALI 大鼠肺组织 TLR4 的 mRNA 表达水平有关。

15. 小青龙汤对过敏性鼻炎血液组胺的作用　采用卵清蛋白建立过敏性鼻炎豚鼠模型比较麻黄附子细辛汤和小青龙汤对过敏性鼻炎（EAR）作用的差异。麻黄附子细辛汤组小青龙汤组和辛芩颗粒组的治疗后体征积分和血液组胺含量均有降低，与正常组相比具有显著性差异（P<0.01），麻黄附子细辛汤组的血液组胺含量（3.64 ± 0.83）mg/L 与小青龙汤组（4.58 ± 0.51）mg/L 和辛芩颗粒组（4.36 ± 0.13）mg/L 比较均有显著性差异（P<0.01），其对鼻黏膜炎症变化的修复略优于小青龙汤和辛芩颗粒，即麻黄附子细辛汤能改善过敏性鼻炎豚鼠症状，对血液组胺的降低和鼻黏膜的修复优于小青龙汤。研究小青龙汤对 TDI 致敏的过敏性鼻炎大鼠组胺信号的抑制作用，结果发现，小青龙汤能够显著抑制 TDI 致敏的过敏性鼻炎症状；TDI 诱导能够明显上调 *H1R* 和 *HDC* 基因的表达；用小青龙汤预处理后能显著抑制 TDI 诱导的 *H1R* 和 *HDC* 的 mRNA 上调水平；小青龙汤也能抑制 TDI 诱导的 IL-4 和 IL-5 的 mRNA 上调；然而对于 IL-13mRNA 上调无影响。

16. 小青龙汤对过敏性鼻炎血清 LTC4、IL-12、IgE 含量的影响　采用卵清蛋白对大鼠的全身致敏与局部攻击的方法制备过敏性鼻炎（AR）模型以观察小青龙汤对过敏性鼻炎大鼠作用机制。将所有大鼠随机分为5组，即空白对照组，模型组，小青龙汤高、中、低剂量组，每组9只。中药各组分别灌服2.1g/kg、1.575g/kg、1.05g/kg小青龙汤，每天1次，连续14天。研究结果表明小青龙汤能有效改善AR大鼠症状评分（$P<0.01$），修复受损的鼻黏膜，降低血清LTC4、IgE水平（$P<0.01$），提高AR大鼠血清IL-12含量（$P<0.01$），且高剂量效果最优。研究结果提示小青龙汤对AR模型大鼠具有多靶点抗鼻过敏反应作用。

17. 小青龙汤对过敏性鼻炎豚鼠擦鼻次数、打喷嚏次数及流涕程度的影响　以卵清蛋白滴鼻制备豚鼠过敏性鼻炎模型，将所有豚鼠随机分为6组，即正常组（A组），模型组（B组），氯雷他定组（C组），小青龙汤高、中、低剂量组（D、E、F组），连续灌胃给药14天，于给药第7天及第14天动态观察并比较各组豚鼠擦鼻次数、打喷嚏次数及流涕程度。用药7天后，C组与D组的擦鼻次数和打喷嚏次数明显减少，流涕程度减轻，与B组比较有显著性差异（$P<0.05$）；用药14天后，各用药组豚鼠的擦鼻次数、打喷嚏次数及流涕程度均较B组显著减少（$P<0.01$），减轻程度D组>C组>E组>F组。研究结果提示小青龙汤有明显抗过敏性鼻炎的作用，且在一定范围内其抗炎作用与用药剂量、用药时间成一定的量效关系。

18. 小青龙汤加减对于皮肤过敏反应的治疗作用　采用卵清蛋白和伊文思蓝联合注射造成小鼠被动皮肤过敏反应模型，比较小青龙汤全方及全方去除其中一味药后对于小鼠被动皮肤过敏反应的作用。结果表明，小青龙汤抑制被动皮肤过敏反应呈现剂量依赖性；小青龙汤全方中细辛、半夏和甘草促进了小青龙汤对被动皮肤过敏反应的抑制作用，而芍药抑制了该作用；其中，从芍药中分离的牡丹皮苷E是芍药抑制小青龙汤抗过敏作用的主要成分。研究结果提示在应用小青龙汤治疗过敏性疾病时，去除方中芍药后能促进该作用。

19. 小青龙汤抗肺纤维化作用　采用气管内滴注单剂量博来霉素（5mg/kg）造成大鼠肺纤维化模型，比较造模前预先给予小青龙汤和造模同时给予小青龙汤各项指标的改变，并且采用三维高效液相色谱法测定小青龙汤中的21个主要成分。结果表明，小青龙汤能够增加肺纤维化大鼠的体重，并且显著降低肺纤维化大鼠的肺/体重比值以及肺组织中羟脯氨酸和丙二醛浓度；同时也能改善博来霉素诱导的肺组织纤维化。造模前预先给予小青龙汤和造模同时给予小青龙汤的各项指标均无显著性差异。研究结果提示小青龙汤具有抗氧化及抗肺纤维化作用。

20. 小青龙汤对油酸致急性肺损伤的保护作用　通过静脉注射15μg/kg油酸造成豚鼠急性肺损伤模型，并灌胃给予单次口服剂量为3g/kg或多次口服剂量为0.75g/kg的小青龙汤探索其对急性肺损伤的保护作用。结果表明，单次给予小青龙汤能够提高急性肺损伤豚鼠动脉血中降低的氧分压和气道血管通透性；注射油酸前预先给予小青龙汤（一天两次，连续两周），发现小青龙汤具有较好的预防肺损伤作用。小青龙汤还能够防止气道血管通透性增加、肺细胞损伤、氧化应激反应和血栓素A_2的生成。研究结果提示小青龙汤可作为防治急性呼吸衰竭症和急性肺损伤的潜在药物资源。

（三）小青龙汤临床应用

小青龙汤具有解表散寒，温肺化饮，止咳平喘的功效，用治外感风寒，内停水饮所致的恶寒发热，无汗，咳嗽痰白清稀，微喘，甚则喘息不得卧，身体痛重，头面四肢浮肿，舌苔白滑，脉浮等症。现代研究表明小青龙汤对于哮喘、肺心病、喉源性咳嗽、老年慢性阻塞性肺疾病、过敏性鼻炎、慢性心力衰竭等疾病具有良好的治疗作用。加味小青龙汤（麻黄7g，桂枝10g，白芍10g，干姜10g，细辛5g，五味子10g，姜半夏10g，陈皮10g，白茯苓10g，枳壳10g，桔梗10g，甘草10g）治疗喉源性咳嗽67例，结果痊愈40例，显效22例，无效5例，总有效率为92.5%。

四、麻杏石甘汤功效物质基础及配伍效应研究

麻杏石甘汤出自汉代张仲景的《伤寒论》，由麻黄、杏仁、石膏、炙甘草四味药组成，具有辛凉宣泄、清肺平喘之功效，适用于外感风邪、风热袭肺、身热不解、咳逆气息、有汗或无汗、舌苔薄白或黄、脉滑而数者。现代药理研究表明其有免疫、解热、平喘、镇咳等作用。临床上主要用于治疗哮喘、流感、肺炎、小儿呼吸道感染、慢性支气管炎等多种疾病。

（一）麻杏石甘汤功效物质基础研究

1. 不同配伍对麻杏石甘汤中钙、镁溶出量的影响　建立毛细管电泳法测定麻杏石甘汤中钙镁含量的方法，并测定不同配伍麻杏石甘汤中钙、镁的溶出量。钙离子测定的线性范围0.009 68~9.68mg/L，相关系数为0.998 1，检测限为0.002 1mg/L，定量限为0.007 1mg/L，平均回收率为100.4%；镁离子测定的线性范围为0.01~10mg/L，相关系数为0.995 9，检测限为0.002 8mg/L，定量限为0.008 9mg/L，平均回收率为96.4%。表明麻杏石甘汤中麻黄和杏仁对钙的溶出量影响显著，炙甘草对钙的溶出量影响不显著；麻黄对镁的溶出量影响显著，而杏仁和炙甘草对镁的溶出量影响不显著。

2. 麻杏石甘汤的不同配伍对甘草酸含量的影响　采用混料均匀设计法，固定麻杏石甘汤中的甘草量，将其他药味（麻黄、杏仁、石膏）作为可变因素，以甘草酸的测定量作为考察指标，对试验数据进行逐步回归分析处理。结果表明，处方中甘草酸含量的影响因素主要为麻黄。提示甘草酸的溶出率与麻黄在整个处方中的用量成正相关。

3. 不同粉碎度对麻杏石甘汤煮散中化学成分的影响　采用HPLC法测定不同粉碎度麻杏石甘汤煮散和传统汤剂中盐酸麻黄碱、苦杏仁苷的量。结果发现麻杏石甘汤煮散为40目粉时，1/3剂量煮散中盐酸麻黄碱和苦杏仁苷量约可与传统汤剂1剂的量相当接近。提示麻杏石甘汤原药材粉碎至40目粉制成煮散，操作简便，在使用时可节省2/3中药原药材用量。运用反相高效液相色谱法（RP-HPLC）比较不同超微粉碎条件下中药复方麻杏石甘汤样品中的麻黄碱与伪麻黄碱的溶出率变化趋势。结果表明，在相同提取条件下，不同粉碎条件下的各个微粉样品中麻黄碱与伪麻黄碱的溶出率明显高于麻杏石甘汤原饮片；且随粉碎目数增加溶出率增高（1 000目微粉样品>500目微粉样品>300目微粉样品>原饮片）。粉碎度在300目的微粉样品，在热浸15分钟时的麻黄碱与伪麻黄碱的溶出率高于麻杏石甘汤原饮片热浸30分钟的溶出率。

4. 不同煎煮方法对麻杏石甘汤中成分变化研究　采用HPLC法，测定不同煎煮方法所得麻杏石甘汤中麻黄碱、伪麻黄碱、苦杏仁苷、甘草苷、甘草酸的量；采用ICP-AES法，测定金属元素的含量。结果表明麻黄先煎与麻黄石膏先煎均利于麻黄碱、伪麻黄碱的溶出，而且麻黄石膏先煎有利于金属元素的溶出。

5. 麻杏石甘汤在正常及RSV肺炎感染模型大鼠体内的药动学　建立麻杏石甘汤中甘草苷、甘草素、甘草次酸、苦杏仁苷、野黑樱苷、麻黄碱、伪麻黄碱、甲基麻黄碱等8种有效成分在大鼠血浆中药物浓度的LC-MS/MS测定方法，并应用该法研究麻杏石甘汤在正常及RSV肺炎感染模型大鼠体内8种成分药代动力学过程和差异。结果表明，甘草苷、甘草素、甘草

次酸、苦杏仁苷、野黑樱苷、麻黄碱、伪麻黄碱、甲基麻黄碱等 8 个有效成分血浆质量浓度分别在 1.04~1 040g/L、1.04~1 040g/L、0.89~445g/L、1.05~4 200g/L、1.25~2 490g/L、0.3~480g/L、0.3~480g/L、0.3~480g/L，线性良好；上述各成分精密度、回收率、稳定性均符合生物样品定量要求。造模后，除甘草次酸因数据缺失未能得到完整的药动学参数，其余各成分 C_{max} 和 AUC_{0-t} 均显著高于正常组，Cl 均显著低于正常组，提示病理状态大鼠可能通过降低清除率进而增加各成分的吸收，该方法可以准确、灵敏地检测大鼠血浆中麻杏石甘汤中 8 个有效成分的血药浓度。研究结果提示大鼠经 RSV 肺炎感染后，可增加对麻杏石甘汤的吸收。

（二）麻杏石甘汤生物效应及机制研究

1. 麻杏石甘汤对 3 型腺病毒感染 HELF 部分细胞因子 mRNA 表达的影响　研究麻杏石甘汤含药血清对 3 型腺病毒感染的人胚肺成纤维细胞（HELF）之转化生长因子 -β_1（TGF-β_1）、血小板衍生生长因子 -BB（PDGF-BB）、TNF-α mRNA 基因表达的影响。以 3 型腺病毒分别攻击体外培养的 HELF，制备麻杏石甘汤含药血清，作用于该细胞，另设正常细胞组、病毒对照组、利巴韦林组；采用原位杂交法检测不同组细胞 TGF-β_1、PDGF-BB、TNF-α mRNA 基因表达，进行各组间比较。结果表明，病毒对照组较正常细胞组之 TGF-β_1、PDGF-BB、TNF-α mRNA 的表达均明显升高（$P<0.01$），含药血清组对腺病毒攻击后的 TGF-β_1、PDGF-BB、TNF-α mRNA 的表达均有显著降低作用（$P<0.01$）。研究结果提示麻杏石甘汤可下调 TGF-β_1、PDGF-BB、TNF-α mRNA 表达，这可能是其治疗病毒性肺炎的作用机制之一。

2. 麻杏石甘汤抗流感病毒的机制　研究麻杏石甘汤对流感病毒感染的 MDCK 细胞的抗病毒作用及潜在机制，包括对病毒表明超微结构的破坏以及抑制病毒感染细胞的作用。麻杏石甘汤对 A/WSN/33（H1N1）流感病毒的半数有效浓度为（0.83 ± 0.41）mg/ml，对不同菌种的 A 型人流感病毒（包括临床奥司他韦耐药株和新型 H1N1 毒株）均具有广谱抑菌活性。麻杏石甘汤能很好地抑制细胞中病毒 RNA 和蛋白质的合成。此外，麻杏石甘汤还能阻断病毒进入细胞，在附着和渗透试验中，同样证实了麻杏石甘汤具有该作用，半数抑制浓度分别为（0.58 ± 0.07）mg/ml 和（0.47 ± 0.08）mg/ml。高分辨率图像和定量检测结果表明麻杏石甘汤能破坏病毒表明的结构；麻杏石甘汤还能够抑制 PI3K/Akt 信号通路，调节病毒的进入。

3. 代谢物组学整体效应探讨麻杏石甘汤对发热大鼠退热的量效关系　采用代谢物组表征整体效应，考察不同剂量麻杏石甘汤对内毒素（LPS）致热模型大鼠退热作用的量效关系。血浆预处理以后，超高效液相飞行时间质谱联用仪（UHPLC/Q-TOF）采集血浆样品数据；建立数据矩阵，使用主成分分析（PCA）等化学计量学的方法分析数据矩阵，提取能够反映病症与疗效相关的代谢物组，考察代谢物组随剂量的变化趋势；以代谢物组表征整体效应建立麻杏石甘汤整方的量效关系。结果表明在主成分得分图中，剂量组随着剂量的增大，其样本点逐渐远离模型组向空白组回归；以剂量组主成分得分值拟合量效曲线，得到 S 型曲线；量效参数为量效剂量范围[D]0.2~ [D]0.8=3.22~4.54g/kg，中位剂量为[D]0.5=3.825g/kg，阈剂量为[D]0.2=3.22g/kg。

4. 基于代谢物组麻杏石甘汤止喘量效关系研究　应用代谢物组整体效应评价麻杏石甘汤对哮喘动物治疗作用的量效关系。取 110 只豚鼠随机分为空白组、模型组、麻杏石甘汤剂量 1~9 组，每组 10 只。除空白组外，其余各组用 2% 氯化乙酰胆碱 +0.4% 磷酸组胺复制哮喘模型，造模前麻杏石甘汤各剂量组分别给予 0.90g/kg、1.33g/kg、2.00g/kg、3.00g/kg、

4.50g/kg、6.75g/kg、10.13g/kg、15.19g/kg、22.78g/kg 的麻杏石甘汤，空白组和模型组给予等量蒸馏水。造模 30 分钟后心脏采血，血浆预处理后，HPLC-MS/MS 检测血浆中物质，PCA 法分析麻杏石甘汤的整体效应，Prism 5.0 拟合其量效关系函数。代谢物组整体效应结果表明，麻杏石甘汤量效函数 Y=-5.32+17.96/（1 + 10^((0.15-X)×-8.8)），拟合度 0.86，中位剂量[D]0.5=1.33g/kg。量效剂量范围为[D]0.2~[D]0.8=1.132~1.551g/kg，阈剂量为 1.132g/kg。

5. 麻杏石甘汤对哮喘豚鼠的血浆代谢组学研究　研究麻杏石甘汤对 2% 氯化乙酰胆碱 + 0.4% 磷酸组胺致喘模型豚鼠血浆中内源性物质的影响。50 只豚鼠随即分为空白组模型组麻杏石甘汤高剂量组（42g/kg）、中剂量组（28g/kg）、低剂量组（18.7g/kg），每组 10 只。除空白组外，其余各组用 2% 氯化乙酰胆碱 +0.4% 磷酸组胺造哮喘模型，造模前高中低剂量组按组别给予相应剂量的麻杏石甘汤，空白组和模型组按相同体积比给予生理盐水。造模 30 分钟后心脏采血，血浆预处理后，HPLC-MS/MS 检测血浆中物质，PCA、OSC-PLS 分析麻杏石甘汤对模型豚鼠血浆中内源性物质的影响。主成分分析结果显示麻杏石甘汤高、中、低剂量组样本点重合，麻杏石甘汤给药组、模型组、空白组之间无样本点重合。正交信号校正偏最小二乘法分析显示豚鼠血浆中花生四烯酸和 9，10-DHOME 等物质在实验各组间发生了相应的变化。表明麻杏石甘汤对哮喘模型大鼠血浆中内源性物质及其整体状态具有明显的影响，花生四烯酸、9，10-DHOME 和 PGE_2 可能是麻杏石甘汤对哮喘模型豚鼠血浆中内源性物质影响潜在的生物标志物（表 8-2）。

表 8-2　麻杏石甘汤对哮喘豚鼠影响的部分潜在生物标志物

$[M+H]^+$	可能物质	生物学功能
135.1	羟基丁二酸	参与三羧酸循环
315.2	9，10-DHOME	具有中性粒细胞趋化活性，影响炎症因子的释放
217.2	3- 羟基月桂酸	与脂肪酸代谢紊乱相关
306.3	舍曲林	5- 羟色胺摄取抑制剂
305.3	花生四烯酸	介导炎症，同时是合成前列腺素、血栓素、白细胞三烯的底物
352.2	PGE_2	炎症介质

6. 呼吸波振幅变化率评价麻杏石甘汤平喘作用　采用生物信号采集系统记录豚鼠磷酸组胺引喘前后呼吸波的变化，并常规肉眼观察记录其哮喘潜伏期哮喘持续时间。根据肉眼观察结果，找出引喘后首次和末次抽搐波与正常呼吸波振幅变化率的特征差异，确定哮喘潜伏期和持续时间的判别标准；动物灌服麻杏石甘汤 5 天后，同法记录引喘 30 分钟呼吸波。依据上述判别标准，分析麻杏石甘汤对动物哮喘潜伏期和持续时间的影响。结果表明与正常呼吸波相比，首次和末次抽搐波平均振幅变化率分别为 2 465% 和 159%；麻杏石甘汤有较好的平喘作用，能延长哮喘潜伏期，缩短哮喘持续时间。

7. 麻杏石甘汤调节哮喘模型小鼠 Th1/Th2 的反应机制　将 BALB/c 小鼠随机分为正常对照组，模型对照组，麻杏石甘汤高（10g/kg）、中（3g/kg）、低剂量组（1g/kg）及阳性药物对照组，采用 OVA 腹腔注射致敏与雾化吸入激发法复制哮喘模型，末次激发 24 小时后处死小鼠，取脾，制备单个核细胞悬液，以 OVA 刺激，培养 3 天后取培养上清，应用 ELISA 法检测 IFN-γ、IL-4 和 IL-5 的含量；脾细胞培养 2 天后以 RT-PCR 法检测 T-bet、GATA-3 和 STAT-6 的表达。

结果麻杏石甘汤可明显抑制 IL-4、IL-5 的蛋白表达和 GATA-3、STAT-6 的基因表达，麻杏石甘汤在体内可能主要通过 GATA-3、STAT-6 等转录因子调节 Th2 反应。

8. 麻杏石甘汤对哮喘模型小鼠氧自由基代谢的影响　将 BALB/c 小鼠 40 只随机分为正常对照组，模型组，麻杏石甘汤高、低剂量组；除正常组外，其他组均采用 OVA 腹腔注射致敏与雾化吸入激发法复制哮喘模型，中药高、低剂量组分别按设计剂量灌胃给药[剂量分别为 80g/(kg·d)、20g/(kg·d)]，正常组、模型组给予等容积生理盐水，连续 27 天。于末次激发后 24 小时采血，并取肺组织匀浆，测定血浆及肺组织中超氧化物歧化酶(SOD)、丙二醛(MDA)、谷胱甘肽过氧化物酶(GPx)的含量。结果表明，麻杏石甘汤高、低剂量均能升高血浆及肺组织中 SOD、GPx 的含量，降低 MDA 含量(均 $P<0.05$ 或 $P<0.01$)。麻杏石甘汤可能通过调整体内的氧化与抗氧化系统，从而改善哮喘的气道炎症。

9. 麻杏石甘汤不同煎煮法对哮喘模型小鼠 MUC5AC 和 HIF-1α 的影响　观察麻杏石甘汤煎煮法不同对哮喘模型小鼠气道黏蛋白 MUC5AC 缺氧诱导因子 1α(HIF-1α)的影响。将 50 只小鼠随机分为正常对照组、哮喘模型组、麻杏石甘汤先煎组、麻杏石甘汤同煎 A 组、麻杏石甘汤同煎 B 组，每组 10 只。除正常对照组外，其他各组均用鸡卵清蛋白(OVA)腹腔注射致敏小鼠，并以低浓度 OVA 雾化吸入激发制作哮喘模型。麻杏石甘汤先煎组、麻杏石甘汤同煎 A 组、麻杏石甘汤同煎 B 组从激发开始连续 7 天灌胃给药，分别测定各组小鼠支气管肺泡灌洗液 MUC5AC 及肺组织匀浆 HIF-1α 浓度。结果表明，麻杏石甘汤先煎组降低小鼠支气管肺泡灌洗液 MUC5AC 肺组织匀浆 HIF-1α 浓度优于麻杏石甘汤同煎 B 组和麻杏石甘汤同煎 A 组($P<0.01$)。因此，麻杏石甘汤除去麻黄上沫的煎煮法最理想，且降低支气管哮喘气道黏液高分泌和改善急性低氧环境的效果最佳。

10. 麻杏石甘汤对哮喘豚鼠呼吸阻力和气道白细胞浸润作用的影响　采用腹腔注射屋尘螨造成豚鼠过敏性哮喘模型，并通过早期和晚期哮喘反应、气道炎症反应以及 β_2- 肾上腺素能受体激动剂活性来判断麻杏石甘汤的抗哮喘作用。麻杏石甘汤(10g/kg)提取物能够显著抑制抗原诱导的哮喘反应。麻杏石甘汤与碳酰胆碱联用后对于豚鼠的气道松弛作用呈现剂量依赖性，而 ICI-118551(一种选择性 β_2- 肾上腺素能受体激动剂)能够显著抑制这种作用。此外，支气管肺泡灌洗液(BALF)检查结果表明麻杏石甘汤在抗原刺激后的 1 小时、6 小时和 24 小时内均能显著抑制气道中嗜中性粒细胞的增加。组织病理学研究结果表明麻杏石甘汤能抑制肺组织中性粒细胞浸润。提示麻杏石甘汤抗哮喘作用主要是通过其对气道平滑肌的 β_2- 肾上腺素能受体的激活以及对中性粒细胞进入气道的抑制来实现的。

11. 加味麻杏石甘汤对呼吸道合胞病毒感染模型大鼠血清 TNF-α、嗜酸细胞趋化蛋白(ECP)及肺组织病理的影响　观察加味麻杏石甘汤对呼吸道合胞病毒感染模型大鼠血清 TNF-α、ECP 及肺组织病理的影响。结果表明，与正常组比较，模型组大鼠血清 TNF-α、ECP 水平均升高($P<0.05$, $P<0.01$)；与模型组比较，加味麻杏石甘汤组、地塞米松组 TNF-α、ECP 水平均降低($P<0.05$ 或 $P<0.01$)；加味麻杏石甘汤组与地塞米松组 TNF-α、ECP 水平差异无统计学意义($P>0.05$)；模型组大鼠肺组织病理显示肺泡壁中重度增厚，肺间质大量炎症细胞浸润，加味麻杏石甘汤组和地塞米松组大鼠肺组织病理明显改善。提示加味麻杏石甘汤水溶液可有效抑制呼吸道合胞病毒感染模型大鼠血清 TNF-α、ECP。

12. 两种煎法所得麻杏石甘汤煎剂对 A 型流感病毒感染小鼠的治疗作用　采用鼻腔接种法建立 A 型流感病毒小鼠肺部感染模型。感染后治疗 4 天、7 天，与正常对照组比较，模型对照组体重显著下降（$P<0.05$）；治疗 7 天，与模型对照组比较，奥司他韦组、麻黄先煎组体重显著增加（$P<0.01$ 或 $P<0.05$）。与正常对照组比较，模型对照组肺指数显著增加（$P<0.01$）；与模型对照组比较，各治疗组肺指数明显降低（$P<0.01$ 或 $P<0.05$），其中麻黄先煎组与模型对照组比较，较显著性差异（$P<0.01$），高于 4 味药同煎组与模型对照组比较的差异性（$P<0.05$）。与正常对照组比较，模型对照组肺正常组织结构消失，肺泡内有大量炎症细胞浸润。与模型对照组比较，各治疗组肺组织病理变化得到改善，其中奥司他韦组麻黄先煎组肺部病变程度较 4 味药同煎组轻。与正常对照组比较，模型对照组小鼠肺组织超微结构受到破坏，表现为核膜与质膜模糊不清，细胞器减少，线粒体嵴减少或消失，内质网出现空泡样病变，胞浆内有大量病毒颗粒，各治疗组肺组织细胞超微结构得到改善，其中奥司他韦组麻黄先煎组小鼠肺组织超微结构较 4 味药同煎组完整。研究结果提示麻黄先煎煎剂抗 A 型流感病毒作用优于 4 味药同煎煎剂。

13. 麻杏石甘汤不同方法提取液对家兔发热模型及抗病毒作用的影响　采用伤寒 - 副伤寒菌苗致家兔发热模型，观察两种提取麻杏石甘汤液降温及抗鸡胚病毒，抑制鼠病毒肺炎小鼠肺指数及死亡率的实验。结果麻杏石甘汤两种提取液对发热家兔体温有降低作用，其中醇提液对鼠肺炎病毒感染小鼠死亡率降低显著（$P<0.01$），对鸡胚内病毒 A_3 水提液有显著抑制作用（$P<0.05$）。研究结果提示麻杏石甘汤具有退热及抗病毒作用；退热、降低肺炎小鼠死亡率醇提取液优于水提液，抗鸡胚内病毒水提液优于醇提液。

14. 麻杏石甘汤对肥大细胞脱颗粒的影响　通过大鼠被动皮肤过敏反应（PCA）实验，用比色测定法检测麻杏石甘汤在体内对 I 型变态反应的影响；体外实验先制备麻杏石甘汤的含药血清，然后将其加入致敏的 RBL-2H3 细胞中，观察麻杏石甘汤对 RBL-2H3 细胞脱颗粒及其他炎症物质的影响。结果表明，麻杏石甘汤药物血清能明显抑制 RBL-2H3 细胞脱颗粒，并能抑制 RBL-2H3 细胞释放组胺、TNF-α 及白细胞介素 -4。研究结果提示麻杏石甘汤的抗过敏作用与抑制肥大细胞的脱颗粒及炎症物质释放有关。

15. 麻黄、炙麻黄及麻杏石甘汤对小鼠自主活动的影响　通过比较麻黄、炙麻黄及麻杏石甘汤对小鼠自主活动的影响，探讨麻黄炮制、组方的意义。将昆明种雄性小鼠随机分为 11 组，即：生理盐水组（NS），盐酸麻黄碱组（E），麻黄（MH）高、中、低剂量组，炙麻黄（ZMH）高、中、低剂量组，麻杏石甘汤（MX）高、中、低剂量组，灌胃给予相应药液，多功能自主活动仪测定小鼠在灌胃前及灌胃后 0.5、1、2、3、4 小时，15 分钟内自主活动次数。结果发现时间与组别之间存在交互效应；给药前与给药后各时间点之间均有极显著性差异（$P<0.01$）；灌胃后 30 分钟时，盐酸麻黄碱组与生理盐水组、炙麻黄低剂量组、麻杏石甘汤低剂量组比较差异均有显著性（$P<0.05$）；灌胃后 1 小时，麻黄中剂量组与生理盐水组之间差异显著（$P<0.05$）；灌胃后 3 小时，麻黄中剂量组与麻黄低剂量组之间差异显著（$P<0.05$）。另外，灌胃后 30 分钟，与麻黄低剂量组比较，炙麻黄低剂量组和麻杏石甘汤低剂量组小鼠的自主活动次数均有降低趋势；灌胃后 1 小时，与麻黄低剂量组比较，炙麻黄低剂量组的自主活动次数有降低趋势；灌胃后 2 小时，与麻黄低剂量组比较，炙麻黄低剂量组小鼠的自主活动次数亦有降低趋势；灌胃后 4 小时，与麻黄低剂量组比较，麻杏石甘汤低剂量组的自主活动次数有降低趋势。

16. 麻杏石甘汤对 LPS 诱导的大鼠急性肺损伤的影响　研究麻杏石甘汤对 LPS 诱导的大鼠肺微血管通透性和炎症反应的作用。雄性大鼠腹腔注射 LPS（7.5mg/kg，1.5mg/ml）6 小时后灌胃给予麻杏石甘汤0.52g/kg或2.61g/kg。注射LPS后，大鼠存活率降低，生命体征恶化，黏附于肺静脉的白细胞数量增加，白蛋白渗漏增加，肺组织中MPO活性增加，促炎症细胞因子和肺水肿增加；同时Western blot分析显示，注射LPS后，ICAM-1和Toll样受体4的表达增加，紧密连接蛋白减少，CAV-1、Src和NF-κB被活化；给予麻杏石甘汤后，以上所有症状均得到明显的改善。研究结果提示麻杏石甘汤对LPS诱导的大鼠急性肺损伤具有良好的治疗作用。

（三）麻杏石甘汤临床应用

麻杏石甘汤主要是治疗太阳病汗下后，邪气内传于肺，肺热壅滞，气逆而喘。现代研究表明麻杏甘石汤具有镇咳、抗炎、抗病毒、调节免疫功能等多种药理作用，临床广泛用于哮喘、流感、肺炎、小儿呼吸道感染、慢性支气管炎等多种疾病。观察麻杏石甘汤与二陈汤合用治疗慢性支气管炎78例，其中痰湿在肺（Ⅰ型)20例，方药组成为麻黄10g，杏仁15g，石膏20g，陈皮15g，法半夏15g，茯苓15g，丹参15g，白芥子15g，桔梗15g，莱菔子15g，紫苏子15g，甘草3g；痰热壅肺（Ⅱ型)28例，方药组成为麻黄10g，杏仁15g，石膏30g，陈皮15g，法半夏15g，桑白皮20g，丹参15g，桔梗15g，葶苈子20g，鱼腥草30g，黄芩30g，甘草3g；肺肾气阴两虚（Ⅲ型)30例，方药组成为麻黄10g，杏仁15g，石膏20g，陈皮15g，法半夏15g，茯苓15g，沙参30g，麦冬3g，五味子10g，黄精30g，桑白皮15g，甘草3g。两周后，显效57例（Ⅰ型、Ⅱ型、Ⅲ型分别为14例、20例、23例)，有效15例（Ⅰ型、Ⅱ型、Ⅲ型分别为5例、6例、4例)，无效6例（Ⅰ型、Ⅱ型、Ⅲ型分别为1例、2例、3例)，总有效率为92.3%。

五、麻黄附子细辛汤功效物质基础及配伍效应研究

麻黄附子细辛汤出自汉代张仲景《伤寒论》，由麻黄、附子、细辛三味药组成，具有扶正解表，温经解表之功效；主治素体阳虚，外感风寒证。现代药理研究表明，麻黄附子细辛汤具有抗炎、镇痛、免疫调节、抗氧化等作用。临床常用于治疗感冒、流行性感冒、支气管炎、病窦综合征、风湿性关节炎、过敏性皮炎等属阳虚外感证。

（一）麻黄附子细辛汤功效物质基础研究

1. 麻黄附子细辛汤及组方药味挥发油GC-MS比较分析　采用水蒸气蒸馏法提取麻黄附子细辛汤及其组方药材麻黄附子细辛的挥发油，并通过GC-MS联用技术对其进行分析比较。结果表明，从麻黄附子细辛汤挥发油中共鉴定出44个成分，其化学信号主要来源于麻黄和细辛；麻黄、附子、细辛挥发油中分别鉴定出68、8、39个成分；麻黄附子细辛汤挥发油中成分与单味药材挥发油中成分的种类与比例有较大差异。在含挥发性成分的药材组成复方的汤剂中，不仅存在挥发性成分量的变化，还存在一系列成分间的相互作用和转化导致质的变化，由此可能导致了疗效的变化。

2. 麻黄附子细辛汤中6种成分的测定　采用UPLC-PDA-MS/MS对麻黄附子细辛汤中6种成分进行同时测定。结果发现，UPLC-MS/MS主要用于定量测定黄芪多糖和山柰酚-3-芸香糖苷，而UPLC-PDA主要用于定量测定细辛脂素、芝麻素、细辛醇和甲基丁香酚。

（二）麻黄附子细辛汤生物效应及机制研究

1. 麻黄附子细辛汤活性部位对RAW264.7细胞活力的影响　探讨麻黄附子细辛汤活性部位及成分对LPS诱导的巨噬细胞RAW264.7活力的影响。用1μg/mlLPS诱导RAW264.7细胞使之增殖，同时，麻黄附子细辛汤活性部位及成分以对细胞无毒性的浓度进行实验，以

MTT 法检测细胞的活力变化。结果发现在 10~100μg/L 浓度范围内麻黄总碱(100μg/L)、麻黄碱、甲基麻黄碱、伪麻黄碱、苯甲酰次乌头原碱、苯甲酰乌头原碱,以及 2.2μl/L 的细辛挥发油均有降低 LPS 诱导的巨噬细胞 RAW264.7 增殖的作用,与对照组(LPS 组)相比差异具有统计学意义;而附子总碱及苯甲酰新乌头原碱、乌头碱、次乌头碱、新乌头碱、去甲基麻黄碱、去甲基伪麻黄碱无此作用。研究结果表明麻黄附子细辛汤中不同活性部位及成分,对 RAW264.7 细胞活力的影响不同。

2. 麻黄附子细辛汤提取物对呼吸道病毒的体外抑制作用　探讨麻黄附子细辛汤不同提取物体外对流感病毒甲型(Flu A)、单纯疱疹病毒(HSV)和呼吸道合胞病毒(RSV)的抑制作用。制备水提液大孔树脂柱不同洗脱部位,进行细胞感染模型的体外抗病毒实验,显微镜下观察细胞病变,酶标仪测定中性红染色 A_{540} 值,计算抑毒指数,评价抗病毒效果。结果表明,大孔树脂柱 50% 和 70% 乙醇洗脱物对 RSV 的抑毒指数为 4,对 FluA 的抑毒指数为 2~4;提取物 30%、50%、70%、95% 乙醇洗脱物对 HSV 的抑毒指数分别为 16、16、32、32。研究结果提示大孔树脂柱 50% 和 70% 乙醇洗脱物对 RSV、Flu A 具有较低的抑毒活性,对于 HSV 抑制效果显著。

3. 加味麻黄附子细辛汤提取物对缺血再灌注诱发新西兰兔房室传导阻滞的影响　观察加味麻黄附子细辛汤提取物对缺血再灌注诱发新西兰兔房室传导阻滞模型的影响。将新西兰兔随机分 6 组,结扎右冠状动脉 15 分钟(对照及实验 A 组)、60 分钟(对照及实验 B 组)、120 分钟(对照及实验 C 组),每组 10 只。实验组给予加味麻黄附子汤提取物、对照组给予生理盐水,均空腹灌胃,每次 2ml/kg,2 次 / 天,连续灌胃 3 天。末次灌胃 20 分钟后,20% 乌拉坦 1.2g/kg 耳缘静脉注射麻醉,结扎右冠状动脉制备缺血再灌注诱发房室传导阻滞动物模型,记录各组不同时段的Ⅱ导心电图和希氏束电图,观察 P-R 间期及 A-H 间期。缺血实验中,实验组动物 P-R 间期和 A-H 间期,于结扎 5 分钟后较模型动物缩短。缺血再灌注实验中,复灌后实验组与对照组相比,P-R 间期和 A-H 间期缩短;长时间(120 分钟)缺血组,于复灌 60 分钟后对照动物 P-R 间期、A-H 间期再次延长,实验组动物未出现再次延长现象。

(三) 麻黄附子细辛汤临床应用

麻黄附子细辛汤具有温经散寒、助阳解表的功效。方中麻黄外解太阳表寒之郁,附子温少阴之虚,防亡阳之变,细辛辛散少阴经寒,外可助麻黄开通表卫,内可助附子温暖命门,共为温经散寒之剂。现代研究表明麻黄附子细辛汤对于过敏性鼻炎、顽固性重症肌无力、冠心病缓慢性心律失常等疾病具有良好的治疗作用。将 100 例过敏性鼻炎患者,随机分为加味麻黄附子细辛汤治疗组和氯雷他定治疗组,疗程结束后观察两组患者的疗效及不良反应情况。方药组成:麻黄、炮附子、细辛、桂枝、白芍。观察组显效 21 例,有效 24 例,无效 5 例,有效率为 90.00%;对照组显效 18 例,有效 21 例,无效 11 例,有效率为 78.00%;两组组间具有显著性差异。

参考文献

[1] 陈瑞春 . 麻黄汤及其类方[J]. 陕西新医药,1978,6:50-52.
[2] 鲁美君,张仲研 . 麻黄汤类方的现代临床应用[J]. 河南中医,2013,33(10):1637-1639.

[3] 魏凤环,罗佳波,陈飞龙,等. GC-MS 法测定麻黄汤不同配伍对桂皮醛含量的影响[J]. 中草药,2004,35(6):635-638.

[4] 李吉来,陈飞龙,刘传明,等. 麻黄汤中麻黄碱与伪麻黄碱的 GC-MS 法测定及配伍因素对汤剂中该成分含量的影响[J]. 中草药,2002,33(4):307-309.

[5] HE Y,ZHU Y,ZHANG R P,et al. Simultaneous quantification of nine major active components in traditional Chinese prescription Mahuang decoction and the influence of herbal compatibility on their contents [J]. Pharmacognosy,2014,10(suppl 1):S72-S79.

[6] 曹佩雪,梁光义,徐必学,等. HPLC 法测定麻黄汤分煎及合煎汤剂中甘草酸含量[J]. 中草药,2001,32(11):981-983.

[7] 魏凤环,罗佳波,陈飞龙,等. 配伍及煎煮方法对麻黄汤中桂皮醛含量的影响[J]. 中药材,2003,26(9):664-666.

[8] 杨碧珍,张祥伟,黄添友,等. 麻黄汤超微饮片与传统饮片盐酸麻黄碱溶出量对比研究[J]. 中药药理与临床,2010,26(5):28-30.

[9] 罗佳波,李吉来,陈飞龙,等. 麻黄汤中化学成分的 GC-MS 分析[J]. 中国实验方剂学杂志,2001,7(1):1-3.

[10] 李睿,曾岑,王平,等. 基于 GC-MS 和 UPLC-Q-TOF-MS 的麻黄汤化学成分识别[J]. 中国中药杂志,2014,39(4):704-709.

[11] 朱全红,陈飞龙,白霜,等. GC-MS 法测定尿液中麻黄汤代谢产物麻黄类生物碱的浓度[J]. 药物分析杂志,2005,25(9):1030-1034.

[12] 陈燕,朱全红,罗佳波,等. 麻黄汤中麻黄生物碱在人尿中的排泄研究[J]. 中国实验方剂学杂志,2007,13(11):55-60.

[13] 贺丰,罗佳波,陈飞龙,等. 麻黄汤中麻黄碱、伪麻黄碱在人体药代动力学研究[J]. 中药药理与临床,2005,21(1):1-3.

[14] YAN T H,FU Q,WANG J,et al. UPLC-MS/MS determination of ephedrine,methylephedrine,amygdalin and glycyrrhizic acid in Beagle plasma and its application to a pharmacokinetic study after oral administration of Ma Huang Tang[J]. Drug Testing and Analysis,2015,7(2):158-163.

[15] 魏凤环,罗佳波,沈群,等. 麻黄汤及单味麻黄中麻黄碱与伪麻黄碱在小鼠组织中的药动学研究[J]. 中草药,2004,35(7):781-784.

[16] ZHENG M K,ZHOU H F,WAN H T,et al. Effects of herbal drugs in Mahuang decoction and their main components on intestinal transport characteristics of Ephedra alkaloids evaluated by a Caco-2 cell monolayer model[J]. Journal of Ethnopharmacology,2015,164:22-29.

[17] 魏凤环,罗佳波,余林中. 麻黄汤不同配伍对大鼠大脑皮层额叶天冬氨酸含量的影响[J]. 中药药理与临床,2006,22(1):1-2.

[18] 魏凤环,罗佳波. 麻黄汤不同配伍对大鼠脑内 Glu/GABA 比值的影响[J]. 山东中医药大学学报,2008,32(3):228-229.

[19] 魏凤环,罗佳波,谭晓梅. 麻黄汤不同配伍对大鼠脑内谷氨酸水平的影响[J]. 中草药,2006,37(7):1063-1064.

[20] 魏凤环,罗佳波. 麻黄汤不同配伍对大鼠脑内抑制性氨基酸水平的影响[J]. 中草药,2008,39(7):1062-1063.

[21] 刘永刚,罗佳波. 麻黄汤及拆方对哮喘小鼠 5- 脂质氧合酶激活蛋白、白介素 4 基因的表达和白三烯 C_4 的影响[J]. 中国中药杂志,2007,32(3):246-249.

[22] MA C H,MA Z Q,FU Q,et al. Ma Huang Tang ameliorates asthma though modulation of Th1/Th2 cytokines and inhibition of Th17 cells in ovalbumin-sensitized mice[J]. Chinese Journal of Natural Medicines,2014,12(5):361-366.

[23] 刘国清,罗佳波. 麻黄汤不同配伍对大鼠发汗作用的影响[J]. 中药新药与临床药理,2005,16(5):318-

320.

[24] 刘国清,罗佳波,莫志贤,等. 麻黄汤及其效应成分对小鼠的发汗作用[J]. 中药药理与临床,2006,22(2):3-5.

[25] 王锋,夏齐樽. 麻黄汤合止嗽散联合西药治疗风寒犯肺证咳嗽变异性哮喘临床研究[J]. 新中医,2015,47(2):46-47.

[26] 赵英龙. 急性喘息型支气管炎采用麻黄汤加减治疗的临床效果报告[J]. 中国疗养医学,2014,23(7):607-608.

[27] 张银萍,朱吾元,赵变,等. 小青龙汤对体外培养 RBL-2H3 细胞增殖及凋亡的影响[J]. 中华中医药学刊,2014,32(6):1443-1446.

[28] CHANG J S,YEH C F,WANG K C,et al. Xiao-Qing-Long-Tang (Sho-seiryu-to) inhibited cytopathic effect of human respiratory syncytial virus in cell lines of human respiratory tract[J]. Journal of Ethnopharmacology,2013,147(2):481-487.

[29] 莫碧文,苏海英,韦江红,等. TLR4p-Akt 在哮喘大鼠气道平滑肌迁移的作用及小青龙汤对其影响[J]. 中国药理学通报,2011,27(5):723-728.

[30] 王琳,刘方洲,高寒,等. 小青龙汤对哮喘大鼠 ET-1 和 NO 的作用研究[J]. 中药药理与临床,2002,18(5):7-9.

[31] 张在其,梁仁,黄建明,等. 小青龙汤对哮喘小鼠肺组织 Th1/Th2 作用的实验研究[J]. 中国中西医结合急救杂志,2004,11(6):368-371.

[32] WANG S,LIN L,CHEN C,et al. Xiao-Qing-Long-Tang attenuates allergic airway inflammation and remodeling in repetitive Dermatogoidespteronyssinus challenged chronic asthmatic mice model[J]. Journal of Ethnopharmacology,2012,142(2):531-538.

[33] ASISH K D,HIROYUKI M,MADOKA K,et al. Sho-seiryu-to Suppresses Histamine Signaling at the Transcriptional Level in TDI-Sensitized Nasal Allergy Model Rats[J]. Allergology International,2009,58(1):81-88.

[34] TSUKAMOTO K,YAMAMOTO K,MAKINO T. Counteractive effect of Paeonia lactiflora root constituent mudanpioside E against suppressive effect of Shoseiryuto-extract on passive cutaneous anaphylaxis reaction in mice[J]. Journal of Ethnopharmacology,2014,153(3):884-889.

[35] YANG C Q,SUN P Y,DING D Z,et al. The ethical kampo formulation Sho-Seiryu-To (TJ-19) prevents bleomycin-induced pulmonary fibrosis in rats[J]. Biological & Pharmaceutical Bulletin,2010,33(8):1438-1442.

[36] YANG C Q,ISHITSUKA Y,MORIUCHI H,et al. Protection afforded by a herbal medicine,Sho-seiryu-to (TJ-19),against oleic acid-induced acute lung injury in guinea-pigs[J]. The Journal of Pharmacy and Pharmacology,2009,61(7):925-932.

[37] 姜丽,高萌,屈飞,等. 基于 HPLC-MS/MS 研究麻杏石甘汤在正常及 RSV 肺炎感染模型大鼠体内的药动学[J]. 中国中药杂志,2015,40(13):2649-2655.

[38] HSIEH C F,LO C W,LIU C H,et al. Mechanism by which ma-xing-shi-gan-tang inhibits the entry of influenza virus[J]. Journal of Ethnopharmacology,2012,143(1):57-67.

[39] 李冰涛,徐国良,张启云,等. 基于代谢物组麻杏石甘汤止喘量效关系的实验研究[J]. 中药新药与临床药理,2014,25(6):717-720.

[40] MA L Q,PAN C S,YANG N,et al. Posttreatment with Ma-Xing-Shi-Gan-Tang,a Chinese medicine formula,ameliorates lipopolysaccharide-induced lung microvessel hyperpermeability and inflammatory reaction in rat[J]. Microcirculation,2014,21(7):649-663.

[41] ZHANG L,WANG C Y,MIAO D Z,et al. Simultaneous determination of six constituents in Mahuang Fuzi Xixin by UPLC-PDA-MS/MS[J]. Natural Product Research,2015,29(8):772-775.

第二节 桂枝汤类方现代研究

桂枝汤出自张仲景的《伤寒杂病论》，具有解肌祛风、调和营卫、滋阴和阳的功效。仲景在《伤寒论》和《金匮要略》中以桂枝汤为基础方加减化裁而成的桂枝汤类方将近30首，被历代医家广泛应用。如桂枝加桂汤、桂枝加芍药汤、桂枝加葛根汤、桂枝麻黄各半汤等，均根据病情，方随证变。

一、桂枝汤类方及其衍化特点

（一）桂枝汤类方体系及其历史源流

桂枝汤由桂枝与生姜、甘草、大枣相伍组成，辛甘化阳；芍药与甘草、大枣相伍，酸甘化阴。合而组成解肌祛风，调和营卫，滋阴和阳之剂。桂枝汤及其类方的源流衍化考证发现，桂枝汤源于古《汤液经法》之“小阳旦汤”。桂枝汤类方与敦煌遗书《辅行诀脏腑用药法要》之阳旦汤类方小阳旦汤、正阳旦汤、大阳旦汤等在方剂的组成、证治等方面有着密切联系。阳旦汤最早见于《金匮要略》卷下“妇人产后病脉证并治第二十一”，“产后风续之数十日不解，头微痛恶寒，时时有热，心下闷，干呕汗出，虽久，阳旦证续在耳，可与阳旦汤”。此外，也见于《伤寒论》卷二“辨太阳病脉证并治法上第五”，“证象阳旦，按法治之而增剧，厥逆，咽中干，两胫拘急而谵语”。金成无己注曰“桂枝汤之别名也”。晋王叔和《脉经》亦曰：“阳旦证续在，可与阳旦方，在伤寒中桂枝汤也”。

从敦煌《辅行诀脏腑用药法要》看桂枝汤类方的源流，其明确载有：“弘景曰：外感天行，经方之治，有二旦，六神，大小等汤。昔南阳张机，依此诸方，撰为《伤寒论》一部。”小阳旦汤主治与《古今录验方》和《备急千金要方》基本相同，即都有“发热，汗出恶风，鼻鸣干呕”，这与桂枝汤的主治十分接近；药物组成与仲景桂枝汤一致，但比《古今录验方》和《备急千金要方》少黄芩一味；从煎服法和药后护理来看也与桂枝汤基本吻合，都有“啜热稀粥”，“微汗”以及“不效更服”的方法，但仲景桂枝汤则更为详明；药物的具体用量，小阳旦汤与桂枝汤基本相同，惟生姜用作“二两”，桂枝汤作“三两”，是传抄之误，还是仲景有意易之，抑或《古汤液经法》的用量，已无从考证。可推测桂枝汤在早期的《汤液经法》就是“小阳旦汤”，其在敦煌《辅行诀脏腑用药法要》中的衍化则更能说明这一问题。

《辅行诀脏腑用药法要》在小阳旦汤方后加减中有“若加饴一升，为正阳旦汤”，《古今录验方》亦云“虚劳里急，正阳旦汤主之，煎的二升纳胶饴半升”，这与仲景以桂枝汤倍芍药加饴糖之小建中汤接近；《辅行诀脏腑用药法要》有建中补脾汤一方，其主治、组成、剂量与小建中汤更为接近，因此建中补脾汤是从正阳旦汤衍化而来，并将其进一步衍化为小建中汤。

此外，《辅行诀脏腑用药法要》所载大阳旦汤实为张仲景小建中汤加黄芪、人参而成，而《伤寒论》亦有黄芪建中汤，比大阳旦汤少人参一味但大阳旦汤黄芪的量明显小于黄芪建中汤，其实仲景《伤寒论》之“桂枝加芍药生姜人参新加汤”可看作桂枝汤的类方，再加黄芪则与大阳旦汤接近。

上述不难看出《辅行诀》阳旦类方以小阳旦汤为基础方的衍化线索与桂枝汤类方以桂枝汤为基础方的衍化线索基本一致，这不但证明了《辅行诀脏腑用药法要》与《伤寒论》方剂的关系，进一步证明桂枝汤可能来源于古经方小阳旦汤。《辅行诀脏腑用药法要》为考证桂枝汤及其类方的源流衍化提供了重要线索。

（二）桂枝汤类方体系配伍功效衍化特点

桂枝汤是《伤寒论》群方之冠，由桂枝三两、芍药三两、炙甘草二两、生姜三两、大枣十二枚组成。仲景对原方药物或用量稍作化裁，以用于治疗多种病证，从而形成类方体系。

常用桂枝汤类方的方源、组成及功能主治见表8-3。

表8-3　桂枝汤类方的方源、组成与功能主治特点

方名	方源	组成	功能主治
桂枝加桂汤	《伤寒论》第117条	桂枝（去皮）五两，芍药三两，生姜（切）三两，甘草（炙）二两，大枣（擘）十二枚	烧针令其汗，针处被寒，核起而赤者，必发奔豚，气从少腹上冲心者
桂枝加芍药汤	《伤寒论》第279条	桂枝（去皮）三两，芍药六两，甘草（炙）二两，大枣(擘)十二枚，生姜(切)三两	本太阳病，医反下之，因而腹满时痛着，属太阴也
桂枝加大黄汤	《伤寒论》第279条	桂枝（去皮）三两，大黄二两，芍药六两，生姜（切）三两，甘草（炙）二两，大枣（擘）十二枚	大实痛者，桂枝加大黄汤主之
桂枝加附子汤	《伤寒论》太阳病篇第20条	桂枝（去皮）三两，芍药三两，甘草（炙）二两，大枣(擘)十二枚，生姜(切)三两，附子(炮，去皮，破八片)一枚	太阳病，发汗，遂漏不止，其人恶风，小便难，四肢微急，难以屈伸者
桂枝加葛根汤	《伤寒论》第14条	葛根四两，桂枝（去皮）三两，芍药三两，生姜（切）三两，甘草（炙）二两，大枣（擘）十二枚	太阳病，项背强几几，反汗出恶风
桂枝甘草汤	《伤寒论》第64条	桂枝四两，炙甘草（去皮）二两	发汗过多，其人叉手自冒心，心下悸，欲得按者
桂枝加厚朴杏仁汤	《伤寒论》第43条	桂枝（去皮）三两，甘草（炙）二两，芍药三两，大枣（擘）十二枚，生姜（切）三两，厚朴（炙，去皮）二两，杏仁（去皮尖）五十枚	治太阳病下之微喘者。表未解故也
小建中汤	《伤寒论》第102条	桂枝（去皮）三两，甘草（炙）二两，大枣（擘）十二枚，芍药六两，生姜（切）三两，胶饴一升	伤寒二三日，心中悸而烦者
桂枝加龙骨牡蛎汤	《金匮要略》	桂枝、芍药、生姜各三两，甘草二两，大枣十二枚，龙骨、牡蛎各三两	夫失精家，少腹弦急，阴头肿，目眩发落，脉极虚芤迟，为清谷亡血失精，脉得诸芤动微紧；男子失精，女子梦交
桂枝甘草龙骨牡蛎汤	《伤寒论》第122条	桂枝一两（去皮），甘草二两（炙），牡蛎二两（熬），龙骨二两	火逆，烧针汗之，因烦躁者
柴胡桂枝汤	《伤寒论》第146条	桂枝（去皮）、黄芩各一两半，芍药一两半，人参一两半，甘草（炙）一两，半夏（洗）二合半，大枣（擘）六枚，生姜（切）一两半，柴胡四两	伤寒六七日，发热微恶寒，支节烦疼，微呕，心下支结，外证未去者

续表

方名	方源	组成	功能主治
桂枝去芍药加附子汤	《伤寒论》第22条	桂枝(去皮)三两,甘草(炙)二两,生姜(切)三两,大枣(擘)十二枚,附子(炮,去皮,破八片)一枚	太阳病,下之后,脉促胸满,微寒者
桂枝麻黄各半汤	《伤寒论》第23条	桂枝(去皮)一两十六铢,芍药、生姜(切)、甘草(炙)、麻黄(去节)各一两,大枣(擘)四枚,杏仁(汤浸,去皮及两仁者)二十四枚	太阳病,得之八九日,如疟状,发热恶寒,热多寒少,其人不呕,清便与字可,一日二三度发,脉微缓者,面色反有热色,未欲解也,以其未能得小汗出,身必痒
桂枝二越婢一汤	《伤寒论》第27条	桂枝(去皮)、芍药、甘铢钱,大枣(擘)四枚,生姜(切)一两二株,石膏(碎,绵裹)二十四株	太阳病,发热恶寒,热多寒少,脉微弱者,此无阳也,不可更汗
桂枝加芍药生姜各一两人参三两新加汤	《伤寒论》第62条	桂枝(去皮)三两,芍药四两,甘草(炙)二两,人参三两,大枣(擘)十二枚,生姜四两	发汗后,身疼痛,脉沉迟者

1. 调和营卫　桂枝汤,桂枝麻黄各半汤,桂枝二麻黄一汤和桂枝二越婢一汤是一类具有调和营卫功用的方剂。这些方剂虽作用机制各不相同,但均能起到解肌发汗、调和营卫的作用。其中,桂枝麻黄各半汤和桂枝二麻黄一汤均由桂枝汤与麻黄汤组合而成,惟用量比例略作调整,而成辛温轻剂,小发其汗,使解表而不伤正,营卫和而诸症愈。桂枝二越婢一汤由桂枝汤与越婢汤组成表里双解剂,既能解表散寒和营卫,又能清里之热邪。

2. 固护阳气　桂枝汤类方中具有固护阳气功用的方剂包括桂枝加桂汤、桂枝加附子汤、桂枝去芍药加附子汤、桂枝甘草汤和桂枝去芍药汤。桂枝加桂汤为桂枝汤重用桂枝而成,有调阴和阳、平冲降逆之功,主治因针法失当而致心阳虚损、寒气上逆的奔豚证。桂枝加附子汤由桂枝汤加附子组成,具有调和营卫、温经复阳、固表止汗之功,主治因发汗大过至阳虚液脱证。桂枝去芍药汤即桂枝汤去芍药,本方加附子则为桂枝去芍药加附子汤。两方证去芍药,乃因阳气被遏而不振,而芍药阴柔,有碍阳气的宣通;后方加附子,意在温经复阳,说明本证阳气已虚。桂枝甘草汤由桂枝四两、炙甘草二两组成,为补益心阳之主方,药少力专,疗效显著。

3. 补建中焦　小建中汤为补建中焦之名方,由桂枝汤倍芍药加饴糖组成。方中桂枝汤调脾胃、和阴阳,倍芍药以补血,加饴糖意在温养脾胃,其与芍药相伍酸甘化阴。

4. 降气平喘　桂枝加厚朴杏子汤有降气平喘之功用。该方以桂枝汤解肌祛风、调和营卫,加厚朴、杏仁降气平喘、消痰导滞。

5. 镇心安神　桂枝甘草龙骨牡蛎汤和桂枝去芍药加蜀漆牡蛎龙骨救逆汤两方均具有镇心安神的功用。前方由桂枝、甘草、龙骨、牡蛎四药组成,方中桂枝、甘草补益心阳,龙骨、牡蛎重镇收涩,潜敛心神,有交通阴阳之功,主治心阳虚、心神受扰之烦躁证。

6. 通阳利水　桂枝汤类方中有通阳利水功用的方剂包括桂枝去桂加茯苓白术汤和茯苓桂枝甘草大枣汤。前方由桂枝汤去桂枝加茯苓、白术组成,去桂是因为汗下后津液有伤,而仍用芍药、甘草酸甘化阴,生姜、大枣调和营卫,加茯苓、白术健脾行水,主治水气内停而太阳经气不利证。苓桂甘枣汤主治过汗损伤心阳，致水气初动，茯苓、桂枝、甘草、大枣合用而奏温阳、化气、行水之功。

7. 升津舒经　桂枝汤类方有升津舒经功用的方剂包括桂枝加葛根汤和桂枝加芍药生姜各一两人参三两新加汤。前方由桂枝汤加葛根组成，方中以桂枝汤解肌祛风、调和营卫，加葛根升津舒经，主治太阳中风，经脉拘急，不能自如俯仰。后方由桂枝汤加芍药、生姜用量，再加人参组成，方中仍以桂枝汤调和营卫，重用芍药滋阴养血，生姜宣通阳气，加人参补气生津，主治发汗太过，损伤营气，致经脉失养的“身疼痛，脉沉迟”证。

8. 消满止痛　桂枝加芍药汤和桂枝加大黄汤两方均能消满止痛。前方由桂枝汤倍芍药而成，方中桂枝合甘草辛甘化阳，生姜、大枣伍甘草补脾和胃，芍药有收敛与破泄双重作用，倍芍药合甘草既酸甘化阴，又活血和络，用治太阴“腹满时痛”十分允当。后方另加大黄三两组成桂枝加大黄汤以破腐秽、泄壅滞，用治太阴腹满且见“大实痛”。上述桂枝汤类方组方严谨，用药精专。

（三）桂枝汤类方的临床应用

桂枝汤类方临床应用于内、外、妇、儿各科疾病的治疗。桂枝汤可治疗感冒包括普通感冒、流感、经期感冒、产后感冒等，发热及异常汗出包括不明原因的发热、长期低热，消化系统疾病，循环系统疾病，妇科疾病包括痛经、经行后期、经行头痛、经行身痒、经行浮肿、崩漏等月经病，产后发热、自汗身痛、人流或绝育术后低热及围绝经期综合征等，诸痛证，皮肤病，儿科疾病，其他诸如虚劳综合征等。总之，桂枝汤及其类方有多方面作用，仲景在《伤寒杂病论》中就有治疗中风表虚证、内伤杂病的发热及自汗出、气上冲、妊娠恶阻、产后风等证。

临床凡见到“汗出恶风，苔白脉弱”之证，尽可使用桂枝汤。关于药物剂量问题，认为若以退热为主，桂枝、生姜用量可大一些，若以止汗为主，白芍用量可稍大。并可随症加减，以增加疗效。

桂枝汤类方是在桂枝汤原方的基础上加以化裁发展成的系列衍化方，其治疗不受原方证候的限制，而涉及多种病证。对源自《伤寒论》的桂枝汤类方包括桂枝加桂汤、桂枝甘草汤、桂枝加葛根汤、桂枝附子汤、桂枝龙骨牡蛎汤、桂枝加厚朴杏仁汤等的临床应用进行归纳分析。这些方剂具有共同的调阴阳、和营卫的基本功效，但由于药物配伍不同，各有其不同的特点。分述如下：

1. 桂枝加桂汤　“烧针令其汗，针处被寒，核起而赤者，必发奔豚，气从少腹上冲心者，灸其核上各一壮，与桂枝加桂汤，更加桂二两也。”用桂枝加桂汤者，温心阳而平冲逆也。诚如陈蔚所说：“少阴上火而下水，太阳病以烧针令其汗，汗多伤心，火衰而水乘之，故发奔豚。故用桂枝加桂，使桂枝得尽其量，上能像少阴之火脏，下能温少阴之水脏，一物而两扼其要也。”临床用治寒凝经脉，营卫气血不调畅的多种疾病。

2. 桂枝加葛根汤　“太阳病，项背强几几，反汗出恶风者，桂枝加葛根汤主之”，《伤寒论》中用桂枝加葛根汤治太阳中风兼经气不舒。《伤寒论集注》有云：“太阳经脉循行于脊背之间，今风邪涉于分部，而经气不舒，故项背强几几然也。循经下入，是当无汗，反汗出者，分部受邪而腠理不密也。肌腠虚，故恶风。用桂枝汤以解太阳肌中之邪，加葛根宣通经脉之气，而治太阳经脉之邪。”本证在相背强急的同时，并见下利、下坠与脱肛，实补原方之所略也。后世用该方治疗外感不解，又有下利之证，每获效验。在现代临床中主要以原方或加减方，应用于颈椎病、肩周炎、颈心综合征、三叉神经痛、糖尿病周围神经病变等疾病。

3. 桂枝甘草汤　《伤寒论》云："发汗过多，其人叉手自冒心，心下悸，欲得按者，桂枝甘草汤主之"。汗为心液，由阳气蒸化而成，故发汗过多，则损伤心阳。心阳不足，空虚无主，则心悸不宁，欲得按而止之。桂枝辛温，入心而通阳；甘草甘平益气，辛甘合化，阳气乃生，心阳得复，悸动自平。凡痛，拒按属实，喜按属虚，又心悸汗出，显为心阳亏虚，络脉失煦疼痛，用桂枝甘草汤顿服，以振奋离宫之阳，药少力专。该方现代临床多应用于心血管系统疾病，如心律失常、房室传导阻滞、心血管神经官能症、期前收缩等。

4. 桂枝加厚朴杏仁汤　桂枝汤原方加厚朴二两，杏仁(炙去皮)五十枚。右七味以水七升，微火煮取三升，温服一升。覆取微似汗。喘家作，桂枝汤加厚朴杏仁佳。"太阳病下之危喘者，表未解故也，桂枝加厚朴杏仁汤主之"。临床用于治疗外感风寒或营卫不和或正气不足兼有咳喘，脉浮缓，有汗，而无明显热象者。现代临床主要用于治疗各种感冒、急慢性支气管炎等疾病。

5. 桂枝加附子汤　"太阳病，发汗，遂漏不止，其人恶风，小便难，四肢微急，难以屈伸者，桂枝加附子汤主之。"此系仲景为发汗太过导致阳虚液脱者设，《素问·阴阳别论》云："阳加于阴谓之汗。"汗为人体阴液与阳气所化，大汗不但亡阳，同时也能伤阴，今大汗而致阳虚液脱，阳虚不能卫外，故恶风，阴液不足，故小便难，阳主煦之，阴主濡之，阳虚不足以煦，阴虚不足以濡，故四肢微急难以屈伸，所以用桂枝汤滋阴和阳，加附子复阳固表，以使卫阳复，表气固，漏汗止，阴液复。诚柯韵伯谓："是方以附子加入桂枝汤，大补表阳也，表阳密，则漏汗自止，恶风自罢矣，汗止津回，则小便自调，四肢自柔矣。"临床上多用于风湿性心脏病病程中或心衰竭的患者。朱良春更谓桂枝汤加附子、瓜蒌、薤白治阳虚型冠心病胸痛，能温阳宣痹，通阳止痛。临床尚用于治疗带状疱疹、烫伤等病症。

6. 桂枝麻黄各半汤　太阳病得之八九日，如疟状，发热恶寒，热多寒少，其人不呕，清便欲自可，一日二三度发脉微缓者，为欲愈也，脉微而恶寒者，此阴阳俱虚，不可更发汗更下更吐也，面色反有热色者，未欲解也，以其不能得小汗出，身必痒，宜桂枝麻黄各半汤。临床上治疗寒冷型荨麻疹、老年性皮肤瘙痒等症。

7. 桂枝龙骨牡蛎汤　本方是桂枝汤加龙骨、牡蛎用以调和营卫和潜镇摄纳。《金匮要略心典》云："桂枝汤外症得之能解肌去邪气，内症得之能补虚调阴阳，加龙骨、牡蛎者以失精、梦交为神经间病非此不足以收敛其浮越也。"因此，临床上治疗阴精下亏，以致水乏上承，则阳失去阴的涵养，浮而不敛，阴失去阳的固摄，走而不守，形成心肾不交，出现失眠、遗精、梦交等症。临床是常用于治疗荨麻疹、脱发等症。

8. 桂枝甘草龙骨牡蛎汤　桂枝一两、(去皮)甘草二两、(炙)牡蛎二两、(熬)龙骨二两。右四味。以水五升，煮取二升半，去渣，温服八合，日三服。脉浮宜以汗解，(此治脉浮之总诀)用火灸之。(误治)邪无从出，因火而盛，(火反入内)病从腰以下，必重而痹，名火逆也，火逆下之，(又误治)因烧针烦躁者，桂枝甘草龙骨牡蛎主之。适用于心阳虚所致的心律失常、心血管神经症、失眠。现代临床上用于治疗心血管神经症、心律失常、病毒性心肌炎等疾病。

9. 桂枝二越婢一汤(桂枝汤加麻黄石膏二味)　桂枝(去皮)、芍药、甘草、麻黄(去节)各十八铢，大枣四枚，生姜一两二铢，石膏(碎绵裹)二十四铢。右七味，以水五升，煮麻黄一二沸，去上沫，纳诸药，煮取二升，去渣，温服一升。附越婢方麻黄六两、甘草二两、石膏半、生姜三两、大枣十五枚。太阳病，发热恶寒，热多寒少，脉微弱者，此无阳也，不可更汗。现代临床上用于治疗上呼吸道感染、支气管炎、急性扁桃体炎及荨麻疹等疾病。

10. 柴胡桂枝汤　见于《伤寒论》:“伤寒六七日,发热微恶寒,支节烦疼,微呕,心下支结,外证未去者,柴胡桂枝汤主之。”《三因方》载:“柴胡桂枝汤治少阳伤风四五日……。”《证治准绳》载:“柴胡桂枝汤治疟……。”《温知堂杂著》载:“风湿肢节疼痛者……肢节疼痛,外证未去者,盖以此为目的也”。《类聚方广义》载:“发汗失期,胸胁满而呕,头痛身痛……当先其发热之期,用柴胡桂枝汤重复取汗。”临床应用柴胡桂枝汤的病案中多涉及神经、精神、循环、消化、泌尿、内分泌、传染病及五官科疾病等。

11. 桂枝去芍药汤及桂枝去芍药加附子汤　该方用于心肾阳虚,胸阳不足,阴乘阳位的胸闷胸痛等证,可以起到辛温通阳的作用。洪子云谓“病毒性心肌炎,初起酷似外感,或寒热未罢而脉促已见,或外证已除而脉促不休,其中有心阳虚劫者,投桂枝去芍药汤化裁,常获佳效。

12. 桂枝加芍药生姜各一两人参三两新加汤　“发汗后,身疼痛,脉沉迟者,桂枝加芍药生姜各一两人参三两新加汤主之。”验之临床,本方的应用不必拘于太阳病汗后,凡素体营阴不足,而证见脉沉迟,身疼痛者,皆可酌情使用。

13. 桂枝加芍药汤和桂枝加大黄汤　“本太阳病,医反下之,因而腹满时痛者,属太阴也,桂枝加芍药汤主之。大实痛者,桂枝加大黄汤主之。”桂枝加芍药汤虽然与桂枝汤的药味全同,但芍药倍用,配伍意义已经有所改变,主要取其温阳和络,治太阴病的腹满时痛。桂枝加大黄汤,因为大实痛,气血壅滞较甚,桂枝汤力难胜任,所以佐入小量大黄(只有二两),协同芍药以活血泻实,实方中虽然芍药、大黄之性寒,但从方剂的全部药物性味来看,仍然偏温,因此与三承气汤的寒下不同,应区别看待。

14. 小建中汤与黄芪建中汤　小建中汤即桂枝汤倍芍药加饴糖,黄芪建中汤即小建中汤再加黄芪。二方是在桂枝汤的原方中加重酸甘之芍药,又加了甘缓之饴糖,重在实脾建中,用以治疗诸虚不足。临床内伤杂病延久,诸虚不足,每易涉及脾胃,因此一切慢性疾患,调理脾胃着实为先务,以其保得一分胃气,便存一分生机也。如肺痨后期的培土生金法,治疗肝病的治肝实脾法,气血虚弱所致的惊悸、短气、浮肿等症,均能在此二方的基础上加减使用,特别是虚寒性胃脘痛,腹痛小建中汤和黄芪建中汤用之效如桴鼓。

二、桂枝汤类方的功效特点与生物学机制研究

桂枝汤现代药理研究表明,桂枝汤具有较强的解热作用,除了能促进汗腺分泌外,还与镇静作用及中枢性降温作用有关,可使小鼠醋酸性扭体反应有抑制作用,显示桂枝汤具有较强的镇痛作用。桂枝汤也有较强抗甲醛性炎症的作用,揭示该方有较强抗炎作用。实验还表明桂枝汤能抑制小鼠自由活动,增强巴比妥类催眠作用,支持了桂枝汤的中枢镇静作用。桂枝汤的双向调节作用是其功用的主要特点:对汗腺分泌具有双向调节作用,对体温的双向调节作用,对肠蠕动的双向调节作用,对血压和心率的双向调节作用,对免疫功能的双向调节作用等。

(一) 桂枝汤类方的双向调节作用

1. 桂枝汤类方双向调节作用的传统认识

(1) 双向调节作用的基础:桂枝汤及其类方的双向调治作用建立在特定的病机基础上,离不开辨证的前提。例如,桂枝汤对体温、汗液失常的双向调治是基于营卫不和的前提;桂枝去芍药汤对心律失常的双向调治作用建立在心阳虚的基础上。因此,方剂的双向调治作用与一定的病理状态密切相关,如正常人服用桂枝汤后,体温既不会升高,也不会降低。

1）调节体温：桂枝汤对于体温的双向调节作用体现在能使营卫不和所致的体温升高或偏低的病理状态趋于正常。营卫不和而体温升高，有外感、内伤之别。外感发热即太阳中风，桂枝汤能调和营卫，解肌祛邪，故能退其热；内伤发热多见于营卫受损、阴阳失和的病证，桂枝汤既能协调阴阳，又能助营卫，故用于产后、术后失血营虚及病后营卫受损或复感外邪所致的缠绵低热及骤发高热，均有良效。

2）调节汗液：桂枝汤对于汗液的双向调节作用，体现在它既能发汗又能止汗。桂枝汤能够发汗，除桂枝、生姜本身具有发汗作用外，与服后“啜热稀粥”“温覆”也有关系。桂枝汤又能止汗，主要通过桂芍配伍的功能实现。“桂枝君芍药，是于发汗中寓敛汗之旨；芍药臣桂枝，是于和营中有调卫之功”。桂枝汤证的自汗出乃营卫不和，治疗当调和营卫。倘若有邪，通过发汗，邪从汗出，邪去汗止；倘若营气和者，仅卫气不和营气和谐，则通过发汗，营卫谐和而汗自止。表虚自汗，服桂枝汤并啜热稀粥及温覆后遍身漐漐微似汗出属药汗，先得药汗是发汗，病汗遂止为止汗。

3）调节心率：桂枝汤类方对于心率的双向调节作用，表现在对心阳虚所致异常心率的调节。桂枝去芍药汤中桂枝、甘草同用，温振心阳，则阳回而脉促复常。心阳不足除可见虚亢的脉象外，更多系迟缓无力之脉。用此方治疗缓而结代之脉亦颇有效。

4）调节血压：桂枝汤类方对于血压的双向调节作用，体现在对心脾阳虚所致血压异常的调节。心脾阳虚所致的低血压，多因心阳不振，心脾虚损，或脱液、失血、耗气过多所致。临床于风湿性心脏病、久泻等慢性疾病的后期或产后气血两伤的情况下常能见到。以桂枝汤为组方基础的黄芪建中汤能温心阳，益脾胃，建中补虚，治疗诸不足，故用以治心脾阳虚之低血压常获良效。心脾阳虚所致的高血压，多因心脾虚衰，中气不振而阴阳失去维系所致。治疗当从甘温建中，由阴引阳，由阳引阴求之。

5）调节大肠功能：桂枝汤类方对于大肠功能的双向调节作用体现在对泻痢和便秘的治疗。桂枝加芍药汤既可治疗脾气虚损，运化不利的久痢，又可用治里气郁滞，结肠痉挛引起的便秘，体现了调脾胃，和气机，调整大肠功能的双向调节作用。腹痛下痢和痉挛便秘，症虽不同，脾虚失和的机制一致，治病求本，故能左右逢源。

桂枝汤及其类方的双向调治作用的基础是桂枝 - 芍药，桂枝 - 甘草，芍药 - 甘草三对药味配伍。桂枝温通卫阳，芍药敛阴和营，二药通过一散一收，一刚一柔的配伍，集合各自的特长而产生以调和营卫为主的新作用。桂枝汤对体温、汗液失常的双向调治，皆以桂枝 - 芍药配伍作为支撑。桂枝 - 甘草，即《伤寒论》中桂枝甘草汤，二药配伍，辛甘化阳，甘温补虚，有扶心阳、生心液、利血气、平动悸的作用。桂枝去芍药汤对心阳不足的心律失常具有双向调治作用，主要是依靠桂枝、甘草配伍的温振心阳的作用。芍药配甘草，即《伤寒论》的芍药甘草汤，有敛阴和营，缓急止痛之功。在桂枝加芍药汤对大肠功能紊乱的双向调治中，体现了芍药、甘草的配伍意义。

(2) 双向调节作用的途径：桂枝汤及类方实现对机体的双向调治作用主要通过以下两条途径：

1）调和营卫，畅通循环：桂枝汤中桂、姜主卫，芍、枣主营，两两相配，既调营卫利气血，又通经络畅循环，再加甘草之通调，“阳表阴里，气卫血营，并行而不悖，是刚柔相济以相和也。”桂枝汤及其类方正是通过调和营卫，畅通循环的途径对机体的体温、汗液等方面的失常实现双向调治。

2）调理脾胃，建复中气：桂枝汤不仅是解肌、和营卫的主方，也是调脾建中气的要剂。桂枝汤中生姜、大枣、甘草是调补脾胃的圣药；芍药具有益气、益脾的功效；桂枝研究表明能够促进唾液及胃液分泌，帮助消化的作用。因此，5 药均对脾胃具有调治作用。桂枝加芍药汤和黄芪建中汤均以桂枝汤为基础，具有调理脾胃、建复中气的作用，故能对大肠功能紊乱和阳虚为主的血压失常等病症实现双向调节作用。

2. 桂枝汤类方双向调节作用的现代研究　桂枝汤有效部位 A（Fr. A）对体温双向调节作用研究表明，Fr.A 对酵母致热大鼠下丘脑三磷酸肌醇（IP3）和钙调蛋白（CaM）的降低及安痛定诱致低体温大鼠下丘脑 IP3 和 CaM 含量的升高均有明显的逆转效应，即升高高体温大鼠下丘脑 IP3 和 CaM，降低低体温大鼠 IP3 和 CaM，分别使之趋向正常。结果提示，Fr.A 对体温的双向调节有中枢神经细胞内信息传递系统 IP3 和 CaM 参与。

桂枝汤有效部位 A 对体温双向调节作用研究表明，在酵母诱导的发热大鼠中，Fr.A 能降低下丘脑 5-HT、NE、DA 含量；能降低隔区 AVP 和下丘脑 NT 含量，对下丘脑 AVP 含量无影响。在安痛定诱导的低体温大鼠中，能升高 5-HT、AVP、NT 含量。结果提示，Fr.A 为桂枝汤体温双向调节作用的物质基础，影响中枢神经递质 5-HT 水平、中枢神经递质 NE 和 DA 的含量以及下丘脑 NT 和隔区 AVP 的释放有关。

桂枝汤有效部位 B（Fr. B）对胃肠运动双向调节作用研究表明，对阿托品致胃肠运动受抑大鼠，Fr.B 可拮抗下丘脑和空肠组织 cAMP 含量及 PKA、PKC 活性的降低，对胃窦组织 PKA 活性的降低也具拮抗作用；对新斯的明致胃肠运动亢进大鼠，Fr.B 可升高胃窦组织 PKA 活性、下丘脑和空肠组织 PKC 活性，对 cAMP 含量无明显影响。可见，Fr.B 对胃肠运动的双向调节与其影响下丘脑及胃肠局部组织中 cAMP 含量和蛋白激酶活性有关。

（二）桂枝汤类方治疗发热的功效特点与生物学机制研究

1. 桂枝汤类方治疗发热的功效特点　桂枝汤具有解肌发汗，调和营卫的功效。有风邪可发汗祛风，无风邪可敛阴止汗，发汗而不伤正，止汗而不留邪，在外有和营卫之功，在内则有调气血之用。其特点是以调和中焦脾胃阴阳为主，故可以用于气血不和，营卫不调。临床见有外感病初起，头痛、发热、汗出、恶风、干呕、口中和、舌苔薄白而润，脉象浮缓者即可用桂枝汤。

类方是在原方的基础上加减化裁而成。例如，发汗后，身疼痛，脉沉迟者，桂枝新加汤证；发汗过多，其人叉手自冒心，心下悸欲得按者，桂甘汤证。火逆复下，因烧针烦躁者，桂甘龙牡汤证。太阳病过汗，遂漏不止，恶风，小便难，四肢微急，难以屈伸者，桂枝加附子汤证。桂枝去芍药加附子汤针对太阳病下后，脉促，胸满，微恶寒者。伤寒八九日，身体疼烦，不能自转侧，不呕不渴，脉浮虚而涩者，桂枝附子汤主之。伤寒吐下后，心下逆满，气上冲胸，起则头眩，脉沉紧，发汗则动经，身为振振摇者，桂术甘汤证。

2. 桂枝汤类方治疗发热的生物学机制　利用 Radio-TLC 法测定发热大鼠及桂枝汤治疗组脑组织不同时间的 15-PGDH 活性评价结果表明，皮下注射酵母后伴随体温的升高，大鼠下丘脑 PGDH 活性先降低后逐渐恢复，桂枝汤可阻止该酶早期活性降低并升高至正常值；桂枝汤可抑制后期的 PGDH 活性向正常恢复。可见，下丘脑 PGDH 活性降低，参与了酵母性发热的早期机制，升高该部位 PGDH 活性可能是其解热机制之一。

桂枝汤对低体温大鼠下丘脑蛋白激酶 A（PKA）、蛋白激酶 C（PKC）活性的变化及桂枝汤的升温作用研究结果表明，桂枝汤可使低体温模型大鼠下丘脑组织中受抑的 PKA、PKC 活性显著增强，促进体温恢复。提示 PKA、PKC 参与了大鼠的低体温过程，下丘脑组织中的

PKA，PKC参与了EP_3致大鼠发热的病理过程，桂枝汤可抑制EP_3激动诱致的PKA活性增高，可能是桂枝汤解热作用靶点之一。

进一步研究桂枝汤对发热大鼠下丘脑组织中蛋白质的差异表达，结果发现模型和治疗大鼠下丘脑蛋白表达有明显差异，主要是蛋白表达量的增加和减少以及个别蛋白等电点的改变，其中在给予桂枝汤后有8种蛋白（MrPpI：2819 kDP4147，2414 kDP6128，2514 kDP6139，2519 kDP6139，1716 kDP7138，1712 kDP7143，2419kDP 7139，2619 kDP7159）表达增强，6种蛋白（MrPpI：1413 kDP4183，2815 kDP4139，1612 kDP4111，1513 kDP617，3015 kDP7109，3015 kDP 7113）表达降低，1种蛋白（MrPpI：1418 kDP514）等电点发生了改变，差异蛋白数量约占可分辨蛋白点的2.3%。桂枝汤的解热作用可能与改变下丘脑组织中某些蛋白质的表达及修饰有关。

桂枝汤在对两种不同体温状态模型大鼠呈现解热或升温作用的同时，对酵母诱导的发热大鼠，可显著抑制其下丘脑中AC活性，降低异常升高的cAMP含量；而对安痛定诱导的低体温大鼠，又可显著增强其下丘脑中AC活性，增加异常降低的cAMP含量。结果提示，桂枝汤对体温的双向调节作用可能部分通过影响AC活性，从而改变下丘脑细胞中cAMP含量而实现。

桂枝汤解热有效部位A（Fr.A）对IL-1刺激的大鼠脑微血管内皮细胞（rCMEC）PGE_2信号转导通路主要元件的影响研究发现，Fr.A含药血清处理rCMEC后，在IL-1刺激下孵育液中PGE_2和NO含量、总COX和COX-2活性均显著减低，对升高的$sPLA_2$活性无明显影响。提示Fr.A可通过影响PGE_2信号转导通路主要元件COX及NO，进而影响PGE_2水平。Fr.A对于酵母诱导的发热大鼠，能降低隔区AVP和下丘脑NT含量，对下丘脑AVP含量无影响；在安痛定诱导的低体温大鼠中，Fr.A能提升下丘脑、隔区AVP含量和下丘脑NT含量。

桂枝汤中活性成分桂皮醇对发热相关的环氧酶（COX）和PGE_2的影响研究表明，Ⅷ因子抗体免疫组化染色可见95%的培养细胞呈阳性，确认为rCMEC。暴露于质量浓度为30μg/L的IL-1后，rCMEC内COX-2活性及释放的PGE_2量显著增加（$P<0.01$），COX-1活性变化无统计学差异（$P>0.05$）。加入不同浓度桂皮醇后，随浓度增加可下调COX-1、COX-2活性及PGE_2量，且呈浓度依赖关系；浓度为0.744mmol/L时，COX-2活性及释放的PGE_2与IL-1单独作用组相比均有显著性差异（$P<0.105$），对COX-1活性未见明显变化。因此，桂皮醇能下调IL-1刺激rCMEC释放升高的PGE_2，作用机制可能与抑制COX-2活性有关。

桂枝汤中主要活性成分桂皮醛、桂皮酸对IL-1β诱导的人鼠脑微血管内皮细胞PGE_2释放及蛋白激酶*P*-38MAPK的影响研究发现，IL-1β作用脑微血管内皮细胞4小时后，细胞上清液中PGE_2释放明显增多，与正常对照组比较有显著性差异（$P<0.01$）；桂皮醛能剂量依赖性地抑制IL-1β诱导的脑微血管内皮细胞PGE_2释放，桂皮酸则对脑微血管内皮细胞PGE_2的释放无影响。IL-1β作用脑微血管内皮细胞4小时后，细胞中*p*-38MAPK的相对表达水平显著升高，与正常组比较有显著性差异（$P<0.01$）；桂皮醛能剂量依赖性地抑制IL-1β诱导的脑微血管内皮细胞*p*-38MAPK的相对表达水平，桂皮酸则对脑微血管内皮细胞*p*-38MAPK的相对表达水平无影响。可见，桂枝汤的主要活性成分桂皮醛可能通过抑制蛋白激酶*p*-38MAPK活化程度而降低IL-1β诱导的脑微血管内皮细胞PGE_2释放，而桂皮酸则对IL-1β诱导的脑微血管内皮细胞内蛋白激酶*p*-38MAPK活化程度和PGE_2释放无影响。

综上，桂枝汤具有对发热、低体温大鼠下丘脑中腺苷酸环化酶和磷酸二酯酶活性的影响、对下丘脑乙酰胆碱和去甲肾上腺素作用的影响、对下丘脑 PGE_2 的影响、对桂皮素作用的影响、对下丘脑和隔区精氨酸加压素（AVP）及下丘脑神经降压素（NT）的含量的影响、对下丘脑热休克蛋白含量的影响、对 IL-1、IFN-α、肿瘤坏死因子（TNF-γ）所致发热作用的影响、对下丘脑三磷酸肌醇和钙调蛋白含量的影响等，这些效应的作用机制可能与发热激活物、发热介质、内热原、内源性降温物质及 HSP 等相关。

（三）桂枝汤类方治疗心脑血管疾病的功效特点与生物学机制研究

1. 桂枝汤类方治疗心脑血管疾病的功效特点　桂枝甘草汤为汉代著名医家张仲景温阳益气、治疗心悸的基础方，《伤寒论》对该方的描述为“发汗过多，其人叉手自冒心，心下悸，欲得按者，桂枝甘草汤主之”。方中巧用桂枝之辛，入心助阳，与炙甘草之辛、甘相配，辛甘合用，阳气乃生，以通阳复脉。

桂枝甘草龙骨牡蛎汤亦源自汉代著名医家张仲景的《伤寒论》第 118 条：“火逆下之，因烧针烦躁者，桂枝甘草龙骨牡蛎汤主之”。该方由桂枝、炙甘草、龙骨、牡蛎组成，是治疗心阳虚所致心悸症的经典方。桂枝甘草龙骨牡蛎汤的现代临床应用广泛、疗效确切、具有明显特色与优势。现代研究表明，该方对多种实验性心律失常具有明显的治疗作用。

2. 桂枝汤类方治疗心脑血管疾病的生物学机制

（1）桂枝甘草汤抗心律失常的生物学及其机制：桂枝甘草汤具有显著的保护保护缺血再灌注心肌组织的作用，其作用机制与提高模型大鼠心肌超化物歧化酶（SOD）活力，减少丙二醛（MDA）生成，提高 ATP 酶活性及增加 NO 含量等密切相关。

桂甘流浸膏明显推迟乌头碱所致大鼠心律失常出现的时间，缩短心律失常反应持续时间。桂枝甘草汤乙酸乙酯部位的 30% 乙醇洗脱组分对氯仿致心律失常小鼠有一定的保护作用，其主要功效物质群包括水溶性组分、30% 乙醇组分，也是其抗心肌缺血再灌注损伤的有效组分。以心阳虚心动过缓模型大鼠为载体，发现桂枝甘草汤能显著加快模型大鼠的心率，作用机制可能与提高模型大鼠窦房结 Gsα 蛋白含量有关。

桂枝甘草汤与桂枝组、甘草组比较，可显著抑制 ADP 诱导的血小板聚集，降低大鼠体外血栓湿质量和干质量，增高血小板 6-keto-PEG_1A 水平，降低血栓素 B_2（TXB_2）、cGMP 水平及钙离子的浓度。提示桂枝甘草汤可通过抑制血小板聚集及释放而发挥其抗血栓作用，表明桂枝配伍甘草，辛甘化阳，能增强温经通脉的作用。

桂枝甘草汤对低温环境大鼠 TC、TG、GLU、INS、GC、T_3 代谢有一定的干预作用，随着给药时间的延长，能降低大鼠血清 TC、TG、INS、T3 水平，其中 T_3 的下降最为显著（$P<0.01$）；可增高 GLU、GC 含量（$P<0.01$，$P<0.05$）。桂枝甘草汤对 T_3、GLU、GC 的干预作用是通过桂枝、甘草配伍共同实现的。桂枝甘草汤“辛甘化阳”配伍原理的内涵与干预低温环境下大鼠能量代谢，调节血清 GLU、GC、T_3 含量随给药时间的增减有关。

（2）桂枝甘草龙骨牡蛎汤抗心律失常的生物学机制：桂甘龙牡汤可延长乌头碱所致大鼠室性期前收缩的出现时间，并可拮抗三氯甲烷所致的小鼠室颤，其高剂量组、普萘洛尔组与空白组比较后差异有统计学意义，但桂甘龙牡汤高剂量组与普萘洛尔组相比差异无统计学意义，证明桂甘龙牡汤对药物所致的动物室性心律失常具有保护与治疗作用。而桂甘龙牡汤合黄连汤与桂甘龙牡汤合交泰丸则对上述室早、室颤模型无明显的治疗和预防作用。

其抗心律失常的机制在于：①桂甘龙牡汤可使心室肌细胞静息电位上升，动作电位幅值减小和最大上升斜率减慢，提示其对心室肌细胞兴奋的传导可能有抑制作用。其低浓度引起复极 50% 的动作电位时程（APD50）缩短，提示有效不应期缩短。高浓度引起复极 50% 的动作电位时程（APD50）复极 90% 的动作电位时程（APD90）延长，提示不应期延长。有报道，桂甘龙牡汤浸膏粉在不同浓度下均可使豚鼠心室肌细胞内向整流钾通道（1K1）在每一测试电压下的电导降低，提示其对豚鼠心室肌细胞 1K1 有抑制作用，相同浓度下对外向成分的抑制更强，这可能是其抗心律失常作用的机制之一。②桂甘龙牡汤对绝望小鼠静止时间、急性应激模型大鼠旷场爬格次数、尾悬挂静止时间、尾悬挂挣扎次数等行为指标及下丘脑 - 垂体 - 肾上腺轴都有改善作用，增强机体应对急性应激的能力；而针对慢性应激状态大鼠，桂枝甘草龙骨牡蛎汤可显著提高应激大鼠的脾指数、胸腺指数、降低 IL-1β 的含量水平（$P<0.05$），降低 CRHmRNA、ACTHmRNA 的表达，增强机体应对慢性应激的能力。可见桂甘龙牡汤可改善机体应对急慢性应激的能力，从而间接减少心律失常，尤其是恶性心律失常的发生。

（3）桂枝汤及其类方用于高血脂、高血压等的生物学机制：桂枝汤能降低高脂血症大鼠 TC、TG、LDL-C、丙二醛（MDA）水平，增加 HDL-C 含量、升高肝脏脂蛋白脂酶（lipoprotein lipase，LPL）和肝脂酶（hepatic lipase，HL）活性及超氧化物歧化酶（superoxide dismutase，SOD）的活性，减轻大鼠肝脂肪变性的程度。桂枝汤可调节高脂大鼠血脂代谢和血管内皮活性因子、保护血管内皮、改善血管内皮功能，改善肝细胞脂肪变程度，对高脂血症、动脉粥样硬化、冠状动脉粥样硬化性心脏病等的治疗具有显著的治疗效果。

桂枝汤对血压具有明显双向调节作用，其降血压作用机制与降低自发性高血压大鼠（spontaneously hypertensive rats，SHR）血浆、下丘脑及主动脉中的血管活性物质 ET、神经降压素（neurotensin，NT）以及降低心肌组织中血管活性肠肽（vasoactive intestinal peptide，VIP）的含量密切相关。

桂枝加厚朴杏子汤具有温壮心肾阳气、回阳救逆、敛阴固脱、扶阳解表、祛风散寒、运脾和胃化痰、利水降气定喘的功效，对于急性心衰竭疗效显著。桂枝加葛根汤加减方治疗椎 - 基底动脉供血不足性眩晕疗效优于氟桂利嗪。桂枝加葛根汤加减用于治疗冠状动脉粥样硬化性心脏病具有较好的临床效果。桂枝加附子汤临床亦可用于治疗室性期前收缩、顽固性心律失常、心衰之心阳欲脱患者。

（四）桂枝汤类方治疗风湿痹痛的功效特点与生物学机制研究

1. 桂枝汤类方治疗风湿痹痛的功效特点　桂枝附子汤组方为桂枝、附子、大枣、生姜、甘草，主治太阳病类似证风湿盛于肌表。方中桂枝善温经通阳，又能发汗解肌；附子散寒止痛，助心阳通脉，为通十二经纯阳之品；炙甘草、生姜、大枣益气健脾和胃。桂枝与附子相配温经助阳，散寒祛风化湿；配以姜、枣、草，共奏温经助阳、祛风化湿之功，故该方可用于治疗“痹证”。临床用于治疗类风湿性关节炎、关节炎、腰膝痛、坐骨神经痛、产后痹痛、寒疝、阳痿早泄、真心痛、低血压、心动过缓，以及小儿虚寒泄泻、虚寒喘咳、虚寒关节痛、虚寒呕吐、虚寒腹痛、胃痛等症。

桂枝加附子汤的组成为桂枝三两（去皮）、芍药三两、甘草三两（炙）、生姜三两（切）、大枣十二枚（擘）、附子一枚（炮）。功用为有温阳解表、调和营卫、补阳敛汗之功。方中配伍白芍、甘草（即芍药甘草汤），以酸甘化阴，舒缓挛急，具有显著的解痉、镇痛作用。现代临床广泛用于消化、运动、神经系统及骨伤科、肿瘤科以疼痛或抽搐挛急为特征的病证。可用于治疗腰腿痛、足跟痛、胃脘痛、腓肠肌痉挛、小儿腹痛、痛经、妊娠腹痛等症。

桂枝加术附汤即桂枝加附子汤加苍术，在桂枝加附子汤补虚温阳基础上增加了除湿利尿作用。桂枝加术附汤原用于“湿家骨节疼痛，或半身不遂、口眼㖞斜，或头痛而重，或身体麻痹，或头痛剧烈者”。现代常用于治疗关节、肌肉疼痛，并时常出现水肿，屈伸时关节僵硬或麻木，遇冷加重者；类风湿关节炎；糖尿病性神经炎四肢疼痛、不温者。脑血管疾病后遗症出现的四肢疼痛、不温，小便不利或频数；以及带状疱疹所致疼痛、腰扭伤后下肢疼痛、麻木者等。

2. 桂枝汤类方治疗风湿痹痛的生物学机制　桂枝附子汤能有效地降低类风湿性关节炎（RA）模型大鼠体内的 TNF-α、前列腺素 E 及丙二醛 MDA 水平，其作用机制是通过降低肿瘤坏死因子水平而抑制滑膜炎症和血管翳的形成。同时桂枝附子汤具有祛风解表，温经散寒，通络止痛之功，体现了中医药治疗 RA 标本兼顾的治疗思想。

桂枝附子汤对风寒湿痹 CIA 模型大鼠关节炎和足肿胀有改善作用；对异常升高的 TNF-α、IL-6 有降低作用，对关节炎症浸润及关节破坏有抑制作用，这可能是其治疗类风湿关节炎的作用机制之一。

桂枝附子汤对佐剂性关节炎具有显著治疗作用，能够有效控制大鼠足趾肿胀度，降低血清中 IL-1β 含量，保持血清中 SOD 相对含量，而阻止关节软骨和骨的破坏，缓解疼痛。

桂枝附子汤加白术、白芍、茯苓，对类风湿性关节炎具有抗炎作用，其机制与免疫反应和部分化学介质的作用有关，并可避免皮质醇及非皮质醇类抗炎药的显著不良反应。

3. 桂枝汤类方治疗其他病证的研究　桂枝汤及其加桂汤和加芍药汤尚具有抗衰老作用，其组方药味桂枝、芍药、生姜、炙甘草、大枣均具有抗氧化、抑制醛糖还原酶活性、钙拮抗剂等作用，均可作用于自由基、钙通道、醛糖还原酶等能导致衰老的环节，且芍药更具促智作用。根据“脏腑虚衰说”，桂枝汤、桂枝加桂汤、桂枝加芍药汤三方均具有平衡阴阳，健脾和胃，调畅气机之功，沿袭了中医药延缓衰老的补脾益肾，活血化瘀的选方依据，且符合中医抗衰老组方原则。

三、桂枝汤及其类方的功效物质基础研究

（一）桂枝汤类方治疗发热的功效物质基础

采用 HPLC-MS/MS 等对桂枝汤有效部位 A 部分进行成分分离分析，发现其主要成分来自于桂枝、芍药、甘草等药味；并建立指纹图谱供定性鉴别。

同时分析评价桂枝汤类方中原儿茶酸、香豆素、桂皮酸、桂皮醛、芍药苷和甘草酸成分，结果表明，与单味桂枝相比，三个类方桂枝汤、桂枝加桂汤和桂枝加芍药汤中原儿茶酸含量增加、桂皮酸含量减少，桂枝汤和桂枝加桂汤中香豆素含量增加；与单味芍药相比，三个类方中芍药苷含量减少；与单味甘草相比，三个类方中甘草酸含量增加。提示不同配伍对各成分含量有着复杂的影响。

通过对比桂枝汤中 6 种苯丙烯类化合物对环氧合酶 -2（COX-2）及前列腺素合酶（PGES）的影响，结果表明：COX-2 与 mPGES-1mRNA 表达随 LPS 刺激时间变化，COX-2 于 4 小时达峰值后下降，而 mPGES-1 则一直呈上升趋势。mPGES-2 与 cPGES mRNA 则并不随 LPS 刺激而变化。桂皮醛作用最强，在 32mg/L 时显著抑制 COX-2（$P<0.05$）和 mPGES-1（$P<0.01$）；邻甲氧基桂皮醛次之，在 54mg/L 时显著抑制 COX-2（$P<0.05$）和 mPGES-1（$P<0.05$）。其余 4 种化合物对 COX-2 和 mPGES-1 也均有一定的抑制作用，但其强度远弱于桂皮醛和邻甲氧

基桂皮醛，在实验所设浓度范围内均无统计学意义。因此，抑制 COX-2 和 mPGES-1，是桂枝汤苯丙烯类化合物抑制前列腺素 E_2（PGE_2）分泌，进而发挥抗炎解热作用的重要机制。其作用强弱顺序为醛 > 醇 > 酸，结构中有邻甲氧基则作用减弱，其作用强弱似与丙烯基末端的氧化态关系密切，同时也受到甲氧基的影响。

研究发现，桂枝汤和肉桂醛灌胃均能抑制 Sul 脑室注射诱导的体温升高，白芍总苷腹腔注射可使发热大鼠体温降至正常以下，而肉桂酸倾向于增强该发热反应。可见，抑制 EP_3 受体后与发热相关的信号转导通路可能是桂枝汤、肉桂醛和白芍总苷的解热作用机制之一，而肉桂酸可能对该通路无明显影响。

通过对 IL-1β 刺激小鼠脑微血管内皮细胞释放 PGE_2 的构效关系研究，发现苯丙烯类化合物对 bEnd. 3 细胞释放 PGE_2 具有显著的抑制活性，以桂皮醛、桂皮醇、桂皮酸为桂枝汤中活性较强，其 IC_{50} 分别为 0.38，0.44 和 2.03mmol/L。且具有一定的构效关系：①化合物基本结构相同，其活性强弱顺序为：桂皮醛类化合物 > 桂皮醇类化合物 > 桂皮酸类化合物 > 桂皮酸酯类（IC_{50} 0.38<0.44<2.03<11.69mmol/L）。②桂皮酸类化合物：对位单甲基取代，活性明显增强；对位单甲氧基取代，活性增强不明显；邻位、间位单甲氧基取代，活性降低或消失；邻位（稍降低）或间位（稍增强）单羟基取代对活性影响不明显；羟基及甲氧基的取代数目增加，活性增强。③桂皮醇类化合物：对位单甲基取代，活性明显降低；邻位、间位或对位单甲氧基取代，活性降低；其活性强弱顺序为：对位 > 间位 > 邻位；甲氧基取代数目越多，活性越强，但其活性低于桂皮醇；羟基取代，活性降低；羟基取代数目增加，活性有所增强，但仍低于无羟基取代的桂皮醇。④桂皮醛类化合物：邻位或对位甲氧基单取代，对活性无明显影响；邻位羟基单取代，活性降低。

（二）桂枝汤类方治疗发热的剂量 - 物质 - 功效的关联关系研究

1. 桂芍之比 1∶1　桂枝汤原方桂芍等量配伍，一辛散一酸收，一治卫强一治营弱，解表合里，调和营卫。桂枝、生姜、甘草辛甘化阳，白芍、大枣、甘草酸甘化阴，诸药合用，“外证得之，解肌和营卫，内证得之，化气和阴阳”。临床不仅可治外感风寒表虚证、虚人外感，更能治自汗低热等内伤杂病。

2. 桂芍之比 3∶4　桂枝加芍药、生姜各一两，人参三两新加汤，重用芍药以和营养血，重用生姜宣通阳气，加人参益气和营。扶正与祛邪并用，以扶正为主。“方用桂枝汤，取其专行营分，加芍药之苦平，欲领姜桂之辛不走于肌腠而作汗，潜行于经脉而定疼也。”主治太阳病发汗太过，损伤气营，表虚兼营气不足身疼痛证。临床多用治老年体弱、产后外感身疼痛或久病卧床身疼痛等证。

3. 桂芍之比 1∶2　桂枝加芍药汤（原方倍芍药）。药味虽与原方相同，但芍药倍用，配伍意义上已全然不同，主要取其温阳和络，倍芍药者，与甘草相伍，既酸甘益阴，又活血和络。主治太阳病腹满时痛证。

4. 桂芍之比 5∶3　桂枝加桂汤（原方加桂枝二两），重用桂枝，既解肌通阳，又平冲降逆，促使阴寒之气下降。方有执“与桂枝汤者，解其欲自解之肌也。加桂者，桂走阴而能伐肾邪，故用之以泄奔豚之气也。”主治心阳虚，水寒之气上冲而致发奔豚证。

研究表明，桂枝汤与桂枝加芍药汤对两组消化性溃疡小鼠具有一定的治疗作用，但两者的作用机制不同，桂枝汤侧重在免疫调节，桂枝加芍药汤侧重在缓解胃痉挛。

（三）桂枝汤类方治疗心脑血管疾病的功效物质基础

桂枝甘草汤化学研究表明，桂枝与甘草配伍后能够促进桂皮醛的溶出；肉桂酸在配伍后煎出率则有所下降；甘草次酸在配伍前后煎出率无明显变化。

采用 GC-MS 方法共鉴定桂枝甘草汤中 33 个挥发性成分，占挥发性总成分的 93% 以上；主要为苯甲醛、苯丙醛、反式肉桂醛、肉桂醛（61.02% ± 9.13%）、2′- 甲氧基肉桂醛，红没药醇、十六酸等。可见，桂枝甘草汤中挥发油类成分主要来自桂枝挥发油成分。

对桂枝甘草汤的单味药进行抗心律失常研究，发现甘草次酸具有负性频率作用及负性传导作用，具有广泛的抗心律失常作用。甘草苷对乌头碱所导致的心肌损伤具有明显保护作用，从而起到增效减毒的作用。桂枝挥发油中桂皮醇具有降压、解热、镇痛、抗炎、抗菌、抗肿瘤、抗血小板聚集和抗凝血等作用。肉桂酸具有抗血小板聚集、改善心脏供血、抗菌、消炎等作用。

（四）桂枝汤类方体内功效物质基础研究

通过对桂枝汤类方不同配伍在大鼠体内药动学差异比较分析，发现大鼠灌服桂枝汤类方后血浆中检测到桂皮酸、马尿酸、芍药苷和甘草次酸。与单用桂枝汤组比较，桂枝汤和桂枝加芍药汤组桂皮酸的 C_{max}、AUC 和马尿酸的 C_{max} 降低；与桂枝加桂汤组比，桂枝加芍药汤组桂皮酸的 C_{max}、AUC 和马尿酸的 C_{max} 降低，但剂量校正后马尿酸的降低有统计学意义，其他变化均无统计学意义。对于芍药苷，桂枝加芍药汤组中芍药苷的 C_{max} 与其余组比均升高，剂量校正后，与桂枝和桂枝加桂汤比仍升高。对于甘草次酸各组间的差异无统计学意义。可见，桂枝汤类方不同配伍对芍药苷和马尿酸的体内过程具有较明显的影响。

参考文献

[1] 龚蓉，龚莉，隋艳华．桂枝汤对体温双向调节作用研究进展[J]. 中医药导报，2005，11（3）：70-73.

[2] 吴雪华．试论桂枝汤及其类方的双向调治作用[J]. 中国医药学报，2003，18（增刊）：74-75.

[3] 霍海如，谭余庆，李晓芹，等．桂枝汤有效部位 A 对体温双向调节作用机理研究—对下丘脑三磷酸肌醇和钙调蛋白含量的影响[J]. 中国实验方剂学杂志，1998，4（2）：25-28.

[4] 霍海如，李晓芹，谭余庆，等．桂枝汤有效部位 A 对体温双向调节作用及其机理研究—对下丘脑 NE、DA、5-HT 含量的影响[J]. 中国实验方剂学杂志，1998，4（3）：14-16.

[5] 霍海如，谭余庆，周爱香，等．桂枝汤有效部位 B 对胃肠运动双向调节作用的实验研究Ⅵ—对 cAMP、蛋白激酶 A 和 C 活性的影响[J]. 中国实验方剂学杂志，2005，11（4）：51-54.

[6] 武志强，何敏，史玉荣，等．桂枝甘草汤的药理作用与临床应用研究进展[J]. 中药与临床，2014，5（3）：50-53.

[7] 王秋，王占石．桂枝甘草汤温经通脉的药效学研究[J]. 中医药研究，2002，18（5）：41.

[8] 陈海兵．桂枝甘草汤药效研究[J]. 中医临床研究，2012，4（6）：34.

[9] 刘萍，王平．桂枝甘草药对对心血管系统影响的探析[J]. 辽宁中医杂志，2011，38（2）：239-240.

[10] 吕英，高洁．桂枝甘草汤“辛甘化阳”配伍的实验研究[J]. 中药材，2010，33（8）：1296-1299.

[11] 李胜志，柴剑波，于海，等．桂枝甘草汤及其各组分对心肌缺血再灌注损伤大鼠血清中 LDH、CK 及心肌 Ca^{2+} 含量的影响[J]. 陕西中医，2011，35（5）：625-626.

[12] 林辉，徐大量，陈丽敏，等．桂枝甘草汤乙酸乙酯萃取部位的药效学研究[J]. 中药新药与临床药理，2013，24（1）：25-28.

[13] 王永霞,原双兴.桂枝甘草汤治疗心律失常现状探讨[J].中华中医药杂志,2013,28(2):457-459.
[14] 姚凤云,王炳志,彭淑红,等.桂枝甘草汤"辛甘化阳"配伍对低温环境大鼠能量代谢的影响[J].中医研究,2014,27(7):67-70.
[15] 佟颖,杜武勋,李悦,等.桂枝甘草龙骨牡蛎汤抗心律失常作用研究进展[J].吉林中医药,2015,35(5):537-540.
[16] 孙彦琴.桂枝甘草龙骨牡蛎汤对小鼠室颤、大鼠室早的影响[D].郑州:河南中医学院,2007.
[17] 崔美红,魏玉杰,刘惠亮.应激性心律失常机制及防治的研究进展[J].心血管康复医学杂志,2014,23(1):100-104.
[18] LI X,MA D F,JIANG Y H,et al. GW27-e0800 cardiac dysregulation and myocardial injury in a 6-hydroxydopamine-induced rat model of sympathetic denervation and prevention effect of Guizhi decoction [J]. Journal of the American College of Cardiology,2016,68(16):C30.
[19] 黄强辉,胡建新.应激下心律失常与缝隙连接蛋白43[J].中国心脏起搏与心电生理杂志,2011,25(5):442-444.
[20] 童瑶,邹军,倪力强,等.4种中药复方对大鼠实验性急性应激行为及下丘脑-垂体-肾上腺轴的影响[J].中国中药杂志,2005,30(23):1863-1866.
[21] 童瑶,邹军,倪力强,等.化痰、温阳法对慢性应激大鼠IL-1β、IL-2及下丘脑CRHmRNA、垂体ACTHmRNA基因表达的影响[J].中国中医基础医学杂志,2005,11(7):501-502,510.
[22] 许源,宿树兰,王团结,等.桂枝的化学成分与药理活性研究进展[J].中药材,2013,36(4):674-678.
[23] 刘婷,张毅,秦彩玲,等.桂枝汤降压作用机制初探—对血浆及组织中ET,NT含量的影响[J].中国药学杂志,2005,40(6):421-423.
[24] 霍海如,谭余庆,秦彩玲,等.桂枝汤对酵母致自发性高血压大鼠高体温复合病理模型的影响[J].中国实验方剂学杂志,2004,10(2):37-39.
[25] 唐世球.桂枝加葛根汤加减治疗椎基底动脉供血不足性眩晕临床观察[J].吉林中医药,2011,31(7):635,653.
[26] 杨福龙.桂枝加厚朴杏子汤治疗急性心力衰竭20例临床疗效观察[J].光明中医,2012,27(7):1363-1364.
[27] 薛本凡.桂枝汤加味治疗冠心病心绞痛50例临床观察[J].中医临床研究,2014,6(16):123-124.
[28] 何江媛,谷松.桂枝附子汤对类风湿性关节炎大鼠血清肿瘤坏死因子水平影响的研究[J].实用中医内科杂志,2008,22(12):48-49.
[29] 陈莹蓉,马越鸣,张宁.桂枝汤类方化学成分含量研究[J].中成药,2010,32(6):996-1000.
[30] 张畅斌,李沧海,隋峰,等.桂枝汤苯丙烯类化合物对环氧合酶-2及前列腺素抑制的作用[J].中国实验方剂学杂志,2012,18(9):157-161.
[31] 李沧海,周军,霍海如.桂枝汤及其活性成分对EP_3受体激动剂诱导发热的影响[J].中国中药杂志,2003,28(11):1056-1060.
[32] 马悦颖,尚明英,李沧海,等.桂枝汤有效成分苯丙烯类化合物干预IL-1β刺激小鼠脑微血管内皮细胞释放PGE_2的构效关系[J].药学学报,2007,42(7):798-802.
[33] 袁世清,夏丽娜,郭尹玲.桂枝汤与桂枝加芍药汤量效关系的实验研究[J].内蒙古中医药,2014,(4):99.
[34] 高洁,王沛坚,李红辉.桂枝甘草汤"辛甘化阳"配伍的化学研究[J].新疆中医药,2007,25(增刊):38-40.
[35] 陈丽敏,林辉,徐大量,等.桂枝甘草汤挥发性成分的GC-MS测定研究[J].中药新药与临床药理,2010,21(4):418-421.
[36] 董晞,赵世平,刘岩,等.甘草苷对乌头碱致心肌细胞损伤的保护作用[J].中华中医药杂志,2009,24(2):163-166.
[37] 张荣发.桂皮醇的药理作用研究进展[J].中国药业,2008,17(10):75-76.

[38] 陈莹蓉，高成璐，裘福荣，等．桂枝汤类方主要成分在大鼠体内药代动力学比较研究[J]．中成药，2013，35(4)：683-689.

[39] CHEN Y R，GAO C L，MA Y M，et al. Pharmacokinetic study of multiple active constituents after oral gavage of Guizhi decoction in rats using a LC-MS/MS method [J]. European Journal of Drug Metabolism and Pharmacokinetics，2013，38(4)：283-293.

第九章 泻下剂类方研究进展

泻下剂以泻下药为主组成，具有通导大便、排除肠胃积滞、荡涤实热、攻逐水饮寒积等作用，用以治疗里实证。本类方剂的立法属"八法"中的"下法"，适用于病变部位在肠胃，病因为实热、燥屎、冷积、水饮、瘀血等有形实邪积聚，结滞不通的里实证。由于里实证有热结、寒积、燥结、水结的不同，人体素质有虚实的差异，故有寒下、温下、润下、逐水、攻补兼施等治法，故分为寒下剂、温下剂、润下剂、逐水剂等。寒下剂具有泻除宿食、燥屎、水饮与荡涤实热的作用，适用于无形邪热与有形积滞互结所致的大便秘结，脘腹痞满、胀痛、拒按，身热不恶寒，或潮热汗出，舌苔黄腻，脉数而有力之里实证。代表方剂：大承气汤、大黄牡丹汤等。温下剂是以泻下药与温里药为主组成，功能攻逐冷积，治疗寒冷积滞内结成实之证的一类方剂。代表方剂：大黄附子汤、温脾汤等。润下剂能润燥滑肠，促使大便排出，适用于肠燥便秘之证，代表方如麻子仁丸。逐水剂能使体内积水通过大便、小便排出。逐水剂是以峻泻逐水药为主组成，功能攻逐水饮，治疗水饮停聚或泛滥肌表之水肿属实证的一类方剂，代表方如十枣汤。攻补兼施剂，适用于里实正虚而大便秘积者，代表方如增液承气汤。

大承气汤类方现代研究

大承气汤是张仲景《伤寒杂病论》中辨治热结证的重要基础方之一，《伤寒论》中的泻下方剂有十枣汤、三物白散、大承气汤、大柴胡汤、大陷胸汤、大陷胸丸、小承气汤、小陷胸汤、抵当丸、抵当汤、桃核承气汤、调胃承气汤和麻子仁丸。

一、大承气汤类方及其衍化特点

（一）大承气汤类方及其历史源流

大承气汤类方出自张仲景的《伤寒杂病论》，亢则害，承乃制，承气所由名也，包括大小承气汤、调胃承气汤、桃核承气汤、麻子仁丸等，是治疗燥实痞满为主证的一组方剂。大承气汤是该组类方的基本方，由大黄、厚朴、枳实、芒硝四味药物组成。方中大黄苦寒泄热通便，荡涤肠胃，为主药；辅以芒硝咸寒泻热，软坚润燥；佐以厚朴、枳实行气散结，消痞除满，助大黄、芒硝加速积滞排泄，合为"行气散结，泻下清热"之方。其为临床治疗急性单纯性肠梗阻、粘连性肠梗阻、蛔虫性肠梗阻、急性胆囊炎，肠道疾病术后不排气、不排便，以及某些热性病中出现高热、神昏、谵语、惊厥、发狂而有阳明腑实证者的常用代表方。

小承气汤、调胃承气汤由大承气汤化裁而来，与大承气汤合称“三承气汤”，《伤寒论》112方中包含多首在三承气汤基础上衍化而成的方剂，典型方剂代表如桃核承气汤、麻子仁丸，各方适应性广、针对性强，疗效显著，为临床所常用，但由于药物配伍不同，各有其不同的特点（表9-1）。

表9-1 《伤寒论》中的大承气汤类方的典型代表方

方名	组成	主治
大承气汤	大黄酒（洗）四两，芒硝三合，厚朴（去皮）半斤，枳实五枚	大便秘结，腹部胀满、硬痛、拒按，甚者潮热谵语，手足汗出，或神识昏蒙，循衣摸床，或目中了了（即视物不明）睛不和（指眼珠转动不灵活）等阳明腑实证
小承气汤	大黄四两，厚朴二两，枳实三枚	潮热，汗多，腹胀满，大便硬或热结旁流，舌苔黄厚，脉滑疾
调胃承气汤	大黄四两，芒硝半升，炙甘草二两	蒸蒸发热，心烦，腹满轻，不大便，舌苔黄，脉滑数
桃核承气汤	大黄四两，芒硝半升，炙甘草二两，桃仁五十个，桂枝二两	烦躁如狂，少腹急结，舌红瘀紫，脉涩沉实
大陷胸汤	大黄六两，芒硝一升，甘遂一钱	太阳病热实结胸
麻子仁丸	麻仁二升，芍药半斤，枳实半斤，大黄一斤，厚朴炙一尺，杏仁一升	脾约证

小承气汤：本方即大承气汤去芒硝而成，其以大黄为主，枳实、厚朴为辅，减其剂量，欲缓下其邪。据《伤寒论》第213条记载：“阳明病，其人多汗，以津液外出，胃中燥，大便必鞕，鞕则谵语，小承气汤主之。”《伤寒论》第250条亦称：“太阳病若吐若下若发汗后，微烦，小便数，大便因鞕者，与小承气汤和之，愈。”大承气汤适用于痞满燥实证候，用以治疗阳明腑实而以痞满为主的证候；而小承气汤则不同，其适用于以痞满为主而燥症未具的证候。临床以小承气汤加味治疗急性胆囊炎，急性单纯性肠梗阻，蛔虫性肠梗阻等出现谵语、便秘、潮热、胸腹痞满，或痢疾初起腹痛、里急后重、舌苔老黄、脉滑而疾等症状者。

调胃承气汤：本方即大承气汤去枳实、厚朴加甘草而成，取其调和承顺胃气之义，非若大、小承气汤专以攻下。《伤寒论》第207条记载：“阳明病，不吐不下，心烦者，可与调胃承气汤。”第248条亦称：“太阳病三日，发汗不解，蒸蒸发热者，属胃也，调胃承气汤主之。”可见本方的适应证是发热、胃气不和、心烦、腹中不适，有燥屎、不大便，或腹痛等，适用于以燥实为主而无痞满的证候，与大承气汤苦寒峻下及小承气汤泄热消痞不尽相同。临床本方多用于急性单纯性肠梗阻、胃肠道术后不排气、不排便、习惯性便秘，以及各种热性病出现热邪结胃、口渴、心烦或谵语、腹满、便秘、舌苔正黄、脉滑数者。

桃核承气汤：本方即调胃承气汤加桃仁、桂枝而成。取大黄荡涤邪热，芒硝咸寒软坚，桃仁活血化瘀，桂枝温通血脉，甘草调和诸药，合用有泻热祛瘀之功。仲景用以治疗邪入少腹，瘀血不行的蓄血证。《伤寒论》第106条称：“太阳病不解，热结膀胱，其人如狂，血自下，下者愈。其外不解者，尚未可攻，当先解其外。外解已，但少腹急结者，乃可攻之，宜桃核承气汤。”可见本方适用于下腹部急结及小腹两侧有索状物，有压痛感，拒按，或发热，或发狂等下焦蓄血证的证候；与大、小承气汤，调胃承气汤实有不同，应予以区别。临床凡妇人先期作痛、经闭不行、产后恶露不下、急性盆腔炎、附件炎、肠梗阻属瘀热互结，证见少腹拘急胀满，疼痛难忍，大便色黑，小便自利，谵语烦渴，至夜发热，其人如狂者，尤可酌情选用本方。

大陷胸汤：本方为大承气汤去厚朴、枳实，加甘遂而成，为泄热逐水散结之峻剂。大陷胸证为水热互结于胸膈脘腹的证候，水邪较重，故用大黄、芒硝泻热破结，配甘遂逐水。而大承气汤证为燥热与糟粕结滞于阳明胃肠之候，积滞较重，腑气不通，故除用大黄、芒硝泻热通便外，特用枳实消痞破滞，厚朴行气除满以去积滞、畅腑气。

麻子仁丸：本方由小承气汤加麻子仁、杏仁、白芍、蜂蜜而成，主治脾约证。

大承气汤类方如晋代《肘后备急方》卷二的承气丸，系由大承气汤去厚朴加杏仁而成；唐代《备急千金要方》卷九中的承气汤，由大承气汤去厚朴加甘草组成，亦即调胃承气汤加枳实；宋代《圣济总录》卷九十七之承气泻胃厚朴汤，由大承气汤去芒硝，枳实改为枳壳加甘草组成；《伤寒瘟疫条辨》卷五之解毒承气汤，即由大承气汤和黄连解毒汤加僵蚕、蝉蜕组成；《太平圣惠方》卷十六方之调气丸，即大承气汤以杏仁易厚朴而成；《素问·病机气宜保命集》三化汤，为小承气汤加羌活而成；《证治准绳·幼科》紫草承气汤，为小承气汤加紫草而成；《重订通俗伤寒论》白虎承气汤，即白虎汤、调胃承气汤合方衍化而成。吴鞠通更是灵活运用了张仲景的三承气汤，在《温病条辨》卷二中自创出五加减承气汤：即邪正合治、扶正攻下的新加黄龙汤；脏腑合治、宣肺攻下的宣白承气汤；二肠合治、清利湿热攻下的导赤承气汤；两少阴合治、开窍攻下的牛黄承气汤，以及气血合治、滋阴攻下的增液承气汤等。

（二）大承气汤类方体系配伍功效衍化特点

大承气汤在《伤寒论》中用于治疗阳明腑实证、少阴病津伤及里实证；《金匮要略》中用于治疗阳明刚痉证。方中大黄清泻邪热，攻下实热，推陈致新；芒硝软坚散结，润燥通便；枳实行气破滞，消痞除坚；厚朴下气散结，消除胀满。历代医家多沿用此方治疗各种热性病过程中出现大便秘结、腹部胀满等阳明腑实证，并将其适用范围归纳为“痞、满、燥、实”四字。

大承气汤类方系列虽然含方众多，证候要素、治则治法、方剂要素等有异，但基本存在以下衍化规律：

1. 证候要素　大承气汤为阳明腑实而设，以痞、满、燥、实为证治特点。其类方在腑实基础上或兼见其他实证，如瘀血、痰水、肺热、血热等；或兼有虚证，如阴虚、气血阴伤等，成虚实夹杂证。

2. 治则治法　大承气汤确立了苦寒攻下的立法原则，其衍化方根据证候要素变化将攻下法与多种方法合用，扩展了承气汤的应用范围。如吴鞠通将三承气汤的苦寒攻下变通为滋阴攻下，再将攻下腑实发展成“脏腑合治”，又将通利大肠演化成“二肠同治”。

3. 方剂要素　大承气汤类方均以大黄为方中主要药物。“其承气之名固当属大黄，而不属其他诸药”。因热结阳明，惟大黄能直捣中宫，倾其腑实。大承气汤类方方剂要素衍化大致有两类：①攻下与活血、逐水、凉血、祛风、宣肺、清热、开窍等药物配伍，如调胃承气汤与活血药桃仁配伍成桃核承气汤，大承气汤配伍逐水药甘遂成大陷胸汤。②攻下与扶正兼顾，如小承气汤加麻子仁、杏仁、白芍等成麻子仁丸。

（三）承气汤类方的临床应用

《伤寒论》三承气汤，即大承气汤、小承气汤、调胃承气汤，临床上主要用于以不大便为主症的一系列疾病的治疗。可根据阳明腑实证病情由轻到重发展的临床表现将3方进行分类：

初期为不大便或大便硬结，腹胀满等燥热与糟粕初结，兼舌红苔黄，脉实等热实症状，用调胃承气汤；中期数日不大便，潮热，汗出，腹满，腹痛甚或神昏谵语等燥热与糟粕互结，兼舌红苔黄，脉滑而疾或脉实有力等热实症状，用小承气汤；晚期大便数日潮热，谵语，伴有腹痛拒按，绕脐痛，手足汗出，不能饮食，热结旁流，喘冒不能卧（伴随症满足一条即可），兼舌红苔黄燥，脉沉实或沉迟等邪热深伏在里的症状，用大承气汤。

吴鞠通在《温病条辨》中对《伤寒论》中三承气汤进行发挥，创立了宣白承气汤、导赤承气汤、护胃承气汤、承气合小陷胸汤、加减桃仁承气汤、牛黄承气汤、增液承气汤、新加黄龙汤等，在临床中灵活运用。其中，腑实兼有气血阴伤，邪正合治者用新加黄龙汤；腑实兼有阴虚，增水行舟者用增液承气汤；腑实兼有肺失宣降，脏腑合治者用宣白承气汤；腑实兼有小便淋漓而痛，用导赤承气汤；腑实兼有热闭心包，开窍通腑合用者用牛黄承气汤。

研究人员搜集、整理了发表于1949—2014年间的有关三承气汤（大承气汤、小承气汤、调胃承气汤）的临床研究和个案（个人经验）文献，经数据挖掘处理，发现大承气汤、小承气汤两方大量用于治疗消化系统疾病，尤以用于治疗肠梗阻比例最高。进一步遵循循证医学及使用Review Manager基础Meta分析（合并统计量）研究大承气汤、小承气汤、针灸疗法、西医基础疗法等中西医结合方法治疗肠梗阻，统计结果表明：大承气汤加西医基础疗法优于单纯西医基础疗法，大承气汤加西医基础疗法优于西医基础疗法加生长抑素，大承气汤加西医基础疗法优于西医基础疗法加盐水灌肠，大承气汤加西医基础疗法优于西医基础疗法加肥皂水灌肠，大承气汤加西医基础疗法优于西医基础疗法加石蜡油灌胃，大承气汤加西医基础疗法优于西医基础疗法加阿托品，小承气汤加西医基础疗法优于单纯西医基础疗法，针灸加西医基础疗法优于西医基础疗法，大承气汤加针灸加西医基础疗法优于西医基础疗法。由此可见，大承气汤类方加上西医学治疗肠梗阻的疗效优于单纯西医学的治疗方案。

通过查阅2010年前出版的医案及临床经验集622种、期刊150余种，收集大承气汤古今医案500例，建立医案信息数据库，采用数据挖掘技术加以分析，总结了古今医家运用大承气汤的选方思路。结果表明，500例大承气汤医案中，频数居前3位的中医病证是腹痛128例、阳明腑实证32例、中风病25例，西医疾病是肠梗阻78例、脑血管病症25例、细菌性痢疾17例；居前3位的高频主症是：大便秘结332次、腹痛192次、发热134次；常见舌象为舌质红苔黄，或干、或腻、或厚；常见脉象有滑数、弦数、弦滑。大便秘结、腹痛、发热是古今医家选用大承气汤的常见主症，尤以便秘最为常见，腹痛以胀痛多见，发热以壮热多见，常见舌象是舌红苔黄，其脉滑数、弦数或弦滑。

通里攻下法代表方剂大承气颗粒可以明显改善全身炎症反应综合征（systemic inflammatory response syndrome，SIRS）或多器官功能障碍综合征（multiple organ dysfunction syndrome，MODS）患者的临床症状，降低病死率、并发症发生率，促进脏器功能恢复，预防或减少MODS及多器官功能衰竭（multiple organ failure，MOF）的发生，改善预后，降低病死率。采用前瞻性对照分析了2002—2005年来源于4个医疗中心的符合SIRS或MODS标准的202名患者，将患者随机分为西医治疗对照组105例（对照组）和大承气颗粒+西医治疗组97例（治疗组），结果表明治疗组的疗效均显著优于对照组：对照组与治疗组病死率分别为15.24%和5.15%；器官受损率对照组105例中发生器官功能障碍215个，平均每例发生器官功能障碍2.05个，治疗组97例中发生器官功能障碍133个，平均每例发生器官功能障碍1.27个，两组相比较有显著性差异（$P<0.05$）。

二、大承气汤类方的功效特点与生物学机制研究

（一）大承气汤类方治疗消化系统疾病的功效特点与生物学机制研究

消化系统疾病是大承气汤临床应用的主要适应证范围。在文献报道中有关消化系统疾病类文献分别占临床研究文献和个案报道类文献总数的67.5%和41%，大承气汤治疗消化系统疾病具有循证医学意义上的优势。大承气汤在治疗消化系统疾病时主要用于与阳明里实证相关的病证，这是中医“异病同治”原则的体现。小承气汤和调胃承气汤均为阳明腑实证代表方，调胃承气汤治疗消化系统疾病时辨证以燥实为主，痞满次之，小承气汤则以痞满为主，燥实次之。桃核承气汤是治疗太阳蓄血证的主要方剂，可用于治疗中焦黄疸、肠痈、外伤便秘、积聚类消化系统疾病。

1. 大承气汤

(1) 对胃肠激素的作用：胃动素（motilin，MTL）和血管活性肽（vasoactive intestinal peptide，VIP）是调节胃肠运动的主要胃肠激素，是用于判断胃肠道动力的重要指标。研究表明，大承气汤可通过调节胃肠激素改善胃肠动力不足，促进术后患者血浆MTL浓度恢复的作用，使分泌高峰提前出现，可显著增加患者血浆MTL的含量，从而加速胃肠道运动功能的恢复。大承气汤对家兔胃动素分泌和胃电活动均有先抑制后促进的作用；可显著减轻出口梗阻型便秘导致的大鼠结肠黏膜的炎症反应，并使大鼠血浆MTL含量显著升高，VIP含量明显下降，导致肠蠕动加快，促使大鼠排便；能直接增强肠管平滑肌细胞的电兴奋性，增加血胃泌素、胃动素水平，促进肠道收缩运动。将大承气汤灌胃于里实热证大鼠，发现大承气汤可同时明显降低结肠中MTL、VIP水平，由此可知大承气汤对VIP具有下调作用，而对MTL可能具有双向调控作用。

(2) 对肠源性内毒素（endotoxin，ET）的影响：肠梗阻时肠道屏障功能亦随之下降，ET移位入血，激活单核巨噬细胞等，促使其过量释放炎症细胞因子（如TNF-α，白细胞介素类IL-1、IL-2、IL-6等），进而损伤内皮细胞、激活补体，从而引发SIRS，造成脏器损害。研究表明以大承气汤为主的通里攻下法能够增加胃肠蠕动，改善胃肠功能，促进新陈代谢，清除肠道内细菌和毒素，阻断肠道的启动作用，减少炎症递质的释放。选用酵母多糖A诱导小鼠SIRS模型，用微量鲎试剂法测定小鼠血清ET含量，结果表明SIRS状态下模型小鼠血清ET升高。给予大承气汤后，分别在6小时、12小时和24小时检测血清ET含量并与同时间点模型组比较，结果显示大承气汤6小时、12小时可明显抑制血清ET升高，24小时大承气汤组血清ET较模型组显著降低，说明大承气汤在治疗SIRS过程中可有效抑制ET的转移。

观察大承气汤对不完全性肠梗阻大鼠血清中ET和TNF-α含量的影响，结果表明与模型组比较，大承气汤高、中剂量组血清中ET和TNF-α含量均明显降低，有统计学意义（$P<0.01$）。大承气汤通过降低不完全性肠梗阻大鼠血清ET和TNF-α含量，保护小肠上皮细胞，具有肠屏障保护功能。通过建立KM种小鼠实热壅滞证粪性腹膜炎（ABP）模型，观察大承气汤对其内毒素及血清MDA和SOD含量的影响，结果提示大承气汤能显著抑制内源性内毒素的移位和氧化-抗氧化失衡。此外，应用脂多糖10mg/kg腹腔注射BALB/C小鼠制作内毒素血症模型，研究大承气汤对内毒素血症小鼠肺与大肠TLR4及TNF-α表达的影响，结果表明大承气汤能够降低TNF-α及TLR4的表达及其基因转录水平，减轻内毒素血症引起的肺与大肠组织炎症。

将 SD 大鼠盲肠结扎穿孔造成内毒素血症模型，术后 8 小时分别予以不同剂量大承气汤灌胃给药，每 12 小时给药 1 次，共 5 次。以实时荧光定量 PCR 检测大鼠造模前、后 8 小时(给药前)、2 天、7 天肠道大肠埃希菌及乳酸菌数量。结果发现，造模后 8 小时，高、中、低剂量大鼠大肠埃希菌数量 LOG 值增加大于 3；造模后 2 天，高、中剂量大肠埃希菌数量 LOG 值减少，乳酸菌数量 LOG 值增加；造模后 7 天，高、中剂量乳酸菌、大肠埃希菌数量 LOG 值恢复至造模前水平。研究表明大承气汤泻下作用治疗内毒素血症的微生态机制可能与促进乳酸菌增殖并抑制大肠埃希菌生长有关。

肠道屏障功能衰竭进而产生的肠源性内毒素血症和细菌易位与多器官功能障碍综合征(MODS)的发生和发展密切相关。通过研究大承气汤对 MODS 时肠道细菌微生态学的影响发现，模型组外周血和门静脉血内毒素水平以及肠腔内游离内毒素含量均明显高于对照组($P<0.05$)；与对照组相比，模型组肠道菌群出现明显变化，表现为肠球菌、肠杆菌数量明显增加，而双歧杆菌、乳酸菌和类杆菌数量明显下降($P<0.05$)。模型组厌氧菌总数明显下降而需氧菌总数明显增加，同时厌氧菌总数 / 需氧菌总数的比值和 B/E 比值呈相应下降，发生倒置($P<0.05$)；正常对照组未发现肠道细菌向肠系膜淋巴结的易位，而模型组细菌易位阳性率是 83.33%($P<0.05$)。与模型组相比，大承气汤组上述各指标均出现明显变化($P<0.05$)；抗生素组作用不明显($P>0.05$)。表明 MODS 时大鼠肠道细菌微生态出现明显变化，发生肠源性内毒素血症和细菌易位；大承气汤可以调整肠道菌群，恢复肠道微生态平衡，增加机体定植抗力，防治细菌易位和内毒素血症。

(3) 对胃肠道平滑肌及细胞的影响：研究发现实验性肠梗阻时，大鼠肠黏膜吸收上皮细胞严重受累，表现为微绒毛的排列不整齐或消失、细胞间隙扩大；重要细胞器(线粒体的形态异常、粗面内质网囊液腔的形成等)的数量减少，同时有大量炎症细胞浸润。电镜下亦观察到大量细菌包涵体和囊液腔的存在，提示肠梗阻后一定时间内肠道黏膜上皮的损伤以变性为主要特征。大承气汤对实验性肠梗阻大鼠肠道黏膜上皮细胞线粒体和粗面内质网等重要细胞器的恢复有明显促进作用，表明其对肠梗阻的治疗作用涉及功能和形态等诸方面。大承气汤在发挥通里攻下作用的同时，兼有增强肠道防御屏障功能的作用，说明其对肠道黏膜上皮细胞超微结构的影响。

采用贯穿缝扎末端回肠肠管的方法建立大鼠不完全性小肠梗阻模型，研究大承气颗粒对小肠上皮细胞的保护作用及机制。结果表明模型组小肠黏膜损伤评分增加，血浆二胺氧化酶(diamine oxidase，DAO)活性明显升高，小肠组织 DAO 活性降低，肠组织细胞染色体 DNA 电泳可见典型的 DNA 梯状带生成，且小肠上皮细胞凋亡指数明显增加，肠上皮细胞内 Ca^{2+} 浓度以及 NO、MDA 水平升高，SOD 水平降低。大承气颗粒能改善不完全性肠梗阻小肠组织形态学，阻遏肠黏膜上层绒毛中 DAO 的受损，抑制肠梗阻时的肠上皮细胞凋亡的过度增加，保护不完全性肠梗阻肠黏膜结构的完整性，具有肠屏障保护功能，上述作用机制可能与抗自由基及降低小肠黏膜上皮细胞内钙离子超载，从而减轻小肠黏膜上皮细胞损伤等有关。

大承气汤防治胃肠动力不足的作用机制研究表明，大承气汤可通过减少凋亡修复 Cajal 间质细胞(interstitial cells of Cajal，ICC)损伤并恢复其功能，进而使得肠神经 -ICC- 平滑肌细胞网络结构基本保持完整，改善胃肠运动功能。

(4) 对肠屏障的保护作用：大承气汤对肠道机械屏障、生物屏障、免疫屏障、化学屏障均有作用，不仅可增强肠道局部免疫能力，还可防止肠道菌群移位，维持肠黏膜的完整性。

大承气汤能通过增加肠道血流量，避免黏膜缺血、缺氧，保护黏膜机械屏障。可抑制革兰氏阴性细菌的生长和繁殖，通过下泻通便，排出肠道积滞，使肠道内细菌和内毒素随肠内容物排出体外，减少肠源性内毒素的产生和吸收，减少细菌移位；下调巨噬细胞活性，减少TNF-α、NO等炎症细胞因子的产生和释放，保护黏膜生物屏障。大承气汤可通过增加大鼠小肠黏膜分泌性IgA（SIgA）水平及D3、γδT细胞百分率保护重症急性胰腺炎大鼠肠黏膜免疫屏障。大承气汤能够提升血浆及十二指肠神经降压素（neurotensin，NT），促进肠液分泌增加，增加肠管运动，增强肠管张力，改善预后。

大承气汤能够降低重症急性胰腺炎大鼠末端回肠的高迁移率族蛋白B1（high mobility group protein，HMGB1）RNA和环氧酶-2（cyclooxygenase，COX-2）RNA表达，从而保护肠道免疫屏障。

（5）对回肠运动的影响：大承气汤颗粒剂对正常豚鼠离体回肠运动的影响研究，结果表明大承气汤颗粒剂在1×10^{-4}~2.5×10^{-3}浓度范围内，其作用随剂量加大而逐渐加强，当浓度大于2.5×10^{-3}时，其作用随剂量加大而逐渐减弱；浓度在1×10^{-5}~1×10^{-3}时，可使ACh作用增强，浓度在1×10^{-3}~1×10^{-2}时可使ACh作用逐渐减弱。

2. 小承气汤　小承气汤对124例胰十二指肠切除术后患者血清中C反应蛋白（CRP）、IL-6、TNF-α水平的影响，结果发现胰十二指肠切除术后早期给予小承气汤辅助营养支持治疗可明显减轻术后患者血清炎症因子水平，减少炎症损伤，促进蛋白质合成，提高临床治疗效果。此外，对60例行腹部手术患者术后口服或鼻饲小承气汤后胃肠功能和电活动的观察结果发现，小承气汤能提高腹部手术后患者胃肠电活动功能，促进胃肠运动功能恢复，且不增加术后并发症发生率。

3. 调胃承气汤　调胃承气汤有较为缓和的兴奋肠胃功能作用，能抑制大肠埃希菌内毒素致温病家兔的发热效应，减少血浆ET含量，降低血浆TNF-α水平，降低血清脂质过氧化物（LPO）含量，增加SOD活性，并可降低中枢发热介质脑脊液PGE_2、cAMP的含量。

调胃承气汤对大鼠“寒下”药效的性别差异，选择雌雄各半的大鼠32只，随机分为4组，分别为调胃承气汤雄性组、调胃承气汤雌性组、雄性对照组和雌性对照组。调胃承气汤雄、雌性组大鼠给药剂量为1g/（100g·d），雄性对照组和雌性对照组灌服同体积生理盐水，每天分上、下午2次灌服，灌胃持续3周。观察不同性别大鼠体温、体重、饮食量、游泳时间等，以及内分泌代谢性指标儿茶酚胺、17-羟皮质类固醇（17-OHCS），甲状腺素T3、T4。结果发现，调胃承气汤雄性、雌性组与雄性、雌性对照组比较，调胃承气汤雄性组大鼠体温、体重、饮食量显著降低，饮水量增加（$P<0.01$）。给药后调胃承气汤雄性、雌性组的心率明显减慢，游泳时间显著缩短（$P<0.01$），给药后调胃承气汤雄性组与调胃承气汤雌性组比较，调胃承气汤雄性组的心率明显减慢（$P<0.01$）。调胃承气汤雄性组与调胃承气汤雌性组的儿茶酚胺与17-OHCS含量均显著降低（$P<0.01$）；给药后，调胃承气汤雌性组的儿茶酚胺显著降低（$P<0.01$），调胃承气汤雌性组17-OHCS含量降低（$P<0.05$）。给药后，调胃承气汤雄性组与调胃承气汤雌性组的血清甲状腺素T_3、T_4的含量显著降低（$P<0.01$），调胃承气汤雌性组的血清甲状腺素T_3、T_4含量较调胃承气雄性组均显著降低（$P<0.01$）。调胃承气汤对大鼠的“寒下”药效存在性别差异。

4. 桃核承气汤　桃核承气汤能抑制促炎细胞因子IL-6、TNF-α的释放，促进抗炎因子

IL-4、IL-10 的释放，从而减轻肠系膜上动脉夹闭致大鼠肠缺血再灌注损伤炎症反应，并呈剂量依赖效应。将成年 Wistar 大鼠 56 只（雌雄各半）随机分为正常组、假手术组、缺血再灌注组、桃核承气汤（大、中、小）剂量组、乳果糖对照组。肠缺血 1 小时再灌注 3 小时后，光镜下行小肠黏膜损伤评分，电镜下观察小肠黏膜上皮细胞超微结构变化，并用 ELISA 法测定血清 IL-4、IL-6、IL-10、TNF-α 水平。结果表明缺血再灌注组肠黏膜上皮细胞损伤严重，肠黏膜损伤评分及血清 IL-4、IL-6、IL-10、TNF-α 水平均升高（$P<0.01$）；与缺血再灌注组比较，桃核承气汤各剂量组、乳果糖组肠黏膜上皮细胞及肠黏膜损伤程度轻，IL-6、TNF-α 水平均降低，但仅桃核承气汤大剂量组 IL-4、IL-10 水平有显著升高。结果表明，桃核承气汤大剂量作用最好。

桃核承气汤对四氯化碳诱导的大鼠肝损伤的保护作用，研究发现桃核承气汤不仅明显降低血液中 AST 及 ALT 活性，抑制四氯化碳引起的肝脏脂质过氧化，并且增加肝脏中谷胱甘肽含量；组织病理分析发现桃核承气汤可抑制脂质堆积，肝细胞坏死及淋巴细胞浸润。桃核承气汤具有抗氧化作用，对肝损伤有保护作用，功能甚至优于水飞蓟素。

（二）大承气汤类方治疗呼吸系统疾病的功效特点与生物学机制研究

中医根据呼吸系统疾病临床所表现的呼吸窘迫、口唇发绀、腹部胀满、大便秘结等特点，将之归属于“暴喘”“结胸”“腑实”等范畴，从“肺与大肠相表里”这一体现脏腑相关整体观的理论出发，将病机特点概括为肺肠同病。承气汤及其类方在临床上恰当的诠释了肺肠相关理论，肺肠同病时根据轻重缓急判断治疗先后。

1. 大承气汤　大承气汤对内毒素“二次打击”致急性呼吸窘迫综合征（acute respiratory distress syndrome，ARDS）的防治作用研究，选择 48 只健康雄性 Wistar 大鼠随机分为 4 组，每组 12 只：生理盐水对照组、ARDS 模型组、大承气汤治疗组、地塞米松治疗组。采用大肠埃希菌脂多糖（lipopolysaccharide，LPS）建立大鼠 ARDS 动物模型，结合动脉血气分析、肺湿 / 干重（W/D）比值及肺组织病理学观察和评分，评价大承气汤的药理作用，ELISA 测定血浆与 BALF 中 TNF-α、IL-1、IL-10 水平，探讨大承气汤的免疫调节机制。结果表明，大承气汤可显著提高 ARDS 大鼠动脉血氧分压，增加血氧饱和度，降低肺湿 / 干重比值和肺病理损伤，减轻肺水肿和肺部炎症反应，从而改善肺通气，抑制肺部炎症反应，减轻肺损伤。此外，大承气汤同时降低血浆 TNF-α、IL-1 和 IL-10 水平，降低 BALF 中 TNF-α、IL-1 水平，同时升高 IL-10 水平。总之，大承气汤抑制肺部炎症反应除了与下调全身炎症反应水平有关，同时还与促进肺部抗炎介质产生、调节肺部促炎介质 - 抗炎介质的平衡有关。

大承气汤含药血清对 LPS 刺激的人支气管上皮细胞（human bronchial epithelial cells，HBECs）表达小凹蛋白 -1（caveolin-1、CAV-1）、内皮型一氧化氮合酶（endothelial nitric oxide synthase，eNOS）及核转录因子 κB（nuclear transcription factor-kappa B，NF-κB）的影响，结果表明正常血清组 HBECs 有基础量的 CAV-1、eNOS 及 NF-κB 的 mRNA 及蛋白表达，经 LPS 刺激后，单纯干预组 CAV-1、eNOS 及 NF-κB 的 mRNA 及蛋白表达较正常血清组显著增加（$P<0.01$），而不同剂量大承气汤含药血清均可抑制 CAV-1、eNOS 及 NF-κB 的 mRNA 及蛋白表达。

另有研究表明，大承气汤可以抑制肺泡巨噬细胞活化及分泌细胞因子，对重型急性胰腺炎急性肺损伤起到保护作用。

2. 小承气汤　慢性肺部疾病容易引起大肠的病理改变，基于 TGF-β1/Smad3 与 EGF 信号通路研究小承气汤对慢性支气管炎模型大鼠肺肠组织中的转化生长因子（TGF-β1）和受体（TGF-βRI）表达水平，以及表皮生长因子（EGF）和受体（ErbB3）表达水平的影响，结果发现“肺病及肠”的病理传变过程与 TGF-β、smad3 及 EGF 有关；小承气汤主要功效是攻下通腑，作用的靶器官是肠道，其“肺病治肠”的药物干预机制可能和降低肺、肠组织的 TGF-β、smad3、EGF 等炎症介质的表达有关。

（三）大承气汤类方治疗心脑血管系统疾病的功效特点与生物学机制研究

大承气汤类方中，桃核承气汤适用于热瘀互结之证，具有活血祛瘀、泻热攻下的功效。桃核承气汤的实验研究、临床研究及证治规律研究表明，该方可改善异常血液流变学变化，提高免疫水平，降低血清肾纤维化指标，可广泛用于临床各科属瘀血型患者。桃核承气汤具有抗心律失常作用，能对抗氯化钡、乌头碱、氯仿及结扎冠状动脉引起的心律失常，可能是通过其对抗儿茶酚胺类物质对心脏的影响，从而产生抗心律失常作用。腹腔注射桃核承气汤能预防利多卡因的毒性，降低小鼠的死亡率，并增加大鼠对利多卡因的耐受量预防作用与其剂量呈显著的量效关系；静脉注射桃核承气汤可救治利多卡因中毒，能明显推迟小鼠死亡发生的时间。用大肠埃希菌内毒素复制大鼠内毒素性热瘀证模型，检测桃核承气汤对血液流变学和凝血指标的影响，结果证实该方能明显改善异常血液流变学的变化，具有对抗凝血酶原时间和部分凝血酶原时间缩短、降低纤维蛋白原含量的作用。桃核承气汤对免疫低下模型鼠的免疫调节作用研究证实该方能明显提升免疫低下鼠 T 细胞亚群的数值，并且平衡淋巴细胞各亚群，使之协调；还能提高免疫低下鼠 IL-2 的分泌，使之达正常水平。

以血栓形成、血小板聚集、凝血酶原时间为药效学指标，对桃核承气汤活血化瘀相关的功效进行研究。结果发现，大鼠灌服桃核承气汤 10g 生药 /kg 体重后，可减轻血栓干重，家兔灌服桃核承气汤 5g 生药 /kg 体重后，可抑制 ADP 诱导的血小板聚集。大黄酸体外给药（0.1μg/ml 和 1.0μg/ml），对 ADP 诱导的血小板聚集也具有抑制作用。桃核承气汤具有抑制血栓形成和血小板聚集的作用，大黄酸为桃核承气汤在体内产生活血化瘀的重要药效成分之一。

以去甲肾上腺素及牛血清白蛋白制作血瘀证动物模型，造模后期分别灌胃给予相应药物，研究抵当汤和桃核承气汤对血瘀证大鼠血液流变学的影响，发现抵当汤和桃核承气汤均能改善模型大鼠的血液流体力学状态，对改善血液“凝”的病理状态有较好的效果。

采用免疫组织化学法检测大鼠脑出血急性期脑组织 Bcl-2，Bax 免疫反应阳性细胞数，发现桃核承气汤可能通过提高抗凋亡基因表达，对脑出血后的继发性神经元损伤具有一定的保护作用。

（四）大承气汤类方治疗内分泌免疫系统疾病的功效特点与生物学机制研究

通过观察桃核承气汤对免疫低下小鼠体液免疫、细胞免疫及细胞因子产生的影响，发现与免疫功能低下组比较，灌服小剂量桃核承气汤组及大剂量桃核承气汤组小鼠末梢血 $L3T4^{+}$ 细胞（相当人的 $CD4^{+}T$ 淋巴细胞）明显升高，血清溶血素水平、IFN-γ 水平均明显升高。表明桃核承气汤能增强免疫功能低下鼠体液免疫及细胞免疫功能，同时促进细胞因子 IFN-γ 的分泌。

血管内皮细胞蛋白 C 受体（EPCR）对脓毒症大鼠凝血相关因子血清凝血因子ⅩⅣ（FⅩⅣ）活性及炎症相关因子 IL-1β、IL-6、TNF-α 水平的影响以及桃核承气汤对凝血 - 炎症系统的调控作用，结果表明桃核承气汤可能通过调节脓毒症大鼠 EPCR 水平的表达，抑制 TNF-α

水平，从而调控脓毒症的炎症反应。在脓毒症的凝血 - 炎症网络中，桃核承气汤的调节凝血作用或弱于调节炎症作用。

三、大承气汤类方的功效物质基础研究

（一）大承气汤类方的功效物质组成研究

1. 大承气汤　采用高效液相色谱 / 串联质谱联用技术（LC-MS/MS）分析大承气汤及其君药大黄水提液的化学成分，研究两者化学成分间的相关性并对主要成分进行结构鉴定和推测。结果表明，从大承气汤中共鉴定 75 个成分源于其君药大黄，经与标准品比对可确定其中 9 个；利用提取离子流技术（EIC）并结合质谱裂解规律可推测其中 22 个成分的结构，所属类型分别为鞣质单体成分、丙三醇单没食子酸酯、单没食子酰葡萄糖同分异构体、表儿茶素 -3-*O*- 没食子酸酯及其衍生物、含桂皮酰结构鞣质、芪类、决明萘乙酮类、番泻苷类、游离和结合蒽醌类。

以君药大黄为核心，依次配伍其他 3 味中药（厚朴、枳实和芒硝），进行不同配伍方法设计，共得到 7 种配伍组方。采用 HPLC 法测定不同配伍组中柚皮苷、橙皮苷的含量，研究大承气汤在不同配伍方法中枳实黄酮类成分的变化规律。结果表明，大承气汤中枳实黄酮类成分在配伍环境中发生变化，经典煎法的柚皮苷和橙皮苷含量最高，分别为 4.45% 和 1.16%。可见，大承气汤全方配伍后，在一定程度上能促进黄酮类成分的溶出。

采用 HPLC-DAD 法同时测定了大承气汤中芸香柚皮苷、柚皮苷、橙皮苷、新橙皮苷、芦荟大黄素、大黄酸、和厚朴酚、厚朴酚、大黄素及大黄酚 10 种成分的含量，6 批大承气汤含量分析结果见表 9-2。

表 9-2　6 批大承气汤样品含量分析结果 /（μg/ml）

编号	芸香柚皮苷	橙皮苷	新橙皮苷	芦荟大黄素	大黄酸	和厚朴酚	厚朴酚	大黄素	大黄酚
1	102.9	524.3	58.5	459.5	15.0	95.8	10.6	28.7	30.9
2	102.5	465.1	56.5	378.0	9.8	51.7	8.8	15.4	19.1
3	91.7	378.3	58.4	264.2	14.8	76.4	13.4	28.1	37.3
4	118.2	526.4	48.5	363.9	10.4	54.6	11.4	16.9	28.6
5	110.2	374.7	73.7	272.7	14.1	77.9	12.8	22.4	28.9
6	104.4	458.3	70.3	367.0	23.2	129.3	13.5	22.6	44.0

2. 小承气汤　采用硅胶和凝胶等色谱对小承气汤化学成分进行分离，并对汤剂中挥发油的成分进行分析，结果从小承气汤中分离得到 11 个化合物，分别鉴定为大黄酚，大黄素甲醚，厚朴酚，β- 谷甾醇，反式 - 肉桂酸，大黄素，芦荟大黄素，大黄酸，没食子酸，大黄酚 -8-*O*-β-*D*- 葡萄糖苷，橙皮苷。从挥发油中鉴定出 67 个化合物，主要为对 - 聚伞花素（16.43%），*D*- 柠檬烯（42.61%），δ- 松油烯（14.46%），β- 桉叶烯（5.42%）等。

采用 HPLC 法同时测定了小承气汤中和厚朴酚、大黄素、厚朴酚、大黄酚和大黄素甲醚含量（表 9-3）。

表 9-3　6 批小承气汤含量分析结果 /(mg/L)

批号	和厚朴酚	大黄素	厚朴酚	大黄酚	大黄素甲醚
1	50.9	26.4	57.2	6.2	33.4
2	46.6	24.9	38.2	5.7	30.7
3	15.4	14.5	5.0	3.2	10.6
4	4.2	23.5	28.1	4.7	21.1
5	7.8	12.5	21.7	3.6	14.1
6	6.3	23.7	52.8	8.7	34.4

3. 桃核承气汤　采用高效液相色谱法测定桃核承气汤中游离型及结合型芦荟大黄素、大黄酸、大黄素、大黄酚及苦杏仁苷的含量(表 9-4)。

表 9-4　桃核承气汤含量分析结果

组分		含量 /(μg/g)
芦荟大黄素	游离型	28.2
	结合型	26.6
大黄酸	游离型	232.0
	结合型	67.3
大黄素	游离型	23.2
	结合型	13.9
大黄酚	游离型	22.3
	结合型	22.5
苦杏仁苷		2 043.1

(二) 大承气汤类方的剂量 - 物质 - 功效的关联关系研究

比较大承气汤和小承气汤对兔胃底条平滑肌的作用,结果表明大、小承气汤对兔离体胃底条平滑肌有兴奋作用,且大承气汤兴奋胃运动的作用要比小承气汤的作用强。

通过离体器官实验法,分别研究大承气汤、小承气汤、调胃承气汤不同的剂量对兔离体十二指肠运动性能的影响。结果发现,调胃承气汤和大承气汤对兔的离体十二指肠有不同程度的兴奋作用,但随着剂量的增加会由兴奋转为抑制,收缩频率明显降低,而小承气汤对离体十二指肠有不同程度的抑制作用,收缩频率稍有降低。三种承气汤对十二指肠运动性能的影响不同。

选用均含大黄的大承气汤、小承气汤和调胃承气汤与大黄单煎剂就其泻下作用进行平行比较。结果表明,对正常或模型状态下的动物的泻下作用大承气汤均略强于大黄,小承气汤与大黄的作用基本持平,调胃承气汤弱于大黄。

结合药理和化学方法对组成药物相同、配比不同的小承气汤、厚朴大黄汤及厚朴三物汤三方泻下作用物质基础进行了研究。结果显示:三方均明显增加小鼠大肠湿重,其泻下作用强度与所含大黄成正比,小承气汤效价最高;其拆方研究表明影响泻下作用的最显著因素为大黄,次显著因素为枳实。三方化学成分研究结果显示小承气汤中结合蒽醌类成分含量最高,表明三方均具有明显泻下作用,其效价差异的物质基础与方中所含大黄及其煎出的结合蒽醌类成分含量有关。此外,三方的药理作用表明,三方大剂量均显著增加炭末在小肠的推进距离,小剂量时仅厚朴三物汤有效,且与小承气汤差异显著;三方大剂量均显著缩短小鼠出现黑便时间,增加6小时内黑便排出总量,小剂量时小承气汤、厚朴大黄汤即呈现明显泻下作用,厚朴三物汤无效;厚朴大黄汤明显延长小鼠咳嗽潜伏期,减少咳嗽次数,并显著促进小鼠气管酚红排泌,而其他两方作用不明显。小承气汤泻下作用较强,厚朴三物汤理气效果较好,厚朴大黄汤止咳化痰作用明显。

对桃核承气汤中各主要药对进行拆方,将全方拆分为活血(桃仁、桂枝)、泻热(大黄、芒硝)、益胃(甘草)3组,并与全方组、模型组、对照组以及各组之间的作用加以比较,研究结果支持桃核承气汤的泻热祛瘀疗效。活血组对血液流变性、凝血酶原时间、纤维蛋白原的影响不如全方组明显,说明活血药离开了泻热药治疗瘀热证疗效不理想。泻热组对全血黏度以及部分凝血酶原时间的影响不大,对纤维蛋白原有升高趋势,但不明显,说明大黄、芒硝虽有泻热、消积的作用,但活血作用略逊一筹。泻下药配伍活血祛瘀药物,方能解除血热互结的状态。益胃组能升高血浆黏度,全方组降低血浆黏度的作用不如活血组、泻热组,说明益胃药与活血药、泻热药合用,能防止苦寒药物损伤脾胃,减轻药物的副反应。

分别采用RP-HPLC法和比色法,测定大黄单味水煎液及三承气汤的不同煎煮方法、不同配伍的水煎液中游离大黄酸、大黄酚和结合型大黄酸、大黄酚的含量及游离总蒽醌和结合型总蒽醌的含量。研究结果表明,与大黄单味水煎液相比,水煎液中游离蒽醌与结合型蒽醌含量存在显著性差异。煎方中结合性大黄酸,以及结合性蒽醌的含量均按如下顺序减少:大承气汤 > 小承气汤 > 调胃承气汤。大黄与不同药材配伍、不同煎煮方法,是使三承气汤中的游离蒽醌、结合性蒽醌含量变化的重要原因。三承气汤中结合性大黄酸、结合性总蒽醌含量变化顺序与其泻下作用一致。

(三)大承气汤类方体内功效物质基础研究

1. 大承气汤　给大鼠灌胃给药大承气汤9g/kg后,采集血浆、尿液,采用HPLC法测定血浆中芦荟大黄素、大黄酸、大黄素、大黄酚及大黄素甲醚的含量,并用DAS 2.0软件进行数据分析,计算药动学参数。结果表明大鼠灌胃给予大承气汤后,血浆中检测到芦荟大黄素、大黄酸、大黄素、大黄酚及大黄素甲醚,尿中检测到芦荟大黄素、大黄酸,血液和尿液均以芦荟大黄素和大黄酸含量最高。大鼠灌胃大承气汤后,血浆中芦荟大黄素、大黄酸、大黄素、大黄酚及大黄素甲醚的 $T_{1/2}(K_a)$ 依次是0.36,1.03,1.92,1.89,0.66小时;$T_{1/2}(K_e)$ 依次是0.31,1.17,2.33,2.19,0.81小时;C_{max} 依次是48.47,21.69,10.49,5.76,38.76mg/L;t_{max} 依次是4,4,6,4,2小时;AUC_{0-t} 依次是85.73,66.73,65.91,41.84,96.40(mg·h)/L。大承气汤中蒽醌类成分可以吸收进入体内,其中以芦荟大黄素和大黄酸为主;体内蒽醌类成分通过尿液排泄为主。

大承气汤颗粒是在深入研究大承气汤的基础上,采用现代制剂技术研制的高效复方中药,该制剂给大鼠灌胃后,大黄的主要成分可被吸收入血,其血清中大黄酚的测定不受方中其他成分和空白血清的干扰,复方灌胃后约1小时,血液中大黄酚的浓度达到峰值。

2. 小承气汤　小承气汤中大黄与厚朴、枳实配伍对大黄酸在大鼠体内药动学过程的影响研究发现,大鼠给予大黄及小承气汤后,大黄酸血药浓度 - 时间曲线均符合二房室模型(表9-5),AUC、C_{max} 和 Cl 均存在显著性差异($P<0.05$)。大黄与厚朴、枳实配伍后使大黄酸在大鼠

体内的血药浓度降低。

3. 调胃承气汤　大鼠给予大黄及调胃承气汤后，大黄酸在大鼠体内药动学过程研究发现，大鼠给予大黄及调胃承气汤后，大黄酸血浆浓度 - 时间曲线均符合二房室模型，主要药动学参数见表 9-5。大黄及调胃承气汤的 AUC 分别为(12.06 ± 1.34)和(4.19 ± 0.48)(μg·h)/ml、C_{max} 分别为(7.53 ± 1.13)和(2.58 ± 0.21)μg/ml，均存在显著性差异($P<0.05$)。调胃承气汤中大黄与甘草、芒硝配伍后，使大黄酸在大鼠体内的血药浓度降低。

表 9-5　小承气汤和调胃承气汤中大黄酸在大鼠体内主要药动学参数($\bar{x} \pm s$, n=10)

参数	单位	大黄	小承气汤	调胃承气汤
K_a	/h	56.70 ± 7.08	3.29 ± 0.40	4.99 ± 0.56
$t_{1/2\alpha}$	h	0.26 ± 0.04	0.35 ± 0.05	0.22 ± 0.04
$t_{1/2\beta}$	h	2.43 ± 0.29	2.42 ± 0.29	1.25 ± 0.15
$t_{1/2K_a}$	/h	0.012 ± 0.02	0.21 ± 0.03	0.14 ± 0.02
K_{21}	/h	1.22 ± 0.16	0.62 ± 0.11	1.54 ± 0.18
K_{10}	/h	1.13 ± 0.15	0.73 ± 0.08	1.13 ± 0.16
K_{12}	/h	0.63 ± 0.08	0.90 ± 0.15	1.04 ± 0.13
C_{max}	μg/ml	6.81 ± 0.93	3.68 ± 0.48	2.58 ± 0.21
t_{max}	h	0.63 ± 0.09	0.45 ± 0.07	0.32 ± 0.05
AUC	(μg·h)/ ml	12.06 ± 1.34	7.96 ± 1.22	4.19 ± 0.48
Cl	L/(kg·h)	1.24 ± 0.16	1.88 ± 0.27	3.58 ± 0.41

4. 桃核承气汤　桃核承气汤中蒽醌类成分在大鼠体内药代动力学研究结果表明，大鼠灌胃给予桃核承气汤后，血浆中检测到芦荟大黄素、大黄酸、大黄素，尿中检测到芦荟大黄素、大黄酸、大黄素和大黄酚，胆汁中检测到大黄酸和大黄酚。血液、尿液和胆汁中均以大黄酸含量最高，且经尿排泄的量明显多于经胆汁排泄的量。灌服桃核承气汤 5 和 10g/kg 剂量组，$t_{1/2\alpha}$ 为 0.03 和 0.13 小时，$t_{1/2\beta}$ 为 1.46 和 2.51 小时，$T_{1/2K_a}$ 为 0.01 和 0.12 小时，V1 为 0.14 和 0.12L/kg，Cl 为 0.77 和 0.33L/(kg·h)，C_{max} 为(2.15 ± 0.29)和(9.70 ± 2.50)mg/L，t_{peak} 为(0.19 ± 0.04)和(0.23 ± 0.04)小时，$AUC_{0-\infty}$为 1.69 和 6.50(mg·h)/L。桃核承气汤中蒽醌类成分可以吸收进入体内，其中以大黄酸为主。体内蒽醌类成分经尿液和胆汁排泄，其中以尿液排泄为主。大鼠灌服桃核承气汤，血浆中大黄酸浓度时间过程符合二室开放模型。

比较家兔灌服桃核承气汤和单味大黄后大黄酸的药代动力学特征，家兔灌服桃核承气汤 5.0g 生药 /kg 和单味大黄 1.4g 生药 /kg 后，血浆经高氯酸和乙醚萃取，用高效液相色谱法测定大黄酸血药浓度。结果表明，家兔灌服桃核承气汤和单味大黄后，大黄酸血浆浓度时间曲线符合二室开放模型。主要药动学参数见表 9-6。桃核承气汤中大黄酸吸收更为迅速，按相同给药剂量计(1mg/kg)，灌服桃核承气汤和单味大黄大黄酸的 C_{max} 分别为(0.682 ± 0.142)mg/L、(0.358 ± 0.105)mg/L，两者差异有显著意义($P<0.01$)。桃核承气汤药味配伍促进了大黄酸的吸收入血。

表 9-6　桃核承气汤中大黄酸在家兔体内主要药动学参数（$\bar{x} \pm s$, n=10）

参数	单位	大黄	桃核承气汤
$t_{1/2\alpha}$	h	0.40 ± 0.40	0.41 ± 0.27
$t_{1/2\beta}$	h	6.75 ± 2.65	6.49 ± 0.81
$t_{1/2K_a}$	h	0.07 ± 0.03	0.036 ± 0.024
K_{21}	/h	2.15 ± 2.11	0.46 ± 0.28
K_{10}	/h	0.26 ± 0.11	0.62 ± 0.38
K_{12}	/h	1.39 ± 1.18	1.74 ± 1.57
V/F(c)	L/kg	3.01 ± 0.95	1.32 ± 0.34
Cl(s)	L/(kg·h)	0.71 ± 0.14	0.72 ± 0.17
t_p	H	0.25 ± 0.14	0.15 ± 0.07
C_{max}	mg/L	0.657 ± 0.192	0.917 ± 0.192
AUC	(mg·h)/L	3.02 ± 0.86	2.14 ± 0.54

大承气汤是《伤寒论》治疗阳明腑实证代表方，具有通导大便，排除胃肠积滞，荡涤实热的功效，故适用于阳明腑实证出现痞、满、燥、实的证候，为临床所常用。后世对其不断发展、创新，衍生了许多极具实效的承气汤类方。其中较具代表性的有清代温病学家吴鞠通创制的新加黄龙汤、宣白承气汤、牛黄承气汤、导赤承气汤、桃仁承气汤、护胃承气汤、增液承气汤，以及承气合小陷胸汤等；另外尚有其他医家所创三一承气汤、归参承气汤、白虎承气汤、陷胸承气汤，犀连承气汤、解毒承气汤、养荣承气汤、紫草承气汤以及复方大承气汤等广泛应用于临床。大承气汤类方现代研究多见于临床“肺肠同治”中的具体应用，实验研究多见于类方功效与作用机制，对配伍特点的研究还停留于凭经验理解与叙述的阶段，缺乏统一的证候标准和相关的实验数据支持。由于大承气汤类方药物及剂量的变化，其作用及适应证不尽相同，临床表现也有较大的差异，因此，如能完善用药指征，在临床应用该类方时将更能有的放矢。

参考文献

[1] 刘驯.《伤寒论》大承气汤及类方刍议[J]. 医学信息，2011，24(1):330-331.

[2] 柏江锋，张建荣. 承气汤类方与病证相关性探讨[J]. 光明中医，2011，26(1):26.

[3] 刘艳红，李宇航. 从“方 - 证要素对应”角度探讨三承气汤及其衍化方演化规律[J]. 辽宁中医药大学学报，2015，17(4):154-157.

[4] 郭永洁，胡静. 承气汤类方的临床应用[J]. 江苏中医药，2008，40(3):8.

[5] 解基良，何清宇，薛文斗. 大承气汤冲剂术后早期使用的临床观察[J]. 中国中西医结合外科杂志，2000，6(6):384-386.

[6] 崔乃强，傅强，邱奇，等. 通里攻下法对 SIRS/MODS 的治疗价值—多中心临床分析[J]. 中国中西医结合外科杂志，2007，13(1):3-7.

[7] QI Q H，WANG J，LIANG G G，et al. Da-Cheng-Qi-Tang promotes the recovery of gastrointestinalmotility after

abdominal surgery in humans[J]. Digestive diseases and sciences, 2007, 52(6): 1562-1570.
[8] 葛洪霞，许翠萍．大承气汤治疗粘连性肠梗阻的研究进展[J]. 现代中西医结合杂志，2010，19(4): 505-507.
[9] 黄保民，李颖，马仲丽，等．大承气汤对里实热证大鼠胃肠激素 GAS、MTL、VIP、NT 的影响[J]. 北京中医药大学学报，2012，35(10): 683-687.
[10] 万幸，刘倩娴，王培训．大承气汤对全身性炎症反应干预作用的实验研究[J]. 广州中医药大学学报，2003，20(2): 153-156.
[11] 陈海龙，吴咸中，关凤林，等．大承气汤对 MODS 时肠道细菌微生态学影响的实验研究[J]. 中国微生态学杂志，2007，19(2): 132-134.
[12] 高峰，贾薇，曾元儿，等．大承气汤对 ABP 小鼠内毒素位移及血清 MDA 和 SOD 含量的影响[J]. 中药新药与临床药理，2010，21(6): 576-579.
[13] 孙学刚，范钦，王启瑞，等．大承气汤对内毒素血症小鼠肺与大肠 TLR4 及 TNF-α 表达的影响[J]. 中国中西医结合杂志，2011，31(2): 244-248.
[14] 闫瑾，崔志清．大承气颗粒对大鼠不完全性肠梗阻小肠上皮细胞的保护作用[J]. 中药药理与临床，2010，26(4): 1-4.
[15] 韩恩昆，吴咸中．大承气汤和活血清胰汤对重型急性胰腺炎肺损伤治疗的实验研究[J]. 中国中西医结合外科杂志，2004，10(2): 90-92.
[16] 田在善，吴咸中．承气方对肠神经系统 -Cajal 间质细胞 - 平滑肌细胞网络的影响[J]. 中国中西医结合外科杂志，2009，15(3): 328-332.
[17] 吕冠华，杨杰，王长洪，等．大承气汤对重症急性胰腺炎大鼠肠黏膜分泌性 IgA 及 CD3、γδT 细胞的影响[J]. 中国中西医结合消化杂志，2010，18(5): 281-283，287.
[18] 沈银峰，金文银，廖恒祥，等．大承气汤对重症急性胰腺炎大鼠肠道免疫屏障的保护作用[J]. 湖北中医药大学学报，2015，17(1): 9-12.
[19] 王洪军，刘洪波，张宝华，等．小承气汤对十二指肠切除术后患者血清炎性因子水平的影响[J]. 临床合理用药杂志，2015，8(8A): 76-77.
[20] 张良清，冯时傧，高海鸿，等．小承气汤对腹部术后胃肠功能与电活动的影响[J]. 现代中西医结合杂志，2015，24(20): 2167-2170，2184.
[21] LAI T Y, WENG Y J, KUO W W, et al. Taohe Chengqi Tang ameliorates acute liver injury induced by carbon tetrachloride in rats[J]. Journal of Integrative Medicine, 2010, 8(1): 49-55.
[22] 李玉梅，卫洪昌，汪东颖．大承气汤治疗大鼠内毒素性 ARDS 的疗效分析及免疫调节机制研究[J]. 中国病理生理杂志，2009，25(10): 2027-2032.
[23] 杨胜兰，金阳，沈霖，等．大承气汤含药血清对内毒素刺激的人支气管上皮细胞表达 CAV-1、eNOS 及 NF-κB 的影响[J]. 中国中西医结合杂志，2012，32(8): 1088-1094.
[24] 谢华，马越鸣，张晓晨，等．桃核承气汤对动物血栓形成及血小板聚集的影响[J]. 中成药，2006，28(11): 1631-1634.
[25] 王柏省，徐晓东．抵当汤与桃核承气汤对血瘀证大鼠血流变影响的比较研究[J]. 辽宁中医药大学学报，2009，11(10): 182-183.
[26] 杨琴芳，许毅，秦峰．桃核承气汤对大鼠脑出血急性期 Bcl-2、Bax 蛋白表达的影响[J]. 南京中医药大学学报，2009，25(4): 281-282.
[27] 桂欣，张凤蕴，张华，等．桃核承气汤调节机体免疫功能的实验研究[J]. 哈尔滨医科大学学报，2004，38(4): 330-338.
[28] 许风国，刘颖，宋瑞，等．LC-MS/MS 法研究大承气汤与其君药大黄物质基础间的相关性[J]. 中国药科大学学报，2008，39(2): 136-141.
[29] 谢臻，王术玲，江滨，等．枳实黄酮类成分在大承气汤配伍中的变化规律[J]. 中国实验方剂学杂志，2010，16(17): 57-59，71.

[30] 历淑芬，杜伟锋，赵耀东，等．大承气汤的质量控制研究[J]. 中国新药杂志，2012，21(22)：2674-2678.
[31] 范妙璇，王宏洁，李晓明，等．小承气汤化学成分研究及挥发油成分分析[J]. 中国中药杂志，2008，33(9)：1027-1031.
[32] 李晓芹，沈鸿，郭淑英，等．三种承气汤方药配伍对大黄泻下作用的影响[J]. 中国实验方剂学杂志，1998，4(4)：37-38.
[33] 寇俊萍，禹志领，龚树强，等．小承气汤、厚朴大黄汤及厚朴三物汤药理作用[J]. 中成药，2004，26(1)：57-59.
[34] 高峰，刘承萍，曹骋，等．大鼠体内大承气汤蒽醌成分的药代动力学研究[J]. 中华中医药杂志，2011，26(5)：1018-1021.
[35] 刘俊红，方步武，伍孝先，等．大承气颗粒中大黄酚在大鼠体内血药浓度的含量测定[J]. 中成药，2011，33(3)：429-432.
[36] 韩刚，赵媛，索炜，等．小承气汤中大黄酸在大鼠体内的药动学研究[J]. 中药新药与临床药理，2012，23(2)：177-179.
[37] 王文永，刘莉，刘东新，等．调胃承气汤中大黄酸在大鼠体内的药动学研究[J]. 中药药理与临床，2011，27(5)：8-10.
[38] 马越鸣，赵阳，谢华，等．大鼠体内桃核承气汤蒽醌类药代动力学研究[J]. 中国药理学通报，2005，21(10)：1267-1270.
[39] 谢华，马越鸣，王天明，等．桃核承气汤及单味大黄中大黄酸在家兔体内的药代动力学[J]. 中药药理与临床，2005，21(2)：1-3.

第十章 和解剂类方研究进展

凡具有和解少阳、调和肝脾、调和寒热、截疟等功效，用于治疗伤寒邪在少阳、肝脾不调、寒热错杂以及疟疾等病证的方剂，统称和解剂。本类方剂的立法依据为"和"法。凡邪在少阳，往来寒热；或肝气郁结，横犯脾土；或寒热互结，肠胃不调等，均可用和解剂治疗。本类方剂分为和解少阳、调和肝脾、调和肠胃三大类。和解少阳，主要适用于伤寒邪在少阳证，症见寒热往来，胸胁苦满，心烦喜呕，默默不欲饮食，口苦咽干，目眩，脉弦等。常用柴胡、青蒿、黄芩、半夏等药配伍组成方剂，代表方如小柴胡汤、大柴胡汤、蒿芩清胆汤。调和肝脾，适用于肝脾不和病证，症见脘腹胸胁胀痛，神疲食少，月经不调，腹痛泄泻，手足不温等。常用疏肝理气药如柴胡、枳壳、陈皮等，与健脾药如白术、茯苓、甘草等配伍组方，代表方如四逆散、逍遥散等。调和肠胃，适用于邪在肠胃、寒热错杂所致的升降失常病证，症见心下痞满，恶心呕吐，肠鸣下利等。常用辛温之干姜、半夏、生姜等与苦寒之黄连、黄芩等配伍组方，寒清温散，辛开苦降，以解寒热错杂之证，代表方如半夏泻心汤等。

第一节　柴胡汤类方现代研究

小柴胡汤出自《伤寒论》，由柴胡、黄芩、半夏、人参、生姜、大枣、甘草七味药构成，功能和解少阳。小柴胡汤作为六经辨证少阳病的主方、八法之"和"法代表，向来是经方研究中的热点。由其衍化出的柴胡汤类方临床运用广泛，地位独特，功效独到、适用广泛，研究数量之多，应用范围之广，居众类方之首。

一、柴胡汤类方体系及其衍化特点

1. 柴胡汤类方及其历史源流　《伤寒论》柴胡汤类方是以小柴胡汤为主方衍化而成，涉及 6 个方剂，即小柴胡汤、大柴胡汤、柴胡加龙骨牡蛎汤、柴胡桂枝汤、柴胡桂枝干姜汤及柴胡加芒硝汤。方名、药物组成与方剂主治见表 10-1。

表 10-1　柴胡汤类方与功用

方名	药物组成	主治
小柴胡汤	柴胡半斤，黄芩、人参、甘草(炙)、生姜各三两(切)，大枣十二枚，半夏半升(洗)	食欲缺乏、发热、口苦、胸胁满痛、恶心呕吐、烦躁、疲乏、头晕目眩、腹部不适
大柴胡汤	柴胡半斤，黄芩三两，芍药三两，半夏半升(洗)，生姜五两(切)，枳实四枚，炙，大枣十二枚(擘)	便秘、脘腹不适、恶心呕吐、口苦、发热、不欲饮食
柴胡加龙骨牡蛎汤	柴胡四两，龙骨、黄芩、生姜(切)、铅丹、人参、桂枝(去皮)、茯苓各一两半，半夏二合半(洗)，大黄二两，牡蛎一两半(熬)，大枣六枚(擘)	不寐、烦躁、便秘、头昏头晕头胀、胸胁苦满、口苦、神疲乏力、心慌心悸、多梦、惊悸不安
柴胡桂枝汤	桂枝(去皮)、黄芩一两半，人参一两半，甘草一两(炙)，半夏二合半(洗)，芍药一两半，大枣六枚(擘)，生姜一两半，柴胡四两	口苦、神疲乏力、恶心呕吐、食欲缺乏、恶寒发热、烦躁、脘腹胀痛、口干渴、肢冷、肢节烦疼、胸胁苦满、失眠多梦
柴胡桂枝干姜汤	柴胡半斤，桂枝三两(去皮)，干姜二两，栝楼根四两，黄芩三两，牡蛎二两(熬)，甘草二两(炙)	口干、腹胀腹痛、汗出、纳差、口苦、便溏、烦躁、寐差、胸闷
柴胡加芒硝汤	柴胡二两十六株，黄芩一两，人参一两，甘草一两(炙)，生姜一两(切)，半夏二十株(洗)，大枣四枚(擘)，芒硝二两	食欲缺乏、发热、口苦、胸胁满痛、恶心呕吐、燥屎内结、日晡潮热、热结旁流

2. 柴胡汤类方配伍功效衍化特点　小柴胡汤方证见“往来寒热、胸胁苦满、口苦咽干、目眩、心烦喜呕、嘿嘿不欲饮食”的伤寒少阳证。若在此基础上兼见阳明腑实，则用小柴胡汤去人参、甘草之甘补，加大黄、枳实、芍药即为大柴胡汤。若兼太阳表不解，用小柴胡汤与桂枝汤合方，即柴胡桂枝汤。若兼太阴里寒，则用小柴胡汤去生姜、半夏、人参、大枣，加桂枝、干姜、天花粉、牡蛎成柴胡桂枝干姜汤。若病入少阳，邪弥三焦，上扰心神，则加桂枝、大黄通阳邪热、伍用龙骨、牡蛎、铅丹潜阳重镇安神，是为柴胡加龙骨牡蛎汤。若小柴胡汤证兼见苦满难解、大便不通，则加芒硝软坚散结，邪热通便，是为柴胡加芒硝汤。从柴胡汤类方演变中可以看出，先是一种证型有一专治主方，进而随着证与证之间的传变，衍化出以主方为基础的类方。所以，证变是方变及治变的依据，即辨证论治是柴胡汤类方组方变化的依据，表10-2 整理和归纳了柴胡汤类方的共有症状与各方的特有症状。

表 10-2　柴胡汤类方基本症状比较表

方名	共有症状	特有症状
小柴胡汤	口苦、咽干、胸胁满痛、不欲饮食、心烦、喜呕、腹部不适、发热、口渴、不寐、便秘	疲乏、头晕目眩、头痛、咳嗽、汗出、少神失神、情志抑郁不畅、月经不调、恶寒肢冷、小便黄、泄泻、形瘦、多梦噩梦、心慌心悸、浮肿、耳鸣
大柴胡汤		汗出、黄疸、小便黄赤短少、体型胖壮
柴胡加龙骨牡蛎汤		疲乏、多梦、惊悸不安、情志抑郁、情绪不宁、妄行妄动、言语错乱、头昏头晕、头胀痛、耳鸣、面红、心慌心悸、气短、汗出、筋惕肉瞤
柴胡桂枝汤		疲乏、情志抑郁、头昏头晕、头痛、气短、嗳气、呕逆泛酸、肢节烦疼、周身不适、恶寒肢冷、小便黄
柴胡桂枝干姜汤		疲乏、头晕头胀、咳嗽、汗出、恶寒肢冷、便溏
柴胡加芒硝汤		大便秘结、发热

3. 柴胡汤类方的临床应用　柴胡汤类方的临床治疗范围极为广泛，现将各方的临床应用略述如下：

小柴胡汤常用于肝胆、脾胃、肺系及妇科病证，消化系疾病如急慢性胆囊炎、胃肠炎等，呼吸系统疾病如咳嗽、感冒等上感发热性疾病，精神神经系统疾病如头痛及神经功能紊乱类等，以及耳鼻喉、泌尿、皮肤等科疾病。

大柴胡汤常用于肝胆和脾胃系病证，尤以急慢性胆囊炎、胆石症、急性胰腺炎、胃炎、肝炎、肠梗阻为多见，亦兼及阑尾炎、便秘等；也用于感染系疾病及发热类疾病。

柴胡加龙骨牡蛎汤常用于心系、肝胆、妇科病证、精神神经系统疾病，如高血压、冠心病、心悸、癫狂、眩晕、癫痫、不寐、郁症等。

柴胡桂枝汤常用于肺系、气血津液、脾胃、妇科及心系病证，如感冒、汗症、癫痫、自主神经功能紊乱、胃痛、围绝经期综合征等；骨伤、循环、皮肤、耳鼻喉及感染科系统疾病也有应用。

柴胡桂枝干姜汤常用于脾胃、肝胆、气血津液及肺系病证，如咳嗽、泄泻、痞满、内伤发热、消渴、胁痛、淋证等。

柴胡加芒硝汤常用于脾胃系病证，多见于柴胡汤证兼见大便秘结等，现代临床报道相对较少。

二、柴胡汤类方的功效特点与生物学机制研究

柴胡汤类方主治范围极为广泛，但总体以消化道疾病、精神类疾病应用较多。该类方的现代研究多围绕此两类疾病的病理发生机制进行。

1. 柴胡汤类方治疗消化道疾病的功效物质基础与生物学机制研究

(1) 肝胆疾病

1) 抗肝炎病毒：研究发现，小柴胡汤提取物在体外有抗乙型肝炎病毒（HBV）活性，在无体内免疫系统的参与下也具有直接抗 HBV 活性，其中发挥主要作用的成分来源于柴胡、黄芩和甘草，而全方抗 HBV 活性优于单味药。小柴胡汤还可抗丙型肝炎病毒（HCV），其作用并非通过抑制病毒 mRNA，而是通过调节机体免疫功能发挥作用。

2) 抗肝损伤：小柴胡汤与大柴胡汤在多种肝损伤模型上显示出保肝活性。在 *D*- 半乳糖胺所致大鼠急性肝炎模型上，大柴胡汤与小柴胡汤均可抑制谷丙转氨酶（GPT）含量的升高，抑制率均为 60%，单味柴胡抑制率为 37%，而柴胡、半夏、黄芩、生姜、大枣五味药共煎者为 21%，显示柴胡汤保肝作用为各药之综合效果。在 CCl_4 所致大鼠肝损害模型上，大柴胡汤可促进肝细胞中超氧化物歧化酶（SOD）活性，清除自由基，抑制由脂质过氧化引起的肝细胞损害，并可使血清 ALT 和 AST 水平显著上升，防护急性肝损害。此外，大柴胡汤可明显抑制 CCl_4 所致肝匀浆中脂质过氧化物酶（LPO）的升高，抑制 CCl_4 所致的肝微粒体葡萄糖 -6-磷酸酯酶（G-6-pase）活性下降。结果表明，大、小柴胡汤的抗脂质过氧化作用可能是其防护肝损害作用的机制之一。此外，小柴胡汤可以显著升高卡介苗和脂多糖所致实验性肝损伤小鼠模型降低的脾脏 T、B 淋巴细胞增殖能力，逆转脾脏萎缩，使脾脏指数明显回升接近正常，提示增强淋巴细胞功能，调节体液免疫和细胞免疫是小柴胡汤治疗免疫性肝脏疾病的重要机制。

柴胡桂枝汤可抑制内毒素引起的肝血流量减少，并可能通过改善血流抑制肝内循环障

碍及肝细胞损伤，从而改善肠道缺血再灌注引起肝损伤。同时，柴胡桂枝汤还可通过抑制胃黏膜血流量的减少保护胃黏膜，抑制肠道因缺血再灌注所致的肠道自身损伤，抑制内毒素的吸收，从而抑制肝内循环障碍，改善肝脏处理内毒素的功能。

3）抗肝纤维化：研究发现，小柴胡汤能显著减轻 CCl_4 花生油所致大鼠肝纤维化模型中肝组织金属蛋白酶抑制因子（TIMP-1）mRNA 的表达，提示其可能通过抑制 TIMP-1mRNA 的表达发挥抗纤维化作用。大柴胡汤可抑制猪血清和二甲基亚硝胺（DMA）所致大鼠的羟脯氨酸上升，且可以显著抑制凝血酶原时间的延长，直接抑制肝纤维化的形成。大柴胡汤还可显著抑制四氯化碳所致小鼠肝硬化，并可抑制脾指数增加和 SGPT 含量升高。

4）利胆作用：在大鼠阻塞性黄疸模型上，小柴胡汤能解除胆汁瘀滞，显著改善谷草转氨酶（GOT）、碱性磷酸酶（ALP）、总胆红素（TBIL）值。以大柴胡汤经十二指肠导管灌注实验犬，发现大柴胡汤具有明显的利胆和降低括约肌张力的作用，而且不抑制括约肌的运动功能，这对解除胆汁和胰液的瘀滞有积极意义。大柴胡汤还具有显著利胆作用，它一方面明显提高胆汁中胆汁酸含量，降低胆红素、糖蛋白含量，有疏肝利胆作用；另一方面，放松胆道括约肌，增加的胆汁排出量，通过内冲洗有助于蛔虫的排出、消除炎症感染。研究结果提示大柴胡汤既能有效抑制致石性病理胆汁的形成，消除结石继续生成的病因，又可加速已生成结石从胆囊、胆管中排出，缩短病程。

（2）胃肠道疾病：柴胡汤类方具有显著的保护胃黏膜作用。小柴胡汤可预防 SD 大鼠应激性胃溃疡的发生，同时具有较好对抗胃炎作用，其作用可能与降低胃内胆酸含量，抑制胃酸分泌和胃蛋白酶活性等机制有关。

在水浸 - 束缚应激性溃疡模型实验中，大柴胡汤能抑制胃窦 G 细胞分泌胃泌素，降低血清胃泌素（gastrin，GAS）的含量，减少胃酸过多。同时降低血清 LPO 含量，提升 SOD 活力，增加氧自由基的清除，防止氧自由基损伤。大柴胡汤还能显著降低模型大鼠胃黏膜病损程度及溃疡指数，降低模型大鼠血清 GAS、促甲状腺激素（TSH）含量，提示大柴胡汤对大鼠应激性胃溃疡有明显防治作用。通过对幽门结扎胃溃疡大鼠胃壁黏液糖蛋白量的影响研究表明，大柴胡汤可明显提高胃壁黏液糖蛋白量，提示大柴胡汤有刺激黏液分泌的作用，加强胃黏膜的防御能力，从而减少溃疡发生或加速溃疡灶的愈合。

研究表明，柴胡桂枝汤能够增加再生胃黏膜、提高黏液指数、缩小黏膜肌层缺损宽度、提高胃黏膜 NO 含量，因此能提高溃疡愈合质量。该方又能使大鼠溃疡指数降低、促进泌酸腺再生，其机制可能与其促进溃疡附近胃体黏膜以及再生黏膜表皮生长因子受体的表达有关，减少胃酸分泌。减少胃酸分泌，减轻胃酸对胃黏膜的损害作用，可能是其预防胃溃疡发生的主要机制之一。同时大柴胡汤抗炎和利胆的作用也是其防治应激性溃疡的重要作用机制，可以减轻组织间炎症的发生，使胆汁正常分泌，不致于反流入胃，减轻胆汁对胃、十二指肠黏膜的损伤。

（3）抗胰腺炎：临床研究发现，加味大柴胡汤能明显降低血液中内毒素、TNF-α、IL-6 水平，减轻早期重症急性胰腺炎患者（SAP）内毒素血症及其引发的细胞因子释放，迅速缓解患者临床症状，改善胃肠道功能，防治胰腺感染和坏死，抑制病情发展。肝郁气滞型轻症急性胰腺炎患者，内服大柴胡汤配合西医常规治疗，血清中 IL-1β 和 IL-6 浓度下调作用明显，证明大柴胡汤通过清除循环中产生的炎症因子来改善急性炎症反应程度。动物研究发现，在大鼠感染性重性胰腺炎模型上，大柴胡汤能明显降低 GPT、GOT、TNF-α 和淀粉酶水平，促进肝脏和胰腺的血流，保护胰腺。在急性坏死性胰腺炎（ANP）大鼠模型上，大柴胡汤显著降低腹水量，降低血清淀粉酶水平，降低胰腺、肺、肠壁等组织毛细血管通透性，减轻胰腺、肺、肠壁组织病理改变，改善疾病严重程度。大柴胡汤减少 ANP 大鼠腹水量的作用可能与上调大鼠胰腺水通道蛋白 AQP1 的表达有关。利用二丁基二氯化锡（DBTC）尾静脉注射联合 10% 乙醇饮用建立小鼠慢性胰腺炎模型，发现大柴胡汤能有效防治胰腺纤维化，其分子机制与调控 MAPK 信号通路有关。亦发现柴胡桂枝汤可稳定大鼠胰腺腺泡细胞，可预防胰腺炎复发以及慢性胰腺炎急性加重。

2. 柴胡汤类方治疗精神类疾病的功效特点与生物学机制研究　柴胡汤类方的君药柴胡，是和解少阳，疏肝解郁的代表药物，古代常用于郁症的治疗，故现代则多将其应用于抑郁症、焦虑症与癫痫等的治疗，相应的现代药理研究也较多。

（1）抗抑郁作用

1）小柴胡汤：小柴胡汤用治少阳证的症状“胸胁痞满，默默不欲饮食，心烦喜呕”，与现代医学中的抑郁症症状相似。在多种抑郁症的动物模型上，小柴胡汤均表现出显著的抗抑郁作用。

在大、小鼠行为绝望模型，悬尾实验和强迫游泳实验中，小柴胡汤显著缩短动物悬尾与强迫游泳实验中不动时间，并且对自主活动无显著影响，给药 2 周时药效最佳。检测脑内神经递质水平发现，小柴胡汤可显著增加行为绝望模型小鼠和大鼠海马、皮层和纹状体内的多巴胺（DA）、5- 羟色胺（5-HT）及其相应代谢产物 DOPAC 和 5HIAA 的含量，并且降低 DA/DOPAC 和 5-HT/5-HIAA 的值。同时发现小柴胡汤可显著降低大鼠海马透析液中谷氨酸的含量，说明小柴胡汤在行为绝望模型中体现的抗抑郁作用与调节脑内神经递质稳态有关。利用小鼠悬尾和小鼠强迫游泳两种行为绝望试验，对小柴胡汤的不同萃取部位进行抗抑郁活性筛选后发现，乙酸乙酯萃取物和正丁醇萃取物可以明显缩短小鼠强迫游泳不动时间、悬尾不动时间，是小柴胡汤抗抑郁的有效部位。

在利血平诱导的神经递质耗竭模型上，小柴胡汤可显著抑制利血平诱导的小鼠体温降低和眼睑下垂症状，并可以显著增加 5-HTP 诱导的小鼠甩头次数，提示小柴胡汤的抗抑郁作用与调节单胺类神经递质水平有关。

在不可预见性温和刺激（chronic unpredictable mild stress，CUMS）大鼠抑郁模型上，小柴胡汤显著逆转了 CUMS 引起的大鼠自主活动减少、糖水偏爱降低和摄食量下降，逆转了脑源性神经营养因子（BDNF）和神经生长因子（NGF）及其受体 TrkB 和 TrkA 表达的下降，并且激活了受体下游 PI3K/Akt/CREB 通路，表明小柴胡汤抗抑郁作用可能与调节神经营养因子、激活神经营养因子受体下游通路、保护神经元功能有关。

在 C57BL/6 小鼠断乳孤养抑郁模型上，发现小柴胡汤可显著逆转因孤养引起的小鼠行为绝望状态时间延长，抑制孤养诱导的自主活动增多和攻击行为加剧等焦虑样行为。脑内检测激素水平发现，小柴胡汤对孤养诱导的小鼠脑内雌二醇和孕酮的降低具有显著升高作用，同时显著激活雌二醇和孕酮受体下游 ERK 和 CREB 通路的相关蛋白，说明小柴胡汤对小鼠孤养模型的抗抑郁作用可能与调节脑内雌、孕激素有关。

2）柴胡加龙骨牡蛎汤：柴胡加龙骨牡蛎汤因其主治“胸满烦惊”，故成为柴胡汤类方中另一首研究较多的抗抑郁名方。

在行为绝望模型上，发现柴胡加龙骨牡蛎汤可减少抑郁小鼠强迫游泳不动时间及悬尾不动时间。剂量组之间比较发现，柴胡加龙骨牡蛎汤小剂量组的抗抑郁作用要明显强于柴胡加龙骨牡蛎汤大剂量组，提示柴胡加龙骨牡蛎汤的临床疗效与剂量呈非正相关关系。同时比较多张抗抑郁经典方剂发现，柴胡加龙骨牡蛎汤小剂量组抗抑郁效果优于百合地黄汤大剂量组、甘麦大枣汤小剂量组。

基于高剂量阿扑吗啡拮抗、利血平拮抗、5-羟基色氨酸（5-HTP）诱导甩头等模型，发现柴胡加龙骨牡蛎汤可增加5-HTP诱导的甩头次数，拮抗高剂量阿扑吗啡及利血平降体温的作用，且不会影响小鼠的自主活动功能，证实柴胡加龙骨牡蛎汤具有较强的抗抑郁作用。

采用CUMS模型发现柴胡加龙骨牡蛎汤可以逆转抑郁大鼠过于亢奋的下丘脑-垂体-肾上腺轴（HPA），恢复血浆皮质酮（CORT）和促肾上腺皮质激素（ACTH）含量至正常水平，恢复因CUMS所致海马体积减少，恢复肾上腺指数。且该方剂中后下部分（龙骨、牡蛎、茯苓、桂枝、大黄）改变肾上腺指数的作用最强，提示龙骨、牡蛎、桂枝、茯苓、大黄等后下药可能是柴胡加龙骨牡蛎汤中发挥抗抑郁作用的主要有效部分。

采用大鼠冲突焦虑模型发现柴胡加龙骨牡蛎汤可显著降低大鼠舔水次数，缓解模型大鼠的焦虑情绪，降低脑指数，降低脑部神经递质5-HT的含量，增进血单胺氧化酶（MAO）的活性，改善焦虑所致大鼠脑部分子生物学指标的代谢。

（2）抗癫痫作用：动物实验研究发现，柴胡桂枝汤能延长巴比妥酸盐的睡眠作用，抑制戊四氮（PTZ）引起的突发性活动，其作用机制可能在于阻止Na^{+}、Ca^{2+}、K^{+}引起的膜电流。柴胡桂枝干姜汤亦具有显著的镇静作用，其具有抗戊四氮（PTZ）作用，方中白芍、生姜、桂枝有与本方加白芍相同的抗PTZ作用，还可抑制小鼠听源性惊厥。

基于青霉素诱导的大鼠癫痫模型发现，柴胡加龙骨牡蛎汤具有显著抗癫痫作用，能降低大鼠脑中MDA的含量，提高SOD、ATP酶的活性，其机制可能与减轻氧自由基的损伤程度，改善脑组织ATP酶的活性有关。针对柴胡加龙骨牡蛎汤方中的铅丹，在PTZ致癫痫大鼠模型，发现加铅丹组可以缩短大鼠惊厥发作持续时间，减轻其发作程度，提示铅丹在此方中不可或缺的地位。在Vogel冲突实验建立的大鼠焦虑模型中，发现柴胡加龙骨牡蛎汤可明显降低焦虑模型大鼠舔水次数，降低脑指数，增加血中MAO活力，降低模型大鼠脑组织5-HT，且呈现剂量和药效作用的反线性关系，提示柴胡加龙骨牡蛎汤可能通过影响MAO活力和单胺类神经递质改善焦虑情绪，同时起到镇静安神的作用。

3. 柴胡汤类方抗肿瘤的功效特点与生物学机制研究

1）小柴胡汤：研究发现，小柴胡汤利用传统水煎法、梯度乙醇提取法及醇水法获得的提取物，均可显著抑制小鼠H22肝癌实体瘤生长，延长小鼠H22肝癌腹水瘤的生存时间。其亦可抑制小鼠肉瘤S180实体瘤生长，但作用弱于H22肝癌模型，提示小柴胡汤可能主要针对肝癌产生治疗作用，符合该方临床主要用于肝系疾病的特点。给H22肝癌模型小鼠分别灌服小柴胡汤药群配伍煎剂：柴胡-黄芩、姜-半夏、人参-大枣-甘草、柴胡-黄芩+姜-半夏、柴胡-黄芩+人参-大枣-甘草、姜-半夏+人参-大枣-甘草，以及全方发现，小柴胡汤和方中人参-大枣-甘草配伍药群抑制小鼠H22肝癌实体瘤生长，其作用机制可能与增强荷瘤宿主免疫功能有关，提示方中的扶正作用药群（人参、大枣、甘草）可能是全方抑瘤作用的核心药群。小柴胡汤还能提高Lewis荷瘤小鼠的生存质量，下调肿瘤组织VEGF表达，抑制肺癌细胞生长，其抑瘤机制可能与诱导TNF-α产生有关。通过细胞周期实验发现，小柴胡汤可诱导S180肿瘤细胞凋亡，同时使癌细胞阻滞于细胞周期的G_0/G_1期，减少DNA合成期的细胞数，降低其增殖指数，抑制肿瘤增殖。小柴胡汤含药血清还能够抑制 HepG-2 肝癌细胞增殖，促进其凋亡，作用机制主要与线粒体途径相关。

2）大柴胡汤：大柴胡汤含药大鼠血清可显著抑制肝癌 HepG-2 细胞增殖，其作用机组与增加 ROS 含量，下调 Sirt3、PI3K、Akt、NF-κB 和 Bcl-2 蛋白表达，同时上调 Bax 和 Caspase 3 蛋白表达密切相关，也提示其作用机制与线粒体途径有关。

3）柴胡桂枝汤：研究发现，柴胡桂枝汤合用环磷酰胺可显著抑制 Lewis 肺癌小鼠的肿瘤，延长生存期，提高吞噬指数，增加 NK 细胞活性。病理检查发现，柴胡桂枝汤给药后小鼠肿瘤组织淋巴细胞含量丰富，并主要分布在肿瘤组织边缘，提示该方可通过恢复宿主免疫功能，抑制肿瘤生长。此外，该方还可明显降低 *N*- 亚硝基吗啉所致大鼠肝癌的发生率，减少细胞变性灶，提示柴胡桂枝汤对肝癌的抑制作用始于癌症的发生阶段，能抑制癌前病变的细胞变性灶的发生。

4. 柴胡汤类方治疗呼吸道疾病的功效特点与生物学机制研究　基于呼吸道病毒感染的实验小鼠模型，研究发现小柴胡汤中含柴芩的各给药组动物血清中 IL-2 浓度显著升高，含人参、大枣、甘草的各组 TNF-α 浓度降低，提示小柴胡汤抗病毒能力可能主要依靠柴、芩的作用，而防止免疫性损伤则主要依靠参、枣、草的作用。

基于 FMI 流感病毒感染刚离乳小鼠建立的流感病毒感染小鼠模型，发现柴胡桂枝汤能提高 FMI 流感病毒感染小鼠的生存质量，提高流感病毒感染小鼠的生存率及降低肺指数。

三、柴胡汤类方的功效物质基础研究

1. 柴胡汤类方的功效物质组成研究

1）小柴胡汤：利用 HPLC-DAD-TOF/MS 分析小柴胡汤 70% 乙醇提取物中的化学成分，鉴定出黄芩素 -7-*O*-β-*D* 吡喃葡萄糖苷、汉黄芩素 -5-*O*- 葡萄糖苷、8- 甲氧基黄酮 -5-*O*- 葡萄糖苷、汉黄芩苷、木蝴蝶素 A-7-*O*- 葡萄糖醛酸苷、三羟基甲氧基黄酮、黄芩黄酮Ⅱ、乌拉尔甘草皂苷乙、韧黄芩素Ⅱ、柴胡皂苷 b 同系物、柴胡皂苷 d、白杨素 -6-*C*-α-*L*- 阿拉伯吡喃基 -8-*C*-β-*D*- 葡萄糖吡喃糖苷、白杨素 -6-*C*-β-*D*- 阿拉伯吡喃基 -8-*C*-α-*L*- 葡萄糖吡喃糖苷等化合物。

建立 Caco-2 细胞模型，研究小柴胡汤的体外吸收动力学和毒性后发现，汉黄芩苷和汉黄芩素具有较好的跨膜转运性，属于吸收良好的化合物；黄芩苷、黄芩素和甘草酸不能透过 Caco-2 细胞单层，属于吸收不良的化合物。双向摄取实验结果显示，黄芩苷、汉黄芩苷、黄芩素、汉黄芩素和甘草酸都能被 Caco-2 细胞摄取，黄芩苷和汉黄芩苷在 Caco-2 细胞上的摄取存在外排作用。LC/MS 测定结果显示黄芩苷、汉黄芩苷、黄芩素和汉黄芩素的代谢产物可能有其磺酸结合物和葡萄糖醛酸结合物。

2）大柴胡汤：系统研究大柴胡汤水提液的 70% 乙醇洗脱部位与粗多糖部位。通过对比单味药材 HPLC 图，并运用 Ion Trap LC/MS 技术，从 70% 乙醇洗脱部位鉴定出芍药内酯苷、芍药苷、白杨素 -6-*C*-α-*L*- 阿拉伯吡喃基 -8-*C*-β-*D*- 葡萄糖吡喃糖苷、新圣草苷、白杨素 -6-*C*-β-*D*- 吡喃葡萄糖 -8-*C*-α-*L*- 吡喃阿拉伯糖苷、异柚皮苷、柚皮苷、橙皮苷、新橙皮苷、黄芩苷、黄芩素 -7-*O*- 葡萄糖酸苷、木蝴蝶素 A-7-*O*-β-*D*- 葡萄糖醛酸苷、汉黄芩苷、黄芩素、柴胡皂苷 A、汉黄芩素等成分。对于大柴胡汤粗多糖部位，采用“TFA 全水解 -PMP 柱前衍生化 -HPLC 检测”的方法，发现粗多糖主要由甘露糖、鼠李糖、葡萄糖醛酸、半乳糖醛酸、半乳糖、阿拉伯糖组成。

筛选制备柴胡加龙骨牡蛎汤水煎液的正丁醇萃取部位过 D101 大孔树脂柱的 30% 乙醇洗脱物（CLMAF），通过整体动物与离体细胞考察其抗抑郁作用。在绝望行为抑郁模型小鼠中发现 CLMAF 可显著抑制强迫游泳应激小鼠脑内单胺氧化酶（MAO-A）活力，并显著降低丙二醛（MDA）含量，超氧化物歧化酶（SOD）活力也相应降低，同时能够抵抗皮质酮（CORT）诱导的大鼠海马神经元损伤，使存活细胞数量增加。在慢性应激抑郁模型大鼠中发现 CLMAF 能够明显提高慢性应激模型大鼠糖水偏好程度、开野实验水平运动得分和垂直运动得分，具有显著的改善动物抑郁样行为的作用，同时显著增加模型大鼠星形胶质细胞的表达并且改善海马神经元的病理状态。在皮质酮、谷氨酸致 PC12 细胞损伤模型中亦表现出较强的保护作用。研究结果提示 CLMAF 抗抑郁作用主要与抑制 MAO-A 活力、降低 MDA 含量、保护神经元、提高星形胶质细胞表达等作用有关。

2. 柴胡汤类方的剂量 - 物质 - 功效的关联关系研究　研究不同剂量柴胡的小柴胡汤对脂多糖（LPS）诱导发热大鼠模型体温及血清 IL-1β、IL-6、TNF-α 的影响，发现小柴胡汤柴胡高剂量组在 3 小时、3.5 小时、4 小时 3 个时间节点有明显降低大鼠体温的效果，降温效果在 3.5 小时、4 小时两个时间节点优于小柴胡汤柴胡中剂量组与小剂量组。与发热模型组比较，3 组小柴胡汤均可明显降低血清中 IL-1β 的含量，其中小柴胡汤柴胡高剂量组效果最好。提示小柴胡汤降低 LPS 诱导发热大鼠模型体温与降低血清中的 IL-1β、IL-6、TNF-α 含量有关，且在一定范围内与方中柴胡剂量之间呈正相关剂量依赖关系。同时发现，应用高剂量柴胡的小柴胡汤可与增加胃窦组织胃动素（MTL）、乙酰胆碱酯酶（AChE）的含量，可能为其促进胃动力的作用机制。

基于行为绝望模型发现柴胡加龙骨牡蛎汤可减少抑郁小鼠强迫游泳不动时间及悬尾不动时间。剂量组之间比较发现，柴胡加龙骨牡蛎汤小剂量组的抗抑郁作用要明显强于柴胡加龙骨牡蛎汤大剂量组，提示柴胡加龙骨牡蛎汤的临床疗效与剂量呈非正相关关系。同时比较多张抗抑郁经典方剂发现，柴胡加龙骨牡蛎汤小剂量组抗抑郁效果优于百合地黄汤大剂量组、甘麦大枣汤小剂量组。

3. 柴胡汤类方体内功效物质基础研究　基于 UPLC-MS/MS 技术，分析小柴胡汤水提液在慢性应激压力抑郁模型大鼠口服后体内的代谢产物，从血清中检测到黄芩苷、千层纸素 A-7-*O*- 葡糖醛酸、三羟基 - 单甲氧基黄酮葡糖醛酸、黄芩素 -6-*O*- 葡糖醛酸、汉黄芩苷、汉黄芩素、千层纸素 A 等 7 个原型成分，鉴定了相应 8 个代谢产物。从尿液中鉴定出黄芩苷、黄芩素 -5-*O*- 葡糖醛酸、千层纸素 A-7-*O*- 葡糖醛酸、白杨素葡糖醛酸、三羟基 - 单甲氧基黄酮葡糖醛酸、黄芩素 -6-*O*- 葡糖醛酸、汉黄芩苷、二羟基 - 二甲氧基黄酮葡糖醛酸、异汉黄芩素、黄芩素、汉黄芩素、千层纸素 A 等 12 个原型成分，鉴定了相应的 19 个代谢产物。发现小柴胡汤提取液后在血清和尿液中的代谢产物主要为Ⅱ相代谢产物，并且大部分是葡糖醛酸结合物，且血清样品中检测到的全部原型成分也同时出现在尿液样品中。

参考文献

[1] 陶方泽 . 小柴胡汤类方证治规律研究[D]. 南京：南京中医药大学，2009.
[2] 田字彬，帅峰，孙桂荣，等 . 小柴胡汤对实验性肝纤维化大鼠 TIMP-1mRNA 表达的影响[J]. 青岛大学医

学院学报,2004,40(3):224-226.
[3] 上迁章二.小柴胡汤及茵陈蒿汤对大鼠阻塞性黄疸解除后肝功能的影响[J].国外医学:中医中药分册,1992,14(2):14-15.
[4] 侯家玉,李华,洪缨,等.小柴胡汤及香砂六君子汤对大鼠慢性返流性胃炎的保护作用[J].中药药理与临床,2005,10(2):5-7.
[5] 奉典旭,陈亚峰,陈腾,等.大柴胡汤对急性坏死性胰腺炎大鼠模型的影响[J].中国中西医结合外科杂志,2009,15(3):298-302.
[6] 陈亚峰,奉典旭,陈腾,等.大柴胡汤对急性坏死性胰腺炎大鼠胰腺水通道蛋白 1 的作用[J].中华中医药杂志,2012,27(5):1438-1442.
[7] 程晶.大柴胡汤对肝郁气滞型急性胰腺炎患者血清 IL-1β 和 IL-6 的影响[D].广州:广州中医药大学,2014.
[8] 苏光悦.小柴胡汤抗抑郁作用及其调节脑内神经递质、神经营养因子和雌性激素的相关机制研究[D].沈阳:沈阳药科大学,2014.
[9] 原红霞,郑靖婕,闫艳.小柴胡汤不同萃取部位抗抑郁作用筛选[J].中国实验方剂学杂志,2013,19(15):211-213.
[10] 张有志,张德昌.柴胡加龙骨牡蛎汤等经方治疗抑郁症的动物行为学研究[J].中国中医基础医学杂志,2001,7(7):30-32.
[11] 孟海彬,瞿融.柴胡加龙骨牡蛎汤抗抑郁作用研究[J].中药药理与临床,2003,19(1):3-5.
[12] 瞿融,孟海彬,褚蔚,等.柴胡加龙骨牡蛎汤对抑郁模型大鼠脑内单胺递质的影响[J].中药药理与临床,2004,19(6):1-3.
[13] 瞿融,顾武军,孟海彬,等.柴胡加龙骨牡蛎汤对强迫游泳大鼠不同脑区 c-fos 蛋白表达水平的下调作用[J].中国药理通讯,2004,21(3):18.
[14] 康大力,瞿融,朱维莉,等.柴胡加龙骨牡蛎汤对抑郁动物下丘脑 - 垂体 - 肾上腺轴的影响[J].中国临床药理学与治疗学,2006,10(11):1231-1235.
[15] 康大力,瞿融,朱维莉,等.柴胡加龙骨牡蛎汤有效部位抗抑郁作用机制研究[J].中国实验方剂学杂志,2011,17(1):138-141.
[16] 王维勋,孙付军,李芳,等.柴胡加龙骨牡蛎汤对焦虑模型大鼠单胺类递质的影响[J].中药新药与临床药理,2008,19(5):340-342.
[17] 周劲光,杨霄鹏.柴胡龙骨牡蛎汤对慢性应激大鼠的抗抑郁作用[J].中国实用神经疾病杂志,2010,13(19):5-7.
[18] 刘亚东,瞿融,李秀敏,等.柴胡加龙骨牡蛎汤抗癫痫作用及对癫痫大鼠脑组织内 MDA,SOD,ATP 酶的影响[J].中药药理与临床,2008 4(5):5-7.
[19] 梁靓靓,殷东风,周立江.小柴胡汤对小鼠 Lewis 肺癌作用的病理形态学观察[J].实用肿瘤学杂志,2009,23(1):14-15.
[20] 茅敏,付虹,黄秀深,等.小柴胡汤诱导荷瘤小鼠 S180 细胞凋亡及对细胞周期的影响[J].现代中西医结合杂志,2005,14(20):2646-2648.
[21] 茅敏,黄秀深,贾波.小柴胡汤诱导单核细胞产生肿瘤坏死因子的实验研究[J].成都中医药大学学报,2004,26(4):35-36.
[22] 黄秀深,张丰华,茅敏,等.小柴胡汤对 S180 荷瘤小鼠红细胞免疫功能的实验研究[J].成都中医药大学学报,2003,26(3):9-10.
[23] 李然,刘立萍,马骥,等.小柴胡汤含药血清对肝癌 HepG-2 细胞的影响[J].中国实验方剂学杂志,2013,19(5):217-220.
[24] 陆国辉,李艳茹.大柴胡汤含药血清通过 Sirt3 线粒体途径诱导人肝癌 HepG-2 细胞凋亡的研究[J].中药药理与临床,2014,30(5):17-21.
[25] 丁泰永,金春峰.柴胡桂枝汤治疗流感病毒感染小鼠的实验研究[J].辽宁中医学院学报,2004,3(5):

230.
[26] 鄢良春，刘青春，赵军宁，等．小柴胡汤在 Caco-2 细胞模型的吸收特性和转运机制研究[J]. 中国中药杂志，2011，36(8)：1087-1090.
[27] 曹峰，唐阿梅．不同柴胡剂量小柴胡汤对 LPS 诱导发热大鼠模型体温及血清 IL-1β，IL-6，TNF-α 的影响[J]. 世界科学技术—中医药现代化，2014(1)：58-62.
[28] 杨杰，黄丹雪，鹿秀梅，等．小柴胡汤化学成分及其在抑郁模型大鼠体内代谢成分的分析[J]. 中草药，2012，43(9)：1691-1698.

第二节　四逆散类方现代研究

四逆散出自《伤寒论》，为和解剂中调和肝脾的代表性方剂。该方由柴胡、芍药、枳实、甘草四味药构成，功能透解郁热，疏肝理脾，用治症见手足厥冷，身热或脘腹疼痛，或泄利下重，脉弦者。历代在其基础上，伍用其他药味，形成了疏肝为核心，辅以理气、活血、清热、散寒、祛湿、化痰、健脾、安神、养血、益气多方功用的四逆散类方，应用涉及胃肠、肝胆、精神等多个系统，极为广泛。

一、四逆散类方及其衍化特点

1. 四逆散类方及其历史源流　四逆散主治四肢厥逆，故方以“四逆”为名。厥逆一证，有寒热之分，本方所治四逆，由外邪传经入里，阳气内郁不能通达四肢而致，前人称之为“阳厥”。本方亦治肝脾不和所致的胸胁及脘腹不舒等证，由于脾胃失运，故见脘腹疼痛、或泄利下重。纵观以上病机，阳郁不伸，虽能生热，却无明显之热证，用本方意在和解表里，疏畅其阳，使不内郁，则阳气透达，厥逆自愈。方用柴胡疏肝解郁，透达郁热；枳实泄热散结，与柴胡同用，一升一降，共奏升清降浊之功；芍药柔肝敛阴，炙甘草补脾益气为使，两者相配以调和肝脾，缓急止痛。合而成方，共奏透解郁热，疏肝理脾之功。肝气条达，则脘腹疼痛，泄利下重自愈；郁阳得伸，则厥逆自复。四逆散为疏肝之祖方，后世诸多疏肝方剂都由此方衍化而来(表 10-3)。

表 10-3　四逆散类方与功用

方名	方源	药物组成	主治
四逆散	《伤寒论》	柴胡、芍药、枳实、甘草，上四味，各十分	手足厥冷，身热或脘腹疼痛，或泄利下重，脉弦者
柴胡舒肝散	《证治准绳》	柴胡、芍药、陈皮、枳壳、香附、川芎、甘草	胁肋疼痛、痛而胀闷、不得俯仰、寒热往来、喜太息、脉弦
血府逐瘀汤	《医林改错》	柴胡一钱，枳壳一钱，甘草一钱，生地二钱，桃仁三钱，红花一钱，当归三钱，桔梗二钱，赤芍二钱，川芎一钱，牛膝三钱	胸中血瘀证。胸痛，头痛日久，痛如针刺而有定处，或呃逆日久不止，或内热烦闷，或心悸失眠，急躁易怒，入暮潮热，唇黯或两目黯黑，舌黯红或有瘀斑，脉涩或弦紧
柴胡泻肝汤	《医方便览》	柴胡一钱二分，芍药一钱，甘草五分，当归一钱二分(酒制)，青皮一钱(炒)，黄连八分(炒)，山栀四分(炒)，龙胆草一钱	郁怒伤肝，胁肋痛在左者

续表

方名	方源	药物组成	主治
加味四逆散	《重订通俗伤寒论》	川柴胡八分，生芍药、炒枳实一钱、干姜五分（拌），桂枝尖五分，茯苓四钱，薤白（烧酒洗，捣干）五枚，淡附片五分，炙甘草八分，北五味三分	四肢厥逆，干咳心悸，便泄溺涩，腹痛下重，舌苔白而底绛，脉左沉弦滑，右弦急
柴芩煎	《罗氏会约医镜》	柴胡二钱半，枳壳钱半，甘草、栀子、黄芩、泽泻、木通各二钱	伤寒表邪未解，内外俱热，烦渴喜冷，下利脉实者。
逐客汤	《辨证录》	柴胡二钱，白芍一两，枳壳一两，甘草一钱，半夏三钱，茯苓五钱，白术三钱，石菖蒲一钱，白矾二钱，炒栀子三钱，神曲三钱	中肝气之邪，无端见邪，口中大骂，以责自己，口吐顽涎，眼目上视，怒气勃勃，人不可犯
逍遥散	《太平惠民和剂局方》	柴胡、茯苓、白术、当归、芍药、甘草、生姜、薄荷	肝郁血虚证。两胁作痛，往来寒热，头痛目眩，口燥咽干，神疲食少，月经不调，乳房作胀，舌淡红，脉弦而虚
通关散	《辨证录》	柴胡一钱，白芍五钱，枳壳三分，甘草三分，茯苓三钱，神曲三分，白豆蔻一枚，生姜汁半合，川芎二钱	关格。食至胃而吐，欲大小便而不能出，眼睛红赤，目珠暴露，而胁胀满，气逆拂抑者
舒魂丹	《辨证录》	柴胡一钱，白芍一两，甘草一钱，人参一两，当归五钱，白术五钱，茯神五钱，麦冬五钱，丹砂末一钱，菖蒲一钱，郁金一钱，天花粉一钱	离魂症。心肝气郁、终日思想情人杳不可见，以至梦魂交接，日日相思，宵宵成梦，忽忽如失，遂觉身分为两，能知户外之事
阴阳和合汤	《辨证录》	柴胡一钱，白芍五钱，枳壳五分，甘草一钱，人参二钱，白术五钱	阳气大虚腹痛，从右手指冷起，渐上至头，如冷水浇灌，由上而下，而腹乃大痛，既而遍身大热，热退则痛止，或食或不食，或过于食而皆痛也
参胡芍药汤	《医学入门》	柴胡一钱，芍药一钱，枳壳八分，甘草三分，麦门冬一钱，生地一钱半，知母一钱，人参一钱，黄芩一钱，生姜三片	伤寒十四日外，余热未除，脉息未缓，大便不快，小便黄赤，或渴或烦，不能安睡，不思饮食

2. 柴胡汤类方体系配伍功效衍化特点　四逆散类方在以四逆散疏肝的基础上衍化而来，功效涉及疏肝理气、疏肝活血、疏肝清热、疏肝散寒、疏肝祛湿、疏肝化痰、疏肝健脾、疏肝和胃、疏肝安神、疏肝养血、疏肝益气、疏肝滋阴等方面。

疏肝理气类方剂适用于肝气郁结证，主要临床表现为胁肋胀痛，固定不移，嗳气不已；或寒热往来，胸胁满闷，脉弦细，舌红，苔薄白。组方常以四逆散加减配伍香附、青皮、枳壳、陈皮等理气之品。代表方如柴胡疏肝散。理气药多为辛散之品，易耗伤气血，故方中常配伍白芍、当归、甘草等养血益气之品，防止疏而太过；另外气血关系密切，气行则血行，气滞则血瘀，故配伍理气之品同时，亦常少佐川芎、牡丹皮、郁金等活血药物，从而达到气血兼顾。

疏肝活血类方剂适用于肝郁血瘀证，主要临床表现为胁下胀满，甚则痞块，少腹疼痛；或妇女经闭、腹中癥瘕、脉多沉弦，舌质黯红或有瘀斑，苔薄白或黄。组方常以四逆散加减配伍桃仁、红花、川芎、牡丹皮、郁金等活血之品，代表方如血府逐瘀汤等。

疏肝清热类方剂适用于肝郁生热或肝郁化火证。肝喜条达，恶抑郁。郁久易生热化火，主要临床表现常见急躁易怒，胸满胁痛，头晕口苦而干，舌质红，脉弦数等。组方常以四逆散加减配伍栀子、黄芩、牡丹皮、郁金等清热药物，且针对肝郁化火证组方应以疏利为主，清热泻火为辅的特征，清热药物多用辛散开郁之品，如栀子、牡丹皮、郁金等，不用苦寒直折之品。

疏肝散寒类方剂适用于寒凝肝脉证。盖因寒主收引，其性凝敛，往往阻碍气机而致寒凝气滞。主要临床表现常见胸胁胀痛，喜温纳差，舌淡，苔白润，脉左关弦迟。组方常以四逆散加减配伍肉桂、薤白、干姜等散寒药物。

疏肝祛湿类方剂适用于肝郁兼有湿邪证。主要临床表现胁肋胀满，四肢沉重，食欲缺乏，口臭呕恶，舌苔白腻或黄腻，脉濡等。组方常以四逆散加减配伍茯苓、车前子、泽泻等祛湿之品，代表方剂为柴芩煎。

疏肝化痰类方剂适用于肝郁痰阻证。主要临床表现常见胸胁胀满，咳痰，嗳逆，舌苔厚腻、舌质或红或淡，脉弦略滑。组方常以四逆散加减配伍陈皮、半夏、茯苓、贝母等化痰药物，代表方剂如逐客汤等。

疏肝健脾类方剂适用于肝脾失调证，主要临床表现为胸闷不舒，胁痛，腹胀，纳呆，腹泻，脉弦细，舌淡苔白等。组方常以四逆散加减配伍白术、茯苓、人参等健脾药物，代表方如逍遥散等。

疏肝和胃类方剂适用于肝胃不和证，主要临床表现为脘腹胀痛，呕吐酸水，嘈杂不适，脉弦滑等。组方常以四逆散加减配伍陈皮、半夏、枳壳、神曲等和胃之品，如通关散等。

疏肝安神类方剂适用于肝失疏泄，心不藏神之病证，临床主要表现为情志抑郁或急躁易怒，神志恍惚，精神错乱，不寐多梦，舌淡苔白或黄，脉弦细。组方常以四逆散加减配伍朱砂、酸枣仁、茯神、石菖蒲、人参等，如舒魂丹等。

疏肝养血类方剂适用于肝郁血虚证，主要临床表现为两胁作痛，头晕目眩，口燥咽干，或往来寒热，或月经不调，乳房胀痛，舌质淡红，脉弦而虚者。组方常以四逆散加减配伍当归、熟地黄、何首乌等养血之品。代表方剂如逍遥散等。

疏肝益气类方剂适用于肝郁兼气虚证，主要临床表现情绪低落，默默不语，胁肋胀满，或有疼痛，神疲气少，肢体倦怠，头晕目眩，舌白苔少，脉弦细无力。组方常以四逆散加减配伍人参、黄芪、白术等益气扶正之品，代表方剂为阴阳和合汤等。

疏肝滋阴类方剂适用于肝郁兼阴虚证，主要临床表现胁肋胀满，或有疼痛，咽干口燥，舌红苔少，脉弦细而数等。组方常以四逆散加减配伍生地黄、麦冬、玄参、天花粉等滋阴润燥之品，代表方剂为参胡芍药汤等。

以上变化虽多，但组成药物多以柴胡、芍药、甘草为基础，以调肝用，补肝体，防肝变为基本结构，治证以肝郁为主。

3. 四逆散类方的临床应用　四逆散证为肝脾不和，阳气内郁所致，除见肢厥、身热、胁痛、泄利等主症外，应以脘腹疼痛，口苦咽干，脉弦为应用要点。后世该方已成为治疗肝胃(脾)气滞的基本方，并依据辨证论治的结果，功效以疏肝为核心，可扩大到疏肝理气、疏肝活血、疏肝清热、疏肝散寒、疏肝祛湿、疏肝化痰、疏肝健脾、疏肝和胃、疏肝安神、疏肝养血、疏肝益气、疏肝滋阴等十二个方面。在这些类方中，尤以四逆散、逍遥散、柴胡疏肝散、血府逐瘀汤 4 首方剂应用最为广泛。现就 4 首方剂现代临床应用进行概括。

四逆散基于其疏肝理脾，温中和胃，缓急止痛，调理脏腑气机的功效，可用于治疗精神类疾病之情志不遂所致的失眠、抑郁症；心血管系统之肝郁气结，痰郁扰心之心悸和气机郁阻，痰浊痹胸之胸痹。在消化系统应用方面，常用于由情志不遂、郁怒伤肝导致肝郁气滞，或肝胃失和，或脏腑气机升降失调引起的肠易激综合征、反流性食管炎、消化性溃疡、慢性胃炎、慢性胆囊炎、急性胆囊炎、肝硬化腹水等疾病。外科疾病主要用于因气机通降失调、肝胆郁热、气机阻滞、胆气不利，或兼湿兼痰的胆石症。妇科的乳腺炎，子宫内膜异位症引起的痛经、带下，崩漏、行经乳房胀痛、不孕、盆腔炎及神经官能症、围绝经期综合征等。此外，尚有由肝气郁，气机不利，阳郁于里，不能达于四末所致的雷诺病和由肝郁气滞引起的如前列腺增生症、慢性前列腺炎、睾丸炎、阳痿及阳痿不育等男科疾病。

柴胡疏肝散主要用于胃肠疾病如肝胃不和的慢性浅表性胃炎，肝胃气滞型胃痛、消化性溃疡，肠易激综合征；肝胆疾病如病毒性肝炎、乙型肝炎、脂肪肝、酒精性脂肪肝、胆囊炎、胆结石等；神经系统疾病如抑郁症、肝郁不舒之头痛、顽固性失眠；内分泌疾病如证见肝郁气滞的糖尿病；妇科疾病如乳腺增生、不孕症、高泌乳血症；男科疾病如男性乳房发育症、阳痿、睾丸炎。此外，该方还用于小儿厌食、喑哑、耳聋、梅核气等杂病。

血府逐瘀汤主要用于心血管系统疾病，如证见气滞血瘀之冠心病、心绞痛、老年高脂血症等；消化系统之肠易激综合征、顽固性便秘、胆囊炎等；神经系统之脑震荡、血管性头痛、脑萎缩、脑血栓、三叉神经痛、基底动脉供血不足性眩晕等；泌尿系统之泌尿性结石、前列腺增生症、肾移植术后红细胞增多症；生殖系统之子宫内膜异位症、流产后出血、慢性盆腔炎、乳腺小叶增生等。此外，该方还用于损伤性胸痛、眼部玻璃体出血、视网膜出血、耳鼻喉科的耳胀耳闭等。

逍遥散主要用于妇科疾病的肝郁气滞的痛经、经前期综合征、月经不调、乳腺增生、输卵管阻塞性不孕、围绝经期综合征等；消化系统疾病如肠易激综合征、功能性消化不良、慢性胃炎、非酒精性脂肪性肝病；内分泌系统疾病如高催乳素血症、糖尿病、甲亢性心脏病；神经系统疾病如抑郁症、失眠、神经衰弱；外科疾病如黄褐斑、痤疮、带状疱疹后遗神经痛等。

二、四逆散类方的功效特点与生物学机制研究

从四逆散类方的应用来看，多集中于消化系统、精神系统、免疫系统与心血管系统疾病。现代药理研究也多围绕这些系统进行。

（一）消化系统

1. 保肝作用　以 CCl_4 体外致肝细胞损伤及 2,4,6 三硝基氯苯（PCI）致迟发型变态反应（PCI-DTH）诱导肝损伤模型，采用 ConA 致淋转、LPS 诱导巨噬细胞释放 NO、活化脾细胞释放 IV 胶原酶能力等综合考察四逆散全方及各单味中药对肝细胞及免疫细胞的影响后发现，四逆散复方作用明显优于各单味中药，而各单味药又分别作用于肝损伤过程的不同环节。柴胡主要通过保护肝细胞膜及促进肝保护因子 NO 的产生而干预肝损伤过程，白芍主要通过抑制免疫细胞的活化发挥免疫调节作用，甘草具有保肝、促进 NO 产生及免疫调节作用。而四逆散全方作用优于各单味中药，应为各单味中药对此疾病过程中不同靶点综合效应的结果。在复合致病因素造成大鼠脂肪肝模型中发现四逆散能增加脂肪肝大鼠肝组织 PPAR 的 mRNA 的表达，提示四逆散促进 PPAR 的 mRNA 表达可能是临床治疗脂肪肝的重要机制之一。

在 CCl_4 造成大鼠急性实验性肝损伤模型中，柴胡疏肝散能显著降低模型大鼠血清中 ALT、AST 含量，升高谷光氨肽（GSH）水平。在肝组织中，升高 SOD 水平，降低 MDA 的含量，提示柴胡疏肝散防治模型大鼠肝损伤的机制可能与降低、抑制脂质过氧化反应以及抗自由基损伤有关。

在束缚肝郁大鼠模型中，研究发现逍遥散能降低模型大鼠肝组织与血清中的 MDA，升高血浆中 SOD 水平，恢复受损的肝细胞，提示抗脂质氧化，保护肝细胞及抗肝细胞脂质过氧化损伤是逍遥散的主要药效作用之一。在小牛血清白蛋白（BSA）所致大鼠肝脏免疫损伤模型中，发现四逆散、逍遥散、四逆散配桃仁、逍遥散配丹参均能升高 SOD 活性作用。且逍遥散配丹参不仅能提高 SOD 活性，还有较佳的降低 MDA 作用。在四氯化碳复制的肝纤维化模型中，发现逍遥散主要通过调节机体的免疫系统，使腹腔巨噬细胞，脾细胞产生 IL-1β，TNF-α，NO 的水平趋向正常，从而阻抑肝细胞纤维化，保持实验动物生长正常。

2. 保护胃黏膜，抗溃疡作用　在大鼠应激性胃溃疡模型中，发现四逆散具有显著的抗大鼠水浸应激性胃溃疡作用，促进小鼠胃排空和小肠推进，减少醋酸致小鼠扭体反应的作用，提示四逆散具有抗溃疡、增强胃肠动力与镇痛作用。在免疫法造模溃疡性结肠炎大鼠中，发现四逆散及其不同配伍能显著降低结肠损伤程度，提高模型大鼠的胸腺指数与脾脏指数，降低 NF-κB 活性，提示四逆散干预实验性溃疡性结肠炎的作用可能是通过刺激免疫器官分泌免疫细胞，抑制 NF-κB 的激活来实现，四逆散全方作用最为理想。

3. 促胃肠动力作用　以葡聚糖蓝 2000 为胃肠内标记物，研究四逆散对小鼠胃排空及小肠推进功能的影响后发现，四逆散及其组成药物柴胡，柴胡枳实合煎及分煎合用，均有明显增强胃排空及小肠推进功能的作用。若去除柴胡或枳实则此作用消失，亦不表现抑制作用。柴胡、枳实合煎的增强作用明显大于分煎合用。钡放射法亦证明，柴胡枳实合煎有明显增强功能性消化不良患者胃排空及小肠推进功能的作用。此外，四逆散对小鼠胃肠运动具有双向调节作用，既能拮抗阿托品引起的小鼠胃肠运动减弱，又能拮抗新斯的明引起的小鼠胃肠运动加速。

（二）中枢神经系统

1. 镇静作用　研究发现，四逆散能明显延长阈上剂量戊巴比妥钠所致小鼠睡眠时间，缩短入睡潜伏期，增加阈下剂量戊巴比妥钠致小鼠入睡率，表现出较好的镇静催眠作用。其作用机制与调控 GABA 受体与 5-HT1A 受体；增强 NOS 活力，增加 NO 含量，降低小鼠全脑的 P 物质等有关。

2. 抗抑郁作用　在慢性轻度不可预见性刺激大鼠抑郁模型（CUMS）上，四逆散可以显著降低模型大鼠血浆中皮质醇 CORT、促肾上腺皮质激素 ACTH 及下丘脑中促肾上腺皮质激素释放激素 CRH 的含量，增加大鼠海马 BDNF 及其受体 TrkB 阳性神经元密度值，提示四逆散可能是通过下调下丘脑 - 垂体 - 肾上腺轴 HPA 轴水平，增加海马 BDNF 与 TrKB 的表达发挥抗抑郁机制。四逆散还能恢复因慢性应激引起的大鼠体重增加缓慢，敞箱实验的水平运动、垂直运动得分、糖水消耗明显下降等指标，同时降低模型大鼠血浆中异常升高的神经肽 Y（NPY）和生长抑素（SS）水平。四逆散还可显著升高皮层与海马 5-HT1A 受体 mRNA 表达数量，升高 5- 羟色胺（5-HT）与多巴胺（DA）含量，说明神经递质调节亦是四逆散的重要抗抑郁机制。

柴胡疏肝散的抗抑郁研究较为深入，在 CUMS 模型中，柴胡疏肝散可拮抗海马神经元凋亡，降低 LC-3Ⅱ/LC-3Ⅰ比值和 Beclin-1 蛋白表达水平，提示其抗抑郁作用与降低神经元细胞自噬有关。利用芯片检测海马内 microRNAs 的表达，发现柴胡疏肝散干预抑郁模型大鼠后，可使 miR-125a 和 miR-182 表达恢复正常，提示这 2 个 microRNAs 可能是柴胡疏肝散抗抑郁的作用靶点。亦有研究表明，柴胡疏肝散的抗抑郁作用与胆碱能神经调控有关，该方可以抑制大脑组织海马区 ChAT 蛋白和 mRNA 表达、降低大脑海马区 AChE 活性和蛋白表达。拆方研究显示，理气组（柴胡 + 陈皮 + 香附 + 枳壳）具有较好的抗抑郁作用，但作用不及全方；活血组（白芍 + 川芎 + 甘草）则无明显抗抑郁作用，但具有增强理气组抗抑郁作用的功能。在慢性束缚应激肝郁证动物模型上，柴胡疏肝散能对抗应激导致的大鼠体重增长缓慢，增加应激大鼠的蔗糖水摄取量，对抗升高的促肾上腺皮质激素（ACTH）表达，提示柴胡疏肝散可调节慢性束缚应激模型大鼠的功能紊乱。在绝望行为抑郁模型中，柴胡疏肝散能明显缩短悬尾及强迫游泳实验中小鼠的不动时间，能对抗群居实验所引起的矛盾冲突状态，减轻动物的焦虑程度，而对其自主活动无显著影响。研究结果显示柴胡疏肝散有较好的抗抑郁作用和一定的抗焦虑效果，且无中枢兴奋性作用。在利血平耗竭抑郁模型中，柴胡疏肝散可显著提高水平活动得分，增加 5-HT 和 DA 含量，提示其抗抑郁作用与调控海马组织单胺类神经递质有关。

逍遥散是四逆散类方中另一张抗抑郁研究的经典方剂。除常规的抗抑郁研究方法外，在慢性束缚应激抑郁大鼠模型上，逍遥散对压力系统的 HPA 轴有显著的调控作用，其对慢性束缚应激中枢神经肽 CRF 的调节位点在下丘脑、垂体、海马和皮层，证实逍遥散的调节靶点与下丘脑、边缘系统及皮层中枢有关。同时基于中医整体观的认识，从肠道菌研究的角度发现，CUMS 模型组抑郁大鼠会出现盲肠组织固有结构受损以及水肿现象，逍遥散可恢复损伤的盲肠组织固有结构，下调炎症应答相关的基因 *Par2*、*Par4* 和 *Tlr2* 转录水平，提示逍遥散可通过降低大鼠盲肠 *Par2*、*Par4* 和 *Tlr2* 的 mRNA 表达而发挥抗抑郁作用。通过 DGGE 分析肠道菌群改变后发现，逍遥散可通过调节抑郁症大鼠肠道菌群的益生菌来改善胃肠功能，进一步发挥抗抑郁作用。同时，在Ⅱ型糖尿病兼抑郁症大鼠模型中，逍遥散不仅表现出显著增加模型大鼠体重与行为学的改善，还降低大鼠血糖与血脂，改善大鼠胰岛素抵抗。

（三）免疫系统

在氢化可的松（HC）免疫抑制小鼠模型中，四逆散具有显著增强免疫抑制小鼠的巨噬细胞吞噬功能、提高 T 淋巴细胞转化率及增强 NK 活性的作用，对小鼠脾重指数下降也具有保护作用。研究四逆散全方及方中药对对刀豆蛋白 A（ConA）活化的小鼠脾细胞移动和黏附能力的影响后发现，在三个药对中，以柴胡 - 白芍的作用最为显著，并与四逆散全方的作用较为一致，因此认为四逆散全方的免疫调节作用主要由柴胡 - 白芍药对所担当。

以三硝基氯苯导致小鼠接触性皮炎模型（PCl-CS）研究四逆散与方中的药对对细胞免疫反应不同阶段的影响，发现四逆散具有显著的抗炎作用，可抑制 Con A 刺激的 T 淋巴细胞增殖及混合淋巴细胞增殖，减少 IL-2 的产生，显著降低 TNF-α 和 NO 的水平，显著抑制活化的 T 细胞分泌 MMP-2 和 MMP-9。在药对的作用中，均以柴胡 - 白芍作用最为显著，与四逆散全方的作用较为一致；在抑制 T 细胞分泌 MMP-2 和 MMP-9 的作用上，以柴胡 - 白芍的作用最为显著，柴胡 - 枳实次之，白芍 - 甘草较弱。

在夹尾合并肾上腺素注射肝郁大鼠模型上，柴胡疏肝散可上调模型动物 T 细胞 NF-

ATc、IL-4mRNA 表达，上调 IFN-γ mRNA 表达，基本恢复至正常组水平，同时使 Th1、Th2 趋于平衡状态。

（四）心血管系统

在四逆散类方系列中，对心血管系统的作用研究最多的莫过于血府逐瘀汤，研究规模与报道数量为活血化瘀类方剂之冠。其作用机制研究主要涉及以下几个方面：

1. 抑制心脏间质成纤维细胞增殖　心脏间质成纤维细胞的过度增殖和胶原过度沉积及异常分布为特征的心脏间质重建，是导致各种心血管事件发生的重要原因之一，也是高血压引发心脏损害的重要病理性特征。在自发性高血压大鼠模型中，研究发现血府逐瘀汤有抑制心肌成纤维细胞增殖的作用，并呈浓度效应关系。在对血管紧张素Ⅱ诱导的大鼠心肌成纤维细胞增殖及细胞外基质的研究中，也发现血府逐瘀汤能改善心肌纤维化，其作用与抑制心脏间质成纤维细胞增殖以及抑制细胞外基质胶原蛋白、透明质酸（HA）、Ⅲ型前胶原（Ⅲ）及纤维连接蛋白（FN）的合成有关，其中以 10% 血府逐瘀汤含药血清效果最佳。

2. 抑制心肌细胞坏死及凋亡　*Bcl-2* 基因家族与细胞凋亡关系密切，*Bcl-2* 高表达可促使细胞提高对各种致命因素的抵抗力，延长细胞寿命；该家族另一成员 *Bax* 过度表达则可促使细胞凋亡。研究显示，血府逐瘀汤可影响促进 *Bcl-2* 表达，抑制 *Bax* 表达，从而有效抑制心肌细胞坏死及凋亡，减轻心肌细胞损伤，保护缺血心肌。

心肌碱性成纤维细胞生长因子（βFGF），血管紧张素Ⅰ（Ang-Ⅰ）是目前公认的重要促血管新生因子，可促进缺血心肌血管生长的修复。在冠状动脉结扎大鼠急性心肌缺血模型中，发现血府逐瘀汤可明显促进心肌缺血后 βFGF，Ang-Ⅰ的表达，有利于保护缺血心肌。

糖尿病性心肌病因代谢紊乱，微血管病变等引发心肌广泛灶性坏死，最终进展为心力衰竭、心律失常及心源性休克，重症患者甚至猝死，其中心肌电生理改变、心肌局部肾素 - 血管紧张素系统被认为是主要作用机制。在糖尿病性心肌大鼠模型中，发现血府逐瘀汤能显著降低血糖、胆固醇和甘油三酯等血液指标，抑制纤维化程度，延缓心肌病进程。

3. 抗动脉粥样硬化　血管内皮细胞产生的内皮舒张因子，如 NO 可通过细胞膜迅速传递至血管平滑肌细胞，使平滑肌松弛，动脉血管扩张，抑制血小板聚集、抑制血管平滑肌增殖、抗动脉粥样硬化，和收缩因子一起调节血管舒缩。血府逐瘀汤可以降低动脉粥样硬化大鼠血清非对称性二甲基精氨酸（ADMA）水平，从而增加 NO 的合成和分泌，进而改善动脉粥样硬化的病变程度。

C 反应蛋白（CRP）是一种能及时反映冠脉斑块的重要血清学指标，高敏 C 反应蛋白（hs-CRP）更能反映动脉硬化的炎症反应程度。研究发现，加减血府逐瘀汤能减少患者的 hs-CRP 数值，降低心血管事件发生的概率，改善患者生活质量。

4. 抑制血管平滑肌细胞的转化、过度增殖和迁移　血管平滑肌细胞的转化、过度增殖和迁移可导致动脉粥样硬化、血管成形术后再狭窄和高血压等血管疾病。研究发现，血府逐瘀汤含药血清能通过升高 NO 水平，抑制大鼠血管平滑肌增殖和迁移，该作用主要通过抑制 MAPK 信号转导通路下游效应因子 c-fos 和 c-jun 蛋白表达，从而抑制血管平滑肌细胞增殖而产生抗动脉粥样硬化作用。

5. 诱导内皮细胞增殖和血管新生　心肌缺血或心肌梗死的早期，毛细血管密度的增加，有助于形成正常的动脉，从而在已阻塞或狭窄的冠状动脉周围，组成新的旁路循环，建立有效的侧支循环，改善心肌的缺血状态，其中血管内皮细胞生长因子（VEGF）和血小板源性因子（PDGF）等重要的血管生成促进因子，能促进内皮细胞增殖、阻断凋亡。研究发现，血府逐瘀汤可促进人脐静脉内皮细胞（HUVEC）分泌 VEGF，上调受体 VEGF-2 的转录水平，促进 HUVEC 的增殖。临床研究亦发现，血府逐瘀汤组可明显降低患者血清内皮素（ET）水平，增高 NO 水平，从而调节血管内皮细胞分泌功能，改善心肌缺血缺氧及阻止动脉粥样硬化的作用。

（五）呼吸系统

1. 抗肺纤维化　炎症反应与肺纤维化关系极为密切，炎症细胞浸润与聚集、巨噬细胞的激活、花生四烯酸的代谢、氧自由基代谢都是肺纤维化发生发展的重要病理环节，因此如何提高肺组织抗氧化能力，对肺纤维化治疗或预防都具有积极意义。研究发现，血府逐瘀汤可作用于自由基代谢过程的不同环节，或阻断自由基生成，或抑制其链式反应等，从而发挥其抗氧化效应，阻止肺纤维化的进一步发展。

2. 抗急性肺挫伤　急性肺挫伤是闭合性胸部创伤引起的肺实质性损伤，肺挫伤患者的血清中 TNF-α，IL-6 水平明显升高，可反映肺组织局部损伤的程度。血府逐瘀汤可抑制肺挫伤后 TNF-α，IL-6 水平的升高，表现出抗急性肺挫伤的功能。

三、四逆散类方的功效物质基础

（一）四逆散类方的功效物质组成研究

1. 四逆散　采用液质联用技术（LC-MS）对四逆散水提液中化学成分进行定性分析，通过正、负离子质谱信息及元素组成分析并结合对照品与相关文献数据对照，共鉴定出 17 个化合物：芍药内酯苷、甘草苷、槲皮素 -3-*O*- 鼠李糖苷、芍药苷、柚皮苷、异甘草苷、橙皮苷、新橙皮苷、槲皮素 -3-*O*- 葡萄糖苷、柚皮素、甘草皂苷 A_3、甘草皂苷 G_2、槲皮素、甘草酸、柴胡皂苷 A、柴胡皂苷 D、甘草次酸。

根据上述药材中的 4 个代表性成分柴胡皂苷 a、芍药苷、柚皮苷、甘草酸药理研究结果，同时根据 HPLC 测得它们在四逆散中的含量，按它们在方中所占含量两两配伍，于诱导相联合给药，发现柴胡皂苷 - 芍药苷、柴胡皂苷 - 柚皮苷、芍药苷 - 甘草酸均可显著减轻小鼠耳肿胀，抑制 picryl chloride 体内活化的 T 淋巴细胞的移动能力，并呈现出明显的药效协同作用，以柴胡皂苷 - 芍药苷配伍协同作用最为显著。进一步将 4 个单体成分按方中比例同时联合给药，发现协同作用更为显著。

在此基础上，基于抗原 - 抗体反应的特异性，将甘草酸与 BSA 偶联，制作抗甘草酸的多克隆抗体，合成完全抗原，并用该抗原免疫新西兰兔后得到抗血清，为 IgG 组分，进一步得到抗甘草酸的抗体后，将纯化抗体与 Sepharose 4B 凝胶偶联，制备成抗甘草酸的免疫亲和柱，然后加四逆散提取物过柱，甘草酸剔除率达 95.15%。考察剔除甘草酸后的四逆散样品对接触性皮炎小鼠脾细胞黏附Ⅳ型胶原的影响后发现，甘草酸的剔除降低了四逆散对淋巴细胞黏附的抑制作用，表明甘草酸在四逆散抑制淋巴细胞黏附过程中起着主要作用。此外，剔除甘草酸亦可显著阻断四逆散对抗原致敏小鼠脾淋巴细胞分泌 MMP-2 和 MMP-9 的抑制作用。

2. 柴胡疏肝散　鉴定柴胡疏肝散汤剂中化学成分主要有没食子酸、氧化芍药苷、芍药内酯苷、芍药苷、甘草苷、阿魏酸、柚皮芸香苷、柚皮苷、橙皮苷、新橙皮苷、水合橙皮内酯、甘草素、槲皮素、苯甲酰芍药苷、异甘草素和芒柄花素等 16 种化学成分。

3. 逍遥散　利用抑郁动物模型筛选逍遥散抗抑郁有效部位，并通过逍遥散组方药材中含有的各类化合物特有的颜色反应及沉淀反应等对逍遥散抗抑郁有效部位分析显示，有效部位中含有挥发油类、三萜类、黄酮类、甾体类、鞣质类、有机酸类等。并结合GC-MS法、HPLC法、标准品对照、提取分离法指认除了有效部位中的66个化学成分，建立了逍遥散抗抑郁有效部位的GC-MS指纹图谱。研究结果表明，复方有效部位中主要色谱峰均来自于柴胡、当归、白术，其中柴胡的贡献最大，进一步证明了该经典名方中柴胡的君药地位；其次对复方有效部位贡献较大的是当归、白术，而生姜、甘草、薄荷、白芍、茯苓均贡献较小。逍遥散石油醚部位及石油醚部位合用95%乙醇部位与阳性药盐酸文拉法辛具有相似的抗抑郁效果，对大鼠行为学和3种神经递质的回调均有显著改善，单用95%乙醇部位疗效不显著，在3种神经递质中仅对去甲肾上腺素有显著的回调作用。

（二）四逆散类方的剂量 - 物质 - 功效的关联关系研究

1. 四逆散　研究了四逆散中枳实 - 白芍、白芍 - 甘草药对主成分配伍和提取物配伍的肠吸收特性后发现，枳实 - 白芍药对中，柚皮苷与芍药苷1∶1配伍时，与单体成分比较，柚皮苷在十二指肠和空肠的吸收百分率增加，芍药苷在十二指肠、空肠段的吸收百分率降低；1∶5和5∶1比例配伍时，柚皮苷和芍药苷的变化与1∶1配伍时趋势相同。橙皮苷与芍药苷1∶1配伍时，与单体成分比较，橙皮苷的吸收百分率在十二指肠、空肠、回肠、结肠都得以增加，芍药苷在十二指肠、结肠段的吸收百分率，1∶5和5∶1比例配伍时橙皮苷的变化与1∶1配伍时趋势相同。新橙皮苷与芍药苷1∶1配伍时，与单体成分比较，新橙皮苷在回肠段的吸收百分率增加，1∶5和5∶1比例配伍时新橙皮苷的变化与1∶1配伍时趋势相同。在提取物配比上，枳实白芍提取物以5∶1配伍时，与单独枳实提取物比较，柚皮苷在十二指肠和空肠的吸收提高；枳实白芍提取物以1∶5配伍时，与单独白芍提取物比较，芍药苷在十二指肠、回肠和结肠段的吸收百分率提高。

甘草 - 白芍药对研究显示，甘草酸与芍药苷1∶1配伍，与单体成分比较，甘草酸与芍药苷在大鼠肠段的吸收百分率降低。甘草酸与芍药苷1∶5和5∶1配伍时，甘草酸在十二指肠段吸收百分率略有增加，芍药苷在十二指肠段吸收百分率略有降低。甘草苷与芍药苷1∶1配伍，与单体成分比较，芍药苷在回肠段的吸收百分率降低。在提取物配比上，白芍甘草提取物1∶1配伍，与单独白芍提取物比较，芍药苷在十二指肠的吸收百分率增加；白芍甘草提取物1∶5配伍，与单独甘草提取物比较，甘草酸的吸收百分率增加。

2. 血府逐瘀汤　以舌下静脉注射垂体后叶素（Pit）制备大鼠急性心肌缺血模型，皮下注射肾上腺素加冰水浴制备大鼠血瘀模型，观察桃仁、红花不同配比的血府逐瘀汤对急性心肌缺血大鼠模型心电图T波和瘀血模型血液流变性等指标的影响发现，桃仁、红花不同配比的血府逐瘀汤可显著改善心肌缺血大鼠心电图T波，各用药组之间差异无显著性意义，血府逐瘀汤各组及地奥心血康组均能明显改善血瘀大鼠全血黏度及血细胞比容，有效降低血液黏度，改善血液流变性。各配比组中，以桃仁与红花的配伍比值为1∶1的血府逐瘀汤效果最为显著。

3. 逍遥散　利用小鼠绝望行为抑郁模型，发现逍遥散的石油醚提取部位与水提取物大孔树脂95%乙醇洗脱部位具有显著的抗抑郁作用，以当有效部位按生药量计，两个有效部位均为92.6g/kg，且两者配比为1∶1时，抗抑郁效果最佳。

（三）四逆散类方体内功效物质基础研究

1. 四逆散　采用 HPLC 方法分析四逆散口服给药后大鼠血中及脑脊液中移行成分，发现四逆散镇静睡眠的活性物质基础主要是辛弗林、芍药苷、柴胡皂苷 C 及甘草次酸。进一步研究上述成分的体内代谢过程，发现辛弗林、芍药苷、甘草次酸的代谢与它们各自的单体给药后代谢相比，C_{max} 均有不同程度的减小，其中甘草次酸有效组分给药浓度小于单体给药浓度，其减小幅度最大；辛弗林、芍药苷、柴胡皂苷 C 的 t_{max} 均有所增加；而除辛弗林外，其他 3 种有效成分的半衰期均增大；甘草次酸药时曲线发生变化，出现了双峰，说明有效组分中各单体之间有相互影响。

2. 柴胡疏肝散　分析消化不良患者口服柴胡疏肝散汤剂后的血浆，鉴定出血浆中主要含有阿魏酸和水合橙皮内酯两个成分。研究这两个成分对胃肠动力的促进作用后发现，与鼠空白对照组相比，柴胡疏肝散汤剂，阿魏酸和水合橙皮内酯能明显增加大鼠的胃排空率和肠推进率，与大鼠空白肠相比，阿魏酸和水合橙皮内酯能明显增加大鼠空肠纵行肌和横行肌肉的收缩，提示阿魏酸和水合橙皮内酯是柴胡疏肝散治疗功能性消化不良的主要物质基础。

3. 血府逐瘀汤　采用 LC-MS/MS 等分析技术对血府逐瘀汤大鼠含药血清、空白血清的成分进行研究，通过定性、定量分析，发现血府逐瘀汤含药血清中主要成分之一为芍药苷。通过比较大鼠灌胃血府逐瘀汤全方、血府逐瘀汤缺桔梗方后血清中的芍药苷的药代动力学特性后发现，桔梗与牛膝联用不影响芍药苷在大鼠体内的清除率，却可显著增大芍药苷在大鼠体内的吸收速率常数（K_a）、末端消除速率（K_e）、药峰浓度（C_{max}）和生物利用度（F）等药代动力学参数，并显著降低芍药苷在大鼠体内的生物半衰期和表观分布容积。桔梗、牛膝单用一味则均降低芍药苷在大鼠体内的 K_a、C_{max}、F、$t_{1/2}$、V_d，增加了芍药苷在大鼠体内 K_e、t_{max}。这些研究为阐释桔梗与牛膝在方中的“舟楫”作用提供了重要依据。

4. 逍遥散　在绝望抑郁行为小鼠血浆中发现苍术酮、藁本内酯、棕榈酸、白术内酯Ⅰ、白术内酯Ⅱ与逍遥散抗抑郁作用存在密切的关联性，推测其可能为逍遥散抗抑郁作用的有效成分。CUMS 大鼠模型行为学及代谢组学研究发现莰烯、苍术酮、藁本内酯、棕棕榈酸、白术内酯Ⅰ、白术内酯Ⅱ与逍遥散抗抑郁作用存在密切的关联性。故认为苍术酮、藁本内酯、棕榈酸、白术内酯Ⅰ、白术内酯Ⅱ可能为逍遥散抗抑郁作用的主要有效成分。

参考文献

[1] 蔡蓉蓉，姚魁武，刘守尧．四逆散的方证变及临床应用进展[J]. 世界中西医结合杂志，2014，9(9)：1020-1022.
[2] 苏波，孙倩，李小林．血府逐瘀汤制剂的药理研究及临床应用概述[J]. 中成药，2002，24(12)：965-965.
[3] 彭汉光，王萍，艾长征，等．加味四逆散对脂肪肝大鼠肝组织 PPARα mRNA 表达的影响[J]. 中国中医药信息杂志，2004，11(8)：690-691.
[4] 蒋洁云，徐强．四逆散及其各组成中药对实验性肝损伤的影响 CJNM [J]. 中国天然药物，2004，2(1)：45-49.
[5] 陈梁，朱锦善，任建平．柴胡疏肝散对四氯化碳所致大鼠急性肝损伤的防治作用[J]. 中西医结合肝病杂志，2004，14(1)：42-43.
[6] 王梦，钱红美，陈玉俊，等．四逆散提取物对胃溃疡及胃肠功能等作用研究[J]. 江苏中医药，2003，24

(9):55-57.
[7] 卢健,范颖,马骥,等.四逆散及不同配伍干预溃疡性结肠炎的研究[J].中国实验方剂学杂志,2010(16):109-112.
[8] 彭淑芹,徐向东,赵海霞.四逆散对抑郁模型大鼠HPA轴,海马BDNF及其受体TrKB的影响[J].中国实验方剂学杂志,2014,20(5):145-148.
[9] 金艳,王庆国,石任兵,等.四逆散活性成分对慢性应激诱导的抑郁症模型大鼠大脑皮层与海马5-HT1A受体mRNA表达的影响[J].北京中医药大学学报,2004,27(4):34-36.
[10] 徐爱军,刘昊,田艳霞,等.柴胡疏肝散对抑郁症大鼠行为学和海马神经元凋亡及自噬的影响[J].吉林大学学报:医学版,2014,40(4):801-804.
[11] 刘英,徐爱军,田艳霞,等.柴胡疏肝散对抑郁症大鼠海马5-HT及5-HT1A表达的影响[J].河北北方学院学报(自然科学版),2013,29(5):65-67.
[12] 曹美群,陈德珩,张春虎,等.抑郁模型大鼠海马内特异性microRNAs的筛选以及柴胡疏肝散的干预作用[J].中国中药杂志,2013,38(10):1585.
[13] 董海影,兴桂华,刘得水,等.柴胡疏肝散对抑郁症模型大鼠海马单胺氧化酶与乙酰胆碱酯酶活性的影响[J].中国老年学杂志,2011,31(5):809-811.
[14] 王素娥,胡随瑜,张春虎.柴胡疏肝散及其拆方对慢性应激抑郁大鼠模型海马组织ERK1/2 mRNA表达的影响[J].中南大学学报(医学版),2011,36(2):93-100.
[15] 陈建丽,孙海峰,秦雪梅,等.逍遥散对慢性温和不可预知应激诱导抑郁模型大鼠盲肠炎症应答相关基因表达的影响[J].中国药理学与毒理学杂志,2015,29(4):552-558.
[16] 沈小丽,彭国茳,孙海峰,等.16S rRNA基因的PCR-DGGE技术分析逍遥散干预抑郁模型大鼠盲肠菌群的变化[J].山西医科大学学报,2015,46(3):240-245.
[17] 熊振芳,朱清静.柴胡疏肝散对慢性束缚应激性肝郁证大鼠的影响[J].中国中西医结合消化杂志,2004,12(4):220-221.
[18] 陈家旭,唐已婷.逍遥散对慢性束缚应激模型大鼠相关脑区CRF基因表达的影响[J].中国应用生理学杂志,2004,20(1):71-74.
[19] 孙洋,徐强.四逆散药对及全方对刀豆蛋白A活化的小鼠脾细胞移动和粘附能力的影响[J].中国天然药物,2003,1(02):42-45.
[20] 郑爱华,蔡光先,李家邦,等.柴胡疏肝散,四君子汤对肝郁,脾虚大鼠Th细胞蛋白激酶C表达的影响[J].湖南中医学院学报,2004,23(6):15-18.
[21] 沈雁,韦红,靳春兰.血府逐瘀汤对血管紧张素Ⅱ诱导的大鼠心肌成纤维细胞增殖及细胞外基质的影响[J].中西医结合学报,2011,9(3):313-319.
[22] 王大安,蔺志华.血府逐瘀汤干预急性心肌缺血心肌细胞凋亡与Bcl-2,Bax表达的实验研究[J].中西医结合心脑血管病杂志,2009,7(1):44-45.
[23] 于斌,赵安斌,陈静蕊,等.血府逐瘀汤对大鼠糖尿病性心肌病的影响[J].中国病理生理杂志,2010,26(11):2136-2141.
[24] 林薇,赵锦燕,郑良朴,等.不同浓度血府逐瘀汤含药血清对大鼠血管平滑肌细胞增殖,迁移及侵袭的影响[J].中国比较医学杂志,2010,20(5):57-60.
[25] 谢辉,龙志江,罗尧岳,等.血府逐瘀汤对血管平滑肌细胞c-fos及c-jun蛋白表达影响的实验研究[J].中西医结合心脑血管病杂志,2009,7(7):795-797.
[26] 林久茂,周海涛,郑良朴,等.血府逐瘀汤对人脐静脉内皮细胞VEGF与PDGF分泌的影响[J].中西医结合心脑血管病杂志,2009,7(10):1182-1184.
[27] 高冬,林薇,郑良朴,等.血府逐瘀汤动员大鼠骨髓内皮祖细胞的实验研究[J].中西医结合心脑血管病杂志,2007,5(9):829-831.
[28] 黄霞,刘惠霞,刘超,等.血府逐瘀汤对肺间质纤维化动物氧化应激及细胞外基质代谢的干预作用[J].北京中医药大学学报,2013,35(11):752-756.
[29] 詹锋,姜镭,李栋.血府逐瘀汤对急性肺挫伤后炎性因子影响的临床研究[J].湖北中医药大学学报,2011,13(5):18-20.

[30] 郭戎,束艳,张丽,等.四逆散化学成分的UPLC-ESI/MS分析[J].中国中药杂志,2011,36(22):3114-3118.
[31] 周春祥,徐强.四逆散改善细胞免疫性肝损伤作用机理研究[J].中国中医基础医学杂志,2002,8(5):47-49.
[32] 徐强,孙洋,陈婷,等.以四逆散为例谈中药成分在复方中的作用地位[J].中药药理与临床,2007,23(5):45.
[33] 任艳玲,周玉枝,马致洁,等.逍遥散抗抑郁有效部位指纹图谱归属分析[J].山西医科大学学报,2011,42(8):636-640.
[34] 李越峰,苏云明,李廷利,等.四逆散镇静催眠作用的物质基础初步研究[J].中草药,2012,43(7):1361-1365.
[35] 付衍.血府逐瘀汤大鼠含药血清主要成分的初步研究[D].北京:中国中医科学院硕士研究生学位论文,2013.
[36] 邱新建.柴胡疏肝散促胃肠动力成分的药效学和药物代谢动力学研究[D].长沙:中南大学博士研究生学位论文,2011.

第三节　泻心汤类方现代研究

泻心汤系列类方出自张仲景《伤寒论·辨太阳病脉证并治》,用以治疗热陷于胃,导致脾胃升降功能受伤,致气机痞塞的痞证,由大黄黄连泻心汤、附子泻心汤、半夏泻心汤、生姜泻心汤、甘草泻心汤组成了著名的“伤寒五泻心汤”。

仲景五泻心汤,首创辛开苦降、寒温并用、补泻兼施的治疗大法,成为和解剂中调和肠胃的代表方剂。五泻心汤既有病因病机侧重点的不同,又有虚实和虚实夹杂之异,但脾胃气机升降失调是其共同特点,故调理脾胃气机升降是其治疗痞证的关键所在。泻心汤类方现代临床主要用于胃肠道疾病与精神类疾病,还用于各型胃炎、肠易激综合征、抑郁症、妇科妊娠呕吐等疾病。

一、泻心汤类方及其衍化特点

1. 泻心汤类方及其历史源流　泻心汤类方出自《伤寒论》,包括大黄黄连泻心汤、附子泻心汤、半夏泻心汤、生姜泻心汤、甘草泻心汤等五张方剂(表10-4)。后世也有医家将《伤寒论》中的黄连汤、旋覆代赭汤、厚朴生姜半夏甘草人参汤等列入其内,形成广义的治疗“痞满”的泻心汤类方。但是从药物组成来看,学界更倾向于将黄连汤、旋覆代赭汤、厚朴生姜半夏甘草人参汤归为旋覆代赭汤类方系列。

表10-4　泻心汤类方与功用

序号	方名	药物用量										主治
		黄连	黄芩	半夏	甘草	人参	干姜	大枣	生姜	大黄	附子	
1	大黄黄连泻心汤	一两								二两		心下痞,按之濡,关上脉浮
2	附子泻心汤	一两	一两							二两	一枚	心下痞,而复恶寒,汗出

续表

序号	方名	药物用量										主治
		黄连	黄芩	半夏	甘草	人参	干姜	大枣	生姜	大黄	附子	
3	半夏泻心汤	一两	三两	半升	三两	三两	三两	十二枚				痞满、呕逆
4	生姜泻心汤	一两	三两	半升	三两	三两	一两	十二枚	四两			心下痞硬,干噫食臭,胁下有水气,腹中雷鸣下利
5	甘草泻心汤	一两	三两	半升	四两		三两	十二枚				下利日十余行,谷不化,腹中雷鸣,心下痞硬而满,干呕,心烦不得安,复下之,其痞益甚

2. 泻心汤类方体系配伍功效衍化特点 《伤寒论》五泻心汤均为心下痞证而设。凡是心下按之柔软,或者不软而硬但决不拒痛,仅是患者自觉烦闷不舒者,均可谓之痞。

大黄黄连泻心汤证的主要脉证是心下痞,关上脉浮。由于热陷于胃,故心下烦闷不舒,但并无有形实滞,以手按心下,仍柔软自如而并不硬痛。关脉主候中焦,浮为阳盛,因胃有热邪,故关上脉浮。如察其舌苔,必是黄腻,故用大黄黄连黄芩清热泄痞。

附子泻心汤证的主要症状是心下痞而复恶寒汗出。热陷于胃,则心下痞,阳虚于外,所以恶寒汗出。本证阳虚而热陷成痞,如仅以苦寒治其痞热而忘却扶正,则阳气益虚,如仅以辛热扶阳而不泄热,则痞热愈增,因此用附子泻心汤,既扶其阳虚,复泄其痞热,证是虚实并见,故药亦寒热并用。

半夏泻心汤证的主要症状是呕而肠鸣,心下痞满,其中尤以呕吐为甚。故用黄连、黄芩,苦寒降泄泻热;半夏辛开散结,降逆止呕;干姜辛温祛寒,温胃和中;连、芩与夏、姜配伍,苦降辛开,温清并用,以治寒热错杂之病。人参、甘草、大枣补益中气,以复脾胃升降之职,助消痞之力。

生姜泻心汤证的主要症状是心下痞硬,干噫食臭,腹中雷鸣下利。其病因病机是中土较虚,邪热内聚,胃气未和,同时复挟水寒所致。本证之痞不仅热聚所致,且因胃虚不远,所以病的情况较前证为甚,并不是按之濡软,而是有硬满的感觉,故在半夏泻心汤基础上重用生姜宣散水气,和胃降逆。

甘草泻心汤证的主要症状是心下痞硬而满,下利甚多,一天可至数十行,食谷不消,腹中雷鸣,并有干呕,心烦不安的感觉,故重用甘草甘以缓急。

总之伤寒论五泻心方,均以痞为主证,其运用区别,大黄黄连泻心汤证仅是热聚于胃,故治以清热泄痞;附子泻心汤证是热陷于胃,而阳虚于外,故治以扶阳泄痞;生姜泻心汤证是热陷于胃而复水气不化,故宜散水泄痞;甘草泻心汤证主要是胃虚客气上逆,故着重补中和胃;半夏泻心汤证是中虚热聚而胃气上逆,故治宜降逆泄痞。

3. 泻心汤类方的临床应用 大黄黄连泻心汤可通降胃气以随其下降之性,况大黄苦寒泄降、消实热、下瘀血,体现了以降为顺、以通为补的治法。在现代临床常用于治疗消化系统疾病,如胃溃疡、萎缩性胃炎、胆汁反流性胃炎,收效显著。此外,该方还能治疗胃神经官能症;循环系统疾病,如心动过速、高血压眩晕;呼吸系统疾病,如肺结核、支气管扩张、肺癌所致的急性肺出血；神经系统疾病如精神分裂症；其他疾病如目赤肿痛、耳疖、痤疮、急性湿疹等。

附子泻心汤多用于阳虚血瘀，痰热腑实的上消化道出血；阳虚热痞，寒热互结的胃痛；本虚标实，阳虚阴盛的慢性肾衰竭；肾阳虚弱，湿热中阻的神经性头痛；阳气不振，火郁不散的复发性口腔溃疡等。

半夏泻心汤现代临床常用于虚实并见，寒热错杂的慢性胃炎，防治胃癌，胃食管反流病，消化性溃疡；预防和治疗结肠癌、食管癌、肺癌、乳腺癌等多种癌症化疗后引起的呕吐、腹泻等胃肠道反应；肠易激综合征；糖尿病胃轻瘫；失眠；痤疮等证属寒热错杂所致的多种病症。

甘草泻心汤现代临床常用于消化系统疾病如反流性食管炎、慢性萎缩性胃炎、慢性浅表性胃炎、伪膜性肠炎、慢性结肠炎、消化性溃疡；神经系统疾病如胃肠型神经官能症；心血管疾病如心房纤颤，窦性心动过缓等；免疫系统疾病如白塞综合征；内分泌疾病如糖尿病胃轻瘫；口腔疾病如口腔溃疡；皮肤性病如带状疱疹等。

二、泻心汤类方的功效特点与生物学机制研究

1. 消化系统

(1) 调节胃肠运动：研究发现，半夏泻心汤对胃肠运动有双向调节作用，既可拮抗胃肠运动的亢进，又可以兴奋抑制条件下的胃肠蠕动。在胃运动受到抑制，如腹部手术影响下，半夏泻心汤具有明显的促进胃运动的作用，且优于多潘立酮；在新斯的明所致的胃运动增强时，本方具有明显的抑制胃运动作用，而多潘立酮则无此作用。进一步研究表明，半夏泻心汤对正常小鼠胃排空和小肠推进功能无明显影响，可拮抗因阿托品、芬氟拉明、多巴胺所致的胃排空抑制，也能对抗新斯的明和甲氧氯普胺引起的胃排空亢进。其还可拮抗芬氟拉明引起的小肠推进抑制，部分拮抗多巴胺引起的小肠推进抑制，抑制新斯的明引起的小肠推进功能亢进，可对左旋麻黄碱、吗啡引起的胃肠运动抑制无明显拮抗作用。提示半夏泻心汤对胃肠动力具有双向调节作用的机制可能与胆碱能、5-HT 能神经系统有关，而与肾上腺素能神经和外周吗啡受体作用无关。

针对方中药物配伍对胃肠运动的影响研究发现对离体大鼠胃底条张力作用，苦降组（黄连、黄芩）能明显减小胃底肌条的收缩幅度，甘补组（人参、甘草、大枣）、辛开苦降组（半夏、干姜、黄连、黄芩）、全方组能明显增大胃底肌条的收缩幅度。部分药组之间呈协同作用趋势，而部分药组之间则呈制约趋势。在胃电节律失常大鼠模型中发现，半夏泻心汤及其拆方各组药物，均具有不同程度的调节胃肌间神经丛 CD117（ckit）蛋白阳性胃肠道 Cajal 间质细胞（ICC）含量的作用，其中以辛开苦降组（半夏、干姜、黄芩、黄连）的效果最为显著。在胃电节律失常大鼠模型中发现，半夏泻心汤及其拆方各组均可纠正胃电节律失常作用，以辛开苦降组（半夏、干姜、黄芩、黄连）的效果最为显著，为进一步认识本方苦降辛开、调畅气机的作用机制提供依据。研究发现，方中药物使大鼠胃底条运动张力增加的作用大小依次为：党参 > 大枣 > 甘草；使张力减小的作用大小依次为：干姜 > 黄芩 > 黄连 > 半夏。可见，党参和大枣对胃底条运动张力具有显著的增加作用，干姜和黄芩则对运动张力具有明显的减小作用，而黄连、甘草和半夏作用不明显；党参和大枣配伍可明显增加胃底条运动张力，干姜和黄芩配伍可明显减小胃底条运动张力。

研究尚表明，半夏泻心汤中单味药与相应药物配伍后的效用变化，发现：①生姜可以降

低胃蛋白酶活性,促进正常小鼠小肠推进功能,对新斯的明引起的小肠推进功能亢进有拮抗作用,对正常小鼠胃排空及新斯的明引起的胃排空加快没有影响。生姜甘草配伍则显著增加胃蛋白酶活性,生姜半夏配伍使阿托品引起的胃排空延迟进一步加重。②半夏可以显著减少正常大鼠的胃酸分泌,降低胃液黏液结合量,拮抗阿托品引起的小肠推进功能抑制,对正常小鼠的胃排空率无影响,对新斯的明引起的小鼠胃肠运动亢进影响不著。半夏与党参配伍可以增加正常大鼠的胃酸分泌,增加胃液黏液结合量,对新斯的明造成的小鼠胃排空功能亢进有加强作用。半夏干姜大枣配伍可以增加胃液黏液结合量,但可以加重阿托品引起的小肠推进功能抑制。③黄芩对小鼠胃肠运动具有双向调节作用。抑制正常小鼠的胃排空,对阿托品引起的小肠推进功能抑制起拮抗作用,拮抗新斯的明造成的胃肠运动功能亢进。黄芩还能明显减少正常大鼠的胃酸分泌,与大枣配伍则明显促进酸分泌,配伍可以增加胃蛋白酶活性,对正常小鼠的胃肠运动有促进作用。黄芩黄连大枣配伍可以明显促进正常小鼠的胃排空功能。黄芩与党参配伍可以明显促进正常小鼠的胃肠运动功能。④黄连增加胃蛋白酶活性,减少胃液黏液结合量,对阿托品引起的胃排空抑制起拮抗作用,拮抗新斯的明造成的小肠推进功能亢进。黄连干姜配伍加重阿托品引起的小肠推进功能抑制。⑤党参对新斯的明引起的胃排空亢进起拮抗作用,党参大枣配伍明显减少正常大鼠的胃酸分泌。黄芩与党参配伍可以明显促进正常小鼠的胃肠运动功能,黄芩党参甘草配伍则使正常小鼠的小肠推进率降低。⑥干姜对正常大鼠的胃酸分泌、正常小鼠的胃肠运动、阿托品引起的胃排空抑制及新斯的明引起的胃排空亢进无影响,干姜甘草配伍显著拮抗阿托品引起的小肠推进功能抑制。⑦大枣显著增加正常大鼠的胃酸分泌、胃蛋白酶活性,随剂量增加,这种作用逐步加强。对阿托品引起的胃肠运动抑制起拮抗作用,随剂量增加,作用加强。在半夏、甘草泻心汤中对新斯的明引起的胃肠运动亢进无影响。大枣黄芩配伍增加胃酸分泌,抑制正常小鼠的小肠推进功能,大枣甘草配伍,显著降低胃蛋白酶活性。⑧甘草对正常小鼠的胃排空及大鼠的胃黏液结合量无影响。甘草减少正常大鼠的胃酸分泌,使增加的胃排空率进一步升高。甘草还可以明显促进正常小鼠的小肠推进功能,拮抗阿托品引起的胃排空抑制。

半夏泻心汤可以恢复 $Co^{60}\gamma$ 线 8Gy 照射引起的大鼠小肠移行性综合肌电(MMC)紊乱,降低照射后腹泻的发生率,延长其存活时间;也能使顺铂引起的大鼠小肠 MMC 紊乱恢复正常,并能对抗顺铂引起的小肠收缩,提示其可用于化疗后的消化不良。

(2) 对胃黏膜的保护作用:半夏泻心汤可通过加强胃黏膜保护屏障、增加胃黏膜血流量、对抗自由基损伤、抑制幽门螺杆菌(Hp)、抗炎、促进黏膜修复等诸多方面对胃黏膜产生保护作用。

在水浸拘束法致大鼠胃溃疡模型中发现,半夏泻心汤能增加胃黏蛋白含量,显著抑制胃黏蛋白的下降,降低溃疡指数。在酒精性胃溃疡实验动物模型中发现,半夏泻心汤可明显减轻酒精所致的溃疡程度,减少胃酸分泌,增加黏液分泌。采用脱氧胆酸钠自由饮用、灌服乙醇溶液、饥饱失常、Hp 感染等综合法制成大鼠慢性胃炎合并 Hp 感染模型,发现半夏泻心汤主要通过增加胃黏液层磷脂和氨基已糖含量的作用,发挥保护胃黏膜屏障的作用。在实验性胃溃疡大鼠模型中还发现,模型组胃液中含量明显降低,半夏泻心汤可恢复因造模所致的胃液中表皮生长因子(EGF)含量回升,且大鼠溃疡组织中增殖细胞核抗原较模型组明显升高,反映局部细胞增殖较为活跃,提示该方对胃黏膜损伤后的修复有一定的促进作用。半夏泻心汤还能够促进溃疡灶肉芽组织的良好生长，促进溃疡灶表面黏膜的生长覆盖，从而达到促进溃疡愈合、降低愈合后溃疡复发的治疗作用。拆方分析显示，甘补组药物在促进溃疡愈合、降低愈合后溃疡复发方面发挥着主要作用，而全方组则表现出最佳效果。

在实验性慢性胃炎大鼠模型中发现，半夏泻心汤可降低模型组大鼠血浆中升高的人血栓素 B_2（TXB_2）和6-酮前列腺素 $F_{1\alpha}$（6-Keto-PGF$_{1\alpha}$）比值，恢复至正常组水平，维持胃黏膜正常血流，改善其微循环灌注，保证胃黏膜细胞正常的氧、能供应，迅速清除和缓冲对上皮屏障具有损伤作用的代谢产物，促进损伤黏膜和萎缩腺体的再生和修复。同时，血中SOD活性增高，MDA水平下降。提示其通过促进机体清除氧自由基，减轻或阻断组织的脂质过氧化反应，增强机体的抗氧化能力，减少自由基对胃黏膜上皮细胞的损伤作用发挥胃黏膜保护作用。针对方中药物配伍对胃黏膜保护的影响进行研究发现：辛开组、苦降组、辛开苦降组、半夏泻心汤均可升高大鼠血清及胃黏膜中SOD、降低MDA含量，以半夏泻心汤全方组的疗效尤为突出。

在感染Hp的脾虚证大鼠模型中发现，半夏泻心汤显示出较强的抗Hp作用。体外实验发现，半夏泻心汤与主药黄芩、黄连对Hp有明显的抑杀作用。拆方研究半夏泻心汤对Hp的体外抑制作用发现，该方辛开、苦降、甘补三组药物相比，苦降组效果最佳，凡与苦降组配伍的各组均能表现出更好的抑菌效果，整体效果以全方组效果最佳。

以幽门螺杆菌感染人胃上皮AGS细胞构建胃黏膜损伤模型研究发现，三黄泻心汤和黄芩苷在基因和蛋白水平均能抑制幽门螺杆菌引起的COX-2含量的升高及核转录因子NF-κB抑制蛋白（IkBα）降解。三黄泻心汤和黄芩苷也可抑制幽门螺杆菌引起iNOS和IL-8mRNA含量的升高，降低NO和IL-8含量，而且三黄泻心汤和黄芩苷能抑制幽门螺杆菌感染人胃上皮AGS细胞NF-κB p50亚单位的核转录。研究表明，三黄泻心汤和黄芩苷可能在幽门螺杆菌引起的胃炎中发挥抗炎和胃保护作用。另有研究发现，三黄泻心汤可对抗利血平所诱发的小鼠黏膜出血和溃疡的发生，抑制大鼠幽门结扎所致的胃溃疡的形成，明显抑制小鼠水浸应激性胃溃疡并且具有降低胃蛋白酶的作用。三黄泻心汤还可通过减少钠、氢离子从黏膜向胃内腔的流量，抑制牛磺胆酸盐引起的胃黏膜损伤，促进胃黏膜合成前列腺素，强化胃黏膜屏障发挥胃保护作用。

在大鼠实验性反流性食管炎模型中发现，半夏、甘草、生姜三泻心汤可以显著降低食管黏膜局部MDA水平、升高SOD、谷胱甘肽过氧化酶（GSH-PX）活性，提高局部抗氧化能力，改善食管黏膜的大体评分。

(3) 对胃分泌的影响：在慢性萎缩性胃炎大鼠模型中发现，半夏泻心汤能促进慢性萎缩性胃炎大鼠的胃酸分泌、提高胃蛋白酶活性，具有良好的调节胃分泌、改善胃功能作用。其作用机制可能与减轻胃黏膜炎症、促进萎缩腺体再生、逆转肠上皮化生等作用有关。拆方显示，半夏泻心汤及其拆方各组均有不同程度的调节胃分泌的作用，降低胃液游离酸、总酸度，提升胃蛋白酶活性。拆方各组中部分药组之间有相互协同的作用趋势，而部分药组之间呈制约趋势。综合评价其总体效果，以全方组最佳，拆方各组中以甘补组（人参、甘草、大枣）的疗效最为显著。在大鼠血清胃泌素分泌方面，发现辛味组（半夏、干姜）、苦味组（黄芩、黄连）、甘味组（人参、甘草、大枣）、苦甘组（人参、甘草、大枣、黄芩、黄连）药物对胃泌素无明显影响；辛苦组（半夏、干姜、黄芩、黄连）、辛甘组（半夏、干姜、人参、甘草、大枣）药物对胃泌素有明显影响，其中辛甘组的作用与全方组相近。

三泻心汤对正常大鼠部分胃肠激素的影响研究发现：甘草、生姜泻心汤能显著增加血中胃动素（MTL）、胃泌素（GAS）水平，两方之间相比无显著性差异，半夏泻心汤与正常对照组相比无显著性差异。半夏泻心汤能显著降低大鼠血中血管活性肠肽（VIP）、P物质（SP）水平，而甘草、生姜泻心汤与正常组相比无显著性差异。半夏、生姜两泻心汤还能显著降低血中生长抑素（SS）水平，甘草泻心汤与正常组相比无显著性差异。

在采用食管十二指肠吻合术建立的大鼠反流性食管炎模型中发现，生姜泻心汤能显著降低组织及血中VIP水平，提高抗氧化能力，具有防治大鼠反流性食管炎的作用。半夏、甘草、生姜泻心汤均可明显改善反流性食管炎模型大鼠的黏膜损害，生姜泻心汤治疗组下丘脑NT含量明显下降，半夏泻心汤治疗组回肠内NT含量显著下降，半夏和生姜泻心汤组血浆中NT含量降低，模型组回肠NT含量与食管损伤程度呈正相关。研究结果提示体内NT的合成与分泌调控可能是半夏、生姜泻心汤治疗反流性食管炎的机制之一。

(4) 保肝作用：研究发现，甘草泻心汤煎液能减轻CCl_4和对乙酰氨基酚所致的小白鼠急性肝损伤，增强肝脏解毒功能，同时降低CCl_4和对乙酰氨基酚致肝损后的GPT，ALP活性和TG含量，提示其保肝作用机制与激活或促进肝微粒药酶生成，增强肝脏转化毒物或药物的功能有关。

2. 免疫系统　研究发现，半夏泻心汤可以提高小鼠的抗体滴度、脾脏指数及鸡红细胞吞噬率，但对淋巴细胞酶染色阳性率和胸腺重量无影响，表明该方可以增强机体体液免疫功能，而对细胞免疫影响不显著。同时，该方对W型变态反应所致的动物接触性皮炎和足垫反应均呈抑制或抑制倾向，其作用不在W型变态反应的诱导期，而是在效应期抑制淋巴因子的游离及其所致的炎症反应，特别是对后者有强烈的抑制作用。甘草泻心汤可增高小鼠脾指数，增高胸腺指数并提高吞噬细胞的吞噬率，延长小鼠常压缺氧下的生存时间，提示甘草泻心汤能显著提高小鼠的体液免疫、细胞免疫和非特异性免疫功能。

研究三黄泻心汤对肥胖大鼠体重、肥胖指数（Lee's 指数）、腹腔脂肪湿重及血清瘦素、胰岛素水平发现，三黄泻心汤可能通过降低肥胖大鼠体质量、血糖及血清瘦素、胰岛素水平而发挥调节血脂、改善瘦素和胰岛素抵抗的作用。

3. 中枢神经系统　测定胃溃疡动物模型中小脑、脑桥/延髓、下丘脑、纹状体、丘脑/中脑、海马、大脑皮层及胃黏膜的单胺类神经递质，发现半夏泻心汤可以显著抑制水浸拘束诱发的胃溃疡大鼠胃黏膜5-HT的减少，且呈剂量依赖性，但对胃黏膜5-HT神经活动无明显影响。大剂量半夏泻心汤可以对抗脑内去甲肾上腺素和5-HT的减少，对脑内甲氧基羟苯基乙二酸和5-羟基吲哚乙酸的增加有明显抑制作用。而小剂量半夏泻心汤仅可以对抗脑内去甲肾上腺素和5-HT的减少。结果提示，半夏泻心汤对胃溃疡的治疗作用不仅表现为对消化系统的直接作用，而且通过介导脑内情感系统和中枢抑制作用而发挥功效。

4. 心血管系统

(1) 促凝血，止血作用：三黄泻心汤灌胃给药可缩短正常小鼠的出凝血时间，缩短血浆复钙时间，血浆硫酸鱼精蛋白副凝（3P）试验呈阳性；其具有加重二磷酸腺苷（ADP）诱发的血小板聚集所致的急性栓塞和缩短凝血时间作用，主要用于内源性凝血系统，且方中各组成药物作用不尽相同，大黄具有明显的促凝血或止血作用。在体外试验中观察三黄泻心汤对家兔血浆复钙时间，ADP 诱发的血小板聚集和离体胸主动脉条收缩力的影响，结果表明三黄泻心汤可缩短凝血和血浆复钙时间，促进血小板凝集。

（2）对血压的影响：在肺动脉血压升高模型中发现，三黄泻心汤具有显著降低由血栓素类似物（U46619）引起的动脉血压升高的作用，其对肺动脉血压的降压作用优于对全身动脉血压的降压作用，抑制大鼠肺动脉血管收缩作用优于胸主动脉血管收缩。在经 U46619 处理的肺主动脉平滑肌细胞中，三黄泻心汤能下调肺主动脉平滑肌细胞磷酸二酯酶 5（PDE5），Rho 激酶Ⅱ（ROCK Ⅱ）、环氧化酶 -2（COX-2）的蛋白表达，上调鸟苷酸环化酶 α_1（sGC-α_1）和鸟苷酸环化酶 β_1（sGC-β_1）的蛋白表达，提示其发挥心血管效应可能与其抑制 PDE5，ROCKII，COX-2 的表达，刺激 sGC-α_1 和 sGC-β_1 的表达密切相关。三黄泻心汤可抑制正常大鼠经静脉注射 LPS 后产生的平均动脉压显著降低，抑制 LPS 引起的低血压，降低血浆细胞因子和 PGE_2 含量。在 RAW 264.7 细胞上，三黄泻心汤能剂量依赖性地抑制 LPS 引起的 iNOS 和 COX-2 含量的增加，显著降低 LPS 引起细胞因子的分泌增加，提示三黄泻心汤抑制 LPS 引起的低血压，可能通过抑制 iNOS 和 COX-2 的表达，降低细胞因子生成和 PGE_2 含量来实现。同时三黄泻心汤能抑制 LPS 引起的低血压和炎症介质的释放，可能是其治疗内毒素休克及相关炎症的重要机制。

（3）降血糖作用：三黄泻心汤能拮抗四氧嘧啶（ALX）诱导的小鼠高血糖，明显降低四氧嘧啶致糖尿病模型小鼠的空腹血糖，改善地塞米松致胰岛素抵抗大鼠模型的糖耐量减退，降低病鼠的 FBG 及口服葡萄糖后 2 小时血糖，提示三黄泻心汤具有类似磺脲类药物和双胍类药物的降糖作用。

（4）抗脑缺血灌注损伤：在脑缺血再灌注损伤模型上，三黄泻心汤能有效地降低脑组织及血清 MDA 的含量，升高脑组织 SOD 活性，升高机体清除氧自由基的能力，减轻由氧自由基介导的脂质过氧化反应，发挥抗脑缺血再灌注损伤的作用。

5. 抗菌、消炎作用　三黄泻心汤抑菌作用研究发现，三黄泻心汤对金黄色葡萄球菌、大肠埃希菌、金黄色葡萄球菌、麦皮葡萄球菌、大肠埃希菌及铜绿假单胞菌均有抑菌作用，但大鼠给药后含药血清仅具有较弱的抑菌作用，显示出体内、外抑菌作用的不一致。三黄泻心汤及方中各单味药水煎液的体外抗菌作用研究发现，三黄泻心汤对黑曲霉的抑菌作用大于各单味药的分煎液，各单味药的水煎液对大肠埃希菌的抑菌作用大于三黄泻心汤，两者对金黄色葡萄球菌、白色葡萄球菌、乙型溶血性链球菌均有抑制作用。三黄泻心汤及方中单味药均有抗细胞内毒素活性，其活性部位为水溶部位。

三黄泻心汤和其主要成分黄芩苷对 LPS 诱导的肺损伤的抗炎作用研究发现，三黄泻心汤、黄芩苷能显著抑制由 LPS 诱导引起起的肺组织 iNOS、转化生长因子 -β（TGF-β），p38 丝裂原活化蛋白激酶（p38MAPK）和细胞间黏附分子 -1（ICAM-1）表达的上调。同时三黄泻心汤、黄芩苷 HIA 能降低由 LPS 诱导引起的血浆白细胞介素 -1β（IL-1β）、TNF-α 和单核细胞趋化蛋白 -1 含量的升高。结果提示三黄泻心汤和黄芩苷具有抗炎活性，与地塞米松的作用类似。

在二甲苯致小鼠耳肿胀、大鼠角叉菜胶及蛋清足肿胀、2% 冰醋酸小鼠腹腔渗出和小鼠内毒素急性肺损伤模型 4 种炎症模型中发现，三黄泻心汤灌胃给药具有良好的抗炎效果，抑制内毒素炎症过程中 iNOS 的活性，抑制 NO、TNF-α 等炎症因子的产生，减少自由基产物丙二醛（MDA）生成。

三、泻心汤类方的功效物质基础研究

(一) 泻心汤类方的功效物质组成研究

1. 半夏泻心汤　利用超高效液相色谱与串联四极杆飞行时间质谱仪联用技术(UPLC/Q-TOF-MSE)从半夏泻心汤色谱图中共鉴定了74个色谱峰,主要成分包括黄酮类、三萜皂苷类、生物碱类、糖苷类等。其中5个峰来源于党参,23个峰来源于甘草,31个峰来源于黄芩,4个峰来源于大枣,1个峰来源于半夏,7个峰来源于黄连;另外,有1个峰来源于甘草和黄芩,1个峰来源于干姜和黄芩,1个峰来源于大枣和黄连。

将半夏泻心汤分为苦寒组、辛温组和甘补组,考察组合变化对含量较高、方便测定的有效成分煎出量的影响发现,与单味黄芩相比,黄芩、黄连共煮使黄芩苷煎出量下降,可能与黄芩苷与黄连中生物碱生成不溶物有关。苦寒组与辛温组合煎时,黄芩苷煎出量进一步降低,黄芩苷与甘补组合煎,黄芩苷煎出量比苦寒组增加。全方合煎及分煎混合时黄芩苷煎出量与苦寒组与辛温组共煎接近。以干姜中桉叶素、龙脑、姜黄烯等3种成分为指标。与单味干姜煎煮比较,半夏与干姜共煎使桉叶素煎出量增加。辛温组+甘补组和辛温组+苦寒组共煎时,桉叶素的煎出量进一步增加,并且辛温组+苦寒组桉叶素煎出量的增加更加明显。当辛温组+甘补组+苦寒组共煎,即全方合煎时桉叶素煎出量没有进一步增加,而是处于上述两种情况之间。以干姜中β-水芹烯、α-金合欢烯、β-甜没药烯为指标,甘补组使其煎出量增加大于苦寒组;对于马鞭草烯酮、姜黄烯等成分,苦寒组使其煎出量增加大于甘补组。

考察3组药物不同组合煎煮对黄连中小檗碱、巴马汀及甘草酸煎出量的影响。各组合中小檗碱含量均高于巴马汀,与药材中小聚碱、巴马汀含量一致。与甘补组共煎,小檗碱、巴马汀含量最高,而全方中含量最少,与同组黄芩苷的煎出情况类似。似乎与甘补组共煎有利于主要成分的煎出,全方中3种成分包括含黄芩苷均煎出最少或较少。与辛温组共煎,黄连生物碱的含量居中,而黄芩苷煎出最少。与单煎相比,黄连、黄芩共煎时小檗碱、黄芩苷含量降低,但巴马汀煎出量反而增加。与甘草单煎相比,甘补组中党参对甘草酸煎出有明显促进作用。辛温组对甘草酸煎出也有一定促进作用,当甘补组与辛温组共煎时,甘草酸煎出量最高。甘补组与苦寒组共煎,甘草酸煎出量降低,全方共煎,煎出量最低。尽管党参与甘补组对甘草酸煎出的促进作用远大于苦寒组的不利影响,但全方共煎的结果却不是这些作用的简单加和。上述结果提示不同药性的药物对不同化学成分组成有所不同。不同药性的药物在复方中除了按其本身的性味发挥作用外,还在煎煮过程中通过其性味影响其他药物有效成分的煎出与溶出。

筛选半夏泻心汤中5种活性成分甘草次酸、β-谷甾醇、小檗碱、黄芩苷及人参总皂苷,正交设计分组。利用用药后测定溃疡面积,瘦素(leptin)和内皮素-1(ET-1)mRNA表达,评价5种活性成分对胃溃疡模型大鼠的最佳组合,并观察其对Leptin、ET-1的影响后发现,β-谷甾醇+小檗碱组的溃疡面积最小,甘草次酸+人参总皂苷组的血清Leptin含量最高;甘草次酸组的血浆ET-1含量均数最低。与模型组比较,小檗碱组的胃组织Leptin mRNA表达水平升高最为显著β-谷甾醇组胃组织ET-1 mRNA表达水平显著降低,表明半夏泻心汤相关活性成分可通过升高Leptin水平、降低ET-1水平起到促进胃溃疡愈合的作用。

2. 大黄黄连泻心汤　利用HPLC-DAD-MS/MS技术,从大黄黄连泻心汤中鉴定出20个主要色谱峰。探索大黄黄连泻心汤组方药物在不同配伍情况下所含的黄酮类、蒽醌类、生物碱类成分的含量变化，确定了其中 20 种化学成分的变化趋势并对 10 种成分进行了含量测定，发现大黄、黄芩、黄连三者两两合煎时，其中所含三类成分均存在动态变化：三者合煎时大黄中蒽醌类成分除大黄酸外均升高，黄芩中黄酮类成分和黄连中生物碱类成分其煎出率均有不同程度降低。进一步研究大黄黄连泻心汤不同配伍对蒽醌类成分芦荟大黄素、大黄酸、大黄素、大黄酚和大黄素甲醚的含量变化，发现与单味大黄相比，大黄 - 黄芩中 5 种蒽醌类成分增加；黄连 - 大黄中芦荟大黄素、大黄素、大黄酚的总量增加，而大黄酸和大黄素甲醚总量减少；泻心汤中大黄酸总量减少，大黄素、大黄酚和大黄素甲醚总量增加，5 种蒽醌类成分总和增加。

（二）泻心汤类方的剂量 - 物质 - 功效的关联关系研究

三黄泻心汤的有效组分结合蒽醌与总黄酮配伍对 LPS 诱导巨噬细胞 NO 合成以及对 iNOS、脂多糖信号受体（CD14）和内毒素 Toll 样受体 4（TLR4）mRNA 表达的影响，发现两类有效组分按重量为 4∶3 配比时，能抑制 LPS 诱导巨噬细胞 NO 合成、iNOS mRNA 表达，这与其抑制 TLR4 mRNA 的表达密切相关，而与 CD14 的关系不大，TLR4 可能是该有效组分配伍抗内毒素的作用靶点。

（三）泻心汤类方体内功效物质基础研究

1. 半夏泻心汤　利用 UPLC/Q-TOF-MSE 分析方法对半夏泻心汤的入血移行成分进行研究后鉴定了 5 个化合物：zizybeoside、apigenin6、8-di-*C*-glucoside、magnoflorine、liquiritigenin-4′-*O*-apiosyl-*O*-glucoside、isomer of licorice saponin J2。其中峰 1 来源于大枣，峰 2 来源于黄芩，峰 3 来源于黄连，峰 4 和峰 5 均为来源于甘草的入血原型成分。

建立大鼠血浆中甘草苷、甘草素、异甘草苷、异甘草素、甘草酸和甘草次酸的 LC-MS/MS 分析测定法，研究半夏泻心汤、辛开组、苦降组、甘补组组成及不同配伍组中甘草活性成分在大鼠体内的药代动力学。结果显示，全方配伍后，甘草苷和甘草素的 $AUC_{0-\infty}$ 显著高于甘补组和甘补苦降组，相应 Cl/F 显著性降低；异甘草素的 C_{max} 和 $AUC_{0-\infty}$ 显著性提高；甘草次酸的 C_{max} 和 $AUC_{0-\infty}$ 均高于甘补辛开组和甘补苦降组，C_{max} 分别高达 1.93 和 4.08 倍，$AUC_{0-\infty}$ 分别高达 2.49 和 4.80 倍。而甘草酸的 $AUC_{0-\infty}$ 在甘补苦降配伍中较高，甘草次酸的 $AUC_{0-\infty}$ 则在甘补组中较高，提示全方配伍有利于多数活性成分的吸收。

2. 大黄黄连泻心汤　从大黄黄连泻心汤灌胃大鼠血浆中鉴定了 11 种有效成分：黄连碱、药根碱、小檗碱、巴马汀、黄芩苷、黄芩素、汉黄芩苷、汉黄芩素、大黄酸、大黄素、芦荟大黄素，提示上述成分可能为其发挥药势的有效成分。

比较大黄黄连泻心汤不同配伍情况下黄芩有效成分黄芩苷和汉黄芩苷在大鼠血浆中的药动学差异后发现，黄芩配伍大黄后，黄芩主要成分原有的药时曲线双峰现象消失，C_{max} 及 AUC 均明显下降，消除过程加快；配伍黄连后，黄芩主要成分的体内过程与单味黄芩相似，仅第 2 吸收峰有增高趋势；大黄、黄连和黄芩 3 味药配伍时，黄芩主要成分的达峰浓度 C_{max} 及 AUC 均明显下降，消除减慢。可见，在大黄黄连泻心汤的不同配伍中大黄、黄连的加入使得黄芩中主要成分黄芩苷和汉黄芩苷的药动学特征发生显著改变，大黄可减少黄芩苷、汉黄芩苷的吸收，加快其消除，而黄连则削弱了大黄的作用。大黄黄连泻心汤中蒽醌类成分在大鼠体内尿排泄动力学规律研究发现，芦荟大黄素、大黄酸、大黄素、大黄酚、大黄素甲醚均从肾脏经尿液排泄，尿液中排泄量占给药量均 $<10\%$。

观察给药后一定时间大鼠血浆中小檗碱、黄芩苷和甘草次酸的含量变化及三种成分与胃运动的关系后发现，大鼠血浆中 3 种有效成分含量有一定的差别，小檗碱含量从大到小依次为生姜泻心汤组 > 半夏泻心汤组 > 甘草泻心汤组；黄芩苷含量从大到小依次为生姜泻心汤组 > 半夏泻心汤组 > 甘草泻心汤组，且大鼠血液中黄芩苷含量生姜泻心汤组远远高于半夏泻心汤组和甘草泻心汤组；甘草次酸含量从大到小依次为生姜泻心汤组 > 甘草泻心汤组 > 半夏泻心汤组，大鼠血液中甘草次酸含量生姜泻心汤组远远高于半夏泻心汤组。对三个泻心汤组大鼠胃内色素残留率和大鼠血中 3 种成分的含量之间相关分析结果表明，半夏泻心汤组的促进大鼠胃排空作用可能与大鼠血浆中小檗碱含量有关，而生姜泻心汤组抑制胃运动与大鼠血液中黄芩苷和甘草次酸的含量有关。

参考文献

[1] 宫庆东，张沁园，王洪海．大黄黄连泻心汤历史源流及古今应用[J]. 山东中医药大学学报，2014，38(1)：5-7.

[2] 张保国，刘庆芳．甘草泻心汤药理研究与临床应用[J]. 中成药，2014，36(5)：1048-1050.

[3] 金岩，邓健男，李沛清．半夏泻心汤临床应用研究进展[J]. 亚太传统医药，2015，11(2)：58-59.

[4] 祝捷，李宇航，王庆国，等．半夏泻心汤对功能性消化不良大鼠胃排空及血浆胃动素的影响[J]. 中华中医药杂志，2005，20(6)：335-337.

[5] 李宇航，王庆国．半夏泻心汤配伍意义的拆方研究—调节胃分泌作用的实验观察[J]. 北京中医药大学学报，1999，22(5)：49-52.

[6] 王庆国，李宇航．半夏泻心汤及其拆方对慢性胃溃疡大鼠表皮生长因子的影响[J]. 中国中西医结合急救杂志，2001，8(3)：137-139.

[7] 李宇航，王庆国．半夏泻心汤配伍意义的拆方研究——对大鼠离体胃底肌条收缩活动的影响[J]. 北京中医药大学学报，2000，23(6)：27-29.

[8] 赵琰，李宇航，王庆国，等．半夏泻心汤不同性味拆方对胃溃疡大鼠血清胃泌素的影响[J]. 上海中医药杂志，2004，38(10)：45-47.

[9] 李宇航，王庆国，牛欣，等．半夏泻心汤及其拆方对慢性胃溃疡大鼠胃粘膜细胞增殖活性的影响[J]. 北京中医药大学学报，2001，24(3)：30-32.

[10] 姜惟，顾武军，周春祥．半夏泻心汤对慢性胃炎合并幽门螺杆菌感染大鼠血清 IL-2，IL-4 的影响[J]. 中国中医基础医学杂志，2005，11(10)：750-752.

[11] 厉兰娜，孔繁智，李端扬，等．脾虚大鼠螺杆菌感染模型的实验研究[J]. 中国中西医结合脾胃杂志，1994，2(3)：21-24.

[12] 刘保林，宣园园，王晓虎，等．三黄泻心汤治疗上消化道出血的药效学研究[J]. 中药药理与临床，2003，19(3)：1-3.

[13] 刘晓霓，牛欣，司银楚，等．中药泻心汤对大鼠胃排空和胃肠激素的影响[J]. 世界华人消化杂志，2006，14(10)：997-1000.

[14] 高艳青，司银楚，尚景盛，等．三种泻心汤及其类方不同配伍对正常大鼠胃粘液成分的影响[J]. 中成药，2005，27(1)：69-74.

[15] 韩超，潘竞锵，郑琳颖，等．泻心汤改善地塞米松致大鼠胰岛素抵抗作用的实验研究[J]. 中成药，2008，30(8)：1216-1218.

[16] 熊玉霞，孟宪丽，张艺，等．泻心汤及其拆方抗内毒素作用研究[J]. 中药药理与临床，2007，23(1)：7-9.

[17] 闫利利，史家文，王金芳，等．基于 UPLC/Q-TOF-MS E 方法分析半夏泻心汤的化学成分[J]. 药学学报，2013，48(4)：526-531.

[18] 段天璇，马长华．半夏泻心汤不同配伍情况下部分化学成分变化[J]. 中国中药杂志，2002，27(5)：363-365.
[19] 邹佳丽，黄萍，袁月梅，等．大黄黄连泻心汤不同配伍浸渍剂中主要化学成分变化研究[J]. 世界科学技术—中医药现代化，2009(2)：263-268.
[20] 邹佳丽，谢智勇，姜晓飞，等．大黄黄连泻心汤不同配伍浸渍剂中蒽醌类成分变化研究[J]. 世界科学技术—中医药现代化，2008，10(4)：61-65.
[21] 冯有龙，胡浩彬，余伯阳．泻心汤不同配伍情况下黄酮类，蒽醌类和生物碱类成分的含量比较[J]. 中国天然药物，2007，5(4)：281-284.
[22] 石荣，马越鸣，张宁，等．生物碱和黄酮类成分在泻心汤复方配伍中的含量研究[J]. 中国药学杂志，2007，42(23)：1770-1773.
[23] 王莹，袁瑾，肖娟，等．大鼠口服半夏泻心汤及不同配伍组中甘草活性成分的药代动力学研究[J]. 药物分析杂志，2012，32(8)：1331-1338.
[24] 梁雪冰，孙俊，赵国平．半夏泻心汤活性成分最佳组合筛选及其对胃溃疡大鼠 Leptin，ET-1 的影响[J]. 中药材，2012，35(10)：1637-1640.
[25] 黄萍，高静雯，邹佳丽，等．大黄黄连泻心汤不同配伍下黄芩苷和汉黄芩苷在大鼠体内的药动学比较研究[J]. 世界科学技术—中医药现代化，2012，2：1445-1450.
[26] 吴家胜，马越鸣，严东明．大鼠体内泻心汤蒽醌类成分尿排泄动力学研究[J]. 中成药，2008，30(12)：1736-1740.
[27] 刘晓霓，牛欣，司银楚，等．大鼠血中生姜泻心汤黄芩苷含量与胃运动关系研究[J]. 中国实验方剂学杂志，2006，12(2)：32-34.
[28] 刘晓霓，金秀东，牛欣，等．大鼠血中生姜泻心汤甘草次酸含量与胃运动的关系[J]. 中国中西医结合消化杂志，2008，16(3)：141-143.
[29] 刘晓霓，司银楚，高艳青，等．大鼠血中半夏泻心汤小檗碱含量与胃运动关系研究[J]. 中成药，2004，26(5)：392-395.

第十一章 清热剂类方研究进展

凡以寒凉性药物为主组成的具有清热、泻火、凉血、解毒等功效，治疗里热证的方剂，称清热剂。本类方剂立法属中医治法中的“清法”。根据热证在气分、血分，虚实之分，脏腑偏胜之殊，将清热剂分为六类：清气分热剂、清营凉血剂、清热解毒剂、清热祛暑剂、清脏腑热剂、养阴清虚热剂。清气分热剂适用于热在气分证，代表方为白虎汤。清营凉血剂适用于邪热传营或热入血分所致诸证，代表方为清营汤、犀角地黄汤。清热解毒剂适用于温疫、温毒及疮疡疔毒等病证，代表方为黄连解毒汤、普济消毒饮。清热祛暑剂适用于夏日感受暑邪而发生的暑热证，代表方为清暑益气汤。清脏腑热剂适用于邪热偏盛于某一脏腑而产生的火热证，代表方为龙胆泻肝汤、玉女煎。养阴清虚热剂适用于热病后期，余热未尽，阴液已伤，热伏阴分所致的夜热早凉，舌红少苔；或由肝肾阴虚，以致骨蒸潮热或久热不退的虚热证；或阴虚火盛的发热，盗汗证，代表方为青蒿鳖甲汤、当归六黄汤。

第一节 白虎汤类方现代研究

一、白虎汤类方及其衍化特点

白虎汤同名方剂约有九首，其中东汉张仲景所著《伤寒论》之白虎汤最为常用，此方具有清气分热，清热生津之功效，主治气分热盛证，壮热面赤，烦渴引饮，汗出恶热，脉洪大有力。该方原为阳明经证的主方，后为治疗气分热盛的代表方，本证是由伤寒化热内传阳明经所致。方中石膏辛、甘、大寒，入肺、胃二经，功善清解，透热出表，以除阳明气分之热，故为君药；知母苦寒质润，一助石膏清肺胃热，一滋阴润燥。佐以粳米、炙甘草益胃生津。

（一）白虎汤类方历史源流

白虎汤最早见于东汉末年张仲景著的《伤寒论》一书，原方为：“知母（六两）、石膏（碎，一斤）、甘草（炙，二两）、粳米（六合），上四味，以水一斗，煮米熟，汤成去滓，温服一升，日三服。”金代成无己在《伤寒明理论》中描述白虎汤为“其有中外俱热，内不得泄，外不得发者，非此汤则不能解之也”。清代著名温病学家吴瑭在《温病条辨》中提出白虎汤应用“四禁”，即“白虎本为达热出表，若其人脉浮弦而细者，不可与也；脉沉者，不可与也；不渴者，不可与也；汗不出者，不可与也。常须识此，勿令误也。此白虎之禁也。”后世应用白虎汤大多慎之又慎，谨遵吴氏四禁，然清代张锡纯在《医学衷中参西录》言："其寒凉之力远逊于黄连、龙胆草、知母、黄柏等药，而其退热之功效，则远过于诸药。盖石膏用以治外感实热，断无伤人之理，且放胆用之，亦断无不退热之理。"张锡纯认为，生石膏性虽性寒，但只要对症是可以大剂量使用，较安全。

后世诸多医家以白虎汤为基础方，根据功效侧重点的不同进行加减，衍化出一系列的类方，按其功效作用主要分为清热、生津养阴、清湿热、祛风几个方面，其代表性方剂如表 11-1 所示。

表 11-1　白虎汤类方体系组成及其功能主治

方名	方源	组成	功能主治
白虎汤	《伤寒论》	知母六两，石膏(碎)一斤，甘草(炙)二两，粳米六合	清热生津。主治阳明气分热盛证。症见壮热面赤，烦渴引饮，汗出恶热，脉洪大有力或滑数
白虎加人参汤	《伤寒论》	知母六两，石膏一斤(碎，绵裹)，甘草(炙)二两，粳米六合，人参三两	清热除烦，益气生津。主治伤寒表邪已解，热盛于里，津气两伤，烦渴不解；夏季中暑，身热而渴，汗出恶寒；以及火热伤肺，上消多饮者
白虎加桂枝汤	《金匮要略方论》卷上	知母六两，炙甘草二两，石膏一斤，粳米二合，桂枝(去皮)三两	清热通络止痛。主治温疟，其脉如平，身无寒但热，骨节疼烦，时呕，风湿热痹，壮热汗出，气粗烦躁，关节肿痛，口渴苔白，脉弦数
竹叶汤	《金匮要略方论》卷下	竹叶一把，葛根三两，防风、桔梗、桂枝、人参、甘草各一两，炮附子一枚，大枣十五枚，生姜五两	温阳益气，疏风解表，功在清太阳、阳明风热，温脾脏之虚寒。主治产后中风、发热、面赤、喘而头痛者
白虎加苍术汤	《类证活人书》卷十八	知母、炙甘草、石膏、苍术、粳米	清热祛湿；主治湿温病，身热胸痞，多汗，舌红苔白腻。现用于风湿热、夏季热等
白虎汤	《圣济总录》卷八十六	龙骨(研)一两，白石英(研)一两，白茯苓(去黑皮)一两，人参一两，桑根白皮(锉)一两，百合一两，磁石(煅，醋淬十遍)一两，玄参半两，大豆一合	主治肺气劳伤
白虎汤	《太平惠民和剂局方》	知母七十五两，甘草爁三十七两半，石膏(洗)十二斤半	主治伤寒大汗出后，表证已解，心胸大烦，渴欲饮水，及吐或下后七、八日，邪毒不解，热结在里，表里俱热，时时恶风，大渴，舌上干燥而烦，欲饮水数升者，宜服之。又治夏月中暑毒，汗出恶寒，身热而渴
白虎汤	《女科万金方》	知母、石膏、甘草、糯米一合	主治男子妇人感冒风寒，表里俱热，狂言妄语，后结不解，大热大渴；及暑热发渴；妇人身热如蒸而渴者
白虎汤	《校注妇人良方》卷七	知母二钱，石膏二钱，粳米半合	主治胃热作渴，暑热尤效；又治热厥腹满，身难转侧，面垢谵语，不时遗溺，手足厥冷，自汗，脉浮滑

续表

方名	方源	组成	功能主治
白虎汤	《普济方》卷四	石膏四两，知母一两半，人参四两，甘草(炙)二两	主治温热及中暑烦渴；并治小儿痘疱、麸疹、瘢疮赤黑，出不快，及疹毒余热
白虎汤	《普济方》卷一三五	知母一两，甘草(炙微赤，锉)一两，麻黄二两(捣碎)，粳米一合	主治阳毒伤寒，服桂枝汤，大汗出后，大渴，烦躁不解，脉洪大者
白虎加人参汤	《奇效良方》	知母三钱，石膏五钱，人参二钱，甘草一钱半	主治伤寒发斑，口燥烦渴
桂苓甘露饮	《奇效良方》	肉桂、白茯苓、白术、猪苓、滑石、寒水石、炙甘草、泽泻	清暑解热，化气利湿；主治暑湿证，发热头痛，烦渴引饮，小便不利，及霍乱吐下
白虎汤	《万病回春》卷二	石膏五钱，知母二钱，粳米一勺，甘草七分，人参一钱，五味子十粒，麦门冬(去心)一钱，栀子一钱	主治阳明经汗后脉洪大而渴，或身热有汗不解
玉女煎	《景岳全书》	生石膏三五钱，熟地三五钱或一两，麦冬二钱，知母钱半，牛膝钱半	清胃热，滋肾阴；主治胃热阴虚证，头痛，牙痛，齿松牙衄，烦热干渴，舌红苔黄而干，亦治消渴，消谷善饥等
清瘟败毒饮	《疫疹一得》卷下	生石膏、小生地、乌犀角、真川连、生栀子、桔梗、黄芩、知母、赤芍、玄参、连翘、鲜竹叶、甘草、丹皮	清热泻火，凉血解毒；主治湿热疫毒及一切火热之证
化斑汤	《温病条辨》卷一	石膏一两，知母四钱，生甘草三钱，元参三钱，犀角二钱，白粳米一合	清热凉血，化斑解毒；主治温病发热，汗出过多，神昏谵语，皮肤发斑
柴胡白虎汤	《重订通俗伤寒论》卷二	川柴胡一钱，生石膏八钱(研)，天花粉三钱，生粳米、青子芩钱半，知母四钱，生甘草八分，鲜荷叶一片	清胃泄热；主治温疟，热重寒轻，脉多弦数，或右脉洪盛
加味犀羚白虎汤	《感证辑要》卷四	白犀角一钱，羚角片一钱半，生石膏八钱，知母四钱，生甘草八分，陈仓米三钱(荷叶包)，白颈蚯蚓三支，陈金汁一两(冲)，甘蔗根汁一瓢(冲)	清热生津，凉肝息风，止痉；主治温热化燥，液涸动风
清燥救肺汤	《温病方证与杂病辨治》	霜桑叶三钱，石膏三钱五分，人参七分，甘草一钱，胡麻仁(炒，研)一钱，阿胶八分，麦门冬(不去心)二钱，杏仁(泥)七分，枇杷叶(去净毛)六分	轻宣达表，清肺润燥；主治温燥伤肺，头痛身热，干咳无痰，气喘胸胀，心烦口渴，舌苔薄白，少津

白虎汤类方在原方的基础上配伍不同药性和功效的药物，使得整方的功效偏重有所不同，其广泛应用于临床实践中获效颇多，因而理清白虎汤类方体系配伍功效衍化特点具有十分重要的意义。

(二) 白虎汤类方配伍功效衍化特点

白虎汤由石膏、知母、甘草、粳米组成，石膏甘寒，知母苦寒，两者相伍清热生津之力强大而持久，石膏、知母性皆寒凉，恐伤胃气，故以甘草、粳米顾护中焦，以防其过寒伤胃，使邪去而正不伤，以解里热为主。

《伤寒论》曰："大汗出后，大烦渴不解，脉洪大者，白虎加人参汤主之。"阳明经火热炽盛，易伤津耗气而致气阴两伤，清热勿忘养阴，养阴必以益气，故张仲景以白虎汤加人参三两即为白虎加人参汤，于白虎汤重剂清热之时，入人参以益气养阴固护正气，攻补兼施。凡伤寒、温病、暑病气分热盛，津气两伤，身热而渴，汗出恶寒，脉虚大无力者均可用之。白虎加人参汤中石膏清热生津，透热出表，可除里证高热；知母苦寒性润，清热养阴，两者均入肺胃二经，可清肺胃之热而生肺胃之津；汗出多，气阴两伤者加人参益气养阴，有助扶正祛邪。

白虎汤辨证论治的主要脉证特点为身热不恶寒反恶热、汗出口渴喜冷饮，心烦，脉洪大或浮滑或沉滑；加入补中益气、生津的人参之后，退热之力缓和，清热生津功效增强，适应的脉证偏向大烦渴不解，口干舌燥，脉虽宏大，但按之软，或无大热，背微恶寒，时时恶风。白虎汤适应的病证为邪实正盛，津伤未甚，元气未受损伤，属燥热亢盛的纯实证；加入滋补气阴的人参之后转变为清补兼施之剂，适应的病证为由于纯实证日久高热、汗出造成津液消耗过多，元气有所损伤，属燥热亢盛、气阴两伤的夹虚证。

白虎加人参汤用人参的意义在于补益津气，扶正祛邪。阳明经证邪热内炽，一方面阳明本身生化失职，津气不足；另一方面热灼津伤，热迫汗出，气随津泄，而见津气两亏证。此时在白虎汤清里热的同时，加人参大补元气，且人参色黄、味甘、质润，能协同粳米，甘草大滋胃中津液。阳明证误治损伤津气，或邪热久羁耗伤津气，或素体气阴不足，用白虎汤清解邪热，辅以人参补益气阴，助其凉散透热之力，故药后患者每感习习微汗，邪热随汗透达于外。且人参、石膏互相激化，将内蕴邪热净尽无余。

白虎汤中加入益气养阴的人参后尤其适用于治疗气阴两虚之消渴病，症见口渴引饮，精神不振，四肢乏力，体瘦，舌红脉弱等。针对消渴病的症状，治宜养阴益气，清热生津；若口渴明显，可加天花粉、生地黄以养阴生津；气短汗出加黄芪、麦冬、五味子，方中寓有生脉散以益气生津；胃热炽盛者酌加黄连、栀子以清热泻火；大便秘结者可用增液承气汤以滋阴润燥通腑，而临床应用时亦可酌加地骨皮、苍术、葛根、玉竹等现代药理研究具有降血糖作用的药物。对于消渴证的兼症，可于白虎加人参汤的基础上，选用中药加减化裁以治疗。如：兼有视物不清者，选用石斛、密蒙花、羚羊角、枸杞子、决明子、黄连等以滋阴补肾，清肝明目；兼有痈疽疮毒者可选用天花粉、黄柏、大黄、白芷、苍术等以舒筋通络，活血止痛，散结化瘀；兼有手足麻木者，选用天麻、杜仲、牛膝、当归、羌活、生地等以舒筋通络，活血止痛。既能消除消渴证的症状，又可防治消渴证的并发症，最终实现痊愈的目的。

而白虎加桂枝汤则是为"温疟"而设，其于白虎汤清解里热之时加入桂枝以散表邪，因而主治里热炽盛，表有寒邪证。疟疾的发生主要是感受"疟邪"，但其发病与正虚抗邪能力下降有关，诱发因素有外感风寒、暑湿，或饮食劳倦等，其中尤以暑湿诱发者多见。在治疗方面，既要清解肺胃之热，又要稍有辛温之品以解表寒。方中石膏、知母清热除烦；甘草、粳米益气生津；少佐桂枝以除肢体疼烦。除用于温疟外，白虎加桂枝汤还用于热痹，风湿热邪壅滞经脉，气血闭阻不通。临床表现为关节疼痛走窜，局部红肿灼热，痛不可触，得冷则舒，可有皮下结节或红斑，伴有发热、恶风、汗出口渴、烦躁不安等症状。故治以白虎汤清热泻火，桂枝和营通络，独活、川牛膝引药下行，直达病所，薏苡仁淡渗利湿，甘草调和诸药，诸药合用，使湿去而热孤，湿热分离。白虎加桂枝汤为清泄里热，兼解表寒之剂，方中重用石膏，专清泄肺热，麻黄宣肺平喘，杏仁宣肺利气，助麻黄平喘止咳，甘草调和诸药，黄芩、鱼腥草乃清泄肺胃炽热之要药，辅佐石膏加强其清热泄肺之功。肺与大肠相表里，肺热炽盛，移热于大肠，故以大黄苦寒泄热通便，实为“釜底抽薪”之法。在上以清热泄肺，在下以泄热通便，使邪有出路，而达“下通上松”之效。

三水白虎汤由《备急千金要方》犀角散和《圣济总录》白虎方化裁而成，具有清热透毒，除湿消肿，通络止痛之功效，专为热痹证型而设，主要用于类风湿关节炎的运动期及炎症进展期。活动性风湿性关节炎是现代医学病名，与传统医学记载的热痹症状极为相似。如《素问·痹论》:“其热者，阳气多，阴气少，病气胜，阳遭阴，故为痹热”;《金匮要略》谓“经热则痹”。弊病是由于人体正气不足，卫外不固，风寒湿热等外邪入侵导致静脉闭阻，气血运行不畅，引起肌肉、关节、筋骨发生疼痛、酸楚、麻木、重着、灼热及屈伸不利，甚则关节肿大变形为主要临床表现，皮色正常或微红，触之有热，苔黄腻，脉滑数。治则为利湿通络，兼以清热。三水白虎汤在清热之剂白虎汤的基础上添加清热养阴之生地黄、水牛角、牡丹皮、寒水石，以及青蒿和虎杖，同时配伍利湿之剂薏苡仁、白芥子，兼具清利经络之桑枝、鸡血藤，加上游走性窜的蜈蚣、全蝎和地龙，全方配伍严谨精要，共奏清热除湿、祛风通络、活血止痛之效。

《医学衷中参西录》中称白虎汤“药止四味，而若此相助为理，俾猛悍之剂，归于和平，任人放胆用之，以挽回人命于垂危之际，真无尚之良方也”。古今医家临证守仲景之法，多有变通，衍化诸多白虎汤类方。

（三）白虎汤类方的临床应用

1. 白虎汤临床应用　白虎汤在临床中多用于感冒发热、中暑、术后感染、脑出血及老年痴呆等。患者在外感风邪入侵后，常表现出口渴、汗出、脉象浮大、舌苔薄黄等症。除了感冒发热外，白虎汤可用于治疗中暑引起的高热烦渴，四肢懈惰，热厥昏迷。应用白虎汤以解表清里兼施之法治疗风温之邪犯卫传气之高热证候患者，结果表明白虎汤可以有效地降低体温，治疗咳嗽，祛痰，治疗口渴烦躁。白虎汤具有清热除烦、生津止渴的功效，临床应用白虎汤加减联合激素，抗病毒、抗细菌药物治疗肾移植术后感染高热。结果表明白虎汤配合西药抗菌及全身支持疗法，可使肾移植术后免疫力低下造成的感染高热得到控制。

应用大剂白虎汤加味治疗脑出血胃腑实热证23例，获得显效18例，有效3例的疗效，有效率为91.30%，获得良好疗效。其方为生石膏300g，知母30g，粳米10g，甘草3g，并随症进行加减:便结不通加大黄，气虚加人参，抽搐加蜈蚣、僵蚕、地龙、钩藤，神昏不语加石菖蒲、郁金，痰黄难出加清热化痰药，本病血瘀明显，宜酌加活血化瘀药。研究结果表明白虎汤可以明显缩短脑出血患者的昏迷时间，在控制高热、降低血压、防止再次脑出血、制止应激性溃疡出血、防治继发感染等方面有显著效果。

白虎汤还应用于治疗脑出血急性期合并中枢性高热患者，方药组成:生石膏（先煎）30g、知母10g，甘草5g，粳米10g，大黄5g，石菖蒲10g，远志5g。结果治疗组36例中，显效18例，有效14例，无效4例，总有效率88.89%，获得满意的疗效，结果表明其在临床疗效及神经功能缺损的改善方面收效显著。

此外，白虎汤加减能够改善中医郁症、癫狂、健忘等现代医学之阿尔茨海默病症状，其基本病理机制为心神失养，意志异常。治疗组以知母15g，生石膏30g为主，并根据症状、体征、舌象、脉象的差异，适当加减，如系痰浊上蒙者，加白术、怀山药、白扁豆、砂仁;属瘀血阻络者，加水蛭、红花、刘寄奴、佩兰;髓海空虚，增益智仁、蔓荆子、山茱萸、枸杞子。结果表明白虎汤治疗组对阿尔茨海默病各症状，在记忆减退、失语失认、行为异常、个性孤僻、阅读书写困难方面有较好的改善作用，尤其在改善失语失认、行为异常、个性孤僻、阅读书写困难方面，治疗组明显优于对照组，有明显差异（$P<0.005$）。治疗组共23例，对失语失认的总有效率达到68%，有效改善患者失语失认、阅读书写障碍等方面症状，表明以清热为治则的白虎汤对阿尔茨海默病有效。

2. 白虎加人参汤的临床应用　白虎加人参汤在临床上多用于治疗发热，顽固性口渴，皮肤瘙痒，腹泻以及糖尿病。白虎加人参汤在临床上治疗发热疾病或仅有自觉发热的症状疗效显著，临床常采用白虎加人参汤治疗顽固性发热，收效显著，处方生山药代替粳米，人参或用党参代替。所患疾病包括风湿热、产后发热、伤寒、病毒性脑炎、老年性肺炎、肺结核。此外，白虎加人参汤同样能够治疗中枢性发热及产后高热，均显示出良好的疗效。

白虎加人参汤除了可以治疗外感发热、中枢性高热、产后高热外，还可以有效地治疗肝癌介入栓塞手术后发热症。临床上针对中晚期肝癌的主要治疗手段为应用导管经皮行肝动脉插管介入灌注化疗药物和栓塞（transcatheter arterial chemo-embolization，TACE）。TACE术治疗肝癌后，因肿瘤坏死吸收常常引起栓塞后综合征。在介入术后口服白虎加人参汤为主辨证加减，口渴剧者加沙参、玉竹；腹胀剧者加大黄、防风、豆蔻；呕吐剧者加半夏、枳实；汗多者加生牡蛎、浮小麦；痛剧者加延胡索、川楝子。结果表明肝癌患者在接受TACE术后及时应用白虎加人参汤可有效缩短发热病程，并可改善栓塞后综合征临床症状，且无明显副作用。

白虎加人参汤加减常用于治疗灼口综合征，患者服与后症状明显缓解甚至消失，且无复发。对门诊部分灼口病例进行唾液分泌试验时发现，连续服用白虎加人参汤的可明显改善患者的口渴、手足及躯体发热、口苦、多汗、多尿、皮肤瘙痒等，且给药期间患者均未出现副作用。同时，白虎加人参汤也可用于老年口腔干燥症患者的治疗。此外，针对药源性的口干白虎加人参汤亦有良好功效。应用白虎加人参汤，针对服用抗抑郁药以及其他精神药出现口渴的患者进行治疗，结果表明疗效显著，且服药期间未出现副作用，结果表明白虎加人参汤对抗抑郁药及其他精神药导致的口渴有良好效果，疗效判定根据自觉症状和唾液分泌试验。

白虎加人参汤除了可以治疗口干，还可以治疗皮肤干燥。小儿特应性皮炎、皮肤干燥症多伴有皮肤瘙痒，一般内服方药、抗组胺和抗过敏药，并外用类固醇类药物。但上述药物具有显著的副作用，而白虎加人参汤外用可以有效地改善皮肤症状和皮炎面积。里热内盛除了导致灼口、皮肤瘙痒外，阳明经热，暴注下迫易导致小儿腹泻，患儿症见腹泻水样便，大便臭秽，无脓血，伴高热烦躁，口渴尿少，脉象细数，口干舌红，苔黄燥，按之腹软，肠鸣亢进等症状，应用加味白虎加人参汤进行治疗收效明显，表明白虎加人参汤针对热盛所致小儿腹泻有显著疗效。

除了上述各种病证外，白虎汤加人参汤的临床适应证为消渴症，其广泛应用于治疗初发型、气阴两虚型、2型糖尿病等，能够显著降低患者的血糖、血脂水平，显著改善血液流变性，能有效控制并治疗各种类型的糖尿病。应用白虎汤加人参加减方治疗胃热炽盛，气阴亏虚证型的2型糖尿病患者，结果表明其能有效地改善胃热炽盛，气阴亏虚证型的糖尿病患者的胰岛素抵抗，同时具有降低血糖、血脂以及减重的作用。应用加味白虎加人参汤治疗胃热型糖尿病疗效明显，其对服优降糖不能控制血糖的患者也具有良好的疗效。

3. 白虎加桂枝汤的临床应用　白虎加桂枝汤现代多用于治疗外感及鼻窦炎，温疟，风湿性关节炎、类风湿性关节炎或痛风性关节炎，有较好效果。白虎加桂枝汤加麦冬应用于外感病表里同病之症，收到满意的疗效。患者发热恶寒，头痛，口渴多饮，症见面赤气粗，以手按左前额，身有微汗，渴欲饮水，尿黄，舌质红，苔薄黄而干，脉洪大而数。应用白虎加桂枝汤治疗慢性鼻窦炎，患者症见鼻塞不通，吐出黏稠的黄色浊涕，前额胀痛，伴头昏耳鸣、畏寒乏力，纳呆舌苔黄稍腻，脉细滑无力。结果表明白虎加桂枝汤可以有效地缓解慢性鼻窦炎的上述各种症状。用桂枝白虎汤加柴胡、草果、黄芩、焦槟榔、青蒿等，治疗定时高热且但热无寒，脉象弦数有力的患者，结果收效显著。此外，白虎加桂枝汤亦可用于治疗间日疟，患者症见微寒旋即发热，口渴思饮，心烦多汗，甚则谵语，周身关节酸痛，脉象洪数，舌苔干黄。

采用白虎加桂枝汤合胸腺肽治疗活动期类风湿性关节炎 30 例，活动性风湿关节炎患者症见四肢关节酸痛、红肿，不能转侧及下床活动，伴有恶寒发烧、汗出、口渴，不思饮食，尿深黄，解时有灼热感，大便干结，脉象滑数，舌苔黄燥。方药组成为生石膏 30g，知母 10g，甘草 6g，桂枝 10g，黄柏 10g，连翘 15g，威灵仙 30g，桑枝 10g，苍术 10g，赤芍 15g，川牛膝 30g，全虫 10g，同时予胸腺肽针，每日 1 次。上述治疗半个月为一疗程，连续使用 3 个疗程后 30 例中临床痊愈 3 例，显效 14 例，有效 12 例，无效 1 例，总有效率为 96.7%。应用白虎加桂枝汤加白芍 50g，石膏 30g，忍冬藤 20g，知母 10g，甘草 5g，桂枝 10g，羌活 15g，桑枝 15g，丹皮 15g，黄柏 10g，乌梢蛇 15g，生地 25g，赤芍 15g，海桐皮 15g，治疗风热型类风湿关节炎，每日 1~2 次，3 个月为一疗程。服药后，体温下降并接近正常，关节疼痛显著减轻，其他症状也逐渐消失，临床总有效率为 84.38%。

类风湿性关节炎证属风湿热痹，症见患者足踝关节红肿热痛，伴身热不退，汗出微恶寒，恶心欲吐，舌苔黄腻，脉滑数。应用白虎加桂枝汤增秦艽、独活、豨莶草、忍冬花及其藤、赤芍、生地黄、牛膝、薏苡仁，可使类风湿性关节炎患者热退肿消，关节痛止。应用白虎加桂枝汤加减治疗急性痛风性关节炎中医证候“痹证及“历节”者 120 例，治疗药物组成为石膏 6g，桂枝 6g，知母 6g，粳米 15g，苍术 15g，土茯苓 12g，威灵仙 30g，牛膝 15g，甘草 6g；伴有口咽干燥者加知母 6g，生地黄 6g；伴有严重关节疼痛者加元胡 6g；伴有大便秘结者加大黄 6g。7 天一疗程，连续服用 2 个疗程后，总有效率为 95.83%，不良反应率为 10.83%，疗效较好，且无秋水仙碱对照组之腹痛腹泻之副作用。在临床实践中常常临证加减，如热盛者，加忍冬藤、栀子；湿重者，加车前子、防已；关节痛甚者，加地龙、威灵仙；痰瘀互结者，加山慈菇、穿山甲；尿内有砂石者，加石韦、冬葵子，共奏清热除痹之功。

二、白虎汤类方的功效特点与生物学机制研究

（一）白虎汤类方治疗中暑的功效特点与生物学机制研究

研究表明白虎汤不仅可明显改善大肠埃希菌内毒素注射家兔气分证的症状、体征，有效降低发热家兔的体温，还可改善血液中异常的血白细胞总数（WBC）、血清超氧化物歧化酶（SOD）水平、血浆内皮素（ET）水平、血清免疫球蛋白（IgG、IgM）水平等指标及减轻主要脏器病理损害。

采用加减白虎汤散剂对奶牛的热应激进行调节，结果表明此法通过调节热应激奶牛体热平衡、代谢模式和免疫性状，可以有效改善热应激条件下奶牛的产奶量及其他相关生理、生化功能。加减白虎汤通过显著增加热应激奶牛呼吸频率和心率，改善热应激奶牛的体热平衡；同时显著降低血浆中羟自由基及红细胞中过氧化氢的含量，改善热应激条件下的氧化 - 还原系统失衡状态。加减白虎汤对热应激奶牛具有减少外周血红细胞数和白细胞数的趋势，并通过提高血浆 IL-2R：IL-2 的比例矫正过度非特异性免疫反应，从而提高奶牛免疫

性能。加减白虎汤散剂虽然对热应激奶牛的采食量没有影响，但可以有效改善热应激条件下奶牛的产奶量，提高牛乳脂率。综上，加减白虎汤可缓解因外界气温过高导致的奶牛体温过高及其连锁反应。加减白虎汤缓解奶牛热应激的主要指标首先在于减少外周血白细胞数，其次是降低血浆中的羟自由基、提高乳脂校正产奶量。

（二）白虎汤类方治疗风湿性关节炎及类风湿性关节炎的功效特点与生物学机制研究

白虎加桂枝汤现代用于治疗风湿性关节炎、类风湿性关节炎或痛风性关节炎有较好效果，研究发现白虎加桂枝汤对炎症早期出现的毛细血管通透性增高、渗出、水肿现象有良好的抑制作用，对炎症后期的肉芽肿增生也有明显抑制作用，有明显的抗炎、止痛和退热作用。研究表明三水白虎汤可以有效帮助控制局部炎症，消除局部肿胀，缓解疼痛，同时有助于降低实验指标如抗环瓜氨酸肽抗体（CCP）、类风湿因子（IgG-RF），表明三水白虎汤可以调节类风湿性关节炎（RA）引起的免疫活动。三水白虎汤可能通过抑制滑膜细胞增殖和一氧化氮的生成发挥抗炎镇痛作用，改善 RA 症状。

采用蛋白质组学方法对胶原诱导性关节炎（CIA）大鼠滑膜病变进行研究，寻找差异蛋白质，结果表明胶原诱导性关节炎大鼠的差异蛋白质的功能涉及物质代谢、能量的产生、物质转运、抗氧化、信号转导及细胞骨架等。应用 Western blot 方法进行验证上述差异表达蛋白质，表明 annexinl、aldolase A 可能与 CIA 的关节滑膜病变有关。应用三水白虎汤治疗大鼠 CIA，结果表明三水白虎汤可以有效减少 CIA 关节滑膜成纤维细胞内 p38MAPK 的激活，致使关节组织中 p-p38MAPK 丰度降低；还可抑制 MMP-1、MMP-3、NF-κBmRNA 在关节局部的表达；对 TNF-α 的产生及其在细胞内的信号转导通路都有一定的抑制作用。三水白虎汤通过控制 CIA 的急性期炎症，还可以抑制 CIA 炎症发展过程中的滑膜增生、纤维化，炎症细胞浸润，软骨和骨破坏。

（三）白虎汤类方治疗糖尿病的功效特点与生物学机制研究

白虎汤加人参具有较好的降糖和抗氧化作用，现代药理研究表明人参可显著增强机体神经体液调节功能，增强免疫系统、心血管系统等功能而提高机体的特异和非特异性抵抗力，增强机体对病理状态的耐受力，人参的加入使方剂的综合治疗能力增强，适应证增加。现代多应用白虎加人参汤治疗气阴两虚型糖尿病，获效明显。

采用四氧嘧啶尾静脉注射方式复制的高血糖大鼠模型，采用白虎汤加人参进行治疗，结果表明白虎汤加人参可明显降低大鼠血糖值（$P<0.05$ 或 $P<0.01$），降低糖化血红蛋白与红细胞山梨醇含量（$P<0.05$ 或 $P<0.01$），升高糖尿病大鼠血清 SOD 活性，降低 MDA 含量（$P<0.05$ 或 $P<0.01$），说明白虎汤加人参能够改善糖尿病大鼠血糖及糖代谢的紊乱情况，使其向正常方向回转。采用四氧嘧啶 200mg/kg 腹腔注射造成 SD 大鼠糖尿病模型，通过检测大鼠的血糖、C 肽、总胆固醇、甘油三酯、血清免疫球蛋白 IgG、IgM 和脾重，研究白虎汤加人参加减方对糖尿病模型大鼠的影响。结果表明白虎汤加人参加减方能显著降低糖尿病大鼠的血糖，高剂量组能显著提高大鼠空腹 C 肽 / 血糖比值；能显著降低大鼠的血清甘油三酯、总胆固醇含量，并能显著提高大鼠血清免疫球蛋白 IgG、IgM 的含量（$P<0.001$），增加脾重（$P<0.05$），表明白虎汤加人参加减方能有效降糖、降脂、提高免疫功能，对糖尿病有较好的治疗效果，并优于对照组。

白虎汤加人参可明显降低大鼠血糖值，显著下调糖化血红蛋白含量，明显降低红细胞山梨醇含量，其降糖作用机制可能与减少糖基化终末产物生成，阻断多元醇代谢通路，减少山梨醇在红细胞中的蓄积有关。白虎汤加人参可还明显升高糖尿病大鼠血清 SOD 活性,降低 MDA 含量,提示其具有一定的抗氧化作用,可防止氧自由基对机体的损害,保护胰岛 β 细胞,这可能是其防治糖尿病的作用机制之一。现代研究表明,知母多糖具有降血糖作用,人参多糖对正常及多种高血糖模型大鼠的血糖均有降低作用,其降糖机制可能与其抗氧自由基、保护胰岛 β 细胞等作用有关。

三、白虎汤类方的功效物质基础研究

(一) 白虎汤类方的功效物质组成研究

石膏的主要成分为含水硫酸钙($CaSO_4 \cdot 2H_2O$),辛、甘,性大寒,入肺、胃经,具有清热泻火,除烦止渴的功效,对单味石膏煎剂进行研究发现其可升高人体的血钙浓度。知母的主要成分为知母皂苷、黄酮苷、芒果苷、知母多糖等,苦,寒,入肺、胃、肾经,具有清热,滋阴,润肺,生津的功效。白虎汤的解热作用并不仅仅用大寒的药进行清热,而是以石膏、知母相须为用,知母既能促进石膏的清热,又可缓解因为热邪而导致的阴伤,在不伤津液,不伤阴的前提下起到清热作用。甘草(炙)的主要成分为甘草甜素、甘草苷等,研究发现甘草中甘草甜素具有退热作用。

分别采用酵母菌和伤寒、副伤寒混合疫苗作为致热质,应用新西兰家兔作为实验动物研究白虎汤各味药及各种配伍的退热作用,结果见表 11-2。疫苗法的实验结果表明白虎汤组和石膏、知母组退热作用最好,其次是知母组、石膏组,其他各组均无退热作用。酵母法的实验结果表明退热作用以石膏知母组最佳,退热维持时间石膏较短,平均 1 小时后作用有所减弱,而知母较长。

表 11-2　白虎汤各味药及各种配伍的退热作用

组别	正常体温 /℃	致热体温 /℃	给药后体温 /℃	退热(升热)值 /℃	备注
石膏组	38.4	39.4	39.1	–0.3	– 为退热, + 为升热
知母组	38.9	39.7	39.0	–0.7	
甘草组	38.6	39.4	39.9	+0.5	
石膏知母组	38.6	39.8	38.6	–1.2	
石膏甘草粳米组	38.4	39.4	39.6	+0.2	
白虎汤组	38.8	40.4	39.1	–1.3	
对照组	38.8	39.9	39.9		

关于石膏退热机制,目前尚未取得一致认识,主要有两种观点:其一认为石膏的退热作用与所含钙质有关。近年来,研究发现脑内钠和钙离子的比例在体温调节中具有重要作用:如猫脑脊液中钠 / 钙比例升高,体温升高,钠 / 钙比例降低,体温降低。以石膏为主组成的白虎汤等,是治疗"气分实热"的主方,石膏内服经胃酸作用变成可溶性钙盐吸收入血,导致钙离子浓度升高,从而脑内钠 / 钙比例降低,而使体温下降。将生石膏以及石膏的主成分硫酸钙分别制成水溶液,依酵母法进行退热实验,结果发现生石膏具有明显的退热作用,而硫酸钙水溶液则无退热作用,表明无机硫酸钙并非生石膏退热成分。采用电感耦合等离子体原子发射光谱法(ICP-AES)对白虎汤水煎液中不同形态的 Ca 含量进行测定;结果表明白虎汤

水煎液中可溶性 Ca 的离子态比例为 83.25%，有机结合态比例为 23.79%，其中含有少量的稳定结合态，说明白虎汤水煎液中溶出的 Ca 是以离子态为主，多种形态共同存在的复杂水溶液平衡体系。

另一种观点则认为石膏的退热作用与所含杂质及微量元素有关，石膏除主要成分二水硫酸钙（$CaSO_4 \cdot 2H_2O$）外，尚含有少量硅酸、氢氧化铝、硫化物、有机物及微量的铁、镁、银等。为验证这一认识，将天然石膏和合成石膏（纯度 99.9%）分别作退热观察，结果表明天然石膏具有退热作用，而合成石膏则无，据此推测石膏退热的有效成分是天然石膏内所含之杂质。另一实验结果表明，单用石膏和知母的平均退热温度分别为 0.3℃和 0.7℃，石膏知母组平均退热 1.2℃，白虎汤组平均退热 1.3℃，而甘草组、石膏甘草粳米组则均无退热作用。认为石膏中的主要成分硫酸钙没有退热作用，其具有退热作用的成分可能是所含的微量物质。此外，研究尚表明中药水溶性的有机分子在一定条件下，能与微量元素形成金属络合物，可能有明显的药理活性。石膏的退热作用还与其溶解度有关，石膏的溶解受温度、浓度和配伍等因素的影响。

知母为常用中药，其性味苦寒，具有清热泻火、滋阴润燥的功效。从知母中分离得到两个皂苷及芒果苷，把上述 3 种成分分别制成水溶液，依酵母法作退热实验，结果表明知母中的芒果苷具有明显的退热作用，而皂苷水溶液则无退热作用。知母中的知母皂苷元可以通过抑制 Na^+-K^+-ATP 酶的活性来达到降低内热的作用，是白虎汤退热作用发挥的物质基础之一。

（二）白虎汤类方抗炎作用的剂量 - 物质 - 功效的关联关系研究

白虎汤中各单味药及不同配伍条件下药液中 Ca^{2+} 溶出量的测定结果表明 4 味单味药物中均含钙，其中石膏含钙量最高，其次为知母和甘草，粳米含钙量最低；石膏与甘草配伍能增加药液中 Ca^{2+} 溶出量，石膏与粳米配伍对药液中 Ca^{2+} 溶出量影响不大，石膏与知母配伍可降低药液中 Ca^{2+} 溶出量，全方配伍条件下药液中 Ca^{2+} 溶出量增加。不同配伍条件下药液中钙离子溶出量变化的研究揭示白虎汤的配伍规律：石膏为君药、知母为臣药发挥解热作用，甘草为佐药，部分抑制了知母对石膏中 Ca^{2+} 溶出的负面作用，加强了君臣药的解热作用。虽然对白虎汤退热机制的认识还未完全明确，但越来越多的研究表明，遵循原方配伍比例可使白虎汤发挥最佳的退热效果。

知母中解热有效成分主要为芒果苷。采用 $L_8(2^7)$ 正交设计，以 UPLC 法测定白虎汤中芒果苷含量，结果表明单味知母水煎药液中芒果苷含量最高，其他药材的加入降低了药液中芒果苷的含量；粳米对芒果苷含量的影响存在显著性（$P<0.05$）；石膏、甘草降低了芒果苷含量，但影响不显著；两两交互作用对芒果苷含量影响不显著。白虎汤复方配伍可使芒果苷含量降低，提示复方配伍可以通过各药物间相畏、相使的作用，使有毒性的有效成分含量保持在可发挥药效范围内。

建立白虎汤高效液相色谱分析方法，以角叉菜胶致大鼠足跖肿胀模型研究白虎汤及各配伍组的抗炎作用，利用双变量相关分析法对白虎汤及各配伍组 HPLC 图谱与抗炎作用进行相关分析，以此来研究白虎汤配伍 - 化学成分 - 抗炎药效之间的相关性。结果表明白虎汤色谱图中来自白虎汤知母中的包括芒果苷在内的 6 个色谱峰与白虎汤抗炎药效关联最为密切，上述色谱峰与炎症抑制率呈显著正相关。白虎汤 4 个单味药材中，知母的抗炎作用最强；石膏、粳米最弱；相关分析表明知母可能是白虎汤发挥抗炎作用中最重要的药物。在两两配伍的样品中，知母石膏组抗炎活性最强；白虎汤中3味或以上药材配伍的抗炎作用比较中，白虎汤缺知母时抗炎作用弱于其他3味药物配伍组和全方，可见知母在白虎汤发挥抗炎药效中起重要作用。此外，配伍对白虎汤成分的溶出产生显著影响。

采用 $L_8(2^7)$ 正交设计，应用UPLC法分析配伍对白虎汤中甘草酸含量的影响，结果表明配伍降低了白虎汤复方药液中甘草酸的含量，知母和粳米对甘草酸含量的影响存在显著性差异（$P<0.05$），石膏增加了甘草酸含量，但影响不显著；两两交互作用对甘草酸含量的影响不显著，说明知母和粳米降低了复方药液中甘草酸的含量。上述各配伍组甘草酸含量高低依次为：甘草单煎 > 两药配伍 > 三药配伍 > 白虎汤复方。甘草中有效成分甘草酸与石膏中金属离子配伍能力及其药理作用发现，无解热作用的甘草酸可与石膏中 Cu^{2+}，Fe^{2+}，Zn^{2+}，Mn^{2+} 等金属离子形成不同稳定程度的配合物，并且各种甘草酸金属配合物均有解热作用。

参考文献

[1] 李经纬，余瀛鳌，蔡景峰，等．中医大辞典[M].2版．北京：人民卫生出版社，2004.

[2] 李炳照．实用中医方剂双解与临床[M]. 北京：科学技术文献出版社，2008.

[3] 魏睦新，王刚．方剂一本通[M]. 北京：科学技术文献出版社，2009.

[4] 王少华．白虎汤类方治疗风湿热[J]. 辽宁中医杂志，2002，29(5)：256-257.

[5] 陈夏，高荷玲，蔡宪安，等．白虎汤加减在肾移植术后感染高热中的应用[J]. 中国中西医结合急救杂志，2004，11(3)：173-175.

[6] 崔金涛．白虎汤在高热急症中的运用[J]. 新疆中医药，2007，26(6)：52-53.

[7] 张广梅．白虎汤类方在儿科热病中的运用体会[J]. 陕西中医，2005，26(5)：461.

[8] 郭志生．白虎汤治疗高热验案[J]. 河南中医，2009，29(11)：1058-1059.

[9] 林琳．外用白虎加人参汤治疗皮肤瘙痒[J]. 国际中医中药杂志，2006，28(4)：234-235.

[10] 王俊卿，王伯良，周筱燕，等．白虎汤加减治疗急性脑出血60例临床观察[J]. 中国中医急症，2008，17(5)：593，617.

[11] 周荣根．白虎汤加减治疗老年性痴呆23例[J]. 陕西中医，2003，23(8)：700-701.

[12] 黄献钟．白虎加人参汤在缓解肝癌介入栓塞术后发热症状疗效观察[J]. 福建中医药，2005，36(6)：6-7.

[13] 李伟令，王兴华．白虎加人参汤在糖尿病中的应用[J]. 甘肃中医，2006，19(9)：7-8.

[14] 谭漪，谢春光．白虎加人参汤治疗2型糖尿病的临床观察[J]. 成都中医药大学学报，2002，25(4)：23-24.

[15] 徐国叙，宋宗良．白虎加人参汤佐治胃热炽盛型2型糖尿病30例临床观察[J]. 国医论坛，2013，28(5)：7-8.

[16] 冯海霞．白虎加人参汤在气阴两虚型糖尿病中的应用[J]. 山东中医杂志，2012，31(6)：452-453.

[17] 冯海霞．白虎加人参汤治疗气阴两虚型糖尿病的临床研究[D]. 济南：山东中医药大学，2012.

[18] 游龙，白会玲，谷艳丽．白虎加人参汤联合降糖药治疗2型糖尿病疗效观察[J]. 现代中西医结合杂志，2009，18(19)：2286-2287.

[19] 陆汉军，白凝凝．白虎加人参汤加减治疗糖尿病酮症酸中毒15例[J]. 中国中医急症，2007，16(7)：877-878.

[20] 刘二军，吕金仓，吴中秋，等.白虎加人参汤加减治疗心律失常体会[J].河北中医药学报，2007，22(04)：9.

[21] 黄东平．白虎加桂枝汤治疗慢性鼻窦炎16例临床分析[J]. 辽宁中医学院学报，2005，7(5)：473.

[22] 龚琼模．以白虎加桂枝汤为主治疗 12 例活动性风湿性关节炎(热痺)临床报告[J]. 江西医药,1965,5(7):907-908.
[23] 杨敏,肖长虹,吴启富,等．三水白虎汤治疗活动期类风湿关节炎 59 例临床观察[J]. 新中医,2006,38(10):52-54.
[24] 温伟,李晓慧,刘娟．白虎汤配合针灸和西药治疗纯血马中暑病[J]. 黑龙江畜牧兽医,2010,12:105.
[25] 赵保胜,赵威,王秀丽,等．人参白虎汤治疗糖尿病药效及其机理研究[J]. 中药新药与临床药理,2010,21(5):493-496.
[26] 吕培,李祥,陈建伟．白虎汤中钙元素的化学形态分析[J]. 光谱学与光谱分析,2010,30(10):2824-2826
[27] 李春来,李伟东,吴育,等.HPLC 同时测定白虎汤中 4 种有效成分的含量[J]. 中国实验方剂学杂志,2012,18(12):78-80.
[28] 卢林,吴君金,马强,等.UPLC 研究白虎汤不同配伍对芒果苷含量的影响[J]. 中国实验方剂学杂志,2011,17(9):35-37.
[29] 马强,苏琨,盛振华,等.ICP-AES 法研究不同配伍条件下白虎汤中钙离子溶出规律[J]. 中国实验方剂学杂志,2010,16(5):86-88.
[30] 王娅,冯芳,孙丽丽．白虎汤配伍谱效关系研究[J]. 药学与临床研究,2010,18(3):226-230.
[31] 吴君金,卢林,马强,等.UPLC 研究不同配伍对白虎汤中甘草酸含量的影响[J]. 中国实验方剂学杂志,2011,17(12):21-24.

第二节　黄连解毒汤类方现代研究

黄连解毒汤是清热解毒方中的经典方剂,临床应用已有上千年历史。现代药理学研究表明,其组方配伍具有显著的抗炎、抗菌、抗氧化、镇痛、降血糖、降血脂以及抗肿瘤等作用。归纳与总结黄连解毒汤及其类方体系的现代研究进展,有助于发掘其潜在的用药规律,对于该类方剂的开发与临床应用具有重要价值。

一、黄连解毒汤类方及其衍化特点

(一) 黄连解毒汤类方及其历史源流

黄连解毒汤首载于《肘后备急方·卷十二·治伤寒时气温病门》,但未出方名;唐代王焘《外台秘要·卷一》引《崔氏方》始冠名为黄连解毒汤;《景岳全书》将本方易名为解毒汤;《宣明论方》将本方为末水泛为丸,称之为大金华丸;《医方集解》又名为栀子金花汤。黄连解毒汤的药物组成为:黄连三两(9g),黄芩二两(6g),黄柏二两(6g),栀子十四枚(擘)(9g);具有清热泻火解毒之功效;主治一切实热火毒、三焦热盛之证。本方治证乃热毒壅盛于三焦所致,即:火热毒盛,充斥三焦,波及上下内外,内扰心神则大热烦躁,错语不眠;热灼津伤则口燥咽干;血为热迫,随火上逆,则为吐衄;热伤络脉,血溢肌肤,则为发斑;热壅肌肉,则为痈肿疔毒;舌红苔黄,脉数有力,皆为火毒炽盛之证。治以泻火解毒之法,即:方中以大苦大寒之黄连泻心火为君,因心主神明,火主于心,泻火必先泻心,心火宁则诸经之火自降,并且兼泻中焦之火;臣以黄芩清上焦之火;佐以黄柏泻下焦之火;使以栀子通泻三焦,导热下行,使火热从下而去;四药合用,苦寒直折,火邪去而热毒解,诸症可愈。

历代医家以黄连解毒汤为方名应用于临床的方剂,大多以黄连、黄芩、黄柏、栀子为基本药味进行加减,因与黄连解毒汤同名,本书不列入类方。据《中医方剂大辞典》记载,黄连解毒汤共23首，分别为：①方出《仁斋直指方论》卷二十，为黄连汤异名；由黄连八两组成；主治心经蕴热，致患卒心痛，口疮，眼目赤肿羞明；小儿痘疮。②方出《治痘全书》卷十四；为黄连犀角汤异名；由黄连、乌梅、犀角、青木香组成；主治伤寒及诸病之后，虫蚀脱肛及狐惑病。③方出《万病回春》卷二；由黄连、黄芩、栀子、黄柏、连翘、柴胡组成；主治伤寒大热不止，烦躁干呕，口渴喘满，阳厥极深，蓄热内甚，及汗吐下后，寒凉不能退其热者；或嗜酒不育，脉洪大，重按则觉微细无力者。④方出《万病回春》卷二；由黄连、黄芩、栀子、黄柏、连翘、芍药、柴胡组成；主治三焦实火，内外皆热，烦渴，小便赤，口生疮。⑤方出《幼科直言》卷二；由黄连、玄参、连翘、栀子、天花粉、陈皮、甘草、淡竹叶组成；主治痘见苗，以至起长，一切烦热火症，或眼目赤红，或腮咽肿痛，或生口疮，或牙痛，或衄血。⑥方出《幼科直言》卷五；由黄连、桔梗、连翘、土贝母、丹皮、甘草梢、黄芩、生地、白僵蚕、玄参组成；主治胎瘤游风。⑦方出《幼科直言》卷四；由木香、黄连、归尾、白芍（炒）、红花、连翘、滑石、枳壳、陈皮、甘草组成；主治痢疾。⑧方出《疮疡经验全书》卷一；由黄连、鼠黏子、桔梗、天花粉、连翘、当归、生地黄、白芍、牡丹皮、青皮、枳壳、前胡、柴胡、干葛、玄参、金银花组成；主治弄舌喉风。⑨方出《疮疡经验全书》卷二；由黄连（姜汁拌炒）、甘草、升麻、桔梗、茯苓、黄芩（酒炒）、栀子、当归、川芎、白芍、生地、枳壳、玄参、天花粉、连翘、小柴胡、金银花、灯心组成；主对心发。⑩方出《郑氏家传女科万金方》卷一；由川连、黄柏、黄芩、栀子、连翘组成；主治妇人经水崩漏不止。⑪方出《救急选方》卷上引《儿科方要》；由黄连、甘草、玄参、射干、贝母、桔梗、连翘、生地、犀角（水磨，药熟入）组成；主治小儿牙疳。⑫方出《诚书》卷十五；由贝母、当归、赤芍药、黄连、独活、紫草、红花、荆芥穗、陈皮、生地、甘草、菖蒲组成；主治皮燥口苦痛疮。⑬方出《外科正宗》卷二；由黄连、黄芩、黄柏、栀子、连翘、甘草、牛蒡子组成；主治疔毒入心，内热口干，烦闷恍惚，脉实者。⑭方出《证治准绳·幼科》卷四；由黄连、生地黄、芍药、甘草、木通、车前草、僵蚕、桔梗、连翘、牛蒡子、荆芥组成，主治痘出三两朝、身中热烙、焦紫无红活色、枭炎猛烈之甚也；或眼红睑赤；或小便涩结；⑮方出《伤寒大白》卷二；由黄连、黄芩、黄柏、栀子、石膏组成；主治发狂之症、外无表邪、里无痰食。⑯方出《外科真诠》；由黄连、黄芩、黄柏、栀子炭、银花组成；主治疔疮。⑰方出《治疹全书》；由生地黄、白芍、当归、黄连、木通、防风、银花、荆芥、连翘、丹皮、柴胡、麦冬、鳖甲、薄荷组成；主治疹后发热成疳。⑱方出《伤寒活人指掌图》卷四；由黄连、黄芩、芍药、栀子组成；主治大热作呕，语呻吟，不得眠。⑲方出《证治要诀类方》卷一；由黄连、黄柏、栀子、木香、犀角（无，以升麻代之）组成；主治伤寒，因饮食复剧，烦闷干呕，口噪呻吟，错语不得眠。⑳方出《痘科类编》卷四；由黄连、黄芩、黄柏、栀子、生地组成；主治麻疹已出，烦躁谵语，热甚昏迷，不省人事者；或痘出纯紫赤色，血热气实也。㉑方出《治疫全书》卷五；由黄连、黄芩、栀子组成；主治一切火热，表里俱盛，狂躁烦心，口燥咽干，大热干呕，错语不眠，吐血衄血，热甚发斑；㉒方出《赤水玄珠》卷二十八；由黄连、黄芩、黄柏、栀子、牛蒡子、甘草、防风、荆芥、知母、石膏、桔梗、玄参、木通组成；主治时令暄热、麻痘初发热；㉓方出《万氏家抄方》卷六；由条芩（酒炒）、黄连（酒炒）、归尾、枳壳、红花、甘草组成；主治小儿痘后下利脓血。

黄连解毒汤以清热解毒为主，历代医家在临床应用时会随病情、病因进行随证加减，变化诸药的配伍和用量而形成类方。目前，有医书记载的以基本药味（黄连、黄芩、黄柏、栀子）进行加减的类方共13首（表11-3）。

表 11-3　黄连解毒汤类方的方源、组成与功效主治

方名	方源	组成	功效主治
当归龙荟丸，又名龙脑丸	《宣明论方》	当归(焙)，龙胆草、大栀子、黄连、黄柏、黄芩各一两，大黄、芦荟、青黛各半两，木香一分，麝香半钱(别研)	清热泻肝，攻下行滞。主治肝胆实火，头晕目眩，面红目赤，胸膈痞满，或两胁痛及少腹，脉悬有力；或双目红赤肿痛，口干，便秘；或发热烦躁，脉弦数有力；或肝胆火郁，神志错乱，发狂，便秘，脉实
金花汤，又名三黄汤	《证治准绳》	黄连、黄芩、黄柏	清热燥湿，泻火解毒。主治热毒壅盛，症见发热烦躁，口燥咽干，错语不眠，或衄血发斑，或痈肿疔毒，舌红苔黄，脉数有力
三黄石膏汤	《伤寒六书》	石膏一两半，黄芩、黄连、黄柏各七钱，豆豉一升(绵裹)，山栀三十个，麻黄五分，香豉二合	阳毒发斑，身如涂朱，眼珠如火。狂叫欲走，六脉洪大，燥渴欲死，鼻干面赤，齿黄。过经不解，已成坏证，表里皆热，欲发其汗，病热不退，又复下之，大便遂频，小便不利
三黄巨胜汤	《伤寒六书》	三黄石膏汤去麻黄、豆豉，加大黄、芒硝	阳毒发斑，狂乱妄言，大渴叫喊，目赤，脉数，大便燥实不通，上气喘急，舌卷囊缩难治
栀子金花汤	《医宗金鉴》	黄连、黄芩、黄柏、栀子、大黄	泻火解毒；主治痘中厥逆，因阳毒内攻，热极反寒，致热厥，爪甲色红，小便赤涩，痘色更见紫黑，烦躁闷乱者
温清散	《万病回春》	当归、白芍、熟地黄、川芎、黄连、黄芩、黄柏、栀子各一钱半	养血清热，调营解毒。日本汉方常用著名方剂，适用范围较黄连解毒汤广。主治血热蕴结引起的月经不调、脐腹刺痛、崩漏不止，皮肤痒疮、口舌生疮、日久不愈，消渴不止，四肢痿痹等
荆芥连翘汤	日本汉医森道伯	柴胡、荆芥、防风、生地黄各15g，白芷、桔梗、枳壳、黄芩、黄柏、栀子、当归、川芎、白芍各10g，黄连、薄荷、生甘草各5g，连翘30g	清热散风。主要用于头面部中医“火热证”，如急慢性扁桃体炎、鼻窦炎、毛囊炎、红眼、中耳炎面部粉刺及头痛、面赤、发热等炎症
黄连解毒合犀角地黄汤，又名黄连解毒合清热地黄汤	《温热暑疫全书》	黄连、黄芩、黄柏各一钱半(酒洗)，栀子一钱半，犀角二钱(磨水更佳，镑屑亦可)，生地黄二钱(酒浸，捣)，牡丹皮二钱，芍药二钱	清热解毒，凉血化斑
黄连解毒凉膈散	《片玉痘疹》	黄芩、黄连、栀子、黄柏(酒炒)、连翘、薄荷叶、桔梗、枳壳、麦冬、山楂、花粉、木通、生地、大力子(酒炒)、甘草、竹叶、灯心、大黄(酒炒)、枳实(麸炒)、山楂	痘疮。毒火内盛发热，人事昏沉，狂言妄语，大便结，小便赤，或腹痛咽痛者

续表

方名	方源	组成	功效主治
黄连解毒加味汤	《医宗金鉴》	黄连、黄芩、栀子、黄柏、丹皮、生地黄、甘草(生)、金银花、连翘(去心)	主治痘当落痂之后，其瘢或紫或焦或黑，现证通身壮热，烦渴不宁，皆因灌浆时浆未充足，毒未尽化故也
加味黄连解毒汤	《羊毛温证论》	黄连一钱，黄芩二钱，黄柏二钱，山栀子一钱，桔梗二钱，甘草一钱，金银花一钱，车前子一钱，木通一钱，六神曲(炒)二钱，蝉蜕十枚，白僵蚕三钱	主治羊毛邪毒，发热心烦，身软神疲，舌有紫点，胸闷食少，小水黄赤，脉象沉数而大
加味黄连解毒汤	《中医妇科治疗学》	黄连一钱，黄柏二钱，栀子三钱，黄芩二钱，犀角一钱(磨汁冲服)	泻热清心
加味黄连解毒汤	《治疔汇要》	黄连、条芩、黄柏、栀子、连翘、甘草、牛蒡子(炒研)各等分	主治疔毒入心，渴热便秘，烦闷脉实

（二）黄连解毒汤类方体系配伍功效衍化特点

《成方便读》中记载黄连解毒汤的配伍特点为：黄连清中焦之火，黄芩清上焦之火，黄柏清下焦之火，栀子泻三焦之火，从心肺之分，屈曲下行，小肠膀胱而出。盖四味皆大苦大寒之药，清其亢甚之火，而救其欲绝之水也，然非实热，不可轻投耳。《医方考》中记载黄连解毒汤的配伍特点为：黄连泻心火，黄芩泻肺肝之火，黄柏泻肾火，栀子泻上下之火。《医方集解》中记载黄连解毒汤的配伍特点为：黄连泻脾火于中焦，黄芩泻肺火于上焦，黄柏泻肾火于下焦，栀子泻三焦之火从膀胱出。盖阳盛则阴衰，火盛则水衰，故用大苦大寒之药，抑阳而扶阴，泻其亢甚之火，而救其欲绝之水也，然非实热不可轻投。《医宗金鉴·删补名医方论》中记载黄连解毒汤的配伍特点为：君以黄连直解心经火毒也，黄芩泻肺经火毒，黄柏泻肾经火毒，栀子通泻下焦火毒，使诸火毒从膀胱出。《实用方剂学》中记载黄连解毒汤的配伍特点为：黄连泻心脾之火于中焦，即所以泻阳明；黄芩泻肺火于上焦，即所以泻少阳；黄柏泻肾火于下焦，即所以泻太阳。而以栀子之屈曲下行者，通泻三焦之火，从膀胱而出，热毒尚有不解者乎？

黄连解毒汤类方主要包含黄连解毒汤、黄连汤、小陷胸汤、泻心汤、黄连阿胶汤、香连丸、左金丸。在临床辨证应用中，烦躁不安是黄连解毒汤证的重要指征。《外台秘要》记载："胃中有燥粪，令人错语，正热盛亦令人错语。如若秘而错语者，宜服承气汤；通利而错语者，宜服下四味黄连除热汤(即黄连解毒汤)。"因大承气汤证更偏重于腹胀腹痛，可作为黄连解毒汤证与大承气汤证的根本区别。黄连解毒汤类方的基本组成为黄连、黄芩、黄柏和栀子(可称之为基础方)。在各种热证当中，只要热壅成毒，针对热毒的程度、部位以及具体证型，均可以基础方进行化裁，或者和其他方剂一起使用治疗热证。如：便秘者，加大黄以泻下焦实热；吐血、衄血、发斑者，酌加玄参、生地黄、牡丹皮以清热凉血；发黄者，加茵陈、大黄，以清热祛湿退黄；疔疮肿毒者，加蒲公英、金银花、连翘，增加清热解毒之力。

黄连解毒汤类方配伍功效衍化特点如下：①金花汤由黄连解毒汤基础方去栀子而成；方中黄芩泄肺热以清上焦，黄柏泄肾火以泻下焦，黄连泄胃火而治中焦，合而为方，共成清热燥湿、泻火解毒之效。②三黄石膏汤由黄连解毒汤基础方加生石膏、麻黄、豆豉而成；方中黄连解毒汤与生石膏相伍使三焦之火从下而泻，生石膏与麻黄、豆豉相合使在表之邪由外而解，生姜合大枣和胃，细茶清心，合而为方，共奏发散表邪、清热解毒之功。③三黄巨胜汤与三黄石膏汤，均由黄连解毒汤基础方加味而成；共奏清热解毒之效。④栀子金花汤由黄连解毒汤基础方加大黄而成；大黄泻下焦实热，合而为方，共奏泻火解毒之效。⑤当归龙荟丸由黄连解毒汤基础方加当归、龙胆草、大黄、芦荟、青黛、木香、麝香而成；黄连解毒汤清热泻火解毒，当归养血活血，木香行气和胃，龙胆草合青黛清肝泻火、泻心定惊，芦荟合大黄“釜底抽薪”、泄热通便，麝香开窍通闭，合而为方，共收清热泻肝、攻下通滞之效。⑥温清饮由黄连解毒汤基础方加四物汤而成；适用于黄连解毒汤证兼见出血倾向、女性月经不调者。⑦荆芥连翘汤由温清饮加荆芥、连翘、薄荷、防风、柴胡、枳壳、桔梗、白芷、甘草而成；温清饮清热泻火，加味各药清利头目，本方可用于头面部炎症。⑧黄连解毒合犀角地黄汤、黄连解毒凉膈散分别由黄连解毒汤基础方与犀角地黄汤、凉膈散合用而成；共奏清热解毒之效。⑨黄连解毒加味汤、加味黄连解毒汤由黄连解毒汤基础方根据临床具体证型加减组方运用而得。

（三）黄连解毒汤类方的临床应用

黄连解毒汤为一首治疗急性热病的有效名方，临床常见高热、神昏谵语、烦躁发狂、出血发斑、口干舌燥等，中医将上述症状称为“火、热、毒”。黄连解毒汤类方的药物多为苦寒、辛凉之品，故其功能主治以清热解毒为主。在临床应用中，黄连解毒汤虽常作为治疗急性传染病的药物应用，但依据“异病同证”“异病同治”的治疗原则，高血压、脑梗死、阿尔茨海默病等非急性传染病，如患者表现出不安感、焦躁感、失眠、精神异常、面红充血、口干舌燥、头痛头重等“火、热”的状态，也可以应用黄连解毒汤进行对症治疗。

现代药理研究表明，黄连解毒汤不仅具有抗炎、抑菌、抗内毒素、解热、镇痛的作用，还具有降压、改善脑缺血、抗血栓、防止动脉硬化的作用。同时，多项研究表明，黄连解毒汤具有增强记忆力、氯丙嗪样的中枢神经系统作用。其还能保护胃黏膜屏障，对人眼球微循环、机体免疫功能以及其他方面都有影响。近年来，日本的汉方医学对黄连解毒汤进行了广泛而深入的研究，通过临床应用认为此方可以治疗帕金森病、高血压、脑出血后陈旧性半身不遂、口腔溃疡、上消化道出血、脑梗死、失眠、带状疱疹、出血性脑血管病等疾病。

黄连解毒汤治疗的现代临床适用症主要有败血症、脓毒血症、痢疾、肺炎、泌尿系感染、流行性脑脊髓膜炎、乙型脑炎及感染性炎症等属热毒者。据文献报道，临床上还用于以下几类疾病的治疗：①脑血管障碍后遗症。以黄连解毒汤治疗脑血管障碍后遗症，有效率为70%；以黄连解毒汤制备的颗粒剂治疗脑卒中后遗症 96 例；对发病 3 个月的 32 例脑血管痴呆患者治疗 12 周，改善率为 43.7%。②精神方面疾病。将黄连解毒汤用于治疗创伤后应激紊乱引起的心理障碍，精神分裂患者、狂躁抑郁症患者、癫痫性精神病患者的兴奋、失眠，精神分裂症恢复期患者的抑郁、罪恶感、被害幻想和兴奋症状的虚证病例。③高血压。④全身各个系统的病变。如肾盂肾炎、乙型肝炎、白塞综合征、脓瘤疮、湿疹、牛皮癣、鹅掌风、褥疮、中耳炎、慢性化脓性中耳炎，透析患者的上腹不适、口腔干燥和瘙痒。

黄连解毒汤类方临床应用主要有：

1. 当归龙荟丸　清热泻肝、攻下行滞。适用于里热证，而里热证候又具有气分、血分、实热、虚热以及邪热偏胜于某一脏腑的差别，本方适用于邪热偏胜于肝胆的证候。当归龙荟丸临床上的应用主要有：①治疗因肝胆实热而引起的心烦不宁、头晕目眩、耳鸣耳聋、胁肋疼痛、脘腹胀痛、大便秘结等症，且不良反应少；②治疗肾阴亏损、实火内蕴，以致热盛动风的惊悸、抽搐，及肝火上扰清窍之头晕目眩等；③治疗具备脉洪实、舌质红、大便秘结等症状的实热狂症，对于大便秘结严重者，加重大黄、芦荟的用量；④治疗肝移热于肺的咳嗽病症；⑤治疗胆道蛔虫症；⑥高血压属肝胆火旺证。

2. 金花汤(三黄汤) 清热燥湿，泻火解毒。主治热毒壅盛，症见发热烦躁，口燥咽干，错语不眠，或衄血发斑，或痈肿疔毒，舌红苔黄，脉数有力。临床应用于治疗急性肠炎、急性细菌性痢疾、胆囊炎、上消化道出血、肺炎、急性肾盂肾炎、毛囊炎、丹毒等属火热炽盛者，可仿黄连解毒汤临床应用加减。

3. 三黄石膏汤 清热泻火解毒。主治热病表里俱热，烦躁不安，口中大渴，面赤鼻干，面目红赤，壮热无汗，身体拘急，脉洪数。甚则谵语躁狂，衄血，发斑。临床用于治疗感冒、流行性感冒、流行性乙型脑炎、流行性出血热、肺炎、败血症、脓毒血症等属伤寒里热炽盛，表证未解者，可仿黄连解毒汤临床加减。

4. 三黄巨胜汤 清热凉血，通腑解毒，主治里热肠燥证。症见阳毒发斑，狂乱妄语，大渴叫喊，目赤脉数，大便燥实不通，上气喘急，舌蜷囊缩。临床用于治疗急性细菌性痢疾、急性黄疸型肝炎、胆囊炎、流行性脑脊髓膜炎、流行性乙型脑炎、流行性出血热、肺炎、败血症、脓毒血症等属里热肠燥者，可仿黄连解毒汤临床加减。

5. 栀子金花汤 泻火解毒，主治热毒内蕴；妊娠伤寒，发热大渴者。症见痘中厥逆，因阳毒内攻，热极反寒，致热厥，爪甲色红，小便赤涩，痘色更见紫黑，烦躁闷乱。临床上以灌肠治疗肛窦炎；口服治疗脑出血急性期，以及蛛网膜下腔出血。

6. 温清饮 出自《万病回春》卷六，应用范围较广。主治血热蕴结引起的月经不调、脐腹刺痛、崩漏不止，皮肤痒疮、口舌生疮、日久不愈，消渴不止、四肢痿痹等。临床上的应用主要有：①治疗多种皮肤病、皮肌炎、复发性口疮、糖尿病及妇科疾病等；②用于主治妇人经行不住，或如豆汁，五色相杂，面色痿黄，脐腹刺痛，寒热往来，崩漏不止；③用于血中有热、迫血妄行所引起的月经先期、月经量过多以及持续性子宫出血、子宫内膜炎、宫颈炎、宫体癌等出血性疾病，本方加味可治疗痛经；④治疗慢性荨麻疹、带状疱疹、异位性皮炎、特应性皮炎、阿弗他溃疡、复发性口疮、口疮性口炎、脑梗死、消渴病、狐惑病、皮肌炎、白塞综合征、外阴部溃疡等；⑤治疗血小板减少性紫癜。

7. 荆芥连翘汤 出于日本汉医森道伯，是一首调体方，适用于热性体质，特别是年轻人应用较广泛。热性体质表现为面色潮红或红黑，有油光，头发乌黑油亮，唇红饱满，咽喉充血，舌红，淋巴结、扁桃体等容易出现肿大，容易患痤疮、疱疹、口腔溃疡、牙龈出血、鼻衄等，怕热多汗，容易皮肤瘙痒、晨僵等。女性多有妇科炎症，男性多有脚癣、臭汗等。这种体质的特点是体内有风热、郁火。临床上的应用主要涉及：①头面部中医“火热证”，如急慢性扁桃体炎、鼻窦炎、毛囊炎、红眼、中耳炎面部粉刺及头痛、面赤、发热等炎症；②足浴配合全身综合疗法治疗糖尿病足；③促进皮肤溃疡愈合；④中、重度寻常痤疮；⑤顽固性下肢溃疡；⑥白塞综合征、糖尿病足坏疽、慢性结肠炎；⑦可治疗反应性关节炎；⑧两耳出脓以及胆热移脑之鼻渊。

8. 黄连解毒合犀角地黄汤 临床用于治疗温毒发斑，斑色紫者；蜘蛛咬伤；药味加减可治疗成人水痘、紫癜性肾炎、过敏性紫癜、猪链球菌性脑膜炎、干燥综合征等。

9. 黄连解毒凉膈散 主治痘疮。毒火内盛发热，人事昏沉，狂言妄语，大便结，小便赤，或腹痛咽痛者。

10. 黄连解毒汤加味　临床用于治疗痘当落痂之后，其瘢或紫或焦或黑，现证通身壮热，烦渴不宁，皆因灌浆时浆未充足，毒未尽化。临床上可治疗带状疱疹、皮肤病、淋病、顽固性高血压、缺血性中风等。

11. 加味黄连解毒汤　临床主要用于治疗脑梗死、急性脑梗死、脑出血等脑部疾病，以及高热、多器官功能障碍综合征、肺炎型肺念珠菌病、烧伤回吸收期毒血症、急性肾盂肾炎、反流性食管炎、急性细菌性痢疾、糖尿病颈痈、舌癌、寻常型银屑病、类天疱疮、复发性口腔溃疡、脂溢性皮炎和青春期痤疮、寻常痤疮，急性泌尿系感染，顽固性高血压，慢性湿疹、带状疱疹、春季性结膜炎，成人肾病腹水并发自发性细菌性腹膜炎、急性出血性坏死性肠炎和淋病、淋病性尿道炎，婴儿湿疹、小儿水痘和脓疱疮。灌肠治疗急性肛窦炎、慢性肾衰竭氮质血症期患者，直肠点滴治疗慢性前列腺炎，外洗治疗稻田皮炎，熏洗坐浴治疗再生障碍性贫血合并肛周感染。

此外，临床研究报道竹叶石膏汤、黄连解毒汤加减（竹叶、生石膏、人参、黄连、黄芩、黄柏、栀子、玄参、蚤休、半边莲、白花蛇舌草、知母、水牛角等）可治疗热毒炽盛的癌性发热。

二、黄连解毒汤类方的功效特点与生物学机制研究

（一）黄连解毒汤类方治疗感染性疾病的功效物质基础与生物学机制研究

临床实践与药理学研究表明，黄连解毒汤类方具有清热、消炎、抗菌作用，对于感染性疾病，如肠炎、痢疾、败血症、脓毒症等具有显著疗效。黄连解毒汤基础方的组成药味均具有不同程度的清热、抗菌作用：黄连、黄柏中含有小檗碱、黄连碱、巴马汀等生物碱类，对于金黄色葡萄球菌、链球菌等革兰氏阳性菌和肠伤寒菌、淋球菌等革兰氏阴性菌均具有抑制作用；黄芩中含有黄芩苷、黄芩素等黄酮类化合物，具有广谱抗菌作用；栀子中含有栀子苷、京尼平苷等环烯醚萜类化合物，对于金黄色葡萄球菌、溶血性链球菌、卡他球菌、霍乱杆菌、白喉杆菌、人型结核杆菌等具有中等强度抗菌作用。黄连解毒汤类方临床随证加减，其所含药味如大黄、芦荟、青黛、连翘、犀角等均具有显著的抗菌、抗病毒、抗微生物作用，对于全方发挥清热、消炎、抗菌效应具有协同增效作用。黄连解毒汤全方及拆方治疗脓毒症研究表明，全方治疗效果优于拆方组。

黄连解毒汤治疗感染性疾病的生物学机制表明，黄连解毒汤总黄酮、总生物碱、总环烯醚萜、水提物四个组分群对革兰氏阳性菌、革兰氏阴性菌具有显著抑制作用；黄连解毒汤的有效组分群最小抑菌浓度为：总生物碱 > 水提物 > 总黄酮 > 总环烯醚萜。基于分子对接、药效团模型、数据库搜索等计算机辅助药物设计（CADD）方法对黄连解毒汤抗炎药效物质基础多靶导向作用研究表明，黄连解毒汤与炎症靶点 COX-2、KK-2、PDE-4 受体相互作用的活性成分有栀子新苷、京尼平苷等 28 个化学成分，且其中 2 个化学成分对 3 个靶点均有效应。对黄连解毒汤抗疱疹病毒有效部位群进行提取、分离和鉴定，确定其化学成分为：生物碱 3 个，分别为小檗碱、巴马汀、药根碱；黄酮及黄酮苷 3 个，分别为黄芩苷、汉黄芩素、木犀草素；有机酸 3 个，分别为绿原酸，熊果酸、藏红花酸；环烯醚萜苷 1 个，为栀子苷；甾醇 1 个，为 β-谷甾醇。

黄连解毒汤全方及拆方治疗脓毒症研究表明，全方的治疗效果优于拆方组。在胆碱能抗炎通路中，黄连解毒汤全方表现出其特有的治疗效果。黄连解毒汤能够通过选择性抑制 ERK 通路和 SRC/STAT3 通路发挥其治疗脓毒症的作用，对脂多糖引起的 JNK 和 P38 的磷

酸化水平没有显著抑制作用。黄连解毒汤治疗脓毒症代谢组学研究表明，小檗碱能较好改善糖酵解与核酸代谢；小檗碱、黄连碱和巴马汀能显著抑制 NLRP3、TNF-α 和 AST 水平，改善体内脂类小分子代谢物；全方能显著改善炎症相关代谢和氧化应激，全方与小檗碱联用表现出更好的抗炎、抗菌和抗氧化作用；黄芩苷与黄芩素能显著下调内毒素和 IL-6 水平，调节氨基酸代谢与肌酸代谢；京尼平苷和京尼平苷酸能够降低肝肾损伤，改善能量代谢、谷氨酸代谢及尿素代谢。

生物碱类作为一类具有显著药理活性的天然产物，可能是黄连解毒汤类方抑菌、抗炎等活性的主要功效物质基础；而类方中所含有的黄酮类、环烯醚萜类、多酚类化合物亦发挥着重要的协同增效作用。

（二）黄连解毒汤类方治疗心脑血管疾病的功效物质基础与生物学机制研究

20 世纪以来，对黄连解毒汤的临床研究主要集中在脑血管病变和精神系统疾病，临床实践与药理研究表明，黄连解毒汤主要用于抗脑缺血、抗氧化、降压等疾病的治疗，其类方如加味黄连解毒汤临床主要用于治疗脑梗死、急性脑梗死、脑出血等脑部疾病，栀子金花汤口服治疗脑出血急性期、蛛网膜下腔出血。

研究表明，小鼠灌胃给药黄连解毒汤水煎剂及其石油醚、正丁醇萃取后的水层液对东莨菪碱致记忆获得障碍、$NaNO_2$ 致记忆巩固障碍、乙醇致记忆再现障碍、脑缺血再灌注致记忆障碍、*D*- 半乳糖致衰老的记忆障碍有显著改善作用，能显著增加脑血流量；研究结果证明了黄连解毒汤治疗脑血管病和阿尔茨海默病的有效部位或有效成分在水层液中。进一步研究表明，其机制可能为抑制 I-κB-NF-κB 信号通路，抑制 AD 大鼠脑中的炎症反应，保护脑组织；抑制脑内 tau 蛋白关键蛋白激酶 GSK-3β 及 CDK-5 的活性，进而调控 tau 蛋白磷酸化水平，从而减少 NFT 在细胞内聚积；减少脑中自由基终产物 MDA 含量、增加大脑皮质和海马组织脑血流量，促进脑缺血动物学习记忆行为。亦有研究表明，黄连解毒汤生物碱类主要有效成分小檗碱可通过升高 SOD 活性，降低 MDA 水平而发挥抗缺血性脑损伤作用；黄连解毒汤黄酮类主要有效成分黄芩苷对缺血缺氧致脑组织脂质过氧化反应升高具有明显的拮抗作用，并可降低 Ca^{2+} 含量，促进热休克蛋白 70 表达；黄连解毒汤环烯醚萜类主要有效成分栀子苷为抗氧化剂，可减轻自由基引起的神经细胞损伤；黄连解毒汤有效部位总黄酮可明显增强中动脉栓塞大鼠海马 CA1 区 NeuN 阳性表达，是黄连解毒汤减轻海马 CA1 区神经元损伤的主要有效部位。

对黄连解毒汤抗氧化作用的研究表明，黄连解毒汤全方对 H_2O_2 及 O^{2-} 的清除作用强于单味药及其交叉配伍。以含药血清对小鼠肝匀浆体外生成丙二醛(MDA)的抑制作用为指标，研究黄连解毒汤及单味药水煎剂的药效动力学发现，黄连解毒汤体内抗氧化作用强于各单方，黄芩苷可能是黄芩药液和含药血清中的抗氧化成分之一，而小檗碱可能与含药血清抗氧化作用无关。进一步研究表明，黄连解毒汤抗脑缺血作用可通过清除氧自由基，减少钙内流，阻抑脑缺血损伤级联反应；亦可通过抑制星形胶质细胞过度活化，干预 Cx43 表达，适时阻断星形胶质细胞缝隙连接，减轻氧自由基、炎症因子等毒性物质对神经元的损伤。

黄连解毒汤对自发性高血压大鼠降压作用的研究表明，黄连解毒汤水煎剂能够降低 hs-CRP、ET-1 和 vWF，增加 NO，对高血压大鼠血管内皮功能具有一定的保护作用；其主要作用机制可能为降低 SHR 的 hs-CRP 的表达，进而影响相关因子 ET-1、vWF、NO 的水平，从而阻断其参与的炎症反应通路和 EH 发生、发展而发挥其降压与保护血管内皮的作用。采用

LC-MS 对黄连解毒汤、拆方及其进入高脂饲料所诱导高脂血症大鼠的入血成分进行分析，研究其抗高脂血症作用的主要功效物质及其生物学机制，结果表明黄连解毒汤通过促进高脂血症大鼠肝脏 PPARγ 的表达水平保护肝功能，平衡脂代谢，上调 *LDLR* 基因表达水平，进而促进脂蛋白脂肪酶（LPL）基因转录；提高血浆 LPL 含量，提高清除 LDL-C 的能力，上调肝细胞中的 LXRα 表达水平，增强胆固醇逆转运、分解和代谢，从而对异常血脂有明显的调节作用，显著降低动脉硬化指数（AI）、冠心病指数（R-CHR）和 ApoB/ApoA1 比值，明显升高血浆 LPL 及 HL 活性，防止动脉硬化的发生。黄连解毒汤调节血脂和促进 PPARγ、LDLR 和 LXRα 基因转录的激动剂，即功效物质基础存在于黄芩、栀子的共煎剂中，或为共煎剂吸收入血的代谢产物。利用计算机模拟筛选技术对已知的黄连解毒汤中 107 个化合物进行调脂药物靶点 LXRs 选择性激动剂筛选，提示黄连解毒汤中可能存在选择性激活 LXRβ 的活性分子；分子对接结果表明，黄芩苷对 LXRβ 的激动作用最强。

黄连解毒汤类方临床多以水煎后口服入药，其治疗心脑血管疾病的功效物质基础与黄连解毒汤基础方相似，包括小檗碱、巴马汀、黄芩苷、栀子苷等。小檗碱既是钙离子拮抗剂，又是花生四烯酸代谢抑制剂，可以抑制血小板和上皮细胞花生四烯酸代谢通路上的两个或更多靶酶，包括花生四烯酸级联的环氧合酶和膜磷脂释放花生四烯酸酶，发挥抗血小板聚集的作用，进而影响血栓的形成；脑缺血时，小檗碱可以调节缺血再灌注损伤脑组织中 *Bcl*-2、Caspase-3、HIF-1α、*Bax* 的表达，使 *Bcl*-2 的表达上调，Caspase-3、HIF-1α、*Bax* 的表达降低而达到脑保护的作用；小檗碱可与大鼠脑皮质 α1 受体以及血管内皮 M 胆碱受体的所有亚型结合，起到舒张血管的作用。小檗碱具有多种潜在的治疗 AD 作用，包括降低 Aβ 水平、抑制 Tau 蛋白的磷酸化、抗炎、抗氧化、抑制 AChE 及 MAO 的活性和调脂、降糖等；小檗碱还可通过抑制蛋白激酶 C 的激活，减轻脑水肿而达到脑保护作用。四氢巴马汀对脑组织的保护作用也主要与抗氧自由基相关，可通过增加 SOD 的活性加快清除缺血时脑组织中活性自由基。黄芩苷对脑组织的保护作用主要与抗氧化、抗炎相关，可以调节 MPO 的活性及 ICAM-1、NOS、NF-κB、Caspase-3、HSP-70 蛋白等的表达，使 MPO 的活性及 ICAM-1、NOS、NF-κB 的表达降低，HSP-70 蛋白的表达增强而达到脑保护作用。栀子苷对缺血性脑神经损伤中的自由基损伤具有较好的拮抗作用，对缺血性脑神经损伤具有一定的保护作用。

黄连解毒汤全方及拆方治疗脑卒中研究表明，当黄连、黄芩、黄柏、栀子的比例为 6∶4∶1∶3 时，改善脑卒中导致的氨基酸代谢紊乱效果最好，且其疗效优于原方。小檗碱、黄芩苷和栀子苷三者配伍组对脑卒中大鼠治疗效果最好，其通过激活 Nrf2 信号通路能够显著改善氧化应激代谢。脑卒中雄鼠的能量代谢、氧化应激、氨基酸代谢和脂肪酸代谢通路严重紊乱，而脑卒中雌鼠仅氧化应激和氨基酸代谢通路发生了紊乱，黄连解毒汤的治疗作用亦具有雄、雌差异性，治疗后雌性脑卒中大鼠的愈后比雄性好，提示给予患者治疗时应考虑性别差异。

（三）黄连解毒汤类方治疗糖尿病的功效物质基础与生物学机制研究

黄连解毒汤对胰岛素信号转导影响的研究表明，其可降低Ⅱ型糖尿病大鼠 FBG 和 OGTT 各时点血糖，减轻大鼠体重，明显增加骨骼肌和脂肪组织磷脂酰肌醇 -3 激酶（PI-3K）p85 亚基 mRNA 及其蛋白表达、GLUT4 蛋白表达，并使胰岛素抵抗大鼠脂肪组织内 IRS-1 表达，InsR 和 IRS-1 酪氨酸磷酸化水平显著增加，提示黄连解毒汤通过 InsR、IRS-1、PI-3K 及 GLUT 等多个靶点改善 IR，具有明确的降糖调脂作用。黄连解毒汤还可显著降低瘦素及抵抗素水平，从而改善IR。黄连解毒汤中的黄芩、黄连、黄柏能通过抑制肝脏脂酰辅酶A-胆固醇酰基转移酶(ACAT)的活性，抑制肝细胞中胆固醇酯的合成。黄连解毒汤中的药效成分栀子苷通过抑制ROS超量生产和抑制信号通路NF-κB的活化而抑制高糖诱导的与单核细胞的黏附，抑制血管内皮细胞黏附分子的表达，从而预防糖尿病血管并发症的发生。

(四)黄连解毒汤类方治疗肿瘤的功效物质基础与生物学机制研究

采用H22小鼠肝癌实体瘤移植性肿瘤模型进行体内实验，通过检测抑瘤率、胸腺指数、脾脏指数等指标观察黄连解毒汤水煎剂的体内抑瘤作用及对免疫器官的影响，并运用血清药理学方法研究对人结肠癌Swille，人肺腺癌SPC-A-1，人胃癌SGC-7901，人乳腺癌细胞MCF-7体外生长的抑制作用。结果表明，对荷瘤小鼠肝癌H22在体内有抗肿瘤活性，抑瘤率高、中、低剂量组分别为45.45%($P<0.001$)，28.73%($P<0.05$)，17.78%。含药血清在体外用MTT法测试结果显示，对4种人瘤株，高、中剂量组抑瘤作用均呈现极显著差异($P<0.001$)。进一步研究观察黄连解毒汤70%醇提物对小鼠多药耐药(MDR)基因表达产物P170、肺耐药蛋白(LRP)和拓扑异构酶Ⅰ(TOPOⅠ)的影响，明确其干预MDR的分子生物学基础，结果表明，黄连解毒汤70%醇提物明显逆转S180肿瘤细胞MDR相关基因表达产物P170、LRP、TOPOⅡ的过度表达，逆转化疗诱发的肿瘤MDR的产生。该研究结果对指导临床应用其逆转MDR的产生具有积极的指导作用。

三、黄连解毒汤及其类方的功效物质基础研究

(一)黄连解毒汤类方的功效物质组成研究

黄连解毒汤由黄连、黄柏、黄芩、栀子四味药组成。黄连为毛茛科植物黄连 *Copits chinensis* Franch.、三角叶黄连 *Coptis deltoidea* C.Y.Cheng et Hsiao 或云连 *Coptis teeta* Wall.的干燥根茎，以上三种分别依次称为味连(川连)、雅连、云连，均作黄连入药。黄芩为唇形科植物黄芩 *Scutellaria baicalensis* Georgi 的干燥根。黄柏为芸香科植物黄皮树 *Phellodendron chinense* Schneid.或黄柏 *Phellodendron amurense* Rupr.的干燥树皮，也称檗木、檗皮、黄檗。栀子为茜草科植物栀子 *Gardenia jasminoides* Ellis 的干燥成熟果实。

黄连根茎含生物碱，主要有小檗碱(黄连素，berberine)、黄连碱(coptisine)、表小檗碱(epiberberine)、小檗红碱(berberrubine)、掌叶防己碱(巴马汀，palmatine)、非洲防己碱(columbamine)、药根碱(jatrorrhizine)、甲基黄连碱(worenine)、木兰花碱(magnoflorine)，其中以小檗碱含量最高，约5.56%~7.25%；又含阿魏酸(ferulic acid)、黄柏酮(obacunone)和黄柏内酯(obaculactone)等。黄柏的化学成分与黄连极为类似，主要含小檗碱，另含黄柏碱、木兰花碱、药根碱和掌叶防己碱等多种生物碱，此外尚含黄柏内酯和黄柏酮等。黄芩根含有黄酮类化合物，主要有黄芩苷(baicalin)、黄芩素(baicalein)、汉黄芩苷(wogonoside)、汉黄芩素(wogonin)、黄芩新素(neobaicalein)即黄芩黄酮(skullcapfavone)Ⅱ、木蝴蝶素即木蝴蝶素(oroxylin)A、7-甲氧基黄芩素(7-methoxy-baicalein)、二氢木蝴蝶素A(dihydrooroxylin A)，白杨素(chrysin)；另外还含有β-谷甾醇(β-sitosterol)、菜油甾醇(campesterol)及豆甾醇(stigmasterol)。栀子果实含有环烯醚萜类化合物，主要有栀子苷(gardenoside)、京尼平苷(去羟栀子苷，geniposide)及其水解产物京尼平(genipin)、山栀子苷(shanzhiside)、栀子酮苷(gardoside)等，此外尚含有β-谷甾醇(β-sitosterol)、藏红花素(crocin)、藏红花酸(crocetin)、藏红花素葡萄糖苷(crocin glucoside)、芸香苷(rutin)和熊果酸(ursolic acid)等。

黄连解毒汤化学成分以上述四味药材中的主要化学成分为主，但由于黄连解毒汤各药配伍的复杂性和不稳定性，在传统煎煮过程中，黄连中的季铵碱与黄芩中的黄芩苷发生反应而产生大量沉淀。通过对君臣药组合、君佐药组合、君使药组合、君臣佐药组合、君佐使药组合水提取工艺中指标性成分进行分析发现，药味不同配伍煎煮对君药黄连中小檗碱的溶出率有显著性影响，黄连与黄柏配伍生物碱含量增高，但其溶出率不等于两药材中小檗碱含量的简单加和；黄连与黄芩、黄连与栀子配伍，小檗碱溶出率均较单味黄连水煎液降低；全方煎煮时，小檗碱溶出率则是各味药材协同作用的结果。黄连解毒汤类方以黄连解毒汤基础方进行加减，其水煎剂中仍含有上述生物碱类、黄酮类和环烯醚萜类成分，其功效物质组成可随药味的增减进行增减，如金花汤中去除栀子，汤剂中不含环烯醚萜类等栀子中的化学成分；而栀子金花汤由于大黄的加入，汤剂中含有大黄酸、大黄酚、芦荟大黄素等大黄中的成分。

（二）黄连解毒汤类方治疗感染性疾病的剂量-物质-功效的关联关系研究

黄连解毒汤基础方中总黄酮、总生物碱、总环烯醚萜、水提物四个组分群均有一定的抑菌活性。总生物碱的抑菌活性最强，对巨型球菌的最小抑菌浓度（MIC）≤3.90mg/ml，对受试革兰氏阳性菌的 MIC 均小于 20mg/ml；总黄酮对革兰氏阴性菌作用不明显，高浓度 250mg/ml 对部分大肠埃希菌、铜绿假单胞菌、洛菲不动杆菌有抑制作用，对革兰氏阳性菌有较强抑菌活性，除对粪肠球菌无抑制作用外，对其他试验菌株均有明显抑制作用，对巨型球菌的抑菌作用尤为明显，MIC 为 7.81mg/L；总环烯醚萜对大多受试菌株在试验浓度内均未表现出抑菌活性，但对受试耐甲氧西林金黄色葡萄球菌 ATCC 43300 标准株表现出很强的抑菌活性，MIC≤3.90mg/ml。

（三）黄连解毒汤类方治疗脑血管疾病的剂量-物质-功效的关联关系研究

选用鼠源肾上腺髓质嗜铬细胞瘤 PC-12 细胞活性跟踪筛选，以黄连解毒汤基础方及其通过数学组合分组、膜分离与大孔吸附树脂等技术分离而得到的精制部位，对过氧化氢（H_2O_2）诱导的、氯化钾（KCl）诱导的以及连二亚硫酸钠（$Na_2S_2O_4$）诱导的 PC-12 细胞损伤的保护率为实验指标，应用支持向量机算法（support vector machine）考察黄连解毒汤基础方中 3 种指标性成分盐酸小檗碱、黄芩苷、栀子苷与保护率之间的相关性，寻找 3 种成分浓度的优化配比关系。结果表明，当盐酸小檗碱浓度为 0.5mg/ml、黄芩苷浓度为 6.5mg/ml、栀子苷浓度为 6.0mg/ml 时，对 H_2O_2 损伤的保护率最高；当盐酸小檗碱浓度为 15.0mg/ml 时，对 KCl 损伤的保护率最高，黄芩苷浓度为 6.0mg/ml 时，对 KCl 损伤的保护率最低，栀子苷浓度为 9.0mg/ml 时，对 KCl 损伤的保护率最低；当盐酸小檗碱浓度为 13.0mg/ml、黄芩苷浓度为 1.0mg/ml、栀子苷浓度为 3.0mg/ml 时，对 $Na_2S_2O_4$ 损伤的保护率最高。

（四）黄连解毒汤类方体内功效物质基础研究

黄连解毒汤类方体内功效物质基础研究报道较少，目前仅限于对黄连解毒汤基础方体内功效物质的研究。以黄连解毒汤中盐酸小檗碱、黄芩苷、栀子苷为检测指标，建立在体单向肠灌流模型，考察不同浓度黄连解毒汤在正常和脑缺血大鼠的肠吸收情况，结果表明：与正常组比较，不同浓度黄连解毒汤中盐酸小檗碱、黄芩苷、栀子苷在脑缺血模型组大鼠不同肠段的肠吸收均有一定程度增加，其中盐酸小檗碱在十二指肠、空肠有显著性增加；黄芩苷在全部肠段的肠吸收均有显著性增加；栀子苷在空肠、回肠、结肠有显著性增加。采用 HPLC-ESI-MS 可以同时测定小鼠口服黄连解毒汤煎剂后血浆中小檗碱和巴马汀的血药浓度；选取小檗碱、黄芩苷、栀子苷作为黄连解毒汤的指标性成分，采用 HPLC 法可以有效监测灌胃后含药血浆中黄连解毒汤的 3 种指标性成分盐酸小檗碱、黄芩苷、栀子苷的血浆药物浓度；与此同时，在火热证脑缺血损伤模型大鼠的时 - 量关系与抗火热证脑缺血效应的相关性研究表明，黄连解毒汤全方能发挥抗火热证缺血性脑损伤作用，其作用的强弱与方中主要指标性成分盐酸小檗碱、黄芩苷、栀子苷在体内的含量相关，且各主要指标性成分发挥效应的时效存在差异；其对火热证脑缺血的保护作用机制可能与其抗炎作用相关，与传统中医认为黄连解毒汤有清热解毒功效相一致。

四、黄连解毒汤及其类方的现代应用开发研究

因黄连解毒汤及其类方的组方药味较多，目前对其现代应用开发研究较少，主要是在原汤剂用药的基础上进行剂型改良，如将其制备为颗粒剂、胶囊剂等。《中医方剂大辞典》中记载有黄连解毒丸，方源自《北京市中药成方选集》，由黄连、升麻、黄芩、黄柏、生栀子、金银花、防风、牛蒡子(炒)、当归、大黄、芍药、甘草各四两组成，制法为将各药味研为细末，过筛，用冷开水泛为小丸，具有清热解毒、消肿止痛的功效；该制剂以黄连解毒汤原方组成为基础，改变了传统的水煎煮入药的方式，提高了患者临床用药的顺应性。随着对黄连解毒汤及其类方功效物质基础研究的深入，有望针对其治疗病证，进行针对性的新型给药系统设计，提高其临床治疗的靶向性。

参考文献

[1] 张晓杰，李伟宁．难病奇方系列丛书：黄连解毒汤[M]. 北京：中国医药科技出版社，2009.

[2] 彭怀仁．中医方剂大辞典：第九卷[M]. 北京：人民卫生出版社，1996.

[3] 周克振．中医类方妙用新编[M]. 长沙：湖南科技出版社，2010.

[4] 黄煌．中医十大类方[M]. 南京：江苏凤凰科学技术出版社，2010.

[5] 唐于平，段金廒．药对现代研究[M]. 北京：科学出版社，2014.

[6] 李金华，姚小军，王丹，等．加味黄连解毒汤抗心肌缺血作用[J]. 分子诊断与治疗杂志，2014，6(2)：117-120.

[7] 彭星铭．加味黄连解毒汤对高血压中风先兆干预的临床研究[J]. 湖北中医杂志，2015，37(1)：40.

[8] 云宝仪，周磊，谢鲲鹏，等．黄芩素抑菌活性及其机制的初步研究[J]. 药学学报，2012，47(12)：1587-1592.

[9] 龙伟，马世堂，刘培勋，等．基于 CADD 方法的黄连解毒汤抗炎药效物质基础多靶导向作用的研究[J]. 计算机与应用化学，2009，26(7)：948-952.

[10] 宋建芳，边宝林，王宏洁．黄连解毒汤治疗老年性痴呆药理研究进展[J]. 中国中医药信息杂志，2010，17(5)：110-112.

[11] 朱华旭，张新龙，曾明飞，等．黄连解毒汤中小檗碱在脑缺血模型大鼠体内药动学与药效学相关性研究[J]. 中草药，2012，45(3)：546-551.

[12] 宋珏，路通，谢林，等．以血清药理学方法研究黄连解毒汤对小鼠的药效动力学[J]. 中草药，2005，36(4)：709-713.

[13] 张建，龙建飞，邹海艳，等．黄连解毒汤有效部位对脑缺血半暗带区星形胶质细胞活化及 Cx43 表达的影响[J]. 中草药，2014，45(3)：1876-1882.

[14] 陈文青. 黄连解毒汤对自发性高血压大鼠血管内皮功能的影响[D]. 南宁:广西中医药大学,2011.

[15] 金瑾,张扬,胡文祥,等. 黄连解毒汤对高脂血症大鼠血脂代谢及其相关基因表达的影响[J]. 中西医结合学报,2010,8(3):275-279.

[16] 左茹,曹雪滨,张文生. 黄连素治疗阿尔茨海默病的研究进展[J]. 中草药,2014,45(8):1184-1187.

[17] 叶爱丽,陆付耳,徐丽君. 黄连解毒汤对胰岛素抵抗大鼠脂肪组织胰岛素受体及其底物信号转导的影响[J]. 中国中西医结合杂志,2006,26(10):909-912.

[18] 蔚青,周苏宁. 黄连解毒汤防治Ⅱ型糖尿病研究进展[J]. 辽宁中医药大学学报,2010,12(2):98-99.

[19] 孙健,温庆辉,宋宇,等. 黄连解毒汤抗肿瘤作用的实验研究[J]. 中国中药杂志,2006,31(7):1461-1463.

[20] 李贵海,孙付军,董学,等. 黄连解毒汤 70% 醇提物对小鼠 S180 细胞 MDR 相关因子表达的逆转作用[J]. 中草药,2007,38(7):1050-1052.

[21] 马兆堂,杨秀伟. 黄连解毒汤醋酸乙酯溶性化学成分的研究[J]. 中国中药杂志,2008,32(18):2080-2086.

[22] 朱华旭,潘林梅,李欢,等. 黄连解毒汤全方与"组合 - 配伍"提取的比较研究[J]. 中成药,2010,25(10):1815-1818.

[23] 朱华旭,黄山,陆文聪,等 .SVM 算法用于黄连解毒汤 3 种指标性成分配伍浓度与药效作用相关性的研究[J]. 中成药,2011,33(10):1709-1712.

[24] 谈聪,薛世姣,李博,等. 基于方证对应理论的黄连解毒汤肠道吸收分析[J]. 中国实验方剂学杂志,2015,21(5):6-10.

[25] 张燕,朱华旭,郭立玮. 在体单向肠灌流模型研究不同存在状态下的小檗碱大鼠肠吸收特性[J]. 药学学报,2012,47(2):233-237.

[26] 钱智磊,李欢,朱华旭,等. 黄连解毒汤中指标性成分药动学与药效学相关性的初步研究[J]. 中国实验方剂学杂志,2011,17(11):122-128.

[27] 姜萍,戴玲玲,王雪,等. 桂枝汤和黄连解毒汤对 GK 大鼠心肌炎症因子及基膜影响的差异研究[J]. 世界中西医结合杂志,2015,10(7):999-1002.

[28] LU T,LIANG Y,WANG G J,et al.Simultaneous determination of berberine and palmatine in rat plasma by HPLC-ESI-MS after oral administration of traditional Chinese medicinal preparation Huang-Lian-Jie-Du decoction and the pharmacokinetic application of the method [J]. Journal of Pharmaceutical and Biomedical Analysis,2006,40(5):1218-1224.

[29] 陈隐漪. 黄连解毒汤对急性脑梗死患者的血清 IL-6,TNF-a 的影响[J]. 首都医药,2007,14(8):35-36.

[30] 陈国华,单萍,邱昕. 黄连解毒汤治疗老年性痴呆(心肝火旺型)临床研究[J]. 中国中医急症杂志,2007,16(4):386-387,434.

[31] 唐晓玲,唐敏. 黄连解毒汤临床研究进展[J]. 实用中西医结合临床,2010,10(5):90-92.

[32] 吴彦,孙建宁,张爱林,等. 黄连解毒汤有效部位对实验性脑缺血的保护作用[J]. 中药材,2004,27(5):357-360.

[33] 徐静华,于庆海,蔡爽,等. 黄连解毒汤对小鼠急性脑缺血、缺氧的影响[J]. 沈阳药科大学学报,2003,20(2):132-134.

[34] 袁拯忠,朱陵群,庞鹤,等. 黄连解毒汤有效成分对缺氧 / 复氧时脑微血管内皮细胞的保护作用[J]. 中国中药杂志,2007,32(3):249-252.

[35] 姜萍,戴玲玲,王雪,等. 桂枝汤和黄连解毒汤对 GK 大鼠心肌炎症因子及基膜影响的差异研究[J]. 世界中西医结合杂志,2015,10(7):999-1002.

[36] XU D Q,LIAO S T,LI P,et al. Metabolomic coupled with transcriptomics approach deciphering the role of age in sepsis [J]. Aging and disease,2019,10,854.

[37] WEI D D,WANG J S,DUAN J A,et al. Metabolomic Assessment of Acute Cholestatic Injuries Induced by Thioacetamide and by Bile Duct Ligation,and the Protective Effects of Huang-Lian-Jie-Du-Decoction [J].

Frontiers in Pharmacology,2018,9,458.

[38] XU D Q,LV Y,WANG J S,et al. Deciphering the mechanism of Huang-Lian-Jie-Du-Decoction on the treatment of sepsis by formula decomposition and metabolomics:enhancement of cholinergic pathways and inhibition of HMGB-1/TLR4/NF-κB signaling [J]. Pharmacological Research,2017,121,94-113.

[39] ZHANG Q,FU X W,WANG J S,et al. Treatment effects of ischemic stroke by berberine,baicalin and jasminoidin from Huang-Lian-Jie-Du-Decoction (HLJDD) explored by integrated metabolomics approach [J]. Oxidative Medicine and Cellular Longevity,2017,2017,1-20.

[40] ZHANG Q,WANG J S,LIAO S T,et al. Optimization of Huang-Lian-Jie-Du-Decoction for ischemic stroke treatment and mechanistic study by metabolomic profiling and network analysis [J]. Frontiers in Pharmacology,2017,8,165.

[41] LIAO S T,LI P,WANG J S,et al. Huang-Lian-Jie-Du decoction treated sepsis via regulating ERK and SRC/STAT3 pathways and ameliorating metabolic status [J]. RSC Advances,2016,6,89855-89866.

第三节　左金丸类方现代研究

左金丸由黄连-吴茱萸药对组成,组方独特,是临床用于治疗消化系统疾病的重要方剂,其类方以黄连-吴茱萸药对为基础方进行随证加减,并随病因病机的变化而衍化出诸多有效之方。左金丸类方现代研究以左金丸基础方与反左金丸等衍化方的比较研究为主,其研究成果对于左金丸类方临床辨证疗效的充分发挥具有重要应用价值。

一、左金丸类方及其衍化特点

(一) 左金丸类方及其历史源流

左金丸记载于《丹溪心法》卷一,又名回令丸,为治疗肝火犯胃证的代表方剂。由黄连(12g)、吴茱萸(2g)组成;上为末、水为丸,或蒸饼为丸;具有清泻肝火,降逆止呕的功效;主治肝火犯胃证。《删补名医方论》收载左金丸治肝藏火实,左胁作痛;黄连六两炒、吴茱萸一两汤泡,以上为末,作丸。左金丸后世又名萸连丸(《医学入门》卷七),茱连丸(《医方集解》),佐金丸(《张氏医通》卷十六),二味左金丸(《全国中药成药处方集》)。《医方考》中记载:黄连六两,吴茱萸一两,汤泡。二共为末,作丸。肝脏火实,左肋作痛者,此方主之。左,肝也。左金者,谓金令行左而肝平也。黄连乃泻心之物,泻去心火,不得乘其肺金,则清肃之令左行,而肝有所制矣。吴茱萸味辛热气臊,臊则入肝,辛热则疏利,乃用之以为反佐。

左金丸以苦寒之黄连,伍以辛热之吴茱萸,清热泻火而不为凉遏,温中降逆而不碍火邪,用于肝胃火热证多有效验。《医方集解》中记载:此足厥阴药也。一寒一热,寒者正治,热者从治,故能相济以立功也。肝居于左,肺处于右。左金者谓使金令得行于左而平肝也。《绛雪园古方选注》中记载:经脉循行,左升右降,药用苦辛,肃降行于升道,故曰左金。吴茱萸入肝散气,降下甚捷;川黄连苦燥胃中之湿,寒胜胃中之热,乃损其气以泄降之,七损之法也。当知可以治实,不可以治虚,若误论虚实而用之则误矣。《古今名医方论》中记载:此泻肝火之正剂。肝之治有数种:水衰而木无以生,地黄丸,乙癸同源是也;土衰无以植,参苓甘草剂,缓肝培土是也;本经血虚有火,用逍遥散清火;血虚无水,用四物汤养阴。至于补火之法,亦下同乎肾;而泻火之治,则上类乎心。左金丸独用黄连为君,从实则泻子之法,以直折其上炎之势;吴茱萸从类相求,引热下行,并以辛燥开其肝郁,惩其扞格,故以为佐。然以本气实而土不虚者,庶可相宜。左金者,木从左,而制从金也。

黄连 - 吴茱萸药对应用历史悠久，代表方剂较多。在金元以前，有茱萸丸、甘露散、戊己丸、大香连丸等；后世医家据证加减，并随湿热与虚寒之轻重，变化二药配伍比例，衍化出诸多有效方剂。目前，有医书记载的以左金丸基础方（黄连 - 吴茱萸药对）进行加减的类方共26首（表 11-4）。

表 11-4　左金丸类方方源、组成与功效主治

序号	方名	方源	组成	功效主治
1	反左金	近代应用	黄连一两，吴茱萸六两	主治脘痞嘈杂泛酸，呕吐清水，畏寒，舌苔白滑，偏于胃寒甚者
2	茱萸丸	《太平圣惠方》	黄连二两，吴茱萸二两	主治水泻不止
3	茱萸丸	《医方类聚》	吴茱萸（去枝梗，汤煮少时，浸半日，晒干）半两，陈皮半两，黄芩半两（陈壁土炒，去土用），黄连一两（陈壁土炒），苍术七钱半（米泔浸）	主治郁积，吞酸吐酸
4	甘露散	《圣济总录》	黄连（去须，锉）一两，吴茱萸半两	主治暑气
5	茱萸汤	《深师方》	茱萸一升，黄连二两，附子一两，甘草一两，生姜三两	主治霍乱呕吐，水药不下
6	茱萸汤	《圣济总录》	诃梨勒皮二两，当归（炒，切）二两，黄连（去须）二两，干姜（炮）半两，吴茱萸（汤浸，焙，炒）一两	主治脓血痢
7	戊己丸	《太平惠民和剂局方》	黄连（炒）、吴茱萸（炮炒）、白芍药各五两	泻肝和胃，降逆止呕。用于肝火犯胃、肝胃不和所致的胃脘灼热疼痛、呕吐吞酸、口苦嘈杂、腹痛泄泻
8	大香连丸	《太平惠民和剂局方》	黄连（去芦须）二十两（用茱萸十两同炒令赤，去茱萸不用），木香（不见火）四两八钱八分	清肠燥湿，行气止痢。主治肠胃冷热不调，泄泻烦渴，米谷不化，腹胀肠鸣，胸膈痞闷，胁肋胀满；或下痢脓血，里急后重，不思饮食；或小便不利，肢体怠惰，渐即消瘦
9	茱连丸	《杨氏家藏方》	黄连（去须）、吴茱萸（汤泡七遍）、罂粟壳（蜜炙，去顶）各等分	主治泄泻及赤白痢
10	茱连丸	《活幼口议》	土黄连（去须）、吴茱萸各一两，陈皮（去白）半两	主治小儿夏月暴泻注下
11	黄连丸	《类编朱氏集验医方》	黄连、吴茱萸各等分	主治肠风下血
12	茱连汤	《杏苑生春》	橘红一钱五分，半夏一钱，神曲一钱，苍术一钱，黄连六分，萝卜子（炒）五分，茯苓一钱二分，香附子八分，山楂子八分，生姜七片，吴茱萸四分（和黄连炒）	主治吞酸，胸中无奈或暖腐臭者

续表

序号	方名	方源	组成	功效主治
13	茱连散	《痘疹心得》	黄连半两，吴茱萸二钱	主治痘疹吐者；初发热，暴吐不止，此火气上逆也
14	抑青丸	《医方考》	黄连（吴茱汤润一宿）	主治肝火肋下急痛
15	抑青丸	《丹溪心法》	黄连一味	泻肝火。主治肝火肋下急痛
16	抑青丸	《张氏医通》	土黄连（去须）、吴茱萸各 30g，陈皮（去白）15g	主治小儿夏月暴泻注下
17	左金汤	《不知医必要》	白术（净）、陈皮各一钱五分，黄连八分，吴萸（泡）四分	主治肝火胁痛
18	左金汤	《霍乱论》	川连（或生或炒随酌）、吴茱萸（汤泡）、制半夏、茯苓、陈皮、甘草、枳壳、竹茹、藿香	霍乱吐泻转筋，手足寒，心烦热渴
19	茱萸如圣丸	《普济方》	吴茱萸一两（去梗），黄连七钱半（微炒），罂粟壳（去蒂瓢，净用）一两（火炙），诃子（去核）半两，川厚朴（去皮）半两（姜制，微炒），白芍药半两，肉豆蔻半两（用湿纸裹，火煨熟）	主治脾寒脏寒，腹疼，肠滑下痢
20	二宜散	《普济方》	黄连、吴茱萸各等分	主治水泻不止
21	茱萸陈皮丸	《济阳纲目》	苍术（炒）七钱半，吴茱萸（煮少时，晒）、陈皮、黄连、黄芩（两味均用陈壁土炒）	主治呕吐
22	左金汤	《霍乱论》	川连（或生或炒随酌），吴茱萸（汤泡），制半夏，茯苓，陈皮，甘草，枳壳，竹茹，藿香	主治霍乱吐泻转筋，手足寒，心烦热渴
23	二色丸	《本草纲目》	吴茱萸二两，黄连二两	主治霍乱吐泻转筋，手足寒，心烦热渴
24	加味左金汤	《医醇賸义》	黄连五分，吴萸二分，瓦楞子三钱（煅，研），荜澄茄一钱，蒺藜三分，郁金二钱，青皮一钱，柴胡一钱（醋炒），延胡索一钱，木香五分，广皮一钱，砂仁一钱，佛手五分	主治痢疾及水泄，肠风
25	加味左金丸	《集验良方》	黄连（姜汁炒）半斤，吴萸（汤泡）三两，青皮（醋炒）二两，木香二两，槟榔四两，川芎二两	主治肝火郁结，两胁胀痛较甚者
26	加味左金丸	2020 年版《中国药典》	黄连（姜炙）36g、吴茱萸（甘草炙）36g、黄芩 18g、柴胡 36g、木香 18g、香附（醋炙）72g、郁金 36g、白芍 54g、青皮（醋炙）54g、枳壳（去瓤麸炒）54g、陈皮 54g、延胡索（醋炙）54g、当归 54g、甘草 18g	平肝降逆，疏郁止痛。用于治疗急慢性肝炎，胆囊炎，胆结石以及溃疡病，急慢性胃炎等；适用于肝郁化火、肝胃不和引起的胸脘痞闷、急躁易怒、嗳气吞酸、胃痛少食等病症

从上述类方的用药特点来看，热多以黄连为主，寒多则以吴茱萸为主。黄连味苦、性寒，归胃经，可以苦降胃气，清胃热；吴茱萸味辛、性热，归脾经，可以辛开脾气，温脾阳；两药相伍，辛开苦降，恰合脾升胃降之性；类方体现随证变化，提高了临床辨证疗效。

（二）左金丸类方体系配伍功效衍化特点

左金丸主治肝火犯胃证。本证由于肝经火旺，横逆犯胃所致；肝经自病则胁肋痛，犯胃则胃失和降，故嘈杂吞酸，呕吐口苦。治法宜清泻肝火为主，兼以开郁降逆。方中重用苦寒之黄连为君，清泻肝火，肝火得清，自不横逆犯胃；清胃火，胃火降则其气自降，标本兼顾；一举两得，故对肝火犯胃之呕吐吞酸尤为适宜。但纯用苦寒又恐郁结不开，故少佐吴茱萸，辛热疏利。在左金丸配伍中，吴茱萸为下气之用，可助黄连和胃降逆；其性辛热，开郁力强，佐于大剂寒凉药中，非但不会助热，还可使肝气条达，郁结得开；又能制黄连之苦寒，使泻火而无凉遏之弊，一药而佐使之功兼备。本方特点为辛开苦降，肝胃同治，使肝火得清，胃气得降，则诸症自愈。

《医方考》中记载：左金者，黄连泻去心火，则肺金无畏，得以行令于左以平肝，故曰左金。吴茱萸气臊味辛性热，故用之以为反佐。以方君一臣一，制小其服者，肝邪未盛也。《医方集解》中记载：黄连泻心清火为君，使火不克金，金能制木，则肝平矣；吴茱萸辛热，能入厥阴肝，行气解郁，又能引热下行，故以为反佐。一寒一热，寒者正治，热者从治。《古方选注》中记载：经脉循行，左升右降，药用苦辛，肃降行于升道，故曰左金。吴茱萸入肝散气，降下甚捷；川黄连苦燥胃中之湿，寒胜胃中之热，乃损其气以泄降之，七损之法也。《医宗金鉴》中记载：独用黄连为君，以实则泻子之法，以直折其上炎之势；吴茱萸从类相求，引热下行，并以辛温开其郁结，惩其扞格，故以为佐。然必木气实而土不虚者，庶可相宜。左金者，木从左，而制从金也。《谦斋医学讲稿》中记载：方中黄连入心，吴茱萸入肝，黄连的用量六倍于吴茱萸，故方解多作实则泻其子，并以吴茱萸为反佐药。

左金丸类方的基本组成药味为黄连 - 吴茱萸药对。黄连自古即为清热燥湿，泻火解毒之要药；吴茱萸主温中下气，止痛，咳逆寒热，除湿血痹，逐风邪，开腠理。黄连 - 吴茱萸药对应用历史悠久，金元之前的连萸类方用于湿热交阻胃肠所致泻痢、腹痛、霍乱呕吐等证，主要用治肠胃湿热之泻痢呕吐；而由连萸配伍应用进行辨证化裁而成的左金丸，确立了药物寒热反佐、佐证化裁组方的学术思想。金元之后，历代医家秉承朱丹溪的这一学术思想，根据临证需要，衍化出诸多疗效明显的左金丸类方。

（三）左金丸类方的临床应用

左金丸类方的基础方为黄连 - 吴茱萸药对。该药对的配伍特点为：黄连苦寒，清热燥湿，泻火解毒，清心除烦；吴茱萸辛苦且热，辛散温通，性质沉降，入中焦，长于温暖脾胃阳气以散寒止痛，又能降胃气而止呕，且温肝暖肾。两药寒热配对，黄连为主，以实则泻子之法，以直折其上炎之势；吴茱萸从类相求，引热下行，并以辛燥，开其肝郁，共奏清泻肝火，降逆和胃，开郁散结之功。另外，黄连清肠止痢，吴茱萸温中行气，两药合用，有清热燥湿止痛之能。

基于上述配伍特点，左金丸类方临床所治疗疾病主要是以消化系统为主的内科疾病，包括胃肠道疾病中医辨证属肝火犯胃证者，如胃食管反流病、慢性胃炎、胆汁反流胃炎、消化道溃疡、功能性消化不良、慢性结肠炎、病毒性肝炎、胆囊炎、便秘、肝硬化等。此外，还可辨证用于颈椎病、类风湿关节炎、梅核气、糖尿病胃轻瘫、痛风、不寐、咳嗽、头痛、眩晕等内科其他疾病的治疗。左金丸类方临床所治疗的外科疾病主要有胰腺炎、胆石症、幽门梗阻、十二指肠壅积、肠梗阻、脱肛、疝病、癣病、子痈等。左金丸类方临床所治疗的妇科疾病主要有月经病(闭经、经行诸证、绝经前后诸证)、带下病、妊娠病。左金丸类方还可用于治疗儿科疾病,包括泄泻、厌食、呕吐、口腔炎、疳证、咳嗽等。

临床应用较多的左金丸类方有:

1. 左金丸 具有清泻肝火,行湿,开痞结,降逆止呕之功效,可用于胃炎、食道炎、胃溃疡等见肝火犯胃之证者。症见胁肋胀痛,胃脘灼热胀痛,嘈杂吞酸,呕吐胁痛,筋疝痞结,霍乱转筋,舌红苔黄,脉弦数。现代临床常用于治疗食管炎、胃炎、胃十二指肠溃疡等属肝火犯胃者。若泛酸甚者,可加乌贼骨、煅瓦楞子以制酸止痛;脘胁痛甚者,加玄胡、川楝子、柴胡以理气止痛。

2. 反左金丸 治疗胃寒证,证见肝寒犯胃,胃失和降,头痛嘈杂,舌淡苔白。临床加味后可治疗消化性溃疡、慢性胃炎、胃肠功能紊乱、血吸虫性肝硬化、慢性附睾炎等。

3. 加味左金丸 临床用于治疗肝郁化火、肝胃不和引起的胸脘痞闷、急躁易怒、嗳气吞酸、胃痛少食。

二、左金丸类方的功效特点与生物学机制研究

(一) 左金丸类方治疗消化系统疾病的生物学机制研究

左金丸类方所治疗内科、外科疾病以消化系统疾病为主,主要用于胃肠道疾病中医辨证属肝火犯胃证者。

左金丸类方治疗幽门螺杆菌的临床实践证明,黄连有较强的抗菌作用,吴茱萸除抗菌作用外,可能抑制了幽门螺杆菌在致病过程中释放的炎症介质,并使幽门螺杆菌失去黏附于胃黏膜上皮的能力。作用机制研究表明:黄连中主要药效成分小檗碱抑制微生物的糖代谢,使丙酮酸的氧化过程受到强烈抑制,干扰细菌对维生素和组氨酸的利用,对细菌蛋白的合成也有抑制作用;吴茱萸中喹诺酮类生物碱对幽门螺杆菌有很强的、高选择性抑制作用。

左金丸类方抗溃疡作用机制研究表明,左金丸可能通过降低血浆促肾上腺皮质激素,抑制胃酸分泌,减少引起消化道黏膜糜烂和溃疡的攻击因素;通过抑制血浆氢化可的松的分泌,促进胃黏膜表而细胞更新,保护胃黏膜,改善胃壁血液循环障碍,提高了胃黏膜屏障的保护功能。其中,黄连中以黄连碱的胃黏膜保护作用最强,儿茶酚骨架可能是其活性结构,作用机制可能与黄连碱显著抑制质子泵,从而抑制胃酸的分泌有关。

左金丸类方能调节胃肠道运动,明显抑制小鼠胃排空和小肠推进运动,明显抑制番泻叶所致小鼠泻下作用,通过延长排稀便的时间、减少稀便次数而止泻。其中,吴茱萸还有驱除肠胃气体的作用。生物学机制研究表明,小檗碱对肠道平滑肌表现出双向调节作用,低浓度时兴奋,高浓度时抑制。小檗碱对胆碱能神经的作用较为复杂,它不但是一种M受体激动剂,还是胆碱酯酶抑制剂;小剂量的兴奋作用可能与兴奋胆碱能受体有关,大剂量的抑制作用可能与小檗碱直接拮抗胆碱受体或通过抑制胆碱酯酶的活性发挥作用有关。吴茱萸中的多种成分对胃肠道均具有调节作用。吴茱萸碱通过促进胆囊收缩素的释放和启动胆囊收缩素受体来抑制胃肠动力;吴茱萸次碱具有抑制小鼠胃肠道蠕动功能;从吴茱萸中提取的喹诺酮类化合物具有较弱的促进胃肠蠕动的作用;吴茱萸烯及吴茱萸苦素可以增强肠胃的消化功能;吴茱萸挥发油可以抑制肠内异常发酵。

左金丸类方能显著抑制胃黏膜的充血、出血和糜烂，减少黏膜层和黏膜下层的炎症细胞浸润而起到抗炎镇痛作用。小檗碱是抗炎的主要成分，其作用机制主要与抑制炎症细胞因子的产生和分泌、抑制一氧化氮的生成、抑制白细胞与内皮细胞的黏附、抑制中性粒细胞趋化、降低中性粒细胞中磷脂酶 A 的活性、抑制氧自由基的生成、降低急性炎症组织中 PGE 含量、抗血小板凝聚、调节免疫功能等因素有关。吴茱萸生物碱与柠檬苦素均具有抗炎镇痛作用；吴茱萸次碱可以抑制炎症浸润、渗出和组织增生；去氢吴茱萸碱和吴茱萸碱可剂量依赖性地抑制由 IFN-γ/ 脂多糖刺激引起的小鼠巨噬细胞中一氧化氮的产生。

（二）左金丸类方治疗妇科疾病的生物学机制研究

左金丸类方治疗的妇科疾病主要包括月经病（闭经、经行诸证、绝经前后诸证）、带下病、妊娠病。上述疾病的发病机制主要是由于肝脾失调，肝气犯胃而致湿热在中、上、下不同，因此，其与左金丸类方治疗消化系统疾病具有相同的功效物质基础与生物学机制。

三、左金丸及其类方的功效物质基础研究

（一）左金丸类方的功效物质组成研究

黄连为毛茛科植物黄连 *Copits chinensis* Franch.、三角叶黄连 *Coptis deltoidea* C.Y.Cheng et Hsiao 或云连 *Coptis teeta* Wall. 的干燥根茎，以上三种分别依次称为味连（川连）、雅连、云连，均作黄连入药。黄芩为唇形科植物黄芩 *Scutellaria baicalensis* Georgi 的干燥根。吴茱萸，异名食茱萸、吴萸等，为芸香科植物吴茱萸 *Evodia rutaecarpa*（Juss.）Benth.、石虎 *Evodia rutaecarpa*（Juss.）Benth.var.*officinalis*（Dode）Huang 或毛脉吴茱萸 *Evodia rutaecarpa*（Juss.）Benth.var.*bodinieri*（Dode）Huang 的未成熟果实。

黄连根茎含生物碱，主要有小檗碱（黄连素 berberine）、黄连碱（coptisine）、表小檗碱（epiberberine）、小檗红碱（berberrubine）、掌叶防己碱（巴马汀，palmatine）、非洲防己碱（columbamine）、药根碱（jatrorrhizine）、甲基黄连碱（worenine）、木兰花碱（magnoflorine），其中以小檗碱含量最高，约 5.56%~7.25%；又含阿魏酸（ferulic acid）、黄柏酮（obacunone）和黄柏内酯（obaculactone）等。

吴茱萸果实中含生物碱类化合物，主要有吴茱萸碱（evodiamine）、吴茱萸次碱（rutaecarpine）、吴茱萸卡品碱（evocarpine）、羟基吴茱萸碱（hydroxyevodiamine）、吴茱萸因碱（wuchuyine）、吴茱萸酰胺Ⅰ（wuchuyuamide Ⅰ）、吴茱萸酰胺Ⅱ（wuchuyuamide Ⅱ）、罗勒烯（ocimene）、吴茱萸啶酮（evodione）、吴茱萸精（evogin）、吴茱萸苦素（rutaevin），7- 羧基吴茱萸碱（7-carboxyevodiamine），二氢吴茱萸次碱（dihydrorutaecarpine），14- 甲酰吴茱萸次碱（14-formyl rutaecarpine）、辛弗林（synephrine）、去氢吴茱萸碱（dehydroevodiamine）、吴茱萸酰胺（evodiamide）。此外，果实中还含天冬氨酸（aspartic acid）、色氨酸（tryptophan）、苏氨酸（threonine）、丝氨酸（serine）及胱氨酸（cystine）等十八种氨基酸。果实挥发油中含吴茱萸烯（evodene），吴茱萸内酯醇（evodol），柠檬苦素（limonin）。

左金丸类方基本药味为黄连和吴茱萸，主要含有生物碱类化合物，具有显著的抗菌、抗炎、抗肿瘤生物活性，因此，生物碱类成分是左金丸类方发挥临床疗效的主要功效物质。

（二）左金丸类方治疗消化系统疾病的剂量 - 物质 - 功效的关联关系研究

左金丸及其类方对胃溃疡治疗作用的研究发现，与模型组比较，左金丸类方——左金丸、反左金丸、甘露散、茱萸丸对溃疡病变部位均有不同程度的改善，可以减轻病理损伤，对

胃黏膜损伤有一定的保护作用；但左金丸类方对胃溃疡的治疗作用不同，体现出对胃肠激素作用水平的不同，提示促进胃泌素（GAS）的释放可能是左金丸及其类方保护胃黏膜的作用机制之一（表 11-5）。

表 11-5　左金丸及其类方对小鼠胃黏膜损伤及血清 / 胃组织中 GAS 含量的影响（$\bar{x}\pm s$，n=10）

分组	剂量 /（g/kg）	溃疡指数（UI）/mm	溃疡抑制率 /%	血清中 GAS 的含量 /（mol/L）
正常对照组	—	—	—	85.84 ± 8.17
模型组	—	58.71 ± 8.37	—	28.99 ± 3.13*
左金丸给药组	5.00	22.31 ± 4.16*	62.01	68.04 ± 4.91**
甘露散给药组	5.00	30.31 ± 3.74*	48.39	52.76 ± 2.68**
茱萸丸给药组	5.00	41.53 ± 6.94*	29.3	37.94 ± 3.19**
反左金丸给药组	5.00	44.46 ± 5.39*	24.31	41.61 ± 2.09**

从生物物理和生物化学角度分析黄连左金丸及其类方配伍时的药性差异，结果见表 11-6。左金丸类方均能不同程度的抑制痢疾杆菌的生长代谢过程，左金丸的抑制作用最强，4 组抑菌作用强弱顺序为左金丸 > 甘露散 > 茱萸丸 > 反左金丸。

表 11-6　痢疾杆菌在不同质量浓度的各类方药液作用下的热动力学参数值（37℃）

药物	剂量 /（mg/ml）	K_m/（$\times10^{-3}$/min）	P_m/（$\times10^{-1}$mW）	t_m/（$\times$10min）	Q_t/J	I/%	IC_{50}/（mg/ml）
空白对照组	0.00	5.88	6.14	29.13	22.49	0.00	—
左金丸组	0.50	3.63	6.07	30.13	23.69	38.30	2.22
	1.00	3.38	6.02	30.80	22.81	42.50	—
	1.50	3.25	5.13	32.13	21.59	44.70	—
	2.00	3.07	4.18	39.20	20.60	47.80	—
	2.50	2.57	2.94	49.82	18.17	56.30	—
	3.00	1.80	1.87	60.12	18.16	69.40	—
	3.50	1.53	1.72	62.45	14.58	74.00	—
甘露散组	0.50	4.47	5.92	29.88	24.48	24.00	2.74
	1.00	4.01	5.89	30.35	23.42	31.80	—
	1.50	3.72	4.84	31.94	22.43	36.70	—
	2.00	3.34	3.84	38.75	21.91	43.20	—
	2.50	2.97	2.84	42.61	19.84	49.50	—
	3.00	2.59	2.67	50.63	18.83	55.90	—
	3.50	2.29	2.17	57.86	18.28	61.10	—

续表

药物	剂量 /(mg/ml)	K_m/($\times 10^{-3}$/min)	P_m/($\times 10^{-1}$mW)	t_m/($\times$10min)	Q_t/J	I/%	IC_{50}/(mg/ml)
茱萸丸组	0.50	5.01	6.08	30.12	26.87	14.80	3.08
	1.00	4.68	5.81	30.38	26.56	20.40	—
	1.50	4.07	5.74	29.65	24.62	30.80	—
	2.00	3.69	5.04	31.10	23.60	37.20	—
	2.50	3.34	5.13	32.10	22.50	43.20	—
	3.00	2.95	3.89	38.82	20.79	49.80	—
	3.50	2.63	3.24	41.56	20.26	55.30	—
反左金丸组	0.50	5.57	6.10	30.03	27.54	5.30	—
	1.00	5.43	6.05	29.75	26.25	7.70	—
	1.50	5.30	5.09	31.26	25.88	9.90	—
	2.00	5.22	5.18	32.51	25.43	11.20	—
	2.50	5.11	5.13	33.46	24.95	13.10	—
	3.00	5.04	4.68	34.15	24.05	14.30	—
	3.50	4.92	4.72	34.60	23.64	16.30	—

（三）左金丸类方体内功效物质基础研究

黄连 - 吴茱萸不同配伍时，吴茱萸对黄连中生物碱的煎出具有一定的影响；在大鼠小肠吸收研究中发现，随吴茱萸配伍比例的增加黄连煎煮液中生物碱成分含量呈下降趋势，黄连配伍吴茱萸后可使小肠吸收黄连生物碱的作用得到改善，当黄连吴茱萸（6：1）时，黄连生物碱成分的小肠吸收最为明显（表 11-7）。通过吴茱萸对黄连中小檗碱和巴马汀在大鼠肠道吸收中的影响及其机制研究发现黄连提取物和吴茱萸提取物配比为 1：2 时，小檗碱和巴马汀的肠吸收速率 K_a 和 $Kapp$ 显著增加。黄连配伍吴茱萸可促进黄连中小檗碱和巴马汀的肠吸收，其机制可能与抑制糖蛋白（P-gp）的活性有关（表 11-8）。

表 11-7　吴茱萸对黄连中生物碱成分小肠转运速率（K）的影响

组别	K/[μg/(ml·min)]		
	小檗碱 /($\times 10^{-2}$)	巴马汀 /($\times 10^{-2}$)	黄连碱
黄连对照组	4.89 ± 2.39	0.71 ± 0.27	13.43 ± 8.55
黄连吴茱萸（6：1）组	6.32 ± 1.85	0.83 ± 0.18	21.85 ± 6.33
黄连吴茱萸（6：2）组	1.26 ± 0.55	0.21 ± 0.07	4.38 ± 1.88
黄连吴茱萸（6：3）组	2.19 ± 0.53	0.33 ± 0.06	7.69 ± 1.42
黄连吴茱萸（6：6）组	1.25 ± 0.52	0.24 ± 0.07	5.37 ± 1.65

表 11-8　黄连提取物中灌流液中小檗碱和巴马汀在大鼠不同肠段 $Kapp \times 10^3$ 值（cm/min，$\bar{x} \pm s$，n=3）

药物	灌流液	肠段			
		十二指肠	空肠	回肠	结肠
小檗碱	黄连提取物	3.45 ± 1.56	2.78 ± 0.46	0.85 ± 0.77	4.34 ± 2.24
	提取物配伍（6：12）	11.41 ± 1.63	11.76 ± 1.34	12.31 ± 2.45	29.68 ± 3.62
	黄连提取物 + 维拉帕米（200mg/L）	7.17 ± 1.96	4.60 ± 0.94	4.51 ± 1.23	0.73 ± 1.31

体内药物代谢动力学研究表明，黄连 - 吴茱萸药对提取物在小鼠体内存在广泛的分布与代谢，特别是胃肠道系统组织中浓度较高；随黄连含量的减少，盐酸小檗碱和盐酸巴马汀的组织含量也相应减少；但是黄连 - 吴茱萸配伍比例为 2：1 时，盐酸小檗碱和盐酸巴马汀含量较高。左金丸及吴茱萸中生物碱类成分在大鼠体内代谢研究结果显示，两药配伍后，黄连能减慢吴茱萸中成分的代谢和消除，从而增强吴茱萸在左金丸中的作用。黄连与吴茱萸合用在大鼠体外肝代谢研究结果表明，合用通过抑制大鼠肝药酶 ERD 和 ADM 活性而降低黄连中盐酸小檗碱的肝脏代谢，这可能是黄连、吴茱萸配伍相互作用的重要机制。

四、左金丸及其类方的现代应用开发研究

加味左金丸为左金丸及其类方的现代应用开发的典型方剂，收载于 2020 年版《中国药典》；其处方为：黄连（姜炙）36g、吴茱萸（甘草炙）36g、黄芩 18g、柴胡 36g、木香 18g、香附（醋炙）72g、郁金 36g、白芍 54g、青皮（醋炙）54g、枳壳（去瓤麸炒）54g、陈皮 54g、延胡索（醋炙）54g、当归 54g、甘草 18g。该方是在左金丸基础方的基础上进行加味而成。方中黄连、吴茱萸两味为君药，黄连清热泻火，降逆止呕，吴茱萸辛温，开郁散结，下气降逆，两药相伍有清泻肝火，降逆止呕的作用；柴胡、延胡索、木香、香附、枳壳、郁金、陈皮、青皮疏肝和胃，理气止痛，八者均为行气理气之品，共为臣药；黄芩苦寒清热，白芍、当归两者入血分，养血柔肝，且可防止辛苦之品的伤阴耗津，共为佐药；甘草调和诸药，为使药。诸药合用，具有平肝降逆，疏郁止痛之功。适用于肝郁化火、肝胃不和引起的胸脘痞闷、急躁易怒、嗳气吞酸、胃痛少食等病症。临床应用广泛，用于治疗急慢性肝炎，胆囊炎，胆结石以及溃疡病，急慢性胃炎等。

随着对左金丸及其类方药效物质基础研究的深入，针对其主要用于治疗消化系统疾病的特点，可对其进行针对性的新型给药系统设计，如将其制备成胃漂浮片、肠溶片等，提高其临床治疗的靶向性；也可将超细微粉碎等新型前处理引入制剂过程，提高原药材与提取物的生物利用度和资源利用率。针对该类方主要药效成分较明确的特点，可采用大孔吸附树脂、膜分离等新型技术制备有效部位，将其制备成临床使用方便的微丸、脂质体、微球等现代新型制剂。

参考文献

[1] 陈蔚文 . 左金丸现代研究与应用[M]. 北京：人民卫生出版社，2012.
[2] 彭怀仁 . 中医方剂大辞典：第三卷[M]. 北京：人民卫生出版社，1996.

[3] 唐于平,段金廒.药对现代研究[M].北京:科学出版社,2014.
[4] 王林艳,唐于平,刘欣,等.药对研究(Ⅵ)—黄连-吴茱萸药对[J].中国中药杂志,2013,38(24):4214-4219.
[5] 武彦文,孙素琴,肖小河,等.黄连-吴茱萸药对不同配伍方式的红外光谱研究[J].光谱学与光谱分析,2009,29(7):1797-1800.
[6] 涂瑶生,刘法锦,孙冬梅,等.黄连、吴茱萸配伍药对的 HPLC 指纹图谱研究[J].中成药,2011,33(1):5-9.
[7] 彭明兴,吴永江,程翼宇.黄连与吴茱萸配伍时黄连中主要化学组分溶出率变化规律研究[J].中国中药杂志,2003,24(7):629-632.
[8] 邓雅婷,廖琼峰,毕开顺,等.黄连-吴茱萸药对化学成分的 HPLC-DAD-MS 分析[J].药学学报,2008,43(3):299-302.
[9] 鲁佳慧,涂瑶生.HPLC 测定黄连与吴茱萸配伍前后吴茱萸胺及吴茱萸次碱的含量[J].中成药,2007,29(2):311-312.
[10] 曾晓会,涂瑶生,孙冬梅,等.黄连吴茱萸药对在 Caco-2 单层细胞模型中的跨膜转运研究[J].中药药理与临床,2012,28(1):9-11.
[11] 王静,袁子民,张振秋.黄连、吴茱萸药对中盐酸小檗碱在大鼠体内的药代动力学研究[J].药物分析杂志,2009,29(5):755-759.
[12] YAN R,WANG Y,SHEN W,et al.Comparative pharmacokinetics of dehydroevodiamine and coptisine in rat plasma after oral administration of single herbs and Zuojinwan prescription [J].Fitoterapia,2011,82(8):1152-1159.
[13] 倪建新,林跃虹,陈妙珠.左金丸配伍意义的药物代谢动力学分析[J].中国当代医药,2012,19(5):19-20.
[14] 樊冬丽.基于热力学表达的黄连炮制与配伍变化的生物活性差异及化学表征研究[D].北京:中国协和医科大学,2006.
[15] 张红梅,刘晓伟,曲宏达,等.左金丸对应激性溃疡大鼠下丘脑室旁核 c-fos 及 HPA 轴的调节作用[J].中国中西医结合急救杂志,2004,11(5):276-280.
[16] 陈艳芬,陈蔚文,李茹柳,等."左金丸"与"反左金"的药效学反应比较研究[J].中国中医基础医学杂志,2002,8(10):67-69.
[17] 陈艳芬,陈蔚文,李茹柳,等.左金丸和反左金对大鼠胃粘膜保护机制的比较研究[J].广州中医药大学学报,2003,20(2):133-135.
[18] 潘岩,冉冉,翁珂,等.左金丸及拆方对胃溃疡大鼠胃黏膜愈合和表皮生长因子受体表达的影响[J].中国中西医结合消化杂志,2008,16(6):368-371.
[19] 鲁劲松,刘玉庆,李明,等.黄连总生物碱对大鼠胃黏膜损伤的保护作用及其机制研究[J].中国中药杂志,2007,32(13):1333-1336.
[20] 冯淑怡,崔海峰,杨威,等.左金丸及反左金丸对寒性功能性胃肠疾病模型大鼠脑及胃肠组织 c-fos 表达的影响[J].中国中医基础医学杂志,2011,17(10):1092-1093.
[21] 彭求贤,余惠旻,刘塔斯,等.左金丸与反左金丸诱导人胃癌细胞 SGC-790 1 凋亡的比较[J].肿瘤防治研究,2009,36(6):459-461.
[22] 文彬,熊旻利,戴伟怡,等.左金丸及反左金丸对实验性大肠癌不同时期甲基转移酶表达的影响[J].世界华人消化杂志,2009,17(20):2074-2078.
[23] 文彬,黄秋凌,龚艳青,等.左金丸及其主要单体成分对大肠癌的干预作用[J].世界华人消化杂志,2009,17(19):1936-1941.
[24] 董立,石海莲,季光,等.黄连吴茱萸药对水提物对大鼠结肠癌癌前病变的作用[J].中国中药杂志,2010,35(9):1185-1188.
[25] 常金荣,陈蔚文,王建华.吴茱萸碱和盐酸小檗碱对大肠癌 HT29 细胞端粒酶活性的影响[J].辽宁中

医杂志，2011，38(7)：1326-1329.
[26] 周昕，董立，吴大正，等．黄连、吴茱萸及其药对对 DMH 诱导的大鼠结肠肠腺增殖与凋亡的影响[J]. 中药药理与临床，2010，26(3)：35-39.
[27] 周昕，董立，黄波，等．黄连、吴茱萸及其药对对大鼠结肠异变腺窝的影响[J]. 中国临床药理学与治疗学，2011，16(2)：143-147.
[28] WANG X N，XU L N，PENG J Y，et al.In vivo inhibition of S180 tumors by the synergistic effect of the Chinese medicinal herbs *Coptis chinensis* and *Evodia rutaecarpa* [J].Planta Medica，2009，75(11)：1215-1220.
[29] 王晓娜，周琴，韩旭，等．左金丸抗肿瘤作用及对 S180 荷瘤小鼠血清肿瘤标志物的影响[J]. 中国中药杂志，2008，33(19)：2230-2234.
[30] CHAO D C，LIN L J，KAO S T，et al.Inhibitory effects of Zuo-Jin-Wan and its alkaloidal ingredients on activator protein 1，nuclear factor-κB，and cellular transformation in HepG2 cells[J].Fitoterapia，2011，82(4)：696-703.
[31] 卜宪峥，吴华芹，胡元会，等．药对黄连、吴茱萸对高血压大鼠血压和血浆 ET、CGRP 的影响[J]. 中西医结合心脑血管病杂志，2011，9(9)：1079-1080.
[32] 沈涛．黄连吴茱萸配伍预防高脂饮食大鼠高脂血症形成的实验研究[J]. 成都中医药大学学报，2010，33(3)：40-44.
[33] 沈涛，贾波，郭力，等．黄连吴茱萸配伍对大鼠高脂血症模型肝脏组织 ABCA-1 基因表达的影响[J]. 成都中医药大学学报，2011，34(1)：49-51.
[34] YU J K，LEE J S，PARK B C，et al.Inhibitory effects of Zoagumhwan water extract and berberine on angiotensin Ⅱ-induced monocyte chemoattractant protein (MCP)-1 expression and monocyte adhesion to endothelial cells [J].Vascular Pharmacology，2007，47(2-3)：189-196.
[35] 白庆云．左金丸对 SHR 血压影响的研究[J]. 中国中医基础医学杂志，2009，15(7)：511.
[36] 周喜芬，陈继兰，秦玉花，等．黄连配伍吴茱萸对大鼠红细胞膜稳定性的影响[J]. 山西中医学院学报，2012，13(3)：50-52.
[37] 黄兆胜，李盛青，何丽春，等．黄连与吴茱萸的不同比例配伍对大鼠红细胞膜 ATP 酶活性的影响[J]. 中药药理与临床，2001，17(5)：1-2.
[38] 任永申，王伽伯，赵艳玲，等．小鼠限食 / 低温游泳模型评价黄连、吴茱萸及其复方寒热药性[J]. 药学学报，2009，44(1)：1221-1227.
[39] 杨宏博，赵艳玲，李宝才，等．基于小鼠温度趋向行为学表征的左金丸及反左金丸寒热属性[J]. 药学学报，2010，45(6)：791-796.
[40] 程丹红．左金丸及其类方的性效差异及物质基础研究[D]. 成都：成都中医药大学学位论文，2011.
[41] 张朔，张广财，焉巧娜，等 黄连、吴茱萸不同配比对大鼠胃酸分泌及胃溃疡的影响[J]. 中国现代应用药学杂志，2009，26(7)：535-538.
[42] 孔维军，赵艳玲，山丽梅，等．微量热法研究黄连与吴茱萸分煎后配伍时的药性差异[J]. 中草药，2009，40(12)：1893-1897.
[43] 孙万晶，张玉杰，姚南，等．黄连吴茱萸药对配伍变化对黄连生物碱煎出及其对大鼠小肠吸收的影响[J]. 中国中药杂志，2008，33(22)：2614-2616.
[44] 黄果，李凯鹏，杨洁，等．黄连与吴茱萸合用大鼠体外肝代谢研究[J]. 中国中药杂志，2010，35(5)：651-653.

第十二章 温里剂类方研究进展

凡以温热药为主组成，具有温里助阳、散寒通脉的功效，治疗里寒证的方剂，统称温里剂。该类方剂是依据《素问·至真要大论》“寒者热之”“治寒以热”的理论立法，属于“八法”中的“温法”。里寒证以畏寒肢凉，喜温蜷卧，面色苍白，口淡不渴，小便清长，脉沉迟或缓等为主要临床表现。治疗当从温里祛寒立法，但因病位有脏腑经络之别，病势有轻重缓急之分，故分为温中祛寒、回阳救逆、温经散寒三类。温中祛寒剂，适用于中焦虚寒证，症见脘腹疼痛，呕恶下利，不思饮食，肢体倦怠，手足不温，苔白滑，脉沉细或沉迟等，代表方如理中丸、小建中汤、吴茱萸汤。回阳救逆剂，适用于阳气衰微，阴寒内盛，甚或阴盛格阳、戴阳的危重病证，症见四肢厥逆，精神萎靡，恶寒蜷卧，甚或冷汗淋漓，脉微欲绝等，代表方如四逆汤、参附汤。温经散寒剂，适用于寒凝经脉证，多由阳气虚弱，营血不足，寒邪入侵经脉，血行不畅所致，代表方如当归四逆汤、黄芪桂枝五物汤、阳和汤。

第一节　理中丸类方现代研究

理中丸具有温中祛寒，补益脾胃之功，原用于霍乱寒多不用水者及大病差后虚寒喜唾者，是《黄帝内经》“寒淫所胜，平以辛热。散寒温胃必先辛剂”的具体运用。现代临床用本方加减治疗急、慢性胃肠炎慢性痢疾、胃及十二指肠球部溃疡、胃扩张、胃下垂、营养性浮肿、霍乱等属于脾胃虚寒等症，加减化裁形成系列类方。

一、理中丸类方及其衍化特点

理中丸出自《伤寒论》卷七，由人参、干姜、白术与炙甘草组成，有温中祛寒、补气健脾之功，是温调脾土第一方。方中干姜辛热，温中祛寒，温补脾阳，是为君药；人参甘温，补气益阴，强健脾胃，是为臣药；白术健脾燥湿，是为佐药；炙甘草甘缓补中，补后天脾土、调和诸药。四药一温一补一燥一调和诸药，配伍得当，合用使中焦之寒得辛热而去，中焦之虚得甘温而复，清阳升浊阴降，运化健中焦治，故曰“理中”。

（一）理中丸类方及其历史源流

自理中汤创制以来，其应用范围不断扩展，并以理中丸为基本方，在其基础上进行加减衍化成一系列温中散寒的类方，形成了理中丸类方。汉《伤寒论》中收录了理中汤和桂枝人参汤，另《金匮要略》上卷载有人参汤主治中焦虚寒，胸阳不振，浊阴闭阻之胸痹证，其组成与理中丸相同。唐代孙思邈的《备急千金要方》中记载了温胃汤和麦冬理中汤，此外还有扶老理中散等。宋代《太平惠民和剂局方》记载了枳实理中丸、附子理中丸、治中汤在内的理中丸类方。金元时期，理中丸(汤)类方包括沉香温胃丸、附子温中方、陈曲丸和附子温中汤等。明清时代是伤寒学派形成发展的时期，形成百家争鸣的繁荣风气，涌现了一大批理中丸类方，如理中化痰丸、理中安蛔汤、连理汤、补中汤、理中降痰丸等。清代徐大椿称"理中丸与汤本属一方，急则用汤"。现代临床上理中丸用于治疗脾阳不足、脾不统血所致的吐血、便血、血崩、贫血等阳虚失血之症，以及治疗脾胃阳虚的黄疸(阴黄)、慢性肝炎、胆道蛔虫等肝胆疾病。理中丸类方各历史阶段的代表性方剂见表 12-1。

表 12-1　理中丸类方代表性方剂组成及其功效特点

方名	方源	组成	功能主治
桂枝人参汤	《伤寒论》卷四	桂枝四两(别切)，甘草四两(炙)，白术三两，人生三两，干姜三两	祛风温经，助阳化湿，温散其风湿，从表而解主治太阳病，外证未除，而数下之，以致中焦虚寒，下利不止，心下痞硬
理中丸	《伤寒论》卷七	人参三两，干姜三两，甘草(炙)三两，白术三两	温中祛寒、补气健脾；主治脾胃虚寒证，自利不渴，呕吐腹痛
温脾汤	《备急千金要方》卷十三	当归三两，干姜三两，附子二两，人参二两，芒硝二两，大黄五两，甘草二两	腹痛，脐下绞痛，绕脐不止
温脾汤	《备急千金要方》卷十五	大黄三两，桂心三两，附子一两，人参一两，干姜一两	主治积久冷热，赤白痢者
温脾汤	《备急千金要方》卷十五	大黄四两，人参二两，甘草二两，干姜二两，附子一枚(大者)	主治久下赤白，连年不止，及霍乱脾胃冷，食不消
温胃汤	《备急千金要方》卷十六	附子一两，当归一两，厚朴一两，人参一两，橘皮一两，芍药一两，甘草一两，干姜五分，川椒三合	主治胃寒气逆，腹胀咳嗽，食欲缺乏
理中丸	《千金翼方》卷十八	人参一两，白术一两，干姜一两，甘草(炙)一两	主治霍乱
理中丸	《外台秘要》卷六引《广济方》	人参八分，白术八分，甘草八分(炙)，干姜六分，高良姜八分，桂心六分	主治冷热不调，霍乱吐痢，宿食不消
治中汤	《太平惠民和剂局方》卷三	人参、炒甘草、炮干姜、白术、炒青皮、陈皮各一两	主治脾胃不和，饮食减少，短气虚羸而复呕逆，霍乱吐泻，胸痹心痛，逆气短气，中满虚痞
附子理中丸	《太平惠民和剂局方》卷五	附子(炮，去皮脐)、人参(去芦)、干姜(炮)、甘草(炙)、白术各三两	温脾散寒，止泻止痛，主治脾胃虚寒，食少满闷，腹痛吐利，脉微肢厥，霍乱转筋，或感寒头痛，以及一切沉寒痼冷

续表

方名	方源	组成	功能主治
补中汤	《兰室秘藏》卷下	升麻、柴胡、当归各二分，神曲三分（炒），泽泻四分，大麦芽、苍术各五分，黄芪二钱五分，炙甘草八分，红花少许，五味子二十个	主面黄，汗多，目赤，四肢沉重，食欲缺乏，腹中时痛，咳嗽，两手寸脉短，右手脉弦细兼涩
理中丸	《直指心体要节》卷八	人参、干姜、白术、甘草（炙）各等分	补肺，止寒嗽
连理汤	《秘传证治要诀类方》卷一	人参、白术、干姜、甘草、茯苓、黄连	主治外受暑邪，内伤生冷，泄泻次数甚多，心烦口渴，肛门灼热，小便赤涩
理中丸	《普济方》卷三六一	人参、干姜（炮）、白术、甘草（炙）各等分	温中止痛。主治小儿胎寒，腹痛躯啼
枳实理中汤	《伤寒全生集》卷三	枳实、干姜、人参、白术、甘草、砂仁、桔梗、厚朴	寒结心下满闷，按之痛者及胃口着寒，伤生冷者
附子理中丸	《奇效良方》	人参、白术、干姜（炮）、附子（炮，去皮脐），各二钱，炙甘草一钱	治中寒中湿，呕逆虚弱
理中化痰丸	《明医杂着》卷六	人参、白术（炒）干姜、甘草（炙）茯苓、半夏（姜制）	健脾和胃，温中化痰；主治脾胃虚寒，痰涎内停
苓桂参甘归附汤	《四圣悬枢》卷三	人参一钱，炙草一钱，茯苓三钱，桂枝二钱，附子二钱，当归二钱	主治厥逆不止，吐泻
连理汤	《医略六书》卷十九	白术三钱（炒），炮姜二钱，炙草一钱，川连一钱	温中清膈。主治胃寒膈热，格食心烦，脉细数者
理中降痰汤	《杂病源流犀烛》卷七	人参、白术、茯苓、甘草、半夏、干姜、苏子	温中健脾，降气化痰。主治痰盛自汗
理中安蛔汤	《类证治裁》卷三	人参三钱，白术、白茯苓、干姜各一钱半，川椒（炒，十四粒），乌梅三个	治脾胃虚寒，蛔虫腹痛，中焦虚寒兼蛔虫内扰之腹痛腹鸣或呕吐蛔虫者
附桂理中丸	《饲鹤亭集方》	附子一两，肉桂五钱，人参一两，白术二两，干姜一两，炙草一两	主治脾胃虚寒，痰饮内停，中焦失运，呕吐食少，腹痛便溏，脉来迟细者
苓桂参甘厚朴汤	《四圣悬枢》卷三	人参一钱，甘草一钱，干姜一钱，茯苓三钱，桂枝一钱，厚朴一钱	太阴腹满
丁蔻理中丸	《全国中药成药处方集》（南昌方）	党参三两，焦术三两，炙甘草三两，干姜三两，白豆蔻一两，公丁香一两	温中散寒，补脾健胃；主治脾胃虚寒，脘腹挛痛，呕吐泄泻，消化不良

（二）理中丸类方体系配伍功效衍化特点

理中丸类方是以理中丸为基本方，经过加减化裁形成的方剂类方体系。关于理中丸类方的功效衍化，《伤寒论》记载："若脐上筑者，肾气动也，去术加桂四两；吐多者，去术加生姜三两；虽吐而下利多者，还用术；渴欲得水者，加术，足前成四两半；腹满者，去术，加附子一枚"。白术味苦性温，有升清之力，则于气机逆上之时当慎用，故而"脐下欲作奔豚""呕多者"

皆为逆气不降，故去白术，而加用有降逆之功的桂枝或生姜，衍化为桂枝人参汤，主治太阴虚寒兼表证的下利，方中以理中汤温中散寒止利，桂枝解表，体现了表里双解之法。“悸者，加茯苓二两”，用茯苓淡渗利水，宁心安神。“寒者，加干姜，足前成四两半”，干姜温中祛寒，与甘草合用组成的甘草干姜汤可振奋中阳，补土暖金，主治虚寒肺痿证。“腹中痛者，加人参，足前成四两半”，中气虚弱，需人参大补中气。此外，其他典籍也阐述了理中丸类方的功效衍化。

理中丸类方大致可归纳为七类：第一类，配伍附子、肉桂等，温中健脾兼以温肾散寒，宜于脾肾虚寒证，如附子理中丸、附桂理中丸、温胃汤、苓桂参甘归附汤等。其中，附子理中丸在理中汤基础上配伍附子，其温阳散寒作用强于理中汤，且能温肾散寒，宜于阳虚较甚，腹痛，吐利更甚，畏寒神疲，手足发凉者。附桂理中丸配用附子、肉桂，其温阳祛寒之力更强，主治阳虚更甚者。温胃汤在附子理中汤基础上去白术加陈皮、厚朴、川椒、当归、白芍，兼具调气和血之能，宜于脾（胃）肾虚寒兼脾气郁结，胃气不平者，其症是在附子理中丸证基础上兼见胀满上冲，饮食不下。

第二类配伍半夏、苏子、枳实、茯苓，兼可降逆化痰，宜于中焦虚寒而兼痰湿阻滞，气机失调者。如理中降痰丸、理中化痰丸、枳实理中丸。其中理中化痰丸、理中降痰丸均配伍半夏、茯苓，均兼燥湿降逆化痰，治疗中焦虚寒兼痰饮内停之咳嗽，痰多色白而稀，或呕吐清水。理中降痰丸因配伍苏子，故其降逆祛痰平喘作用较强，痰饮内停，肺气上逆，痰喘甚者，当首选之；枳实理中丸配伍破气泻痰除痞之枳实及渗湿治痰的茯苓，有温中健脾，行气除满之功，兼可消痞化饮，宜于脾胃虚寒，痰饮气滞，主治谷疸腹满。

第三类伍以青皮、陈皮、厚朴、香附、丁香、豆蔻、高良姜，温中健脾兼以调理气机，宜于中焦虚寒兼气机紊乱者，如苓桂参甘厚朴汤、治中汤、丁蔻理中丸、补中汤、治胃溃疡方等。其中苓桂参甘厚朴汤中加入行气导致的厚朴，功效温中健脾，行气除满，主治寒疫太阴腹满者。治中汤配有青皮、陈皮，兼理气消胀之功，中焦虚寒兼气机阻滞，脘腹胀满者，宜选用之。丁蔻理中汤配有丁香、豆蔻，兼可降逆止呕，中焦虚寒兼胃气上逆，呕恶反胃者，用之为妥。补中汤配用陈皮、茯苓，兼可理气化湿，中焦虚寒兼湿阻气机，泄泻腹胀者，当选此方。治胃溃疡方配用香附、高良姜、白芍、茯苓等，兼以理气缓急定痛，对中焦虚寒，气机阻滞，胃部隐痛绵绵，形寒怕冷，面色萎黄虚浮，肠鸣便溏者，用之较当。

第四类配伍川椒、乌梅等驱虫药物，具有温中安蛔之功效。如理中安蛔丸，即本方去甘草，加川椒、乌梅、茯苓，治脾胃虚寒，蛔虫腹痛，中焦虚寒兼蛔虫内扰之腹痛腹鸣或呕吐蛔虫者。

第五类配伍桂枝，兼具解表散寒之功，用于寒邪束表之寒热身痛，如桂枝人参汤。

第六类配伍黄连、茯苓，用于温中健脾，调和寒热，本类方寒热并用，如连理汤，主治外感寒邪，发热，呕吐酸水，脉弦迟，乃平调寒热，降逆制酸之方；加味连理丸，乃连理汤加茯苓而成，主治胃热脾寒，口糜气臭，腹泻，有调和寒热，补气健脾之功。

第七类配伍桂枝、苏子、茯苓、泽泻、山药、川连，兼具通阳利湿之功，如治心衰方。

这些不同的配伍，体现了理中丸类方在组成配伍方面的发展变化，大大丰富了理中汤的内涵。各类方组成配伍不同，功效、主治也有了新的发展，功效由原来的温中祛寒，益气健脾发展到温中健脾兼以温肾、理气、化痰、化湿、降逆、杀虫、消积；主治亦由原来的治疗中焦虚寒证扩大到心肾虚寒、气滞、痰饮、水湿、气逆、湿热、蛔虫、积滞、表寒、失血。病种也由原来的霍乱吐泻，喜唾发展到慢性胃炎、慢性结肠炎、胃肠功能紊乱、胃及十二指肠溃疡、胃扩张、胃下垂、心力衰竭、慢性支气管炎、蛔虫病、慢性痢疾及妇科月经过多、崩漏，儿科慢惊风等属中焦虚寒者。然而发展变化虽多，总离不开理中汤的基本药物（干姜、人参）、制方大法（温中祛寒，益气健脾）和主因主证（脾阳素虚，过食生冷，寒湿内侵，或寒邪直中太阴，脾阳受遏而致的中焦虚寒）三个基本因素。加减化裁的辅助药物，涉及病证伴随着中焦虚寒而来病证，此即理中丸类方的配伍功效衍化的基本特点。

（三）理中丸类方的临床应用

理中丸类方广泛应用于临床，为治疗中焦虚寒的要方，现结合其临床功效特点，选取理中汤原方、柴胡理中汤以及附子理中汤为代表进行论述。

1. 理中汤的临床应用　通过辨证论治对慢性胃炎脾胃虚弱（寒）证的患者均给予理中汤加减进行治疗，患者症见胃脘胀满、胃脘隐痛、大便稀溏、食少纳呆、恶心欲吐等。给予患者理中汤作为基本治疗方，根据患者的病情予以加减：寒重者加附子，呕吐重者加丁香、吴茱萸，膈上有热者加黄连，痰多者加茯苓、半夏，食积者加枳实、茯苓、神曲，下利多者加诃子肉、肉豆蔻等。结果表明58例患者经过治疗1周、2周及4周后，总体有效率分别为70.69%、81.03%、94.83%；治疗4周后胃脘胀满的有效率为92.31%、胃脘隐痛的有效率为94.23%、大便稀溏的有效率为93.75%、食少纳呆的有效率为94.29%、恶心欲吐的有效率为95.12%。结果表明理中汤加减能够有效缓解患者胃脘胀满、胃脘隐痛、大便稀溏、食少纳呆、恶心欲吐等症状。

应用理中汤治疗各种中医证候的慢性胃炎，基本方为党参30g、白术15g、干姜15g、炙甘草6g、茯苓15g、蒲公英10g；伴胃脘疼痛者加香附10g，高良姜10g；呃逆者加枳壳5g，广木香6g；糜烂性胃炎加重蒲公英用量；胆汁反流性胃炎者加黄连6g，白芍15g；有痰者加半夏10g。每日1剂，连续服用1个月，结果表明120例患者中，痊愈108例，占90%；显效5例，占4.2%；有效4例，占3.3%；无效3例，占2.5%，总有效率为97.5%。分别应用理中丸袋泡剂与汤剂治疗“慢性胃炎”“慢性十二指肠炎”的患者，症见胃脘痛、呕吐、泄泻等属于脾胃虚寒或虚弱。患者经过4周1疗程的治疗后，主症评分减少，理中丸袋泡剂与汤剂对脾胃虚寒型患者均有治疗作用，总有效率分别83.3%、83.3%，说明理中丸疗效显著，不同的剂型并不影响其疗效。

运用理中汤合痛泻要方加减治疗胆囊切除术后腹泻患者，组方为干姜9g、党参20g、白术20g、白芍20g、甘草（炙）9g、陈皮6g、升麻（炒）6g、茯苓10g、黄芪15g、柴胡10g。每日1剂，1个月为1个疗程，连续服用3个疗程。结果表明治疗组24例中，显效12例，有效9例，无效3例，总有效率87.5%。应用加味理中汤治疗功能性消化不良、“痞满病”脾胃虚寒证患者30例，药物组成为党参10g、炒白术10g、干姜6g、炙甘草6g、苏叶10g、姜厚朴10g、炒神曲10g、麦芽10g、枳壳9g、香附10g。每日1剂，连续服用4周为一疗程，结果表明治愈2例，显效7例，有效18例，总有效率为90.00%。

在西医常规治疗基础上，对30例脾肾阳虚型糖尿病患者予以加味理中汤进行治疗，每日1剂，早晚次分服，4周一疗程。药物组成为党参30g、白术15g、干姜10g、桂枝10g、丹参15g、山萸肉15g，山药30g、仙茅15g，淫羊藿15g，炙甘草10g。结果表明服用加味理中汤的30例患者7例痊愈，13例显效，7例有效，中医症状疗效总有效率为91.30%，能够改善阳虚型糖尿病及其慢性并发症患者的临床症状。此外，应用加味理中汤对结、直肠癌化疗后出现的脾肾阳虚证患者进行治疗，患者在常规化疗的基础上同时服用加味理中汤，21 天一疗程。加味理中汤组成为干姜 15g、生晒参 15g、桂枝 12g、山药 20g、扁豆 20g、白术 15g、生龙骨 40g、生牡蛎 40g、芍药 15g、大枣 12g、炙甘草 6g。结果表明 35 例患者服用加味理中汤后治愈 9 例，显效 20 例，有效 3 例，总有效率为 91.43%。能有效改善患者的中医临床症状，提高其生活质量和免疫力，且该治疗方法安全有效，无明显毒副反应。

2. 附子理中汤　应用加减附子理中汤治疗慢性胃炎，其药物组成为附子 15g、黄芪 15g、半夏 15g、白术 12g、黄芩 12g、干姜 9g、人参 9g、炙甘草 9g、陈皮 6g、丹参 6g。疗程为 2 周，治疗 2 个疗程，结果表明 31 例患者经过加减附子理中汤的治疗总有效率为 95.00%，显著高于西药常规治疗组，能有效改善患者的临床症状，并提高对幽门螺杆菌的根除率，且其不良反应总发生率显著低于西药治疗组。应用补中益气汤加附子理中汤治疗胃下垂，结果表明两药共用的治疗效果显著；附子理中汤可以显著增强补中益气汤的临床疗效。此外，以温运中阳，化湿止泻的治则应用附子理中汤结合小柴胡汤治疗脾胃虚寒、升降逆乱的患者，取得良好的临床疗效。

肠易激综合征（IBS）是一种以腹痛或腹部不适伴排便习惯改变为特征的功能性肠病，排除其他可引起这些症状的器质性疾病。应用附子理中汤对 32 例脾肾阳虚型肠易激综合征（腹泻型）患者予以附子理中汤颗粒剂进行治疗，疗程均为 4 周。结果表明附子理中汤治疗组总有效率为 93.80%，超过西药匹维溴铵的总有效率 76.70%，说明附子理中汤治疗脾肾阳虚型腹泻型肠易激综合征疗效确切；且附子理中汤组在肠道症状的改善、生理功能的改善、躯体疼痛减轻及生活质量的提高方面优于西药组，提示中药组在改善中医证候方面较西药组有显著的优势。此外，应用附子理中汤加茯苓方治疗腹泻型肠易激综合征，结果表明应用附子理中汤加茯苓方治疗腹泻型肠易激综合征的效果确切，可显著改善患者的临床症状及生活质量。其处方为：白术 20g、党参 20g、淡附片 12g、豆蔻 10g、枳壳 10g、补骨脂 10g、干姜 6g、砂仁 3g、茯苓 20g，用药 4 周为一个疗程。结果表明 30 例患者经过附子理中汤加茯苓方一个疗程的治疗后，显效 21 例，有效 8 例，无效 1 例，其治疗的总有效率为 96.67%。

运用附子理中汤治疗脾肾阳虚型慢性结肠炎患者 30 例，其组方为炮附子 10g、人参 10g、白术 10g、炮姜 10g、炙甘草 6g，7 天为 1 个疗程。结果表明 30 例患者经过 2 个疗程的治疗，显效 17 例，有效 12 例，无效 1 例，总有效率为 96.7%，表明附子理中汤治疗脾肾阳虚型的慢性结肠炎具有较好的效果。此外，对于脾肾阳虚型（活动期）溃疡性结肠炎患者，在柳氮磺吡啶片治疗的基础上加服加味附子理中汤进行治疗。药物组成为制附子 10g、干姜 10g、人参 10g、炙甘草 10g、三七 10g、黄连 5g，将丸剂改为汤剂，每日一剂。结果表明 30 例患者经过 4 周的治疗后，治疗组总有效率为 87%，明显优于单纯柳氮磺吡啶片对照组（73%）。

附子理中汤加味可用于治疗脾肾阳虚型功能性便秘，对照组用西沙必利片、乳果糖口服液治疗，治疗组在上述对照组基础上予以附子理中汤加味。其药物组成为制附片 10g、人参 12g、干姜 10g、炙甘草 8g、白术 40g、当归 15g、怀牛膝 15g、枳壳 12g。每日 1 剂，疗程为 3 周。结果表明治疗组 27 例患者经过 3 周的治疗总有效率 81.5%，显著高于对照组总有效率 70.4%，表明附子理中汤加味治疗脾肾阳虚型功能性便秘有显著的临床疗效。

应用加味附子理中汤治疗马兜铃酸肾病（aristolochic acid nephropathy，AAN）。治疗组药物组成为熟附子（先煎）9g、干姜 6g、红参 15g、白术 15g、茯苓 12g、制大黄 6g、制半夏 8g、炙甘草 6g。伴腰部冷痛、夜尿清长等肾阳虚证候者加肉桂（焗服）3g、鹿角胶（烊化）12g。4

周1个疗程，经2个疗程治疗后，27例患者中显效4例，有效7例，稳定9例，总有效率为74.07%。患者服用加味附子理中汤后，畏寒肢冷、倦怠乏力、食少纳呆、恶心欲吐、面色苍白、腰酸膝软等临床症状显著缓解，表明加味附子理中汤对AAN有较好的治疗作用。

附子理中汤加减可用于2型糖尿病的治疗，其药物组成为制附子10g、干姜10g、白术15g、炙甘草10g、红参10g、黄芪15g、陈皮10g、补骨脂12g，5天为1个疗程。结果表明23例Ⅱ型糖尿病患者经过3个疗程的治疗后，痊愈7例，显效9例，有效5例，总有效率为91.30%，表明附子理中汤治疗Ⅱ型糖尿病疗效显著。

应用加味附子理中汤治疗心律失常患者，药物组成为人参15g、干姜10g、附子15g、炙甘草10g、白术10g、桂枝10g、甘松15g、山楂30g，每日1剂；对照组采用步长稳心颗粒剂治疗。两组患者经过4周的治疗后，对照组44例患者显效10例，有效21例，无效13例，总有效率70.0%；治疗组66例患者显效20例，有效38例，无效8例，总有效率为87.9%。两组患者总有效率比较，具有显著性差异（$P<0.05$）。且在改善心悸、胸闷、乏力、纳呆、形寒肢冷等症状方面，治疗组明显优于对照组，表明加味附子理中汤治疗心律失常有显著疗效，且无明显毒副作用。

此外，加味附子理中汤配合针灸在临床用于治疗期前收缩，其药物组成为人参15g、干姜10g、附子15g、炙甘草12g、白术10g、桂枝10g、甘松15g、山楂30g、半夏10g、苦参12g，每日1剂。对照组予盐酸普罗帕酮100mg，两组患者疗程均为4周。结果表明45例对照组治疗后总有效率为88.89%，治疗组治疗后总有效率为93.33%，其结果无显著性差异。但在改善心悸、胸闷、乏力、纳呆、形寒肢冷等症状方面，加味附子理中汤优于盐酸普罗帕酮，表明加味附子理中汤配合针灸治疗期前收缩疗效显著，且无明显毒副作用。此外，加味附子理中汤治疗肿瘤化疗后白细胞减少症，以及结直肠癌化疗后脾肾阳虚证；附子理中汤亦可以治疗脾胃虚寒型慢性荨麻疹，附子理中汤配合艾灸还能够治疗原发性痛经。

二、理中丸类方的功效特点与生物学机制研究

理中丸类方广泛应用于糖尿病、肾炎、食管炎、胃炎、结肠炎以及腹泻等属中焦虚寒类疾病，下面将从临床应用和实验研究两个方面阐述其功效特点与生物学机制。

（一）理中丸类方治疗食管炎、胃炎、胃溃疡的功效特点与生物学机制研究

砂半理中汤合小陷胸汤可能通过降低食管黏膜NO浓度从而减轻食管炎症反应，改变胃动素水平，促进胃排空，治疗大鼠实验性反流性食管炎。这是由于大剂量NO与其他氧自由基如超氧离子进行反应产生过氧化硝基，过氧化硝基是毒性和高反应性自由基之一，在溃疡中表现为组织、炎症细胞的坏死和溃疡面积的增大。

采用醋酸制备大鼠实验性胃溃疡模型，应用香砂理中汤进行治疗。结果表明治疗14天后，香砂理中汤高、中、低剂量组均能降低溃疡指数（$P<0.05$），胃液量明显减少（$P<0.01$），胃蛋白酶活力显著降低（$P<0.01$），血清NO含量显著增多（$P<0.01$），血清胃泌素含量显著减少（$P<0.01$），血清胃泌素含量明显减少（$P<0.05$），胃液pH值明显降低（$P<0.05$）。表明小剂量NO可以通过维持胃黏膜上皮的完整性，增加胃黏膜血流量和抑制胃酸分泌等实现对胃黏膜保护作用。

采用寒热因素结合腹腔注射吲哚美辛法，建立大鼠胃溃疡寒证模型，用酶联免疫法检测理中丸对受试大鼠脑组织5-羟色胺（5-HT）含量的影响。结果表明胃溃疡寒证模型大鼠大

脑中 5-HT 含量明显升高，理中丸干预后，其含量明显降低。表明给药治疗后，热性方剂理中丸能明显降低模型组 5-HT 含量，抑制了副交感神经活力，增加损伤局部血流灌注，血活气充，改善胃肠黏膜的微循环障碍，加速溃疡愈合。

采用寒热因素结合幽门结扎、醋酸涂抹法，分别建立大鼠胃溃疡寒、热证模型，应用酶联免疫法检测受试大鼠胃组织 PGE_2 的含量，结果表明理中丸可显著升高寒性胃溃疡组大鼠胃组织 PGE_2 的含量（$P<0.05$ 或 $P<0.01$）。采用贲门成形 + 幽门结扎 + 胃空肠 Roux-en-Y 吻合术建立大鼠实验性食管炎模型，应用砂半理中汤合小陷胸汤进行治疗，结果表明治疗组大鼠食管组织中 NO 含量较反流对照组低（$P<0.05$）、胃排空率高（$P<0.05$）；血浆胃动素含量较反流对照组高（$P<0.05$）；黏膜上皮细胞鳞状上皮增生与黏膜固有层乳头延伸均有明显改善，黏膜层血管充血状况改善，炎症细胞浸润减少且病理评分较反流对照组明显增高。内源性 PGE_2 在胃黏膜中含量较高，对胃黏膜具有保护作用。理中丸对寒性胃溃疡的治疗作用，可通过升高大鼠胃组织 PGE_2 的含量而实现，PGE_2 既可以抑制胃酸分泌和刺激组织修复过程来促进溃疡愈合；又能增强细胞保护防御因子稳定肥大细胞膜，抑制细胞毒性物质如血小板活化因子（PAF）、肿瘤坏死因子（TNF）、白三烯（LTs）和溶酶体酶等的释放，削弱攻击因子对黏膜的损伤，扩张血管，增加胃黏膜血流量，促进胃黏膜上皮细胞更新、增殖；还能刺激黏液和碳酸氢盐分泌，保护细胞免受酸和胃蛋白酶的损伤，有助于上皮细胞的迁移，保护胃黏膜，促进胃黏膜细胞愈合。

采用经典幽门结扎法复制大鼠胃溃疡模型，同时施加冰水和 NaOH 溶液创建幽门结扎型胃溃疡寒证动物模型，结果表明幽门结扎型胃溃疡寒证模型大鼠血清一氧化氮（NO）、一氧化氮合酶（NOS）含量显著降低；理中丸可升高其 NO、NOS 含量。研究理中丸对灌服冰水和 NaOH 液所致的寒性胃溃疡的机制，结果发现理中丸能升高寒性模型组大鼠血清环磷酸腺苷（cAMP）的含量，降低环鸟苷酸（cyclic guanosine monophosphate，cGMP）的含量。升高 cAMP 的含量可激活胃蛋白酶而促进胃黏膜内糖蛋白和黏多糖的合成释放，以防御各种损害因子对胃黏膜的损伤；cAMP 对胃黏膜的保护作用还可能与前列腺素 PGE_2 有关。PGE_2 可通过增加肥大细胞内 cAMP 浓度，降低 cGMP 的含量，降低钙离子的通透性从而降低钙依赖的组胺释放，改善胃黏膜的微循环，对胃黏膜起保护作用。理中丸预防水浸应激型溃疡寒证作用机制可能与提高血管内皮舒张因子 NO 含量有关；对吲哚美辛型胃溃疡寒证的作用机制可能与降低血管内皮收缩因子内皮素（ET）含量有关。此外，理中丸可以治疗寒性吲哚美辛型胃溃疡，预防寒性水浸应激型胃溃疡的形成，通过升高大鼠胃组织中 EGF 和转化生长因子（TGF-α）的含量而实现。

采用饮食失节与改良 Okabe 法制备脾胃虚寒型胃溃疡动物模型，术后连续灌胃附子理中汤 7 天，结果表明附子理中汤可显著降低脾胃虚寒型大鼠溃疡指数（$P<0.01$，即溃疡面积），并能显著提高血清中 SOD 含量（$P<0.01$），从而对胃溃疡有明显的促进愈合作用。其作用机制可能是附子理中汤提高胃黏膜 SOD 活性，降低过氧化脂质代谢产物 MDA 含量，以增强胃黏膜防御能力，促进胃黏膜修复来实现的。

（二）理中丸类方治疗结肠炎以及腹泻的功效特点与生物学机制研究

应用附子理中汤灌肠治疗脾肾阳虚型溃疡性结肠炎（UC）大鼠，采用柳氮磺吡啶造模，持续灌肠给药 15 天以观察疗效。结果表明模型组大鼠肠黏膜炎症面积和损伤评分明显升高，而不同剂量附子理中汤组大鼠肠黏膜炎症面积和损伤评分明显下降（$P<0.05$），表明附子

理中汤灌肠对脾肾阳虚型 UC 大鼠肠黏膜具有抗炎和修复作用。其机制可能与其抑制结肠黏膜核因子 -κB（NF-κB）的激活，下调血清 TNF-α、白介素 -1β（IL-1β）的表达有关。

应用肩胛骨间棕色脂肪组织切除术，术后饲以高脂饲料，建立脾阳虚模型大鼠，应用附子理中汤进行治疗。结果显示，中剂量附子理中汤能够升高慢波频率，降低快波出现频率、最大振幅、每丛快波数，减小纵肌收缩力振幅以及降低血清瘦素（Lp）水平，升高神经肽 Y（NPY）水平。附子理中汤发挥止泻增重功效的机制之一，可能通过调节与摄食行为紧密相关的瘦素 Lp 和 NPY 两种肽类激素水平进而影响胃肠平滑肌活动而起效。而 Lp 具有降低食欲、减少体重作用，在能量代谢调节机制中有重要的地位，NPY 则作用相反，具有强烈的促进食欲的作用。此外，附子理中汤可以通过提高脾阳虚模型小鼠骨骼肌解偶联蛋白 3（uncoupling protein 3，UCP3）含量及其 mRNA 表达而发挥治疗效用。

采用“肩胛骨间棕色脂肪组织（BAT）切除术 + 高脂饲料喂养 + 隔日寒冷环境刺激”方法造成大鼠脾阳虚的模型，应用附子理中汤进行治疗，结果表明附子理中汤能够增加脾阳虚大鼠空肠肌的心房利尿钠肽（ANP）含量以及提高非可溶性鸟苷酸环化酶（pGC）mRNA 的表达量，暗示附子理中汤“止泻”的一种可能机制在于一方面上调 ANP 的含量及 pGC mRNA 表达量，进而恢复正常胃肠动力学，另一方面通过对水盐重吸收的调节作用而起效。此外，附子理中汤能恢复脾阳虚大鼠水通道蛋白 4（AQP4）含量和 AQP4 mRNA 正常表达，促进胃肠道黏膜对水液的重吸收而起到止泻的作用。

应用利血平造成大鼠脾阳虚模型，模型组动物体重明显下降、消瘦倦怠、嗜卧大便溏泻，肛周有污物，蜷缩、聚堆，食欲明显下降，毛色干枯不荣。组织病理学 HE 染色结果表明，理中汤可以明显改善脾阳虚动物小肠黏膜组织上皮细胞间隙紧密连接变宽，粗面内质网间隙增宽，线粒体肿胀，嵴断裂、减少或结构模糊，甚至空泡化等症状。分子生物学实验表明理中丸可以通过升高 VIP，降低回肠 P 物质（SP），对利血平所致脾虚大鼠的神经内分泌网络有一定调节作用；同时，可以通过升高脾 T 淋巴细胞增殖功能，升高血清中 IFN-γ，TNF-α，IL-1，降低 IL-6 的含量；升高外周血中 CD4/CD8 T 淋巴细胞比值，调节利血平所致脾虚大鼠的免疫功能；理中丸可以通过增加空肠内 TNF-β 表达，降低 TNF-α 表达，对利血平脾虚大鼠黏膜免疫功能有一定的调节作用，对派伊氏结（PP）结数量及其中的 T 淋巴细胞亚群无显著影响。理中丸通过上述机制改善大鼠肠道病理及超微结构，降低血清中胃泌素的含量，调节机体消化功能，有效地缓解利血平所致脾虚症状。

采用番泻叶灌胃加束缚应激法构建大鼠肠易激综合征（D-IBS）模型，应用附子理中汤治疗发现附子理中汤能显著缓解 D-IBS 的腹泻症状，对比模型组差异有统计学意义（$P<0.01$），比西药匹维溴铵组具有优势。附子理中汤能降低 D-IBS 大鼠血清 TNF-α 水平，提高大鼠血清 IL-10 水平，这可能是附子理中汤对 D-IBS 大鼠的作用靶点，其机制可能是通过调节血清促炎因子与抗炎因子水平，调整促炎因子与抗炎因子平衡，从而达到治疗效果。

（三）理中丸类方治疗肾炎的功效特点与生物学机制研究

应用加味附子理中免煎颗粒治疗急性马兜铃酸肾病，结果表明加味附子理中汤联合强的松可以通过提高肾组织 SOD 活性及降低 MDA 水平，减轻线粒体损伤，从而减少细胞色素 C 从线粒体释放，抑制细胞凋亡，减轻肾脏损害。从线粒体途径抑制细胞凋亡是加味附子理中免煎颗粒治疗急性马兜铃酸肾病作用机制之一。此外，应用加味附子理中汤治疗马兜铃酸肾病，能够使肾功能得到明显改善，表现为血尿素氮（BUN）、血肌酐（SCr）24 小时尿蛋白定量（Upro）、尿 *N*- 乙酰 -β-*D*- 氨基葡萄糖苷酶（尿 NAG 酶）显著下降，内生肌酐清除率（CCr）、尿渗透压显著增加。

（四）理中丸类方治疗糖尿病的功效特点及生物学机制研究

加味理中汤能够通过下调空腹血糖（FBG）、餐后 2 小时血糖（P2hBG）、糖化血红蛋白（HbA1c），改善糖尿病及其慢性并发症患者的临床症状，辅助降低血糖，控制血糖波动。其对血脂有双向调节作用，通过降低总胆固醇（TC）、甘油三酯（TG）、低密度脂蛋白（LDL）、C 反应蛋白（CRP）水平，以及上调高密度脂蛋白（HDL）水平（$P<0.01$），从而减轻血管炎症反应、保护血管内皮功能。此外，还可以通过显著降低血浆纤维蛋白原（FIB）水平，改善微循环，防止血栓性疾病的发生。

在西医常规治疗基础上服用加味理中汤，对脾肾阳虚型糖尿病患者进行治疗，结果表明加味理中汤能够改善糖尿病及其慢性并发症患者的临床症状，辅助降低血糖，控制血糖波动；对血脂有双向调节作用，能显著降低血浆 CRP 水平，从而具有减轻血管炎症反应、保护血管内皮功能的作用；显著降低血浆 FIB 水平，改善微循环，防止血栓性疾病的发生。

三、理中丸及其衍化方的功效特点研究

（一）理中丸类方功效物质组成研究

研究表明附子理中丸中含有大量的皂苷类、生物碱类、有机酸类、黄酮类等成分，其中原人参二醇、原人参三醇和齐墩果酸来自人参，且前两类皂苷是人参的有效成分，人参皂苷 Rg_1 及 6- 姜酚能够在不同程度上促进正常培养 Caco-2 细胞转运二肽化合物甘氨酸 - 肌氨酸 glycyl-sarcosine，并增加 Caco-2 细胞膜 PepT1 蛋白表达水平。6- 姜酚来自干姜，能明显上调 Caco-2 细胞 SLC15A1 表达，上述过程调控与胞内第二信使 cAMP 有一定的关系。甘草酸等有机酸来自甘草；宋果灵、新乌头碱、乌头碱、次乌头碱等双酯性乌头碱、苯甲酰新乌头原碱、苯甲酰乌头原碱、苯甲酰次乌头原碱来自附子。其中，苯甲酰新乌头原碱、苯甲酰乌头原碱、苯甲酰次乌头原碱 3 个单酯型生物碱可用于附子理中丸成方制剂的质量评价。对附子理中方不同制剂的含量测定结果表明，附子、党参、甘草混合提取的有效部位总皂苷的量不少于 4.0%，总黄酮含量不低于 4.0%。附子理中丸总皂苷含量不少于 1.2%，挥发油中冰片含量不少于 6.0%。

应用 GC-MS 鉴定附子理中丸中干姜和白术的挥发油，从中鉴定 17 个成分，其中芳樟醇、龙脑、α- 松油醇、柠檬醛、牛儿醛、β- 雪松烯、α- 姜烯、β- 没药烯、香橙烯来自干姜，石竹烯、α- 石竹烯、芹子 -3，7（11）- 二烯、大根叶香烯、β-vatirenene、呋喃二烯、4，8α- 二甲基 -6- 异丙基 -3，5，6，7，8，8α- 六 -2-［1H］萘酮来自白术。通过 GC-MS 鉴定了附子理中丸 20 个成分，且这些成分都来自干姜，主要包括 1，2，3，4-tetrahydro-2-isopropenyl-8-methyl-1-naphthol、ethenyl hexadecanoate、3-methoxy-9，10-dihydrocadalene、3-hydroxy-8-calamenenone、1，3，5，7，10- bisabola- pentaene-1，4-diol.2-（1，5-dimethyl-1，4-hexadienyl）-5-methyl-1，4-benzenediol、3-hydroxy-14-calamenoic acid、linoleic acid ethyl ester、8，11，13- podocarpatriene-1，13，14-triol、gingerol、pentacosane、hexacosane、heptacosane、octacosane、nonacosane、triacontane。通过 RRLC-Q-TOF/MS 鉴定了附子理中丸中 30 个化学成分，正离子模式下附子中的生物碱类成分容易检出，而负离子模式下甘草中成分易被检出。其中，isotalatizidine、10-hydroxytalatizamine、talatisamine、14-acetyltalatizamine、acorientine、benzoylmesaconine、hypaconitine 来自附子；

codonopsine 来自党参；beishulenolide A、atractyloside A 来自白术；gancaonin H、isoangustone A、liquirtin、neoliquirtin、licoflavone A、(*S*)-4',7'-dihydroxyflavanone、squasapogenol、(*R*)-5,7-dihydroxy flavanone、glycyrrhizic acid、pallidiflorin、glyasperin C、licoriphenone、licoisoflavone B、licoricidin、glycycoumarin、glyasperin A、kanzonol J、glycinflanin C 来自甘草。

附子理中丸制剂指纹图谱以尿苷、5-羟甲基糠醛(5-HMF)、京尼平苷、甘草酸为内标，应用 HPLC 构建的指纹图谱能够用于整体表征附子理中丸成分。此外，应用 HPLC 构建的指纹图谱用于附子理中丸拆方研究，结果表明：①缺单味药的指纹图谱研究发现，党参可干姜可能会中和甘草中某些组分，减少甘草小极性成分的溶出；甘草和干姜使 5-HMF 的溶出量减少。②缺两味药的指纹图谱研究发现，前 20 分钟极性较大组分主要为党参和白术的化学成分，干姜对各组分含量影响较大，但其自身化学成分含量较低。通过对全方及各拆方色谱峰强度比较可知，附子虽然为君药，但其对全方指纹图谱的定量相似度的贡献较小，可能是由于附子的毒性较强，治疗剂量与中毒剂量接近，因此在组方配伍中，其使用量较小。干姜在加热回流的条件下可使其他药材的化学成分含量显著下降，可能是某些成分与其他药材的化学成分发生反应，生成不溶物，或者抑制其他药材中成分的溶出。甘草益气补中，缓急止痛，兼和药性，为佐使药，在 60、70 分钟左右的色谱峰为甘草的化学成分，其对全方指纹图谱相似度的贡献较大。

（二）理中丸类方剂量 - 物质 - 功效关联关系研究

应用理中汤制成的超微配方颗粒与理中汤常规汤剂分别治疗脾胃虚寒型胃脘痛患者。主要药效学试验表明，理中汤配方颗粒与标准汤剂均对脾虚小鼠的小肠推进有抑制作用，对番泻叶所致的小鼠泄泻有对抗作用，对正常小鼠的胃排空有抑制作用。在抑制小肠推进和止泻作用方面，配方颗粒与同剂量标准汤剂的作用无显著性差异，在抑制胃排空方面，配方颗粒的作用强于同剂量的标准汤剂。根据其化学成分和药理作用，运用现代药学质量评价方法、技术和手段，构建规范和系统的质量评价体系。其中，用于质量控制的人参皂苷 Rg_1 和 Re 含量之和应不低于 2.75mg/g，甘草酸含量应不低于 9.00mg/g，说明上述成分为理中汤的主要药效成分，其含量高低直接决定药物的治疗效果。

采用二甲苯所致小鼠耳郭肿胀法，观察附子理中汤的抗炎效应；采用热板法和醋酸扭体法，观察附子理中汤的镇痛效应。结果表明，与空白对照组比较，附子理中汤高剂量组、中剂量组均能显著抑制小鼠耳肿胀度，抑制率分别为 44.5% 和 37.7%；明显减少小鼠扭体次数，抑制率分别达 28.89% 和 26.08%，给药后各剂量组的痛阈也明显提高，表明附子理中汤具有较好的抗炎镇痛作用，且呈现出一定的剂量 - 效应相关性。

观察附子主要成分乌头碱对清醒大鼠的心血管毒性，结果表明大鼠灌胃 200μg/kg 乌头碱后，心率减慢，血压无显著性改变；灌胃 400μg/kg 后，不仅心率减慢还出现显著的血压降低，表明清醒大鼠口服毒性剂量乌头碱后，首先出现心率减慢，随乌头碱毒性剂量的增加继而导致大鼠血压下降，反映了乌头碱心血管毒性随剂量改变的相关关系。

（三）理中丸类方体内功效物质基础研究

采用大黄水煎剂方法造成大鼠脾虚模型，研究理中汤三个不同极性部位的治疗作用，结果表明理中汤不同极性部位的疗效依次为：乙酸乙酯部位 > 正丁醇部位 > 水部位。通过正常组、模型组以及治疗组大鼠粪便肠道菌群 390bp 特征条带净面积与丰度值，ERIC-PCR 指纹图谱多样性指数，ERIC-PCR 图谱正常 - 造模后与正常 - 治疗后 Sorenson 配对相似性系数三个指标，综合评价理中汤不同极性部位的药效。结果表明上述三项指标的筛选结果具有一致性。综上，乙酸乙酯部位是理中汤治疗脾虚的主要活性部位。

药物代谢动力学研究表明，附子主要成分乌头碱的生物利用度和血浆蛋白结合率低，血浆药物浓度较低，苯甲酰乌头碱是乌头碱在大鼠体内的代谢产物之一，但并不是主要的或稳定的代谢产物。此外，研究表明随着乌头碱给药剂量的增加，代谢产物 16-*O*- 去甲基乌头碱的含量也随之改变，16-*O*- 去甲基乌头碱与乌头碱峰面积的比值最高达到 40.8%，说明乌头碱转化为 16-*O*- 去甲基乌头碱的比率较大。

研究表明理中丸中君药干姜在方中起重要的作用，是理中丸发挥温中散寒功效的关键性药物，干姜中主要含有挥发油和以姜酚为代表的辛辣物质两类成分。干姜中挥发油和总姜酚均可对肠管的运动产生影响，姜酚通过 M1、H1 受体发挥收缩肠管的效应，挥发油能够非竞争性抑制乙酰胆碱 ACh 和组胺对受体的兴奋作用。即干姜对肠道调节作用的发挥是挥发油和辛辣物质共同作用、协同起效的结果，提示干姜挥发油和姜酚类辛辣物质是理中丸治疗脾阳虚证候的功效物质基础。

乌头碱的药代动力学研究表明：在 200μg/kg 剂量下，乌头碱给药后 25.5 分钟时达最大血药浓度 C_{max}(7.53ng/ml)，消除半衰期 $t_{1/2}$ 为 (75.02 ± 5.92) 分钟；灌胃给予乌头碱 400μg/kg 剂量后，与 200μg/kg 剂量相比，C_{max}(7.69 ± 0.88)ng/ml 无显著性改变，*AUC* 平均值增加 0.82 倍，表明毒性剂量乌头碱在消化道的吸收良好，随着给药剂量增加，血浆中药物暴露水平成比例升高。此外，灌胃给予乌头碱 400μg/kg 剂量的动物的表观分布容积 (V_d) 由 (14.78 ± 1.95)ml/kg 增加至 (32.79 ± 5.05)ml/kg ($P<0.01$)；$t_{1/2}$ 由 (75.02 ± 5.92) 分钟增加至 (128.26 ± 13.18) 分钟，此外药时曲线呈明显的双峰现象。由此判断高剂量乌头碱毒性增强作用可能与乌头碱在大鼠体内 V_d 和 $t_{1/2}$ 改变有密切关系，而非 C_{max} 增高所致，呈现乌头碱染毒的时间依赖性毒性反应。而半衰期 $t_{1/2}$ 延长可能与 400μg/kg 剂量下出现的双峰现象，即与小肠各部分上 P-gp 的表达和活性不同有关。乌头碱急性中毒大鼠体内乌头碱的组织分布表明，除肝脏和肾脏以外，心脏中乌头碱分布最高。

分别提取干姜的挥发油成分以及水溶性成分，与理中丸原方剩余药物进行重新组合配方，结果表明姜油理中配方对胃肠消化吸收功能以及能量代谢方面的绝大多数指标如能量代谢、胃消化功能的改善作用均明显优于理中丸原方，而姜水理中配方则正好相反，在多数情况下，作用均弱于理中丸原方。此外，各药物对脾阳虚模型的整体治疗效果，即大鼠一般生物学特征的改善，同样表现为姜油理中配方的症状改善作用优于理中丸原方配伍，而姜水理中配方的作用不及理中丸原方。由此判定，理中汤中干姜的体内功效物质主要是其挥发油类成分，而非水溶性成分，提示干姜的挥发油类物质配伍入理中丸，能增强理中丸原方的功效，对脾阳虚证的治疗作用更加优异。

四、理中丸类方的现代应用开发研究

附子理中丸类方已有多首方剂入选我国药典标准，包括理中丸、附子理中丸、桂附理中丸。其中，理中丸（党参理中丸）在 2020 年版《中国药典》的处方为党参 75g、土白术 75g、炙甘草 75g、炮姜 50g，具有温中散寒，健胃之功，用于脾胃虚寒，呕吐泄泻，胸满腹痛，消化不良。附子理中丸在 2020 年版《中国药典》的处方为附子（制）100g、党参 200g、白术（炒）150g、干姜 100g、甘草 100g。其具有温中健脾之效，主要用于治疗脾胃虚寒，脘腹冷痛，呕吐泄泻，手足不温。附子理中丸在我国基本药物主要剂型除了水蜜丸、浓缩丸、小蜜丸、大蜜丸等外，2020年版《中国药典》还收录了附子理中片的质量标准。目前理中丸(党参理中丸)在我国基本药物目录的剂型以大蜜丸、水蜜丸和浓缩丸为主。桂附理中丸在2020年版《中国药典》的处方为肉桂30g、附片30g、党参90g、炒白术90g、炮姜90g、炙甘草90g，具有补肾助阳，温中健脾的功效，用于肾阳衰弱，脾胃虚寒，脘腹冷痛，呕吐泄泻，四肢厥冷，以大蜜丸和水蜜丸为主要剂型。

参考文献

[1] 江克明.理中丸类中成药发展史[J].中成药，1993，15(10):34-35.
[2] 费占洋.理中汤方证和临床研究[D].北京:北京中医药大学，2011.
[3] 秦文彪.理中汤加减治疗慢性胃炎脾胃虚弱(寒)证的临床疗效阶段性评价[D].北京:北京中医药大学，2014.
[4] 袁寿荣.加减附子理中丸治疗慢性胃炎的临床疗效探讨[J].中药药理与临床，2015，31(1):246-248.
[5] 陈奋伟，颜春悦.补中益气汤加附子理中汤治疗胃下垂临床研究[J].实用中医内科杂志，2012，26(7):81-82.
[6] 史伟，吴金玉，谢永祥，等.加味附子理中汤治疗马兜铃酸肾病临床研究[J].药物不良反应杂志，2006，8(4):254-258.
[7] 史伟，向彩春，谢永祥，等.加味附子理中汤治疗马兜铃酸肾病临床研究[J].中国中医药信息杂志，2006，13(11):17-18.
[8] 王晓英，刘小渭，赵莉娟，等.加味附子理中汤配合针灸治疗早搏的临床观察[J].世界中西医结合杂志，2009，4(10):732-734.
[9] 马永泽，刘小渭，马耿强.加味附子理中汤治疗心律失常临床观察[J].世界中西医结合杂志，2008，3(5):294-296.
[10] 朱丹.附子理中汤灌肠对溃疡性结肠炎脾肾阳虚型大鼠血清TNF-α、IL-1β、IL-6水平的影响[D].成都:成都中医药大学，2015.
[11] 史伟，黄仁发，陈延强.加味附子理中免煎颗粒对急性马兜铃酸肾病大鼠细胞凋亡的影响[J].中国实验方剂学杂志，2011，17(20):190-194.
[12] 刘敏，周亚滨，孙世林，等.附子理中汤治疗脾胃虚寒型胃溃疡机制的研究[J].中医药学报，2012，40(4):42-44.
[13] 姬培震，张怡，李雪萍，等.附子理中汤灌肠对脾肾阳虚型溃疡性结肠炎大鼠NF-κB，TNF-α，IL-1β表达的影响[J].中国实验方剂学杂志，2015，21(14):124-128.
[14] 劳传君，唐汉庆，李晓华，等.附子理中汤对脾阳虚模型大鼠在体空肠肌活动、leptin和neuropeptide Y的影响[J].右江民族医学院学报，2013，4:446-449.
[15] 卢兰，唐汉庆，李晓华，等.附子理中汤对脾阳虚大鼠ANP含量、pGC mRNA表达及胃肠动力学的影响[J].中国实验方剂学杂志，2013，19(24):262-266.
[16] 唐汉庆，韦祎，李晓华，等.附子理中汤对脾阳虚大鼠AQP4的影响及其止泻机制[J].中国实验方剂学杂志，2013，19(12):222-225.
[17] 羊燕群，郭文峰，李茹柳，等.脾阳虚大鼠小肠黏膜病理学改变及理中汤治疗作用观察[J].中华中医药杂志，2009，24(9):1219-1222.
[18] 蔡光先，胡学军，郑爱华.不同剂量理中汤超微配方颗粒治疗胃脘痛的临床观察[J].中国中医药科技，

2005,12(6):402-403.
[19] 邵峰,俞瑜,任刚,等.HPLC同时测定附子理中丸中3种单酯型生物碱含量[J].中国实验方剂学杂志,2012,18(16):57-61.
[20] 张盼盼,魏文跃,李岑,等.附子理中丸中乌头碱类毒性成分的富集及检测[J].华西药学杂志,2012,27(5):563-566.
[21] LIU H,SU J,YANG X,et al.A novel approach to characterize chemical consistency of traditional Chinese medicine Fuzi Lizhong pills by GC-MS and RRLC-Q-TOFMS[J].Chinese Journal of Natural Medicines,2011,9(4):267-273.
[22] 任培培,孙国祥,孙丽娜.附子理中丸多波长融合HPLC指纹图谱研究[J].药物分析杂志,2009,29(3):411-415.
[23] 张艳晓,张怡,姬陪震,等.附子理中汤抗炎镇痛作用的实验研究[J].中医学报,2015,30(4):542-544.
[24] 李孝栋.附子理中方新剂型的制备及其药物动力学的研究[D].沈阳:沈阳药科大学,2004.
[25] 高琳.干姜不同有效部位对理中丸调节脾阳虚模型消化功能及能量代谢的影响[D].北京:北京中医药大学,2009.
[26] 国家药典委员会.中国人民共和国药典:一部[M].北京:中国医药科技出版社,2015.

第二节　四逆汤类方现代研究

一、四逆汤类方及其衍化特点

(一)四逆汤类方及其历史源流

四逆汤是《伤寒论》中回阳救逆的群方之首,是治疗少阴病寒化证的主要基础方,主证有四肢厥逆、无热恶寒、神疲困倦、下利清谷,脉沉微细,舌色淡红或紫而青滞或无苔而中心淡黑,或舌质娇嫩而胖大等。方中附子、干姜、炙甘草3味药组成,主要用于阳虚寒盛厥逆证的治疗,四逆汤类方以附子、干姜为中心,根据阳虚程度、寒邪强弱以及具体病机变化的不同,其变法万千,药物随证加减而成方,聚方成类。

众医家均认为以下七方属于四逆汤类方:四逆汤、四逆加人参汤、通脉四逆汤、通脉四逆加猪胆汁汤、干姜附子汤、白通汤、白通加猪胆汁汤。除此之外,清代医家认为四逆汤类方尚包括茯苓四逆汤、四逆散、当归四逆汤及当归四逆加吴茱萸生姜汤,近现代医家多认为真武汤、附子汤亦属此类,而刘渡舟认为理中汤也属四逆汤类。对于理中汤的归属问题,清代医家徐大椿、左季云单列理中汤类,其中包括理中汤、真武汤、附子汤等;近现代医家除刘渡舟外均认为理中汤不属于四逆汤类。刘渡舟将理中汤归为四逆汤类方,他认为从药物组成上来说,理中汤与四逆汤均有干姜、炙甘草,组成较为相近。其次,《伤寒论》原文亦有证明,原文第277条曰:"自利不渴者,属太阴,以其藏有寒故也。当温之,宜服四逆辈。"而《桂林古本伤寒论》第277条云:"宜服理中四逆辈。"遵从大多数现代医家观点,未将理中汤纳入。综合各医家观点及临床使用频率,将四逆汤、四逆加人参汤、通脉四逆汤、通脉四逆加猪胆汁汤、干姜附子汤、白通汤、白通加猪胆汁汤、当归四逆汤、当归四逆加吴茱萸生姜汤及真武汤纳入四逆汤类方,常见的代表方见表12-2。

表 12-2 四逆汤主要类方组成及其功能主治

方名	方源	组成	功效主治
四逆汤	《伤寒论》第 29、91、92、225、323、324、353、354、372、377、388、389 条	甘草二两(炙),干姜一两半,附子一枚(生用,去皮,破八片)	温中祛寒,回阳救逆之功效。用于阳虚欲脱,冷汗自出,四肢厥逆,下利清谷,脉微欲绝
四逆加人参汤	《伤寒论》第 385 条	炙甘草二两,干姜一两半,附子(生,去皮,破八片),人参一两	回阳复阴。治阳气衰微,阴液内竭,四肢厥逆,恶寒脉微,下利而利忽自止者
茯苓四逆汤	《伤寒论》第 69 条	茯苓四两,人参一两,生附子(去皮,一枚,破八片)、炙甘草二两,干姜一两半	回阳益阴。主治发汗,若下之,病仍不解,烦躁者
通脉四逆汤	《伤寒论》第 317 和 370 条	甘草二两(炙),附子大者一枚(生,去皮,破八片),干姜三两,强人可四两	破阴回阳,通达内外。主治少阴病,阴盛格阳证
真武汤	《伤寒论》第 82 和 316 条	茯苓三两,芍药三两,白术二两,生姜三两(切),附子一枚(炮去皮,破八片)	具有温阳利水之功效。主治脾肾阳虚、水气内停证,太阳病发汗太过、阳虚水泛证
白通汤	《伤寒论》第 314 条	葱白四茎,干姜一两,附子一枚(生,去皮,破八片)	破阴回阳,宣通上下。少阴病阴盛戴阳证。手足厥逆,下利,脉微,面赤者
干姜附子汤	《伤寒论》第 61 条	干姜一两,附子一枚(生用,去皮,破八片)	主治伤寒下之后,复发汗,昼日烦躁不得眠,夜而安静,不渴不呕,无表证,脉沉微,身无大热者

(二) 四逆汤类方体系配伍功效衍化特点

四逆汤类方以干姜、附子为中心,根据阳虚的程度、寒邪的强弱及具体细微病机的不同加减变化而成其类。四逆汤由附子、干姜、炙甘草三味药组成,主要用于脉沉微的少阴阳虚证;如阴盛格阳于外有“里寒外热”“面色赤”等症者,则倍干姜,增加附子用量以增强温里散寒之功,成通脉四逆汤;如出现上热下寒之戴阳证则用四逆汤去炙甘草加葱白成白通汤以宣通阳气,使阴阳之气相交;如阴寒过盛,格阳于外,将现阴阳离决、阴液欲绝之势,则急用通脉四逆加猪胆汁汤或者白通加猪胆汁汤,方中加用人尿、猪胆汁以滋养阴液,同时可引阳药入阴,破除寒邪;因阳虚不能制水,水气泛滥于肌肉四肢出现“四肢沉重疼痛者”,用真武汤治疗,为四逆汤去炙甘草加茯苓、白术、白芍,并易干姜为生姜;其他如四逆汤加人参为四逆加人参汤,四逆汤去附子为甘草干姜汤等。方中附子辛热,重在振奋心肾之阳。驱寒救逆为主药;配干姜为甘辛大热之剂,以协同温阳散寒救逆,使药力持久。甘草则益气调和,既得助附子回阳之力,又可缓附子燥烈之性,甘草合附子温中益气无壅滞之虞。干姜甘草两者共同温中补脾益气,甘草又可缓干姜之烈。如张秉成在《成方便读·祛寒之剂》总结:“故以生附子之大辛大热,解散表里之寒邪,不留纤芥,仍以干姜之守而协济之。用甘草者,一则恐姜附之僭,一则寓补正安中之意耳。”

（三）四逆汤类方现代临床应用

1. 峻补心阳，回阳救逆　四逆汤为强心主剂，四逆汤方加减可挽垂绝之阳，救暴脱之阴。凡内外妇儿各科危重急症，导致阴竭阳亡，元气暴脱，生命垂危，症见冷汗淋漓，四肢冰冷，面色萎黄、灰败，唇、舌指甲青紫，口鼻气冷，喘息抬肩，口开目闭，二便失禁，神志昏迷，气息奄奄，脉象沉微迟弱或散乱如丝。故现代临床上告病危的心衰、休克、危急重症及各种急慢性心功能不全、冠心病、心律失常，辨为心阳虚衰所致者，均可用四逆汤方加减以峻补心阳，回阳救逆。

2. 温肾回阳，化气利水　"饮入于胃，游溢精气，上输于脾，脾气散精，上归于肺，通调水道，下输膀胱，水精四布，五经并行……"。水液的正常代谢，与脾的升清，肺的宣降，膀胱的气化，三焦的决渎密切相关，与肾中阳气的蒸腾气化关系尤为密切，肾阳气充足，脾肺膀胱功能正常，则水液代谢正常。若肾阳失于蒸化，则脾失升清，肺失宣降，三焦不利，水饮内停。饮留肠胃属痰饮，停于胁属悬饮，支撑胸膈为支饮，溢于肌肤为溢饮。"病痰饮者，当以温药和之"。气行则水行，气停则水停，温阳利水为治疗水湿内停的治则。现代医学中，无论是全身性水肿诸如肾源性、心源性水肿或局限性水肿诸如脑积水、心包积液、关节腔积液以及原因未明的水肿（特发性水肿），只要辨证为阳虚水湿停聚者，均可用四逆汤类方加减温肾回阳化气利水予以治疗。

3. 温经散寒，祛湿止痛　"风寒湿三气杂至，合而为痹也。其风气盛者为行痹、其寒气盛者为痛痹、其湿气盛者为着痹"。血液的运行需阳气的推动，血得温则行，遇寒则凝，"痛则不通，通则不痛"阳气不足，推动乏力，经脉不畅，闭塞不通，则出现痛证，以附子为君药的四逆汤类方能温经通络，散寒止痛，故现代临床上风湿病、类风湿疾病、雷诺综合征、骨质疏松疼痛、痛经、头痛等各种痛证，只要辨证为阳虚寒凝，经脉不通者，均可用四逆汤类方加减以温经散寒祛湿止痛。

4. 温阳益气，固脱摄津　气能行津，也能摄津。阳气既能推动津液在体内循行代谢，也能固摄防止其溢出脉外。现代临床上汗液、唾液等体液外溢均可用四逆汤加减温阳固脱予以治疗。

二、四逆汤类方的功效特点与生物学机制研究

（一）四逆汤类方强心、抗休克功效特点与生物学机制研究

四逆汤是中医救治各类休克的重要而有效的方剂，一般认为该药在用药 1 小时内升压作用最为显著。以家兔为实验模型，发现单味附子、甘草的升压作用显著弱于四逆汤，且维持时间较短，说明四逆汤升压抗休克的效果显著强于各单味药。而且四逆汤注射剂也有显著增加冠状动脉血流量，改善微循环，并有明显的强心升压作用。

药物造成的心肌损伤产生的心衰应该属于心源性休克模型。研究表明，用盐酸阿霉素尾静脉注射造模，药物灌胃 3 周后进行心功能测定（心排血量、左心室最大变化速率）。结果证实四逆汤与地高辛比较无明显差异。而拆方研究发现，防治心衰作用则全方大于单味药。机制研究结果表明，与对照组相比，心衰组大鼠心脏左室内压及左室内压变化速率明显降低，左室舒张末期压力明显增高，心肌组织铜 - 锌超氧化物歧化酶（SOD）和锰 SOD 活性及其 mRNA 表达明显降低，心肌组织和心肌细胞线粒体丙二醛（MDA）含量明显增多。而四逆汤组可以显著改善心衰大鼠心功能，提高铜 - 锌 SOD 和锰 SOD 的活性，增加其 mRNA 表达，

并明显减少心肌组织和心肌细胞线粒体 MDA 的含量。提示四逆汤抗心衰的机制可能与提高 SOD 活性密切相关。阿霉素性心力衰竭心肌细胞线粒体存在明显的氧化应激反应，四逆汤可以通过减轻氧化损伤，改善线粒体功能，保护心肌组织。测定模型大鼠血清内皮素(ET)、降钙素基因相关肽(CGRP)水平，并应用光镜观察心肌组织的病理变化，结果与正常组比较，阿霉素致心力衰竭大鼠血清 CGRP 水平显著降低，血清 ET 水平明显升高。四逆汤及卡托普利均能降低 ET 水平，升高 CGRP 水平。光镜结果显示，四逆汤治疗组心肌细胞损伤程度明显低于模型组。研究结果提示四逆汤能调节改善慢性充血性心力衰竭大鼠的神经内分泌功能，拮抗过度激活的神经内分泌系统。

心脉灵注射液是以四逆汤中各单味药的有效成分组合的抗休克药物。研究表明，心脉灵注射液可纠正由红细胞变形性降低引起的血流变学紊乱，改善微循环，增加微循环灌流，用其治疗家兔、狗、大鼠的内毒素性休克，均能使休克动物血压稳步回升，脱离休克状态，明显降低死亡率，显示其抗休克的作用。四逆汤对静脉注射内毒素导致的小动脉直径、小动脉内红细胞速度、小静脉循环等变化的影响以及对平均动脉压和心率的影响。结果显示，四逆汤对内毒素所致大鼠平均动脉压下降、小动脉内红细胞流速降低、白细胞向小静脉外的游离等有抑制作用。四逆汤类方中甘草干姜汤、四逆汤、四逆加人参汤与茯苓四逆汤对大鼠内毒素休克的保护作用研究结果表明，四种温里方剂和单味附子均有改善血压、保持心率、减轻内毒素引起的血液浓缩、抑制中性粒细胞数增加的作用，并在不同程度上提高内毒素处理动物的存活率。另外，四种方剂中有无附子在预防内毒素休克作用的程度方面有明显差别，提示四种方剂对内毒素引起的大鼠休克均具有预防效果，而附子发挥了重要作用。休克发生时，血管活性物质和细胞因子的含量随之发生变化。前列环素(PGI_2)、一氧化氮(NO)是扩血管物质，而血栓素 A_2(TXA_2)、血管紧张素、内皮素(ET)则是血管收缩物质，休克发生时这些活性物质含量发生变化，以调节血管的舒缩。研究表明，四逆汤可以提高内毒素血症大鼠血浆中 PGI_2 含量及 PGI_2/TXA_2 的比值，降低 ET、肿瘤坏死因子(TNF)和血管紧张素的含量。与四逆汤的药理作用比较，单味药和药对(甘草、干姜、附子、干姜配附子、甘草配附子)对这些指标的影响不尽相同。四逆汤类方可以提高内毒素血症大鼠血浆中 PGI_2 含量，降低 IL-2、TNF 和血管紧张素的含量。白通汤、四逆汤、白通加猪胆汁、人参四逆汤的药理作用特点不尽相同。四逆汤对于内毒素休克模型各项指标的影响较全面。同时，研究表明四逆汤及类方是通过调节血管活性物质的释放和转化，抑制炎症细胞因子的释放而发挥各自的药理作用。四逆汤及类方对失血性休克动物模型也有较好的疗效。从人参四逆汤中分离提取的化合物 H 对正常大鼠血压有增加趋势，对失血性休克大鼠具有明显升压作用，但引起血压变化的同时未引起心率的改变。且四逆汤可以降低由失血性休克造成的 TNF、ET 的生成量以及 NO 含量。对于失血性休克动物模型，四逆汤组与生理盐水比较，血中 SOD 活性明显升高，MDA 明显降低，乳酸含量也显著下降，血中 NO 含量则明显升高，平均动脉血压也明显高于生理盐水组。研究结果提示四逆汤通过清除氧自由基，减少体内乳酸的堆积，升高 NO，改善机体微循环，维持机体复苏后的血压，减轻了由于休克后缺血缺氧、体内乳酸的堆积、微循环功能障碍造成的不可逆性的休克。以血流动力学为指标，观察四逆汤对失血性休克大鼠的治疗作用，及 α 和 β 受体阻滞剂对其作用的影响。结果表明，四逆汤能改善失血性休克大鼠的左心室收缩压、左心室等容期压力最大变化速率和平均动脉压的降低，α 和 β 受体阻滞剂可不同程度地阻断四逆汤对失血性休克大鼠的保护作用，提示四逆汤对失血性休克大鼠有强心、升压作用的机制可能与调节肾上腺素 α 和 β 受体有关。采用离体心脏灌流法和悬浮玻璃微电极法，观察人参四逆汤化合物对成年豚鼠离体心脏的心肌收缩性能和心室肌细胞动作电位的影响。结果表明，人参四逆汤对豚鼠心肌有正性肌力作用，可使心肌细胞动作电位除极参数增加，动作电位时程延长，可见人参四逆汤可能对钠和钙通道有激动作用。然而四逆汤对高钾和去甲肾上腺素收缩大鼠离体主动脉血管环效应的影响研究结果表明，四逆汤减小高钾刺激血管的最大收缩效应，Ca^{2+} 开放剂 Bay K8644（BK）不能恢复这种效应，提示四逆汤能阻断 α_1 受体，其减弱高钾刺激引起的血管收缩可能和钙通道无关。

四逆汤的抗休克作用不仅表现在强心、升压以及对心脏的保护作用，对休克状态下的其他脏器同样具有保护作用。研究表明心脉灵注射液不仅有强心升压作用，对内毒素血症大鼠可以改善肺血管通透性及降低肺组织脂质过氧化物。研究表明，对于失血性休克，四逆汤通过清除氧自由基，升高 NO，改善肝组织微循环，减少诱导型一氧化氮合酶（iNOS）表达的各种因素，减轻 NO 与氧自由基造成的细胞毒作用和血管的低反应性，对肝脏起到保护作用。在对小鼠全脑缺血再灌注损伤的研究中，再灌注组大脑皮质乳酸脱氢酶和磷酸肌酸激酶活性显著低于对照组，四逆汤组显著高于再灌注组，而与对照组比较差异无统计学意义，表明四逆汤对小鼠全脑缺血再灌注损伤有明显保护作用。大鼠肠缺血再灌注可以造成急性肺损伤，四逆汤预先给药通过抗氧化作用并减少 NO 的生成、维持 NO/ET-1 正常比例而减轻肠缺血再灌注引起的急性肺损伤。而且，四逆汤预处理对大鼠肠缺血再灌注后小肠上皮细胞也有保护作用。B 淋巴细胞瘤 / 白血病 -2（Bcl-2）家族是一类结构相似，参与细胞凋亡调控的基因，其表达的 Bcl-2 和 Bcl-xL 蛋白有抗凋亡作用，而 Bcl-xs 和 Bax 蛋白有促凋亡作用。神经酰胺也参与细胞的凋亡，鞘磷脂酶（SMase）可促其水解。四逆汤具有抗肠缺血再灌注后肠黏膜细胞凋亡的作用，其作用与清除氧自由基、抑制 SMase 的基因表达、减少神经酰胺的生成、促进 Bcl-2 蛋白表达有关。采用大鼠大脑中动脉局部阻塞模型，观察四逆汤对脑缺血大鼠 MDA 和神经酰胺含量，以及 SOD 活性的影响，结果显示四逆汤能减轻氧化损伤，减少神经酰胺的生成量，对局部脑缺血大鼠有保护作用，其机制可能与抑制 Bax mRNA 的转录及其蛋白的表达、增加 Bcl-2 蛋白的表达有关。

（二）四逆汤类方保护心血管系统功效特点与生物学机制研究

四逆汤对多因素诱导的心血管系统疾病疗效显著。注射垂体后叶素可以造成心肌的急性缺血，四逆汤组心肌及血浆 ET 浓度明显低于缺血组。用普萘洛尔阻断 β 肾上腺素能受体（β-AR），再以垂体后叶素造成大鼠心肌缺血，定量 RT-PCR 法测定 β_1-AR 及 β_1-AR 激酶（βARK 1）mRNA 的表达。实验结果证实，四逆汤能减少心肌缺血时的 β_1-AR 脱敏，促进心肌 β-AR 信号转导。通过测定大鼠胸主动脉环张力及测定 NO 的浓度，并与临床常用药硝酸甘油作对照，结果表明四逆汤扩张冠脉、改善心肌供血的作用比硝酸甘油持久，其机制可能与促进内源性 NO 的产生有关。同时，四逆汤可显著降低缺血心肌 ET 浓度，有效抑制缺血心肌 ET-1 基因的表达及蛋白合成。进一步应用基因表达谱芯片观察了小鼠心肌缺血后基因表达的变化以及四逆汤对其影响。结果表明，小鼠缺血后有 33 条基因表达下调，70 条基因表达上调。服用四逆汤后，相对单纯缺血组，有 23 条基因表达下调，52 条基因表达上调。应用生物信息学技术对四逆汤的作用机制进行探讨，利用二维凝胶电泳分离左心室肌总蛋白，通过 PDQuesf 711 软件分析 2-DE 图谱，比较各组间蛋白的表达量，利用基质辅助激光解吸离子化飞行质谱（MALDI-TOF-MS）制作差异蛋白点的肽谱确定各差异蛋白的种类，通过生物信息学分析所得蛋白的功能。结果表明四逆汤通过调节缺血心肌的能量代谢、信号转导、功能、心肌细胞修复和抗氧自由基损伤等多组相关蛋白的表达，对缺血心肌产生保护作用。

心肌缺血后再灌注也可造成心肌损伤，临床试验证明，急性心肌梗死溶栓治疗的患者服用四逆汤后的弓背型 ST 段抬高持续时间、心肌梗死总负荷、QRS 波群记分、QT 离散度、再灌注心律失常发生率均比单纯的溶栓治疗显著降低。研究证实了四逆汤对缺血再灌注损伤的保护作用。以 SOD、MDA 以及乳酸为指标，观察附子生物碱、干姜挥发油、甘草酸粗品组合对小鼠心肌缺血再灌注损伤的影响。结果表明，附子生物碱是四逆汤有效成分组合中的关键因素。四逆汤有效部位可在一定程度上降低心肌缺血再灌注时增高的心肌神经酰胺的含量，减少心肌细胞凋亡，从而达到保护心肌的作用。且四逆汤和四逆汤有效部位均可不同程度地提高大鼠心肌缺血再灌注损伤心肌收缩力恢复率，降低再灌注心律失常发生率，对心肌收缩力的恢复作用较好，对心律失常发生的抑制较好，降低小鼠心肌缺血再灌注损伤过程中的心电图 J 点抬高，提高心肌组织 SOD 活性，降低 MDA 和乳酸水平。

四逆汤不仅在心肌损伤后对心肌组织有一定的保护作用，在损伤前用四逆汤对动物进行预处理，可以有效地减轻损伤造成的后果。采用免疫组化和 PCR 法，观察与细胞凋亡有关的丝裂原活化蛋白激酶 p38（p38 MAPK），与能启动多个靶基因转录的转录因子——核因子 κB（NF-κB）以及热休克蛋白 70（HSP70）和 NO 基因表达。研究表明，四逆汤预处理组心肌梗死面积明显小于缺血再灌注组，MDA 的含量低于缺血再灌注组，SOD 活性和锰 SOD mRNA 的表达高于缺血再灌注组，NF-κB 发生核转位且蛋白表达、p38 MAPK 和蛋白激酶 C（PKC）发生转位且蛋白表达、*HSP70* 基因的表达及蛋白合成以及 NO_2^-/NO_3^- 含量均显著高于缺血再灌注组，提示四逆汤能诱导心肌延迟预适应，其机制可能与 NF-κB 的激活、p38 MAPK 的激活、*HSP70* 基因表达、NO 含量的增加相关。

（三）四逆汤类方调节血脂作用的功效特点与生物学机制研究

高脂血症是动脉粥样硬化的重要病因，以四逆汤预防性用药，观察对家兔实验性动脉粥样硬化脂代谢及血管内皮功能的影响，发现四逆汤可明显缩小主动脉内膜脂质斑块面积，降低血清总胆固醇、甘油三酯、低密度脂蛋白 - 胆固醇、载脂蛋白 B 等因子的浓度，且有量效依赖关系，表明四逆汤有良好的抗动脉粥样硬化的作用。检测血清 NO 及血浆内皮素 ET 的浓度，发现四逆汤可明显提高 NO 的浓度、降低 ET 的水平，提示四逆汤可调节动脉粥样硬化所致的 NO 与 ET 的平衡紊乱是四逆汤对抗动脉粥样硬化（AS）的重要机制之一。研究发现，四逆汤抗血管内皮功能氧化损伤、防治 AS 的综合疗效强于抗氧化剂维生素 E，由此推测抗氧化损伤、调节脂代谢、降低动脉组织神经酰胺浓度、减少血管壁细胞凋亡可能是四逆汤产生抗动脉粥样硬化作用机制之一。

（四）四逆汤类方免疫调节作用的功效特点与生物学机制研究

研究表明，大剂量氢化可的松造成的虚证模型 IgG 水平显著下降，四逆汤组 IgG 水平显著高于氢化可的松组和对照组。四逆汤对正常小鼠的巨噬细胞吞噬率、吞噬指数及溶菌酶含量无明显影响，但能明显对抗经免疫抑制剂环磷酰胺处置造成免疫功能低下小鼠 T 淋巴细胞增殖，并使其达到正常水平。采用中性红法检测吞噬能力，以培养液上清对 L929 细胞和胸腺淋巴细胞增殖的影响为指标，MTT 比色法检测 TNF 和 IL-1 生成量。结果表明，与模型组比较，四逆汤及类方均可以显著提高小鼠腹腔巨噬细胞吞噬中性红的作用。白通汤和四逆汤能显著减少 TNF 生成量，四逆汤和人参四逆汤可显著降低 IL-1 生成量。对脂多糖(LPS)诱导炎症反应的实验模型，四逆汤生物效应较为广泛，类方之间对腹腔巨噬细胞免疫功能的影响不尽相同。另外，四逆汤和人参四逆汤可提高小鼠脾淋巴细胞 IL-2 释放，有改善免疫功能的作用。

三、四逆汤类方的功效物质基础研究

(一) 四逆汤类方的功效物质组成研究

四逆汤中主要化学成分主要有苯甲酰新乌头原碱、苯甲酰乌头原碱、苯甲酰乌头次碱、甘草酸、6- 姜酚、异甘草素等。应用 HPLC 法标定出四逆汤中 20 个特征峰，其中 6 个特征峰来源于甘草和附子干姜汤，6 个特征峰来源于甘草，与单味甘草相比四逆汤中甘草特征峰的峰面积降低，表明配伍会使甘草中的甘草苷等特征成分溶出量降低。

从复方四逆汤水煎剂中共分离得到 25 个化合物，经化学方法和各种光谱学方法鉴定了 23 个化合物的结构，其中黄酮类化合物 15 个(包括黄酮 2 个；异黄酮 2 个；二氢黄酮 7 个；查耳酮 3 个；紫檀烷 1 个)；三萜类化合物 2 个；香豆素类化合物 2 个；嘧啶 1 个；其他类化合物 3 个(2 个有机酸，1 个辣味素)，并发现了一个新的二氢黄酮类化合物：6″-α- 羟基丙酰基甘草苷。采用 HPLC-MS 联用技术对不同提取方法制备的四逆汤中主要化学成分进行分析，按传统水提法、有效部位组合法制备四逆汤，HPLC-MS 鉴定出传统水提液中光甘草定、新乌头原碱、乌头原碱、次乌头原碱、附子灵、尼奥灵、4- 甲基姜辣素、苯甲酰乌头原碱等 28 个化学成分，有效部位组合液中苯甲酰乌头原碱、苯甲酰次乌头原碱、二乙酰基 -6- 姜醇、甘草宁 E、查斯曼宁碱、松属素、乌头原碱等 30 个化学成分，并对各成分的药材归属进行了确认。通过对比色谱峰发现传统法提取液比有效部位组合液中多发现 11 个色谱峰。通过高分离度快速液相 - 飞行时间质谱(RRLC-TOF/MS)联用技术定性分析四逆汤中的主要化学成分，在优化的液质联用条件下，通过飞行时间质谱鉴定出四逆汤中 34 个成分，并对其药材来源进行了归属，主要包括乌头碱类、二苯基庚烷类、姜辣素类、三萜皂苷类、黄酮类化学成分。

四逆汤的化学成分主要包括四大类：双萜类生物碱、黄酮类、三萜皂苷类和姜辣素。通过对四逆汤拆方和全方的体内外样品进行研究，归属了含药血浆中 38 个色谱峰的来源，包括 33 种原型成分(主要为二萜生物碱、黄酮类成分和少量的皂苷类化合物)和 5 种代谢物(分别为葡萄糖醛酸甘草素、葡萄糖醛酸芒柄花素、葡萄糖醛酸异甘草素、葡萄糖醛酸 -6- 姜酚和甘草次酸)。附子生物碱类是四逆汤有效成分组合中的关键成分，而干姜挥发油和甘草酸也是组方中不可或缺的成分。实验结果证明森布星 B 和去甲猪毛菜碱为四逆汤抗心肌缺血的可能药效成分。

根据组方药材中化学成分的类别，分别建立 5 个化学成分数据库，包括附子生物碱类、干姜二苯庚烷类和姜辣素类、炙甘草三萜皂苷类和黄酮类化学成分。通过 HPLC-TOF-MS 分析组方药材甲醇提取液和水煎液的化学成分，对已知化合物和未知化合物分别进行匹配和标记，表征组方药材的化学物质基础。从四逆汤 HPLC-TOF-MS 总离子流色谱图中发现 156 个色谱峰，其中 49 个色谱峰来自淡附片，40 个色谱峰来自干姜，67 个色谱峰来自炙甘草，根据准确分子量、同位素分布、元素组成和保留时间可以鉴定其中 19 个色谱峰为已知生物碱类化合物，18 个色谱峰为已知二苯庚烷类化合物，13 个色谱峰为已知姜辣素类化合物，12 个色谱峰为已知三萜皂苷类化合物，23 个色谱峰为已知黄酮类化合物，其余色谱峰为来自各组方药材的相应未知化合物。

通过分析人参四逆汤抗失血性休克作用的提取组分 S-1 和 S-7 的组成成分。采用硅胶色谱柱分离，利用 ESI/MS^n、MALDI-TOF/MS 等技术分析鉴定 S-1 和 S-7 的化学成分。从人参四逆汤水煎液的抗休克作用的有效组分 S-7 中分析和鉴定了人参皂苷 $-Ra_1$、$-Ra_2$、$-Rb_1$、$-Rb_2$、$-Rb_3$、-Rc、-Rd、-Re、$-Rg_1$、$-Rg_2$、$-Rg_3$、-Rf 等 12 种人参皂苷；从有效组分 S-1 中检出苯甲酰次乌头碱油酸酯、苯甲酰次乌头碱油酸酯、苯甲酰次乌头碱棕榈酸酯、苯甲酰中乌头碱、苯甲酰乌头碱、苯甲酰次乌头碱等二萜生物碱类成分。

（二）四逆汤类方的剂量 - 物质 - 功效的关联关系研究

选取四逆汤为代表，采用目前较公认的经方剂量折算标准“1 两折合 3g”“1 两折合 6.69g”以及“1 两折合 13.92g”，同时配伍附子用量折合 15g、30g、60g 的变化，通过动物实验研究比较四逆汤不同折算标准的药效及安全性。复制大鼠失血性低血压模型，分成四逆汤高、中、低折算剂量组和模型组，以多导生理信号采集系统描记实验全程血压、呼吸、心电时间曲线变化，观察四逆汤不同折算剂量对大鼠血压、心电、呼吸等重要生命体征的改善作用。复制大鼠失血性低血压模型，分成模型组和四逆汤高、中、低剂量组，观察四逆汤不同剂量组对失血性低血压大鼠缺血缺氧状态的改善作用。各组大鼠于实验终点时，取动脉血，微量血气分析仪测定 PaO_2、$PaCO_2$、BE、HCO_3^- 和 pH 值；分离血清，采用全自动生化仪检测 ALT、AST，BUN，CREA、CK、LDH 水平，化学比色法检测 LA 含量；取心、肾组织，匀浆，采用黄嘌呤氧化酶法测 SOD 含量，化学反应法测 MDA 含量；取肺脏，匀浆，采用硝酸还原酶法测定 NO 含量，化学比色法测定 NOS 活性。研究结果表明，四逆汤在一定剂量下对失血性低血压大鼠具有明显的升压、强心、促进呼吸的作用，四逆汤能改善失血性低血压大鼠肺通气功能，降低 $PaCO_2$，升高 PaO_2，抑制肺组织 NO/NOS 系统的活化；降低 LA 和 LDH 水平，增加 SOD 生成，减少 MDA 的生成，降低脂质过氧化损伤，明显改善失血性低血压大鼠的缺血、缺氧状态以及由此所引发的炎症和氧化损伤，保护肺、心、肾、肝等重要脏器功能。随着四逆汤各组分剂量的逐渐增加，上述药效作用未见明显增强，甚至在高剂量使用时表现出一定的副作用。四逆汤低剂量对失血性低血压大鼠的血压、心率、呼吸及缺血缺氧状态及心、肺、肝、肾等重要脏器功能改善作用较显著。四逆汤中、高剂量也表现出类似的改善作用，但综合疗效不及低剂量组显著。四逆汤高剂量对失血性低血压大鼠心脏和组织代谢方面表现出一定的副作用，这可能与四逆汤高剂量中附子用量较大有关。

观察不同折算剂量四逆汤对放血致低血压状态大鼠的升压作用。实验结果显示，放、止血后模型组、各给药组大鼠血压下降；给药后 2 小时，四逆汤给药组放血致低血压状态大鼠血压升高，大剂量组较小剂量组升压效果明显；放、止血后模型组、各给药组心率减慢；给药后 2 小时，四逆汤大剂量对于放血致低血压状态大鼠有明显的加强心肌收缩，提高心率作用。结论：与按照习惯认为的“1 两 =3g”折算的四逆汤低剂量组比较，按照“1 两 =13.8g”折算的四逆汤高剂量组能够升高放血致低血压大鼠血压，提高心率，作用明显。

与附子单煎液比较，附子 - 甘草合煎液对大鼠心脏的毒性程度显著降低。正如《本草经集注》云：“俗方每用附子，须甘草、人参、生姜相配者，正制其毒故也”。附子 - 甘草作为配伍减毒的代表药对，目前对其减毒机制的研究主要集中在配伍前后煎液中毒性成分溶出量的变化，而从吸收代谢动力学角度考虑配伍后多组分间的相互作用研究则较少。附子中主要含乌头类生物碱，甘草中主要含有甘草酸和甘草次酸等酸性皂苷类成分，两者是一对酸碱药对。研究表明，附子与甘草同煎后，附子中的乌头类生物碱与甘草中的甘草酸发生沉淀反应，生成不溶于水的大分子络合物，降低了药液中乌头碱和次乌头碱的含量。附子 - 甘草配伍减毒作用也与甘草影响附子毒性成分在胃肠道的吸收过程有关，乌头碱、新乌头碱和次乌头碱的达峰浓度（C_{max}）和药 - 时曲线下面积（AUC）均降低，减缓了有毒成分的吸收，从而发挥解毒作用。甘草对细胞色素 P450（CYP）有诱导作用，附子具有抑制 CYP 酶活性的作用，当附子与甘草合用时，对肝药酶的诱导起到了主导作用，通过加速附子的代谢而缓和其毒性。甘草对附子在体内的排泄过程也有影响。甘草酸的水解产物葡萄糖醛酸可与乌头类生物碱的羟基形成低毒或无毒的葡萄糖醛酸络合物，经尿液排出体外，从而显示出一定的减毒活性。干姜也有类似甘草的解毒作用。《本草纲目》称："生姜解半夏、南星、乌头、附子及鸟兽肉毒"。通过对附子 - 干姜合煎液的化学成分的分析，毒性较大的双酯型生物碱含量降低。干姜能够抑制附子中毒性较大的双酯型生物碱的吸收，使其在小肠中的生物利用度明显降低，其机制可能为干姜通过诱导 P- 糖蛋白（P-gp），从而抑制作为 P-gp 底物的双酯型生物碱的吸收，最终起到减毒的效果。

附子中水溶性部分与甘草中甘草酸和黄酮类成分之间具有协同作用。附子无姜不热，两药相须配伍为用经常出现在各类方剂中，尤其是在心血管方面，干姜与附子有相似的作用，相伍后可增强心衰大鼠的心肌收缩力，减少心肌能量需求，改善冠脉血流量，达到回阳救逆的目的。干姜中主要活性成分姜酚可以抑制 CYP3A 的活性，可能使附子中的有效成分代谢减少，从而显示出增效的作用。作为回阳救逆的经典名方，四逆汤对心血管系统有良好的保护和治疗作用。研究表明，四逆汤配伍后对心衰、低血压等疾病的疗效最佳，明显优于各单味药或任意两两组合，应系活性成分配伍之后，相互协调、相互促进，多靶点作用于体内，发挥着协同药效的作用，诠释了四逆汤配伍机制的科学性。

（三）四逆汤类方体内功效物质基础研究

采用 HPLC-DAD-TOFMS 技术对四逆汤中的化学成分进行分离鉴别和结构解析，并对四逆汤给药后大鼠血浆中的吸收成分和代谢产物进行辨识。结合数据库匹配技术和动态调节 TOFMS 碎片电压的方法，在四逆汤中共鉴别了 53 种化学成分，包括 24 种生物碱类，12 种黄酮类，13 种皂苷类和 4 种姜辣素类化合物，在灌胃给予四逆汤的大鼠血浆中筛选鉴定了 33 种血清活性成分和 5 种代谢产物。鉴定了四逆汤给药后大鼠尿液中 102 种外源性代谢物，包括 53 种原型成分和 49 种代谢产物，推断四逆汤中乌头类生物碱在大鼠体内的主要代谢途经为 *O*- 去甲基化和水解，黄酮类化合物的主要代谢途经为葡萄糖醛酸化、硫酸化、还原、去甲基化、羟化等。

以雄性家狗为研究对象，采用 HPLC 法测定血药浓度。取狗肌内注射四逆汤精制物，分别于给药前、给药后不同时段股动脉取血，取同一时相的血清测定乌头类生物碱含量及 NO 含量；所得实验数据用 MCPKP 自动化药物动力学程序软件处理，计算药动学参数；PK-PD 研究结果表明，乌头类生物碱血药浓度及 NO 净增率在狗体内的动态变化均符合开放一房室模型。血药浓度法所测参数为：K_a=4.940 52/ 小时，K=0.328 52/ 小时，$T_{1/2K_a}$=0.144 11/ 小时，$t_{1/2K}$=2.112 56 小时，T_P=0.596 22 小时，C_{max}=2.218 56μg/ml，AUC=8.233 2（mg·h）/L，V_d=0.029 96L/kg，Cl=0.009 86L/（kg·h）；药理效应法所测参数为：K_a=4.161 96/ 小时，K=0.431 85/ 小时，$t_{1/2K_a}$=0.169 42/ 小时，$t_{1/2K}$=1.605 73 小时，T_P=0.613 20 小时。在 0~6 小时乌头类生物碱血药浓度与 NO 净增率存在良好的相关性，相关方程为：Y=0.447 8X−0.112 3，

r=0.993 9。乌头类生物碱的体内动态变化在一定时间范围内可以反映四逆汤升高血清 NO 含量的药效程度，血药浓度法与药理效应法在一定程度上存在良好的相关性，乌头类生物碱是四逆汤回阳救逆的物质基础；药动学参数表明四逆汤有效部位起效快，维持时间长，与四逆汤“走而不守，守而不走”的配伍规律相吻合。

据报道，LC-MS 法测定四逆汤与缺甘草四逆汤中 3 种双酯型生物碱，并对次乌头碱大鼠体内吸收过程影响的对比研究。结果表明，四逆汤样品中 3 种双酯型生物碱含量明显低于缺甘草四逆汤样品的 3 种双酯型生物碱含量，且存在显著性差异（P<0.01）；四逆汤与缺甘草四逆汤相比次乌头碱的体内吸收速率减慢，吸收总量却增加。大鼠灌胃四逆汤与缺甘草四逆汤后，次乌头碱的药代动力学行为差异较大。试验中由于两组实验组的给药剂量（换算为次乌头碱的含量）不同，故采用血药浓度 - 时间曲线下面积（AUC 值）与其对应的给药剂量之比值表示次乌头碱的吸收程度。四逆汤与缺甘草四逆汤中的次乌头碱达峰时间 t_{max} 分别为 5 小时和 1.9 小时，这可能是附子与甘草合煎后附子的“毒”被减而不易引起中毒的主要原因。四逆汤中次乌头碱体内的吸收达峰时间明显较缺甘草四逆汤延后，这与附子与甘草合煎起到“缓急而减毒”的作用相符合。相反，四逆汤和缺甘草四逆汤的次乌头碱的吸收程度分别为 4.50 和 1.82，表明四逆汤中附子与甘草合煎，次乌头碱的体内吸收程度有明显增大，同时其血浆消除率也明显降低，体内的滞留时间增长，这与附子与甘草合煎“毒减而效不减”作用相符合，因此提示四逆汤（缺甘草与否）次乌头碱的体内吸收程度有明显不同，可能与甘草皂苷类成分具有表面活性，可增加次乌头碱在胃肠道的吸收有关系。同时，实验中灌胃的药液均先预热，即“温服”，故该研究所得次乌头碱的药代动力学行为也为“温服”的科学性提供了实验依据。四逆汤（缺甘草与否）次乌头碱在大鼠体内的药动学行为考察中，四逆汤中次乌头碱的药时曲线存在双峰现象，即两次吸收规则。由此推断附子与甘草合煎的四逆汤中次乌头碱吸收所示的“二次达峰”和停留时间及 AUC 的增加，均可能由于次乌头碱在四逆汤中附子与甘草合煎使附子的 3 种双酯型生物碱大部分被结合而逐渐形成沉积物，但汤液在温热条件送服时，其结合形式的成分同时进入胃肠道。附子与甘草合煎后次乌头碱的吸收和消除速率均相对减慢，可能是由于次乌头碱以结合态进入体内后经由胃肠道酸碱生理环境及肠道菌群的作用缓慢转化成游离态释放出来，并被机体重新吸收的结果。

四逆汤对抗普萘洛尔减慢心率的效应在一定范围内呈剂量依赖关系。以药物的对数剂量和相应心率作直线回归分析，得四逆汤的量效关系为 Y=4 314X+286 144，r=019 997，呈现良好的正相关。通过测定其给药后不同时间的效应推算药物的体存量，结果显示，本方相当于静脉给药的二室模型，即腹腔注射后较快进入血液循环，消除相半衰期为 6.67 小时。以小鼠热板法测定不同时程痛阈，得出四逆汤镇痛效应半衰期为 6.84 小时，用 ED_{50} 补量法测得四逆汤抗大鼠蛋清性关节肿效应，推算得出药物抗炎成分在大鼠体内存留率为 0.69，抗炎药效半衰期为 11.35 小时，证明四逆汤的药效强度与剂量呈正比相关，镇痛效应强度随时间的延长而衰减。

参考文献

[1] 王闰平 .《伤寒论》四逆汤类方“药对”研究[D]. 成都：成都中医药大学，2013.

[2] 裴倩. 从圆运动理论解析四逆汤类方证治规律的研究[D]. 广州:广州中医药大学,2011.
[3] 赵明奇,吴伟康,赵丹洋,等. 四逆汤抗阿霉素性心力衰竭的超氧化物歧化酶机制探讨[J]. 中国中药杂志,2005,30(14):1111-1114.
[4] 赵明奇,吴伟康,段新芬,等. 四逆汤对阿霉素性心衰大鼠心肌线粒体功能的影响[J]. 中药材,2005,28(6):486489.
[5] 张爱民,黄启福. 心脉灵注射液对内毒素休克狗红细胞流变学紊乱的影响[J]. 北京中医药大学学报,1994,17(2):57-61.
[6] 葛迎春,刘平,马天舒,等. 四逆汤及组方药提取物对内毒素血症大鼠血浆中血管活性物质和细胞因子含量的影响[J]. 中国中西医结合杂志,2004,S1:240-242.
[7] 葛迎春,刘平,马天舒,等. 四逆汤类方提取物对内毒素血症大鼠血浆中 PGI2、IL-2、和 TNF 含量的影响[J]. 中华现代中西医杂志,2004,2(5):385-387.
[8] 刘艳,杨成梯,吴伟康,等. 探讨四逆汤抗急性失血性休克的氧自由基、一氧化氮机制[J]. 中成药,2003,25(5):386-389.
[9] 邵春红,王晓良. 四逆汤对失血性休克大鼠心功能和血压调节的肾上腺素受体机制研究[J]. 中国药学杂志,2003,38(11):847-850.
[10] 李红,张春晓,张文杰,等. 人参四逆汤化合物 H 对豚鼠离体工作心的作用[J]. 吉林大学学报(医学版),2004,30(4):538-541.
[11] 刘艳,吴伟康,杨成梯,等. 从氧自由基、一氧化氮探讨四逆汤抗急性失血性休克的肝脏机制[J]. 中国病理生理杂志,2003,19(6):810-814.
[12] 姜之全,陈前芬,田鹤村. 四逆汤对小鼠全脑缺血 - 再灌注损伤的保护作用[J]. 中国脑血管病杂志,2004,1(12):556-557.
[13] 刘克玄,柳垂亮,吴伟康,等. 四逆汤预先给药对大鼠肠缺血 / 再灌注所致急性肺损伤的作用[J]. 中华麻醉学杂志,2004,24(7):511-514.
[14] 刘克玄,吴伟康,罗汉川,等. 四逆汤对大鼠肠缺血再灌注后小肠上皮细胞超微结构的影响[J]. 中国病理生理杂志,2004,20(4):636-639.
[15] 刘克玄,吴伟康,朱有凯,等. 四逆汤对大鼠肠缺血再灌注后肠粘膜细胞凋亡的影响及神经酰胺机制[J]. 中国药理学通报,2005,21(2):240-244.
[16] 刘克玄,吴伟康,何威,等. 四逆汤对大鼠肠缺血再灌注损伤后肠黏膜的保护效应[J]. 中国中药杂志,2006,31(4):329-332.
[17] 颜建云,吴伟康,陆立鹤,等. 四逆汤对局部脑缺血大鼠的保护作用及其神经酰胺机制[J]. 中国分子心脏病学杂志,2004,4(3):168-172.
[18] 颜建云,吴伟康,陆立鹤,等. 四逆汤对大鼠局灶性脑缺血后 bax、bcl-2 表达的影响[J]. 中国病理生理杂志,2005,21(4):669-673.
[19] 刘平,葛迎春,马天舒. 四逆汤类方药理研究进展[J]. 辽宁中医杂志,2007,34(2):248-251.
[20] 吴伟康,谭红梅,罗汉川,等. 应用基因表达谱芯片观察小鼠心肌缺血后基因表达的变化以及四逆汤对其影响[J]. 中国病理生理杂志,2003,19(2):207-210.
[21] 吴伟康,李劲平,罗汉川,等. 四逆汤抗心肌缺血作用的相关蛋白谱研究[J]. 中国病理生理杂志,2005,21(3):506-510.
[22] 孙慧兰,吴伟康. 四逆汤有效成分不同组合抗心肌缺血再灌注损伤的作用研究[J]. 中草药,2002,33(4):333-336.
[23] 孙慧兰,吴伟康,罗汉川,等. 四逆汤有效部位抗心肌缺血再灌注损伤神经酰胺机制的研究[J]. 中成药,2005,27(12):1429-1434.
[24] 孙慧兰,吴伟康,罗汉川,等. 四逆汤有效部位抗心肌缺血 - 再灌注损伤作用[J]. 中草药,2006,37(1):77-81.

[25] 刘颖,吴伟康,陈晨,等.核因子-κB在四逆汤预处理诱导大鼠心肌延迟预适应中的作用[J].中国中药杂志,2005,30(6):453-456.

[26] 刘颖,吴伟康,赵明奇.丝裂原活化蛋白激酶p38的激活在四逆汤预处理诱导大鼠心肌延迟预适应中的作用[J].中国病理生理杂志,2005,21(3):519-623.

[27] 刘颖,陈晨,吴伟康,等.四逆汤预处理对大鼠心缺血再灌注后心功能的延迟保护作用[J].中药药理与临床,2006,22(1):11-14.

[28] 黄河清,吴伟康,程超.四逆汤抗实验性动脉粥样硬化的作用及其机制[J].中国动脉硬化杂志,2000,8(4):302-304.

[29] 葛迎春,马天舒,刘平,等.四逆汤类方提取物对小鼠腹腔巨噬细胞免疫功能的影响[J].中国实验方剂学杂志,2006,12(2):28-31.

[30] 马天舒,刘平.四逆汤对心血管系统作用的研究进展[J].中药药理与临床,2002,18(1):48-49.

[31] 刘敏,张海,蔡亚梅,等.高效液相色谱法同时测定四逆汤中6个指标性成分[J].第二军医大学学报,2013,34(6):82-686.

[32] 王海燕,周严严,容蓉,等.HPLC-MS联用分析不同制法四逆汤中化学成分[J].中国实验方剂学杂志,2013,22:103-107.

[33] TAN G G,ZHU Z Y,JING J,et al.Characterization of constituents in Sini decoction and rat plasma by high-performance liquid chromatography with diode array detection coupled to time-of-flight mass spectrometry[J].Biomedical Chromatography,2011,25(8):913-924.

[34] 缪萍,裘福荣,蒋健.四逆汤化学物质基础及配伍机制的研究进展[J].中国实验方剂学杂志,2014,20(5):234-238.

[35] 徐雅娟,宋风瑞,赵洪峰,等.人参四逆汤抗休克作用的有效组分成分分析[J].中草药,2002,33(5):11-13.

[36] 展海霞,彭成.附子与干姜配伍对心衰大鼠血流动力学的影响[J].中药药理与临床,2006,22(1):42-44.

[37] 向云亚,蒋苏贞,黄兆胜.姜酚对小鼠肝药酶活性的影响[J].中国实验方剂学杂志,2012,18(20):208-211.

[38] 晏亦林.四逆汤有效部位的药代动力学-药效动力学研究[D].广州:广州中医药大学,2001.

[39] 李莹.基于生物药剂学研究四逆汤中附子与甘草合煎减毒增效机制[D].成都:成都中医药大学,2013.

第十三章 补益剂类方研究进展

凡以补益药为主组成，具有补益人体气、血、阴、阳等作用，主治各种虚证的方剂，统称补益剂。本类方剂立法属于"八法"中的"补法"。其立法原则为："虚者补之"（《素问·三部九候论》）、"损者益之"（《素问·至真要大论》）、"形不足者，温之以气，精不足者，补之以味"（《素问·阴阳应象大论》）。补益剂分为补气剂、补血剂、补阴剂、补阳剂四类。补气剂用于气虚证，代表方如四君子汤、参苓白术散、补中益气汤等。补血剂用于血虚证，代表方如四物汤、归脾汤、当归补血汤等。气血双补剂用于气血双亏证，代表方如八珍汤、炙甘草汤等。补阴剂用于阴虚证，代表方如六味地黄丸、大补阴丸等。补阳剂用于阳虚证，代表方如肾气丸。阴阳并补剂用于阴阳两虚证，代表方如地黄饮子。

第一节　四君子汤类方现代研究

四君子汤为补气之基本方剂，由人参、白术、茯苓、甘草四味药组成。后世医家在临床实践中随证加减，并逐渐衍化出以四君子汤为基础方的四君子汤类方。四君子汤类方虽其组方变化各具特色，在功效和主治上亦同中有异，各有侧重，但总以补气健脾为制方大法，临证以脾胃气虚为主因主证。目前，四君子汤类方在中医临床广泛用于功能性消化不良、胆汁反流性胃炎、萎缩性胃炎、胃黏膜脱垂、消化性溃疡、慢性腹泻，以及肿瘤放化疗的辅助治疗等。近年来，国内外学者围绕其药理作用、体内外化学组分组成及动力学过程开展研究，为其生物学机制及功效物质基础的阐明奠定了基础。

一、四君子汤类方及其衍化特点

（一）四君子汤类方及其历史源流

四君子汤首载于《太平惠民和剂局方》卷三新添诸局经验秘方，实为《圣济总录》卷八十"白术汤"之异名，为补气之祖方。该方由人参、白术、茯苓、甘草四味药各等份组成，服用时应研为细末，每服二钱，水一盏，煎至七分，通口服，不拘时，入盐少许，白汤点亦得。常服具有温和脾胃，进益饮食，辟寒邪雾瘴气之功效。常用于治疗"荣卫气虚，脏腑怯弱，心腹胀满，全不思食，肠鸣泄泻，呕哕吐逆"。四君子汤组方药物皆平和之品，不热不燥，平补不峻，作用冲和平淡，如宽厚平和之君子，故名"四君子汤"。需要注意的是本方之名在不同方书中各异，如《圣济总录》卷八十称之为“白术汤”，《活幼口议》卷二十称之为“四圣汤”，《普济方》卷三九四谓“人参散”，《医部全录》卷四三六称之“温中汤”，《文堂集验方》卷四呼之“四君汤”。虽各书中用量、剂型存有差异，但其临证主治范围均相似。

追溯四君子汤之源，从组成药物分析，应为《伤寒杂病论》的理中丸衍化而来。理中丸由人参、干姜、白术、炙甘草四味药物组成，为治疗中焦脾胃虚寒证之代表方剂，以温中补虚见长。而四君子汤易干姜为茯苓，功擅补气渗湿，主治脾胃气虚而挟湿者，方由温中补虚变为益气健脾。

四君子汤为补气之基本方剂。后世医家继承并灵活运用，在不断的临床实践中衍化出以四君子汤为基础方的四君子汤类方。据古今文献统计，由四君子汤衍化出的类方约有300余首，代表性方剂诸如异功散、六君子汤、参苓白术散、香砂六君子汤等。按其功用特点，可将四君子汤类方分为补气渗湿类、补气养阴类、补气温中类、补气升阳类、补气养血类、补气祛痰类、补气理气类、补气安神类、补气清热类、补气活血类、补气利水类、补气固涩类共计12类。代表性方剂有：补气渗湿类的八解散、参苓白术散、和中散等，补气养阴类的六神散等，补气温中类的白术散、五君子煎等，补气祛痰类的六君子汤等，补气理气类的异功散、香砂六君子汤、参术汤等，补气利水类的参苓白术散等（表13-1）。

表13-1　四君子汤主要类方组成及其功能主治

方名	方源	组成	功能及主治
四君子汤	《太平惠民和剂局方》	人参（去芦）、白术、茯苓（去皮）、甘草各等分	益气健脾。主治脾胃气虚证
异功散	《小儿药证直诀》	人参（切，去须）、茯苓（去皮）、白术、陈皮（锉）、甘草各等分	益气健脾，行气化滞。主治脾胃气虚兼气滞证
六君子汤	《医学正传》	陈皮一钱，半夏一钱，茯苓一钱，甘草半钱，人参一钱，白术一钱半	益气健脾，燥湿化痰。主治脾胃气虚兼痰湿证
香砂六君子汤	《古今名医方论》	人参一钱，白术二钱，茯苓二钱，甘草七分，陈皮八分，半夏一钱，砂仁八分，木香七分	益气健脾，行气化痰。主治脾胃气虚，痰阻气滞证
参苓白术散	《太平惠民和剂局方》	莲子肉（去皮）一斤，薏苡仁一斤，缩砂仁一斤，桔梗（炒令深黄色）一斤，白扁豆（姜汁浸，去皮，微炒）一斤半，白茯苓二斤，人参（去芦）二斤，甘草（炒）二斤，白术二斤，山药二斤	益气健脾，除湿止泻。主治脾虚湿滞证
七味白术散	《小儿药证直诀》	人参二钱五分，白茯苓、炒白术各五钱，甘草一钱，藿香叶、木香二钱，葛根五钱，渴者加至一两	补脾止泻。用治小儿脾胃虚久泻之证
加减四君子汤	《小儿药证直诀》	人参、白术、茯苓、甘草、黄芪、扁豆、藿香叶	主治小儿吐泻不止、不进乳食等
八解散	《太平惠民和剂局方》	人参一两，茯苓一两，甘草（炙）一两，白术一两，藿香一两，陈皮、厚朴（去粗皮，锉，生姜自然汁浸一宿，炒紫色）二两，半夏（汤洗七次）一两	治四时伤寒，头疼壮热，感风多汗，劳伤过度，骨节酸疼，饮食无味，四肢疼倦等症

续表

方名	方源	组成	功能及主治
和中散	《阎氏小儿方论》	人参(切,去须,焙)、白茯苓、白术、甘草(锉,炒)、干葛(锉)、黄芪(切,焙)、白扁豆(炒)、藿香叶各等分	益气健脾,生津养胃。主治腹痛吐泻,烦渴不思食
六神散	《鸡峰普济方》	人参一两,白术一两,黄芪一两,甘草一两,百合一两,茯苓一两	益气健脾养阴。主治脾胃虚弱,不思饮食,肌体瘦瘠,咽干口燥等
白术散	《普济本事方》	白术二钱,人参二钱,半夏曲二钱,茯苓一钱,干姜一钱,甘草一钱	温养中宫,通调营卫。主小儿呕吐,脉迟细,有寒
参术汤	《赤水玄珠》	人参二钱,白术二钱,黄芪二钱,茯苓一钱,甘草一钱,陈皮一钱	益气健脾,培土制木。主治气虚颤掉
五君子煎	《景岳全书·新方八阵》	人参二至三钱,白术二钱,茯苓二钱,炙甘草一钱,干姜(炒黄)一至二钱	健脾益气,温中散寒。主治脾胃虚寒,呕吐泄泻而兼湿者
六味异功煎	《景岳全书·新方八阵》	人参、白术、茯苓、甘草、干姜、陈皮	益气健脾,温中祛寒。主治脾胃虚寒,呕吐泄泻而兼微滞者

(二)四君子汤类方体系配伍功效衍化特点

四君子汤方中人参甘温益气,健脾养胃,为君药;白术甘温而兼苦燥之性,甘温补气,苦燥健脾,与人参相协,益气补脾之力益著,为臣药;茯苓甘淡,健脾渗湿,与白术相伍,前者补中健脾,守而不走,后者渗湿助运,走而不守,两者相辅相成,健脾助运之功益彰,为佐药;炙甘草甘温益气,合人参、白术可加强益气补中之力,又能调和方中诸药,为佐使药。方中四药皆甘温平和,甘得中之味,温得中之气,犹之不偏不倚之君子也。该方功能益气健脾,为治疗脾胃气虚证之祖方。

后世医家以四君子汤为基础,灵活化裁遣药组方,虽组方变化各具特色,功效和主治同中有异,各有侧重,但以补气健脾为制方大法,临证以脾胃气虚为主因主证,涉及病证也多伴随脾气虚而诱发。如《太平惠民和剂局方》卷二之八解散,系由四君子汤加陈皮、藿香、厚朴、半夏组成,用于治疗"四时伤寒,头疼壮热""劳伤过度,饮食无味,四肢疼倦""胸膈不快,呕逆恶心"等。卷三之参苓白术散,是在四君子汤组方基础上加山药、扁豆、莲子、薏苡仁、砂仁、桔梗等具渗湿止泻、理气和中之品组成,使平补脾胃之方变为益气健脾、渗湿止泻及培土生金治法的代表方剂,其补脾益气之功更为周全,并能淡渗利湿,保肺。又如《阎氏小儿方论》所载之和中散,即由四君子汤加干葛、黄芪、炒扁豆、藿香叶组成,功能益气健脾,生津养胃。主要用于脾胃气虚、腹痛吐泻、烦渴厌食等症的治疗。《小儿药证直诀》卷下之异功散,是由四君子汤加陈皮组成,方中借助陈皮理气化痰涎之功,使该方除具益气补中之功外,兼能理气健脾。同书卷下之白术散,亦称"七味白术散",以四君子汤益气健脾,配以藿香、木香之芳香化湿、和胃止呕、行气畅中,更以升清之葛根易上浮之桔梗,使该方专于补脾止泻,主要用于治疗小儿脾胃虚久泻之证。同书卷十六收载加减四君子汤,是由四君子汤加黄芪、扁豆、藿香叶而成，主要用于治疗小儿吐泻不止、不进乳食等症。《鸡峰普济方》所载之六神散，以黄芪、百合与四君子汤同用，具有益气健脾养阴之功，故用于治疗脾胃虚弱、不思饮食、肌体瘦瘠、咽干口燥等症。《医学正传》卷三所引之六君子汤，由四君子汤加半夏、陈皮组成，除具益气健脾之功外，兼具除痰湿之效，主要用于治疗脾胃气虚兼痰湿证等。《景岳全书·新方八阵》所载之五君子煎，由四君子汤加干姜而成，该方实为四君子汤与理中丸之合方，功能益气健脾，温中散寒，主要用于脾胃虚寒、呕吐泄泻而兼湿者的治疗。同书所载之六味异功煎，系由五君子煎加陈皮而成，其功用除能益气健脾、温中散寒外，尚可理气消滞，故用于治疗脾胃虚寒、呕吐、泄泻而兼湿滞不甚者。《古今名医方论》卷一所载之香砂六君子汤，系由六君子汤加木香、砂仁组成，增强其行气之功，具有益气化痰、行气和中之功，主要用于治疗“气虚中满，痰饮结聚，脾胃不和，变生诸证者”。

如上所述，据病症不同而对古方四君子汤进行加减化裁为古今医家所习用，并由此创制出诸多传世名方、新方，从而使本方的应用范围更加扩大，以适应临床需要。

此外，采用布尔关联规则对四君子汤类方的配伍规律进行数据挖掘研究，结果显示，在四君子汤基础上加味多为补益类和化湿类药物，该用药特点表现在两方面，第一，脾气亏虚生化乏源，易继发各脏腑及气血阴阳的亏虚；第二，脾脏喜燥恶湿，脾气亏虚易致痰湿内生，相反湿邪也最易困阻脾胃。

（三）四君子汤类方的临床应用

1. 四君子汤及其类方的古代临床应用

(1) 四君子汤：四君子汤原书载其“常服温和脾胃，进益饮食，辟寒邪雾瘴气”。用于治疗“荣卫气虚，脏腑怯弱，心腹胀满，全不思食，肠鸣泄泻，呕哕吐逆”。后世医家应用四君子汤，皆遵从四君子汤之意，并有所发挥。如《医方类聚》言本方“平调脏腑，通顺三焦，育神养气，暖胃消谷”，用于治疗“脾胃不和，形气怯弱，肢体倦怠，腹肋膨胀，饮食减少，嗜卧乏力，及病后羸弱，食不复常”。再如《普济方》谓其“补五脏，生津液，调气血，解虚烦，益肌体”，而用于治疗“小儿脾虚弱，哕逆不止，心神烦闷，吐泻，气虚烦渴”。四君子汤是补气健脾的基本方剂，用于治疗气虚诸证。脾胃气虚、运化力弱、气血乏源是气虚诸证的基本病理，对脾胃气虚、运化无权当以益气补中、健脾和胃为治法。四君子汤以益气补中为主，伍以健脾祛湿助运之品，补中兼行，温而不燥，为平补脾胃之良方，临床广泛用于以脾胃气虚为主要病理变化的多种疾病，可用于治疗虚寒泄泻、中气虚寒、得冷则泻，而又火生齿衄。临证以面色㿠白，食少，气短，四肢无力，舌淡苔白，脉虚弱为使用指征。

(2) 参苓白术散：本方为四君子汤加山药、莲子、薏苡仁、扁豆、砂仁等具有渗湿止泻、理气和中之功的药味组成，使平补脾胃之方变为益气健脾、渗湿止泻之剂。参苓白术散的配伍对后世治疗脾胃气虚泄泻证以及“培土生金”大法的运用具有深远影响，为益气健脾、渗湿止泻、“培土生金”大法的代表方剂。本方原为散剂，后世亦有将其改为丸剂、膏剂者。现代用法水煎服，或制丸剂服用。原书载其“久服养气育神，醒脾悦色，顺正辟邪”，用于治疗“脾胃虚弱，饮食不进，多困少力，中满痞噎，心忪气喘，呕吐，泄泻，伤寒咳噫”。现代研究表明本方具有益气健脾、渗湿止泻之功，可用于治疗饮食不化、胸脘痞闷，或吐泻，四肢乏力，形体消瘦，面色萎黄，舌淡苔白腻，脉虚缓，脾胃气虚挟湿证，以及咳嗽痰多色白，胸脘痞闷，神疲乏力，面色㿠白，纳差便溏，舌淡苔白腻，脉细弱而滑，肺脾气虚挟痰湿证。因此，脾胃气虚，运化失司，湿自内生为本方所治之证的基本病理。此时，补其虚，除其湿，行其滞，调其气，两和脾胃,应用本方最为恰当。此外,本方尚能补肺之虚,理气化痰,增进食欲。故又可用于肺病发展到脾虚脘闷,食少便溏等症,即前人所谓"培土生金"之法,所以又为补脾养肺的常用方剂。临床除用治脾胃气虚症状外,应以泄泻,或咳嗽咯痰色白,舌苔白腻,脉虚缓为使用要点。

(3) 异功散:为北宋名医钱乙所著的儿科专著《小儿药证直诀》之方,由人参、茯苓、白术、陈皮、甘草组成。功效健脾、益气、和胃,主治饮食减少,大便溏薄,胸脘痞闷不舒,或呕吐泄泻等脾胃气虚兼胸脘痞闷等气滞征象者。本方的特点为健脾益气,恢复脾胃的正常生理功能。方中人参甘温,扶脾养胃,补中益气,使脾胃健旺,运化力强,化生气血;白术苦温健脾、燥湿扶助运化,茯苓甘淡,合白术以健脾渗湿,陈皮芳香,行气健胃,并有"补气防壅"的作用,炙甘草甘温,补中和胃,合而用之有健脾、益气、养胃之功。本方是在四君子汤的基础上增加芳香行气之品陈皮,目的是使补而不壅,更有利于脾气的恢复。主治证较四君子汤更虚,故健脾的同时又增加助脾运化之品,较之四君子汤更增行气和胃之功。异功散在《小儿药证直诀》中主治咳嗽喘、泄泻、发热;在现代可用于治疗小儿低热、泄泻、咳喘、遗尿及厌食症等儿科疾病。

(4) 六君子汤:六君子汤的组成是在四君子汤基础上重用白术,再加半夏、陈皮以增强燥湿化痰和胃之功。六君子汤具有益气健脾、燥湿化痰之功效,为治脾胃虚弱,痰湿内阻的主方。脾胃为后天之本,脾胃健运,则五脏六腑得以供养,机体自然充盛。脾脏特性为喜燥而恶湿,若脾胃虚弱,运化失职,则水湿浸渍,湿从内生,日久聚湿成痰,从而变生诸般证候。除因脾胃本经之虚弱所致之食少纳呆,便溏泄泻外,尚有累及他脏的病变。如兼痰饮犯肺而致咳嗽喘促;或兼痰湿上扰清空所致的眩晕昏冒,心悸怔忡;兼湿阻胸而致胸脘不舒,心脘闷痛,呕吐泛恶;或兼湿痰下注,损伤冲带而致经闭不孕,湿浊带下之症;或兼痰气郁结而成痰核瘰疬;或兼痰湿浸淫肌肤、关节,流窜四肢筋脉而成肢体疼痛、麻木不仁,浮肿等诸般病症,均可用六君子汤加减施治。

(5) 香砂六君子汤:香砂六君子汤由六君子汤加木香、砂仁而成,其中砂仁长于行气化湿,木香长于行气止痛,二药配入六君子汤中,则行气温中止痛,燥湿健脾和胃之功益著。原书主治"气虚肿满,痰饮结聚,脾胃不和,变生诸证者"。《丸散膏丹集成》用治"中虚气滞,痰湿内阻,胸中满闷,食难运化,呕恶腹疼,肠鸣泄泻"。方中所加的药物,都有芳香醒脾,燥湿化痰,和胃畅中,调理气机的作用,因而本方重点在于和胃畅中,适用于脾胃气虚,痰湿滞于中焦,以致胸中痞闷,嗳气呕哕,脘腹胀满或见腹中肠鸣,便溏等症。现代主要用于治疗呕吐痞闷,不思饮食,脘腹胀痛,消瘦倦怠,或气虚肿满之脾胃气虚,湿阻气滞之证。

(6) 和中散:本方来源于《阎氏小儿方论》,由人参、白茯苓、白术、炒甘草、干葛、黄芪、炒扁豆、藿香等分组成。用法:为细末,每服三钱,水一盏,干枣二个(去核),生姜五片,煎八分,食前温服。该方以四君子汤加黄芪益气健脾升阳,藿香、扁豆芳香悦脾而健胃,干葛升清止泻,又能解渴,实为临床治疗渴泻之圣药,与黄芪配伍,升举清阳以止泄泻。诸药合用,除能益气健脾外,还具有和胃气,止吐泻,定烦渴之功。用于小儿腹痛吐泻,烦渴厌食。

(7) 六神散:本方始见于《鸡峰普济方》卷五。方由人参、白术、茯苓、甘草、黄芪、百合各一两组成。用法:为细末。每服二钱,水一盏,加生姜二片,大枣一个,煎至六分,去滓服,不拘时候。方中四君子汤益气健脾,加用黄芪增益其健脾之功;加用百合"益气而兼之利气",与黄芪同用助四君子汤益气健脾,《本草汇言》又言百合"润脾燥",与方中甘温益气之品同用,使其补而不燥。全方具有益气健脾、和养荣卫、调和阴阳之功。主治脾胃虚弱,不思饮食,机体瘦瘠，咽干口燥等证。《奇效良方》卷六十五之六神散以白扁豆易百合，用治脾胃虚弱，津液少，内虚不食，身发虚热，功用理脾胃虚，止吐泻，进饮食。

(8) 白术散：本方来源于《普济本事方》。由人参、白术、半夏曲各二钱，茯苓、干姜、甘草各一钱组成。为细末，每服两钱，水一盏，加生姜三片，大枣三个(去核)，煎至七分，去滓温服，一日二、三次。方用四君子汤益气健脾，加干姜以温中散寒，使其寓有理中丸之义。《本事方释义》言其具有"温养中宫，通调营卫"之功。主治"小儿挟寒呕吐，脉迟细者"。

2. 四君子汤及其类方的现代临床应用　四君子汤类方在现代临床应用十分广泛，主要用于功能性消化不良、胆汁反流性胃炎、萎缩性胃炎、胃黏膜脱垂、消化性溃疡、慢性腹泻、支气管哮喘、慢性呼吸衰竭、老年性糖尿病、慢性疲劳综合征、产后汗证、小儿贫血、小儿厌食、小儿感染后脾虚证、小儿支原体肺炎、复发性口腔溃疡、慢性咽炎、消化道肿瘤、肿瘤化疗反应等，并取得满意疗效。

(1) 功能性消化不良：功能性消化不良是消化系统常见病、多发病。本病属于中医"痞满""胃脘痛""反胃"等范畴。将65例功能性消化不良患者随机分为治疗组39例和对照组26例，治疗组予以加味四君子汤治疗，对照组予以多潘立酮治疗。结果表明，治疗组显效率64.10%，总有效率97.44%；对照组显效率33.46，总有效率73.08%；两组比较有显著性差异($P<0.01$)，且两组治疗后胃排空均有明显改善。研究证实加味四君子汤治疗功能性消化不良具有较理想的疗效。此外，四君子汤加减方、参苓白术散对消化性溃疡、慢性腹泻、肠道易激综合征均有效。

(2) 胆汁反流性胃炎：本病是慢性胃炎的特殊类型，目前尚无理想的治疗方法，根据临床表现当属祖国医学"胃脘痛""嘈杂""呃逆"等范畴，其临床表现多为胃脘隐痛，食少乏力，口苦，口干，呕吐苦水，胁痛，恶心，舌淡苔薄黄，脉弱等脾胃气虚、胆胃不和之证。本病发病是由于幽门括约肌功能不全及胃运动功能异常，因而运用具有益气健脾功能的四君子汤剂和具有通降功能的丁香柿蒂汤相合，治疗效果颇佳。

(3) 血管性头痛：本病为神经血管功能障碍所致的疾病，其临床表现为反复发作的偏侧或双侧头痛，伴有恶心、呕吐和烦躁不安。本病多属虚实夹杂，发作期以实证为主，间歇期虚实并存。临床若见头部胀痛或跳痛，时发时止，常伴倦怠乏力，纳差，眩晕，舌体胖边有齿痕，脉虚弦等气虚证，应以益气健脾止痛为治。常用四君子汤加川芎、白芷、鸡血藤治之。该方以四君子汤益气健脾，重用川芎、白芷、鸡血藤通络止痛。诸药合用，脾气得补，清阳得升，气助血行，头痛自消。

(4) 肝脏疾病：以四君子汤加味治疗小儿乙型肝炎20例，结果治愈16例，占80%；好转4例，占20%。以本方加当归、白芍、柴胡，治疗慢性肝炎100例，结果痊愈61例，好转21例，无效8例。以四君子汤加黄芪为基础方，结合临床患者的兼证再加减用药，治疗慢性活动性肝炎，疗效满意。40例患者经4~5个月治疗，全部治愈；HBsAg转阴28例(占70%)，浊度下降6例。治疗后免疫球蛋白平均值下降，植物血凝素(PHA)皮试直径接近或超过正常，补体3(C3)和总补体(CH50)均升高，并超过正常值。

(5) 心律失常：用四君子汤加味，药物组成为党参、茯神、白术、炙甘草、山萸肉、生赭石，对多种心律失常确有较好的疗效。方中四君子汤益气宁神，加赭石与党参相配可固"将脱之元气"，加萸肉亦取其"长于救脱"之功，重用赭、萸似能增强心肌收缩力，改善心功能。

(6) 复发性口腔溃疡：该病为临床常发病证，且多为复发性，其发生发展与脾关系最为密切。暴饮暴食，过食肥甘辛辣，煎炒炙博，嗜酒或思虑过度，郁怒忧伤等损伤脾胃；或溃疡日久伤气，致使脾胃气虚，故选用补气健脾之四君子汤加减治疗复发性口腔溃疡。食积较明显，舌苔白滑者加鸡内金、山楂；胃热较明显，苔厚腻者加生石膏（先煎）；脾阳不振，大便完谷不化或溏薄，舌苔淡胖者，加川厚朴、肉豆蔻；肝经湿热，颧红口苦者，加栀子、白芍、生薏苡仁；如脾肾阳虚，水不济火，阴虚火旺，心火上炎，舌尖红，脉细者，加黄柏、知母、麦冬。

(7) 经前期紧张症（经前身痛）：该病系指在经前 7~10 天开始出现烦躁、易激动、头痛、失眠、头晕、乳房胀痛、胃纳不佳、胸闷胁胀、下腹不适、浮肿、腹泻等症状。而月经来潮之后，症状又自行消退，属于妇科经期杂病。本病多发生在 35 岁以上的妇女，即生育旺盛期过后，或伴见不孕症、月经失调的患者。并认为经前身痛的产生与脾气虚弱，化源不足，气血虚弱有关。经行时，血下注胞中，气随血下，经脉愈显不足，气血愈虚，肢体筋脉失其充养，故经前身痛。临床表现为经欲行先身痛，肢体肌肉麻木疼痛，绵绵不休，肢软无力，畏寒，精神疲惫，纳食减少，大便不畅或溏薄，脉沉细，舌淡苔薄。应益气健脾，通络止痛为治法，方用四君子汤合芪附汤加味，水煎服。处方：党参 30g，白术 10g，茯苓 10g，甘草 9g，黄芪 15g，熟附子 9g，鸡血藤 30g。方中四君子汤益气健脾，以助生化之源；芪附汤助阳益气；鸡血藤活血舒筋，养血调经。《饮片新参》谓其“生心血，流利经脉”，与方中黄芪配伍以增强其补益气血，活血通络止痛之功。

(8) 小儿低热：小儿低热之证，临床并不少见，其病因病机或属脾阴虚弱，或属胃阴不足。然小儿系稚阴稚阳之体，多脾阴不足，如久热不退，则气阴耗损。用《岳美中医案集》之四君子汤加山药诊治 30 例小儿低热患者，均获痊愈。处方：党参 15g，白术、茯苓各 6g，炙甘草 3g，山药 10g。该方用四君子汤益气健脾，用山药以滋脾阴，全方合用，共奏健脾气，滋脾阴之效，使低热得除。此方立意明确，有的放矢，故屡用获效。

二、四君子汤类方的功效特点与生物学机制研究

（一）四君子汤类方治疗脾虚证功效特点与生物学机制研究

脾虚证为目前临床常见证型之一，机体长时间脾虚会引发诸多疾病，如功能性消化不良、慢性腹泻、慢性胃炎、消化性溃疡等。因此，越来越多的研究者们开始从各个方面探究脾虚证的发病机制。四君子汤类方是治疗脾虚证的经典方剂，具有增强机体免疫、保护胃黏膜、调节胃肠运动、调节神经内分泌、调节胃肠激素、抗菌消炎、提高能量代谢以及促进细胞增殖等作用。上述药理效应与四君子汤在临床治疗脾虚证候的疾病有着密切关系。

1. 四君子汤类方对脾虚证免疫功能的影响　免疫系统为人体至关重要的组成部分，其随着机体抵抗外邪的能力而变化，而免疫系统中的细胞免疫、体液免疫等又与脾虚证关系密切。

(1) 对免疫分子的影响

免疫分子：选取大鼠制备脾虚模型，连续灌胃大黄水煎剂 18 天后选用治疗脾虚证的经典方剂四君子汤，采用 RT-PCR 和 Western-blot 方法检测大鼠体内 T 细胞 NF-ATC 的 mRNA 及蛋白质的表达。结果显示脾虚时机体防御功能低下，NF-ATC 的 mRNA 及蛋白质的表达水平上升；四君子汤治疗可使 NF-ATC 的 mRNA 及蛋白质的表达水平降低。

细胞因子：四君子汤对增高的细胞因子 IL-4、IL-10 具有下调作用，可调节 Th1/Th2 细胞的失衡，降低肠道炎症反应。研究发现脾虚证与胸腺 - 神经 - 内分泌网有着密切的联系，脾

虚证大鼠血清中甲状腺激素水平以及胸腺的 T3R 体含量都有所减少，而经四君子汤治疗后可提高血清中甲状腺激素水平和胸腺中 T3R 含量，增加胸腺上皮细胞合成和分泌 IL-2，进而起到相互调节作用，共同增强机体的免疫功能。

免疫球蛋白与补体：肠道免疫研究表明，脾虚时肠道黏膜 sIgA，$CD4^+$ 和 $CD8^+$ 的分泌减少，机体免疫力下降；而经四君子汤治疗可促进脾虚时肠黏膜 sIgA，$CD4^+$ 和 $CD8^+$ 的分泌。

(2) 对免疫细胞的影响

B 细胞：采用 MTT 法测定 T、B 淋巴细胞的增殖率及其与脾虚证的关系。将脾虚组与脾虚后连续 7 天灌胃四君子汤组进行对比，结果显示，给药后的治疗组 T、B 淋巴细胞的增殖率明显增加，表明四君子汤具有提高 T、B 淋巴细胞的增殖能力。

T 细胞：在免疫功能方面，四君子汤对脾虚证的防治主要表现为增强 T 淋巴细胞活性及提高 IgM 水平方面。应用免疫组织化学方法检测脾虚证与脾虚证应用四君子汤后的阳性细胞表达差异。结果表明，四君子汤治疗组胃黏膜的 $CD4^+$ 增多，$CD8^+$ 阳性细胞表达降低。$CD4^+$ 和 $CD8^+$ 均为 T 细胞亚群中调节免疫平衡的关键，因此四君子汤对免疫系统具有调节与保护作用。选用大黄水煎剂灌胃制造脾虚模型，检测脾虚证对 T 淋巴细胞增殖力以及迟发变态反应程度的影响。组别分别选取脾虚组、侧脑室注射孤啡肽和四君子汤组，结果显示，脾虚组的迟发变态反应明显低于其余两组，而剩余两组无明显差异。说明孤啡肽和四君子汤均具有调节免疫并改善机体脾虚症状的作用。

(3) 对免疫器官的影响：四君子汤对脾虚小鼠免疫器官影响研究表明，小鼠处于脾虚时免疫器官肝、脾、胸腺、肾脏有不同程度的损伤；给药四君子汤后，免疫脏器均有明显改善，小鼠体重也有所增加，受损的免疫器官恢复到正常水平。研究显示，用四君子汤治疗脾虚证小鼠后，小鼠的体重、脾脏和胸腺指数明显高于脾虚组，经过治疗后的胃排空食物时间有所延长，胃排空速率也明显降低。此外，四君子汤对大黄致脾虚小鼠的治疗作用研究表明，四君子汤治疗组小鼠体温及体重显著高于大黄致脾虚模型组小鼠。模型组小鼠脾脏和胸腺指数与对照组比较均明显降低，而给药四君子汤组明显增高，且四君子汤高剂量组治疗效果明显优于低剂量组，表现出一定的剂量依赖关系。

2. 四君子汤类方对脾虚证胃肠消化功能的影响

(1) 对脾胃功能的影响：祖国医学认为“脾胃者，仓廪之本，能化糟粕”。而脾脏最基本的功能就是运化水谷。研究显示，脾虚证与胃肠道的关系密切。大鼠脾虚结合胃溃疡与大鼠脾虚结合溃疡经四君子汤治疗后有显著差异，结肠中 5- 羟色胺及受体含量降低，抑制了胃酸及胃蛋白酶的分泌。考察四君子汤对脾虚证胃黏膜的影响，结果发现脾虚时胃黏膜的 SOD 和血浆中的内皮素水平降低，而血浆中的 NO 水平升高。经四君子汤治疗后降低了 NO 水平，升高了胃黏膜 SOD 和血浆中内皮素水平，表明四君子汤可使脾虚胃黏膜损伤减轻从而起到保护作用。采用 ELISE 法研究胃肠运动及胃肠激素水平相关性时显示，脾虚时胃肠排空及蠕动功能减弱，脾虚组与四君子汤治疗组相比，排空率降低，推进率升高；脾虚组与治疗组四君子汤相比，胃窦内胆囊收缩素（CCK）含量增加，十二指肠及空肠区间降低，治疗组的结果与脾虚组相反，两组对比结果有显著性差异；脾虚组经四君子汤治疗后肠道得到调节、修复，使 VIP 含量增加，胃肠消化功能得到调节；胃泌素（CAS）主要分布于胃窦区，当 CAS 分泌失衡时影响胃部的消化，而四君子汤对其具有良好的调节作用，间接降低胃酸及胃蛋白酶的分泌从而起到保护作用。研究显示，脾虚证大鼠的胃波动节律慢和振幅降低，治疗组四君子汤疗效明显，波动的频率及振幅与正常组基本一致，表明四君子汤对脾虚证所致的胃肠电活动有一定的影响。此外，采用 Western blot 方法检测胃黏膜黏液凝胶的表达，结果显示脾虚组与空白组相比黏蛋白含量明显减少，而治疗组显著增高，与空白组一致，表明四君子汤可以提高机体胃黏膜防御功能。

(2) 对肠道功能的影响：肠道菌群与人体内环境保持着相对平衡状态，对人体的健康起着至关重要作用。研究显示，脾虚小鼠肠道内的双歧杆菌、乳酸菌、脆弱拟杆菌以及大肠埃希菌数量增多，双歧杆菌与大肠埃希菌的比值降低，经四君子多糖治疗后，4 种杆菌均恢复正常。运用流式细胞仪及 ABC 染色法检测四君子汤对脾虚大鼠空肠中细胞因子的表达，结果显示，脾虚大鼠经四君子汤治疗后空肠中 TGF-β 表达水平增高，TNF-α 表达水平降低，从而对机体的免疫功能具有一定的调节作用。对肠道菌群总 DNA 进行 ERIC-PCR 分析结果显示，脾虚模型组肠道菌群发生较大改变，且不稳定，经四君子汤治疗后菌群恢复接近正常组。同时，脾虚组动物模型肠道菌群多样性降低，肠蠕动加快引起腹泻，而四君子汤治疗组动物肠道菌群多样性升高，表明四君子汤具有调节肠道菌群的多样性，从而防治腹泻的作用。采用 RT-PCR 及 Western-blot 方法检测肠黏膜中的三叶肽因子（TFFs）显示，大鼠脾虚时 TFFs 表达降低，四君子汤治疗后蛋白及 mRNA 表达明显增高，表明四君子汤具有促进肠黏膜的增生及修复，保护肠黏膜的功效。此外，四君子汤尚能显著增高增殖细胞核抗原(PCNA)和类胰岛素生长因子 1（IGF-1）的阳性细胞数，促进隐窝细胞的增殖分裂，对于脾虚证的肠黏膜消化吸收起到修复作用。

3. 四君子汤类方对脾虚证神经系统的影响　脾虚模型大鼠及经四君子汤治疗后脑神经递质的变化结果显示：模型组较四君子汤治疗组脑神经内的乙酰胆碱含量明显增多，从而可使作用受体减少而影响记忆力；模型组脑组织 NO 含量比正常组和治疗组低，因此影响消化系统的调节。从神经 - 内分泌 - 免疫角度研究脾虚证大鼠侧脑室注射孤啡肽或连续 14 天灌胃四君子汤对脾 T 淋巴细胞表达的影响，结果显示脾虚组 IL-12 表达明显高于孤啡肽和四君子汤组，而孤啡肽和四君子汤组之间无差异。孤啡肽的升高能改变脾虚状态，从而提高脾虚证的免疫功能。选用放射免疫分析法检测大鼠血清中的胃泌素、胃动素、白细胞介素 -4、醛固酮等，结果显示脾虚时肠道内激素及电解质代谢的紊乱，导致机体免疫力下降，而经四君子汤纠正紊乱代谢后可使胃泌素、胃动素上升，IL-4 水平增高，有效调节神经内分泌的紊乱。此外，胃肠系统与某些神经肽有着密切的关系，运用利血平制备的脾虚证大鼠检测血浆中降钙素基因相关肽、神经肽 Y 和 β- 内啡肽，结果发现脾虚组的降钙素基因相关肽和 β- 内啡肽与正常组相比显著升高，神经肽 Y 降低；而经四君子汤治疗后降钙素基因相关肽和 β- 内啡肽与之前的脾虚组相比显著降低，基本恢复到正常，神经肽 Y 水平有所升高。因此脾虚机体与体内神经肽有关，而四君子汤能调节它们之间的关系。DA 是兴奋神经中枢的递质，而 5-HT 能改善疲劳。研究四君子汤对脾虚大鼠神经递质 5-HT 和 DA 含量时发现，脾虚模型大鼠易出现四肢无力、蜷缩等症状，而四君子汤能干预鼠脑内的 5-HT 和 DA 的含量，从而改善脾虚证的状态。海马可调节非特异性免疫反应，在神经免疫反应中起着重要的作用。研究显示，与模型组进行对比，治疗组经四君子汤治疗后，STAT1 的 mRNA 表达水平显著降低，又缓慢恢复至正常水平，提示它具有改善、提高机体免疫功能的作用。而脾虚大鼠脑内的 Janus 激酶 1（JAK）也是先降低之后逐渐恢复到正常水平，提示四君子汤通过影响 JAK-STAT 信号通路来改善机体免疫功能。

4. 四君子汤对脾虚证抗应激的影响　研究比较小鼠脾虚状态下的抗应激能力，结果发现脾虚模型小鼠其体重、蹬轮次数、游泳时间以及耐缺氧时间均显著低于四君子汤治疗组小鼠。此外，研究显示四君子汤能明显激活脾虚模型小鼠网状内皮系统的吞噬功能。

5. 四君子汤对脾虚证循环系统的影响　中医学认为脾具有统摄血液、运行气血的功能，脾虚则瘀阻不畅，因而脾虚与循环系统功能障碍密切相关。比较脾虚模型组大鼠与治疗组(四君子汤、六君子汤、归脾汤)大鼠血管平滑肌内的PDGF、Bcl-2、Bax表达差异，结果显示，脾虚大鼠体内的PDGF、Bcl-2表达增强而Bax表达减弱，造成3种因子表达的失衡，而治疗组可使大鼠体内的3种因子表达处于平衡状态，从而防治心血管疾病的发生。四君子汤含药血清对人脐静脉血管内皮细胞ECV-304作用的影响结果发现，四君子汤含药血清能抑制ECV-304细胞的凋亡，表明四君子汤具有抗氧化、延缓衰老的作用。

(二) 四君子汤类方抗肿瘤功效特点与生物学机制研究

四君子汤及其类方抗肿瘤的作用机制体现在诱导肿瘤细胞凋亡、抑制肿瘤细胞生长、调节机体免疫功能、增效减毒、增强机体抗氧化能力及延长荷瘤机体生存期等方面。

1. 诱导肿瘤细胞凋亡　采用人胃癌细胞SGC-7901裸鼠皮下移植模型研究四君子汤的干预作用，结果显示：四君子汤对裸鼠移植人胃癌细胞瘤抑瘤率为34.33%，TUNEL法检测肿瘤细胞凋亡指数AI为16.24±3.21；在透射电镜下，治疗组见较多凋亡细胞和凋亡小体，对照组凋亡细胞和凋亡小体极少。提示肿瘤细胞凋亡可能是四君子汤抗肿瘤作用机制之一。将小鼠膀胱癌细胞接种于T739小鼠皮下，治疗组给予四君子汤灌胃，14天后应用电镜、流式细胞仪分析技术检测小鼠膀胱癌细胞凋亡和肿瘤细胞膜Fas与FasL受体的表达。结果显示四君子汤大剂量组小鼠肿瘤组织特征性凋亡细胞的出现，而其他组未见上述现象。提示大剂量四君子汤可以诱导小鼠膀胱癌细胞凋亡，Fas及FasL受体的表达增加，其可能是四君子汤诱导肿瘤细胞凋亡的重要信息传导途径。

2. 抑制肿瘤细胞生长　考察四君子汤加味煎剂对小鼠移植性肉瘤S180的抑制作用及毒性反应，结果显示：加味四君子汤对昆明种小鼠移植性小鼠肉瘤S180抑瘤率达40.6%，单纯四君子汤抑瘤率达35.6%，而软坚散结中药方组则无抑瘤作用。流式细胞仪分析显示，加味四君子汤可将肿瘤细胞周期阻滞在G0/G1期，继而导致受阻滞的肿瘤细胞发生凋亡。研究四君子汤不同剂量、不同浓度含药血清对人胃癌细胞系SGC-7901、肝癌细胞系SMMC-7721的增殖抑制状况，并计算各组细胞生长抑制率。结果显示，加药组细胞变小、变圆、脱落，悬浮情况较对照组明显，且呈剂量、浓度依赖性，表明四君子汤含药血清对这两种肿瘤细胞增殖均有显著的抑制作用。

3. 调节机体免疫功能　研究显示，四君子汤不同剂量组均可使化疗时荷瘤小鼠的血白细胞数、脾重、自然杀伤细胞(NK)活性维持在正常水平，与丝裂霉素组比较有显著性差异，提示四君子汤可增强荷瘤小鼠化疗时的机体免疫功能。对59例胃癌手术患者采用随机、单盲、对照研究，治疗组术后2~9天经鼻饲管给予中药四君子汤100ml，并配合肠内营养支持，对照组仅给予肠外营养支持，观察治疗前后T细胞亚群及血清白蛋白、前蛋白、转铁蛋白等营养指标。结果显示：治疗组较对照组T细胞亚群及营养指标水平都有不同程度的提高，表明四君子汤辅助肠内营养能改善和优化胃癌术后机体的细胞免疫功能及营养状况。

4. 增效减毒　采用BTT739肿瘤细胞接种T739小鼠，并随机分为三氧化二砷(As_2O_3)、丝裂霉素(MMC)，As_2O_3加四君子汤及生理盐水对照组，并分别测定小鼠瘤重及肺转移情况，同时监测血象、腹腔巨噬细胞活性。结果显示：As_2O_3 与四君子汤联用，可提高和维持荷瘤小鼠造血功能，增强小鼠腹腔巨噬细胞吞噬鸡红细胞的吞噬率，可延长肿瘤潜伏时间和荷瘤生存时间，降低肿瘤肺转移的发生率。提示 As_2O_3 配伍四君子汤治疗 BTT739 荷瘤小鼠膀胱癌，可直接抑制肿瘤生长及肺转移，具有增效减毒之作用。四君子汤合用生物反应调节因子（IL-2、IFN-γ）对荷瘤小鼠抑瘤率和免疫调节作用研究，结果显示两者合用可明显提高抑瘤率，并能不同程度地提高 T 淋巴细胞的转化率及 IL-2、IFN-γ 和 NK 细胞活性，表明四君子汤可有效增强生物反应调节因子的抗肿瘤活性，表现出一定的协同增效作用。

5. 增强机体抗氧化功能　采用 BTT739 肿瘤细胞接种 T739 小鼠，治疗组用四君子汤灌胃，10 天后测定四君子汤对荷瘤小鼠的血清硒（Se）及血清脂质过氧化物（LPO）水平，以探讨四君子汤对膀胱癌荷瘤小鼠抗氧化能力的影响，结果显示四君子汤可维持和增加小鼠血清 Se 的水平，并明显延缓和降低血清 LPO 上升的水平，提示四君子汤发挥扶正固本、延长荷瘤小鼠生存时间的作用可能与增加小鼠机体抗氧化的能力密切相关。

6. 延长荷瘤机体生存期　考察四君子汤对荷瘤腹水型宫颈癌小鼠存活期的影响，结果显示加味四君子汤组小鼠存活期为（18.6 ± 4.4）天，抑瘤率为 37.3%，与对照组比较具有显著性差异，表明加味四君子汤对小鼠腹水型肿瘤有一定的抑制作用，并可延长荷瘤小鼠的生存期。

（三）四君子汤类方抗心衰功效特点及生物学机制研究

四君子汤高剂量组可明显改善心衰大鼠心功能，心室质量指数、血流动力学指标与模型组比较均有显著差异。光镜下可见四君子汤高剂量组心肌细胞排列整齐、细胞肥大减轻、间质水肿和充血状况明显消退，接近于空白组。心肌蛋白经双向凝胶电泳分析显示：心衰模型组可分辨蛋白点为（1 615±7）个，匹配率为 82.26%，四君子汤组可分辨蛋白点为（1 583 ± 60）个，匹配率为 82.27%；四君子汤组与模型组相比较，表达明显差异的点共 59 个，其中四君子汤高剂量组表达明显增强的点有 31 个，模型组表达明显增强的有 28 个。各选取 9 个差异显著（Volume 值相差 1.5 倍）的蛋白点进行质谱鉴定，通过整合去重，鉴定出 5 种蛋白。与模型组比较，四君子汤高剂量组表达下调的蛋白有 2 个：丝氨酸蛋白酶抑制剂 A3N（serine protease inhibitor A3N）、丙酮酸脱氢酶复合体（pdhx protein）。与模型组比较，四君子汤高剂量组表达上调的蛋白有 3 个：Suclg2 蛋白、线粒体肌酸激酶（mitochondrial）、肌球蛋白轻链 2（myosin regulatory light chain 2）。这 5 种蛋白中与心肌能量代谢相关的有 3 个，与心肌重构和收缩功能相关的有 2 个。

三、四君子汤类方的功效物质基础研究

（一）四君子汤类方的功效物质组成研究

应用 HPLC 对复方四君子汤及组成复方单味药的化学成分进行分析，发现四君子汤乙酸乙酯和正丁醇萃取物中的主要成分来源于君药人参和使药甘草。对复方中多种结构类型的有效成分人参皂苷类（Rg_1、Re、Rb_1）、甘草黄酮类（甘草苷、异甘草苷、甘草素、异甘草素）和甘草酸进行含量测定，并应用 HPLC-MS/MS 技术对复方四君子汤化学组分进行研究，结果显示四君子汤的水溶性成分主要来源于君药人参和使药甘草，在其水煎剂中共发现 28 个主要色谱峰，其中 12 个来源于人参、16 个来源于甘草，为 3 种类型的化合物 - 人参皂苷类、甘草黄酮类和三萜酸类。并推测了 8 个人参皂苷类、3 个黄酮类及 2 个三萜酸类化学成分的可

能结构。此外，虽然结果显示臣药白术、佐药茯苓对复方的化学成分贡献微薄，但用半定量分析方法却发现复方配伍前后这些来源于人参和甘草的主要成分的含量比例发生了显著变化，提示药物的配伍可以改变某些活性组分在同类成分中所占比例。因而不能从表观现象主观地忽略白术与茯苓在复方中所发挥的作用。

将四君子汤提取物采用正丁醇萃取的方式分成脂溶性和水溶性两个部分，采用 UPLC-Q-TOF-MS/MS 对四君子汤和单味药的脂溶性部分进行分析，结果四君子汤样品中共鉴定出 58 个化学成分，其中 21 个来源于人参、35 个来源于甘草、2 个来源于白术，结构类型主要为人参皂苷类、甘草黄酮类、甘草皂苷类。研究显示四君子汤煎煮过程中脂溶性部分未发现产生新成分，也未发生显著的化学反应。对四君子汤水溶性部分采用 60% 乙醇处理，分为上清（寡聚物部分）和沉淀（多聚物部分），采用苯酚 - 硫酸法和间羟基联苯法联合校正的方法对水溶性部分进行糖含量的测定，并对分子量分布进行了分析。结果显示，寡聚物部分的糖含量为 80.67%，分子量主要在 2 500 以下；多聚物部分的糖含量为 38.59%，分子量主要在 1 万以上。

以指纹图谱方式，探讨四君子汤传统合煎与分煎的化学成分差异。结果发现，合煎液检测出的峰数多于分煎液，另合煎液与分煎液 20 个共有峰中合煎液的平均峰面积均大于分煎液，提示由于合煎促进了复方中多种药材中化学成分的溶出，具有增溶作用。因此，从化学成分的组成及其含量角度，四君子汤临床应用以传统合煎用药具有一定的科学依据。

（二）四君子汤类方的体内功效物质基础研究

为了研究四君子汤进入体内的化学组分及其代谢物组成，将四君子汤提取物（1g/ml）连续五天给大鼠灌胃，取大鼠血浆进行分析，结果显示复方进入体内代谢为极性小于复方原有成分的物质，提示进入血液循环的可能为某些小分子代谢产物。研究亦显示，四君子汤复方君药活性成分人参皂苷 Rg_1、Re 和 Rb_1 经体外人工胃液处理后，其水解产物 - 脱掉糖苷配基和其水合产物为主要代谢物，并发生立体构型的改变，这种代谢趋势（极性降低）与体内实验所得结果相符。

采用 HPLC 方法测定大鼠四君子汤灌胃后血浆中甘草甜素药代动力学特征及其药动学参数，结果显示四君子汤灌胃甘草甜素在大鼠体内药时过程符合二房室开放模型，吸收和分布较为迅速，排泄缓慢；较之甘草甜素单体的体内经时过程两者均出现双峰现象，但达峰时间则有不同，这可能是汤剂对甘草甜素的吸收和体内的肠肝循环影响所致。

参考文献

[1] 张东勋 . 四君子汤及其衍化方的文献与临床应用研究[D]. 济南：山东中医药大学，2004.

[2] 张昱，陈云慧，王燕，等 . 布尔关联规则挖掘四君子汤类方药物配伍规律研究[J]. 江苏中医药，2008，40(7)：67-68.

[3] 段少华，彭波，杨仁旭 . 四君子汤及其类方应用考析[J]. 实用中医内科杂志，2011，25(3)：84-85.

[4] 姜俊杰，洪成姬，王军营，等 . 四君子汤类方探析[J]. 新疆中医药，2007，25(S)：82-84.

[5] 冯骥 . 四君子汤在中医内科疾病脾胃气虚证中的应用[J]. 中医临床研究，2014，6(2)：46-47.

[6] 巩昌镇，刘一凡 . 四君子汤[M]. 北京：中国医药科技出版社，2009.

[7] 吴艳梅，马贤德，韩晓伟，等 . 四君子汤治疗脾虚证实验研究进展[J]. 辽宁中医药大学学报，2015，17

(10):67-70.

[8] 张博,窦逾常,王垂杰.脾虚老龄大鼠肠黏膜 sIgA,CD3,CD8 水平变化及四君子汤对其的影响[J].中国老年学杂志,2014,11:71-72.

[9] 廖乐乐,罗翱翔,唐干益,等.四君子汤对大黄脾虚模型小鼠的影响[J].广东药学院学报,2013,29(2):202-205.

[10] 李岩,王垂杰.四君子汤对脾虚证大鼠胃黏膜黏液凝胶表达的影响[J].中国中西医结合消化杂志,2013,21(9):465-467.

[11] 王珺,高云芳,姚洋.不同剂量四君子汤对脾虚证小鼠消化和免疫功能的影响[J].中草药,2007,38(4):558-564.

[12] 张博.脾虚大鼠肠黏膜屏障功能变化及四君子汤对其影响的实验研究[D].沈阳:辽宁中医药大学,2014.

[13] 张巍云,唐洪梅,柴玉娜,等.四君子汤调节脾虚证神经-内分泌-免疫网络的研究进展[J].中华中医药杂志,2015,30(9):3219-3221.

[14] 甘静宜,巩忠福,程桂林,等.四君子汤对脾虚大鼠血清消化酶和胃肠激素的影响[J].中国兽医杂志,2011,47(2):43-45.

[15] 郑玲英,赵银鹰.四君子汤抗肿瘤药理研究[J].实用中西医结合临床,2010,10(6):93-94.

[16] 王岩岩.四君子汤抗放射性肠损伤作用及其主要化学成分的研究[D].南宁:广西医科大学,2013.

[17] 吴林菁,钱海兵,王祥培,等.四君子汤合煎和分煎提取物的指纹图谱比较[J].中国实验方剂学杂志,2012,18(12):94-97.

[18] WANG Y,HE S,CHENG X,et al.UPLC-Q-TOF-MS/MS fingerprinting of Traditional Chinese Formula Si Jun Zi Tang[J].Journal of Pharmaceutical and Biomedical Analysis,2013,80(3):24-33.

[19] LIU Y,YANG J,CAI Z.Chemical investigation on Sijunzi decoction and its two major herbs Panax ginseng and Glycyrrhiza uralensis by LC/MS/MS [J].Journal of Pharmaceutical and Biomedical Analysis,2006,41(5):1642-1647.

[20] 张莉,黄熙,王骊丽,等.四君子汤灌胃大鼠甘草甜素血药浓度测定及其药代动力学研究[J].中药材,2000,23(9):563-565.

第二节　六味地黄丸类方现代研究

六味地黄丸类方是指在六味地黄丸“三补三泻”的基础上化裁而成的一系列用于治疗肾虚的方剂,其均以熟地黄、山茱萸、山药、茯苓、泽泻、牡丹皮为基础方,以熟地为君药,针对病证不同加减化裁而成。六味地黄丸类方在中医临床广泛用于免疫系统、神经内分泌系统等多种疾病的治疗。近年来,围绕其药理作用、体内外化学组分组成及动力学过程开展了系列研究,为其生物学机制及功效物质基础的阐明奠定了基础。

一、六味地黄丸类方体系及其衍化特点

(一)六味地黄丸类方体系及其历史源流

六味地黄丸(汤),又名地黄丸(汤),出于宋钱乙《小儿药证直诀》,由《金匮要略》所载肾气丸(桂附地黄丸)去附子、桂枝,易干地黄为熟地黄化裁而成,主治小儿肾怯失音、囟开不和、神不足、目中白睛多、面色白等症。全方由熟地黄(8 钱)、山萸肉、干山药(各 4 钱)、泽泻、牡丹皮、白茯苓(各 3 钱)6 药组成。本方药物配伍补中有泻,以熟地黄滋阴补肾,山茱萸补益肝肾,山药固肾补脾为“三补”。同时泽泻利湿泄浊,防熟地滋腻恋邪;牡丹皮清泄相火,制山

萸肉之温涩；茯苓淡渗利湿，助山药健脾，为“三泻”。六味合用，偏胜得平，为滋补肾阴诸方之祖，因其立法之巧妙，适用范围之广泛，深受历代医家重视，更被誉为“直补真阴之圣药”。

六味地黄丸类方是指在“三补三泻”的基础上化裁而成的一系列用于治疗肾虚的类方体系。根据六味地黄丸类方主要针对的病证不同可以分为两类，即肾阳虚类和肾阴虚类，治疗肾阳虚证的经典方以肾气丸、加味肾气丸为代表，治疗肾阴虚证的经典方以六味地黄丸、知柏地黄丸为代表。现今临床常用的补肾阳六味地黄丸类方主要有肾气丸、加味肾气丸、十补丸、右归丸；补肾阴六味地黄丸类方主要有六味地黄丸、知柏地黄丸、明目地黄丸、杞菊地黄丸、麦味地黄丸、都气丸、归芍地黄丸、滋水清肝饮、耳聋左慈丸等。六味地黄丸代表性类方及其功效主治见表 13-2。

表 13-2　六味地黄丸主要类方组成及其功能主治

方名	方源	组成	功效主治
地黄丸	《小儿药证直诀》	熟地黄（炒）八钱，山茱萸、干山药各四钱，泽泻、牡丹皮、白茯苓（去皮）各三钱	治肾怯失音，囟开不合，神不足，目中白睛多，面色㿠白
知柏地黄丸	《医方考》	熟地黄八两，山茱萸（去核，炙）、山药各四两，泽泻、牡丹皮（去木）、白茯苓各三两，黄柏（盐炒）、知母（盐炒）各二两	肾劳，背难俯仰，小便不利，有余沥，囊湿生疮，小腹里急，便赤黄者，肾气热，则腰脊不举，骨枯而髓减，发为骨痿
麦味地黄丸	《医部全录》	熟地黄（酒蒸）八钱，山茱萸（酒浸去核，取净肉）八钱，丹皮二钱，泽泻二钱，白茯神（去皮木）四钱，山药（蒸）四钱，五味子（去梗）五钱，麦冬（去心）五钱	产后虚羸久咳，虚损劳热，咳嗽吐血，潮热盗汗
归芍地黄丸	《北京市中药成方选集》	熟地黄 240g，山药 120g，山茱萸（炙）120g，丹皮 90g，茯苓 90g，泽泻 90g，白芍（酒炒）60g，当归 60g	治肝肾不足，耳痛耳鸣，骨蒸潮热，阴虚自汗
杞菊地黄丸	《麻疹全书》	熟地八两，丹皮三两，泽泻三两，枸杞子四两，白菊花三两，山茱萸四两，茯苓三两，怀山药四两	肝肾不足，目生花歧视，或干涩眼痛；肝血虚，目耗散而不明
明目地黄丸	《中药成方配本》	熟地八两，萸肉四两，淮山药四两，丹皮（酒炒）三两，泽泻（盐水炒）三两，当归三两，枸杞子三两，白菊花三两，白蒺藜三两，石决明（水飞）四两	功可平肝滋肾，泄风明目，主治肝肾两亏，目涩羞明，迎风流泪，视物模糊
滋水清肝饮	《西塘感证》	熟地、山茱萸（制）、山药、泽泻、茯苓、丹皮、柴胡、白芍、栀子、酸枣仁、当归身	火燥生风，发热，热甚而胁痛，头面手足似觉肿起者
肾气丸	《金匮要略》	干地黄八两，薯蓣四两，山茱萸四两，泽泻三两，茯苓三两，牡丹皮三两，桂枝一两，附子（炮）一两	转胞不得溺，以胞系了戾，故致此病，但利小便则愈
加味肾气丸	《济生方》	附子（炮）二两，白茯苓（去皮），泽泻、山茱萸（取肉），山药（炒）、车前子（酒蒸）、牡丹皮（去木）各一两，官桂（不见火）、川牛膝（去芦，酒浸）、熟地黄各半两	治肾虚腰重脚重，小便不利
都气丸	《症因脉治》	熟地、五味子（制）、山茱萸（制）、山药、泽泻、茯苓、丹皮	肺气不能收摄

续表

方名	方源	组成	功效主治
耳聋左慈丸	《饲鹤亭集方》	熟地四两，山茱萸(炙)二两，茯苓一两五钱，山药二两，丹皮一两五钱，泽泻一两五钱，磁石三两，柴胡一两一钱	治肾水不足，虚火上升，头眩目晕，耳聋耳鸣等症

(二) 六味地黄丸类方体系配伍功效衍化特点

纵览六味地黄丸类方的历史发展轨迹，可以看出历代医家对六味地黄丸(汤)的主治与功效的认识十分丰富，大致经历了以下几个阶段：宋代钱乙宗金匮肾气丸之旨，结合小儿的生理特征，创立本方，后扩大了地黄丸在儿科中的主治范围。这一时期，本方应用基本集中于儿科的各种疾病的治疗中。

金元时期，地黄丸的应用开始超出了儿科范畴，如朱丹溪将本方应用于咳嗽、小便不利、虚损、淋证及消渴等多种内科疾病的治疗。这一时期的医家根据本方的配伍实质，突破了本方集中于儿科治疗的禁锢，逐渐扩大了本方的应用范围。

明清时期，地黄丸的临床应用较以前有了进一步拓展。明代医家赵献可可谓这一时期的杰出代表，他在继承前人基础上，于命门水火学说大加发挥，触类旁通，无所不贯。其所著《医贯》中专有"六味丸说"一篇，对六味地黄丸推崇备至，认为一切"肾虚不能制火"的病证，都可以用本方进行治疗。赵氏将六味地黄丸灵活运用于发热、痰证、咳嗽、吐血、喘证、喉咽疼痛、耳鸣耳聋、大便不通、小便不禁以及梦遗滑精等多种疾病的辨证治疗，可谓将此方的临床运用发挥到了极致。清代更是集数代医家之大成，对地黄丸方进行了总结和发挥，这一时期的衍化方较各个时期而言最多，随之而来的应用范围也越来越广，以汪昂、程钟龄等为代表。

近代，随着西学东渐的影响，民国时期的医家则较多地参西以释中，淡化无形之阴阳，强调有形之实质，着手于肝、肾、淋巴等西医解剖学概念进行论述，以西医病种为纲目进行辨证施治，如以解剖学概念的肾脏为纲。辨证运用六味地黄丸治疗疾病时，也常常与西药合用，如张锡纯在治疗感染性热病时，同时运用本方与阿司匹林退热。

此外，也有研究依据对文献资料的归纳与整理，发现历代医家对六味地黄丸(汤)及其类方的证治分类多达20余种，现将其中较具独立性和代表性的观点大致归纳如下：

1. 纯补真阴类　肾为先天之本，肾阴不足，变生诸症。结合肾水不足的病理机制，常见临床表现有：腰痛、腰酸、遗精、耳鸣、耳聋、头晕、目眩、不育等。此类方剂或在六味地黄丸基础上直接加味养阴填精之品，或减少"三泻"的药味药量，以助真阴得以补充，亦有补阴之中稍伍补阳之剂，取"阳中求阴"之义，代表方有当归地黄丸、左归丸、滋补济阴丸、滋阴地黄汤、滋阴地黄丸、归肾丸、当归地黄饮、左归饮、加减地芝丸、加减六味丸、河车六味丸、滋阴地黄丸、大补地黄丸、归肾丸、加减左归饮、滋阴大补丸、耳聋左慈丸、滋阴益肾汤、益阴丸、活精汤等。

2. 阴中求阳类　肾中寓命门之火，命门真阳即肾间动气，肾气不足，于六味地黄丸中少纳温阳之药，取"少火生气"之义，非峻补肾之阳气，即为阴中求阳类，此法虽首见于《金匮要略》中肾气丸，但因其药味大部分为六味地黄丸之组成，故亦将这类方剂归为地黄丸之类方。常见的病证有腰酸、腰痛、遗精、腿软乏力、小便不利、消渴、水肿、哮喘等。常用方剂为肾气丸、加味肾气丸、加减八味丸、八味丸、八物肾气丸、七味丸、既济汤等。

3. 滋阴降火类　肾阴不足，阴虚内热，甚则虚火上炎，易引起骨蒸潮热、消渴、盗汗、咽痛、耳鸣等症。治宜在六味地黄丸的基础上加味清热或降火之品，即王冰“壮水之主，以制阳光”之义。代表方有知柏地黄丸、清火滋阴汤、滋阴地黄汤、坎离既济丸、滋阴地黄丸、滋阴八味丸、润燥安胎汤、加减六味丸、滋阴地黄丸、益阴汤、龟柏地黄汤、补肾固摄汤、芦柏地黄丸等。

4. 补肾纳气类　肾居下焦，为气之根，肾主纳气。肾虚则摄纳无权，不能助肺吸气，则会发生一系气纳障碍类疾病，如咳嗽、哮喘、肺痨、肺胀、失音等病证。此类方剂多在本方基础上加味固涩摄纳之品，相应类方有七味都气丸、肾气丸、八仙长寿丸、纳气丸、都无丸、温肾汤、青铅六味饮、补肾固摄汤等。

5. 金水相生类　肺与肾在五行学说上属于“金水相生”的关系，在生理上相互资生，病理上互相影响，故常合而为病，常见病证有咳嗽、喘息、气短、肺痿等。于本方滋肾阴药物中加入敛肺润肺之品，以达到肺肾同补的目的，常见方剂有麦味地黄汤、清金壮水丸、加减左归汤、加减六味丸、加味麦味地黄汤等。

6. 滋水涵木类　肾与肝在五行学说上属于母子关系，往往母子同病，常见病证有眼花、两目干涩、迎风流泪、月经不调、胁痛、胁胀、小便不利等。治宜于补肾的同时加入适量疏肝养血之品，达到肝肾同治之目的，常见方剂有益阴肾气丸、明目壮水丸、明目地黄丸、加味地黄丸、加减地黄汤、加减地芝丸、疏肝益肾汤、滋阴肾气丸、滋水清肝饮、杞菊地黄丸、滋阴大补丸、六味地黄汤、补阴地黄汤。

7. 滋肾理脾类　肾为先天之本，脾为后天之本，两者关系密切，结合脾脏的生理病理特点，常见临床表现有水肿、衄血、纳呆、脱肛、乏力、嗜睡、痰多、月经不调、自汗、面色萎黄等。因补益之品多性滋腻，故这类方剂的配伍特点为补肾健脾的同时往往加入适量运脾、醒脾之物，常见方剂有八仙长寿丸、大补元煎、滋肾保元汤、加味六味地黄汤、复元固本汤等。

8. 交通心肾类　肾阴不足，不能上济心火，心火不能下降于肾，水火不济，坎离不合，心肾不交，变生肘腋，常见病症有滑精、心悸、心烦、失眠、多梦、盗汗、自汗、神志不宁、胸痹、心痛等。此类方剂多在补肾的基础上加入适量养心安神、活血通络之品，常用方剂有滋补济阴丸、坎离既济丸、三一肾气丸、古庵心肾丸、加减六味丸、既济汤等。

9. 养阴生津类　肾脏亏损，或虚火内生，或开阖失司，或阳弱无以化气生津，津液受伤，则易发为消渴引饮、水肿、皮肤干燥、舌干少津、眼干涩等症。治宜在补益肾脏的同时，适量加入滋阴温阳，生津止渴之物，常见方剂有润燥安胎汤、润肠汤、加减地黄丸等。

（三）六味地黄丸类方的临床应用

六味地黄丸类方方证的病因为先天不足、后天失养、年高体虚、久病伤正、情志内伤、劳逸失度。其适应证具有多元性，其所主病证的病位规律为“多见五脏，以肾为本，肝次之，兼有心脾，少有肺”“少见六腑，偶有膀胱、胃，少有余腑”。六味地黄丸类方在现代临床也常用于多种疾病的治疗。

1. 六味地黄丸　本方原治疗小儿发育不良，表现为立迟，行迟，发迟，齿迟，语迟的“五迟”证。此方组成严谨，六药合用，擅补肾阴而泻湿浊虚火，主要用于治疗一些慢性疾病过程中出现的肾阴亏损，或肝肾不足，或兼阴虚火旺之证。因其在滋补强身方面的显著疗效而成为补阴的著名方剂，在临床上主要有以下几方面的应用：

(1) 肾阴亏损证：因久病伤肾、先天不足、年老肾亏、服用药物等原因造成的肾阴亏损，症状主要为腰膝酸软，眩晕，耳窍失养而见耳鸣，水不制火而见潮热、盗汗等，应用六味地黄丸取得较好的疗效。研究发现，六味地黄丸对肝肾阴虚，肝阳上亢所致的头晕头痛、腰酸乏力、面色萎黄、夜尿增多等高血压导致的肾损害有良好的效果。应用六味地黄丸治疗老年功能性便秘30例取得了良好效果，发现六味地黄丸能改善肛门直肠运动功能。精神病患者在使用精神类药物后常出现遗尿，中医认为遗尿主要由肾气不足，下元不能固摄，而致膀胱制约无权所致，应用六味地黄丸治疗精神类药物所致遗尿50例取得满意疗效。另外，六味地黄丸对围绝经期综合征肾阴虚少，肾气不足，阴阳不调导致的头晕目眩、潮热盗汗、心悸失眠、易怒、焦虑等证也有较好的治疗效果。

(2) 消渴：因素体阴虚，或热病伤阴等导致的阴虚燥热、口渴多饮、尿频量多、形体消瘦等证，以及Ⅱ型糖尿病见上述证候者，应用六味地黄丸可取得满意效果。Ⅱ型糖尿病是由多种病因引起的代谢紊乱疾病，中医认为其病机以阴虚为本，燥热为标，两者互为因果，终致肺燥、胃热、肾虚，因此应用六味地黄丸治本，西药降糖药治标，标本兼治，能取得较为满意的疗效。另外，在口服降糖药的同时加服六味地黄丸，对糖尿病并发肾病也有预防及治疗作用。

(3) 遗精：因房室劳伤，或先天不足，肾精不藏导致的遗精、头晕、耳鸣、腰膝痿软等，以及性功能障碍有上述症状的，均可应用六味地黄丸治疗。

(4) 其他应用：近年来，六味地黄丸在临床的适用范围不断扩大，如六味地黄丸在皮肤科适用于肾阴不足，不能上济心阴，导致相火过旺，血虚不能荣养肌肤而致的痤疮、斑秃、黄褐斑等。另外，还有应用六味地黄丸治疗变态反应性鼻炎、干燥综合征和女性复发性口疮取得满意疗效的报道。

2. 知柏地黄丸　本方是在六味地黄丸的基础上加入知母、黄柏而成。知母清虚热，滋肾阴；黄柏泻虚火，坚真阴。两者加强了滋肾阴清相火的作用，因此本方能够滋阴降火，使补中有泻，补而不腻。

(1) 阴虚火旺证：因先天阴液亏虚，或热病日久，耗伤阴液，或过用温燥药物而致虚火内扰，症见消瘦、发热、盗汗、五心烦热、咽干、小便短赤等，可应用知柏地黄丸治疗。有报道医源性肾上腺皮质激素功能亢进症，表现为面色潮红、五心烦热、盗汗、口干咽燥、舌红少苔、脉细数等阴虚火旺证，应用知柏地黄丸可得到改善，从而减少激素不良反应的发生率。对于因肾的阴阳不平衡，出现肾阴虚而相火旺导致的女童性早熟，乳房早发育，应用知柏地黄丸治疗也可取得满意疗效。

(2) 慢喉痹：慢喉痹是指以咽痛或异物感不适，咽部红肿，或喉底有颗粒状突起为主要特征的咽部慢性疾病，与西医的慢性咽炎相当。慢喉痹多因病程较长，症状顽固，不易治愈而成为咽喉科常见的难治性疾病。多因素体阴虚或热伤津液，虚火上炎而致的咽干热痛，咽痒干咳，有异物感，五心烦热，应用知柏地黄丸治疗可取得满意疗效。

(3) 耳鸣、遗精：因房事不节，肾阴亏耗，或年老肾中精气不足而导致的头晕、耳鸣、腰膝软、遗精，如神经性耳聋，性功能障碍有上述症状的，可应用知柏地黄丸治疗。

3. 麦味地黄丸　麦味地黄丸是在六味地黄丸的基础上加入五味子和麦冬而成，以六味地黄丸为基础，滋补肾阴，使亏虚的肾阴得以恢复，配以五味子益气生津，敛肺，止汗；麦冬养阴润肺生津，解热除烦。此方增强了养阴生津、敛肺纳肾涩精之效，可补阴而祛邪。

(1) 肺痨：阴虚内热致肺络受损，症见干咳、午后潮热、骨蒸盗汗、乏力，如肺结核、咳嗽属阴虚型者，阴虚咳嗽一般为外感后未进行系统治疗，导致余热不尽，灼伤肺肾之阴，使金水不能相生造成。麦味地黄丸可滋肾养肺，养阴生津，有报道用麦味地黄汤治疗阴虚咳嗽 100 例，取得满意疗效。

(2) 消渴：肺肾阴亏，阴虚燥热所致的口渴多饮、多食、小便频数、消瘦，糖尿病属上述类型的，可应用麦味地黄丸治疗。

4. 归芍地黄丸　归芍地黄丸在六味地黄丸的基础上增加了当归和酒白芍两药而成，既可滋阴补肾，同时当归补血养血，活血调经，主要治疗肝血不足；白芍敛阴养血，平抑肝阳。加入这 2 味养血柔肝、填精养血的药物，诸药配伍可滋肝肾，补阴血，清虚热，对于肝肾不足，阴亏血虚所致的血虚头晕、崩漏等有较好疗效。

(1) 眩晕、耳鸣、耳聋：由肝肾不足，精血亏虚引起，主要症状为头晕目眩、耳鸣、耳聋、乏力、咽干、午后潮热等，腰府失养可致腰痛，多见于原发性高血压、神经衰弱、神经性耳聋。

(2) 月经失调：肝肾两亏，阴虚血热导致月经失调，先期，量少或多，颧红，手足心热，潮热，盗汗，以月经不调、功能性子宫出血、排卵期子宫出血常见。中医认为，女子以血为主，血为阴，补阴结合补血，有利于提高补阴效果。应用归芍地黄汤加减治疗排卵期子宫出血，以补肾阴为主，佐以补血稍助其阳，使经期间阴阳顺利转化，从而取得满意疗效。

5. 杞菊地黄丸　本方在六味地黄丸的基础上加入枸杞子、菊花而成。中医认为肝开窍于目，肝血上注于目则能视。在五行理论中，肝属木，肾属水，水能生木，肝主藏血，肾主藏精，精血互生，因此肝与肾关系密切，治疗眼部疾病，往往从肝肾入手。枸杞子滋阴补肾，养肝明目；菊花疏风清热，平肝明目。两药加强了六味地黄丸滋补肝肾的作用，因此本方在滋补肾阴的基础上，兼有养阴平肝，滋水明目的作用，治疗肝肾阴虚所致的眩晕、耳鸣、视物模糊、眼目干涩疼痛等。本方为视疲劳类非处方药物，偏于养肝明目，用于目涩症(干眼症)、耳聋、老年性白内障初期的辅助治疗。

(1) 眩晕：因肝肾不足，阴血亏虚所致，主要表现为头晕目眩，腰痛，口燥咽干，周身乏力，如原发性高血压。

(2) 圆翳内障、青盲、目涩症：因肝肾不足，阴血亏虚导致，表现为视力下降，视物昏花，不能久视，晶珠轻度混浊，如老年性白内障、视神经萎缩等；双目干涩，畏光，如干眼症。《证治准绳》认为"视瞻昏渺及肝肾不足之病，由于阴虚血少，精液耗尽"，即由肝肾亏虚，精血耗损，精液不能上荣于目，目失涵养所致，因此应用具有滋养肝肾、平肝明目之效的杞菊地黄丸治疗可取得满意疗效。应用杞菊地黄丸治疗中心性浆液性视网膜脉络膜病变、老年早期黄斑变性和肝肾阴虚型的干眼症均取得较好疗效。

(3) 耳聋：因肝肾不足导致、耳鸣、耳聋、伴有腰痛、口干咽燥、潮热、盗汗。

(4) 其他应用：应用杞菊地黄丸治疗注意缺陷多动障碍(ADHD)60 例，近期及远期疗效均比较满意，且不良反应少。中医有小儿肝常有余，脾常不足，肾常虚之说。因此，ADHD 本为肾阴虚，标为阴虚阳亢，神无所守，表现为多动多语、冲动任性、烦躁易怒、注意力不集中等，治疗应为标本兼顾，以滋养肝肾，平肝潜阳为主。

6. 明目地黄丸　本方是在六味地黄丸的基础上增加了枸杞子、当归、白芍、蒺藜、石决明、菊花 6 味中药而成，枸杞子、当归、白芍补精养血；石决明平肝祛翳，明目除昏；菊花清热散风，除头痛目赤。明目地黄丸在杞菊地黄丸的基础上又增加了针对眼病的蒺藜，石决明，是眼病的专用方药，可通过滋肾养肝，益精而明目。本方为迎风流泪类非处方药，用于溢泪症（迎风流泪）和慢性视神经视网膜疾病的辅助治疗。

（1）视瞻昏渺：因劳神竭视，元气弱或精血亏损所致。患者自觉视力渐降，视物不清，常见于一些慢性视神经视网膜疾病，如慢性球后视神经炎，轻度视神经萎缩，视网膜黄斑部退行性病变等。肝开窍于目，目得血则能视物，瞳孔肾所属，肾藏精，因而肝肾亏虚，精亏血少，脉道不通则致视力下降，治疗应以滋养肝肾，益精明目为本。应用明目地黄丸配针灸穴位注射治疗视网膜色素变性，可有效改善视力及视野，疗效满意。应用明目地黄丸联合弱视综合治疗仪，对部分既往治疗无效的大龄弱视儿童患者进行治疗，取得一定疗效。

（2）干涩昏花：因劳瞻竭视，或过多思虑，致目干涩不爽，视物昏花，黑睛枯干，伴口鼻干燥，常见于角膜干燥症患者。由于电脑的普及，人们视频工作时间过长，环境污染，佩戴隐形眼镜，角膜手术等造成干眼症的发病率逐年增高。中医认为，肝肾阴亏，精血不能上荣于目，则两目干涩，运转不灵，神疲目衰，因此明目地黄丸对干眼症的症状改善有一定作用，尤其在缓解视疲劳，减轻眼部干涩感、眼胀感等方面疗效显著。

（3）溢泪症：年老体衰，精血不足，筋肉弛缓，眼液失约，导致迎风流泪，甚至时时泪下，如泪囊吸引功能不良，可应用明目地黄丸治疗。

7. 桂附地黄丸　本方是以六味地黄丸为基础滋补肝肾之阴，增加了肉桂、附子温补肾阳，达到益火之源，以消阴翳的目的。两药相须，互增药力，既补肾阴，又补肾阳。本方适用于肾阳虚弱所致的腰膝四肢冷痛、小便清长、痰饮喘咳或女子宫冷等。

（1）腰痛：由肾阳亏虚，腰府失养所致，主要表现为腰膝酸软、畏寒、四肢凉、乏力、夜尿频多。临床多见于腰肌劳损。用桂附地黄丸治疗腰椎间盘突出症，该症主要是腰椎间盘及周围韧带发生变化，失去外周力量保护而引起的内部改变，从而引起一系列的腰腿症状。中医认为“腰者肾之府，转摇不能，肾将惫矣”，腰椎不能正常发挥功能，其根本在于肾阳虚弱，因此应用桂附地黄丸温补肾阳，益脊强椎，壮腰固肾，可取得满意疗效。

（2）水肿：由于肾阳衰弱，不能温化水湿，导致浮肿，腰以下尤甚，以及心悸、气促、畏寒、乏力、小便不利等。

（3）喘症：肾阳不足，摄纳无权，表现为喘促日久，呼多吸少，动则加重，咳嗽时轻时重，肢冷，临床常见于慢性支气管炎。

（4）消渴：由于肾阳不足，不能化气摄水，导致阴阳两虚，表现为小便频、腰膝软、肢冷、畏寒怕冷、乏力等。

8. 加味肾气丸　本方是在桂附地黄丸的基础上加入牛膝、车前子组成。牛膝补肝肾，利尿通淋；车前子利水渗湿，清利下焦湿热。因此，本方在温补肾阳的基础上，增强了利水除湿的功效，适用于肾阳虚衰所致的水肿、小便不利等。

（1）水肿：由于肾阳衰弱，气化不利，表现为面浮身肿，腰以下尤甚，按之凹陷不起，以及心悸、气促、畏寒肢冷、乏力、小便不利等，临床常见于慢性肾炎。有报道应用济生肾气丸治疗临床期糖尿病肾病，尤其对于肾阳虚日久，导致阴阳两虚，阴虚内盛，肾脏功能失调，水液代谢受阻而导致的糖尿病肾病，可减轻蛋白尿，降低血脂，保护肾功能。另外，应用济生肾气丸临床治疗慢性前列腺炎取得了较好疗效。

（2）腰痛：由肾阳亏虚，腰府失养导致。表现为腰膝酸软、畏寒肢冷、乏力、夜尿频多，常见于腰肌劳损。

(3) 喘症：肾阳不足，摄纳无权导致喘促日久，气息短促，动则加重，气不得续，常因咳而尿出，或尿后余沥，肢冷，如慢性气管炎见上述证候者。

9. 都气丸　本方是在六味地黄丸的基础上加入五味子而成。五味子敛肺滋肾，增强了六味地黄丸补益固涩、敛肺涩精的功效，因此适用于肾阴不足、肾不纳气所致的虚咳、气喘、遗精等。

(1) 虚喘：因肺肾阴虚，肾不纳气导致气喘，主要表现为呼多吸少，伴有腰膝酸软、头晕目眩、耳鸣、潮热盗汗等，临床常见于喘息型支气管炎。

(2) 咳嗽：咳嗽日久，肾虚不纳导致咳声短促，痰少而黏或带血丝或干咳无痰，伴有腰膝酸软、头晕、耳鸣、遗精盗汗、骨蒸潮热等，见于慢性支气管炎。

(3) 遗精：肾虚不能封藏固摄导致遗精，伴有腰膝酸痛、手足心热等症状。

10. 耳聋左慈丸　本方是在六味地黄丸的基础上加入竹叶、柴胡、煅磁石组成。竹叶、柴胡疏肝解郁，煅磁石重镇平肝，潜纳浮阳，聪耳明目。因此，此方既可滋补肾阴，又具有平肝潜阳、宣通耳窍的功效，主治耳鸣耳聋。由于肾阴不足，阴虚阳亢，肝火上扰清窍，导致耳鸣、听力下降，伴有头晕头痛、面红目赤、口苦咽干、烦躁、手足心热、盗汗、腰膝酸软等症，临床常见于神经性耳鸣、神经性耳聋。

二、六味地黄丸类方的功效特点与生物学机制研究

（一）六味地黄丸类方治疗免疫系统疾病的功效特点与生物学机制研究

研究表明，六味地黄丸类方对机体特异性和非特异性免疫均具有显著的调节作用，可用于治疗免疫系统或免疫功能失调相关疾病。同时，通过对机体免疫功能的调节，在抗肿瘤、延缓衰老、糖尿病、对抗免疫抑制剂以及肿瘤化疗药物的毒副反应等方面均具有重要的临床治疗价值。

1. 对免疫器官的调节

(1) 骨髓造血干细胞：骨髓是机体重要的中枢免疫器官，是体液免疫应答发生以及各种免疫细胞发生和B细胞分化成熟的场所。六味地黄丸对骨髓造血干细胞影响的研究报道较少。六味地黄丸对老年小鼠骨髓造血干细胞数量、表型、细胞周期和集落形成能力的影响研究结果表明，六味地黄丸可激活造血干细胞，影响骨髓造血干细胞的数量和增殖能力，从而提高老年小鼠造血功能和免疫功能。

(2) 胸腺：胸腺是T淋巴细胞分化、发育、成熟的场所。肾阴虚患者常伴有糖皮质激素水平增高而使淋巴细胞总数降低，使机体免疫功能发生紊乱，六味地黄汤对糖皮质激素肾阴虚模型大鼠胸腺淋巴细胞凋亡具有明显抑制作用。此外，研究发现六味地黄汤及金匮肾气丸均可提高老龄大鼠的胸腺指数，并可通过促进胸腺细胞增殖而拮抗环磷酰胺对小鼠免疫系统的抑制作用。

(3) 脾脏：脾脏是人体最大的外周免疫器官，含有大量的淋巴细胞和巨噬细胞，是机体免疫细胞定居和免疫应答发生的主要场所。研究发现六味地黄丸的活性成分能够促进衰老小鼠脾细胞增殖，抑制脾细胞凋亡，显著提高正常小鼠和肾阴虚模型大鼠脾指数。知柏地黄丸可提高肾上腺皮质激素致肾阴虚幼龄大鼠和脾脏指数，减轻氢化可的松引起的脾脏组织结构的改变，拮抗氢化可的松的免疫抑制作用。

2. 对非特异性免疫的影响

(1) 单核巨噬细胞系统：单核巨噬细胞吞噬能力是衡量机体非特异性免疫功能的标志之一。六味地黄丸可显著提高正常小鼠腹腔巨噬细胞表面Ⅰa抗原表达的阳性率，从而显著增强巨噬细胞 ADCC 活性、吞噬指数以及吞噬活性。

(2) 细胞因子：机体免疫功能紊乱时 IL-1、IL-2、IL-6、IL-8、肿瘤坏死因子（TNF）、IFN-γ 等细胞因子的合成和分泌水平发生不同程度的改变。研究表明六味地黄丸能有效降低牙周炎大鼠牙周组织中 IL-6 水平，减缓牙周炎的进程，促进牙周炎康复，为其临床应用于纠正机体炎症反应后免疫功能紊乱提供了依据。另外，六味地黄丸可明显提高环磷酰胺处理小鼠脾细胞 IFN-γ 的 mRNA 表达水平，而对 IL-2 的 mRNA 表达具有显著抑制作用提示六味地黄丸可能通过调节基因表达影响细胞因子的表达水平而纠正机体免疫功能紊乱。金匮肾气丸可诱导 IFN-γ 的生成，调节 Th1/Th2 的细胞平衡，能够增强机体的免疫应答，有效控制肾阳虚的发展。

(3) 红细胞：红细胞免疫功能是机体免疫功能的重要组成部分，它能清除循环免疫复合物，增强吞噬细胞吞噬功能，促进自然杀伤（NK）细胞作用。Ⅱ型糖尿病和创伤患者可出现红细胞免疫功能低下，六味地黄丸治疗 8 周后，反映红细胞免疫功能的红细胞 C_3b 受体花环率（RBC-C_3bRR）、红细胞免疫复合物花环率（RBC-ICR）、红细胞免疫黏附促进率（RIAER）均明显升高，说明六味地黄丸可明显提高红细胞免疫功能。也有研究显示，金匮肾气丸可通过提高红细数而表现出免疫增强作用。

(4) NK 细胞：NK 细胞可以直接杀伤某些靶细胞，如肿瘤细胞、病毒或细菌感染细胞等。研究表明六味地黄丸能明显提高小鼠变态反应性脑脊髓炎模型缓解期 NK 细胞的表达及活性，从而介导细胞免疫作用。

3. 对特异性免疫的调节作用

(1) 细胞免疫：给予环磷酰胺处理小鼠、荷瘤小鼠和快速老化小鼠口服六味地黄丸活性部位 3A，发现 3 种模型小鼠的 $CD4^+$T 和 $CD8^+$T 细胞亚群数量和增殖能力以及 Th1/Th2 亚群功能平衡失调均有不同程度的恢复。六味地黄丸对 46 例抗结核治疗患者的增效减毒作用研究结果显示六味地黄丸能减少抗结核药物不良反应发生，$CD4^+$T 淋巴细胞显著升高（$P<0.01$），$CD8^+$T 无明显变化（$P>0.05$），$CD4^+$/$CD8^+$T 细胞升高（$P<0.05$）。结果提示通过 3A 调节 T 细胞亚群的功能可能是六味地黄丸发挥细胞免疫调节作用的主要途径之一。金匮肾气丸对老年人淋巴细胞亚群的比例有调节作用，并能防治老年人 IgG 低下，使 IgM 上升，提高补体的活性。研究显示，金匮肾气丸证患者服药以后，$CD3^+$、$CD4^+$ 淋巴细胞（%）及 $CD4^+$/$CD8^+$ 比值较治疗前明显升高，$CD8^+$ 淋巴细胞（%）较治疗前明显下降，从而提示金匮肾气丸有效纠正金匮肾气丸证患者的 T 淋巴细胞亚群紊乱，能显著改善金匮肾气丸患者的细胞免疫功能。此外，金匮肾气丸可以明显减轻实验性自身免疫性脑脊髓炎小鼠病灶区域的炎症细胞浸润，对 $CD4^+$、$CD8^+$ 以及 $CD4^+$/$CD8^+$ 均有一定的调节作用。知柏地黄丸可提高肾上腺皮质激素致肾阴虚幼龄大鼠血清中 IL-2、IL-6、IgG 水平，从而拮抗氢化可的松的免疫抑制作用。

(2) 体液免疫：六味地黄方中的免疫活性多糖 CA4-3 是由半乳糖醛酸和葡萄糖醛酸组成的酸性多糖。CA4-3 在体内和体外对小鼠免疫功能的作用研究发现，CA4-3 具有促进 B 细胞分化进而提高抗体 IgG 水平的作用。因此，CA4-3 是六味地黄方发挥体液免疫调节作用的重要物质基础之一。

4. 基因表达的调节　Notch 信号转导通路在 T 细胞活化、增殖、分化进程中具有重要意义，Notch 信号转导通路的激活可维持外周免疫稳定。六味地黄汤在正常小鼠和快速老化模型小鼠（SAMP8）胸腺淋巴细胞分化过程中对 Notch1、早老蛋白 1（PS1）、PS2、人分裂加速因子 1（HES1）等 Notch 信号转导通路信号分子基因表达的影响。结果发现六味地黄丸可能通过上调正常小鼠 *PS2* 和 *HES1* 基因的表达增强 Notch 信号强度，促进胸腺淋巴细胞向 T 抑制性细胞分化；但对 SAMP8 小鼠的作用相反，可能通过下调 *PS2* 和 *HES1* 基因的表达降低 Notch 信号强度，抑制胸腺淋巴细胞向 T 抑制性细胞的过早分化。

（二）六味地黄丸类方治疗泌尿生殖系统疾病的功效特点与生物学机制研究

1. 原发性肾脏病

（1）慢性肾小球肾炎：六味地黄丸对 5/6 肾切除大鼠残肾肾小球化生的影响实验显示，其具有促进肾切除大鼠残肾肾小球化生的作用。六味地黄丸方治疗慢性肾小球肾炎的实验研究发现，六味地黄丸方对大鼠肾毒血清肾炎模型和被动 Heymann 肾炎模型有明显升高白蛋白，降低尿蛋白、血浆尿素氮、胆固醇和肌酐作用，肾组织的病理性损伤也有明显改善，亦可明显减少 IgG 和 C_3 补体在肾小球的沉积。

（2）IgA 肾病：六味地黄丸方对 IgA 肾病肾虚证患者外周血白细胞 *Bcl-2* 基因表达变化的影响，发现其可能通过上调 *Bcl-2* 基因的表达治疗肾病肾虚证。六味地黄丸方等治疗 IgA 阴虚证疗效优于其他药物。

（3）肾病综合征：六味地黄胶囊及六味地黄丸方加味治疗阿霉素性大鼠肾病综合征，发现其能改善患鼠氮质血症、低蛋白血症和高脂血症，增强抗氧化能力，加速自由基及其代谢产物的消除，减轻体内的脂质过氧化反应，改善病鼠肾组织病理学改变。临床研究显示，六味地黄丸方与激素合用治疗肾病，能减轻应用激素后其受体下降的程度，保证激素与其受体结合的水平，从而减轻耐药性，提高激素在治疗中的疗效，且可减少复发及副作用，具有增效减毒作用。

（4）慢性肾衰竭：六味地黄丸具有降低 5/6 肾切除大鼠血清尿素氮、肌酐水平及提高肾小球滤过率的作用；形态学研究显示，造模 8 周时六味地黄丸组残肾肾小球的体积较大，肾间质纤维化程度较模型组减轻；细胞形态学研究显示，六味地黄丸组肾小球的面数密度参数小于模型组，具有显著性差异。

此外，研究显示金匮肾气丸确能促进睾丸生精功能和性腺发育。对“劳倦过度房事不节”雄性肾阳虚小鼠的作用机制研究发现金匮肾气丸能改善肾阳虚证表现，并通过鼓舞肾阳以达到治疗生殖功能减退的目的，低剂量金匮肾气丸可以缩小增生前列腺腺体的体积，并增加一氧化氮合酶的表达。

2. 继发性肾脏病

（1）糖尿病肾病：六味地黄丸能明显抑制糖尿病大鼠的肾脏肥大及降低 β_2 微球蛋白排出，抑制糖尿病肾病肾脏外周血核因子 -κB（NF-κB）蛋白表达，表明该药物具有增强保护糖尿病肾病大鼠肾脏的作用。六味地黄丸可以升高患者血清超氧化物歧化酶浓度而清除体内氧自由基达到护肾脏的目的。

（2）狼疮性肾病：研究显示，六味地黄丸合用泼尼松及环磷酰胺治疗狼疮性肾病，其疗效优于单用泼尼松及环磷酰胺，且合用六味地黄丸治疗组具有复发率及不良反应发生率低等特点，表明六味地黄丸能显著提高激素及 CTX 对狼疮性肾病的疗效，减少其复发，并能对抗激素及 CTX 的不良反应。

(3) 高血压性肾病：研究显示，六味地黄丸合用硝苯地平缓释片治疗高血压肾病临床总有效率及平均降压值、改善血尿素氮、肌酐、尿微量清蛋白等肾功能指标方面均优于单用硝苯地平缓释片对照组；在对血清内皮素、一氧化氮的调节方面也明显优于单用硝苯地平缓释片对照组，提示六味地黄丸对老年性高血压患者具有多重性肾保护作用。六味地黄丸合胰激肽原酶能够减轻阴虚阳亢型高血压病患者的肾损害，且能改善临床症状，提高疗效。

(三) 六味地黄丸类方在治疗糖尿病中的功效特点与生物学机制研究

1. 抗自由基　自由基可直接损伤细胞膜和具有膜结构的内质网、溶酶体、线粒体和 DNA 等结构，引起不饱和脂肪酸过氧化，使蛋白质、核酸、脂类发生交联，致生物膜变性，细胞突变，衰老或死亡，而超氧化物歧化酶（SOD）能催化超氧阴离子自由基发生歧化反应，阻断该自由基损伤组织。高血糖可致抗氧化酶（如 SOD）糖基化，使抗氧化酶活性降低，导致氧化与抗氧化系统失衡，清除自由基的能力降低。当糖尿病时机体处于氧化应激状态，常产生过多的氧自由基，自由基造成对机体组织损伤，主要与 MDA 含量及 SOD 活性变化有关。应用六味地黄丸治疗糖尿病肾病患者 3 个月后，SOD 水平有所升高，但不显著，而与维生素 E 联用后，血清 SOD 值上升极为显著，治疗前后具有显著性差异（$P<0.01$）。结果表明，维生素 E 和六味地黄丸在纠正糖尿病自由基代谢失衡的重要作用是提高 SOD 活性，加速了自由基的消除。联合使用双（α- 呋喃甲酸）氧钒（VO-FA）与六味地黄丸并观察其对糖尿病大鼠抗氧化损伤的作用，结果显示单用六味地黄丸组可增强血清 T-SOD 活性，降低 MDA 含量（$P<0.05$），从而减轻氧化损伤，而 VO-FA 与六味地黄丸联合使用可使其疗效增强。

2. 改善胰岛素抵抗　以自发性 2 型糖尿病（T2DM）动物模型 OLETF 鼠及其同种系糖耐量正常的 LETO 鼠为研究对象，观察六味地黄丸对 OLETF 大鼠胰岛素敏感性的影响，结果显示对照组（OLETF 鼠组）的血浆胰岛素水平随着年龄的增加逐渐升高，在 32 和 40 周龄时显著高于 LETO 组（$P<0.001$），而六味地黄丸能够改善 OLETF 鼠的高胰岛素血症。由于高胰岛素血症通常被认为是胰岛素抵抗的特征，结果提示六味地黄丸可能有改善胰岛素抵抗和抑制高胰岛素血症的作用。研究表明，脂联素与胰岛素抵抗密切相关，可能是一种新的代谢综合征标志物。通过对自发性 T2DM 大鼠模型的血浆脂联素、血浆胰岛素水平的检测，发现 OLETF 鼠血浆脂联素水平与胰岛素敏感性呈正相关。六味地黄丸早期干预可显著增加 OLETF 鼠血浆脂联素水平，改善 OLETF 鼠胰岛素抵抗。

采用高脂饲料加小剂量腹腔注射链脲佐菌素（STZ）造模，给予六味地黄丸进行干预，结果显示六味地黄丸可降低肥胖性 T2DM 大鼠体质量及 BMI、HOMA-IR、FPG、TG、TC、LDL-C、C-P 水平，增高 HDL-C、ISI。结果表明六味地黄丸可调节血脂，提高 ISI，并且提示六味地黄丸的降血糖作用可能是通过降低高胰岛素血症、增加受体对胰岛素的敏感性而起作用，从而改善胰岛素抵抗。

3. 改善胰岛功能

(1) 维持胰腺组织形态：研究显示，OLETF 鼠胰腺随着年龄的增长，胰岛结构逐渐出现破坏、萎缩和纤维化，经六味地黄丸干预的 OLETF 鼠，其胰岛结构优于对照组，萎缩和纤维化的程度也明显较轻。表明六味地黄丸能够一定程度地保存胰岛的正常生理结构，维持胰岛细胞功能，提示这可能是六味地黄丸具有改善糖代谢作用的基础。

（2）对抗胰岛β细胞凋亡：六味地黄丸能明显上调OLETF大鼠胰腺中*Bcl-2*基因在转录水平的表达，下调*Bax*基因的表达，提示六味地黄丸可能通过上调*Bcl-2*的表达，同时抑制Bax的表达，从而发挥抑制胰岛β细胞凋亡的作用。

4. 调节免疫功能　研究表明，糖尿病患者存在原发性红细胞免疫功能低下，而长期高血糖和脂代谢紊乱使机体脂质过氧化反应增强，血浆脂质过氧化物增加，导致红细胞膜成分、结构和功能改变，膜微环境发生改变，影响膜上C3b受体的活性，导致红细胞免疫功能下降。而服用六味地黄丸后，糖尿病患者体内反映红细胞免疫功能的重要指标受体花环率（RBC-C_3bRR）和红细胞免疫复合物花环率（RBC-ICR）均明显升高，CIC（循环免疫复合物）明显降低，表明六味地黄丸可提高红细胞的免疫功能，进而改善糖尿病患者的免疫功能状态，清除体内CIC。服用六味地黄丸使糖尿病患者血清中下降的红细胞免疫黏附促进率（RIAER）明显升高，增高的红细胞免疫黏附抑制率（RIAIR）明显降低，从而改善红细胞免疫黏附调节因子的功能，这可能是其改善糖尿病患者红细胞免疫功能低下的机制所在。

此外，六味地黄软胶囊合用银杏叶片可使糖尿病患者血清中介导炎症反应、糖尿病大血管及微血管并发症发生发展的趋化蛋白RANTES水平明显下降，从而发挥防治糖尿病并发症的作用。

5. 改善糖耐量和降低血糖　研究显示，六味地黄丸干预组（40周龄OLETF鼠）葡萄糖曲线下面积显著低于对照组，且差异有显著性（$P<0.01$），结果显示六味地黄丸能够改善OLETF鼠的糖耐量，降低餐后血糖并推迟高血糖出现时间。且干预组与对照组的摄食量和体重在各周龄均无显著性差异（$P>0.05$）。研究结果提示六味地黄丸对糖耐量的改善与减少摄食量和降低体重并无明显关系。六味地黄丸可使大鼠的骨骼肌葡萄糖转运蛋白-4（GLUT-4）水平明显升高，改善外周组织对葡萄糖的转运，通过改善糖尿病大鼠骨骼肌葡萄糖摄取障碍，直接影响葡萄糖转运，使骨骼肌葡萄糖的摄取利用增加，从而改善糖代谢。

6. 降脂减重　内脏性肥胖与糖尿病发生发展的关系越来越受到重视。内脏脂肪具有较高的脂肪分解速率和脂肪转换率，可产生大量的游离脂肪酸进入肝脏，抑制肝糖利用，下调肝胰岛素受体，形成肝胰岛素抵抗；同时肌肉游离脂肪酸氧化增加抑制外周糖氧化，形成外周的胰岛素抵抗。研究显示，六味地黄丸能够降低糖尿病动物的血脂、游离脂肪酸及内脏脂肪堆积，可见改善脂肪分布可能是六味地黄丸减轻OLETF大鼠胰岛素抵抗、延缓高血糖发生乃至防治糖尿病的机制之一。

（四）六味地黄丸类方治疗神经内分泌系统疾病中的功效特点与生物学机制研究

1. 对肾阳虚型大鼠下丘脑-垂体-肾上腺轴（HPA）的影响　采用氢化可的松注射液肌注14天的方法，制备大鼠肾阳虚模型，观察六味地黄丸、桂附地黄丸、知柏地黄丸3种地黄丸方对肾阳虚大鼠的一般状态、体质量、肛温、血浆及血清多项生化指标水平的影响。结果显示，给药后3种地黄丸类方均可显著增加肾阳虚大鼠体质量；桂附地黄丸表现出显著的升高肛温作用，六味地黄丸在后期表现出一定的升温作用，而知柏地黄丸则未表现出升高肛温的作用；桂附地黄丸可显著升高cAMP/cGMP比值，恢复大鼠HPA轴功能，六味、知柏地黄丸组均无显著性改变。

采用瘦素(leptin)诱导幼龄雌鼠特发性中枢性性早熟(ICPP)模型，知柏地黄丸灌胃给药，观察其对幼龄雌鼠性早熟的影响。结果表明，知柏地黄丸可对抗瘦素诱导的幼龄雌鼠性早熟，其治疗ICPP的作用可能与其能抑制下丘脑-垂体-性腺轴功能的提前发动有关。另外，知柏地黄丸也可以对抗用醋酸亮丙瑞林注射诱导的幼龄雌鼠性早熟。

研究金匮肾气丸对“恐伤肾”大鼠丘脑、海马 *c-fos* 基因的影响，发现惊恐刺激可引起大鼠丘脑、海马 *c-fos* 基因表达增加，金匮肾气丸对其有控制或降低作用趋势。

2. 对大脑皮层学习记忆能力的影响　六味地黄丸可在剂量依赖性地增强耐力、改善学习记忆、增进神经-肌肉的运动协调和操作能力的同时，提高大脑皮质内多巴胺、去甲肾上腺素含量和减轻中枢神经系统功能衰老表现，并可通过保护脑内胆碱能神经系统或纠正快速老化模型小鼠海马基因的异常表达而改善模型动物学习记忆和认知障碍。其作用机制可能与抑制神经元的损伤和凋亡，降低缺血脑组织 Ca^{2+}-Mg^{2+}-ATP 酶活力，易化突触可塑性和突触传递，影响中枢神经系统电生理活动，使神经组织的代谢活性降低等有关。研究显示，六味地黄丸可使痴呆小鼠脑组织中细胞因子IL-2、IL-6降低，可能为其改善学习记忆能力的作用机制。

金匮肾气丸可恢复庆大霉素致聋豚鼠的听力功能，治疗后耳聋豚鼠耳蜗螺旋神经节内神经生长因子(NGF)表达水平明显增高，其作用机制可能与金匮肾气丸升高豚鼠损伤毛细胞表达NGF，促进受损细胞的修复和轴突再生有关。此外，金匮肾气丸也可使大鼠骨髓间充质干细胞增殖。

三、六味地黄丸类方的功效物质基础研究

(一) 六味地黄丸类方的功效物质组成研究

采用超高效液相色谱梯度洗脱，飞行时间质谱正负离子模式同时检测分析六味地黄丸提取物中的化学成分组成，结果共鉴定了40种化学成分。以乙腈-0.1%甲酸洗脱溶剂，在质谱正离子检出模式下，泽泻和山茱萸中的主要化学成分响应较好，其中来源于泽泻药材的主要为三萜类成分，包括泽泻醇(alisol)A、alisol B、alisol C、泽泻醇A乙酸酯、泽泻醇B乙酸酯、泽泻醇C乙酸酯等；来源于山茱萸药材的主要为苷类化学成分马钱苷(loganin)、莫诺苷(morroniside)、当药苷(sweroside)等；熟地、牡丹皮和茯苓中的主要化学成分在该条件下检出较少。以乙腈-水为洗脱溶剂进行梯度洗脱，在负离子检出模式下熟地、牡丹皮和茯苓中的主要化学成分响应较好。来源于熟地药材的主要为地黄苷A、B、C、D，益母草苷，桃叶珊瑚苷等环烯醚萜苷类化合物；来源于牡丹皮中的主要为芍药苷、羟基芍药苷、苯甲酰芍药苷等二萜苷类化合物；来源于茯苓中的主要为茯苓酸、去氢茯苓酸等。

应用HPLC-ESI/MS^n鉴定金匮肾气丸总苷类化学成分，结果在金匮肾气丸总苷中共鉴定了17个化学成分：没食子酰3-*O*-芦糖基(1→6)葡糖苷、羟基芍药苷、莫诺苷、马钱苷、獐芽菜苷、地黄苷A或B、1,2,3-三没食子酰葡萄糖、芍药苷、山茱萸新苷Ⅱ、6′-(3,4,5-三羟基苯甲酰)芍药苷、1,2,3,6-四-*O*-没食子酰葡萄糖、山茱萸新苷Ⅰ、五没食子酰葡萄糖、苯甲酰羟基芍药苷、丹皮酚原苷、苯甲酰芍药苷、4′-羟基-6′-(3,4,5-三羟基苯甲酰)芍药苷。

（二）六味地黄丸类方体内功效物质基础研究

1. 六味地黄丸类方体内化学成分组成研究　采用 RP-HPLC 建立六味地黄丸及其类方给药后的大鼠血清色谱指纹图谱，分析衍生方与主方血中移行成分组成的差异，结果显示：六味地黄丸及类方检测到 14 个共有血中移行成分；桂附地黄丸产生了 2 个特有血中移行成分桂皮醛和桂皮酸，且较肉桂单味药给药桂皮醛的血中移行率显著提高，表明经配伍后桂皮醛可以直接入血，这在一定程度上体现了桂附地黄丸的配伍意义；知柏地黄丸产生了 5 个特有血中移行成分，且研究结果显示知母和黄柏配伍后，血中移行成分发生明显变化，改变了单味药材成分吸收方式，在一定程度上体现了桂附地黄丸的配伍意义。

采用高效液相色谱法对大鼠灌胃给予六味地黄丸后的血清化学成分进行分析，通过保留时间结合紫外光谱鉴定了 8 个化合物，其中莫诺苷、獐牙菜苷和马钱苷 3 种直接入血的原型成分为山茱萸所引入，5- 羟甲基 -2- 糠酸（5-HMFA）为 5- 羟甲基糠醛（5-HMF）的代谢物，2- 羟基 - 苯乙酮 -4- 葡萄糖醛酸苷、4- 甲氧基 -5- 磺酸基苯乙酮 -2- 葡萄糖醛酸苷、2，4- 二羟基 - 苯乙酮、2，5- 二羟基 -4- 甲氧基苯乙酮 4 种化合物为丹皮酚的代谢产物。

通过飞行时间质谱的精确质量数及二级质谱相关碎片，在正负离子检测模式下共鉴定了大鼠血清中的 6 种原型化合物，分别为丹皮酚、莫诺苷、马钱苷、当药苷、茯苓酸和去氢茯苓酸，5- 羟甲基糠醛的代谢产物除其氧化产物 5-HMFA 外，还鉴定了 5-HMFA 进一步氧化产物 5-FDCA。除已有报道的 3 种丹皮酚代谢产物 2，4- 二羟基 - 苯乙酮、2，5- 二羟基 -4- 甲氧基苯乙酮和 2- 羟基 - 苯乙酮 -4- 葡萄糖醛酸苷外，尚鉴定了 4 种丹皮酚代谢产物，分别为 2- 羟基 -4- 甲氧基 -5- 磺酸基苯乙酮、2- 磺酸基 -4- 甲氧基苯乙酮、2，4- 二羟基 - 磺酸基苯乙酮和 2- 磺酸基 -4- 羟基苯乙酮。

应用 HPLC-ESI/MS^n 鉴定金匮肾气丸总苷大鼠灌胃给药后血浆化学成分或代谢产物，结果从大鼠血浆中鉴定出 17 种化学成分，其中有 8 个化合物以原型存在，9 个代谢转化成分，分别为没食子酸、2- 羟基苯乙酮 -4- 羟基葡萄糖醛酸酯、芍药苷代谢素Ⅰ、2- 羟基 -4- 甲氧基苯乙酮 -5-*O*- 硫酸酯、2，4- 二羟基苯乙酮 -5-*O*- 硫酸酯、2，4- 二羟基苯乙酮和 3 个未知成分。

研究表明，六味地黄丸主要血中移行成分有莫诺苷、獐牙菜苷、马钱子苷的混合物，各剂量组均明显表现出对大鼠成骨细胞的促增殖作用，确定六味地黄丸主要血中移行成分莫诺苷、獐牙菜苷、马钱子苷是其治疗骨质疏松的主要药效物质。此外，六味地黄丸中 11 个血中移行成分及其混合物对氢化可的松致大鼠肾虚动物模型的保护作用，结果显示，与模型组相比，各给药组动物的检测指标均有明显改善，其中莫诺苷、獐牙菜苷、马钱子苷的混合物组作用最显著，提示六味地黄丸的血中移行成分是六味地黄丸补肾的主要药效物质，其中以莫诺苷、獐牙菜苷和马钱子苷的作用最为明显，是补肾的核心成分。

2. 六味地黄丸类方化学组份体内药动学研究　健康大鼠单次灌胃莫诺苷粗品、马钱苷和莫诺苷混合物、六味地黄丸，以及肾阴虚大鼠多次给药后马钱苷、莫诺苷、芍药苷的药代动力研究结果显示，健康大鼠单次灌胃后，马钱苷和莫诺苷在单独灌胃莫诺苷以及灌胃马钱苷和莫诺苷混合物后，药时曲线均呈单峰吸收；在灌胃六味地黄丸后马钱苷和莫诺苷药时曲线呈双峰现象。且莫诺苷药代动力学参数除 t_{max} 外，其他参数与灌胃六味地黄丸组、灌胃马钱苷和莫诺苷混合组、单独灌胃莫诺苷组比较均有统计学差异，具体表现为 $t_{1/2}$ 延长，三组分别为莫诺苷组 $t_{1/2}$（1.485 ± 0.624）小时，马钱苷和莫诺苷混合物组（1.932 ± 0.548）小时，六味地黄丸组(7.71 ± 5.756)小时;AUC 增加,三组分别为:莫诺苷组 AUC_{0-t}(1 267.791 ± 326.319) ng/(ml·h)、$AUC_{0-\infty}$(1 284.826 ± 325.657)(ng·h)/ml,马钱苷和莫诺苷混合物组 AUC_{0-t}(1 610.961 ± 550.065)(ng·h)/ml、$AUC_{0-\infty}$(1 670.555 ± 620.716)(ng·h)/ml,六味地黄丸组 AUC_{0-t}(2 622.371 ± 564.174)(ng·h)/ml、$AUC_{0-\infty}$(46 574.195 ± 45 140.607)(ng·h)/ml。与马钱苷和莫诺苷混合物组相比,六味地黄丸组马钱苷的药代动力学参数 MRT_{0-24h} 和 $MRT_{0-\infty}$ 延长,六味地黄丸组、马钱苷和莫诺苷混合物组的 MRT_{0-t} 分别为(6.042 ± 0.644)小时、(2.599 ± 1.037)小时,$MRT_{0-\infty}$ 分别为(7.033 ± 1.03)小时、(2.699 ± 1.123)小时。研究结果从药代动力学角度表明六味地黄丸组方配伍影响马钱苷和莫诺苷的吸收,进一步证时了六味地黄丸组方配伍的合理性。

采用 RP-HPLC 法测定新西兰兔经口服金匮肾气丸后桂皮酸与丹皮酚的药代动力学参数。结果显示,桂皮酸最佳模型为二室开放模型,丹皮酚的最佳模型为一室开放模型,兔灌胃金匮肾气丸后,桂皮酸经 4 小时可达最大吸收峰,峰浓度 C_{max} 为 1.1μg/ml,吸收速率常数 K_a 为 0.3/h,吸收半衰期 $T_{1/2K_a}$ 为 2.2 小时,分布半衰期 $t_{1/2\alpha}$ 为 3.61 小时,消除半衰期 $t_{1/2\beta}$ 为 3.7 小时,表明兔口服金匮肾气丸后桂皮酸吸收、分布和消除的过程较慢。金匮肾气丸中的丹皮酚经 2.7 小时可达最大吸收峰,C_{max} 为 5.3μg/ml,K_a 为 0.5/ 小时,消除速率常数 K_e 为 0.3/ 小时,$t_{1/2K_a}$ 为 1.5 小时,$t_{1/2\beta}$ 为 2.4 小时,说明兔口服金匮肾气丸后丹皮酚吸收过程较快、消除过程较慢。此外,新西兰家兔给予金匮肾气丸灌胃后桂皮醛的药代动力学参数,结果显示桂皮醛经 1.72 小时可达最大吸收峰,C_{max} 为 6.26μg/ml,$t_{1/2}$ 为 0.446 小时,以 AIC 最小值为参考,桂皮醛在兔体内的药代动力学过程符合一室模型。

参考文献

[1] 钱乙 . 小儿药证直诀[M]. 北京:人民卫生出版社,2006.

[2] 王涛,康广盛 . 医案数据源的六味地黄丸类方方证辨证规律研究[J]. 中医药信息,2012,29(2):111-113.

[3] 王涛 . 基于医案统计分析的六味地黄丸(汤)及其类方证治分类研究[D]. 哈尔滨:黑龙江中医药大学,2010.

[4] 李果,肖小河,金城,等 . 六味地黄丸及其类方配伍规律的研究与进展[J]. 中国临床康复,2007,10(43):174-176.

[5] 梁华,朱明雪,孙燕佩,等 . 六味地黄丸、金匮肾气丸的免疫调节作用研究进展[J]. 中医药学报,2012,40(2):97-99.

[6] 刘博 . 六味地黄丸免疫调节作用进展[J]. 医药导报,2010,29(8):1051-1053.

[7] 史正刚,于霞,张士卿 . 知柏地黄丸对肾上腺皮质激素致肾阴虚幼龄大鼠免疫功能的影响[J]. 中国实验方剂学杂志,2006,12(1):62-64.

[8] 史正刚,潘罂罂,张士卿 . 知柏地黄丸对肾上腺皮质激素型肾阴虚幼龄大鼠血浆 CORT,ACTH,CRH 及肾上腺指数和组织学结构的影响[J]. 中国中医基础医学杂志,2006,12(3):167-171.

[9] 吴炜景,李立平,赵亚刚 . 六味地黄丸免疫调节作用的研究进展[J]. 现代中西医结合杂志,2011,20(32):4180-4182.

[10] 马红,沈继译,张名伟,等 . 金匮肾气丸免疫调节作用的实验研究[J]. 中药药理与临床,2000,16(6):5-6.

[11] 冯璞,罗崇念,邓友平,等 . 金匮肾气丸对免疫缺陷小鼠免疫造血功能的影响[J]. 中药药理与临床,

1998,14(1):9-11.

[12] 劳献宁,王晓杰,刘绍余,等.六味地黄丸对抗痨治疗增效减毒作用临床观察[J].中药材,2008,30(10):1343-1345.

[13] 吴依娜,尹西拳,孔秀娟,等.地黄丸类方对肾阳虚大鼠免疫功能的影响[J].广东药学院学报,2015,31(5):1-4.

[14] 李思迪,蒋宁,张小锐,等.六味地黄汤及其拆方对快速老化小鼠免疫功能的调节作用[J].国际药学研究杂志,2010,37(3):222-226.

[15] 毕明刚,周文霞,齐春会,等.六味地黄汤及其拆方对正常小鼠和SAMP8胸腺淋巴细胞分化相关基因表达的影响[J].中国免疫学杂志,2008,24(1):24-27.

[16] 彭亚军,何泽云.六味地黄丸方治疗肾脏病研究进展[J].中国中医急症,2009(7):1151-1152.

[17] 刘冬恋.六味地黄丸治疗糖尿病及其并发症的研究进展[J].四川生理科学杂志,2009,31(1):31-34.

[18] 薛耀明,罗仁,朱波,等.六味地黄丸对OLETF大鼠胰腺凋亡相关基因 *Bcl-2* 和 *Bax* 表达的影响[J].中西医结合学报,2005,11(3):455 -458.

[19] HE H,YANG X,ZENG X,et al.Protective effect of Liuwei Dihuang decoction on early diabetic nephropathy induced by streptozotocin via modulating ET-ROS axis and matrix metalloproteinase activity in rats[J]. Journal of Pharmacy and Pharmacology,2007,59(9):1297-1305.

[20] 王庆利,张晓燕.金匮肾气丸的药理学研究进展[J].哈尔滨医药,2008,28(4):64-65.

[21] 李耿,张喆,尹西拳,等.地黄丸类方对肾阳虚大鼠HPA轴的影响[J].中药新药与临床药理,2015,3:320-324.

[22] 刘孟渊,徐雯,肖柳英,等.知柏地黄丸对瘦素诱导特发性性早熟模型小鼠的影响[J].广州中医药大学学报,2008,25(6):544-548.

[23] 刘孟渊,徐雯,肖柳英,等.知柏地黄丸对抑那通诱导特发性性早熟小鼠模型的干预作用[J].上海中医药杂志,2009,43(8):67-69.

[24] 袁世宏,王米渠.金匮肾气丸对“恐伤肾”大鼠丘脑,海马 *c-fos* 基因表达的影响[J].北京中医药大学学报,2001,24(6):34-36.

[25] GANG W,HU G K,ZHANG Y Z.Using suppression subtraetive hybridization to research the effects of jinguishenqi pills on the gene ex-pression of the panic-induced kidney deficiency model mice[J].Chinese Journal of Clinical Rehabilitation,2006,10(9):163-166.

[26] 张伟伟,刘银辉,吕方.六味地黄丸对老年大鼠神经系统的抗衰老作用[J].陕西中医,2010(9):1264-1265.

[27] 冯炯,臧敏.六味地黄丸对痴呆模型小鼠学习记忆及细胞因子的影响[J].山东中医杂志,2010,29(4):264-265.

[28] 赵新峰,孔宏伟,汪江山,等.UFLC-ESI-IT-TOF鉴定六味地黄丸中的化学成分和代谢成分[J].世界科学技术—中医药现代化,2009,11(1):153-157.

[29] 李文兰,胡杨,季宇彬,等.高效液相色谱-电喷雾离子阱质谱法鉴定金匮肾气丸总苷化学成分及代谢产物[J].分析化学,2010,38(12):1765-1770.

[30] 王喜军,张宁,孙晖.六味地黄丸及其类方血中移行成分的比较研究[J].中国中药杂志,2008,33(15):1881-1884.

[31] 王喜军,张宁,孙晖,等.六味地黄丸的血清药物化学研究[J].中国天然药物,2004,2(4):219-222.

[32] 程斌,李文兰,周爱珍.HPLC-ESI/MS^{n}联用技术对桂附地黄丸体内代谢化学成分的研究[J].世界科学技术—中医药现代化,2014(2):388-392.

[33] 孙晖,张宁,李丽静,等.六味地黄丸主要血中移行成分对培养大鼠成骨细胞促增殖作用的研究[J].中国中药杂志,2008,33(17):2161-2164.

[34] 王喜军,张宁,孙晖,等.六味地黄丸血中移行成分对氢化可的松致大鼠肾虚动物模型的保护作用[J].中国实验方剂学杂志,2008,14(2):33-37.

[35] 李娴 . 六味地黄丸中成分在健康大鼠和肾阴虚大鼠体内药动学研究[D]. 济南:山东大学,2010.
[36] 李文兰,王晓冬,季宇彬,等 . 金匮肾气丸中有效成分的药代动力学研究[J]. 中成药,2008,30(10):1432-1435.
[37] 汪玉梅 . 肾气丸有效成分的药代动力学及组方优化研究[D]. 广州:广州中医药大学,2012.

第十四章 祛痰剂类方研究进展

凡以祛痰药为主组成，具有消除痰涎的作用，治疗各种痰病的方剂，统称祛痰剂。本类方剂的立法属于"八法"中的"消法"。常用于治疗咳嗽、喘促、头痛、眩晕、胸痹、呕吐、中风、痰厥、癫狂、惊痫，以及痰核、瘰疬等各种痰病。祛痰剂分为燥湿化痰剂、清热化痰剂、温化寒痰剂、润燥化痰剂、治风化痰剂五类。燥湿化痰剂用于湿痰证，代表方为二陈汤、温胆汤。清热化痰剂用于热痰证，代表方为清气化痰丸。温化寒痰剂用于寒痰证，代表方为苓甘五味姜辛汤。润燥化痰剂用于燥痰证，代表方为贝母瓜蒌散。治风化痰剂用于风痰证，其中治疗外风挟痰证，即风痰咳嗽的代表方为止嗽散；内风挟痰证，即治疗风痰上扰的代表方为半夏白术天麻汤。

第一节 瓜蒌薤白类方现代研究

瓜蒌薤白白酒汤、瓜蒌薤白半夏汤和枳实薤白桂枝汤等方以瓜蒌、薤白为主药，这类方剂具有通阳散结、行气祛痰的功效，被广泛应用于治疗胸痹、心痛等心系疾病，取得良好疗效。

一、瓜蒌薤白类方及其衍化特点

（一）瓜蒌薤白类方体系及其历史源流

瓜蒌薤白白酒汤类方包括瓜蒌薤白白酒汤、瓜蒌薤白半夏汤、枳实薤白桂枝汤三方，均出自《金匮要略·胸痹心痛短气病脉证治》篇，为胸痹证而设，与现代医学的冠状动脉粥样硬化性心脏病、心绞痛、心肌梗死等症状相符，方中均应用了瓜蒌、薤白二药。

瓜蒌薤白白酒汤由瓜蒌、薤白、白酒三味药组成。《金匮要略》云："胸痹之病，喘息咳唾，胸背痛，短气，寸口脉沉而迟，关上小紧数，瓜蒌薤白白酒汤主之。"此方剂用治的胸痹证多见胸背疼痛、痰多喘闷、气短不得卧，苔白腻而滑，脉沉弦，为胸阳不振，痰浊内阻所致，其中喘息咳唾、短气的症状与痰浊内阻型肺纤维化患者临床症状相似。《王旭高医书六种·退思集类方歌注》："胸中阳也，而反痹，则阳不用矣。阳不用则气上下不相顺接，其津液必凝滞而为痰，故喘息咳唾，胸背痛，短气等证见矣，脉紧沉迟为阳虚之验，故主以通阳。"故对于临床上胸阳不振和呼吸系统疾病，可予瓜蒌薤白散加减。

瓜蒌薤白半夏汤由瓜蒌、薤白、半夏、白酒四味药组成，具有通阳散结，降气化痰，运转胸中大气的作用，仲景用于治疗胸痹、心痛病，心肺同居胸中，本方经过加减用于治疗心、肺疾病的临床报道较多，且疗效肯定，后世依据"异病同治"的原则，拓展了本方的治病范畴，且取得较好疗效。

枳实薤白桂枝汤是由瓜蒌薤白白酒汤去白酒加枳实、厚朴、桂枝3味药物组成，功可通阳散结，消痞除满。主治"胸痹，心中痞，留气结在胸，胸满，胁下逆抢心"。本方中瓜蒌宽胸理气，涤痰通脉；薤白开胸理气，化痰通脉；枳实行气解郁，散结除满；厚朴行气通阳，下气消痰；桂枝温阳通脉，行滞散瘀。

（二）瓜蒌薤白类方体系配伍功效衍化特点

瓜蒌薤白白酒汤与瓜蒌薤白半夏汤都可用于治疗胸阳不振，以致痰饮停留，壅滞不行之胸痹证。但由于程度不一，其见证亦有轻重之别。瓜蒌薤白白酒汤为胸痹主证专方，适用于"喘息咳唾，胸背痛，短气，寸口脉沉而迟，关上小紧数"者。其功用为通阳散结，豁痰下气。方中主用瓜蒌苦寒滑润，开胸祛痰；以温通滑利，通阳行气止痛之薤白为辅，且驱逐寒浊之邪使之下行，亦遵"心伤宜食薤"之经旨；再借白酒性温辛散善通，行气活血，助药上行之力，以加强薤白行气通阳的作用为佐药。药虽三味，相辅相成，相得益彰，与本病病机颇为贴切。诸药合用，方使胸中阳气宣通，升降复常，痰浊消除，气机调畅，则喘咳痹病自除，共奏温寒通阳之效。此为治疗胸痹轻症之方，故只用瓜蒌、薤白、白酒，辛滑温通，即可收功。本方证以胸痛、苔白腻、脉沉弦为辨证要点。

瓜蒌薤白半夏汤证是由于痰浊结聚较甚，所以喘咳的程度也比较严重，亦即由前方的喘息咳唾基础上发展至"不得卧"和由胸痛而至于"心痛彻背"，且胸背痛较剧。此为胸阳不振，痰涎塞阻胸中所致。且胸痹者多胃浊上逆，其证较前证为重，故在瓜蒌薤白白酒汤基础上加半夏，以逐饮降逆，兼和胃气，加强其祛痰散结作用。本方瓜蒌宽胸顺气，薤白温通胸阳，半夏降阴逆而泄饮浊，亦可间接扶助心阳，通降并用，可收开痹之功，白酒调畅气机，通阳除痹，以行药势。二方均主用瓜蒌、薤白同配以白酒，后方酌减薤白量加半夏，故其证较前方证为重，而长于降逆逐饮。

枳实薤白桂枝汤证比瓜蒌薤白半夏汤证更重，又增加了心中痞气、胸满、气从胁下上逆抢心之新的症状。说明胸痹兼胸满痞气，"且以痞气为重，痰浊壅塞，气滞不通，即病势由胸膺部向下扩展至胃脘及两胁之间，而且胁下之气又逆向上冲至胸。其特点是阴寒内结，上冲、横逆。证候不同，治疗也随之而变，故当急治其标。在通达胸阳的同时加降气平冲之品，因此本方用枳实消食除满，厚朴宽胸下气，两者破气降逆，桂枝通血脉，助心阳；薤白通阳行气以开胸痹；瓜蒌开胸中痰结，助心阳之气；白酒虽可行气通阳，但酒性上升恐反增上逆之势故去之。本方用桂枝通阳降逆，又加枳实、厚朴助其理气散结，通其痞实之气，是为胸痹与短气合并证候而设，其通阳开结，泄满降逆而用于实者。因证属停痰、蓄饮，审其阴盛邪实，胸满较著，故用本方以荡涤之。既用瓜蒌薤白治胸痹，亦用厚朴、枳实理胃气，更伍桂枝温经通阳，兼平冲逆，以收胸胃同治两全之功。

上述三方比类析之，瓜蒌薤白白酒汤功擅通阳散结，豁痰下气，为治疗胸痹证主方，宜用于胸痹而痰浊较轻者；瓜蒌薤白半夏汤为上方减薤白量加半夏以逐痰降逆，祛痰散结之力较大，用治胸痹而痰浊较甚者；枳实薤白桂枝汤除满降逆，通阳开结，长于下气消痰散满，主治胸痹气结较甚，气上冲胸者。三方证情变化与药味加减，灵活变通，丝丝入扣，方证贴切，制方意深。

（三）瓜蒌薤白类方的临床应用

瓜蒌薤白类方现代临床主要应用于冠心病、心绞痛、心律失常、高脂血症等心系疾病，阻塞性肺病、陈旧性胸内伤等肺系疾病，以及慢性胃炎、胆道蛔虫、反流性食道炎等消化道疾病。

通过检索中国学术文献总库（CNKI）、万方数据库、中国生物医学文献数据库（CBM）、The Cochrane Library、PubMed 等数据库，搜集了瓜蒌薤白类方治疗不稳定型心绞痛的随机对照试验，按照 Cochrane 协作网推荐的方法评估纳入研究的偏倚风险，运用 RevMan 5.2.6 软件完成异质性检验、Meta 分析、敏感性分析、倒漏斗图分析等相关统计分析，系统评价了瓜蒌薤白类方治疗不稳定型心绞痛的临床疗效。结果表明，共纳入的 14 项合格研究，均存在较高的方法学偏倚风险，Meta 分析显示瓜蒌薤白类方在改善心绞痛症状方面合并效应量 RR=1.24，95%CI［1.18，1.31］，改善心电图表现方面合并效应量 RR=1.29，95%CI［1.19，1.39］，均具有统计学意义，敏感性分析提示结果稳定，倒漏斗图分析显示不对称。瓜蒌薤白类方可提高不稳定型心绞痛的临床疗效，但由于纳入研究的偏倚风险较高，尚需要开展样本量充足、设计合理、执行严格的临床试验进行验证。

1. 瓜蒌薤白白酒汤　瓜蒌薤白白酒汤配合丹参制剂治疗不稳定型心绞痛（unstable angina pectoris，UAP）的临床疗效显著。研究人员将 82 例 UAP 患者随机分为治疗组 42 例和对照组 40 例，对照组予卧床休息、扩张血管、抗凝抗栓等常规西医治疗；治疗组则予瓜蒌薤白白酒汤配合丹参制剂（复方丹参滴丸 + 冠心宁注射液）治疗。治疗后观察两组患者的临床疗效、心电图改善情况以及血液流变学相关指标。结果对照组有效率为 80.0%，治疗组有效率为 92.8%，两组患者临床疗效比较，差异有统计学意义（P<0.05）；两组患者电图改善情况比较，差异有统计学意义（P<0.05）；两组患者 D- 二聚体水平比较，有统计学差异（P<0.05）；两组患者全血黏度及纤维蛋白原水平比较，差异有统计学意义（P<0.01）。

2. 瓜蒌薤白半夏汤　瓜蒌薤白半夏汤临床应用主要在冠心病、心绞痛、心功能衰竭、心肌炎、心肌缺血、心律失常、高脂血症等心血管疾病，慢性支气管炎、支气管哮喘、阻塞性肺疾病、肺尘埃沉着病、肺心病、阻塞性睡眠呼吸暂停综合征等肺系疾病，胸肋损伤、非化脓性肋软骨炎、结核性渗出性胸膜炎、慢性胆囊炎、乳腺增生、肺癌、食管癌等胸部疾病。

观察瓜蒌薤白半夏汤联合痰热清注射液治疗慢性肺心病急性发作期的临床疗效及对超敏 C- 反应蛋白（hs-CRP）和 N- 末端脑钠肽前体（NT-pro BNP）的影响。治疗后采用西医综合治疗措施的对照组 53 例总有效率为 77.36%，在对照组治疗的基础上加用瓜蒌薤白半夏汤内服的观察组 55 例心功能总有效率为 90.91%，观察组高于对照组，但差异无统计学意义；治疗后观察组综合临床疗效总有效率为 89.09%，对照组为 69.81%，观察组高于对照组（P<0.05）；治疗后两组用力肺活量（FVC），1 秒用力呼气量（FEV1），呼气流量峰值（PEF），动脉血氧分压（PaO_2）和血氧饱和度（SaO_2）均比治疗前有所增加（P<0.01），观察组 PEF，PaO_2 和 SaO_2 高于对照组（P<0.05），两组间 FVC 和 FEV1 差异无统计学意义；治疗后两组咳嗽、咳痰、气喘、胸闷和肺部啰音评分均比治疗前明显下降（P<0.01），观察组除气喘其他症状、体征评分低于对照组（P<0.01）；治疗后观察组 hs-CRP 和 NT-pro BNP 水平低于对照组（P<0.01）。在西医常规治疗基础上，瓜蒌薤白半夏汤内服联合痰热清注射液静脉注射能改善肺心病急性发作期患者痰、咳、喘、闷等症状，能改善心、肺功能，减轻炎症反应，提高疾病的综合

疗效。

此外，研究表明瓜蒌薤白半夏汤联合硝酸甘油治疗冠心病心绞痛的疗效显著；瓜蒌薤白半夏汤加减联合西药治疗痰浊闭阻型胸痹也有良好疗效。血府逐瘀汤合瓜蒌薤白半夏汤治疗冠心病心绞痛的临床疗效确切，能够有效改善患者临床症状。瓜蒌薤白半夏汤合三子养亲汤加减中西医结合治疗肺心病急性加重期能提高临床疗效，改善症状、体征、血气分析结果，提高生活质量。

3. 枳实薤白桂枝汤　枳实薤白桂枝汤对血瘀、痰浊、气滞、寒凝为主的不稳定型心绞痛（UA）患者基质金属蛋白酶 9（MMP-9）、基质金属蛋白酶抑制剂 1（TIMP-1）水平及其基因表达的影响及其作用机制研究：UA 患者 60 例，按随机原则，将患者划分为对照组和治疗组，每组各 30 例。酶联免疫标记（ELISA）测定血清 MMP-9，TIMP-1 水平，实时荧光定量 PCR 技术进行相对定量检测 MMP-9、TIMP-1 基因表达，结果两组患者证候积分较治疗前均有改善（$P<0.05$），且治疗组优于对照组（$P<0.05$）。两组患者 MMP-9、TIMP-1 水平较治疗前均有改善（$P<0.05$），且治疗组优于对照组（$P<0.05$）。两组患者 MMP-9、TIMP-1 的 mRNA 较治疗前均有改善（$P<0.05$），MMP-9/TIMP-1 的 mRNA 比较，治疗组优于对照组（$P<0.05$）。在规范化治疗的基础上加用枳实薤白桂枝汤可进一步改善 UA 患者 MMP-9、TIMP-1 水平及其基因表达，促进粥样斑块的稳定性。

二、瓜蒌薤白类方的功效特点与生物学机制研究

（一）瓜蒌薤白类方治疗心脑血管系统疾病的功效特点与生物学机制研究

瓜蒌薤白类方广泛用于治疗心血管类疾病，其作用包括心肌保护、调节血管内活性因子或酶的活性、调控相关基因表达等。此外，还具有抑制肺纤维化、改善哮喘症状的作用。

（1）对血液流变学的影响：瓜蒌薤白类方能降低血液黏稠度，改善血液流变学指标。加味瓜蒌薤白汤能显著降低大鼠全血的低切黏度、还原黏度（RNB）、红细胞聚集指数（VAI）和硬化指数（TK），该作用随剂量增大而增强。

（2）对血小板聚集黏附的影响：瓜蒌、薤白、瓜蒌薤白汤能降低血小板黏附性；对血小板有抑制聚集及促解聚作用。量效关系成正比，以瓜蒌薤白汤效应最强。

（3）耐缺氧作用：瓜蒌、薤白、瓜蒌薤白汤全方均能延长正常小鼠和特异性心肌缺氧小鼠在缺氧条件下的寿命，提高小鼠对常压缺氧的耐受力，以全方作用最强。

（4）减低心肌耗氧：大剂量瓜蒌薤白汤能显著降低心肌耗氧量。

（5）对大鼠心肌缺血的保护作用：瓜蒌薤白类方能扩张冠状动脉，减少心肌梗死范围，改善缺血心肌的心电图表现。其保护机制可能是：抗缺血心肌过氧化反应，降低过氧化酶活性，减少过氧化物产生；减少缺血心肌细胞内游离 Ca^{2+} 含量，减少 Ca^{2+} 超载引起的损伤。此类方能调节心肌缺血大鼠的血浆内皮素（ET）和血浆及心肌组织一氧化氮（NO）的平衡，保护血管内皮功能；可显著下调缺血心肌细胞中细胞凋亡相关基因 *Fas* 基因的蛋白表达，上调 *Bcl-2* 基因的蛋白表达；保护缺血心肌细胞超微结构，尤其是线粒体；加强和恢复氧化磷酸化过程，提高 ATP 酶活性，能明显抑制和阻断心肌细胞发生凋亡。

（6）对大鼠心肌缺血再灌注损伤的保护作用：实验表明瓜蒌 - 薤白药对能显著降低心肌缺血再灌注损伤大鼠模型的乳酸脱氢酶、磷酸肌酸激酶释放，减少过氧化物 MDA 的生成，保护机体抗氧化酶系统，对心肌缺血再灌注损伤有保护作用，药对的整体作用较单味药有增强

趋势。

(7) 抗动脉粥样硬化作用：以瓜蒌薤白半夏汤加味而成的温心胶囊能显著减少动脉粥样硬化家兔模型主动脉斑块面积和 TC 含量，对动脉粥样硬化早期脂质沉积（AS）具有明显消退作用，明显改善显微形态学和大体形态学的改变。

(8) 缺氧性肺动脉高压的影响：瓜蒌薤白类方能显著减轻肺动脉高压模型的脂质过氧化反应，纠正失衡的抗氧化物酶；调节血浆中 NO 含量，使模型大鼠肺小动脉管壁增厚、管腔狭窄的程度显著减轻。

从实验学角度进一步揭示瓜蒌薤白白酒汤、瓜蒌薤白半夏汤及枳实薤白桂枝汤不同配伍对心肌缺血、缺氧时指标影响的客观依据。方法为采用异丙肾上腺素致小鼠常压缺氧模型，对比三方耐缺氧时间。采用大鼠舌下静脉注射垂体后叶素致急性心肌缺血模型，观察三方心电图 T 波变化百分率及对血清乳酸脱氢酶、肌酸激酶、超氧化物歧化酶和丙二醛含量的影响。结果表明，瓜蒌薤白类方均有延长小鼠常压耐缺氧时间的作用，但瓜蒌薤白白酒汤和瓜蒌薤白半夏汤优于枳实薤白桂枝汤。瓜蒌薤白类方均有对抗急性心肌缺血的趋势，其中枳实薤白桂枝汤的作用明显，而对心肌酶三方均有降低趋势；在对过氧化物的影响中，枳实薤白桂枝汤的作用明显优于瓜蒌薤白白酒汤和瓜蒌薤白半夏汤。瓜蒌薤白类方均有抗急性心肌缺血和缺氧的作用，瓜蒌薤白白酒汤和瓜蒌薤白半夏汤的抗缺氧作用明显优于枳实薤白桂枝汤；而枳实薤白桂枝汤的抗氧化作用明显优于瓜蒌薤白白酒汤和瓜蒌薤白半夏汤。

1. 瓜蒌薤白白酒汤　实验证明，瓜蒌薤白白酒汤能减小血肿面积，起到脑保护作用，并且能降低血液中凝血酶水平，升高纤维蛋白原和凝血酶原水平，发挥抑制凝血系统的功能，从而对硬膜下血肿具有治疗作用。

研究表明，瓜蒌薤白白酒汤能明显降低心肌缺血再灌注后大鼠心电图 ST 段的抬高，显著改善心肌缺血再灌注后大鼠心肌组织病变，可降低其全血黏度并明显抑制心肌酶 LDH、CK 的释放，与模型对照组比较具有统计学差异（$P<0.05$ 或 $P<0.01$）。

不同剂量（7.5，15，30g/kg）瓜蒌薤白白酒汤对心肌缺血再灌注大鼠生理学、血清学和组织学相关指标也有一定的影响，6 组 SPF 级大鼠采用结扎心脏冠状动脉左前降支法复制心肌缺血再灌注损伤模型，观察心电图 ST 段变化，分离血清检测超氧化物歧化酶（SOD）活性、丙二醛（MDA）以及血清肌酸激酶（CK）、肌酸激酶同工酶（CK-MB）含量。摘取左室心肌做常规组织切片，观察其组织学变化。结果表明：与模型组相比，瓜蒌薤白白酒汤组在造模后心电图 10~30 分钟各时间段均见 T 波明显回落（$P<0.05$）；与假手术组比较，模型组丙二醛（MDA）水平明显升高，超氧化物歧化酶（SOD）明显降低；与模型组比较，瓜蒌薤白白酒汤组 MDA 水平降低（$P<0.05$），SOD 水平升高（$P<0.05$）。病理组织结果显示：高剂量组优于低剂量组。瓜蒌薤白白酒汤剂量对心肌缺血再灌注损伤有保护作用，且在一定范围内剂量越高，保护作用越强。

研究表明，瓜蒌薤白滴丸能有效对抗 ISO 所致的大鼠急性心肌缺血，效果优于瓜蒌、薤白单用及瓜蒌薤白白酒汤。各给药组与模型组比较，瓜蒌薤白滴丸 22.5、33.75、45g/kg 组分别有 10、11、12 个时间点 ST 段明显回落（$P<0.05$），回落时间点数多于其他各组；瓜蒌薤白滴丸 22.5、33.75g/kg 能同时显著改善模型大鼠血浆 SOD、MDA、CAT、NO、HDL-C、LDH 及 CK 水平（$P<0.05$ 或 $P<0.01$）；瓜蒌薤白滴丸各剂量均能改善模型大鼠心肌组织病理学改变。

瓜蒌薤白白酒汤对家兔心肌缺血再灌注损伤的心肌也有保护作用，其机制可能与抑制

NOS 的活性，减少 NO 的过量产生有关，且低剂量药物组疗效优于高剂量组。

2. 瓜蒌薤白半夏汤　从组织器官、细胞、分子等层次梳理了瓜蒌薤白半夏汤对心肌损伤的保护作用及其机制，认为瓜蒌薤白半夏汤对心肌缺血及缺血再灌注损伤，及其伴随发生的心肌炎症损伤、心肌细胞凋亡、心肌纤维化等保护作用明显。

瓜蒌薤白半夏汤能通过上调大鼠心肌缺血再灌注损伤后心肌组织中 VEGF 蛋白和基因的表达、升高 MVD，促进大鼠 MIRI 后心肌组织的血管新生，形成冠脉侧支，改善血液循环，减轻再灌注损伤。

瓜蒌薤白半夏汤合血府逐瘀汤组方对小型猪痰瘀互结冠心病模型心肌凋亡细胞有明显的保护作用。通过瓜蒌薤白半夏汤合血府逐瘀汤组方对小型猪痰瘀互结证冠心病模型进行干预，观察此组方对该模型心肌细胞凋亡及相关蛋白 Bcl-2，Bax，Caspase-3，Caspase-9 表达的影响。结果显示 TUNEL 法检测的对照组、模型组及痰瘀同治组的凋亡指数（apoptosis index，AI）分别为 0.92%，27.68%，17.28%，痰瘀同治组的细胞凋亡指数明显小于模型组的凋亡指数（$P<0.01$）。痰瘀同治组与模型组比较，Bcl-2 蛋白表达显著增强（$P<0.01$），Bax 蛋白表达显著降低（$P<0.01$）；痰瘀同治组 Caspase-3，Caspase-9 表达均显著低于模型组（$P<0.01$）。

构建冠心病痰浊壅塞证大鼠模型，经瓜蒌薤白半夏汤干预后，检测大鼠心电图、血脂、心肌酶五项及心肌梗死率的变化情况。结果发现冠状动脉结扎后，模型组与对照组比较，呈现典型心肌严重缺血样表现，与模型组相比，高、低剂量组对心肌缺血具有改善作用（与模型组比较，$P<0.05$）。模型组与对照组比较，TC、TG、HDL、LDL 水平均有显著性差异（$P<0.001$）；与对照组比较，中药组对 TC、TG、LDL 水平均有降低作用（$P<0.01$），同时升高 HDL（$P<0.01$）。中药高、低剂量组均可降低心肌酶水平，与模型组比较有显著性差异（$P<0.01$）。与正常组比较，模型组大鼠心脏梗死率显著升高（$P<0.001$），而瓜蒌薤白半夏汤具有改善心肌瘀血、保护心肌的作用，中药高、低剂量组与模型组大鼠比较，心肌梗死率明显降低（$P<0.01$）。瓜蒌薤白半夏汤通过行气祛痰的作用，扩张冠状动脉血管，抑制血管收缩；改善心功能，增强缺血心肌收缩功能，增加心肌供血，保护缺血心肌；降血脂，降低血清心肌酶水平及心肌梗死率，显示出了较好的调节血脂及心肌保护作用。

瓜蒌薤白半夏汤可能通过上调 Bcl-2，下调 Bax 蛋白表达而有效抑制心肌缺血再灌注损伤大鼠心肌细胞凋亡的发生。通过结扎大鼠冠状动脉左前降支造成心肌缺血再灌注损伤模型，各组动物至实验时限心肌缺血 30 分钟、再灌注 90 分钟后，取出心脏。采用 TUNEL 检测心肌细胞凋亡，免疫组化方法检测心肌 Bcl-2、Bax 蛋白表达。结果与假手术组对照，模型组细胞凋亡率及 Bax 表达水平均明显升高，Bcl-2 表达水平降低，组间比较差异有统计学意义（$P<0.01$）；瓜蒌薤白半夏能有效降低 Bax 表达，升高 Bcl-2 表达水平，抑制细胞凋亡的发生，与模型组比较，差异有统计学意义（$P<0.01$）。

3. 枳实薤白桂枝汤　枳实薤白桂枝汤可明显降低高脂血症大鼠 TC，TG 和 LDL-C 含量，提高血清 NO 水平，对 ET-1 的释放没有明显影响。枳实薤白桂枝汤具有降血脂及部分改善血管内皮功能的作用。实验共分为 6 组，即正常、模型、西药组、不同剂量中药干预组，以高脂饲料喂养建立高脂血症大鼠模型；西药组给予普伐他汀钠（3.6mg/kg）灌胃，中药干预分别给予高（7.2g/kg）、中（3.6g/kg）、低剂量（1.8g/kg）枳实薤白桂枝汤灌胃 3 周；测定 TC、TG、高密度脂蛋白（HDL-C）、LDL-C，NO、ET-1 的含量。结果与正常组比较，模型组大鼠血清 TC，TG，

LDL-C 均显著升高($P<0.01$),HDL-C 降低($P<0.05$);血清 NO 水平降低($P<0.05$),血浆 ET-1 水平升高($P<0.05$)。与模型组相比,普伐他汀钠组、枳实薤白桂枝汤高剂量组 TC,TG,LDL-C 均显著降低($P<0.01$),枳实薤白桂枝汤中、低剂量组 TC,LDL-C 均降低($P<0.05$),中剂量组 TG 降低($P<0.05$);用药各组对 HDL-C 均无明显影响。普伐他汀钠组、枳实薤白桂枝汤高剂量组 NO 明显升高($P<0.05$),普伐他汀钠组 ET-1 明显降低($P<0.05$)。

(二) 瓜蒌薤白类方治疗呼吸系统疾病的功效特点与生物学机制研究

注射平阳霉素复制大鼠肺纤维化模型后,药物组每天灌胃瓜蒌薤白白酒汤,28 天后处死,比较各组大鼠肺部病理组织学改变及肺组织中转化生长因子(TGFβ1)、血小板源生长因子 BB(PDGF-BB)表达。结果模型组大鼠肺泡炎及纤维化程度,肺组织中 TGFβ1、PDGF-BB 表达均明显高于正常对照组及用药组($P<0.05$)。瓜蒌薤白白酒汤能抑制肺组织中 TGFβ1、PDGF-BB 过度表达,明显减轻平阳霉素所致的大鼠肺泡炎及纤维化程度。

采用一次性气管内注入平阳霉素 3mg/kg 诱导大鼠肺纤维化模型,模型成功后,每天灌胃瓜蒌薤白白酒汤,分别于第 7 天、14 天后处死各组大鼠,观察大鼠肺泡炎、肺纤维化程度和肺泡灌洗液中 SOD、MDA 和肺组织中 TNF-α、IL-10 的表达。结果发现,第 7、14 天瓜蒌薤白白酒汤组肺泡炎程度、肺组织 TNF-α 表达均显著低于模型组;第 14 天泼尼松对照组肺泡炎程度显著低于模型组,瓜蒌薤白白酒汤组肺纤维化程度显著低于模型组。瓜蒌薤白白酒汤组肺泡灌洗液中 SOD 活性、肺组织中 IL-10 的表达均高于模型对照组,但无统计学意义。瓜蒌薤白白酒汤能明显减轻平阳霉素所致的大鼠肺泡炎及纤维化程度,抑制肺组织中 TNF-α 过度表达。此外,瓜蒌薤白白酒汤有抑制模型肺及血清中 SOD 活性下降及 MDA 含量增高的作用,血清 SOD 活性和 MDA 含量可间接反映肺部脂质过氧化与抗氧化水平。

三、瓜蒌薤白类方的功效物质基础研究

(一) 瓜蒌薤白类方的功效物质组成研究

对瓜蒌薤白白酒汤的药效物质基础进行一系列研究,将瓜蒌和薤白的乙醇提取物经乙酸乙酯和正丁醇萃取,在活性最强的正丁醇部分分离得到了螺甾皂苷类化合物,其苷元类型分别为替告皂苷元(tigogenin)、拉索皂苷元(laxogenin)、沙漠皂苷元(samogenin)和异菝葜皂苷元(smilagenin),糖链组成主要有葡萄糖、半乳糖、阿拉伯糖、木糖;呋甾皂苷类成分包括 5β- 呋甾皂苷和 5α- 呋甾皂苷,其成苷的糖类主要是葡萄糖、半乳糖。黄酮和黄酮苷类化合物包括槲皮素和二氢黄酮苷等。另外还得到含氮类化合物、植物甾醇、有机酸等其他活性成分。

有研究对瓜蒌薤白白酒汤剂型进行改进,以其醇提液为主要成分制备瓜蒌薤白滴丸,并建立瓜蒌薤白滴丸中总氨基酸的含量测定方法。该方法以 L- 精氨酸为对照品,以茚三酮为显色剂,采用比色法测定瓜蒌薤白滴丸中总氨基酸的含量。结果 L- 精氨酸的质量浓度在 8.0~20.0μg/ml 范围内与吸光度值呈良好的线性关系(r=0.999 6);精密度、稳定性、重复性试验的 RSD<3%;平均加样回收率为 100.2%,RSD 为 1.73%(n=9)。瓜蒌薤白滴丸中总氨基酸的含量为 0.046%。

通过 HPLC-PAD 联用测定了 13 批次瓜蒌薤白滴丸中槲皮素的含量,平均含量为 0.014%,RSD 为 10.2%。并建立了瓜蒌薤白滴丸乙酸乙酯部位 HPLC 特征图谱,取共有峰的均值和中位数,利用相关系数法计算平均相似度,分别为 0.888 4 和 0.873 9;利用夹角余弦法计算

相似度，分别为 0.921 7 和 0.913 1。

另有研究采用 H_2O_2 损伤乳鼠心肌细胞，并用二乙酸荧光素（fluorescein diacetate，FDA）标记活细胞，建立心肌细胞损伤模型用于心肌细胞保护物质的筛选；以抗坏血酸（Vc）为阳性对照，对枳实薤白桂枝汤的 43 个组分进行快速筛选，发现了 7 个心肌细胞保护作用较明显的组分。采用液相色谱 - 质谱联用法（LC-MS）进行定性分析，鉴用出橙皮苷、新橙皮苷、枸橘苷、甘草酸、圣草酚、新北美圣草苷、香蜂草苷等 11 个化学成分，对其中 6 个成分进行快速筛选，发现橙皮苷、新橙皮苷和圣草酚具有心肌细胞保护作用，而圣草酚的活性最强，且呈良好的量效关系。

（二）瓜蒌薤白类方的剂量 - 物质 - 功效的关联关系研究

4 种不同配比组方的瓜蒌薤白白酒汤提取物均能对抗异丙肾上腺素所致小鼠常压缺氧作用，延长小鼠在常压低氧状态下的存活时间，同时均能对抗垂体后叶素所致大鼠急性心肌缺血，且瓜蒌与薤白为 1.5 ∶ 1 时效果最佳。

瓜蒌薤白类方均有抗急性心肌缺血和缺氧的作用，其中瓜蒌薤白白酒汤和瓜蒌薤白半夏汤的抗缺氧作用明显优于枳实薤白桂枝汤；而枳实薤白桂枝汤的抗氧化作用明显优于瓜蒌薤白白酒汤和瓜蒌薤白半夏汤。采用异丙肾上腺素致小鼠常压缺氧模型，对比瓜蒌薤白白酒汤、瓜蒌薤白半夏汤和枳实薤白桂枝汤三方的耐缺氧时间，并采用大鼠舌下静脉注射垂体后叶素造成急性心肌缺血模型，观察三方在注射 Pit 后Ⅱ导联心电图 T 波变化百分率以及对血清乳酸脱氢酶（LDH）、肌酸激酶（CK）、超氧化物歧化酶（SOD）和丙二醛（MDA）含量的影响。结果表明，瓜蒌薤白类方均有延长小鼠在常压低氧状态下存活时间的作用，但瓜蒌薤白白酒汤和瓜蒌薤白半夏汤优于枳实薤白桂枝汤，且有统计学意义。在应用垂体后叶素舌下静脉注射造成大鼠急性心肌缺血的实验中显示，瓜蒌薤白白酒汤、瓜蒌薤白半夏汤和枳实薤白桂枝汤均有对抗急性心肌缺血的趋势，其中枳实薤白桂枝汤作用较明显。而对心肌酶（LDH、CK）的影响，三方均有降低趋势。在对过氧化物（SOD、MDA）的影响中，枳实薤白桂枝汤的作用明显优于瓜蒌薤白白酒汤和瓜蒌薤白半夏汤，且有统计学意义。

（三）瓜蒌薤白汤类方体内功效物质基础研究

槲皮素是瓜蒌薤白组方中较重要的药效成分。瓜蒌薤白提取液及单味瓜蒌提取液给小鼠灌胃后，槲皮素在小鼠血浆中的药代动力学过程符合二室模型，血药浓度 - 时间曲线出现双峰，槲皮素在小鼠体内的吸收存在肝肠循环现象。经两独立样本 t 检验，瓜蒌薤白提取液与单味瓜蒌提取液中的槲皮素药动学参数 $t_{1/2\alpha}$、$t_{1/2\beta}$、AUC_{0-t}、$AUC_{0-\infty}$、C_{max}、t_{max}、K_a、K_{10}、K_{12}、K_{21}、Cl/F、V_1/F 差异有统计学意义（$P<0.05$），MRT_{0-t}、$MRT_{0-\infty}$差异无统计学意义（$P>0.05$）。瓜蒌薤白提取液中槲皮素的吸收、分布均比单味瓜蒌提取液快；瓜蒌薤白提取液中槲皮素浓度降低，消除比单味瓜蒌提取液慢，清除率比单味瓜蒌提取液小，瓜蒌薤白提取液中槲皮素的吸收程度大，生物利用度高；瓜蒌薤白提取液和单味瓜蒌提取液中槲皮素的平均滞留时间无统计学意义。

瓜蒌薤白类方是治疗胸痹的经典方剂，随着人们生活水平的提高，胸痹病逐渐成为危害人类健康的主要疾病。对于该经典方剂类方的研究，可为寻找治疗胸痹病的新药提供有效途径。目前，对瓜蒌薤白汤类方的药理作用和临床病例观察报道较多，但对该类方的化学成分研究大部分局限于单味药，对类方的剂量 - 物质 - 功效的关联关系研究较少，因此，深入该类方的基础研究，将为研制治疗心血管疾病的新药提供科学依据。

参考文献

[1] 纪娟，张念志．经典方剂治疗肺纤维化浅议[J]．中国民族民间医药，2015，24(15):37-38.

[2] 王付．枳实薤白桂枝汤方证探索与实践[J]．中医杂志，2013，54(13):1160-1162.

[3] 庄严．《金匮要略》瓜蒌薤白类方治疗不稳定型心绞痛的系统评价[J]．山东中医药大学学报，2014，38(4):316-319.

[4] 李冀，李向钰．栝蒌薤白类方的现代研究和应用[J]．中医药信息，2006，23(5):54-55.

[5] 李英，惠朋利．瓜蒌薤白白酒汤合丹参制剂治疗不稳定型心绞痛临床研究[J]．中医学报，2015，30(206):1044-1046.

[6] 杨文斌，李勇，张波．瓜蒌薤白半夏汤联合痰热清注射液治疗慢性肺心病急性发作期 55 例[J]．中国实验方剂学杂志，2015，21(15):180-183.

[7] 杨琼芬，毕德飞，吴红波，等．瓜蒌薤白半夏汤联合硝酸甘油治疗冠心病心绞痛 42 例临床疗效观察[J]．中国医药指南，2015，13(1):228.

[8] 钟正龙，刘永家，陈曾宇．瓜蒌薤白半夏汤加减联合西药治疗痰浊闭阻型胸痹疗效观察[J]．实用中医药杂志，2014，30(12):1129.

[9] 张善扬．血府逐瘀汤合瓜蒌薤白半夏汤治疗冠心病心绞痛临床观察[J]．现代诊断与治疗，2014，25(20):4617-4618.

[10] 陆进辉，孙繁雨．瓜蒌薤白半夏汤的临床应用[J]．河南中医，2013，33(1):25-30.

[11] 李卫东．瓜蒌薤白桂枝汤治疗急性心肌梗死后心绞痛 68 例[J]．河南中医，2015，35(6):1262-1263.

[12] 周明贵．瓜蒌薤白半夏汤加减治疗肺心病急性加重期临床研究[J]．中国卫生产业，2013，31:180-181.

[13] 戴飞，陆曙，苏伟，等．枳实薤白桂枝汤对不稳定型心绞痛患者 MMP-9/TIMP-1 的影响[J]．中国实验方剂学杂志，2013，19(14):307-310.

[14] 连乐燊，陈汉锐，郑创华，等．瓜蒌薤白类方与心血管系统相关的研究概况[J]．中医药学刊，2006，24(7):1345-1346.

[15] 王程，张玉峰，赵筱萍．枳实薤白桂枝汤抗心肌细胞损伤活性成分的发现研究[J]．中国中药杂志，2013，38(10):1601-1605.

[16] 卞海，杨帆，张静，等．瓜蒌薤白白酒汤对硬膜下血肿模型大鼠抗凝血实验[J]．中成药，2015，37(6):1333-1335.

[17] 卞海，王雅娟，黄顺，等．瓜蒌薤白白酒汤对大鼠心肌缺血再灌注损伤的保护作用[J]．中成药，2013，35(11):2347-2352.

[18] 李明明，黄芳，韩林涛，等．瓜蒌薤白白酒汤对大鼠心肌缺血再灌注损伤的保护作用[J]．中国实验方剂学杂志，2013，19(16):188-192.

[19] 鄢海燕，邹纯才，魏美玲，等．瓜蒌薤白滴丸及其组方药味的药效学研究[J]．中药材，2015，38(3):567-571.

[20] 周波，陈飞，仲维娜，等．从 NO、NOS 变化探讨瓜蒌薤白白酒汤对心肌缺血再灌注损伤的防治作用[J]．中医药学报，2010，38(3):36-38.

[21] 李航，李建锋，赵启韬．瓜蒌薤白半夏汤的心肌保护机制研究进展[J]．中医药导报，2014，20(15):39-41.

[22] 杨丽，张炳填，湛锦源，等．栝楼薤白半夏汤对 MIRI 大鼠 VEGF 蛋白、基因表达及 MVD 影响的实验研究[J]．湖南中医药大学学报，2015，35(5):10-12，36.

[23] 闫爱国，刘建勋，李欣志，等．瓜蒌薤白半夏汤合血府逐瘀汤组方对小型猪痰瘀互结证冠心病模型心

肌细胞凋亡及相关蛋白表达的影响[J]. 中国中药杂志,2015,40(11):2174-2179.
[24] 荀丽英,李航,高兆慧,等 . 瓜蒌薤白半夏汤调节血脂及心肌保护作用的实验研究[J]. 山东中医药大学学报,2014,38(6):593-595.
[25] 晋红宾,段雪涛,张炳填,等 . 瓜蒌薤白半夏汤对大鼠缺血再灌注心肌细胞凋亡及 Bcl-2、Bax 蛋白表达影响[J]. 湖南中医药大学学报,2012,32(1):13-15.
[26] 夏寒星,张业 . 枳实薤白桂枝汤对高脂血症大鼠血脂及血管内皮功能的影响[J]. 中国实验方剂学杂志,2012,18(10):224-226.
[27] 宋建平,李瑞琴,李伟,等 . 瓜蒌薤白汤对肺纤维化大鼠肺组织中转化生长因子 β1 表达的影响[J]. 北京中医药大学学报,2005,28(2):40-43.
[28] 李瑞琴,肖红,张瑞,等 . 瓜蒌薤白汤对平阳霉素所致大鼠肺纤维化肺组织中细胞因子 PDGF-BB 表达的影响[J]. 中国中药杂志,2008,33(22):2666-2670.
[29] 李瑞琴,宋建平,张瑞,等 . 瓜蒌薤白汤对肺纤维化模型初期阶段的干预作用[J]. 中药药理与临床,2009,25(3):6-8.
[30] 张瑞,宋建平,李瑞琴,等 . 栝楼薤白汤对大鼠肺纤维化形成阶段血清与 BALF 中 SOD、MDA 的干预作用[J]. 中国中医基础医学杂志,2011,17(5):525-528.
[31] 魏美玲,鄢海燕,张五二,等 . 瓜蒌薤白滴丸的制备及其工艺优化[J]. 皖南医学院学报,2015,34(2):122-124.
[32] 鄢海燕,邹妍,张彬彬,等 . 瓜蒌薤白滴丸中总氨基酸的含量测定方法研究[J]. 中国药房,2015,26(12):1691-1692.
[33] 鄢海燕,金涌 . 高效液相色谱法测定瓜蒌薤白滴丸中乙酸乙酯部位槲皮素的含量及特征图谱[J]. 皖南医学院学报,2014,33(1):19-22.
[34] 何祥久,王乃利,邱峰,等 . 瓜蒌薤白白酒汤螺甾皂苷类活性成分研究[J]. 药学学报,2003,38(6):433-437.
[35] 何祥久,邱峰,姚新生 . 瓜蒌薤白白酒汤活性成分研究(Ⅱ):呋甾皂苷类成分[J]. 沈阳药科大学学报,2003,20(2):107-110.
[36] 何祥久,王乃利,邱峰,等 . 瓜蒌薤白白酒汤活性成分研究(Ⅲ):黄酮类活性成分[J]. 中国中药杂志,2003,28(5):420-423.
[37] 何祥久,王乃利,邱峰,等 . 瓜蒌薤白白酒汤活性成分研究(Ⅳ):含氮及其它类化合物[J]. 天然产物研究与开发,2003,15(1):9-12.
[38] 李向钰,温玉霞,袁金玲 . 栝蒌薤白类方治疗胸痹心痛的实验研究[J]. 现代中西医结合杂志,2008,17(26):4065-4066,4155.
[39] 吴波,陈思维,王敏伟,等 . 瓜蒌薤白白酒汤提取物抗心肌缺血缺氧及最佳处方的筛选[J]. 中草药,2000,31(11):844-845.
[40] 李向钰 . 栝蒌薤白类方治疗胸痹心痛理论与实验的对比研究[D]. 哈尔滨:黑龙江中医药大学,2006.
[41] 鄢海燕,邹纯才,魏美玲,等 . 瓜蒌薤白配伍变化对瓜蒌中槲皮素药动学的影响[J]. 中药材,2015,38(7):1472-1475.

第二节　二陈汤类方现代研究

二陈汤为祛痰剂名方,“八法”中属于消法。该方由法半夏、橘红、茯苓、炙甘草、乌梅、生姜组成。功能燥湿化痰,理气和中,用治湿痰证。方中半夏,橘红皆以陈久者良,故以“二陈”命名。二陈汤药仅数味,配伍严谨,虽其原为湿痰证所设,后世随证加减,应用于一切痰证,成为祛痰剂中的通用方剂。二陈汤的古今应用,治疗范围广泛涉及内外妇儿诸科。不仅主治“痰饮为患”,还常用于水湿肿满,寒热瘴疟,痹阻身痛,惊痫癫狂,头眩目黯,瘰疬疮疡,二便不调，经带泄浊，肥满不孕等诸多病证。后世医家常以二陈汤为基础，加减变化，形成诸多二陈汤衍化方，进一步丰富和拓展了二陈汤的应用范围，形成了以二陈汤为核心的治痰系列方剂——二陈汤类方。

一、二陈汤类方体系及其衍化特点

（一）二陈汤类方及其历史源流

二陈汤始载于《太平惠民和剂局方》，主治湿痰证。证见咳嗽，痰多色白易咯，胸膈痞闷，恶心呕吐，肢体困倦，或头眩心悸，舌苔白滑或腻，脉滑或弦滑。湿痰之证，多由脾失健运，湿邪凝聚，气机阻滞，郁积而成，与肺、脾两脏有关。湿痰随气而升，上犯于肺，则咳嗽痰多；痰阻气机，则胸膈痞闷；痰浊犯胃，胃失和降，则恶心呕吐；痰为阴邪，浊阴凝聚，阻遏清阳，则眩晕心悸；脾为湿困，运化失司，则肢体困倦，不思饮食。治宜燥湿化痰，理气和中。方中以半夏为君药，取其辛温性燥，善能燥湿化痰以止咳，并可降逆和胃以止呕。以橘红为臣，理气化痰，芳香醒脾，气顺则痰消，气化则痰化，即治痰必先理气之意。佐以茯苓健脾渗湿，使湿去脾旺，痰无由生。炙甘草和中益脾，脾健则湿不生，又能调和诸药为使。煎煮时加生姜以降逆化饮，既可制半夏之毒，且能助半夏化痰；复用少量乌梅，既可化痰，又能酸敛肺气，与半夏配伍，散中有敛，敛散结合，相反相成。药仅数味，配伍严谨，故为祛痰剂中的基础方剂。

综观二陈汤组方结构，其以化痰药配伍行气药为主，佐以渗湿和中。后世加减变化虽多，总离不开二陈汤基本药物（半夏、陈皮、茯苓、甘草）、制方大法（燥湿化痰，理气和中）和主因主证（脾不健运，湿聚为痰，气机阻滞）三个基本要素。涉及的病证也总是与脾湿生痰相关。《医方集解》即指出："治痰通用二陈。风痰加南星、白附子、皂角、竹沥；寒痰加半夏、姜汁；火痰加石膏、青黛；湿痰加苍术、白术；燥痰加瓜蒌、杏仁；食痰加山楂、麦芽、神曲；顽痰加枳实、海石、芒硝；气痰加香附、枳壳；胁痰在皮里膜外加白芥子，四肢痰加竹沥"。

根据《太平惠民和剂局方》二陈汤主治及后世发展变化，二陈汤类方按其功用特点，可归纳为 10 类，分类论述如下：

1. 化痰和胃降逆　此类方剂主要针对痰浊阻滞中焦、脾气郁滞、胃气上逆等病证。常见脘腹痞闷，呕恶多涎，体倦纳呆，饮食不消，或胃肠中水声辘辘，口中黏腻或口干不欲饮水，舌苔白润，脉滑等。临床常以二陈汤与木香、丁香、砂仁、旋覆花等药配伍，增强理气止呕作用。若证属痰气上扰而兼胃热，配伍黄连、栀子清热祛湿，生姜和中止呕。若属肝火犯胃，醋心泛酸者，可合左金丸，清肝和胃，制酸止呕。兼有胃寒者，配伍干姜温中散寒，砂仁暖胃行气，化痰温中行滞。食郁嘈杂者，加黄连、栀子，清解中焦湿热；兼水饮呕吐痰涎者，配伍苍术、厚朴，温燥祛湿、行气导滞；又以二陈汤加苍术、枳壳，燥湿化痰，理气止呕，用治痰湿妊娠恶阻，呕吐涎沫（表 14-1）。

表 14-1　二陈汤类方——化痰和胃降逆

方名	方源	组成	主治
加味二陈汤	《丹溪心法》	半夏五两，陈皮五两，白茯苓三两，甘草（炙）一两半，砂仁一两，丁香五钱，生姜三两	治停痰结气而呕

续表

方名	方源	组成	主治
二陈加山栀黄连生姜汤	《丹溪心法》	二陈汤加炒山栀、黄连、生姜	治呕吐，胃中有热，膈上有痰者
加味二陈汤	《广嗣纪要》	陈皮一钱半，白茯苓一钱，半夏（炒）一钱，甘草三分，黄连（姜汁炒）三分，吴萸（炮，去皮）三分	治吐酸水同食物出者，热也
和胃二陈煎	《景岳全书》	干姜（炒）一至二钱，砂仁四至五分，陈皮一钱半，半夏一钱半，茯苓一钱半，甘草（炙）七分	治胃寒生痰，恶心呕吐，胸膈满闷嗳气
二陈加黄连栀子汤	《丹溪心法》，名见《医方考》	二陈汤、炒栀子、姜黄连	治食郁有热之嘈杂
推广苍朴二陈汤	《症因脉治》	熟半夏、广皮、白茯苓、甘草、熟苍术、厚朴	治胃家有水饮，胸满呕吐不渴者，饮伤肺则喘咳，饮伤胃则呕逆
加味二陈汤	《中医妇科治疗学》	陈皮二钱，法半夏一钱半，茯苓三钱，甘草五分，茅术一钱，枳壳二钱，生姜一片	治妊娠恶阻属于痰湿者。症见胸脘胀闷，不欲食，食则呕吐涎沫，恶油腻，舌质淡，脉濡而滑

2. 化痰利肺平喘　针对痰湿内盛，上壅于肺、肺失清肃，证见胸膈痞闷，咳嗽痰多，或咳唾涎沫，体倦纳呆，舌苔白润，脉滑等。多在二陈汤燥湿化痰的基础上，辅以宣利肺气、止咳平喘药，如桔梗、杏仁、桑白皮、瓜蒌仁利肺化痰，止咳平喘。若痰盛咳喘兼有表邪者，以二陈汤加枳壳、金沸草、杏仁、桑白皮化痰降逆平喘，加桔梗、紫苏宣肺解表散邪；寒痰咳嗽者，以二陈汤加干姜、桂枝、细辛、五味子等温肺化饮，兼有小青龙汤之意，并以人参、白术补益肺气，邪祛而不伤正；热痰咳嗽者，以二陈汤配伍黄芩、黄连、栀子清热泻火，桔梗引诸药入肺，清肺化痰平喘；火喘之木火刑金、呛咳胁痛者，可配伍香附、青皮、青黛、南星，疏肝泻热，利肺化痰；痰嗽日久，阴血不足，配伍当归、熟地黄等补益阴血，用治阴虚血气不足或夜咳不止（表 14-2）。

表 14-2　二陈汤类方——化痰利肺平喘

方名	方源	组成	主治
加味二陈汤	《济阳纲目》	陈皮（去白）、半夏、茯苓、甘草（炙）、桔梗、桑白皮、瓜蒌仁、杏仁、生姜三片	治嗽动有痰，痰出嗽止
苏杏二陈汤	《医学传灯》	半夏、陈皮、白茯苓、甘草、枳壳、桔梗、紫苏、杏仁、金沸草、桑白皮	治伤风咳嗽，痰伏于肺胃之间，胶黏固结
桂心汤	《普济方》	桂（去粗皮）、细辛（去苗土）、干姜（炮）、人参（去芦）、白茯苓（去皮）、甘草（炙）各二两，五味子、陈皮（去白）、半夏（汤浸七次细切如豆不捣）、白术各三分	治下痰饮，散风邪，止涎嗽，通耳鼻，宣关窍，利咽膈，清目，解冒眩，进饮食
桔梗二陈汤	《杂病源流犀烛》	半夏、陈皮、茯苓、甘草、桔梗、枳壳、黑山栀、黄芩、黄连	火喘

续表

方名	方源	组成	主治
二陈加黄连栀子汤	《医方考》	二陈汤、炒栀子、姜炒黄连	治食郁有热之嘈杂
加味二陈汤	《痰火点雪》	陈皮(去白)、半夏(姜泡)、茯苓(去皮)、南星(牛胆制佳)、香附(去毛,童便炒)、青皮(去白)、青黛各等分	咳嗽胁痛
金水六君煎	《景岳全书》	当归二钱,熟地三至五钱,陈皮一钱半,半夏二钱,茯苓二钱,炙甘草一钱,生姜三至七片	肺肾虚寒,水泛为痰,或年迈阴虚,血气不足,外受风寒,咳嗽,呕恶多痰,喘急等症

3. 化痰利水泻浊　主要针对痰浊壅阻、水湿内停,证见胸脘胀满,呕恶多涎,头身重痛,目黯昏花,倦怠嗜卧,肠鸣腹泻,浮肿尿浊,苔腻脉滑等症状。常配伍祛湿药,温脾健胃,运气利湿。若痰湿郁阻肝胆者,配伍茵陈祛湿退黄,白术健脾燥湿,用治脾虚痰阻、肝胆郁滞;若痰湿阻滞三焦,津液升降失常,二便不利,配伍升麻、柴胡、川芎、防风,开宣气机,升清降浊;若痰湿困脾,清阳不升而泄泻者,重用白术以健脾祛湿止泻,用治湿痰泄泻;属湿浊下注者,加苍术、白术燥湿运脾,再配升麻、柴胡升举清阳,以助化湿降浊,用治便浊;属痰浊上扰清窍、目黯幻影,胸闷头痛者,可于二陈汤中配伍车前子利湿泄浊又能明目,伍枳壳理气宽中,痰去目自明;痰湿带下者,以二陈汤合完带汤,燥湿涤痰止带(表14-3)。

表14-3　二陈汤类方——化痰利水泻浊

方名	方源	组成	主治
苓术二陈煎	《景岳全书》	猪苓一钱半,白术一至二钱,泽泻一钱半,陈皮一钱,半夏二至三钱,茯苓一钱半,炙甘草八分,干姜(炒黄)一至二钱	治痰饮水气停蓄心下,呕吐吞酸
茵陈橘皮汤	《伤寒微旨论》	橘皮一两,生姜一两,茵陈蒿一两,白术一分,半夏半两,茯苓半两	身黄,脉沉细数,身热手足寒,喘呕烦躁不渴者
升发二陈汤	《医学正传》	陈皮(去白)一钱,半夏一钱半,茯苓一钱,甘草五分,抚芎一钱,升麻五分,防风五分,柴胡五分	治痰郁,火邪在下焦,大小便不利,动则喘满或嗽,寸脉沉而滑
倍术二陈汤	《医统》	白术加倍,陈皮、半夏(制)、白茯苓各等分,甘草减半	湿痰泄泻
二术二陈汤	《女科切要》	半夏、陈皮、茯苓、甘草、白术、升麻、柴胡、苍术	便浊
明目二陈汤	《张皆春眼科证治》	陈皮9g,清半夏6g,茯苓9g,车前子9g,炒枳壳6g,甘草3g	痰湿内聚,上扰清窍,幻影色黄,胸闷头重,或咳嗽痰多,苔腻脉滑
完带二陈汤	《痰证论》	陈皮、半夏、茯苓、炙甘草、炒白术、炒山药、人参、白芍、车前子、苍术、荆芥炭、柴胡	痰湿内阻之带下,白带量多,浊黏如痰,但腥而不臭,并伴有体肥痰多,恶心纳差,胸脘痞闷,时欲呕恶,苔白腻,脉滑

4. 化痰理气散结　此类方剂主要针对痰浊内阻，气机郁滞、痰瘀结聚病证，症见胸闷胁痛、心下痞块，痰核瘰疬，或经脉闭塞、肢体肿痛、麻痹痪软，舌苔厚腻或舌紫黯有瘀斑，脉弦滑或弦涩。多以二陈汤配以开郁散结，活血化瘀药，为祛痰湿而通郁滞之法。如以二陈汤配伍枳实、橘核、山楂、栀子等疏肝清热之品，化痰散结，清肝泻热，理气止痛，用治痰气交阻，肝经郁热而致疮气疼痛；流注，痈核，皮里膜外之凝痰，以二陈汤配伍白芥子利气散结，祛痰通经；痰瘀互结、瘿瘤肿块，以二陈汤加玄明粉、当归、赤芍、杏仁、枳实、石菖蒲化痰散结，活血消积；痰滞经络者，以二陈汤配川芎、蔓荆子，用治痰浊内阻头项重痛等。见表 14-4。

表 14-4　二陈汤类方——化痰理气散结

方名	方源	组成	主治
二陈四七汤	《症因脉治》	半夏、陈皮、茯苓、炙甘草、苏梗、厚朴	气结腹痛之痛应背心，气结痰凝
二陈白丸	《普济方》	二陈汤加青州白丸（半夏、乌头、南星、白附子）	治眉心眉棱骨疼，及臂痛
加减二陈汤	《济阳纲目》	陈皮（去白）、半夏（洗泡七次）、白茯苓、甘草（炙）、枳实（麸炒）、橘核、栀子（炒）、山楂各等分	七疝
加味二陈汤	《经验广集》	陈皮五钱，半夏二钱，茯苓一钱半，生甘草七分，白芥子一钱	流注、痨核、皮里膜外之痰凝
消积二陈汤	《医学传灯》	半夏、陈皮、白茯苓、甘草、枳实、玄明粉、归尾、石菖蒲、杏仁、赤芍	积聚，癥瘕，痃癖，痞块
加味二陈汤	《会约》	陈皮（去白）一钱半，半夏二钱，茯苓二钱，甘草一钱，川芎八分，蔓荆子一钱，北细辛三分	痰厥头痛，或呕恶咳嗽、寸关脉滑者

5. 化痰息风定惊　此类方剂主要针对风痰上扰所致的眩晕、昏仆、㖞僻，以及痰饮内盛而致的怔忡、惊痫、癫狂等病证，以涤痰降浊理气配伍息风定惊宁神药组方。如导痰汤中以二陈汤配伍天南星、枳实，可治痰厥昏眩诸症。涤痰汤以二陈汤配伍天南星、菖蒲、竹茹、枳实涤痰开窍，人参补心安神，为治痰阻清窍、神昏舌强的代表方。半夏白术天麻汤以二陈汤配伍天麻、白术，共成息风化痰之剂，善治风痰上扰清窍、头目昏眩之证。痰饮内扰，心神不宁者可选茯苓饮子，方中二陈汤配伍沉香、槟榔降气化痰，茯神、麦冬养心安神，用治痰饮蓄于心胃，怔忡不已；痰热扰心，神志不宁者可选温胆汤，方中二陈汤加竹茹化痰除烦、枳实理气开郁，用治胆怯易惊，虚烦不宁，失眠多梦；痰阻狂乱者，可选二陈竹沥胆星汤，方中二陈汤配伍竹沥、胆南星清热豁痰、息风定惊，用治挟痰发狂；痰阻气郁，蒙蔽心神，其人如痴者，可选加味茯苓汤，方中二陈汤加人参、益智仁、香附以化痰开窍、理气开郁、养心益智。痰瘀扰神，失眠不寐者，可以二陈汤加桃仁、红花、枳实、制南星，共奏化痰消瘀，安神定志之功（表 14-5）。

表 14-5　二陈汤类方——化痰息风定惊

方名	方源	组成	主治
导痰汤	《济生方》	半夏(汤泡七次）四两，天南星(炮，去皮)、橘红、枳实（去瓤，麸炒)、赤茯苓（去皮）各一两，甘草（炙）半两，生姜十片	一切痰厥，头目旋运，或痰饮留积不散，胸膈痞塞，胁肋胀满，头痛吐逆，喘急痰嗽，涕唾稠黏，坐卧不安，饮食不思

续表

方名	方源	组成	主治
涤痰汤	《证治准绳》	南星(姜制)、半夏(汤洗七次)各二钱半,枳实(麸炒)、茯苓(去皮)各二钱,橘红一钱半,石菖蒲、人参各一钱,竹茹七分,甘草半钱,生姜五片	涤痰开窍。治中风痰迷心窍,舌强不能言
半夏白术天麻汤	《医学心悟》	半夏二钱五分,天麻、茯苓、橘红各一钱,白术三钱,甘草五分,生姜一片,大枣二枚	湿痰壅遏,头旋眼花
茯苓饮子	《济生方》	赤茯苓(去皮)、半夏(汤泡七次)、茯神(去木)、橘皮(去白)、麦门冬(去心)各一两,沉香(不见火)、甘草(炙)、槟榔各半两	痰饮蓄于心胃,怔忡不已
温胆汤	《三因极一病证方论》	半夏(汤洗七次)、竹茹、枳实(麸炒去瓤)各二两,橘皮(去白)三两,甘草(炙)一两,白茯苓一两半,姜五片,枣一个	心胆虚怯,触事易惊,虚烦不得眠,惊悸
加味茯苓汤	《世医得效方》	人参(去芦)、半夏(汤洗)、陈皮(去白)各一两半,白茯苓(去皮)一两,粉草五钱,益智去壳、香附子(炒,去毛)各一两,生姜三片,乌梅半个	痰迷心胞,健忘失事,言语如痴

6. 化痰清热泻火　此类方剂主要针对痰郁化火,痰热相兼病证。症见咳痰色黄或黏稠有块,心胸烦热,甚则惊悸躁狂,或发为痰核瘰疬,咽燥口渴,小溲黄赤,舌红苔黄或黄腻,脉滑数等。常以二陈汤伍栀子、黄连、黄芩、大黄、生石膏、胆南星、竹沥等,如清气化痰丸;以二陈汤中加黄芩、黄连清热泻火,配伍南星、蒌仁、枳实、桔梗、白术、人参,共成清热化痰、泻火除烦之方,治痰迷心窍,身热头痛,痰厥昏闷等;痰热郁胃者,以二陈汤配伍黄连、黄芩清热泻火、砂仁理气和胃,治痰热阻胃,呕哕呃逆;痰火上攻于耳窍者,以二陈汤配伍木通、萹蓄、瞿麦、黄柏,共奏化痰降火、清热利湿、引热下行之效,用治痰火上攻,湿热蒙蔽,清窍失聪,耳聋耳鸣者。痰热津亏者,以二陈汤配伍知母、贝母,祛痰而不伤阴,治疗燥痰证(表 14-6)。

表 14-6　二陈汤类方——化痰清热泻火

方名	方源	组成	主治
清气化痰丸	《医方考》	陈皮(去白)、杏仁(去皮尖)、枳实(麸炒)、黄芩(酒炒)、栝蒌仁(去油)、茯苓各一两,姜汁为丸	痰火通用之方
清热导痰汤	《古今医鉴》	黄连(炒)一钱半,枳实(炒)一钱半,栝蒌仁一钱,南星(制)一钱半,半夏(制)一钱半、陈皮一钱,白茯苓一钱,桔梗一钱,黄芩(炒)一钱,白术(炒)一钱,人参八分,甘草六分,竹沥、姜汁各三匙,大枣	痰迷之剂,憎寒壮热,头目昏沉迷闷,上气喘急,口出涎沫
芩连二陈汤	《仁术便览》	半夏、橘红、茯苓、炙甘草、生姜、乌梅、砂仁、栀子、黄芩、黄连	胃口有热,膈上有痰,时作呕哕
复聪汤	《丹溪心法附余》	半夏(制)、陈皮(去白)、白茯苓(去皮)、甘草(炙)、瞿麦、萹蓄、木通、黄柏(去粗皮,炒褐色)各一钱,生姜三片	痰火上攻,耳聋耳鸣
二母二陈汤	《症因脉治》	知母、贝母、半夏、白茯苓、陈皮、甘草	外感燥痰之症

7. 化痰兼温阳散寒　此类方剂主要针对阳虚寒盛，痰湿不化病证，症见形寒畏冷，困顿乏力，咳痰清稀，溲清便溏，苔白脉迟者。常以二陈汤配伍温阳散寒药如干姜、草果等，用治寒痰阻滞之证；以二陈汤加白术、桂心、附子、丁香、前胡，用治胸膈留饮，腹中虚满，气逆不下饮食；以二陈汤配伍桂心、干姜、白术、泽泻，温阳化饮，健脾祛湿，治寒饮下注，水肿腹泻；治寒痰阻络之阴疽，以二陈汤配炮姜、肉桂、麻黄、白芥子，燥湿化痰，散寒通滞；寒饮内盛，阳气虚衰者，以二陈汤温燥化痰，合附子理中汤加肉桂温阳救逆、散寒化饮，加五味子收敛固脱，以使祛邪而不伤正（表14-7）。

表14-7　二陈汤类方——化痰温阳散寒

方名	方源	组成	主治
新法半夏汤	《太平惠民和剂局方》	陈皮（去白）、神曲（炒）各四两，草果（煨，去皮）、半夏曲（炒）各一二两三钱，干姜（炮）四两，丁香、木香、白茯苓各七钱半，甘草四钱半	脾胃不和，中脘气滞，宿寒留饮、停积不消，心腹刺痛，脏腑膨胀，呕吐痰水，嗳气吞酸
白术散	《普济方》	白术一两，陈橘皮（汤浸去白瓤，焙）一两，丁香半两，赤茯苓半两，桂心半两，半夏（汤洗七次，去滑）半两、附子（炮制去皮）半两，前胡（去芦头）一两，甘草（微炙赤）半两，生姜半分，枣三枚	胸膈留饮，腹中虚满气逆，不下饮食
桂苓白术丸	《宣明论方》	拣桂一分，干生姜一分，茯苓（去皮）一两，半夏一两，白术半两，红皮（去白）半两，泽泻半两	主治寒湿，湿热呕吐泻利，肺痿劳嗽，水肿腹满
阳和二陈汤	《外科医镜》	半夏三钱，广橘红三分，白芥子二钱，茯苓二钱，甘草（生）一钱、上桂一钱，炮姜五分，净麻黄三分	湿痰流注，耳后阴疽，骨槽风、乳痈
回阳救急汤	《伤寒六书》	熟附子、干姜、人参、甘草、白术、肉桂、陈皮、五味子、茯苓、半夏、姜三片，麝香三厘	寒邪直中阴经真寒证

8. 化痰透表散邪　此类方剂主要针对素有痰湿，兼感外邪病证，症见恶寒发热，咳嗽痰多，胸闷喘促，甚则面虚浮肿，舌苔厚腻，脉浮见滑等。可以二陈汤配伍麻黄辛温发散、解表散寒，桔梗、杏仁宣肺化痰、下气止咳，用治外感风寒而内有痰湿之咳嗽；再以二陈汤配伍柴胡化痰兼以疏表清热，用治咳嗽发热，痞满多痰而呕者；以二陈汤配伍桔梗、紫苏叶、枳壳、杏仁、金沸草、桑白皮，解表宣肺化痰，下气止咳平喘，以治内外合邪，痰饮阻肺者；痰湿内蕴，复感疟邪，以二陈汤加白术、苍术、柴胡、葛根、川芎、黄芩，和解少阳、祛痰解疟；气虚外感，以二陈配伍紫苏叶、葛根、前胡、桔梗、枳壳、木香、人参，益气解表，理气化痰（表14-8）。

表14-8　二陈汤类方——化痰透表散邪

方名	方源	组成	主治
二陈汤加麻黄杏仁汤	《丹溪心法》	半夏、橘红、茯苓、甘草、乌梅、生姜、麻黄、桔梗、杏仁	行痰，开腠理，主治风寒夹痰之咳嗽

续表

方名	方源	组成	主治
柴陈煎	《景岳全书》	柴胡二三钱，陈皮一钱半，半夏二钱，茯苓二钱，甘草一钱，生姜三、五、七片	伤风兼寒，咳嗽发热，痞满多痰
苏杏二陈汤	《医学传灯》	陈皮、半夏、白茯、甘草、枳壳、桔梗、紫苏、杏仁、金沸草、桑皮	伤风咳嗽，痰伏于肺胃之间，胶粘固结
柴葛二陈汤	《景岳全书》	柴胡、干葛、陈皮、半夏、茯苓、甘草、白术、苍术(制)、川芎、黄芩各等分，姜三片	主治一切疟、暑、湿、劳、食等证
参苏饮	《太平惠民和剂局方》	木香半两，紫苏叶、干葛(洗)、半夏(汤洗七次，姜汁制，炒)、前胡(去苗)、人参、茯苓(去皮)各三分，枳壳(去瓤，麸炒)、桔梗、甘草(炙)、陈皮(去白)各半两，姜七片，枣一个	感冒发热头疼，或因痰饮凝结，兼以为热

9. 化痰消积导滞　此类方剂主要针对痰食相兼，脾胃郁滞或痰食结聚病证，症见胃脘痞闷，腹痛纳呆，呕恶吐食，气味酸腐，或呕吐痰涎，舌苔垢腻，脉弦滑等。如以二陈加山楂、莱菔子、连翘，化痰消食兼，清热散结；胃虚停食，以二陈汤配伍白术、苍术健脾燥湿，山楂、川芎化食消积；痰食内阻，复感疟邪之痰疟、食疟，以二陈汤配伍人参、白术、草果、大枣，健脾和中，祛痰截疟(表 14-9)。

表 14-9　二陈汤类方 - 化痰消积导滞

方名	方源	组成	主治
佐脾丸	《丹溪心法》	山楂三两，半夏、茯苓各一两，连翘、陈皮、萝卜子各半两	积聚
加味二陈汤	《仁术便览》	陈皮、半夏、茯苓、甘草、生姜、乌梅、白术、山楂、川芎、苍术	伤食恶食，胸中有物
二陈平胃散	《症因脉治》	熟半夏、白茯苓、广皮、甘草、熟苍术、厚朴	治食积咳嗽，湿痰，痰积泻，偏渗小便不利，胃不和不得卧
四兽饮	《景岳全书》	人参、白术、茯苓、甘草(炙，减半)、陈皮、半夏、草果、乌梅各等分，大枣三枚，生姜五片	治诸疟，和胃消痰

10. 化痰扶正补虚　此类方剂主要针对素体亏虚，痰浊内阻病证。痰饮病证，盖由脏腑功能失常，水液代谢紊乱，聚湿成痰所致。其中，尤以肺脾肾三脏功能正常与否至关重要。肺虚治节无权，宣降敷布失常；脾虚不运，土不制水；以及肾虚不足，命门火衰，温化不及，开关失司等，均可致水停湿聚而为痰。《景岳全书》曰："虚痰者何？谓其元气已虚也，此则宜调补"。痰饮为患虚实夹杂者，可以二陈汤加减治之。痰证兼气虚者，可选益气化痰法，常以二陈汤配伍人参、黄芪、白术等健脾祛湿药；痰证兼阳虚者，可选二陈汤配伍干姜、肉桂、细辛温肺散寒化饮，五味子敛肺止咳，白芍益阴润燥，用治肺虚寒饮，咳喘不得平卧；痰证兼阴血亏虚者，可以二陈汤配伍四物汤补养阴血，知母、黄柏滋阴清热；痰证兼气血两虚者，可以二陈汤合四君子汤、四物汤，理气化痰祛邪，又益气养血扶正(表 14-10)。

表 14-10　二陈汤类方——化痰扶正补虚

方名	方源	组成	主治
九味二陈汤	《不居集》	人参二钱，白术一钱，茯苓八分，炙甘草五分，陈皮一钱，青皮一钱，川芎七分，神曲六分，半夏八分	中气亏败，运动失常，郁成痰饮，杂血而出
温肺汤	《太平惠民和剂局方》	白芍药六两，五味子（去梗，炒）、干姜（炮）、肉桂（去粗皮）、半夏（煮熟，焙）、陈皮（去白）、杏仁、甘草（炒）各三两，细辛（去芦，洗）二两	肺虚，久咳寒饮，发则喘咳，不能坐卧，呕吐痰沫，不思饮食
滋阴化痰汤	《寿世保元》	当归（酒炒）、川芎、白芍（好酒炒）、熟地黄、黄柏（酒炒）、知母（酒炒）、陈皮、半夏（姜炒）、白茯苓（去皮）、甘草各等分	小儿尾骨痛，阴虚痰火
八物二陈汤	《医学入门》	二陈汤、四君子汤、四物汤	素有痰火，略有劳动，便发寒热

（二）二陈汤类方的临床应用

《医方集解》曾将二陈汤视为治痰的通用方剂。中医“痰”的概念与西医作为呼吸系统分泌物的“痰”迥然不同，有有形之痰与无形之痰之分，故二陈汤类方在内、外、妇、儿、耳鼻喉科等诸多病症中广为应用。从其现代临床应用看，尤以二陈汤、清气化痰丸、温胆汤、参苏饮、金水六君煎应用最为广泛。

1. 二陈汤　二陈汤在现代应用中多以加减或合方形式用治多种疾病。如二陈汤合六磨汤可用于脂肪肝治疗，取效显著。以二陈汤合桃红四物汤治疗非酒精性脂肪肝肝炎，可显著改善患者症状，降低患者的肝损伤与血脂指标水平。运用二陈汤加减，伍以黄芪、丹参、女贞子、山楂、僵蚕、三七等，用治高脂血症取得较好疗效。二陈汤伍用天麻、川芎、蒺藜、赭石等，治疗眩晕，疗效满意。加以桂枝、川芎、葳蕤仁等，治疗偏头痛，可明显缓解症状。在常规治疗、结合饮食控制及锻炼的基础上，运用二陈汤加以生山楂、绞股蓝、决明子，治疗代谢综合征，其有效率亦高于常规治疗组。

作为治痰通用方，二陈汤在呼吸系统疾病的应用尤为广泛。其合丹参饮加味，联合西医治疗慢性阻塞性肺疾病急性加重期，能有效改善肺通气功能，降低血细胞比容，减少住院天数，临床疗效优于单纯西医治疗。以二陈汤加苦杏仁、地龙、蝉蜕、丝瓜络等治疗外感咳嗽与咽炎咳嗽，每获良效。二陈汤伍用黄芪、白术、石菖蒲、升麻、川芎等治疗气虚痰阻型颈性眩晕或伍用瞿麦、竹沥等治疗腘窝囊肿，均获良效。以二陈汤为基础加香附、元胡、厚朴、白芍、川楝子治疗小儿腹痛，均收效甚佳。总之，二陈汤在临床可灵活用于喘证、胸痹、眩晕、中风等症，均取得良好的效果，其也可用于治疗胁痛、胃脘痛、口淡症、妊娠恶阻等病症，均获佳效。

2. 清气化痰丸　作为清热化痰法的代表方剂，清气化痰汤在现代临床常与氨溴索注射液合用治疗咳嗽、哮喘，同时还用治小儿支原体肺炎。

3. 温胆汤　温胆汤现代临床应用极为广泛。在内科辨证治疗中，常以温胆汤加味治疗心血管疾病如病毒性心肌炎、痰火扰心型室性期前收缩、心脏神经官能症、缓慢性心律失常；消化系统疾病如胆汁反流性胃炎、反流性食管炎、幽门螺杆菌阳性浅表性胃炎、慢性萎缩性胃炎、不全肠梗阻；神经系统疾病如痰热内扰型失眠、广泛性焦虑症、颈性眩晕；内分泌疾病如糖尿病以及相关并发症等。

4. 参苏饮　参苏饮古为主治虚人感冒的主要方剂，现代临床用于治疗呼吸道疾病如体虚感冒、反复呼吸道感染、小儿气虚咳嗽、婴幼儿毛细支气管炎、慢性喘息性支气管炎、常年性变应性鼻炎、支气管哮喘、支气管扩张、肺气肿；心血管疾病如冠心病、肺心病合并冠心病；消化系统疾病如慢性直结肠炎、慢性泄泻、萎缩性胆囊炎；妇科疾病如妊娠呕吐等。

5. 金水六君煎　金水六君煎现代临床多用于以咳喘为主要临床表现的疾病，最常见的为呼吸系统疾病如支气管哮喘、慢性阻塞性肺病、慢性支气管炎等；儿科之小儿咳喘类疾病。亦可治疗肾虚失约于膀胱的膀胱咳，咽干喉燥，痰多味咸之慢性咽炎。

二、二陈汤类方的功效特点与生物学机制研究

二陈汤类方在古今的应用中，根据辨证论治的需要，在主治湿痰证的基础上，灵活应用于内、外、妇、儿多科疾病的诊治。关于其作用机制，也有许多研究报道。

（一）呼吸系统

作为与二陈汤治疗作用最为直接的呼吸系统，研究发现，二陈汤体外具有抑制肺癌细胞增殖、转移的特性，可通过降低肺癌细胞 ICAM-1 表达发挥治疗作用，并通过抑制 p38 的活性而实现对 ICAM-1 表达的调控，控制肺癌转移。在对二陈汤镇咳、祛痰、平喘作用的研究中发现，含生姜与乌梅的六味二陈汤明显优于不含该两味药的四味二陈汤，作用强度为：六味二陈汤高剂量 > 六味二陈汤低剂量 > 四味二陈汤高剂量 > 四味二陈汤低剂量，提示乌梅、生姜对二陈汤燥湿化痰（有形之痰）的影响较大。亦有研究认为，乌梅对四味二陈汤镇咳作用有明显的增强效应，但对四味二陈汤发挥祛痰作用增强效应不明显。

清气化痰丸用于烟熏和脂多糖制备的慢性支气管炎小鼠模型，可显著降低治疗组小鼠气道中 Muc5ac 蛋白的表达与小鼠肺泡灌洗液中 TNF-α 和 IL-8 的浓度，且明显低于对照组，提示清气化痰丸加减可明显改善慢性支气管炎小鼠气道的高分泌状态，达到治疗慢性支气管炎的目的。在急性肺损伤（ALI）的小鼠模型中，发现清气化痰汤可减轻肺组织炎症、改善充血症状，其作用机制可能为通过上调水通道蛋白 AQP1 与 AQP5 的表达，抑制炎症因子 TNF-α、IL-1β 的表达。在经气道注入脂多糖及烟雾吸入复制慢支大鼠气道黏液高分泌模型中，发现清气化痰汤可明显抑制慢支大鼠气道黏液高分泌状态，其机制可能与抑制 TNF-α 或 IL-8 有关。

在烟熏法建立的小鼠“肺气虚外感”证模型中发现，参苏饮能促进“肺气虚外感”小鼠肺组织 BD-2、TLR4、NF-κB 蛋白的表达，提示参苏饮促进“气虚外感证”BD-2 的表达与“TLR4-NF-κB”信号通路相关。研究参苏饮含药血清对脂多糖（LPS）和聚肌胞刺激的小鼠巨噬细胞株 RAW264.7 表达 Toll 样受体 TLR3、TLR4 及其下游信号转导通路髓样分化蛋白（MyD88）、肿瘤坏死因子受体相关因子 -6（TRAF-6）、Toll 样受体相关分子 9（TRAM）和 Toll 样受体相关的干扰素活化子（TRIF）mRNA 的影响发现，参苏饮含药血清对聚肌胞刺激的 TLR3 及其下游通路的 MyD88 和 TRAM 有抑制作用，对 LPS 刺激的 TLR4 的病理性升高无抑制作用，但对 TLR4 下游通路 TRAM 和 TRIF mRNA 的表达有明显的抑制作用。以上综合作用引起炎症因子 TNF-α 和 IFN-γ 的降低，提示参苏饮清热解毒作用可能与抑制 TLR3、MyD88、TRAM、TRIF 等细胞因子的表达有关。

在烟熏法复制的慢性支气管炎小鼠模型中，研究发现金水六君煎能明显改善慢性支气管炎小鼠呼吸道纤毛的病理损伤程度，促进呼吸道受损纤毛的结构修复，并明显减少慢支小

鼠支气管壁上杯状细胞的增生、减轻支气管壁上纤毛细胞内线粒体和细胞核的受损程度。在注入法制备的慢性支气管炎大鼠模型中，金水六君煎胶囊和口服液均能显著提高慢支大鼠肺糖皮质激素受体的结合位点数与PS量，与模型组比较具有显著性差异。

（二）消化系统

二陈汤主治痰湿，亦用于调节脂质代谢、治疗肥胖。通过高脂饲料喂养形成的肥胖大鼠，给以二陈汤，发现该方可以减轻大鼠体重，减小体长和腹围。检验其血清，发现可以明显降低总胆固醇（TC）、甘油三酯（TG）和低密度脂蛋白胆固醇（LDL-C）水平，同时可以显著上调大鼠脂肪组织脂蛋白脂酶（LPL）蛋白的表达水平，下调大鼠肝组织内皮脂酶（EL）蛋白的表达水平，证明二陈汤可以改善实验动物体内脂质代谢。在此模型中还发现，二陈汤对高脂饮食大鼠的化痰作用主要表现在TG的减少，可能与调控肝脏小窝蛋白（caveolin-1，CAV1）的表达有关。二陈汤还可以改善高脂饮食大鼠胰岛素抵抗，其作用机制可能与上调与胰岛素抵抗的相关基因 *IR*、*IRS-1* 和 *Cav-1* 的表达有关。在大鼠非酒精性脂肪肝模型中发现，二陈汤不仅可以改善高脂血症状态，对脂肪肝大鼠肝细胞微粒体蛋白具有明显升高作用，对CYP2E1活性则具有明显降低作用，防治因此而导致的过氧化损伤过程，提示二陈汤可从多环节治疗非酒精性脂肪肝。

在腹腔注射蛋黄乳剂建立的急性高脂血症小鼠模型中，温胆汤可降低小鼠粪便脂质含量，显著降低急性高脂血症小鼠血清TC、TG、LDL-C含量，提高血清SOD活性，降低MDA含量，达到降低体内脂质过氧化程度的目的。同时，温胆汤可提高肝脏脂蛋白脂肪酶和肝脏总脂解酶活性，但对肝脂酶活性无明显影响。在高脂血症大鼠模型中也发现，温胆汤能够显著抑制大鼠血清总胆固醇、血清总甘油三酯浓度，提高脂蛋白脂酶和总脂解酶活性，但对肝脂酶活性无明显影响。

（三）神经系统

基于机体存在痰病理产物和阳虚、血热等病理变化，易引起“毒瘾”复发，而其中又以“痰湿”为最突出的临床观察，利用毒品成瘾动物模型，发现二陈汤能抑制吗啡诱导的小鼠条件性位置偏爱效应，提示化痰法在中医戒毒中占有重要地位。

基于“胃不和则卧不安”的中医传统认识，针对温胆汤对神经系统的作用，在失眠、精神分裂症等方面有大量研究报道。在氯苯丙氨酸化失眠模型上，发现温胆汤可以协同戊巴比妥钠的催眠作用，减少正常小鼠的自主活动，具有促眠作用，同时可使PCPA化失眠大鼠脑内降低的5-HT、5-HIAA含量明显升高，达到正常水平。温胆汤还可增加脑中抑制性氨基酸GABA含量，降低失眠大鼠脑内NE含量，增加失眠大鼠脑中的IL-1、TNF含量。该方还可增强GABA-A受体及收缩素8（CCK8）在失眠大鼠脑组织中的阳性表达，并对失眠大鼠脑组织神经细胞具有保护作用。同时发现，温胆汤可明显增强失眠大鼠大脑皮质、下丘脑中胆囊收缩素8的阳性表达，促进大鼠睡眠，推测胆囊CCK8可能是“胃不和”与“卧不安”之间的物质基础。

在地卓西平（dizocilpine，MK801）诱发的精神分裂症大鼠模型中，发现温胆汤能调节离子型谷氨酸受体的表达水平，提高谷氨酸活性的表达，升高海马组织Cx43的含量、Cx43 mRNA的表达，保护海马的病理损伤，明显减轻模型鼠脑内神经胶质细胞的凋亡，同时增强精神分裂症模型大鼠的学习记忆功能。进一步研究发现，温胆汤大鼠含药血清在一定的谷氨酸环境下能增加星形胶质细胞的存活率，上调P38 MAPK磷酸化和非磷酸化的表达及降低PKC蛋白的表达。在盐酸阿扑吗啡诱发精神分裂症模型中，温胆汤可以提高模型鼠全血中$CD3^+$、

$CD4^+$ 亚群数和血清中 IL-2 的含量，有效增强模型鼠免疫调节的能力，并具有对抗 APO 引起的刻板行为的作用。基于温胆汤治疗精神分裂症的临床应用和实验研究，发现温胆汤可下调大鼠纹状体多巴胺 D_2 受体的数目，增加与 D_2 受体结合位点的亲和力，增加单胺氧化酶(MAO)活性及多巴胺(DA)及其代谢产物 3,4- 二羟基苯乙酸(DOPAC)、高香草酸(HVA)的含量，同时使 DA/HVA 比例下降，提示温胆汤主要通过阻滞 D_2 受体，增强多巴胺代谢发挥抗精神病作用。拆方研究发现，方中祛痰、理气药在调控多巴胺神经元系统中起主导作用。

在孤养结合慢性不可预见性应激老年抑郁大鼠模型中，发现温胆汤可以逆转海马神经突触结构损伤、神经元再生减少等可塑性变化，发挥抗抑郁作用。

(四) 免疫系统

基于衰老过程中自由基等代谢产物的堆积与中医痰浊内积的相似性，建立 *D*- 半乳糖小鼠亚急性衰老模型并给以二陈汤灌胃后发现，二陈汤能够显著提高实验动物脑、胸腺指数，提高血清 SOD 活性，降低 MDA 含量，使神经元细胞变性程度减轻，显示出明显的抗衰老作用，并为"痰浊衰老相关性学说"理论提供了科学依据。金水六君煎亦发现有相似的作用。

三、二陈汤及其衍化方的功效物质基础研究

(一) 二陈汤类方的功效物质组成研究

1. 二陈汤　利用 HPLC-MS/MS 技术，从二陈汤中鉴定出 24- 羟基甘草次酸、茯苓酸、橙皮苷等 5 个化合物，利用 GC-MS/MS 技术，从二陈汤挥发油中鉴定了 *n*- 十六烷酸、9,12- 十八碳二烯酸、1,2,4- 三甲氧基 -5-(1- 丙烯基) - 苯、细辛醚、乙酸顺 -7- 十二碳烯 -1- 酯等挥发性成分。

在氨水致咳模型上，采用酚红法观察不同提取部位对小鼠气管酚红分泌量的影响以及豚鼠翻倒时间，发现二陈汤挥发油部位、正丁醇部位和水溶性部位可显著抑制小鼠咳嗽次数，增加小鼠酚红分泌量及延长豚鼠翻倒时间，而石油醚部位、乙酸乙酯部位对此作用不显著，提示二陈汤治疗湿痰证的有效部位为挥发油部位、正丁醇部位和水溶性部位。

2. 温胆汤　利用 UPLC-MS/MS 法对温胆汤中成分进行定性研究，通过与对照品保留时间比较，确认了橙皮苷、新橙皮苷、柚皮苷、甘草苷和甘草酸铵 5 个成分，并推断了圣草枸橼苷、异柚皮苷、枸橘苷、乌拉尔甘草皂苷乙 4 个成分，可为该方物质基础和质量控制提供一定科学依据。

将温胆汤全方分为全方水煎液组，提取物混合组，全方醇提液组，理气组(陈皮、枳实)+化痰组(半夏、竹茹)，理气组 + 祛湿组(甘草、茯苓)，从该方各化学组分的定性分析来探索温胆汤及其化学组分配伍的功效物质基础。在小鼠睡眠模型中，发现全方水煎液、混合组及祛湿 + 化痰组均能使小鼠入睡数增加，睡眠时间延长，全方醇提液则对此无影响。在小鼠咳嗽模型中，全方水煎液、混合组及各配伍组均能使小鼠酚红排泌量增加，而全方醇提液对此无影响，表明温胆汤水煎液组对小鼠产生药效的物质基础与全方混合液组基本一致。

(二) 二陈汤类方的剂量 - 物质 - 功效的关联关系研究

以二陈汤中的橙皮苷为主要检测指标，采用 HPLC 法分析不同剂量乌梅对二陈汤主要化学成分的含量变化发现，配伍小剂量的乌梅对二陈汤中橙皮苷及其他化学成分有增溶作用，尤其对橙皮苷有显著的影响；随着乌梅剂量的增大，对其主要化学成分的影响减小。

参考文献

[1] 许济群.方剂学[M].上海:上海科学技术出版社,1985.

[2] 丁珊珊,康洁,张凌媛,等.二陈汤对高脂饮食大鼠胰岛素抵抗及其相关基因表达的影响[J].光明中医,2014(9):1833-1836.

[3] 吴同玉,林山,郑良普.二陈汤对高脂饮食 Wistar 大鼠体重及其血脂代谢的影响[J].浙江中医药大学学报,2013,36(11):1218-1220.

[4] 康洁,张凌媛,丁珊珊,等.二陈汤对吗啡依赖小鼠位置偏爱效应的影响[J].中国医学创新,2013,10(32):4-6.

[5] 张锡涛,贺松其.二陈汤对亚急性衰老小鼠器官指数及自由基代谢的影响[J].广西中医学院学报,2002,5(4):1-2.

[6] 刘永源,贺松其,张锡滔,等.二陈汤对亚急性衰老小鼠的实验研究[J].辽宁中医学院学报,2004,5(4):373-376.

[7] 贺松其,文彬,刘永源,等.二陈汤对亚急性衰老小鼠血自由基及脑超微结构的影响[J].中华实用中西医杂志,2005,16(8):1069-1071.

[8] 张超云,张晓芬,张雪鹏,等.二陈汤化痰止咳有效部位的筛选研究[J].中国实验方剂学杂志,2012,18(12):218-221.

[9] 王冰,彭欣,李伟,等.乌梅对二陈汤主要化学成分的影响[J].山东中医药大学学报,2010(5):461-462.

[10] 王芬,胡凯文,肖俐,等.二陈汤对 CAM-1 高表达肺癌 A549 细胞的影响[J].中国中医基础医学杂志,2010(12):1126-1127.

[11] 王芬,胡凯文,左明焕,等.二陈汤对肺癌 A549 细胞中黏附分子 -1 和 p38 表达的影响[J].中国中医药信息杂志,2012,19(8):41-43.

[12] 刘树军,黄静娟.二陈汤及桃红四物汤对非酒精性脂肪肝 CYP2E1 活性影响的实验研究[J].中华中医药杂志,2008,23(8):729-731.

[13] 孙蓉,彭欣.乌梅,生姜对二陈汤功效影响的实验研究[J].山东中医药大学学报,2000,24(2):147-149.

[14] 孙蓉,刘挂年.乌梅在二陈汤中作用的研究[J].中药药理与临床,2002,18(5):3-5.

[15] 詹琤琤.清气化痰丸对慢性支气管炎小鼠的治疗研究[J].北方药学,2015,12(1):110.

[16] 邓青南,周建龙,郭振辉.清气化痰汤对急性肺损伤小鼠水通道蛋白 1 表达的影响[J].中国中医急症,2011,20(1):77-79.

[17] 周建龙,邓青南,郭振辉.清气化痰汤对急性肺损伤小鼠水通道蛋白 5 表达的影响[J].中华中医药学刊,2011,29(6):1303-1305.

[18] 邓青南,周建龙,郭振辉,等.清气化痰汤对慢性支气管炎大鼠气道黏液高分泌的影响[J].中华中医药学刊,2009,27(8):1698-1700.

[19] 赵保胜,李兰芳,马悦颖,等.参苏饮含药血清对小鼠巨噬细胞 Toll 样受体及其下游信号转导通路的影响[J].中国中药杂志,2007,32(4):327-332.

[20] 李佳楠,陈东辉.温胆汤降脂作用研究[J].华中科技大学学报:医学版,2002,31(6):666-668.

[21] 李佳楠,陈东辉,罗霞,等.温胆汤对高脂血症大鼠及小鼠体内脂质代谢调节机理研究[J].江汉大学学报(自然科学版),2004,32(2):62-66.

[22] 马伯艳,张福利,周景华,等.温胆汤的睡眠改善作用与失眠大鼠脑中胆囊收缩素 8 表达的关系[J].中国临床康复,2006,10(35):45-47.

[23] 朱金华,孙昊鑫,魏妍妍,等.温胆汤对精神分裂症模型鼠海马组织 Cx43、谷氨酸及神经胶质细胞超微结构的影响[J].中药药理与临床,2014,30(5):1-5.

[24] 杨翠萍,蔡长春,杨晓金,等.温胆汤对精神分裂症模型鼠海马谷氨酸和 *N*- 甲基 -*D*- 天冬门氨酸受体

亚单位表达的影响[J]. 中国实验方剂学杂志,2011,17(9):152-155.
[25] 张福利,马伯艳,白妍,等.温胆汤对失眠大鼠下丘脑内单胺类递质影响的研究[J]. 中医药信息,2005,22(2):48-49.
[26] 于琦,金光亮.四逆散,逍遥散与四君子汤对慢性应激肝郁模型大鼠行为学影响的研究[J]. 天津中医药,2007,24(6):509-511.
[27] 万红娇,杨翠萍,朱金华,等.温胆汤对 MK801 诱发精神分裂症模型鼠学习记忆的影响[J]. 中国实验方剂学杂志,2010,16(1):83-85.
[28] 朱金华,孙昊鑫,熊秋迎,等.温胆汤对精神分裂症模型鼠血清 TNF-α,IL-6 及海马组织 Glu 活性表达的影响[J]. 中国实验方剂学杂志,2014,20(14):160-164.
[29] 胡世云,张国华,冼绍祥,等.天麻钩藤饮和血府逐瘀汤与温胆汤含药血清对 SHR 心肌成纤维细胞增殖的影响[J]. 广东医学,2009,30(2):196-198.
[30] 魏妍妍,刘丹丹,戎文娟,等.温胆汤对精神分裂症模型鼠海马 PKC,p38 MAPK 及 P-Cx43 的影响[J]. 中国实验方剂学杂志,2015,21(11):103-106.
[31] 万红娇,杨翠萍,方芳,等.温胆汤对盐酸阿朴吗啡诱发精神分裂症模型鼠 T 细胞亚群,白介素 2 的影响[J]. 时珍国医国药,2010,21(1):127-129.
[32] 付艳丽,朱金华,杨翠萍,等.温胆汤含药血清对 PC12 细胞 Bax,Bcl-2mRNA 表达的影响[J]. 江西中医学院学报,2012,24(4):51-54.
[33] 罗耽,贺又舜,袁振仪,等.温胆汤的不同配伍对大鼠纹状体多巴胺受体的影响[J]. 时珍国医国药,2009,20(6):1416-1417.
[34] 谢辉,贺又舜.温胆汤及其配伍对大鼠纹状体 DA 合成的影响[J]. 湖南中医杂志,2004,20(3):66-67.
[35] 杨海燕,王萍.温胆汤减轻肥胖大鼠体重及对血清脂联素水平的影响[J]. 江西中医药,2014(9):14-16.
[36] 杨海燕,王萍.温胆汤对脂质代谢紊乱相关基因 *Adiponectin* 和 *LDLR* 甲基化的影响[J]. 江西中医药,2014,(11):23-25.
[37] 李桃华.温胆汤化学组分的定性分析及配伍作用的研究[D]. 长沙:湖南中医学院,2002.
[38] 张彤.老年抑郁模型大鼠神经可塑性变化及温胆汤的干预机制[J]. 中国老年学杂志,2014,34(13):3660-3661.
[39] 彭圆,王平,富青,等.金水六君煎对 D- 半乳糖致小鼠皮肤衰老模型作用的实验研究[J]. 湖北中医杂志,2009,31(6):7-9.
[40] 黎俏梅,孟辉.金水六君煎及其成分镇咳的药效学研究[J]. 四川中医,2006,24(9):16-17.
[41] 黄景彬.金水六君煎对慢性支气管炎小鼠呼吸道纤毛影响的研究[D]. 广州:暨南大学,2003.
[42] 谢晓华,郭书好,沈英森.金水六君煎总黄酮清除氧自由基的作用[J]. 暨南大学学报(自然科学与医学版),2006,26(3):443-445.
[43] 吕小亮,孟辉,沈英森,等.金水六君煎胶囊对慢支大鼠肺糖皮质激素受体及肺表面活性物质的影响[J]. 山东中医杂志,2005,24(2):107-108.
[44] 黄景彬,赵长鹰,李梅.金水六君煎对慢性支气管炎模型小鼠呼吸道纤毛病理损伤的影响[J]. 暨南大学学报(自然科学与医学版),2005,26(4):523-529.
[45] 席先蓉,王支学.二陈汤中陈皮不同配伍对橙皮甙和总黄酮含量的影响[J]. 贵阳中医学院学报,2003,25(1):58-60.

第十五章 祛湿剂类方研究进展

凡以祛湿药为主组成，具有化湿行水、通淋泄浊等功效，用于治疗水湿所致的各种病证的方剂，称为祛湿剂。该类方剂组成是以《素问·至真要大论》“湿淫所胜，……以苦燥之，以淡泄之”为理论依据，属于“八法”中的“消法”。湿邪为病，有从外袭，有自内生。外湿和内湿虽有不同，但在发病过程中常相互影响。伤于外湿，湿邪困脾，健运失职，则易形成湿浊内生；而脾阳虚损，水湿不化，亦易招致外湿的侵袭。故祛湿剂可分为燥湿和胃剂、清热祛湿剂、利水渗湿剂、温化寒湿剂、祛风胜湿剂五类。燥湿和胃剂，适用于湿浊内阻，脾胃失和的病证，代表方如平胃散、藿香正气散等。清热祛湿剂，适用于湿遏热伏，或湿从热化，湿热内盛所致的病证，代表方剂如三仁汤、藿朴夏苓汤、黄芩滑石汤、甘露消毒丹等。利水渗湿剂，适用于水湿壅盛所致的癃闭、淋浊、水肿、泄泻等证，代表方如五苓散、猪苓汤、防己黄芪汤等。温化寒湿剂，适用于阳虚气不化水，水湿内停或寒从湿化所致的病证，代表方如真武汤、实脾散、苓桂术甘汤等。祛风胜湿剂，适用于外感风湿所致的病证，代表方如羌活胜湿汤。

五苓散类方现代研究

五苓散为医圣张仲景所创，见于《伤寒论》及《金匮要略》。由猪苓十八铢（去皮）、泽泻一两六铢、白术十八铢、茯苓十八铢、桂枝半两（去皮）五味药组成，为“逐内外水饮之首剂”。

一、五苓散及其类方衍化特点

五苓散及其类方衍化配伍关系及配伍药味　据统计，来自于 33 种文献的五苓散类方计 51 首（表 15-1）。从加味药的角度进行分析，统计加 1 味药物和加 2 味药物的情况，可以看出其配伍特点。

加 1 味药的方剂常见加味是：肉豆蔻、半夏、阿胶、小茴香、羌活、木通、朱砂、茵陈共 8 种。其中肉豆蔻主要是增强五苓散原方的温中作用；半夏主要是增强五苓散原方的止呕降逆作用；阿胶用于治疗伴有尿血的情况；小茴香用于辅助温通以治疗阴囊水肿；羌活用于增强发表止痛作用；木通用于增强利水功效；朱砂增强镇静除烦功效；茵陈则针对黄疸症状。

表 15-1 五苓散及其类方方剂来源及药物组成

方名	方源	药物组成	功效主治
五苓散	《备急千金要方》卷九	桂心十二铢，猪苓、白术、茯苓各十八铢，泽泻三十铢	时行热病，但狂言烦躁不安，精神言语不与人相主当者
五苓散	《备急千金要方》卷十	桂心、猪苓、茯苓、泽泻、白术各三十铢	黄疸，利小便
茯苓术散方	《外台秘要方》卷三十二	白术一斤，茯苓、泽泻、猪苓各四两，桂心半斤	发白及秃落
辰砂五苓散	《太平惠民和剂局方》卷二（宝庆新增方）	肉桂（去粗皮）八两，白术（去芦）、赤茯苓（去皮）各十二两，木猪苓（去黑皮）、泽泻（洗，锉）、辰砂（研）各十二两	伤寒表里不解，发热，心胸郁闷，唇口干焦，神思昏沉，狂言谵语，如见神鬼，及瘴疟烦闷未省者；中暑发渴，小便赤涩，五心烦热，焦躁多哭，咬牙上窜，欲为惊状。小儿邪热在心之夜啼证
加味五苓散	《济生方》卷五	肉桂（不见火）、白术、赤茯苓（去皮）、木猪苓（去皮）、泽泻各一两，车前子半两，生姜五片	伏暑热气，及胃湿泄泻注下，或烦或渴，小便不利
加减五苓散	《类编朱氏集验医方》卷四	木猪苓、白茯苓、白术、板桂各七钱，泽泻一两，南木香、丁香、沉香、槟榔各三钱，白豆蔻三钱半，上为细末，每服一钱半，煎白樟柳汤	肿疾
附子五苓散	《类编朱氏集验医方》卷四	大附子一只（取空，入五苓散在内，炮熟），用姜汤下	翻胃吐食
茵陈五苓散	《内科摘要》卷下	桂三分，白术、猪苓各一钱，泽泻一钱五分，茵陈一钱	酒积，分利其湿
茵陈五苓散	《普济方》卷一三二	生料五苓散一两，茵陈半两，车前子一钱，木通一钱半，柴胡一钱半，灯草五十茎	伤寒、湿温热病感冒后发为黄疸，小便赤，烦渴发热，不得安宁
五苓散	《普济方》卷二一一引《如宜方》	泽泻三两半，豆蔻一两，白术、猪苓、赤茯苓各一两半	夏、秋得痢病
五苓散	《普济方》卷三六九	猪苓、泽泻、白术、赤茯苓、紫桂、大木通、山茵陈、天花粉、瞿麦各等分，灯心、车前子	冒暑伏热，吐泻烦渴，阴阳未和分，表里未解，伤风受湿，并宜服之
加味五苓散	《万氏女科》卷三	猪苓、泽泻、白术、茯苓、桂各一钱，桃仁（去皮尖）、红花各二钱	妇人产后恶露不下，败血停滞，闭塞水渎，小便不通，其症小腹胀满刺痛，乍寒乍热，烦闷不安

续表

方名	方源	药物组成	功效主治
金沙五苓散	《古今医统大全》卷七十一	肉桂二钱，白术、赤茯苓各三钱，猪苓三钱，泽泻半两，海金沙、甘草(炙)各二钱，滑石七钱，芍药各三钱，石韦一钱，灯心草三十茎	五淋痛涩
山栀五苓散	《古今医统大全》卷八十八	栀子仁(炒)、白术(炒)、白茯苓、猪苓、泽泻各一钱，官桂五分。灯心汤调下	小儿脐突
五苓散加附子苍术木瓜汤	《保命歌括》卷四	五苓散，附子、苍术、木瓜	寒湿，小便自利，大便泄泻，身重自汗
天水五苓散	《保命歌括》卷十九	五苓散一剂，煎成汤，调天水散服	夏月霍乱及身热，欲多饮水
五苓散	《仁术便览》卷一	辰砂、泽泻、白术、茯苓、官桂，姜五片，灯心十茎	中暑烦渴，身热头痛，霍乱吐泻，小便赤少，心神恍惚不宁
茵陈五苓散	《医便》卷二	茵陈三钱，白术、赤茯苓各一钱半，猪苓一钱，桂二分，泽泻一钱，苍术、山栀、滑石各一钱二分，甘草(炙)二分，灯心一握	湿热黄疸
茵陈五苓散	《杏苑生春》卷三	茵陈一钱五分，泽泻一钱二分，茯苓、猪苓、白术各一钱，官桂三分，枳实六分	热蓄发疸
五苓散	《万病回春》卷三	茯苓(去皮)、白术(去芦)、猪苓、泽泻、山药、陈皮、苍术(米泔制)、砂仁(炒)、肉蔻(面包煨，捶去油)、诃子(煨，去核)各八分，官桂、甘草(炙)各五分，生姜一片，乌梅一个，灯心一团	湿泻，泻水多而腹不痛，腹响雷鸣，脉细
加味五苓散	《万病回春》卷三	肉桂、白术(去芦)、赤茯苓(去皮)、猪苓、泽泻、当归、枳壳、牛膝(去芦)、木通各等分，甘草梢减半，灯心草一团	虚寒小便不通
加味五苓散	《景岳全书》卷五十四	五苓散加羌活	湿胜身痛，小便不利，体痛发渴
导赤五苓散	《济阳纲目》卷一零五	官桂、白术、茯苓、猪苓、泽泻、甘草、木通、生地黄各等分	膀胱移热于小肠，鬲肠不便，上为口糜
五苓散	《宋氏女科撮要》妊娠门	肉桂减半，白术、赤茯苓、猪苓、泽泻、阿胶(炒)各等分	妇人妊娠转胞，小便不通者

续表

方名	方源	药物组成	功效主治
藿陈五苓散	《穷乡便方·疫方》	藿香三分，陈皮、木通、赤茯苓各一钱，防风六分，羌活、猪苓、泽泻各七分，薄桂二分。生姜三片半饥服	夏间阳气在外，胃虚邪气易侵，多作吐泻
柴葛五苓散	《瘟疫明辨》卷一	柴胡、葛根、茯苓、泽泻、猪苓、白术、桂枝	时疫兼痢，太阳证不见，而微见少阳、阳明证者
加减五苓散	《辨证录》卷七	肉桂三钱，白术二两，茯苓一两，泽泻三钱，豨莶草三钱，薏仁三钱	肾疸，身体面目俱黄，小便不利，不思饮食，不得卧。阴疸，手足皆冷，颜色晦暗者
五苓散	《辨证录》卷九	白术一两，猪苓三钱，泽泻二钱，茯苓一两，肉桂二钱，半夏三钱	痰饮，肢节酸痛，背心作痛，脐下有悸
五苓散	《嵩崖尊生》卷十一	肉桂、苍术、茯苓、猪苓、泽泻、防风、升麻、陈皮	伤湿小水赤，大便泻
阿艾五苓散	《嵩崖尊生》卷八	五苓散，阿胶、川芎各一钱，炙草一钱，当归、艾叶各三钱，白芍、熟地各四分	尿血，其人素好色，属虚者
辰砂五苓散	《种痘新书》卷十一	辰砂（另乳）、白术、茯苓、猪苓、泽泻、肉桂、炒芩、炒连，共为细末，灯心汤引	麻退之后，余热未尽，热乘于心，日夜烦躁，狂言妄语，人事不清
辰砂五苓散	《种痘新书》卷十二	五苓散，神砂、滑石、木通、灯心草	热泻烦谵
辰砂五苓散	《医宗金鉴》卷三十八	五苓散，苍术、附子	水停内寒
茴楝五苓散	《医宗金鉴》卷四十二	五苓散，川楝、茴香、葱、盐	膀胱水疝，尿不利
阿胶五苓散	《医宗金鉴》卷四十六	五苓散加阿胶	转胞
疏风五苓散	《医宗金鉴》卷五十四	防风、苍术（米泔水浸）、肉桂、羌活、猪苓、泽泻、赤茯苓、白术（土炒）、引用生姜	外肾肤囊肿大，痒痛坠下
五苓散	《医宗金鉴》卷五十四	肉桂、白术（土炒）、赤茯苓、猪苓、泽泻、小茴香	冷气入胞成寒淋，小便闭塞，胀难禁，淋沥不断，腹隐痛
加味五苓散	《医宗金鉴》卷五十四	肉桂、白术（土炒）、赤茯苓、猪苓、泽泻、橘核肉、金铃子、木通、槟榔、茴香（炒）、生姜、灯心草	阴肿。心热移于小肠，外肾肤囊肿痛光亮

续表

方名	方源	药物组成	功效主治
加味五苓散	《幼幼集成》卷二	青化桂一钱，漂白术、白云苓、结猪苓、宣泽泻各二钱，藿香梗、宣木瓜、西砂仁各一钱，生姜一片，大枣一枚，灯心草十茎	暑月不慎口腹，过食生冷瓜果，凉茶冷水，以致寒凉伤脏而为呕吐，泻利，腹痛
加味五苓散	《罗氏会约医镜》卷十五	肉桂二钱，白术、茯苓各三钱，猪苓二钱，泽泻二钱，酒、朴硝四钱	子死腹中，胞衣不下
柴陈五苓散	《罗氏会约医镜》卷十一	白术、茯苓、猪苓各钱半，泽泻二钱二分，肉桂钱半，此五苓散加茵陈三钱，车前子一钱，木通、柴胡各钱半，灯草引。酒疸，加干葛	湿热发黄，小水赤黑，烦渴发热
五苓散加防己桂枝薏仁方	《温病条辨》卷二	猪苓一两，赤术一两，茯苓一两，泽泻一两六钱，防己一两，桂枝一两半（足前成二两），薏仁二两	霍乱兼转筋
加味五苓散	《徐灵胎医略六书》卷二十	白术（炒）两半，厚朴（制）两半，干姜两半，猪苓两半，茯苓三两，泽泻两半，肉桂（去皮）两半，茵陈钱半	寒湿发黄，腹满疼痛，脉紧细者

加2味的常见加味是:生姜、大枣;防己、薏苡仁;车前子、生姜;桃仁、红花;酒、芒硝;豨莶草、薏苡仁;扁豆壳、砂壳;苍术、附子;附子、生姜;柴胡、葛根。共10组。加生姜、大枣主要是在用汤剂的情况下,可以起到矫味和护胃的作用,并可助桂枝发表;防己和薏苡仁主要用于加强除湿的作用,常用于关节炎的治疗;车前子和生姜,主要用来加强利水消肿作用;桃仁、红花主要用来加强化瘀通络作用;酒和芒硝,用于通便以从大便驱除湿邪;豨莶草和薏苡仁,用于除湿通络;扁豆壳和砂壳,用于健脾温中理气;苍术和附子,能够加强温阳除湿作用,并善于止痛;附子和生姜,用于温阳和止痛;柴胡和葛根,用于加强解表祛邪。

二、五苓散及其类方临床应用

五苓散具有利水渗湿、温阳化气之功,用治水湿内停,水肿、泄泻、小便不利;外有表证,内停水湿,头痛发热,烦渴欲饮,或水入即吐,小便不利;以及痰饮脐下动悸,吐涎沫而头眩,或短气而咳。其加减配伍目前在临床泌尿系统、呼吸系统、心血管、消化系统以及风湿免疫系统等疾病中应用广泛,如治疗慢性尿路感染、慢性肾炎水肿、早期肾功能不全,重在恢复肾之气化功能。高血压(包含早期高血压肾损害)、老年高血压病(水饮内停证)、功能性消化不良、功能性便秘、肝硬化腹水等以湿邪壅盛者,慢性阻塞性肺疾病急性加重期属中医痰湿蕴肺者,内分泌系统及代谢疾病如单纯型肥胖、早期糖尿病肾水肿、糖尿病高脂血症属脾虚痰湿证者皆可应用本方加减。

五苓散加减可应用于妇科疾病如带下、卵巢囊肿、盆腔炎、妊娠高血压综合征、妊娠小便不利、产后癃闭、经行泄泻、经行浮肿、更年期妇女水肿等水气不化者;也可用于治疗小儿腹泻、新生儿黄疸、小儿湿疹、小儿遗尿等儿科疾病。

此外,在突发性耳聋、分泌性中耳炎、失音、过敏性鼻炎等耳鼻喉科疾病,以及外伤性近视、中心性渗出性脉络膜视网膜炎、视网膜静脉堵塞、急性青光眼等疾病,辨证应用五苓散也有报道。

1. 五苓散的临床应用

(1) 肾及泌尿系统疾病:五苓散具有利水渗湿、温阳化气之功。以五苓散治疗尿频与尿闭,重在恢复肾之气化功能,使气化正常,膀胱开阖有度,故尿频、尿闭自愈。根据临床实践报道,此方既能利水,又能布津,具有双相调节的作用。

运用五苓散加味茯苓、猪苓、泽泻、柴胡、白术、升麻、桂枝等治疗小儿神经性尿频56例,痊愈55例,未愈1例。五苓散加味配合电针治疗68例急性脑卒中后尿潴留患者,治愈率为42.6%,总有效率为91.2%,无意识障碍者平均起效时间(0.96 ± 0.37)小时,浅昏迷者平均起效时间(2.87 ± 1.56)小时,两者比较有显著差异。五苓散加减治疗肛肠病术后尿潴留患者总有效率为96.7%,与使用甲基硫酸新斯的明对比,有显著性差异。五苓散加味(猪苓、泽泻、白术、茯苓、附子、生姜)治疗尿路感染21例,总有效率为96%。五苓散治疗肾性尿崩症8例全部治愈。加味五苓散(加海金沙、金钱草、白术、鸡内金、枳壳)治疗经B超检查确诊泌尿系结石65例,总有效率为93.8%。

以五苓散为基本方治疗早期肾功能不全患者,辨证分为4型:脾阳不振,该方加附子、厚朴、干姜;水湿浸渍,该方加大腹皮、生薏苡仁、川椒目、车前子;肾阳衰微,该方加淫羊藿、巴戟天、鹿角片;脾肾两虚,该方加法半夏、附子、肉桂、厚朴。五苓散加味治疗化疗引起的急性肾衰竭24例,气虚加黄芪、党参,浮肿加桑白皮、茯苓皮,便秘加大黄,腰痛加杜仲。结果显示临床缓解21例(临床症状消失,实验室检查BUN、Cr正常),临床缓解率为87.5%,总有效率为91.7%。

五苓散可改善原发性肾病综合征的症状及激素副作用，治疗组 21 例在对照组常规治疗基础上加用五苓散。治疗组水肿消退的平均时间、血浆蛋白恢复正常时间以及尿蛋白恢复正常时间明显缩短，与对照组比较，差异有统计学意义；且治疗组激素副作用发生率明显下降，与对照组比较差异有统计学意义。研究表明在常规西药基础上加用五苓散治疗肾病综合征可明显改善临床症状、减轻激素的副作用。

应用五苓散据证型加减治疗肾炎水肿 40 例，其中 37 例水肿全消，消肿最短 3 日，最长 32 日，平均消肿时间 15 日，总有效率为 92.5%。据报道以五苓散为基本方治疗肝硬化腹水总有效率达 87%，加味治疗更年期妇女水肿总有效率为 95%；随证治疗特发性水肿总有效率为 95%，具有复发少、水肿反弹低、标本兼治等特点。

五苓散治疗老年性前列腺炎有显著疗效，治疗组与对照组总有效率分别为 93.3% 和 66.6%，两组比较差异有统计学意义。

(2) 消化系统疾病：采用五苓散治疗腹泻患儿 110 例，对照组以蒙脱石散、利巴韦林、西咪替丁等常规治疗。结果显示五苓散治疗显效率为 80.9%，总有效率为 92.7%。治疗小儿腹泻 46 例有效率为 93.48%，对照组 45 例有效率为 73.33%，两组疗效有显著性差异。五苓散加味鸡内金、炒山药、炒白扁豆等治疗儿童腹泻，总有效率 84.8%；西药对照组总有效率 88.9%。五苓散加味治疗婴幼儿秋季腹泻 67 例，恶心呕吐者加藿香，纳差者加山楂、鸡内金，久泄者加煨肉豆蔻，泄久体虚、面色不华者加人参，腹胀者加炒莱菔子，泻下状如败卵者加干姜，有效率为 67.2%。五苓散加减治疗婴幼儿秋季腹泻患儿能显著缩短患儿止泻时间、退热时间及总疗程，且治疗药物副反应较轻，结果显示有效率为 95%。五苓散加味治疗急性泄泻，总有效率 98.1%。

应用五苓散加减治疗呕吐，药用猪苓、茯苓、泽泻、白术、桂枝、半夏、陈皮。治疗呕吐 30 例，除 1 例慢性肾小球肾炎加西药外，其余 29 例均在短期内临床治愈，最多者服药 8 剂。以五苓散加味治疗 20 例胃瘫患者，其基本方为：茯苓、猪苓、白术、泽泻、桂枝、干姜、生姜、半夏、厚朴、甘草，结果显示 95% 患者 3 周内治愈，所有患者 4 周内全部治愈。五苓散治疗功能性消化不良 38 例，治疗后胃肠动力障碍所致的症状明显改善，胃液体排空时间明显缩短，表明五苓散有确切的促胃动力作用，改善消化不良症状效果显著。

(3) 心脑血管疾病

高脂血症：五苓散加味（山楂、神曲、泽泻等）治疗原发性高脂血症患者 66 例，发现其总体疗效与对照药辛伐他汀相近，五苓散加味控制甘油三酯、调节血脂个体疗效方面比辛伐他汀好，其余与辛伐他汀效果相似。

高血压：采用五苓散加味(茯苓、猪苓、泽泻、白术、桂枝、郁金、石决明等)治疗 50 例高血压患者，对照组用复方降压片、硝苯吡啶、普萘洛尔、氢氯噻嗪等。结果显示，服药后第 3 日和第 7 日血压下降至正常者，中药组为 60.00% 和 100%；西药组分别是 60.8% 和 100%。两组疗效比较，无显著性差异。研究结果表明此方治疗高血压疗效确切，降压作用持久。

心力衰竭：五苓散治疗顽固性心力衰竭 35 例，对照组采用常规药物治疗，试验组在对照组基础上加用五苓散治疗。比较两组患者的治疗效果及超声检测左室舒张末期内径、左室收缩末期内径、左心室射血分数。结果显示治疗组总有效率为 91.4%，高于对照组的 60.0%，差异有统计学意义。试验组患者左室舒张末期内径为 (70 ± 21)mm，小于对照组的 (85 ± 25)mm，差异有统计学意义；试验组患者左室收缩末期内径为 (45 ± 19)mm，小于对照组的(59±23)mm,差异有统计学意义;试验组患者左心室射血分数为(40±12)%,高于对照组的(32±8)%,差异有统计学意义。五苓散治疗顽固性心力衰竭心功能Ⅳ级患者30例,结果显示,治疗组临床心功能改善有效率达96.7%。超声心功能指标中左室舒张末期内径、收缩末期内径以及左室射血分数等均比对照组有明显改善,表明五苓散治疗顽固性心力衰竭效果要优于常规治疗。

采用五苓散加减治疗充血性心衰患者56例,显效率为71.5%,总有效率为92.9%。治疗组心电图、心功能明显改善,对电解质、肾功能无干扰,临床观察无明显毒副作用。以五苓散方加减即葶苈生脉五苓散治疗充血性心力衰竭25例,其中显效12例,好转11例,有效率92%。采用真武汤合五苓散加减治疗慢性心力衰竭26例,气短、气喘甚者加黄芪,有法绀甚或肝大者白芍易赤芍,并加当归、丹参;咳甚者加杏仁、葶苈子、五味子,治疗组总有效率达92.3%,与对照组比较有明显差异。

脑供血不足:应用五苓散治疗急性脑梗死,对照组50例接受西医常规保守治疗,观察组50例接受西医常规保守治疗+五苓散。观察组50例患者的平均清醒时间为(3.74±0.48)天,随访1个月后,观察组患者的清醒者达49例(98%),GCS评分为(9.74±0.35)分;对照组50例患者的平均清醒时间是(6.13±0.79)天,随访1个月后,观察组患者的清醒者达40例(80%),GCS评分为(7.58±0.49)分。观察组患者的平均清醒时间短于对照组,1个月清醒率显著大于对照组,GCS评分高于对照组,均有统计学差异($P<0.05$)。随访1个月后,观察组患者的并发症发生率为10%,显著低于对照组患者的36%,均有统计学差异($P<0.05$)。研究结果表明采用五苓散治疗急性脑梗死临床疗效显著。

采用五苓散加减治疗老年椎-基底动脉供血不足,方中茯苓、白术、桂枝、黄芪健脾;葛根、升麻升阳;猪苓、泽泻、僵蚕、地龙化痰利水,白芍平肝,丹参活血通络。结果显示五苓散加减对其有较好的治疗作用,能改善眩晕症状,改善椎-基底动脉供血,且能降低部分血液流变学指标。

(4) 神经系统疾病:五苓散加味治疗内耳眩晕病,伴恶心、呕吐者加半夏、竹茹,伴烦躁、心悸加钩藤,口苦脉弦者加龙胆草、柴胡,舌红脉细、手足心热加熟地黄、枸杞子。五苓散对晕动症水湿内盛型患者的晕车症状有较好的改善作用,对晕车症状的改善总有效率为82%。运用五苓散治疗顽固性头痛,1周为1疗程,总有效率为92.7%。

(5) 内分泌疾病:应用五苓散合血府逐瘀汤治疗糖尿病肾病(DN)160例,并与单纯西药治疗对照观察。结果治疗组总有效率为93.1%,明显高于对照组(66.7%)。结果表明五苓散合血府逐瘀汤加减对DN患者有调整糖脂代谢,减少尿蛋白,改善肾功能和血液流变学状态,延缓肾功能减退进程的作用。

采用五苓散配合针灸治疗糖尿病神经源性膀胱36例,随机分成治疗组与对照组,结果治疗组有效率为90.9%,对照组有效率为71.43%,具有统计学意义。研究结果表明五苓散治疗糖尿病神经源性膀胱有显著疗效。

(6) 关节骨骼疾病:五苓散加味治疗骨折后肢体肿胀,药用:茯苓、泽兰、猪苓、白术、桂枝、防己、生黄芪,同时加强功能锻炼以促进回流及关节功能的恢复。治疗12天后骨折肢体肿胀消退,踝关节功能亦得到较好恢复。

采用五苓散治疗类风湿关节炎疗效显著。将84例类风湿关节炎患者随机分为对照组和治疗组,对照组常规治疗,治疗组在常规的治疗的基础上采用五苓散。结果:治疗组总有效率为 97.62%；对照组总有效率为 73.81%，差异有统计学意义。五苓散加味治疗类风湿关节炎，寒重者加附子，热重者加知母，湿重者加薏苡仁兼阴虚者加生地黄，兼气虚者加黄芪，兼血瘀者加赤芍、当归，结果显示五苓散加味治疗的总有效率为 90%。

五苓散治疗膝关节积液能够缓解疼痛，消除肿胀，防止复发，达到临床治愈或控制发作的可靠作用。结果显示临床治愈为 76.5%，总有效率为 94.1%。

五苓散能有效降低痛风患者的血尿酸水平。随机将痛风患者 148 例分成 3 组，分别为五苓散组、苯溴马隆组、空白对照组，治疗 20 天，观察血尿酸水平。结果五苓散组总有效率为 88.09%，苯溴马隆组总有效率为 92.10%，空白对照组总有效率为 21.27%，五苓散组、苯溴马隆组两组疗效相当。

(7) 眼科疾病：五苓散用于多种眼科疾病手术如白内障、青光眼、视网膜脱离手术、眼球破裂伤手术、视网膜激光术等，在利水渗湿的基础上，佐以行气活血、补益肝肾等法，使眼病手术后疗效更好。

五苓散治疗慢性青光眼 55 例，服药后明显降低眼压者占 63.6%，以下降 2~7mmHg 者较多，占 83.3%。服药前后早晚眼压波动的差值有较明显的改变，眼压波动范围缩小者占 64.5%。全部病例未发现副作用。

(8) 抑郁症：将 56 例抑郁症患者随机分为两组。治疗组 28 例给予五苓散加减(桂枝、肉桂、炒白术、猪苓、泽泻、茯神、黄连、吴茱萸、怀牛膝、红花)。对照组 28 例给予盐酸帕罗西汀片。结果：治疗组有效率为 89.3%；对照组有效率为 64.3%。两组对比，差异有统计学意义($P<0.05$)。

(9) 其他：五苓散能明显预防运动员降体质量引起的脱水症状。选男子散打降体质量 3kg 以上的运动员 18 例，均分为两组。观察组在缓慢降体质量阶段每日服用五苓散煎剂，疗程 30 天，其中前 25 天以利尿为主，后 5 天快速降体质量阶段根据临床脱水症状进行加减治疗。对照组前 25 天每日早晚 2 次饮用同等量的白开水，后 5 天与观察组同时服药，以治疗快速降体质量引起的脱水。通过运动员身体成分变化、血流动力学变化和调查问卷发现五苓散能明显预防运动员降体质量引起的脱水症状。

2. 茵陈五苓散的临床应用

(1) 消化系统疾病

肝炎：茵陈五苓散加减治疗急性戊型肝炎 35 例，对照组采用常规护肝药物治疗，研究组在对照组治疗基础上加用茵陈五苓散加减治疗。结果显示，研究组临床总有效率为 91.43%，明显优于对照组的 68.57%，差异具有统计学意义；研究组血清肝功能指标改善情况及抗 HEV 转阴情况均优于对照组，差异具有统计学意义。

黄疸：茵陈五苓散加味治疗慢性乙型肝炎黄疸 126 例，辨证为慢性乙型肝炎黄疸湿重于热型患者随机分为治疗组(A 组)和对照组(B 组)各 63 例，其中 A 组以清热化湿、降酶退黄为主，基本方茵陈五苓散随症加味，并根据肝功能化验及乙肝病毒(HBV-DNA)载量，给予核苷类似物抗病毒治疗。B 组根据肝功能化验及 HBV-DNA 载量，选择抗病毒治疗，疗程同 A 组。结果显示，A 组治愈、好转率明显高于 B 组($P<0.05$)，在降低总胆红素(TBIL)、直接胆红素(DBIL)、丙氨酸氨基转移酶(ALT)、门冬氨酸氨基转移酶(AST)水平方面，A 组优于 B 组($P<0.05$)，HBV-DNA 阴转率无明显差异($P>0.05$)。结果表明茵陈五苓散具有明显的保肝退黄降酶，改善患者身困纳呆、腹胀便溏的作用。

茵陈五苓散加味(茵陈、栀子、乌梅、泽泻、茯苓、猪苓、红枣、牡蛎、车前子等)治疗新生儿黄疸 100 例，服用 3~5 剂治愈 68 例，服用 6~11 剂治愈 30 例。

脂肪肝：治疗组采用茵陈五苓散（茵陈、泽泻、茯苓、白术、猪苓等）加减治疗 50 例非酒精性脂肪肝患者，对照组口服脂必妥治疗 48 例。结果显示治疗组总有效率为 90%，对照组总有效率为 66.9%，两组比较有显著差异。

高胆红素血症：茵陈五苓散加味治疗肝炎后高胆红素血症的疗效优于对照组。对照组单用茴三硫治疗，治疗组在对照组基础上配合茵陈五苓散加味治疗。结果显示治疗组总有效率为 95.0%，对照组总有效率为 70.0%，2 组疗效比较差异显著。

茵陈五苓散加味治疗病毒性肝炎高胆红素血症 75 例。药用茵陈、红藤、赤芍、白术、泽泻、猪苓、茯苓、泽兰、丹参、桂枝、秦艽等。部分病例用维生素 C、维生素 B、脱氧核苷酸、654-2、苯巴比妥钠。结果显示，血清胆红素降至正常者 73 例，占 97.3%。

肝硬化：茵陈五苓散可显著改善肝纤维化患者肝功能及肝纤维化血清学指标。将 60 例肝纤维化患者随机分为研究组和对照组，对照组进行常规保肝治疗，研究组在常规治疗基础上，给予茵陈五苓散口服，两组疗程均为 3 周。结果表明，与治疗前比较，治疗后两组患者血清 ALT、AST、ALB、TBIL 等肝功能指标水平及 HA、PCIII、LN、IV-C 等肝纤维化指标水平均有不同程度的改善，研究组改善情况优于对照组（$P<0.05$）。

茵陈五苓散治疗肝硬化难治性腹水 128 例。对照组采用保肝、支持及多巴胺和呋塞米利水治疗，治疗组在上述方案基础上服用茵陈五苓散。结果显示治疗组总有效率 90.77%，对照组有效率 77.75%。两组疗效相比有显著性差异。研究结果表明茵陈五苓散具有明显的利尿、消除腹水、保肝降酶退黄，提高和改善白球蛋白比值的作用，治疗组疗效明显优于单纯西药治疗组。

（2）心血管系统疾病

高脂血症：茵陈五苓散治疗高脂血症有较好疗效。根据纳入与排除标准筛选文献、提取资料并评价其质量，采用 RevMan 5.2 分析软件，对纳入文献的研究结果进行 Meta 分析。共纳入 10 项研究，711 名研究对象。Meta 分析结果显示，与对照组相比，治疗组总有效率提高：在降低胆固醇方面，茵陈五苓散能显著降低血中总胆固醇水平，与他汀类和贝特类降脂药相似；在降低甘油三酯方面，茵陈五苓散优于他汀类及其他干预因素，与贝特类降脂药相似；在升高高密度脂蛋白（HDL）方面，茵陈五苓散优于对贝特类降脂药及其他降脂药，与他汀类相似；在降低低密度脂蛋白（LDL）方面，茵陈五苓散优于贝特类降脂药及其他干预因素，但不及他汀类降脂药。

茵陈五苓散加味治疗高脂血症 60 例，药用茵陈、泽泻、猪苓、桂枝、白术、山楂、茯苓、丹参。西药组用烟酸肌醇，两组有效率分别为 86.67%、63.33%，差异有统计学意义，茵陈五苓散降低 TC、TG 的作用优于对照组，表明该方治疗高脂血症的疗效显著。

茵陈五苓散治疗原发性高脂血症 80 例，并与 30 例应用藻酸双酯钠的患者进行对照。结果表明，茵陈五苓散降低甘油三酯及胆固醇的作用优于对照组（$P<0.01$）。

临床比较茵陈五苓散与辛伐他汀治疗高脂血症的疗效和不良反应。将符合标准的 135 例高脂血症患者随机分为治疗组和对照组，分别用茵陈五苓散与辛伐他汀治疗。结果显示两种方法均能降低 TC、TG、LDL-C，升高 HDL-C，改善血液流变学指标，差异无统计学意义：但辛伐他汀的不良反应和对转氨酶的影响大于茵陈五苓散。研究结果表明两种方法对高脂血症均有效，但茵陈五苓散的不良反应更轻。

高脂蛋白血症：茵陈五苓散治疗高脂蛋白血症 30 例，显效率为 63.3%，总有效率为 93.3%；同时采用绞股蓝总苷对照治疗 30 例，显效率为 20.0%，总有效率为 86.7%。治疗组疗效明显优于对照组。

(3) 关节骨骼系统疾病：采用茵陈五苓散加减（茵陈、茯苓、泽泻、猪苓、牡丹皮、赤芍、丹参）治疗痛风性关节炎（湿热瘀阻型）60 例患者疗效确切。治疗组服用吲哚美辛肠溶片，配合茵陈五苓散加减，对照组服用吲哚美辛肠溶片及别嘌醇片，疗程均为 4 周。结果发现治疗组总有效率为 95.0%，对照组总有效率为 75.0%，治疗组总有效率明显优于对照组，两组比较有显著差异。

3. 附子五苓散的临床应用　五苓散加附子治疗女性尿道综合征阳虚型 18 例，患者均只口服中药汤剂治疗。结果显示，服用中药 3 剂症状完全消失者 3 例；服用中药 5 剂症状完全消失者 10 例；服用中药 10 剂症状完全消失者 4 例；1 例患者在服用中药 10 剂后明显改善。

4. 茴楝五苓散的临床应用　茴楝五苓散治疗寒湿型小儿水疝具有良好的临床疗效。应用茴楝五苓散治疗小儿水疝 17 例，结果治愈 12 例，好转 5 例，总有效率为 100%。

三、五苓散及其类方的功效机制

五苓散类方主治范围较为广泛，以泌尿系统、心脑血管系统以及代谢疾病等方面应用最多。该类方的现代研究多围绕此类疾病的病理机制进行。

（一）五苓散的功效特点与生物学机制

1. 泌尿系统

(1) 对尿液的双相调节作用：五苓散对脱水状态的机体呈现抗利尿作用，而对水肿状态的机体则显示利尿作用。五苓散的利尿机制主要作用于水输送系统，因此基本不影响尿中电解质浓度。五苓散对尿液具有双相调节作用，属于生物反应修饰剂。

五苓散具有升高小鼠血浆心钠素（ANF）的作用。研究表明小鼠在五苓散灌胃 45 分钟后 ANF 从（5.42 ± 0.96）ng/ml 升至（8.85 ± 1.5）ng/ml（$P<0.05$），其方中泽泻［（8.57 ± 1.98）ng/ml，$P<0.05$］，桂枝［（8.93 ± 1.47）ng/ml，$P<0.01$］也有明显升高 ANF 的作用，且作用较生理盐水明显，而 ANF 具有明显排钠利尿作用，因此推测 ANF 是五苓散利尿作用的生物学基础。

研究五苓散对于氢化可的松模拟的肾阳虚模型动物的利尿作用，结果表明桂枝为五苓散中“要药”，在五苓散中具有最佳的利尿作用。

(2) 对肾小球滤过屏障的作用：五苓散提取液对大鼠肾病综合征具有治疗作用。以阿霉素（ADR）建立肾病综合征模型，五苓散高、中剂量组及强的松、中西药交替给药组连续给药 4 周，观察对大鼠 24 小时尿蛋白、血清白蛋白、血清胆固醇、甘油三酯及肾组织病理学等方面的影响。结果表明五苓散提取液具有消除水肿、降低尿蛋白、降血脂、提高血清白蛋白以及减轻肾脏损害的作用，与强的松联合用药有协同作用。

研究发现五苓散对阿霉素肾病大鼠足细胞形态及基底膜电荷屏障有一定保护作用，这是其减轻阿霉素肾病大鼠蛋白尿的作用机制之一。以聚乙烯亚胺作为阳离子示踪剂，建立阿霉素肾病大鼠模型，显示五苓散可以减少其足突的宽度和体积密度，增加其表面积密度以及比表面积，增加其基底膜的阴离子位点。

研究表明五苓散可抑制阿霉素（ADR）肾病大鼠肾组织内皮素 A 型受体（ETAR）蛋白及

mRNA 的高表达,这可能是其减轻 ADR 肾病大鼠蛋白尿的作用机制之一。制备 ADR 肾病大鼠模型,常规灌胃给予五苓散。结果表明模型动物肾组织内皮素 A 型受体(ETAR)蛋白及 ETARmRNA 的表达显著增高(模型组与空白对照组比较,$P<0.05$),五苓散组动物肾组织 ETAR 蛋白及 ETARmRNA 的表达较模型组显著降低(给药组与模型组比较,$P<0.05$)。

研究发现系膜细胞是五苓散治疗肾病的重要靶细胞,五苓散可以拮抗内皮素对系膜细胞的作用,这是其发挥疗效的作用机制之一。采用常规血清药理学方法,以内皮素(ET)-1 为刺激因子,用 MTT 法检测五苓散含药血清对细胞增殖的影响;用酶联免疫吸附试验(ELISA)检测细胞外基质中 FN、LN 及 ColⅣ的含量。结果显示五苓散含药血清可以抑制内皮素刺激下体外培养的大鼠系膜细胞的增生及纤维连接蛋白(FN)、层黏连蛋白(LN)和Ⅳ型胶原(ColⅣ)的分泌。

(3) 对尿结石的抑制作用:五苓散水提取液含类 GAGs 物质(62 ± 14)mg/100ml,在体外和体内对尿结石形成均表现出明显的抑制活性:体外抑制草酸钙结晶生长,降低草酸钙结晶生长指数(从 53.8% 降至 15.2%);在大鼠体内抑制草酸钙结晶在肾脏生成,减少肾草酸钙含量(从 7.574 减至 2.446mg/g 干肾组织);在人体内能提高尿石症患者尿 GAGs 含量(从 31.2 提高到 46.4mg/24h)。

2. 心脑血管系统

(1) 对血脂的影响:五苓散可降低高脂饮食大鼠血脂,维持肝组织正常的抗氧化能力,在脂质代谢紊乱相关疾病的治疗方面具有一定的应用价值。SD 雄性大鼠随机分为正常对照组,模型对照组,五苓散高、中、低剂量组,每组 8 只。正常对照组普食饲养,其余各组高脂饲养 6 周建立高脂饮食大鼠模型。6 周后模型对照组及正常对照组以蒸馏水灌胃,五苓散高、中、低剂量组分别以不同剂量的五苓散水煎液灌胃,连续给药 4 周。结果表明五苓散高、中、低剂量组均可显著降低高脂饮食模型大鼠 TC、TG、LDL-C 含量,升高 HDL-C 含量及 SOD 活性,与模型对照组比较,差异有统计学意义($P<0.01$)。

(2) 对血压的调节作用:建立改进 G-2K1C 二肾一夹高血压大鼠模型,大鼠随机分为 6 组:假手术组,模型组,五苓散高剂量组(80g/kg),五苓散中剂量组(40g/kg),五苓散低剂量组(20g/kg),氢氯噻嗪组(25mg/kg)。灌胃给药期间测量大鼠尿量,给药 30 天后测定大鼠尾动脉压,并取血测定血清 Na^+、K^+、Cl^- 浓度。结果表明五苓散高、中、低剂量组均能降低肾性高血压大鼠的血压($P<0.05$ 或 $P<0.01$),但仍高于假手术组($P<0.01$),而与氢氯噻嗪组比较无显著差异($P>0.05$)。五苓散高、中、低剂量组对大鼠有显著利尿作用($P<0.05$ 或 $P<0.01$),但作用较氢氯噻嗪缓和($P<0.05$ 或 $P<0.01$)。五苓散高、中、低剂量组和氢氯噻嗪组对 Na^+、Cl^- 浓度均无明显影响($P>0.05$),氢氯噻嗪组大鼠血 K^+ 浓度降低,与假手术组及高、中、低剂量组比较有显著性差异($P<0.01$)。研究结果表明五苓散提取液对肾性高血压大鼠具有利尿、降压作用,且不造成电解质紊乱。

考察评价五苓散和柴苓汤对用去氧皮质酮 $DOCA^-$ 盐制作的肾性高血压模型大鼠的作用,并与西药呋塞米的作用进行比较。结果显示两方均有效,且柴苓汤对机体内水液分布、代谢的作用不及五苓散,对 $DOCA^-$ 盐所致血压升高的抑制作用也较为缓和。

(3) 对细胞性脑水肿的作用:采用注血法制造大耳白兔脑出血后脑水肿模型,分组观察健神利水Ⅰ号(五苓散加三七、丹参)与醒脑消肿胶囊(五苓散加石菖蒲、夏枯草)两方治疗脑水肿的效果,结果表明两者均可不同程度地降低脑含水量。

3. 对乙醇代谢的影响　研究表明五苓散对乙醇所致脂肪、蛋白质、水代谢异常有预防效果，同时具有调节水、电解质代谢的作用，即提高渗透压调节点，使渗透压调节点转为正常。给4周龄小鼠口服20g/kg乙醇12周，体重迅速增加，随后即降低，而口服五苓散组体重与对照组接近，并有良好的生长曲线。同时发现单用乙醇组的血细胞比容及白细胞均降低，平均红细胞体积（MCV）亦减少，而给药组与对照组基本相同。研究认为动物先期体重增加与乙醇的高能量所致的肥胖及水、电解质代谢异常引起的水肿及脂代谢异常有关，后期体重迅速下降与乙醇中毒所导致的蛋白质代谢异常引起的营养不良相关。五苓散可加以改善长期应用乙醇导致体内电解质Na、K、Ca、Mg、Zn等降低；对抗乙醇所致的脂质过氧化物（LPO）、TC、TG的升高，并有抗脂肪肝的效果；对抗乙醇所致的肝、肾、脑中还原型谷胱甘肽（GSH）和氧化型谷胱甘肽（GS5G）的降低及谷胱甘肽还原酶（G-R）、葡萄糖-6磷酸脱氢酶（G-6-PD）、6-磷酸葡萄糖脱氢酶（6-PGD）和谷胱甘肽-S-转移酶（G-ST）的活性下降。此外，由于醇脱氢酶（ADH）和醛脱氢酶（ALDH）在动物乙醇中毒时均显著降低，而五苓散可使其显著增高，说明五苓散有促进乙醇氧化的作用。结果表明，五苓散对慢性乙醇中毒所导致多种代谢异常均有一定的对抗效果。其作用机制可能与增加乙醇的排出和氧化速度有关，提示五苓散不仅能防治乙醇中毒，还可能有急性解酒作用而对宿醉有效。

4. 毒性评价　毒理研究发现，五苓散对血液学及血液生化指标有一定的影响，主要表现为白细胞总数分类及血红蛋白的改变（有统计学意义），但停药后基本恢复。三个剂量组大鼠的心、脾、肺、肾上腺、前列腺、卵巢、子宫或睾丸（连附睾）、脑等脏器系数均无明显改变。但在临床应用时需注意肝、肾脏和睾丸等脏器的毒性表现。

（二）茵陈五苓散的功效特点与生物学机制

茵陈五苓散来源于《金匮要略》，由茵陈、白术、赤茯苓、猪苓、桂枝、泽泻组成。方中以茵陈、茯苓、猪苓、泽泻利湿退黄，白术、茯苓健脾益气，桂枝通阳化气。全方共奏利湿清热，健脾通阳之功效，用于湿热黄疸，湿重于热，小便不利者。

1. 心血管系统

(1) 降血脂：实验证明茵陈五苓散预防及治疗给药均能抑制高血脂模型大鼠TC、TG、LDL-C水平的升高。该方拆方析因分析表明，茵陈与五苓散均能明显降低高胆固醇小鼠TCH含量，而茵陈五苓散系茵陈与五苓散独立的联合作用；此外，茵陈五苓散还具有抗氧化作用，能使血中血浆丙二醛（MDA）含量降低、全血谷胱甘肽过氧化物酶（GSH-PX）活性增强。

研究表明茵陈五苓散含药血清调节血脂的机制可能与其能明显上调LDL-R表达、下调HMG-CoA还原酶表达有关，在药物浓度为中浓度、干预时间为48小时效果最佳。

(2) 抗动脉粥样硬化：研究表明茵陈五苓散能够影响动脉粥样硬化（AS）大鼠蛋白质表达组，可以维持细胞结构的完整性、功能，使血管内膜光滑、完整，血管平滑肌细胞（VSMC）梭型排列有序，并可能通过调控蛋白质的表达而抑制动脉粥样硬化的生成。对茵陈五苓散抗动脉粥样硬化作用机制的研究发现，茵陈五苓散能够影响AS大鼠VSMC调整相关基因c-myc mRNA的表达，AS模型组c-myc mRNA的表达上调，而茵陈五苓散组c-myc mRNA的表达下调，表明c-myc mRNA的表达可能是其治疗作用的分子机制。茵陈五苓散能够降低总胆固醇、甘油三酯、低密度脂蛋白胆固醇，升高高密度脂蛋白胆固醇，降低血液黏度、血细胞比容、血小板黏附率，维持主动脉组织结构，下调基因Bcl-2 mRNA的表达，其作用均优于阳性中药绞股蓝，表明其下调相关基因 Bcl-2 mRNA 的表达可能是其作用机制。另有研究发现茵陈五苓散可能是通过抑制 AS 大鼠细胞凋亡而发挥抗动脉粥样硬化作用。

2. 免疫系统　茵陈五苓散对大鼠心脏移植排斥反应抑制作用机制研究病理结果显示，茵陈五苓散明显抑制心脏移植物血管病变，IFN-γ 的浓度明显降低（$P<0.05$），且明显延长大鼠心脏移植的存活时间（$P<0.05$）。

茵陈五苓散具有明显的抗变态反应作用，对组胺引起的皮肤血管通透性增强，有较强的抑制作用，对轻、中度变态反应有一定的对抗作用。

3. 消化系统　茵陈五苓散能有效预防和治疗大鼠酒精性肝损伤。结果显示模型组大鼠血清 ALT、AST 明显升高，预防组、治疗组血清 ALT、AST 均明显低于模型组（$P<0.01$）且肝组织病理学改变较模型组显著减轻。

研究发现茵陈五苓散对脂肪性肝纤维化小鼠具有保护作用。通过复合因素造成小鼠慢性脂肪性肝纤维化病理模型，观察茵陈五苓散对肝纤维化小鼠肝脾指数、血清 ALT、AST 水平及 HA、PCIU、LN、IV-C 含量的影响。结果表明茵陈五苓散各剂量组均能降低脂肪性肝纤维化小鼠肝脾指数、血清 ALT、AST 水平及 HA、PC11I、LN、IV-C 含量，与模型组比较，高、中剂量组差异显著（$P<0.01$ 或 $P<0.05$）。

4. 内分泌系统　研究表明临床使用茵陈五苓散治疗痰湿型葡萄糖耐量低减（IGT）。将 60 例 IGT 患者随机分为实验组(30 例)和对照组(30 例)，所有患者在控制饮食、运动的基础上，实验组 30 例口服茵陈五苓散汤剂：茵陈 15g，茯苓 20g，泽泻 15g，白术 12g，猪苓 15g，桂枝 6g。对照组 30 例单纯采取饮食、运动治疗。观察两组治疗前后空腹血糖和 OGTT2 小时血糖、血脂、胰岛功能的变化。结果表明茵陈五苓散能有效降低血糖、血脂和改善胰岛素抵抗。

四、五苓散及其类方的功效物质基础研究

研究报道五苓散水煎剂中主要含有泽泻醇 A24- 乙酸酯。根据 2010 年版《中国药典》及相关文献研究，确定五苓散 5 种组方药材中的活性成分分别为 23- 乙酰泽泻醇 B、桂皮醛、白术内酯Ⅰ、白术内酯Ⅱ、白术内酯Ⅲ。

采用 HPLC 法建立五苓散 5 种活性成分的 HPLC 图谱，共标记了 17 个色谱峰，在 2、4、5、8、9、10、12、14、16、17 号峰中，结合对照品对其中 2 个峰进行归属，分别为桂皮醛和白术内酯Ⅰ；另外，在 1、3、6、7、11、13、15 号峰中，结合对照品对其中 3 个峰进行归属，分别为白术内酯Ⅲ、白术内酯Ⅱ、23- 乙酰泽泻醇 B。茵陈五苓散中含 6,7- 二甲氧基香豆素的量为 0.5%，较单味茵陈蒿中的含量(0.37%)为高。茵陈五苓散中 6,7- 二甲氧基香豆素在小鼠体内的血药浓度要比单味茵陈蒿高。实验证明茵陈蒿对小鼠的镇痛、消炎、抗癌的有效量为 100mg/kg，此时 6,7- 二甲氧基香豆素的血药浓度为 20~25μg/ml 以上。而茵陈五苓散制剂一次服用时，血药浓度仅 6μg/ml，约是有效浓度的 25%。但反复服用，数日之内可能会达到有效血药浓度。

参考文献

[1] 景华，刘华．五苓散加味对原发性高脂血症之脂质调节的影响[J]. 中成药，2005，27(1)：60-63.

[2] 李志福,王亚莲.五苓散治疗顽固性心力衰竭的临床效果观察[J].临床合理用药杂志,2014,7(33):121-122.

[3] 王秀娟.五苓散治疗顽固性心力衰竭效果分析[J].中国民族民间医药,2012,21(22):35,37.

[4] 刘天新.中药五苓散的药理作用与辅助治疗急性脑梗死的临床妙用[J].中国医药指南,2015,13(15):40-41.

[5] 贺敬波,陈捷,祁丹红.五苓散加减对老年椎基底动脉供血不足患者血液流变学的影响[J].中国临床康复,2005,9(3):224.

[6] 杨兴华.五苓散在眼科围手术期中的应用[J].辽宁中医药大学学报,2009,11(9):29-30.

[7] 胡斌,袁林.五苓散预防降体质量运动员脱水的临床研究[J].中国中医急症,2012,21(2):173-174,176.

[8] 陈少丽,陈德兴,陈佳靓,等.五苓散中桂枝的配伍对水负荷和阳虚模型小鼠利水作用的影响[J].上海中医药杂志,2014,48(1):78-80,84.

[9] 韩宇萍,王宁生,宓穗卿.五苓散对阿霉素型肾病综合征大鼠治疗作用的实验研究[J].中药新药与临床药理,2003,14(4):223-227.

[10] 何岚,彭波,陈朝晖,等.五苓散保护阿霉素肾病大鼠肾小球滤过屏障的实验研究[J].中药材,2006,29(3):272-274.

[11] 何岚,蔡宇,陈朝晖,等.五苓散对阿霉素肾病大鼠肾组织内皮素A型受体表达的影响[J].中成药,2007,7(7):963-966.

[12] 何岚,陈朝晖,徐月红,等.五苓散含药血清对大鼠系膜细胞增殖性及细胞外基质的影响[J].中药材,2006,29(8):819-820.

[13] 涂春香,施红,陈小明,等.五苓散对高脂饮食大鼠血脂及肝组织超氧化物歧化酶活性的影响[J].甘肃中医学院学报,2011,28(6):9-11.

[14] 韩宇萍,王宁生,宓穗卿,等.五苓散对肾性高血压大鼠降压作用的实验研究[J].中西医结合学报,2003,1(4):285-288.

[15] 贺玉琢.五苓散变方及柴苓汤对DOCA诱发大鼠高血压的作用[J].国外医学:中医中药分册,2004,26(3):171-172.

[16] 崔凯歌.局部颅脑亚低温对实验性兔脑出血脑水肿及血脑屏障通透性影响的研究[D].长春:吉林大学,2004.

[17] 张银卿,王宁生,刘启德,等.五苓散的毒性评价[J].中国现代药物应用,2008,2(12):16-18.

[18] 张莹,宓穗卿.HPLC-ELSD法测定五苓散水煎剂中泽泻醇A24-乙酸酯的含量[J].中药材,2005,28(10):91-92.

[19] 王继平.茵陈五苓散加减治疗急性戊型肝炎35例临床观察[J].中国民族民间医药,2015,6(12):64,66.

[20] 段元志,余桂枝.茵陈五苓散化裁治疗慢性乙型肝炎黄疸63例[J].江西中医药,2013,11:26-28.

[21] 李若梦,赵琳琳,王东生.茵陈五苓散治疗高脂血症的Meta分析[J].中国实验方剂学杂志,2015,21(15):197-201.

[22] 金相元,王春玲,王俊峰.茵陈五苓散对小鼠心脏移植排斥反应的抑制作用[J].哈尔滨医科大学学报,2011,45(5):435-437.

[23] 周焕,蔡军红,陈少玲.茵陈五苓散对大鼠酒精性肝损伤防治作用的研究[J].现代中西医结合杂志,2006,15(8):1005-1006.

[24] 陈波.茵陈五苓散对肝纤维化患者肝功能及血清学指标的影响临床研究[J].山东中医杂志,2012,31(3):162-164.

[25] 李若梦,刘石密,吴凝,等.茵陈五苓散含药血清对LO2细胞株LDL-R及HMG-CoA还原酶表达的影响[J].中医杂志,2015,56(14):1243-1246.

[26] 王东生,袁肇凯,陈方平,等.茵陈五苓散对动脉粥样硬化大鼠肌动蛋白表达的影响[J].北京中医药大学学报,2006,29(7):457-460,505.

[27] 李聚生,王东生,陈方平,等.茵陈五苓散对动脉粥样硬化大鼠细胞凋亡的影响[J].湖南中医学院学

报，2005，25(6)：16-18.
[28] 刘天，魏爱生，何东盈，等. 茵陈五苓散治疗痰湿型葡萄糖耐量低减(IGT)的有效性研究[J]. 实用糖尿病杂志，2014，10(4)：60-61.
[29] 孙彩霞，王建农，韩林. 五苓方汤、散剂低极性化学成分差异研究[J]. 中药材，2016，39(2)：367-370.